보건의료인을 위한

보건의약 관계법규

한국 치과대학 · 치의학전문대학원 법규교육 교수협의회 편

정문각 JMK

머리말

이 책은 치과의사가 되기 위해 공부 중인 학생들이 국가시험을 준비하는 과정에 도움이 될수 있도록 국가시험 출제 법령을 모아 수록한 책입니다.

저자들은 이 책에 수록된 법령을 잘 숙지함으로써 법 정신에 적합하게 직업 활동을 하여 국민의 구강보건에 기여하게 되기를 기대합니다. 한편으로는 법의 준수 뿐 만 아니라 구강보건의료 인력에게 정작 중요한 구강보건법 등이 출제되지 않는 부적절한 상황을 인식하고, 이를 개선하기 위한 의지와 실천의 필요성을 느끼시기를 기대합니다. 아울러, 현재의 법정 직종 명칭 및 치과의사 관련 각종 조항의 적절성과 개선 필요성에 대한 의미를 느끼실 수 있었으면 합니다.

이번 2025년도 판은 한국 치과대학 및 치의학전문대학원에서 법규과목을 교육하고 계시는 교수님들의 협의체인 "한국 치과대학 · 치의학전문대학원 법규교육 교수협의회"가 주체가 되어 출간을 하는 열두 번째 출간입니다. 교재내용 중 2026년 1월에 개정되거나 시행되는 부분은 해당 시기를 표시하고, 학습목표에서 강조한 내용과 중요하다고 생각되는 출제 법령은 밑줄로 강조 표시를 하였습니다.

모쪼록 딱딱하게만 느껴질 수 있는 법규가 좀 더 흥미롭고 현실생활에 가깝게 느껴지며 직업활동에 유익할 수 있도록 이 책이 가교의 역할을 할 수 있게 되기를 바랍니다.

2025. 8.

한국 치과대학 · 치의학전문대학원 법규교육 교수협의회 저자 일동

차 례

원광대학교 오효원 교수

01 총 론

1. 보건의료법규를 공부해야 하는 필요성과 국가시험

치과부문의 보건의료인으로서 생활하기 위해서는 생의학적 지식과 기술만이 필요한 것이 아니라, 직업활동을 수행하는 데 필요한 사회적 환경과 규제를 잘 알고 준수하는 것이 필요합니다. 현행 법규를 준수하지 않을 경우에는 벌칙이 따르게 되며, 최악의 경우 면허를 취소당할 수도 있습니다. 법규를 알지 못하여 저지른 위법행위라 할지라도 벌칙이 면제되지는 않습니다.

직업활동에서 알아야 하는 사회에 관한 지식은 매우 방대하지만, 국가는 보건의료인이 면허를 획득함에 있어서 필요한 최소한의 법규를 지정하여 국가시험과목으로 삼고 있습니다. 의사, 치과의사, 한의사가 알아야 할 법규가 각기 다를 수 있지만 현행 법률에서는 이들 직종 모두 동일한 법규를 공부하고 시험에 임하도록 하고 있습니다. 그에 비하여, 의료기사의 국가시험에 출제되는 보건의료법규는 직종별로 상이합니다.

비록, 면허시험에 합격하기 위하여 반드시 해야 하는 공부이지만, 직종에 불문하고, 출제되는 많은 법규는 보건의료인으로서 건전하고 적정하게 직업생활을 수행해 나아감에 있어서 매우 중요한 내용을 담고 있습니다.

국가시험에 출제되지 않더라도 직업생활을 하는 데 꼭 알아두어야 할 만한 법규들은 많이 있습니다. 하지만 이 책에서는 치과대학 학생들의 효율적 공부를 위하여 치과의사 국가시험에 출제되는 법규만을 수록하였습니다.

법규교육교수협의회는 단지 교재를 편찬하기만 하는 것이 아니라, 바람직한 국가시험문제의 출제와 바람직한 치과대학 또는 치의학전문대학원 내에서의 법규교육이 일관된 원칙하에 이루어져야 한다는 정책을 가지고 있습니다. 이러한 법규교육교수협의회의 정책을 위해서는 협의회 회원들이 국가시험의 출제에도 임하여야 하는 바 예상문제를 담은 교재의 저자는 출제위원에서 제외한다는 보건의료인국가시험원의 정책에 따라 2018년도판부터 예상문제를 제외하고 출판합니다. 비록 예상문제를 담지는 않았지만 충실한 법규교육이 이루어질 수 있도록 교재를 보강하는 노력을 계속해 나아가겠습니다.

2. 치과의사 국가시험과 보건의료법규

치과의사 국가시험의 '보건의약관계 법규'라는 과목명칭으로 출제되는 출제범위에 속하는 법규들은 총 12가지입니다. 12가지를 유형으로 묶어보면 다음과 같습니다.

가. 모든 법규의 기본: ① 보건의료기본법

모든 보건의료관계 법규의 기본이 되는 정신과 원칙을 담아 놓은 법입니다.

나. 치과의사로서 가장 중요한 법: ② 의료법

의료인으로서 지켜야 할 행동과 벌칙을 담아 놓은 법으로서, 국가시험 합격여부의 가장 중요한 근간입니다.

다. 보건사업과 건강증진의 근간: ③ 지역보건법, ④ 국민건강증진법

보건소의 설치 및 운영, 보건사업 및 금연 · 절주 운동 등에 관한 내용을 규정한 법입니다.

라. 매일 매일의 진료에 핵심적으로 필요한 법: ⑤ 국민건강보험법

개원 치과의사로서 살아가려면 건강보험에 관한 지식이 없이 직업활동을 할 수가 없습니다. 직업활동을 하면서 계속 부딪히게 되는 건강보험에 관한 기본적 원칙을 규정한 법입니다.

마. 감염관련 법률: ⑥ 감염병의 예방 및 관리에 관한 법률, ⑦ 후천성면역결핍증 예방법, ⑧ 검역법

개원 치과의사로서 많이 접하게 될 상황은 아니지만, 기본적인 지식을 갖추고 있어야 한다는 의미에서 감염과 관련된 법률들이 출제되고 있습니다.

바. 마약류를 다룰 때 유의해야 할 사항: ⑨ 마약류관리에 관한 법률

치과의사도 환자를 진정시키거나 마취시키는 과정에 마약류의 약물을 사용할 수 있으므로 마약류 약물의 관리와 사용에 관한 법률을 알아야 합니다.

사. 기타: ⑩ 응급의료에 관한 법률, ⑪ 혈액관리법 ⑫ 호스피스 · 완화의료 및 임종과정에 있는 환자의 연명의료 결정에 관한 법률

개원 치과의사로서 생명이 경각에 달린 환자나 수혈이 필요한 수술 및 연명의료와 관련된 상황은 자주 접하게 될 상황은 아니겠지만 응급환자와 수혈, 연명의료 등에 관한 기본적인 지식은 의료인으로서 상식수준에서 알아두어야 한다는 의미로 이해하면 되겠습니다.

3. 치과위생사 국가시험과 보건의료법규 과목

치과위생사 국가시험의 '보건의약관계법규'라는 과목명칭으로 출제되는 출제범위에 속하는 법규들은 총 4가지입니다.

가. 가장 중요한 법: ① 의료법

의료기사 등에 관한 법률의 많은 내용은 그 근간을 의료법에 두고 있습니다. 나머지 출제법규에 비하여 분량이 비교가 되지 않게 많습니다만, 의료법 공부를 잘해 놓으면 의료기사 등에 관한 법률을 공부할 때는 매우 쉬워집니다.

나. 직업활동의 핵심: ② 의료기사 등에 관한 법률

치과위생사가 어떤 일을 할 수 있고, 어떤 일을 해서는 안되는지를 규정해 놓은 법으로서 반드시 알아두어야 하는 법입니다.

다. 보건사업의 근간: ③ 지역보건법

보건소와 보건사업에 대한 내용을 담고 있습니다.

라. ④ 구강보건법

보건사업 중 구강보건사업에 관한 내용을 주로 담고 있는 법입니다.

4. 법, 시행령, 그리고 시행규칙

'보건의약관계 법규'라는 명칭으로 출제되는 법규에는 '○○○법과 그 시행령 및 시행규칙'이라고 명시되어 있습니다. 즉, '법'이라고 불리는 내용 말고도 시행령과 시행규칙까지 출제대상이 된다는 의미입니다. 시행령과 시행규칙은 무엇일까요? 이것을 알기 위해서는 법률의 체계를 알아야 합니다.

대한민국의 법령체계와 그에 따른 보건의약관계 법규의 예시는 다음 표와 같습니다.

법령의 종류	설명	예시
1. 헌법	대한민국 최상위 법 규범. 하위법령의 제 · 개정의 기준. 국민투표를 통하여 제 · 개정됨.	보건의약관련법규 출제범위가 아님.
2. 법률	헌법의 범위 안에서 자유, 권리와 의무에 관한 내용을 규정. 국회에서 제 · 개정됨.	「의료법」 등 각종 '법' 또는 '법률'이라는 명칭이 붙는 법령들.
3. 대통령령	국무회의를 거쳐 대통령에 의하여 제 · 개정되는 법령	「의료법 시행령」 등 보건의약관련법규 출제과목 중에서는 '시행령'이란 명칭이 붙은 법령들.
4. 총리령, 부령	국무총리나 각 부처의 장관에 의하여 제 · 개정되는 법령	「의료법 시행규칙」 등 보건의약관련법규 출제과목 중에서는 '시행규칙'이란 명칭이 붙은 법령들로 출제과목의 시행규칙은 모두 보건복지부장관에 의해 제 · 개정되는 부령.
5. 행정규칙 (훈령, 예규, 고시, 지침 등)	행정기관 내부에서 직무수행이나 업무처리 기준 등을 제시하는 역할.	보건의약관련법규 출제범위가 아님

중요한 내용들은 법률로 정합니다만, 이러한 법률은 국회를 거쳐 제 · 개정되므로, 규정하여야 하는 내용들 중 세부적인 내용은 국회보다 제 · 개정이 더 수월한 대통령령에 담고, 대통령령에 담기에는 너무 세부적인 내용은 부령에 담게 됩니다. 예를 들어, 치과의원을 개원하는 데에 필요한 신고서의 형식을 바꾸려고 국회를 거쳐야 한다는 것은 너무 낭비적인 일이므로, 세부적인 사항은 시행규칙에 담기 마련입니다. 직업활동을 하는 데에 필요한 내용은 시행규칙에 담겨 있는 경우도 많으므로 법률만 공부해서는 안되고 시행령과 시행규칙까지를 꿰뚫어서 공부를 하여야 한다는 의미입니다.

그러나 너무도 세부적인 내용은 국가시험에 출제하기에 적절치 않은 수준이기도 하거니와 공부하고 암기하여야 할 분량이 너무 많아지는 것도 적절치 않기에, 이 교재에서는 중요하다고 생각되는 시행령과 시행규칙의 내용만을 추려서 법률의 관련조항 근처에 삽입함을 통해 학습자의 편의성과 효율을 높이고자 저술하였습니다. 모든 시행령과 시행규칙의 조항을 삽입한 것이 아니기에 출제문제 중에 이 책에서 삽입하지 않은 조항이 출제될 가능성이 있긴 하지만, 국가시험에 합격할 수준의 지식을 갖추는 데에는 부족함이 없도록 저술되었으니 걱정하실 필요는 없습니다.

5. 보건의료법규를 공부함에 도움이 되는 법률용어

1) 법조항을 읽는 법: 장, 조, 항, 호, 목

통상적으로 책에는 챕터(장)가 있고, 챕터 안에 '절'이 있는 것과 같이 법령에는 기술하는 형식이 있습니다.

(1) 장

일련의 관련 있는 조항들을 묶어 놓는 개념으로서, '장'이 있는 법률도 있고 없는 것도 있습니다. 예를 들어, 의료법에는 '장'이 있지만 혈액관리법에는 '장'이 없습니다. 조항의 숫자가 많을수록, 개념적 구분이 필요할수록 제1장, 제2장과 같이 '장'이라는 구조를 사용되게 됩니다.

(2) 조

법률의 기본적 골격의 핵심이라고 보아야 합니다. 제1조, 제2조와 같이 법률 속에 표시되며, 조에는 "제1조(목적)"과 같이 조 번호 뒤에 괄호를 치고 제목을 넣어 해당 조가 어떤 내용을 담고 있는지를 표시합니다. 한 조문에서 여러 가지 사항을 규정하는 경우에는 그 핵심적인 단어나 어절을 이용하여 제목을 정하고 "(...등)"이라고 표시합니다. 법 제정 후 새로운 조를 추가하여야 할 경우에는, 해당 조의 뒷 조번호가 전부 하나씩 밀리는 것을 방지하기 위해 "제3조의2", "제3조의3" 과 같이 조 번호를 붙이기도 합니다.

(3) 항

하나의 조를 세분하여 규정할 필요가 있을 때는 '항'이 사용됩니다. 항은 ①, ② 등과 같이 원문자에 숫자를 써서 표기됩니다. 법률 내용을 인용할 때에는 "의료법 제3조제2항에 의하면..."과 같이 표현합니다. 이 경우 인용하는 조와 항은 "제3조제2항"과 같이 띄어쓰기 없이 붙여서 사용합니다.

(4) 호

항 아래에 특정한 사항들을 나열하여야 할 필요가 있을 때는 '1.', '2.' 등과 같이 번호를 붙이고 나열합니다. 예를 들어, 의료법상 의료인의 종류는 5종이 있는데, 각 의료인의 종류를 병렬적으로 나열할 때에는 호를 사용하게 됩니다. 호 및 다음에 언급될 목은 나열적인 성격을 가지므로 완성된 문장의 형식이 아닌 단어나 어절 또는 "...할 것" 등과 같은 표현방식을 사용합니다.

(5) 목

호를 다시 세분하여야 할 필요가 있을 때에는, '가.', '나.' 등과 같이 글자를 표시하고 '목'이라고 부릅니다. 목을 더 세분하여 정하거나 열거할 필요가 있으면 1), 2), 3) 등 반괄호 숫자를 사용하고, 반괄호를 더 세분할 필요가 있을 때는 가), 나), 다)와 같이 반괄호 문자를 사용합니다.

아래에 '의료법'의 예를 들어 봅니다.

제2조(의료인) ① 이 법에서 "의료인"이란 보건복지부장관의 면허를 받은 의사 · 치과의사 · 한의사 · 조산사 및 간호사를 말한다.

② 의료인은 종별에 따라 다음 각 호의 임무를 수행하여 국민보건 향상을 이루고 국민의 건강한 생활 확보에 이바지할 사명을 가진다.

> 1. 의사는 의료와 보건지도를 임무로 한다.
> 2. 치과의사는 치과 의료와 구강 보건지도를 임무로 한다.
> 3. 한의사는 한방 의료와 한방 보건지도를 임무로 한다.
> 4. 조산사는 조산(助産)과 임산부 및 신생아에 대한 보건과 양호지도를 임무로 한다.
> 5. 간호사는 다음 각 목의 업무를 임무로 한다.
> 가. 환자의 간호요구에 대한 관찰, 자료수집, 간호판단 및 요양을 위한 간호
> 나. 의사, 치과의사, 한의사의 지도하에 시행하는 진료의 보조
> 다. 간호 요구자에 대한 교육 · 상담 및 건강증진을 위한 활동의 기획과 수행, 그 밖의 대통령령으로 정하는 보건활동
> 라. 제80조에 따른 간호조무사가 수행하는 가목부터 다목까지의 업무보조에 대한 지도

치과의사의 진료를 보조하는 간호사의 업무는 "의료법 (제1장) 제2조제2항제5호나목"에 규정되어 있습니다. 이 내용은 '제1장 총칙'에 규정된 내용입니다만, 통상적으로 '장' 번호는 칭하지 않습니다.

(6) 별표 또는 별지서식

별표는 표의 형식으로 표기하여야 하는 내용을 담게 되고, 별지는 특정 서식을 규정하기 위하여 사용됩니다.

2) 벌칙의 종류

법률에는 위법행위를 했을 때 주어지는 벌칙이 규정되기 마련인데, 벌칙을 이해하려면 벌칙의 종류를 알아야 합니다. 대한민국 형법 제41조에는 9종류의 벌칙을 규정하고 있습니다.

(1) 사형

(2) 징역

교도소 내에 구치하여 자유를 박탈하면서 강제로 노역을 부과하는 형벌입니다. 유기와 무기 징역이 있습니다.

(3) 금고

교도소 내에 구치하여 자유를 박탈하는 형벌로서는 징역형과 마찬가지이나, 노역을 부과하지 않는다는 면에서 징역보다는 가벼운 형벌입니다. 법률에서 '금고 이상의 형'이라고 하면 금고, 징역, 사형을 의미합니다. 유기와 무기 금고가 있습니다.

(4) 자격상실

공무원이 될 자격, 선거권과 피선거권, 공법상의 업무에 관한 자격, 법인의 이사 · 감사 또는 지배인과 기타 법인의 업무에 관한 검사역이나 재산관리인이 될 자격 등을 박탈하는 형벌입니다. 사형, 무기징역 또는 무기금고 등이 선고되면 그 효력으로서 당연히 자격이 상실됩니다.

(5) 자격정지

일정기간 동안 자격을 정지시키는 형벌로서, 유기징역이나 유기금고의 판결을 받을 경우 형 집행이 종료되거나 면제될 때까지 당연히 자격이 정지되는 경우와, 판결에 의해 일정한 자격을 정지시키는 경우가 있습니다. 자격정지의 기간은 1년 이상 15년 이하입니다.

(6) 벌금

과료, 몰수와 함께 재산형의 일종으로서 과료보다 금액이 많으며 금액을 완납할 때까지 노역장에 유치할 것을

명할 수 있습니다.

(7) 구류

1일 이상 30일 미만의 기간 동안 교도소 또는 경찰서 유치장에 구치하는 형벌입니다. 주로 경범죄의 처벌에 적용되고 있습니다.

(8) 과료

범인에게 부과되는 형벌로서 벌금보다는 그 금액이 2천원 이상 5만원 미만으로 적고, 비교적 경미한 범죄에 대하여 과해집니다. 형벌의 성질을 가지지 않는 벌인 '과태료'와 구분하여야 합니다.

(9) 몰수

몰수는 범죄행위와 관련된 재산을 박탈하는 형벌입니다.

3) 과징금과 과태료

(1) 과징금

과징금이란 행정법상 의무를 위반한 사람에게 부과하는 금전벌로서, 의무를 위반한 자가 위반행위로 인하여 경제적 이익을 얻을 것이 예정되어 있는 경우 부과하는 벌인 경우가 많으며, 위반행위로 인한 불법적인 이익을 박탈하면서 경제적 불이익을 주는 의미를 갖습니다.

(2) 과태료

벌금이나 과료와 달리 법령위반 중 형벌의 대상이 아닌 행위에 대하여 사후적 제재수단으로 과해지는 금전벌이자 행정질서벌입니다. 법률에 의하여 과해진 의무를 위반한 자에 대한 제재로 과해지거나, 일정한 직업을 가진 사람이 직무상의 의무에 위반하였을 경우에 과해지거나, 행정상의 의무이행을 게을리 하는 사람에게 그 의무의 이행을 강제하기 위하여 과하는 경우 등이 있습니다. 법률에 의하여 정해진 속도기준을 위반하여 무인카메라로 과속이 적발되었으나 운전자를 확인할 수 없는 경우 차량명의자에게 발부하는 납부고지서가 흔하게 접할 수 있는 과태료의 예입니다.

4) 집행유예, 선고유예 및 기소유예

(1) 집행유예

형을 선고함에 있어서, 일정기간 동안 형의 집행을 미루고(유예하고), 그 기간을 경과한 때에는 형 선고의 효력을 잃게 하는 판결입니다. 그러나 집행유예의 기간 중 다시 죄를 범하는 경우에는 유예가 취소되며 실형에 복역하여야 합니다. "징역 8개월에 집행유예 2년"과 같은 형식으로 선고되는데, 이 경우 2년간 자숙하고 지내면 징역을 사는 것에 준하여 벌을 받은 것으로 하겠다라는 의미라고 이해하면 됩니다.

(2) 선고유예

1년 이하의 징역이나 금고, 자격정지 또는 벌금형을 선고할 경우, 전과가 없고 개전의 정이 현저할 때에는 형의 선고를 유예할 수 있도록 하는 제도로서, 피고인에게 처벌을 받았다는 인상을 주지 않는 것이 범인의 사회복귀에 도움이 된다고 인정되는 경우에 취해지는 조치입니다. 선고유예를 받은 날로부터 2년을 자숙하고 지내면 면소된 것으로 간주합니다. 선고유예 기간 동안 자격정지 이상의 형에 해당하는 범죄를 저지르면, 유예하였던 형을 선고하게 되므로, 선고유예를 받은 것은 '형을 집행하지 않기로 확정하지는 않은' 상태가 됩니다.

(3) 기소유예

피의자의 혐의가 경미한 사안이거나 참작해 줄 만한 상황이 존재했을 때 죄는 인정되나 검사의 기소편의주의에 따라 공소를 제기하지 않는 경우를 말한다.

5) 직계/방계, 존속/비속

(1) 직계와 방계

직계는 할아버지, 아버지, 아들, 손자와 같이 족보적 개념에서 상하로 이어지는 관계를 말합니다. 이에 비하여, 방계는 형제, 조카 등과 같이 공통의 조상을 통하여 갈라지는 관계로서 족보적 개념에서 좌우로 이어지는 관계를 말합니다.

(2) 존속과 비속

존속은 족보적 개념에서 자신보다 상위에 있는 관계를 말하고, 비속은 하위에 있는 개념을 말합니다. 배우자와 형제자매 등 족보적 개념에서 자신과 같은 서열에 있는 관계는 존속도 비속도 아닙니다. 직계/방계와 같이 결합할 때, 아버지와 할머니 등은 나의 존속이고 나의 아들딸은 나의 직계비속입니다. 큰아버지는 나의 방계존속이고 조카는 방계비속입니다.

6. 이 책에 수록된 내용 이외의 법규 내용을 알고 싶을 때

이 책에 수록된 내용 이외의 법규내용을 알고 싶을 때에는 법제처의 '국가법령정보센터'를 검색하시면 됩니다.

법제처 – 국가법령정보센터 http://www.law.go.kr/main.html

이 사이트에서는 법령 외에도 행정규칙, 자치법규, 판례 등을 검색할 수 있으며, 최신 개정 법령을 조회해 볼 수 있습니다. 또한, 법령의 제 · 개정 이유, 연혁, 신구법 비교 및 법령체계도에 대한 정보를 제공하기도 합니다.

강릉원주대학교 마득상 교수

02 보건의료기본법

학습 길잡이

보건의료기본법은 21세기를 맞이하여 국민의 새로운 보건의료 수요의 변화에 대응하여 국민의 건강권을 보장하고, 보건의료 법령 간의 체계성·연계성을 제고시키며, 각 부처의 보건의료 기능에 대한 종합·조정 기능을 강화하여 종합적이고 체계적인 보건의료 정책의 수립·시행 체계를 마련함으로써 보건의료 제도의 효율적인 운영과 국민보건의 향상을 도모하기 위한 목적으로 2000년 1월에 제정되었습니다.

우리나라의 법 체계에는 보건의료 영역과 직접 또는 간접적으로 관련된 많은 법률이 있습니다. 이러한 법률들은 대부분 보건의료와 관련된 각각의 개별적인 활동 내지 행정작용 및 조직 등을 규율하고 있습니다. 보건의료기본법은 헌법에 의거하여 보건의료의 전체 영역에 어느 정도 일관되게 적용될 수 있는 절차법적, 실체법적 원리 내지 지침을 제시하도록 요구됩니다. 현재 보건의료기본법은 보건의료와 관련된 개별 법률들을 보건의료 법률 체계로 정립하는 목적에는 어느 정도 기여하고 있지만, 규범적이며 실질적인 차원에서는 개별 법률에 대한 입법적인 또는 해석적인 지도 역할을 거의 하지 못한다는 한계도 지적 받습니다. 보건의료기본법을 개별 법률들에 대하여 통일되게 적용할 수 있는 총칙적 규정으로 재정비해야 할 필요성이 제기되고 있습니다.

보건의료기본법에서 시험에 중요한 사항으로는 용어의 정의, 국가와 지방자치단체 및 보건의료인의 책임, 보건의료발전계획, 평생국민건강관리체계, 주요질병관리체계 등을 들 수 있습니다.

학습 목표

1. 보건의료기본법에서 정의하는 용어(보건의료, 보건의료서비스, 보건의료인, 보건의료기관, 공공보건의료기관, 보건의료정보)를 설명할 수 있다.
2. 국가, 지방자치단체, 보건의료인의 책임을 각각 설명할 수 있다.
3. 환자 및 보건의료인의 권리를 설명할 수 있다.
4. 보건의료에 관한 국민의 권리와 의무를 설명할 수 있다.
5. 보건의료발전계획에 포함되어야 할 사항과 수립 과정 및 주기를 설명할 수 있다.
6. 보건의료정책심의위원회의 구성을 나열 할 수 있다.
7. 평생국민건강관리체계의 틀을 나열할 수 있다.
8. 주요질병관리체계의 틀을 나열할 수 있다.
9. 보건의료의 육성 · 발전방안을 나열할 수 있다.
10. 보건의료 실태조사의 내용을 나열할 수 있다.

02 보건의료기본법

[시행 2025. 12. 21.] [법률 제20589호, 2024. 12. 20., 일부개정]

제1장 총칙

제1조(목적) 이 법은 보건의료에 관한 국민의 권리 · 의무와 국가 및 지방자치단체의 책임을 정하고 보건의료의 수요와 공급에 관한 기본적인 사항을 규정함으로써 보건의료의 발전과 국민의 보건 및 복지의 증진에 이바지하는 것을 목적으로 한다.

제2조(기본 이념) 이 법은 보건의료를 통하여 모든 국민이 인간으로서의 존엄과 가치를 가지며 행복을 추구할 수 있도록 하고 국민 개개인이 건강한 삶을 영위할 수 있도록 제도와 여건을 조성하며, 보건의료의 형평과 효율이 조화를 이룰 수 있도록 함으로써 국민의 삶의 질을 향상시키는 것을 기본 이념으로 한다.

제3조(정의) 이 법에서 사용하는 용어의 뜻은 다음과 같다.

1. "보건의료"란 국민의 건강을 보호 · 증진하기 위하여 국가 · 지방자치단체 · 보건의료기관 또는 보건의료인 등이 행하는 모든 활동을 말한다.
2. "보건의료서비스"란 국민의 건강을 보호 · 증진하기 위하여 보건의료인이 행하는 모든 활동을 말한다.
3. "보건의료인"이란 보건의료 관계 법령에서 정하는 바에 따라 자격 · 면허 등을 취득하거나 보건의료서비스에 종사하는 것이 허용된 자를 말한다.
4. "보건의료기관"이란 보건의료인이 공중(公衆) 또는 특정 다수인을 위하여 보건의료서비스를 행하는 보건기관, 의료기관, 약국, 그 밖에 대통령령으로 정하는 기관을 말한다.
5. "공공보건의료기관"이란 국가 · 지방자치단체, 그 밖의 공공단체가 설립 · 운영하는 보건의료기관을 말한다.
6. "보건의료정보"란 보건의료와 관련한 지식 또는 부호 · 숫자 · 문자 · 음성 · 음향 · 영상 등으로 표현된 모든 종류의 자료를 말한다.

제4조(국가와 지방자치단체의 책임) ① 국가와 지방자치단체는 국민건강의 보호 · 증진을 위하여 필요한 법적 · 제도적 장치를 마련하고 이에 필요한 재원(財源)을 확보하도록 노력하여야 한다.

② 국가와 지방자치단체는 모든 국민의 기본적인 보건의료 수요를 형평에 맞게 충족시킬 수 있도록 노력하여야 한다.

③ 국가와 지방자치단체는 식품, 의약품, 의료기기 및 화장품 등 건강 관련 물품이나 건강 관련 활동으로부터 발생할 수 있는 위해(危害)를 방지하고, 각종 국민건강 위해 요인으로부터 국민의 건강을 보호하기 위한 시책을 강구하도록 노력하여야 한다.

④ 국가와 지방자치단체는 민간이 행하는 보건의료에 대하여 보건의료 시책상 필요하다고 인정하면 행정적 · 재정적 지원을 할 수 있다.

제5조(보건의료인의 책임) ① 보건의료인은 자신의 학식과 경험, 양심에 따라 환자에게 양질의 적정한 보건의료서비스를 제공하기 위하여 노력하여야 한다.

② 보건의료인은 보건의료서비스의 제공을 요구받으면 정당한 이유 없이 이를 거부하지 못한다.

③ 보건의료인은 적절한 보건의료서비스를 제공하기 위하여 필요하면 보건의료서비스를 받는 자를 다른 보건의료기관에 소개하고 그에 관한 보건의료 자료를 다른 보건의료기관에 제공하도록 노력하여야 한다.

④ 보건의료인은 국가나 지방자치단체가 관리하여야 할 질병에 걸렸거나 걸린 것으로 의심되는 대상자를 발견한 때에는 그 사실을 관계 기관에 신고 · 보고 또는 통지하는 등 필요한 조치를 하여야 한다.

제6조(환자 및 보건의료인의 권리) ① 모든 환자는 자신의 건강보호와 증진을 위하여 적절한 보건의료서비스를 받을 권리를 가진다.

② 보건의료인은 보건의료서비스를 제공할 때에 학식과 경험, 양심에 따라 환자의 건강보호를 위하여 적절한 보건의료기술과 치료재료 등을 선택할 권리를 가진다. 다만, 이 법 또는 다른 법률에 특별한 규정이 있는 경우에는 그러하지 아니하다.

제7조(보건의료정책과 사회보장정책과의 연계) 국가와 지방자치단체는 보건의료정책과 관련되는 사회보장정책이 연계되도록 하여야 한다.

제8조(국민의 참여) 국가와 지방자치단체는 국민의 권리 · 의무 등 국민생활에 중대한 영향을 미치는 보건의료정책을 수립 · 시행하려면 이해관계인 등 국민의 의견을 수렴하여야 한다.

제9조(다른 법률과의 관계) 보건의료에 관한 법률을 제정하거나 개정할 때에는 이 법에 부합되도록 하여야 한다.

제2장 보건의료에 관한 국민의 권리와 의무

제10조(건강권 등) ① 모든 국민은 이 법 또는 다른 법률에서 정하는 바에 따라 자신과 가족의 건강에 관하여 국가의 보호를 받을 권리를 가진다.

② 모든 국민은 성별, 나이, 종교, 사회적 신분 또는 경제적 사정 등을 이유로 자신과 가족의 건강에 관한 권리를 침해받지 아니한다.

제11조(보건의료에 관한 알 권리) ① 모든 국민은 관계 법령에서 정하는 바에 따라 국가와 지방자치단체의 보건의료시책에 관한 내용의 공개를 청구할 권리를 가진다.

② 모든 국민은 관계 법령에서 정하는 바에 따라 보건의료인이나 보건의료기관에 대하여 자신의 보건의료와 관련한 기록 등의 열람이나 사본의 교부를 요청할 수 있다. 다만, 본인이 요청할 수 없는 경우에는 그 배우자 · 직계존비속 또는 배우자의 직계존속이, 그 배우자 · 직계존비속 및 배우자의 직계존속이 없거나 질병이나 그 밖에 직접 요청을 할 수 없는 부득이한 사유가 있는 경우에는 본인이 지정하는 대리인이 기록의 열람 등을 요청할 수 있다.

제12조(보건의료서비스에 관한 자기결정권) 모든 국민은 보건의료인으로부터 자신의 질병에 대한 치료 방법, 의학적 연구대상 여부, 장기이식(臟器移植) 여부 등에 관하여 충분한 설명을 들은 후 이에 관한 동의 여부를 결정할 권리를 가진다.

제13조(비밀 보장) 모든 국민은 보건의료와 관련하여 자신의 신체상 · 건강상의 비밀과 사생활의 비밀을 침해받지 아니한다.

제14조(보건의료에 관한 국민의 의무) ① 모든 국민은 자신과 가족의 건강을 보호 · 증진하기 위하여 노력하여야 하며, 관계 법령에서 정하는 바에 따라 건강을 보호 · 증진하는 데에 필요한 비용을 부담하여야 한다.

② 누구든지 건강에 위해한 정보를 유포 · 광고하거나 건강에 위해한 기구 · 물품을 판매 · 제공하는 등 다른 사람의 건강을 해치거나 해칠 우려가 있는 행위를 하여서는 아니 된다.

③ 모든 국민은 보건의료인의 정당한 보건의료서비스와 지도에 협조한다.

제3장 보건의료발전계획의 수립·시행

제15조(보건의료발전계획의 수립 등) ① 보건복지부장관은 관계 중앙행정기관의 장과의 협의와 제20조에 따른 보건의료정책심의위원회의 심의를 거쳐 보건의료발전계획을 5년마다 수립하여야 한다.

② 보건의료발전계획에 포함되어야 할 사항은 다음 각 호와 같다.

1. 보건의료 발전의 기본 목표 및 그 추진 방향
2. 주요 보건의료사업계획 및 그 추진 방법
3. 보건의료자원의 조달 및 관리 방안
4. 지역별 병상 총량의 관리에 관한 시책
5. 보건의료의 제공 및 이용체계 등 보건의료의 효율화에 관한 시책
6. 중앙행정기관 간의 보건의료 관련 업무의 종합 · 조정
7. 노인 · 장애인 등 보건의료 취약계층에 대한 보건의료사업계획
8. 보건의료 통계 및 그 정보의 관리 방안
9. 그 밖에 보건의료 발전을 위하여 특히 필요하다고 인정되는 사항

③ 보건의료발전계획은 국무회의의 심의를 거쳐 확정한다.

시행령 **제2조(보건의료발전계획의 통보)** ① 보건복지부장관은 「보건의료기본법」(이하 "법"이라 한다) 제15조제3항에 따라 보건의료발전계획이 확정되면 지체 없이 관계 중앙행정기관의 장 및 특별시장 · 광역시장 · 특별자치시장 · 도지사 · 특별자치도지사(이하 "시 · 도지사"라 한다)에게 통보하여야 한다.

② 제1항에 따라 통보를 받은 시 · 도지사는 지체 없이 이를 시장 · 군수 · 구청장(자치구의 구청장을 말한다. 이하 같다)에게 통보하여야 한다.

제16조(주요 시책 추진방안의 수립·시행) 보건복지부장관과 관계 중앙행정기관의 장은 보건의료발전계획이 확정되면 이를 기초로 하여 보건의료와 관련된 소관 주요 시책의 추진방안을 매년 수립 · 시행하여야 한다.

시행령 **제3조(주요 시책 추진방안의 수립·시행)** 관계 중앙행정기관의 장은 법 제16조에 따라 수립한 보건의료와 관련된 해당 연도 소관 주요 시책의 추진방안과 전년도 소관 주요 시책의 추진결과를 매년 2월말까지 보건복지부장관에게 제출하여야 한다.

제17조(지역보건의료계획의 수립·시행) 특별시장 · 광역시장 · 도지사 · 특별자치도지사(이하 "시 · 도지사"라 한다) 및 시장 · 군수 · 구청장(자치구의 구청장을 말한다. 이하 같다)은 보건의료발전계획이 확정되면 관계 법령에서 정하는 바에 따라 지방자치단체의 실정을 감안하여 지역보건의료계획을 수립 · 시행하여야 한다.

제18조(계획 수립의 협조) ① 보건복지부장관, 관계 중앙행정기관의 장, 시 · 도지사 및 시장 · 군수 · 구청장은 보건의료발전계획과 소관 주요 시책 추진방안 및 지역보건의료계획의 수립 · 시행을 위하여 필요하면 관계 기관 · 단체 등에 대하여 자료 제공 등의 협조를 요청할 수 있다.

② 제1항에 따른 협조 요청을 받은 관계 기관 · 단체 등은 특별한 사유가 없으면 협조 요청에 따라야 한다.

제18조의2(국회에 대한 보고) 보건복지부장관은 매년 보건의료발전계획의 주요 내용, 제16조에 따른 해당 연도 주요 시책의 추진방안 및 전년도 추진실적을 확정한 후 지체 없이 국회 소관 상임위원회에 보고하여야 한다.

제19조(비용의 보조) 국가는 예산의 범위에서 지역보건의료계획의 시행에 필요한 비용의 전부 또는 일부를 지방자치단체에 보조할 수 있다.

제20조(보건의료정책심의위원회) 보건의료에 관한 주요 시책을 심의하기 위하여 보건복지부장관 소속으로 보건의료정책심의위원회(이하 "위원회"라 한다)를 둔다.

제21조(위원회의 구성) ① 위원회는 위원장 1명을 포함한 25명 이내의 위원으로 구성하되, 공무원이 아닌 위원이 전체 위원의 과반수가 되도록 하여야 한다.

② 위원장은 보건복지부장관으로 한다.

③ 위원은 다음 각 호의 사람 중에서 보건복지부장관이 임명 또는 위촉한다. 이 경우 제2호에 따른 위원과 제3호에 따른 위원은 같은 수로 구성한다.

1. 대통령령으로 정하는 관계 중앙행정기관 소속 공무원

시행령 **제4조(보건의료정책심의위원회의 구성)** 법 제21조제3항제1호에서 "대통령령으로 정하는 관계 중앙행정기관 소속 공무원"이란 다음 각 호의 사람을 말한다. 이 경우 복수차관이 있는 기관은 해당 기관의 장이 지정하는 차관으로 한다.

1. 기획재정부차관
2. 교육부차관
3. 과학기술정보통신부차관
4. 행정안전부차관
5. 환경부차관
6. 고용노동부차관
7. 삭제
8. 삭제
9. 식품의약품안전처장

2. 보건의료 수요자를 대표하는 사람으로서 노동자단체, 소비자 · 환자 관련 시민단체(「비영리민간단체 지원법」 제2조에 따른 비영리민간단체를 말한다) 등에서 추천하는 사람
3. 보건의료 공급자를 대표하는 사람으로서 「의료법」 제28조에 따른 의료인 단체(「간호법」 제18조에 따른 간호사중앙회를 포함한다), 「의료법」 제52조에 따른 의료기관단체, 「약사법」 제11조에 따른 약사회 등에서 추천하는 사람 [개정 2024.9.20.]
4. 보건의료에 관한 학식과 경험이 풍부한 사람

④ 위원회의 회의를 효율적으로 운영하기 위하여 위원회에 실무위원회를 두고, 위원회의 심의사항을 보다 전문적으로 검토하기 위하여 분야별로 분과위원회를 둘 수 있다.

⑤ 이 법에서 규정한 것 외에 위원회 · 실무위원회 및 분과위원회의 구성 · 운영과 그 밖에 필요한 사항은 대통령령으로 정한다.

제22조(위원회의 기능) ① 위원회는 다음 각 호의 사항을 심의한다. [개정 2025. 4. 17.]

1. 보건의료발전계획
2. 주요 보건의료제도의 개선
3. 주요 보건의료정책
4. 보건의료와 관련되는 국가 및 지방자치단체의 역할
5. 제23조의2제1항 각 호에 해당하는 직종별 보건의료인력 양성 규모 [신설 2025.4.17.]
6. 그 밖에 위원장이 심의에 부치는 사항

② 위원회가 제1항제5호의 사항을 심의할 때에는 제23조의2에 따른 수급추계위원회의 심의 결과를 존중하여야 한다. [신설 2025.4.17.]

③ 보건복지부장관이 고등교육법령에 따라 직종별 보건의료인력 양성 규모에 관하여 교육부장관과 협의할 때에는 제1항제5호의 심의 결과를 반영하여야 한다. [신설 2025.4.17.]

시행령 **제7조(회의 및 의사)** ① 위원회의 회의는 위원회의 위원장이 필요하다고 인정하거나 재적위원 3분의 1 이상이 요구하는 경우에 위원장이 소집한다.

② 위원회의 회의는 재적위원 과반수의 출석으로 개의(開議)하고, 출석위원 과반수의 찬성으로 의결한다.

제23조(관계 행정기관의 협조) ① 위원회는 관계 행정기관에 대하여 보건의료에 관한 자료의 제출과 위원회의 업무에 관하여 필요한 협조를 요청할 수 있다.

② 제1항에 따른 요청을 받은 관계 행정기관은 특별한 사유가 없으면 요청에 따라야 한다.

제23조의2(수급추계위원회) ① 보건의료인력에 대하여 주기적으로 중장기 수급추계를 실시하고, 그 결과를 심의하기 위하여 보건복지부장관 소속으로 다음 각 호의 직종별로 수급추계위원회(이하 "수급추계위원회"라 한다)를 각각 둔다.

1. 「의료법」 제2조에 따른 의사 · 치과의사 · 한의사
2. 「간호법」 제2조에 따른 간호사
3. 「약사법」 제2조에 따른 약사 및 한약사
4. 「의료기사 등에 관한 법률」 제1조의2에 따른 의료기사
5. 그 밖에 보건복지부령으로 정하는 보건의료인력

② 수급추계위원회는 다음 각 호의 사항을 심의한다.

1. 해당 직종의 보건의료인력 국가 단위 수급추계

2. 해당 직종의 보건의료인력 지역 단위 수급추계
3. 전문과목 및 진료과목 구분이 있는 직종 중 보건복지부령으로 정하는 직종의 전문과목 및 진료과목별 수급추계

③ 수급추계위원회는 제2항제1호의 사항을 심의하는 경우 같은 항 제2호 및 제3호의 지역 단위 수급추계, 전문과목 및 진료과목별 수급추계를 분석하여 그 결과를 반영하여야 한다.

④ 수급추계위원회는 위원장 1명을 포함하여 15명 이내의 위원으로 구성한다. 이 경우 수급추계위원회는 제6항제1호에 해당하는 위원이 과반수가 되도록 하여야 한다.

⑤ 수급추계위원회의 위원장은 제6항제3호의 위원 중에서 호선한다.

⑥ 수급추계위원회의 위원은 다음 각 호의 어느 하나에 해당하는 사람을 보건복지부장관이 위촉한다. 다만, 7일 이상의 기간을 정하여 위원 추천을 요청하였음에도 불구하고 다음 각 호의 단체 또는 기관으로부터 위원 추천이 없을 때에는 제4항 후단에도 불구하고 추천받은 위원 중에서 위촉하여 수급추계위원회를 운영할 수 있다.
1. 보건의료 공급자를 대표하는 단체로서 제1항 각 호에 따른 보건의료인력 직종별 단체 및 「의료법」 제52조에 따른 의료기관단체가 추천하는 전문가
2. 보건의료 수요자를 대표하는 단체로서 노동자단체, 소비자 · 환자 관련 시민단체 등이 추천하는 전문가
3. 보건의료 관련 학회, 연구기관 등이 추천하는 전문가

⑦ 수급추계위원회의 위원은 해당 직종별로 각각 위촉하되, 제6항제2호 및 제3호에 해당하는 위원은 모든 직종별 수급추계위원회의 위원이 되도록 한다.

⑧ 수급추계위원회의 위원은 다음 각 호의 자격을 모두 갖추어야 한다.
1. 경제학 · 보건학 · 통계학 · 인구학 등 수급추계 관련 분야를 전공한 사람
2. 인력정책 또는 인력수급추계 분야에 대한 전문지식 및 연구실적이 풍부한 사람
3. 대학의 조교수 이상이거나 연구기관의 연구위원 이상 또는 이와 동등한 자격을 갖춘 사람

⑨ 수급추계위원회는 업무를 효율적으로 수행하기 위하여 필요한 경우 분과위원회를 둘 수 있다.

⑩ 수급추계위원회는 「공공기록물 관리에 관한 법률」 제17조제2항에 따라 회의록을 작성하여야 하며, 회의록, 안건, 수급추계 결과, 그 밖에 수급추계에 활용한 참고자료로서 보건복지부령으로 정하는 자료를 공개하여야 한다.

⑪ 수급추계위원회는 그 운영에 있어 독립성과 자율성이 보장되며, 보건복지부장관은 수급추계위원회의 운영에 필요한 예산 확보 등 수급추계위원회가 그 권한에 속하는 업무를 독립적으로 수행할 수 있도록 지원하여야 한다.

⑫ 그 밖에 제1항에 따른 수급추계 방법과 주기, 수급추계위원회 및 제9항에 따른 분과위원회의 구성 · 운영 등에 필요한 사항은 보건복지부령으로 정한다.

[본조신설 2025.4.17.]

[시행일] 제23조의2의 개정규정 중 의사를 제외한 직종의 수급추계에 관한 사항, 제23조의2제2항제2호 및 제3호의 개정규정에 따른 수급추계에 관한 사항은 2027년 1월 1일부터 3년을 넘지 아니하는 범위에서 보건복지부령으로 정하는 시점

제23조의3(의료인력수급추계센터) ① 보건복지부장관은 수급추계위원회의 전문적 수급추계를 지원하기 위하여 다음 각 호의 어느 하나에 해당하는 기관을 의료인력수급추계센터(이하 "수급추계센터"라 한다)로 지정 · 운영할 수 있다.
1. 「정부출연연구기관 등의 설립 · 운영 및 육성에 관한 법률」에 따라 설립된 정부출연연구기관
2. 「공공기관의 운영에 관한 법률」에 따른 공공기관

② 보건복지부장관은 수급추계센터에 예산의 범위에서 사업 수행에 필요한 비용의 전부 또는 일부를 지원할 수 있다.

[본조신설 2025.4.17.]

제4장 보건의료자원의 관리 등

제24조(보건의료자원의 관리 등) ① 국가와 지방자치단체는 보건의료에 관한 인력, 시설, 물자, 지식 및 기술 등 보건의료자원을 개발 · 확보하기 위하여 종합적이고 체계적인 시책을 강구하여야 한다.

② 국가와 지방자치단체는 보건의료자원의 장 · 단기 수요를 예측하여 보건의료자원이 적절히 공급될 수 있도록 보건의료자원을 관리하여야 한다.

제25조(보건의료인력의 양성 등) 국가와 지방자치단체는 우수한 보건의료인력의 양성과 보건의료인력의 자질 향상을 위하여 교육 등 필요한 시책을 강구하여야 한다.

제26조(보건의료인 간의 협력) 보건의료인은 국민에게 양질의 보건의료서비스를 제공하고 국민의 보건 향상에 이바지하기 위하여 보건의료서비스를 제공할 때에 그 전문 분야별로 또는 전문 분야 간에 상호 협력하도록 노력하여야 한다.

제27조(공공·민간 보건의료기관의 역할 분담 등) ① 국가와 지방자치단체는 공공보건의료기관과 민간보건의료기관 간의 역할 분담과 상호협력 체계를 마련하여야 한다.
② 국가와 지방자치단체는 제4조제2항에 따른 기본적인 보건의료 수요를 충족시키기 위하여 필요하면 공공보건의료기관을 설립 · 운영할 수 있으며, 이에 드는 비용의 전부 또는 일부를 지원할 수 있다.
③ 국가와 지방자치단체는 공공보건의료를 효율적으로 운영하고 관리하기 위하여 필요한 시책을 수립 · 시행하여야 한다.
④ 공공보건의료기관의 설립 · 운영 등 공공보건의료에 관한 기본적인 사항은 따로 법률로 정한다.

제28조(보건의료 지식 및 기술) ① 국가와 지방자치단체는 보건의료 지식과 보건의료 기술의 발전을 위하여 필요한 시책을 수립 · 시행하여야 한다.
② 보건복지부장관은 효율적인 보건의료서비스를 제공하기 위하여 새로운 보건의료 기술의 평가 등 필요한 조치를 강구하여야 한다.

제5장 보건의료의 제공과 이용

제1절 보건의료의 제공 및 이용체계

제29조(보건의료의 제공 및 이용체계) ① 국가와 지방자치단체는 보건의료에 관한 인력, 시설, 물자 등 보건의료자원이 지역적으로 고루 분포되어 보건의료서비스의 공급이 균형 있게 이루어지도록 노력하여야 하며, 양질의 보건의료서비스를 효율적으로 제공하기 위한 보건의료의 제공 및 이용체계를 마련하도록 노력하여야 한다.
② 국가와 지방자치단체는 보건의료의 제공 및 이용체계를 구축하기 위하여 필요한 행정상 · 재정상의 조치와 그 밖에 필요한 지원을 할 수 있다.

제30조(응급의료체계) 국가와 지방자치단체는 모든 국민(국내에 체류하고 있는 외국인을 포함한다)이 응급 상황에서 신속하고 적절한 응급의료서비스를 받을 수 있도록 응급의료체계를 마련하여야 한다.

제2절 평생국민건강관리체계

제31조(평생국민건강관리사업) ① 국가와 지방자치단체는 생애주기(生涯週期)별 건강상 특성과 주요 건강위험요인을 고려한 평생국민건강관리를 위한 사업을 시행하여야 한다.
② 국가와 지방자치단체는 공공보건의료기관이 평생국민건강관리사업에서 중심 역할을 할 수 있도록 필요한 시책을 강구하여야 한다.
③ 국가와 지방자치단체는 평생국민건강관리사업을 원활하게 수행하기 위하여 건강지도 · 보건교육 등을 담당할 전문인력을 양성하고 건강관리정보체계를 구축하는 등 필요한 시책을 강구하여야 한다.

제32조(여성과 어린이의 건강 증진) 국가와 지방자치단체는 여성과 어린이의 건강을 보호 · 증진하기 위하여 필요한 시책을 강

구하여야 한다. 이 경우 여성의 건강증진시책에 연령별 특성이 반영되도록 하여야 한다.

제33조(노인의 건강 증진) 국가와 지방자치단체는 노인의 질환을 조기에 발견하고 예방하며, 질병 상태에 따라 적절한 치료와 요양(療養)이 이루어질 수 있도록 하는 등 노인의 건강을 보호 · 증진하기 위하여 필요한 시책을 강구하여야 한다.

제34조(장애인의 건강 증진) 국가와 지방자치단체는 선천적 · 후천적 장애가 발생하는 것을 예방하고 장애인의 치료와 재활이 이루어질 수 있도록 하는 등 장애인의 건강을 보호 · 증진하기 위하여 필요한 시책을 강구하여야 한다.

제35조(학교 보건의료) 국가와 지방자치단체는 학생의 건전한 발육을 돕고 건강을 보호 · 증진하며 건강한 성인으로 성장하기 위하여 요구되는 생활습관 · 정서 등을 함양하기 위하여 필요한 시책을 강구하여야 한다.

제36조(산업 보건의료) 국가는 근로자의 건강을 보호 · 증진하기 위하여 필요한 시책을 강구하여야 한다.

제37조(환경 보건의료) 국가와 지방자치단체는 국민의 건강을 보호 · 증진하기 위하여 쾌적한 환경의 유지와 환경오염으로 인한 건강상의 위해 방지 등에 필요한 시책을 강구하여야 한다.

제37조의2(기후변화 보건의료) 국가와 지방자치단체는 국민의 건강을 보호 · 증진하기 위하여 지구온난화 등 기후변화로 인한 건강상의 위해 방지와 기후변화에 대응한 건강관리 등에 필요한 시책을 강구하여야 한다.
[본조신설 2024.12.20.] 종전 제37조의2는 제37조의3으로 이동 2024. 12. 20.

제37조의3(기후변화에 따른 국민건강영향평가 등) ① 질병관리청장은 지구온난화 등 지구온난화 등 기후변화가 국민건강에 미치는 영향을 5년마다 조사 · 평가(이하 "기후보건영향평가"라 한다)하여 그 결과를 공표하고 정책수립의 기초자료로 활용하여야 한다.

시행령 **제13조의2(기후보건영향평가의 내용 및 방법 등)** ① 법 제37조의2제1항(*제37조의2 가 제37조의3으로 이동됨에 따라 시행령이 바뀌어야 하나 아직 시행령은 개정되지 않았음*)에 따른 기후보건영향평가(이하 "기후보건영향평가"라 한다)의 내용은 다음 각 호와 같다.

1. 국민건강에 영향을 미치는 기후변화의 유형, 내용 및 특성 등에 관한 사항
2. 기후변화와 관련이 있는 질병 · 질환 등의 임상적 증상, 발생 추이 및 진료경과 등에 관한 사항
3. 기후변화와 관련이 있는 질병 · 질환 등의 성별 · 연령별 · 지역별 분포 및 특성 등에 관한 사항
4. 기후변화가 노인 · 장애인 · 임산부 · 어린이 등 보건의료 취약계층의 건강 및 생활 등에 미치는 영향
5. 그 밖에 제1호부터 제4호까지의 내용에 준하는 것으로서 기후변화가 국민건강에 미치는 영향을 고려하여 질병관리청장이 특히 필요하다고 인정하는 사항

② 질병관리청장은 기후보건영향평가에 대한 전문적 검토가 필요하다고 인정하는 경우에는 법 제37조의2제1항에 따라 기후보건영향평가의 결과를 공표하기 전에 위원회의 심의를 거치게 할 수 있다.

③ 질병관리청장은 국민건강의 보호 · 증진을 위하여 필요하다고 인정하는 경우에는 기후보건영향평가의 결과를 관계 중앙행정기관의 장, 시 · 도지사 및 시장 · 군수 · 구청장에게 알려야 한다.

④ 질병관리청장은 법 제37조의2제1항에 따라 기후보건영향평가의 결과를 공표하는 경우에는 질병관리청장이 지정하는 인터넷 홈페이지에 게재하여야 한다.

⑤ 제1항부터 제4항까지에서 규정한 사항 외에 기후보건영향평가의 내용 · 방법 및 절차 등에 필요한 세부 사항은 질병관리청장이 정한다.

② 질병관리청장은 기후보건영향평가에 필요한 기초자료 확보 및 통계의 작성을 위하여 실태조사를 실시할 수 있다.

시행령 **제13조의3(실태조사의 내용 및 방법 등)** ① 법 제37조의2제2항에(*제37조의2 가 제37조의3으로 이동됨에 따라 시행령이 바뀌어야 하나 아직 시행령은 개정되지 않았음*) 따른 실태조사(이하 이 조에서 "실태조사"라 한다)의 내용은 다음 각 호와 같다.

1. 기후변화에 따른 질병 · 질환 등의 발생 경로, 발생 현황 및 임상정보 등에 관한 사항
2. 기후변화에 따른 질병 · 질환 등의 진단 · 검사 · 처방 등 진료정보에 관한 사항
3. 기후변화에 따른 질병 · 질환 등의 분석 · 연구와 관련된 각종 문헌 및 자료 등의 조사에 관한 사항
4. 기후변화에 따른 질병 · 질환 등과 관련하여 노인 · 장애인 · 임산부 · 어린이 등 보건의료 취약계층의 진료경과에 관한 사항
5. 그 밖에 제1호부터 제4호까지의 내용에 준하는 것으로서 질병관리청장이 실태조사를 위하여 특히 필요하다고 인정하는 사항

② 질병관리청장은 실태조사의 실시를 위하여 필요하다고 인정하는 경우에는 질병관리청장이 정하는 바에 따라 실태조사반을 구성 · 운영할 수 있다.

③ 질병관리청장은 실태조사의 효율적 추진을 위하여 필요하다고 인정하는 경우에는 보건의료 관계 연구기관 · 단체 또는 전문가 등에게 실태조사를 의뢰하여 실시할 수 있다.

④ 질병관리청장은 기후변화에 따른 국민건강의 보호 및 관리를 위하여 필요하다고 인정하는 경우에는 실태조사 결과를 공개할 수 있다.

⑤ 제1항부터 제4항까지에서 규정한 사항 외에 실태조사의 내용 · 방법 및 절차 등에 필요한 세부 사항은 질병관리청장이 정한다.

③ 질병관리청장은 관계 중앙행정기관의 장, 지방자치단체의 장 및 보건의료 관련 기관이나 단체의 장에게 기후보건영향평가에 필요한 자료의 제공 또는 제2항에 따른 실태조사의 협조를 요청할 수 있다. 이 경우 자료제공 또는 실태조사 협조를 요청받은 관계 중앙행정기관의 장 등은 정당한 사유가 없으면 이에 따라야 한다.

④ 기후보건영향평가와 실태조사의 구체적인 내용 및 방법 등에 필요한 사항은 대통령령으로 정한다.

제37조의4(전담기관의 지정 등) ① 질병관리청장은 기후보건영향평가를 전문적으로 수행하기 위하여 다음 각 호의 어느 하나에 해당하는 기관을 기후보건영향평가 및 운영 업무를 전담하는 기관(이하 "전담기관"이라 한다)으로 지정할 수 있다.

1. 국공립 연구기관
2. 「고등교육법」 제2조에 따른 학교(부설 연구기관을 포함한다)
3. 「정부출연연구기관 등의 설립 · 운영 및 육성에 관한 법률」 제2조에 따른 정부출연연구기관

시행령 **제13조의4(전담기관의 지정·지정취소 등)** ① 질병관리청장은 법 제37조의3제1항에(제37조의3 이 제37조의4으로 이동됨에 따라 시행령이 바뀌어야 하나 아직 시행령은 개정되지 않았음) 따라 다음 각 호의 요건을 모두 갖춘 기관을 기후보건영향평가 및 운영 업무를 전담하는 기관(이하 "전담기관"이라 한다)으로 지정할 수 있다.

1. 다음 각 목의 어느 하나에 해당하는 사항과 관련된 업무를 수행한 실적이 있을 것
   가. 제13조의2제1항 각 호에 따른 기후보건영향평가의 내용
   나. 제13조의3제1항 각 호에 따른 실태조사의 내용
2. 법 제37조의3제2항에 따른 업무의 수행을 위한 3명 이상의 전담 인력과 조직을 갖출 것
3. 법 제37조의3제2항에 따른 업무의 수행에 필요한 사무실, 컴퓨터 등의 시설 및 장비를 갖출 것

② 전담기관으로 지정받으려는 자는 질병관리청장이 정하여 고시하는 전담기관 지정신청서에 제1항 각 호의 요건을 모두 갖추었음을 증명할 수 있는 서류를 첨부하여 질병관리청장에게 제출해야 한다.

③ 전담기관 지정의 유효기간은 3년으로 한다.

④ 질병관리청장은 전담기관을 지정한 경우에는 질병관리청장이 정하여 고시하는 전담기관 지정서를 해당 기관에 발급하고, 그 사실을 질병관리청의 인터넷 홈페이지에 공고해야 한다.

⑤ 질병관리청장은 전담기관이 다음 각 호의 어느 하나에 해당하는 경우에는 지정을 취소할 수 있다. 다만, 제1호에 해당하는 경우에는 지정을 취소해야 한다.

1. 거짓이나 그 밖의 부정한 방법으로 지정받은 경우

2. 제1항 각 호의 지정요건에 적합하지 않게 된 경우
3. 정당한 사유 없이 1개월 이상 지정받은 업무를 수행하지 않은 경우

⑥ 질병관리청장은 제5항에 따라 전담기관의 지정을 취소한 경우에는 지체 없이 해당 기관에 통지하고, 그 사실을 질병관리청의 인터넷 홈페이지에 공고해야 한다. 이 경우 전담기관은 전담기관지정서를 질병관리청장에게 반납해야 한다.

⑦ 제1항부터 제6항까지에서 규정한 사항 외에 전담기관의 지정 및 지정취소 등에 필요한 사항은 질병관리청장이 정하여 고시한다.

[본조신설 2024.8.6.]

② 전담기관은 기후보건영향평가 및 다음 각 호의 업무를 수행한다. [개정 2024.12.20.]
1. 제37조의3제2항에 따른 실태조사 실시
2. 제1호에 따른 조사에 필요한 관련 정보의 수집 · 관리 및 제공
3. 그 밖에 대통령령으로 정하는 업무

③ 질병관리청장은 전담기관에 대하여 제2항에 따른 업무를 수행하는 데 필요한 비용의 전부 또는 일부를 지원할 수 있다.

④ 질병관리청장은 전담기관이 제5항에 따른 지정요건에 적합하지 아니하게 된 경우에는 지정을 취소할 수 있다.

⑤ 전담기관의 지정 및 지정취소의 요건 · 절차 등에 필요한 사항은 대통령령으로 정한다.

[본조신설 2024.2.6.]

제38조(식품위생·영양) 국가와 지방자치단체는 국민의 건강을 보호 · 증진하기 위하여 식품으로 인한 건강상의 위해 방지와 국민의 영양 상태의 향상 등에 필요한 시책을 강구하여야 한다.

제3절 주요질병관리체계

제39조(주요질병관리체계의 확립) 보건복지부장관은 국민건강을 크게 위협하는 질병 중에서 국가가 특별히 관리하여야 할 필요가 있다고 인정되는 질병을 선정하고, 이를 관리하기 위하여 필요한 시책을 수립 · 시행하여야 한다.

제40조(감염병의 예방 및 관리) 국가와 지방자치단체는 감염병의 발생과 유행을 방지하고 감염병환자에 대하여 적절한 보건의료를 제공하고 관리하기 위하여 필요한 시책을 수립 · 시행하여야 한다.

제41조(만성질환의 예방 및 관리) 국가와 지방자치단체는 암 · 고혈압 등 주요 만성질환(慢性疾患)의 발생과 증가를 예방하고 말기질환자를 포함한 만성질환자에 대하여 적절한 보건의료의 제공과 관리를 위하여 필요한 시책을 수립 · 시행하여야 한다.

시행령 **제13조의5(만성질환 장기 역학조사)** ① 질병관리청장은 법 제41조에 따른 만성질환의 예방 및 관리 등을 위하여 만성질환의 발생원인과 위험요인을 규명하는 만성질환 장기 역학조사를 실시한다.

② 질병관리청장은 제1항에 따른 역학조사를 실시할 때 필요하면 관계 중앙행정기관의 장, 시 · 도지사, 시장 · 군수 · 구청장 및 「공공기관의 운영에 관한 법률」 제4조에 따른 공공기관의 장에게 협조를 요청할 수 있다.

시행령 **제15조(민감정보 및 고유식별정보의 처리)** 질병관리청장은 법 제41조에 따른 사무(제13조의5제1항에 따른 만성질환 장기 역학조사에 관한 사무만 해당한다)를 수행하기 위하여 불가피한 경우 「개인정보 보호법」 제23조에 따른 건강에 관한 정보, 같은 법 시행령 제19조제1호 또는 제4호에 따른 주민등록번호 또는 외국인등록번호가 포함된 자료를 처리할 수 있다.

제42조(정신 보건의료) 국가와 지방자치단체는 정신질환의 예방과 정신질환자의 치료 및 사회복귀 등 국민의 정신건강 증진을 위하여 필요한 시책을 수립 · 시행하여야 한다.

제43조(구강 보건의료) 국가와 지방자치단체는 구강질환(口腔疾患)의 예방 및 치료와 구강건강에 관한 관리 등 국민의 구강건강 증진을 위하여 필요한 시책을 수립 · 시행하여야 한다.

제6장 보건의료의 육성·발전 등

제44조(보건의료 시범사업) ① 국가와 지방자치단체는 새로운 보건의료제도를 시행하기 위하여 필요하면 시범사업을 실시할 수 있다.

② 국가와 지방자치단체는 제1항에 따른 시범사업을 실시한 경우에는 그 결과를 평가하여 새로 시행될 보건의료제도에 반영하여야 한다.

제45조(취약계층 등에 대한 보건의료서비스 제공) ① 국가와 지방자치단체는 노인 · 장애인 등 보건의료 취약계층에 대하여 적절한 보건의료서비스를 제공하기 위하여 필요한 시책을 수립 · 시행하여야 한다.

② 국가와 지방자치단체는 농 · 어업인 등의 건강을 보호 · 증진하기 위하여 필요한 시책을 수립 · 시행하여야 한다.

제46조(분쟁 조정 등) ① 국가와 지방자치단체는 보건의료서비스로 인하여 분쟁이 발생하면 그 분쟁이 신속하고 공정하게 해결되도록 하기 위하여 필요한 시책을 강구하여야 한다.

② 국가와 지방자치단체는 보건의료서비스로 인한 피해를 원활하게 구제(救濟)하기 위하여 필요한 시책을 강구하여야 한다.

제47조(건강위해원인자의 비용 부담) 국가와 지방자치단체는 국민건강에 위해를 일으키거나 일으킬 우려가 있는 물품 등을 생산 · 판매하는 자 등에 대하여는 관계 법령에서 정하는 바에 따라 국민건강의 보호 · 증진에 드는 비용을 부담하게 할 수 있다.

제48조(보건의료 관련 산업의 진흥) 국가와 지방자치단체는 보건의료 기술의 연구개발과 지원 등 보건의료 관련 산업의 진흥을 위하여 필요한 시책을 강구하여야 한다.

제49조(한방의료의 육성·발전) 국가와 지방자치단체는 한방의료(韓方醫療)를 육성 · 발전시키도록 노력하여야 한다.

제50조(국제협력 등) 국가와 지방자치단체는 외국정부 및 국제기구 등과의 협력을 통하여 보건의료정보와 보건의료에 관한 기술을 교류하고 전문인력을 양성하며, 보건의료의 발전을 위한 국제적인 노력에 적극 참여하여야 한다.

제51조(보건의료사업의 평가) 국가와 지방자치단체는 매년 주요 보건의료사업의 성과를 평가하여 이를 보건의료시책에 반영하도록 하여야 한다.

제52조(보건의료서비스의 평가) ① 보건복지부장관은 보건의료서비스의 질적 향상을 위하여 관계 법령에서 정하는 바에 따라 보건의료서비스에 대한 평가를 실시하여야 한다. [개정 2024.12.20.]

② 모든 국민은 제1항에 따른 보건의료서비스에 대한 평가 결과를 알 권리를 가진다. [신설 2024.12.20.]

③ 보건복지부장관은 다른 법령에 따라 공개가 제한되는 경우를 제외하고는 제1항에 따른 보건의료서비스에 대한 평가 결과를 공개할 수 있다. 이 경우 평가 결과 공개의 기준 등에 관하여 필요한 사항은 대통령령으로 정한다. [신설 2024.12.20.]

제7장 보건의료 통계·정보 관리

제53조(보건의료 통계·정보 관리시책) 국가와 지방자치단체는 보건의료에 관한 통계와 정보를 수집 · 관리하여 이를 보건의료정책에 활용할 수 있도록 필요한 시책을 수립 · 시행하여야 한다.

제54조(보건의료 정보화의 촉진) 국가와 지방자치단체는 보건의료 정보화를 촉진하기 위하여 필요한 시책을 강구하여야 한다.

제55조(보건의료 실태조사) ① 보건복지부장관은 국민의 보건의료 수요 및 이용 행태, 보건의료에 관한 인력 · 시설 및 물자 등 보건의료 실태에 관한 전국적인 조사를 5년마다 실시하고 그 결과를 공표하여야 한다. 다만, 보건의료정책 수립에 필요하다고 인정하는 경우에는 임시 보건의료 실태조사를 실시할 수 있다.

시행령 **제14조(보건의료 실태조사)** ① 법 제55조제1항에 따른 보건의료 실태조사의 내용은 다음 각 호와 같다.

1. 보건의료 수요 및 보건의료서비스의 이용 행태
2. 보건의료에 관한 인력 · 시설 및 물자 등의 현황
3. 그 밖에 보건복지부장관이 보건의료 실태조사를 위하여 필요하다고 인정하는 사항

② 보건복지부장관은 제1항에 따른 실태조사를 최근 3년간 보건의료에 관한 연구실적이 있는 연구기관, 법인 또는 단체에 의뢰하여 실시할 수 있다.

③ 보건복지부장관은 제1항에 따른 실태조사의 결과를 보건복지부 인터넷 홈페이지에 60일 이상 공개해야 한다.

② 보건복지부장관은 제1항에 따른 실태조사를 위하여 관계 중앙행정기관, 지방자치단체 및 관계 기관 · 법인 · 단체에 자료의 제출 또는 의견의 진술을 요청할 수 있다. 이 경우 요청을 받은 자는 정당한 사유가 없으면 이에 협조하여야 한다.

③ 제1항에 따른 실태조사의 내용, 방법 및 공표 등에 필요한 사항은 대통령령으로 정한다.

〉〉 참고

보건의료기본법에 따른 '보건의료 실태조사'는 주로 보건의료자원의 현황과 조달 등에 관한 조사가 시행되는데, 5년을 원칙으로 하되 재정 형편 등에 따라 약간의 편차가 있을 수 있으며(예: 2000년도, 2006년도 시행) 필요에 따라 임시조사도 시행된다(예: 2006년도 시행, 국민보건의료자원 실태조사). 2019년 12월 일부개정에서 조사를 5년 주기로 해야 한다는 점과 임시 조사도 가능함을 명시함으로써 실행의 여건을 강화하였다. 보건의료기본법에 따른 '보건의료 실태조사'는 정부의 보고서, 간행물, 보도자료 등에 실질적으로 '국민보건의료실태조사'라는 용어로 사용되고 있다.

〉〉 참고

[국민건강증진법]

제16조(국민영양조사등) ① 질병관리청장은 보건복지부장관과 협의하여 국민의 건강상태 · 식품섭취 · 식생활조사등 국민의 영양에 관한 조사(이하 "국민영양조사"라 한다)를 정기적으로 실시한다.

*국민건강증진법에 따른 '국민영양조사'의 조사항목에 건강상태조사가 포함되어 있음에 유의한다. 국민건강증진법에 따른 '국민영양조사'는 정부의 보고서, 간행물, 보도자료 등에 실질적으로 '국민건강영양조사'라는 용어로 사용되고 있다.

[지역보건법]

제4조(지역사회 건강실태조사) ① 국가와 지방자치단체는 지역주민의 건강 상태 및 건강 문제의 원인 등을 파악하기 위하여 매년 지역사회 건강실태조사를 실시하여야 한다.

[구강보건법]

제9조(구강건강실태조사) ① 질병관리청장은 보건복지부장관과 협의하여 국민의 구강건강상태와 구강건강의식 등 구강건강실태를 3년마다 조사하고 그 결과를 공표하여야 한다. 이 경우 장애인의 구강건강실태에 대하여는 별도로 계획을 수립하여 조사할 수 있다.

제56조(보건의료정보의 보급·확대) 보건복지부장관은 보건의료기관, 관련 기관 · 단체 등이 보유하고 있는 보건의료정보를 널리 보급 · 확대하기 위하여 필요한 시책을 강구하여야 한다.

제57조(보건의료정보의 표준화 추진) 보건복지부장관은 보건의료정보의 효율적 운영과 호환성(互換性)확보 등을 위하여 보건의료정보의 표준화를 위한 시책을 강구하여야 한다.

강릉원주대학교 마득상 교수

03 의료법

학습 길잡이

의료법은 1951년에 제정 · 공포된 국민의료법을 바탕으로 하여 1962년에 현행 의료법으로 개칭되었고 이후 전면 개정과 여러 차례의 일부 개정을 통해 현재에 이르고 있습니다. 의료법은 의료행위와 제공자에 관한 규정, 의료기관에 관련된 규정, 신의료기술평가 및 의료광고에 관한 규정, 의료인과 의료기관에 대한 감독에 관한 규정, 각종 규제 및 벌칙에 관한 규정을 주요 내용으로 하여 구성되어 있습니다. 그 중에 실무와 수험에서 중요한 사항들에는 의료인의 개념과 임무, 의료기관의 종류와 기준, 의료인의 결격사유, 의료인의 권리와 의무, 의료행위의 제한과 무면허의료행위, 의료기관의 개설, 의료광고, 면허취소와 자격정지 등을 들 수 있습니다.

의료법은 법조항의 수가 많지만, 학습하면서 가벼이 지나쳐도 될 조항이 거의 없을 만큼 중요한 법령이며, 모법뿐만 아니라 시행령이나 시행규칙에도 눈여겨보아야 할 부분이 많아서 집중적으로 공부할 필요가 있습니다.

학습 목표

1. 의료법의 목적을 설명할 수 있다.
2. 의료인의 종별을 나열할 수 있다.
3. 의료인 종별에 따른 임무를 설명할 수 있다.
4. 의료기관의 종류를 분류할 수 있다.
5. 병원 및 종합병원의 설립요건을 설명할 수 있다.
6. 상급종합병원과 전문병원의 설립요건을 설명할 수 있다.
7. 의료인과 의료기관의 장의 의무를 설명할 수 있다.
8. 의료인면허시험에 응시할 수 있는 자격요건을 설명할 수 있다.
9. 의료인 결격사유를 나열할 수 있다.
10. 의료인 국가시험 및 응시자격 제한을 설명할 수 있다.
11. 환자의 권리와 의무를 설명할 수 있다.
12. 의료행위를 하는 사람의 신분을 알 수 있는 명찰에 관하여 설명할 수 있다.
13. 의료인의 권리를 설명할 수 있다.
14. 의료인의 의무를 설명할 수 있다.
15. 무면허의료행위를 정의하고, 예외규정을 나열할 수 있다.
16. 의료인단체 가입의무와 의료인단체 조직에 대해 설명할 수 있다.
17. 의료기관 종별 개설요건을 설명할 수 있다.
18. 의료기관 개설특례란 무엇인지 설명할 수 있다.
19. 의료기관 종별에 따른 시설기준 및 규격을 설명할 수 있다.
20. 폐업 또는 휴업 시 진료기록부 처리의무를 설명할 수 있다.
21. 당직의료인 배치 기준을 설명할 수 있다.
22. 의료기관 명칭표시 기준을 설명할 수 있다.
23. 진료과목 표시기준을 설명할 수 있다.
24. 의료법인의 설립요건을 설명할 수 있다.
25. 의료법인이 행할 수 있는 부대사업을 나열할 수 있다.
26. 적법한 의료광고 기준에 대해 설명할 수 있다.
27. 의료기관 개설허가가 취소되는 경우를 나열할 수 있다.
28. 의료인 면허 취소사유를 나열할 수 있다.
29. 의료인 자격정지 사유를 나열할 수 있다.
30. 전문의가 되기 위한 요건을 설명할 수 있다.
31. 전문간호사의 자격종류를 나열할 수 있다.
32. 의료유사업자를 나열할 수 있다.
33. 진료에 관한 각종 기록의 보관기한을 나열할 수 있다.
34 치과대학생이 의료행위를 할 수 있는 요건을 나열할 수 있다.
35. 의료인 보수교육 의무와 연간 최소요구 교육시간을 설명할 수 있다.
36. 의료인 국가시험의 합격자 결정방법에 대해 설명할 수 있다.
37. 의료기관별 최소요구 의료인 및 진료보조인력의 정원 기준을 설명할 수 있다.
38. 중요한 위법행위 시 벌칙을 설명할 수 있다.

03 의료법

[시행 2025. 12. 21.] [법률 제20593호, 2024. 12. 20., 타법개정]

제1장 총칙

제1조(목적) 이 법은 모든 국민이 수준 높은 의료 혜택을 받을 수 있도록 국민의료에 필요한 사항을 규정함으로써 국민의 건강을 보호하고 증진하는 데에 목적이 있다.

제2조(의료인) ① 이 법에서 "의료인"이란 보건복지부장관의 면허를 받은 의사 · 치과의사 · 한의사 · 조산사 및 「간호법」에 따른 간호사(이하 "간호사"라 한다)를 말한다. [개정 2024.9.20.]

② 의료인은 종별에 따라 다음 각 호의 임무를 수행하여 국민보건 향상을 이루고 국민의 건강한 생활 확보에 이바지할 사명을 가진다.

1. 의사는 의료와 보건지도를 임무로 한다.
2. 치과의사는 치과 의료와 구강 보건지도를 임무로 한다.
3. 한의사는 한방 의료와 한방 보건지도를 임무로 한다.
4. 조산사는 조산(助産)과 임산부 및 신생아에 대한 보건과 양호지도를 임무로 한다.
5. 간호사는 「간호법」 제12조의 업무를 임무로 한다.

제3조(의료기관) ① 이 법에서 "의료기관"이란 의료인이 공중(公衆) 또는 특정 다수인을 위하여 의료 · 조산의 업(이하 "의료업"이라 한다)을 하는 곳을 말한다.

② 의료기관은 다음 각 호와 같이 구분한다.

1. 의원급 의료기관: 의사, 치과의사 또는 한의사가 주로 외래환자를 대상으로 각각 그 의료행위를 하는 의료기관으로서 그 종류는 다음 각 목과 같다.
   가. 의원
   나. 치과의원
   다. 한의원
2. 조산원: 조산사가 조산과 임산부 및 신생아를 대상으로 보건활동과 교육 · 상담을 하는 의료기관을 말한다.
3. 병원급 의료기관: 의사, 치과의사 또는 한의사가 주로 입원환자를 대상으로 의료행위를 하는 의료기관으로서 그 종류는 다음 각 목과 같다.
   가. 병원
   나. 치과병원
   다. 한방병원
   라. 요양병원(「장애인복지법」 제58조제1항제4호에 따른 의료재활시설로서 제3조의2의 요건을 갖춘 의료기관을 포함한다. 이하 같다)
   마. 정신병원
   바. 종합병원

③ 보건복지부장관은 보건의료정책에 필요하다고 인정하는 경우에는 제2항제1호부터 제3호까지의 규정에 따른 의료기관의 종류별 표준업무를 정하여 고시할 수 있다.

제3조의2(병원등) 병원 · 치과병원 · 한방병원 및 요양병원(이하 "병원등"이라 한다)은 30개 이상의 병상(병원 · 한방병원만 해당한다) 또는 요양병상(요양병원만 해당하며, 장기입원이 필요한 환자를 대상으로 의료행위를 하기 위하여 설치한 병상을 말한다)을 갖추어야 한다.

제3조의3(종합병원) ① 종합병원은 다음 각 호의 요건을 갖추어야 한다.

1. 100개 이상의 병상을 갖출 것
2. 100병상 이상 300병상 이하인 경우에는 내과 · 외과 · 소아청소년과 · 산부인과 중 3개 진료과목, 영상의학과, 마취통증의학과와 진단검사의학과 또는 병리과를 포함한 7개 이상의 진료과목을 갖추고 각 진료과목마다 전속하는 전문의를 둘 것
3. 300병상을 초과하는 경우에는 내과, 외과, 소아청소년과, 산부인과, 영상의학과, 마취통증의학과, 진단검사의학과 또는 병리과, 정신건강의학과 및 치과를 포함한 9개 이상의 진료과목을 갖추고 각 진료과목마다 전속하는 전문의를 둘 것

>> 참고

병상 수가 301개 이상인 종합병원에는 필수적으로 치과가 포함되어야 함에 유의할 것. 원래 모든 종합병원에 치과 진료과목을 갖추도록 하였었으나 규제 완화 차원에서 300병상 이하 종합병원은 치과 진료과목을 의무화하지 않는 것으로 개정되었다.

>> 참고 - [의료기관의 종류별 병상 수] (「의료법 시행규칙」 별표 3)

시설	입원실
종합병원	입원환자 100명 이상 수용
병원	입원환자 30명 이상 수용
요양병원	입원환자 30명 이상 수용
치과병원	–
한방병원	입원환자 30명 이상 수용
의원	두는 경우 입원환자 29명 이하 수용
치과의원	두는 경우 입원환자 29명 이하 수용
한의원	두는 경우 입원환자 29명 이하 수용
조산원	1 (분만실 겸용)

② 종합병원은 제1항제2호 또는 제3호에 따른 진료과목(이하 이 항에서 "필수진료과목"이라 한다) 외에 필요하면 추가로 진료과목을 설치 · 운영할 수 있다. 이 경우 필수진료과목 외의 진료과목에 대하여는 해당 의료기관에 전속하지 아니한 전문의를 둘 수 있다.

제3조의4(상급종합병원 지정) ① 보건복지부장관은 다음 각 호의 요건을 갖춘 종합병원 중에서 중증질환에 대하여 난이도가 높은 의료행위를 전문적으로 하는 종합병원을 상급종합병원으로 지정할 수 있다.

1. 보건복지부령으로 정하는 20개 이상의 진료과목을 갖추고 각 진료과목마다 전속하는 전문의를 둘 것
2. 제77조제1항에 따라 전문의가 되려는 자를 수련시키는 기관일 것
3. 보건복지부령으로 정하는 인력 · 시설 · 장비 등을 갖출 것
4. 질병군별(疾病群別) 환자구성 비율이 보건복지부령으로 정하는 기준에 해당할 것

② 보건복지부장관은 제1항에 따른 지정을 하는 경우 제1항 각 호의 사항 및 전문성 등에 대하여 평가를 실시하여야 한다.

③ 보건복지부장관은 제1항에 따라 상급종합병원으로 지정받은 종합병원에 대하여 3년마다 제2항에 따른 평가를 실시하여 재지정하거나 지정을 취소할 수 있다.

④ 보건복지부장관은 제2항 및 제3항에 따른 평가업무를 관계 전문기관 또는 단체에 위탁할 수 있다.

⑤ 상급종합병원 지정 · 재지정의 기준 · 절차 및 평가업무의 위탁 절차 등에 관하여 필요한 사항은 보건복지부령으로 정한다.

제3조의5(전문병원 지정) ① 보건복지부장관은 병원급 의료기관 중에서 특정 진료과목이나 특정 질환 등에 대하여 난이도가 높은 의료행위를 하는 병원을 전문병원으로 지정할 수 있다.

② 제1항에 따른 전문병원은 다음 각 호의 요건을 갖추어야 한다.

1. 특정 질환별 · 진료과목별 환자의 구성비율 등이 보건복지부령으로 정하는 기준에 해당할 것
2. 보건복지부령으로 정하는 수 이상의 진료과목을 갖추고 각 진료과목마다 전속하는 전문의를 둘 것
3. 최근 3년간 해당 의료기관 또는 그 개설자가 제64조제1항에 따른 3개월 이상의 의료업 정지나 개설 허가의 취소 또는 폐쇄 명령을 받은 사실이 없을 것 [신설 2024.12.20.]

③ 보건복지부장관은 제1항에 따라 전문병원으로 지정하는 경우 제2항 각 호의 사항 및 진료의 난이도 등에 대하여 평가를 실시하여야 한다.

④ 보건복지부장관은 제1항에 따라 전문병원으로 지정받은 의료기관에 대하여 3년마다 제3항에 따른 평가를 실시하여 전문병원으로 재지정할 수 있다.

⑤ 보건복지부장관은 제1항 또는 제4항에 따라 지정받거나 재지정받은 전문병원이 다음 각 호의 어느 하나에 해당하는 경우에는 그 지정 또는 재지정을 취소할 수 있다. 다만, 제1호에 해당하는 경우에는 그 지정 또는 재지정을 취소하여야 한다.

1. 거짓이나 그 밖의 부정한 방법으로 지정 또는 재지정을 받은 경우
2. 지정 또는 재지정의 취소를 원하는 경우
3. 제2항제1호 또는 제2호의 요건에 해당하지 아니하여 제63조에 따른 시정명령을 받고 이를 이행하지 아니한 경우 [개정 2024.12.20.]
4. 제64조제1항에 따라 의료업이 3개월 이상 정지되거나 개설 허가의 취소 또는 폐쇄 명령을 받은 경우 [신설 2024.12.20.]
5. 전문병원에 소속된 의료인, 의료기관 개설자 또는 종사자가 제27조제1항 또는 제5항을 위반하여 전문병원 지정을 계속 유지하는 것이 부적절하다고 인정되는 경우 [신설 2024.12.20.]

⑥ 보건복지부장관은 제3항 및 제4항에 따른 평가업무를 관계 전문기관 또는 단체에 위탁할 수 있다.

⑦ 전문병원 지정 · 재지정의 기준 · 절차 및 평가업무의 위탁 절차 등에 관하여 필요한 사항은 보건복지부령으로 정한다.

제2장 의료인

제1절 자격과 면허

제4조(의료인과 의료기관의 장의 의무) ① 의료인과 의료기관의 장은 의료의 질을 높이고 의료관련감염(의료기관 내에서 환자, 환자의 보호자, 의료인 또는 의료기관 종사자 등에게 발생하는 감염을 말한다. 이하 같다)을 예방하며 의료기술을 발전시키는 등 환자에게 최선의 의료서비스를 제공하기 위하여 노력하여야 한다.

시행규칙 **제1조의2(입원 환자의 방문 기준)** 의료기관의 장은 법 제4조제1항에 따라 입원 환자를 보호하고 의료관련감염(의료기관 내에서 환자, 환자의 보호자, 의료인 또는 의료기관 종사자 등에게 발생하는 감염을 말한다. 이하 같다)을 예방하기 위하여 필요하다고 인정하는 경우에는 외부인의 입원 환자에 대한 방문 기준을 별도로 마련하여 운영할 수 있다.

② 의료인은 다른 의료인 또는 의료법인 등의 명의로 의료기관을 개설하거나 운영할 수 없다.

▶ 행정처분: 개설 허가의 취소 또는 의료기관 폐쇄(의료인이 다른 의료인 또는 의료법인 등의 명의로 의료기관을 개설하거나 운영한 때)

›› 참고

의료법 제33조제8항의 규정에 따르면 치과의사는 의료기관을 하나만 개설 · 운영할 수 있다. 치과의원을 하나 더 개설하고 싶다고 하여 다른 치과의사에게 자금을 대고 그 치과의사가 개설한 것처럼 신고하는 방식으로 치과의원을 개설 운영할 수 없다는 의미이다. 다만, 2 이상의 의료인 면허를 소지한 자가(예: 치과의사면허와 의사면허를 모두 가지고 있는 경우) 의원급 의료기관을 개설하려는 경우에는 하나의 장소에 한하여 면허 종별에 따른 의료기관을 함께 개설할 수 있다.

③ 의료기관의 장은 「보건의료기본법」 제6조 · 제12조 및 제13조에 따른 환자의 권리 등 보건복지부령으로 정하는 사항을 환자가 쉽게 볼 수 있도록 의료기관 내에 게시하여야 한다. 이 경우 게시 방법, 게시 장소 등 게시에 필요한 사항은 보건복지부령으로 정한다.

▶ 과태료: 1백만원 이하의 과태료(환자의 권리 등을 게시하지 아니한 자)

시행규칙 **제1조의3(환자의 권리 등의 게시)** ① 「의료법」(이하 "법"이라 한다) 제4조제3항 전단에서 "「보건의료기본법」 제6조 · 제12조 및 제13조에 따른 환자의 권리 등 보건복지부령으로 정하는 사항"이란 별표 1과 같다.

시행규칙 [별표 1]

환자의 권리와 의무

(제1조의3제1항 관련)

1. 환자의 권리

가. 진료받을 권리

환자는 자신의 건강보호와 증진을 위하여 적절한 보건의료서비스를 받을 권리를 갖고, 성별 · 나이 · 종교 · 신분 및 경제적 사정 등을 이유로 건강에 관한 권리를 침해받지 아니하며, 의료인은 정당한 사유 없이 진료를 거부하지 못한다.

나. 알권리 및 자기결정권

환자는 담당 의사 · 간호사 등으로부터 질병 상태, 치료 방법, 의학적 연구 대상 여부, 장기이식 여부, 부작용 등 예상 결과 및 진료 비용에 관하여 충분한 설명을 듣고 자세히 물어볼 수 있으며, 이에 관한 동의 여부를 결정할 권리를 가진다.

다. 비밀을 보호받을 권리

환자는 진료와 관련된 신체상 · 건강상의 비밀과 사생활의 비밀을 침해받지 아니하며, 의료인과 의료기관은 환자의 동의를 받거나 범죄 수사 등 법률에서 정한 경우 외에는 비밀을 누설 · 발표하지 못한다.

라. 상담 · 조정을 신청할 권리

환자는 의료서비스 관련 분쟁이 발생한 경우, 한국의료분쟁조정중재원 등에 상담 및 조정 신청을 할 수 있다.

2. 환자의 의무

가. 의료인에 대한 신뢰 · 존중 의무

환자는 자신의 건강 관련 정보를 의료인에게 정확히 알리고, 의료인의 치료계획을 신뢰하고 존중하여야 한다.

나. 부정한 방법으로 진료를 받지 않을 의무

환자는 진료 전에 본인의 신분을 밝혀야 하고, 다른 사람의 명의로 진료를 받는 등 거짓이나 부정한 방법으로 진료를 받지 아니한다.

② 의료기관의 장은 법 제4조제3항 후단에 따라 제1항에 따른 사항을 접수창구나 대기실 등 환자 또는 환자의 보호자가 쉽게 볼 수 있는 장소에 게시하여야 한다.

④ 삭제

⑤ 의료기관의 장은 환자와 보호자가 의료행위를 하는 사람의 신분을 알 수 있도록 의료인, 제27조제1항 각 호 외의 부분 단서에 따라 의료행위를 하는 같은 항 제3호에 따른 학생, 「간호법」 제2조제3호에 따른 간호조무사(이하 "간호조무사"라 한다) 및 「의료기사 등에 관한 법률」 제2조에 따른 의료기사에게 의료기관 내에서 대통령령으로 정하는 바에 따라 명찰을 달도록 지시 · 감독하여야 한다. 다만, 응급의료상황, 수술실 내인 경우, 의료행위를 하지 아니할 때, 그 밖에 대통령령으로 정하는 경우에는 명찰을 달지 아니하도록 할 수 있다. [개정 2024.9.20.]

▶ 과태료: 1백만원 이하의 과태료(위반행위에 대하여 내려진 제63조에 따른 시정명령을 따르지 아니한 사람)

시행령 **제2조의2(명찰의 표시 내용 등)** ① 법 제4조제5항 본문에 따라 의료행위를 하는 사람의 신분을 알 수 있도록 명찰을 달도록 하는 경우에는 다음 각 호의 구분에 따른다.

1. 명찰의 표시 내용: 다음 각 목의 구분에 따른 사항을 포함할 것

가. 의료인: 의료인의 종류별 명칭 및 성명. 다만, 법 제77조제1항에 따른 전문의의 경우에는 전문과목별 명칭 및 성명을 표시할 수 있다.

나. 법 제27조제1항제3호에 따른 학생: 학생의 전공분야 명칭 및 성명

다. 「간호법」제2조제3호에 따른 간호조무사: 간호조무사의 명칭 및 성명

라. 「의료기사 등에 관한 법률」 제2조에 따른 의료기사: 의료기사의 종류별 명칭 및 성명

2. 명찰의 표시 방법: 의복에 표시 또는 부착하거나 목에 거는 방식 그 밖에 이에 준하는 방식으로 표시할 것
3. 명찰의 제작 방법: 인쇄, 각인(刻印), 부착, 자수(刺繡) 또는 이에 준하는 방법으로 만들 것
4. 명찰의 규격 및 색상: 명찰의 표시 내용을 분명하게 알 수 있도록 할 것

② 제1항에 따른 명찰의 표시 내용, 표시 방법, 제작 방법 및 명찰의 규격 · 색상 등에 필요한 세부 사항은 보건복지부장관이 정하여 고시한다.

③ 법 제4조제5항 단서에서 "대통령령으로 정하는 경우"란 다음 각 호의 어느 하나에 해당하는 시설 내에 있는 경우를 말한다.

1. 격리병실
2. 무균치료실
3. 제1호 또는 제2호와 유사한 시설로서 보건복지부장관이 병원감염 예방에 필요하다고 인정하여 고시하는 시설

⑥ 의료인은 일회용 의료기기(한 번 사용할 목적으로 제작되거나 한 번의 의료행위에서 한 환자에게 사용하여야 하는 의료기기로서 보건복지부령으로 정하는 의료기기를 말한다. 이하 같다)를 한 번 사용한 후 다시 사용하여서는 아니 된다.

▶ 행정처분: 의료인 면허 자격정지(위반한 때)

▶ 행정처분: 의료인 면허 취소(위반하여 사람의 생명 또는 신체에 중대한 위해를 발생하게 한 경우)

시행규칙 **제3조의2(재사용이 금지되는 일회용 의료기기)** 법 제4조제6항에서 "보건복지부령으로 정하는 의료기기"란 다음 각 호의 의료기기를 말한다.

1. 사람의 신체에 의약품, 혈액, 지방 등을 투여 · 채취하기 위하여 사용하는 주사침, 주사기, 수액용기와 연결줄 등을 포함하는 수액세트
2. 제1호에 준하는 의료기기로서 감염 또는 손상의 위험이 매우 높아 보건복지부장관이 재사용을 금지할 필요가 있다고 인정하는 의료기기

제4조의2(간호·간병통합서비스 제공 등) ① 간호 · 간병통합서비스란 보건복지부령으로 정하는 입원 환자를 대상으로 보호자 등이 상주하지 아니하고 간호사, 간호조무사 및 그 밖에 간병지원인력(이하 이 조에서 "간호 · 간병통합서비스 제공인력"이라 한다)에 의하여 포괄적으로 제공되는 입원서비스를 말한다.

② 보건복지부령으로 정하는 병원급 의료기관은 간호 · 간병통합서비스를 제공할 수 있도록 노력하여야 한다.

③ 제2항에 따라 간호 · 간병통합서비스를 제공하는 병원급 의료기관(이하 이 조에서 "간호 · 간병통합서비스 제공기관"이라 한다)은 보건복지부령으로 정하는 인력, 시설, 운영 등의 기준을 준수하여야 한다.

④ 「공공보건의료에 관한 법률」 제2조제3호에 따른 공공보건의료기관 중 보건복지부령으로 정하는 병원급 의료기관은 간호 · 간병통합서비스를 제공하여야 한다. 이 경우 국가 및 지방자치단체는 필요한 비용의 전부 또는 일부를 지원할 수 있다.

⑤ 간호 · 간병통합서비스 제공기관은 보호자 등의 입원실 내 상주를 제한하고 환자 병문안에 관한 기준을 마련하는 등 안전관리를 위하여 노력하여야 한다.

⑥ 간호 · 간병통합서비스 제공기관은 간호 · 간병통합서비스 제공인력의 근무환경 및 처우 개선을 위하여 필요한 지원을 하여야 한다.

⑦ 국가 및 지방자치단체는 간호 · 간병통합서비스의 제공 · 확대, 간호 · 간병통합서비스 제공인력의 원활한 수급 및 근무환경 개선을 위하여 필요한 시책을 수립하고 그에 따른 지원을 하여야 한다.

시행령 **제42조(업무의 위탁)** ① 보건복지부장관은 법 제86조제2항에 따라 법 제4조의2제7항에 따른 간호 · 간병통합서비스의 제공 · 확대 등을 위한 지원에 관한 업무의 일부를 다음 각 호의 기관에 위탁할 수 있다.

1. 「공공기관의 운영에 관한 법률」 제4조에 따른 공공기관 중 그 설립 목적이 보건의료와 관련되는 공공기관
2. 위탁업무 수행에 필요한 조직 · 인력 및 전문성 등을 갖춘 전문기관으로서 보건복지부장관이 정하여 고시하는 기관

② 보건복지부장관은 법 제86조제2항에 따라 법 제21조제1항 및 이 영 제10조의3제1항부터 제3항까지의 규정에 따른 본인진료기록열람지원시스템의 구축ㆍ운영 및 보호대책 수립에 관한 업무를 다음 각 호의 기관에 위탁할 수 있다. [신설 2023. 2. 28.]

1. 「공공기관의 운영에 관한 법률」 제4조에 따른 공공기관 중 그 설립 목적이 보건의료와 관련되는 공공기관
2. 위탁 업무 수행에 필요한 조직ㆍ인력 및 전문성 등을 고려하여 보건복지부장관이 정하여 고시하는 기관

③ 보건복지부장관은 법 제86조제2항에 따라 법 제22조제4항에 따른 의학용어와 진료기록부등의 서식 및 세부내용에 관한 표준 마련에 관한 업무를 다음 각 호의 기관에 위탁할 수 있다. [신설 2020. 2. 25., 2022. 8. 2., 2023. 2. 28.]

1. 「공공기관의 운영에 관한 법률」 제4조에 따른 공공기관 중 그 설립 목적이 보건의료 또는 보건산업과 관련되는 공공기관
2. 위탁업무 수행에 필요한 조직ㆍ인력 및 전문성 등을 갖춘 전문기관으로서 보건복지부장관이 정하여 고시하는 기관

④ 보건복지부장관은 법 제86조제2항에 따라 법 제23조의2제2항에 따른 전자의무기록시스템의 인증 신청 접수, 인증 기준 적합 여부에 관한 검토ㆍ확인, 인증 결과 통보 및 인증서 발급에 관한 업무와 같은 조 제5항에 따른 전자의무기록시스템의 기술 개발 및 활용 촉진에 관한 업무를 다음 각 호의 기관에 위탁할 수 있다. [신설 2017. 6. 20., 2020. 2. 25., 2022. 8. 2., 2023. 2. 28.]

1. 「공공기관의 운영에 관한 법률」 제4조에 따른 공공기관 중 그 설립목적이 보건의료 또는 사회보장과 관련되는 공공기관
2. 위탁 업무 수행에 필요한 조직ㆍ인력 및 전문성 등을 고려하여 보건복지부장관이 정하여 고시하는 기관

⑤ 보건복지부장관은 법 제86조제2항에 따라 법 제33조의3제1항에 따른 실태조사에 관한 업무(결과 공표에 관한 업무는 제외한다)를 「국민건강보험법」 제13조에 따른 국민건강보험공단에 위탁한다. [신설 2024. 10. 29.]

⑥ 보건복지부장관은 법 제86조제2항에 따라 법 제40조의3에 따른 진료기록보관시스템의 구축ㆍ운영 업무를 다음 각 호의 기관에 위탁할 수 있다. [신설 2023. 2. 28., 2024. 10. 29.]

1. 「공공기관의 운영에 관한 법률」 제4조에 따른 공공기관 중 그 설립목적이 보건의료 또는 사회보장과 관련되는 공공기관으로서 법 제40조의3제5항에 따른 시설과 장비를 갖춘 기관
2. 위탁 업무 수행에 필요한 조직ㆍ인력 및 전문성 등을 고려하여 보건복지부장관이 정하여 고시하는 기관으로서 법 제40조의3제5항에 따른 시설과 장비를 갖춘 기관

⑦ 보건복지부장관은 법 제86조제2항에 따라 법 제45조의2제1항에 따른 비급여진료비용등과 관련된 보고의 접수와 같은 조 제2항에 따른 비급여진료비용등의 현황에 대한 조사ㆍ분석 및 그 결과 공개에 관한 업무를 다음 각 호의 전문기관에 위탁할 수 있다. [개정 2017. 6. 20., 2020. 2. 25., 2021. 6. 15., 2022. 8. 2., 2023. 2. 28., 2024. 10. 29.]

1. 법 제28조에 따른 의사회, 치과의사회 또는 한의사회
2. 「공공기관의 운영에 관한 법률」 제4조에 따른 공공기관 중 그 설립 목적이 보건의료와 관련되는 공공기관
3. 그 밖에 위탁 업무 수행에 필요한 조직ㆍ인력 및 전문성 등을 고려하여 보건복지부장관이 고시하는 기관

⑧ 보건복지부장관은 법 제86조제2항에 따라 법 제62조제2항에 따른 의료기관 회계기준의 운영에 관한 업무를 다음 각 호의 기관에 위탁할 수 있다. [신설 2018. 9. 28., 2020. 2. 25., 2022. 8. 2., 2023. 2. 28., 2024. 10. 29.]

1. 「공공기관의 운영에 관한 법률」 제4조에 따른 공공기관 중 그 설립 목적이 보건의료 또는 보건산업과 관련되는 공공기관
2. 위탁업무 수행에 필요한 조직ㆍ인력 및 전문성 등을 갖춘 전문기관으로서 보건복지부장관이 정하여 고시하는 기관

⑨ 삭제 [2025. 6. 20.]

⑩ 삭제 [2025. 6. 20.]

⑪ 보건복지부장관은 제1항부터 제8항까지의 규정에 따라 업무를 위탁하는 경우에는 위탁 기준ㆍ절차 및 방법 등에 관한 사항을 미리 공고해야 한다. [개정 2024.10.29. 개정 2025.6.20.]

⑫ 보건복지부장관은 제1항부터 제8항까지의 규정에 따라 업무를 위탁하는 경우에는 위탁 내용 및 위탁받은 기관ㆍ단체 등에 관한 사항을 관보에 고시하고, 보건복지부 인터넷 홈페이지에 게시해야 한다. [신설 2025.6.20.]

⑬ 제1항부터 제8항까지의 규정에 따라 업무를 위탁받은 기관 또는 단체는 보건복지부장관이 정하는 바에 따라 사업운영계획, 사업집행현황, 자금운용계획 및 자금집행내역 등에 관한 사항을 보건복지부장관에게 보고해야 한다. [신설 2025.6.20.]

⑭ 제11항부터 제13항까지의 규정에 따른 위탁 기준 등의 공고, 위탁 내용 등의 고시 또는 위탁업무의 보고 등에 필요한 세부 사항은 보건복지부장관이 정하여 고시한다. [신설 2025.6.20.]

시행규칙 **제1조의4(간호·간병통합서비스의 제공 환자 및 제공 기관)** ① 법 제4조의2제1항에서 "보건복지부령으로 정하는 입원 환자"란 다음 각 호의 어느 하나에 해당하는 입원 환자를 말한다.

1. 환자에 대한 진료 성격이나 질병 특성상 보호자 등의 간병을 제한할 필요가 있는 입원 환자
2. 환자의 생활 여건이나 경제 상황 등에 비추어 보호자 등의 간병이 현저히 곤란하다고 인정되는 입원 환자
3. 그 밖에 환자에 대한 의료관리상 의사 · 치과의사 또는 한의사가 간호 · 간병통합서비스가 필요하다고 인정하는 입원 환자

② 법 제4조의2제2항에서 "보건복지부령으로 정하는 병원급 의료기관"이란 병원, 치과병원, 한방병원 및 종합병원을 말한다.

③ 법 제4조의2제3항에서 "보건복지부령으로 정하는 인력, 시설, 운영 등의 기준"이란 별표 1의2에 따른 기준을 말한다.

시행규칙 [별표 1의2]

간호·간병통합서비스 제공기관의 인력, 시설, 운영 등 기준

(제1조의4제3항 관련)

1. 인력기준: 간호: · 간병통합서비스 제공 병동에 다음 각 목의 구분에 따른 인력을 배치한다.

가. 간호사: 다음의 구분에 따라 배치할 것

1) 상급종합병원: 간호 · 간병통합서비스 제공 병동의 입원환자 7명당 간호사 1명 이상. 다만, 입원환자 7명당 간호사 수를 계산한 후 남은 입원환자가 7명 미만인 경우에는 1명을 배치한다.

2) 종합병원: 간호 · 간병통합서비스 제공 병동의 입원환자 12명당 간호사 1명 이상. 다만 입원환자 12명당 간호사 수를 계산한 후 남은 입원환자가 12명 미만인 경우에는 1명을 배치한다.

3) 병원: 간호 · 간병통합서비스 제공 병동의 입원환자 16명당 간호사 1명 이상. 다만 입원환자 16명당 간호사 수를 계산한 후 남은 입원환자가 16명 미만인 경우에는 1명을 배치한다.

나. 간호조무사: 간호 · 간병통합서비스 제공 병동의 입원환자 40명당 1명 이상. 다만 입원환자 40명당 간호조무사 수를 계산한 후 남은 입원환자가 40명 미만인 경우에는 1명을 배치한다.

다. 간병지원인력: 1명 이상. 다만, 2명 이상인 경우에는 진료과목 또는 업무 성격 등에 따라 병동지원인력, 재활지원인력으로 구분하여 배치할 수 있다.

2. 시설기준: 다음 각 목의 기준에 따라 설치한다.

가. 간호 · 간병통합서비스를 제공하는 병동은 다른 병동과 구별되도록 설치할 것

나. 간호 · 간병통합서비스 병동 내 시설 및 장비는 다음의 기준에 따를 것

구분	설치기준
간호사실	○병동의 각 층마다 1개 이상 설치할 것
입원실 및 복도	○입원실 및 복도에는 문턱이 없을 것. 다만, 불가피한 사유로 문턱을 두는 경우에는 환자가 쉽게 이동할 수 있도록 경사로를 설치한다.
목욕실	○목욕실에는 문턱이 없을 것. 다만, 불가피한 사유로 문턱을 두는 경우에는 환자가 쉽게 이동할 수 있도록 경사로를 설치한다. ○목욕실 바닥은 미끄럼 방지 처리를 할 것.
화장실	○입원실 내에 설치할 것. 다만, 부득이한 사유로 입원실 내 설치가 곤란한 경우에는 해당 병동의 각 층에 별도로 설치한다. ○화장실 바닥은 미끄럼 방지 처리를 할 것. ○화장실에는 문턱이 없을 것. 다만, 불가피한 사유로 문턱을 두는 경우에는 환자가 쉽게 이동할 수 있도록 경사로를 설치한다.
비상연락장치	○병상, 목욕실, 화장실 및 휴게실 등에 각각 설치할 것

구분	설치기준
안전손잡이	○복도, 계단, 화장실, 목욕실 및 휴게실 등에 각각 설치할 것
욕창방지용품	○운영 병상의 100분의5 이상(소수점 이하의 수는 올려 계산한다) 구비할 것

3. 운영기준: 다음 각 목의 기준에 따라 운영한다.
   가. 간호 · 간병통합서비스 병동에 배치된 인력은 해당 서비스를 제공하는 업무에만 종사할 것
   나. 간호 · 간병통합서비스 제공 병동의 운영기준을 작성 · 비치할 것
   다. 안전사고 관리지침을 작성 · 비치할 것
   라. 제2호나목에 따른 비상연락장치는 매일 정상 가동 여부를 점검할 것

비고
위 표 제1호부터 제3호까지의 규정에 따른 인력기준, 시설기준 또는 운영기준에 필요한 세부 사항은 보건복지부장관이 정하여 고시한다.

④ 법 제4조의2제4항 전단에서 "보건복지부령으로 정하는 병원급 의료기관"이란 병원, 치과병원, 한방병원 및 종합병원을 말한다. 다만, 다음 각 호의 어느 하나에 해당하는 의료기관은 제외한다.
1. 「군보건의료에 관한 법률」 제2조제4호에 따른 군보건의료기관
2. 「치료감호법」 제16조의2제1항제2호에 따라 법무부장관이 지정하는 국립정신의료기관

시행규칙 **제1조의5(간호·간병통합서비스의 제공 절차)** ① 법 제4조의2에 따라 간호 · 간병통합서비스를 제공받으려는 경우에는 간호 · 간병통합서비스에 대한 의사 · 치과의사 또는 한의사의 의견서 및 환자의 동의서(환자가 동의할 수 없는 불가피한 사유가 있는 경우에는 보호자의 동의서를 말한다)를 첨부하여 의료기관의 장에게 신청하여야 한다.

② 제1항에도 불구하고 의료기관의 장은 입원 환자에 대한 진료 및 관리의 특성상 간호 · 간병통합서비스가 특히 필요하다고 인정하는 경우에는 입원 환자의 동의(환자가 동의할 수 없는 불가피한 사유가 있는 경우에는 보호자의 동의를 말한다)를 받아 간호 · 간병통합서비스를 제공할 수 있다.

③ 법 제4조의2제3항에 따른 간호 · 간병통합서비스 제공기관의 장은 같은 조 제2항에 따라 간호 · 간병통합서비스를 제공하는 경우에는 신체 · 인지기능의 장애가 심하거나 질환의 중증도가 높은 입원환자 등이 우선적으로 간호 · 간병통합서비스를 제공받을 수 있도록 해야 한다. [신설 2024.12.27.]

④ 제1항부터 제3항까지에 따른 간호 · 간병통합서비스의 제공 절차 및 방법 등에 필요한 세부 사항은 보건복지부장관이 정하여 고시한다. [개정 2024.12.27.]

제4조의3(의료인의 면허 대여 금지 등) ① 의료인은 제5조(의사 · 치과의사 및 한의사를 말한다), 제6조(조산사를 말한다) 및 「간호법」 제4조(간호사를 말한다)에 따라 받은 면허를 다른 사람에게 대여하여서는 아니 된다. [개정 2024.9.20.]

▶ 벌 칙: 5년 이하의 징역이나 5천만원 이하의 벌금
▶ 행정처분: 의료인 면허 취소(면허를 대여한 경우)

② 누구든지 제5조, 제6조 및 「간호법」 제4조에 따라 받은 면허를 대여받아서는 아니 되며, 면허 대여를 알선하여서도 아니 된다. [개정 2024.9.20.]

▶ 벌 칙: 5년 이하의 징역이나 5천만원 이하의 벌금

제5조(의사·치과의사 및 한의사 면허) ① 의사 · 치과의사 또는 한의사가 되려는 자는 다음 각 호의 어느 하나에 해당하는 자격을 가진 자로서 제9조에 따른 의사 · 치과의사 또는 한의사 국가시험에 합격한 후 보건복지부장관의 면허를 받아야 한다.
1. 「고등교육법」 제11조의2에 따른 인정기관(이하 "평가인증기구"라 한다)의 인증(이하 "평가인증기구의 인증"이라 한다)을 받은 의학 · 치의학 또는 한의학을 전공하는 대학을 졸업하고 의학사 · 치의학사 또는 한의학사 학위를 받은 자
2. 평가인증기구의 인증을 받은 의학 · 치의학 또는 한의학을 전공하는 전문대학원을 졸업하고 석사학위 또는 박사학위를

받은 자

3. 외국의 제1호나 제2호에 해당하는 학교(보건복지부장관이 정하여 고시하는 인정기준에 해당하는 학교를 말한다)를 졸업하고 외국의 의사 · 치과의사 또는 한의사 면허를 받은 자로서 제9조에 따른 예비시험에 합격한 자

② 평가인증기구의 인증을 받은 의학 · 치의학 또는 한의학을 전공하는 대학 또는 전문대학원을 6개월 이내에 졸업하고 해당 학위를 받을 것으로 예정된 자는 제1항제1호 및 제2호의 자격을 가진 자로 본다. 다만, 그 졸업예정시기에 졸업하고 해당 학위를 받아야 면허를 받을 수 있다.

③ 제1항에도 불구하고 입학 당시 평가인증기구의 인증을 받은 의학 · 치의학 또는 한의학을 전공하는 대학 또는 전문대학원에 입학한 사람으로서 그 대학 또는 전문대학원을 졸업하고 해당 학위를 받은 사람은 같은 항 제1호 및 제2호의 자격을 가진 사람으로 본다.

▶ 행정처분: 의료인 면허 취소(거짓이나 그 밖의 부정한 방법으로 의료인 면허 발급 요건을 취득한 경우)

>> 참고

외국의 치과의사라 하여도 의료법 제27조제1항제1호에 규정한 공익적 성격의 진료 이외에는 한국에서 진료할 수 없다. 한국에서 진료하려면 반드시 한국의 치과의사 면허를 취득해야 하고, 한국의 치과의사면허를 얻으려면 반드시 외국의 치과의사면허를 얻은 후(단지 외국의 치과대학을 졸업한 것만 가지고는 안 됨) 한국의 치과의사면허시험에 응시하여 합격하여야 한다.

제6조(조산사 면허) 조산사가 되려는 자는 다음 각 호의 어느 하나에 해당하는 자로서 제9조에 따른 조산사 국가시험에 합격한 후 보건복지부장관의 면허를 받아야 한다.

1. 간호사 면허를 가지고 보건복지부장관이 인정하는 의료기관에서 1년간 조산 수습과정을 마친 자
2. 외국의 조산사 면허(보건복지부장관이 정하여 고시하는 인정기준에 해당하는 면허를 말한다)를 받은 자

▶ 행정처분: 의료인 면허 취소(거짓이나 그 밖의 부정한 방법으로 의료인 면허 발급 요건을 취득한 경우)

제7조(간호사 면허) 삭제 〈2024.9.20.〉

제8조(결격사유 등) 다음 각 호의 어느 하나에 해당하는 자는 의료인이 될 수 없다. 다만, 간호사에 대하여는 「간호법」에서 정하는 바에 따른다. [개정 2024.9.20.]

▶ 행정처분: 의료인 면허 취소(각 호의 어느 하나에 해당하는 경우)

1. 「정신건강증진 및 정신질환자 복지서비스 지원에 관한 법률」 제3조제1호에 따른 정신질환자. 다만, 전문의가 의료인으로서 적합하다고 인정하는 사람은 그러하지 아니하다.
2. 마약 · 대마 · 향정신성의약품 중독자
3. 피성년후견인 · 피한정후견인

>> 참고

- 피성년후견인(皮成年後見人): 질병, 장애, 노령, 그 밖의 사유로 인한 정신적 제약으로 사무를 처리할 능력이 지속적으로 결여된 사람으로 가정법원으로부터 성년후견개시의 심판을 받은 자.
- 피한정후견인(被限定後見人): 질병, 장애, 노령, 그 밖의 사유로 인한 정신적 제약으로 사무를 처리할 능력이 부족한 사람으로 가정법원으로부터 한정후견개시의 심판을 받은 자.
- 금치산 또는 한정치산 선고를 통해 일률적으로 행위능력을 제한하는 것은 문제가 있다는 판단으로 2013.7.1. 민법 개정을 통하여 이 제도는 폐지되고 피후견인의 자기결정권 존중, 잔존 능력 활용, 자립생활 지원 등의 개념하에 새로운 후견제도가 시행되고 있음.

4. 금고 이상의 실형을 선고받고 그 집행이 끝나거나 그 집행을 받지 아니하기로 확정된 후 5년이 지나지 아니한 자
5. 금고 이상의 형의 집행유예를 선고받고 그 유예기간이 지난 후 2년이 지나지 아니한 자
6. 금고 이상의 형의 선고유예를 받고 그 유예기간 중에 있는 자

>> 참고 - [형법]

제233조(허위진단서등의 작성) 의사, 한의사, 치과의사 또는 조산사가 진단서, 검안서 또는 생사에 관한 증명서를 허위로 작성한 때에는 3년 이하의 징역이나 금고, 7년 이하의 자격정지 또는 3천만원 이하의 벌금에 처한다.

제234조(위조사문서등의 행사) 제231조 내지 제233조의 죄에 의하여 만들어진 문서, 도화 또는 전자기록등 특수매체기록을 행사한 자는 그 각 죄에 정한 형에 처한다.

제269조(낙태) ① 부녀가 약물 기타 방법으로 낙태한 때에는 1년 이하의 징역 또는 200만원 이하의 벌금에 처한다.

② 부녀의 촉탁 또는 승낙을 받어 낙태하게 한 자도 제1항의 형과 같다.

③ 제2항의 죄를 범하여 부녀를 상해에 이르게 한때에는 3년 이하의 징역에 처한다. 사망에 이르게 한때에는 7년 이하의 징역에 처한다.

제270조(의사 등의 낙태, 부동의낙태) ① 의사, 한의사, 조산사, 약제사 또는 약종상이 부녀의 촉탁 또는 승낙을 받어 낙태하게 한 때에는 2년 이하의 징역에 처한다.

② 부녀의 촉탁 또는 승낙없이 낙태하게 한 자는 3년 이하의 징역에 처한다

③ 제1항 또는 제2항의 죄를 범하여 부녀를 상해에 이르게 한때에는 5년 이하의 징역에 처한다. 사망에 이르게 한때에는 10년 이하의 징역에 처한다.

④ 전 3항의 경우에는 7년 이하의 자격정지를 병과한다.

[헌법불합치, 2017헌바127, 2019. 4. 11. 형법(1995. 12. 29. 법률 제5057호로 개정된 것) 제269조 제1항, 제270조 제1항 중 '의사'에 관한 부분은 모두 헌법에 합치되지 아니한다. 위 조항들은 2020. 12. 31.을 시한으로 입법자가 개정할 때까지 계속 적용된다]

제317조(업무상비밀누설) ① 의사, 한의사, 치과의사, 약제사, 약종상, 조산사, 변호사, 변리사, 공인회계사, 공증인, 대서업자나 그 직무상 보조자 또는 차등의 직에 있던 자가 그 직무처리중 지득한 타인의 비밀을 누설한 때에는 3년 이하의 징역이나 금고, 10년 이하의 자격정지 또는 700만원 이하의 벌금에 처한다.

제347조(사기) ① 사람을 기망하여 재물의 교부를 받거나 재산상의 이익을 취득한 자는 10년 이하의 징역 또는 2천만원 이하의 벌금에 처한다.

② 전항의 방법으로 제삼자로 하여금 재물의 교부를 받게 하거나 재산상의 이익을 취득하게 한 때에도 전항의 형과 같다.

›› 참고

한국 형법이 정하는 형의 종류에는 생명형인 사형, 자유형인 징역, 금고, 구류, 명예형인 자격상실, 자격정지, 재산형인 벌금, 과료, 몰수의 9 종류가 있다. 한국은 현재 실질적으로 사형이 집행되고 있지 않는 국가이고, 사형되면 의료인 자격도 의미가 없으므로, 금고 이상의 형이라 하면 징역과 금고라고 볼 수 있다. 징역은 교도소에 수감되어 노역을 해야 하지만 금고는 노역 없이 교도소에 갇혀 있게 하는 형벌이다.

제9조(국가시험 등) ① 의사 · 치과의사 · 한의사 또는 조산사 국가시험과 의사 · 치과의사 · 한의사 예비시험(이하 "국가시험 등"이라 한다)은 매년 보건복지부장관이 시행한다. [개정 2024.9.20.]

시행령 **제3조(국가시험 등의 범위)** ① 법 제9조제1항에 따른 의사 · 치과의사 · 한의사 또는 조산사(助産師) 국가시험(이하 "국가시험"이라 한다)은 각각 의학 · 치의학 · 한방의학 · 조산학 및 보건의약 관계 법규에 관하여 의사 · 치과의사 · 한의사 또는 조산사로서 갖추어야 할 지식과 기능에 관하여 행한다. [개정 2025.6.20.]

② 보건복지부장관은 국가시험등의 관리를 대통령령으로 정하는 바에 따라 「한국보건의료인국가시험원법」에 따른 한국보건의료인국가시험원에 맡길 수 있다.

③ 보건복지부장관은 제2항에 따라 국가시험 등의 관리를 맡긴 때에는 그 관리에 필요한 예산을 보조할 수 있다.

④ 국가시험 등에 필요한 사항은 대통령령으로 정한다.

▶ 행정처분: 의료인 면허 취소(거짓이나 그 밖의 부정한 방법으로 국가시험에 합격한 경우)

시행령 **제4조(국가시험 등의 시행 및 공고 등)** ① 보건복지부장관은 매년 1회 이상 국가시험과 예비시험(이하 "국가시험등"이라 한다)을 시행하여야 한다.

② 보건복지부장관은 국가시험등의 관리에 관한 업무를 「한국보건의료인국가시험원법」에 따른 한국보건의료인국가시험원(이하 "국가시험등관리기관"이라 한다)이 시행하도록 한다.

③ 국가시험등관리기관의 장은 국가시험등을 실시하려면 미리 보건복지부장관의 승인을 받아 시험 일시, 시험 장소, 시험과목, 응시원서 제출기간, 그 밖에 시험의 실시에 관하여 필요한 사항을 시험 실시 90일 전까지 공고하여야 한다. 다만, 시험장소는 지역별 응시인원이 확정된 후 시험 실시 30일 전까지 공고할 수 있다.

④ 제3항에도 불구하고 국가시험등관리기관의 장은 국민의 건강 보호를 위하여 긴급하게 의료인력을 충원할 필요가 있다고 보건

복지부장관이 인정하는 경우에는 제3항에 따른 공고기간을 단축할 수 있다.

시행령 **제5조(시험과목 등)** 국가시험등의 시험과목, 시험방법, 합격자 결정방법, 그 밖에 시험에 관하여 필요한 사항은 보건복지부령으로 정한다.

시행규칙 **제2조(시험과목·시험방법 등)** 「의료법 시행령」(이하 "영"이라 한다) 제5조에 따른 의사 · 치과의사 · 한의사 또는 조산사(助産師) 국가시험(이하 "국가시험"이라 한다)의 시험과목, 시험방법 및 합격자 결정방법은 별표 1의3과 같고, 의사 · 치과의사 · 한의사 예비시험(이하 "예비시험"이라한다)의 시험과목, 시험방법 및 합격자 결정방법은 별표 2와 같다. [개정 2025.6.20.]

시행규칙 [별표 1의3]

국가시험의 시험과목, 시험방법 및 합격자 결정방법

(제2조 관련)

1. 시험과목

구분	시험과목	
의 사 국가시험	필기시험	실기시험
	가. 의학총론(몸의 정상구조와 기능, 정상발생·성장 및 노화, 질병의 발생과 죽음, 주요 증상과 병태생리, 진찰 및 진단, 검사, 치료와 합병증, 건강증진·질병예방 및 보건의료관리를 말한다) 나. 의학각론(영양, 소화기 질환, 손상·중독, 신생물, 혈액·조혈기관 질환, 심혈관 질환, 근골격계·결합조직 질환, 신경계 질환, 알레르기 및 면역질환, 호흡기 질환, 감염 및 기생충 질환, 내분비·대사성 질환, 신장·요로 및 남성생식기 질환, 유전 질환과 선천성기형, 주산기 및 신생아 질환, 눈 및 눈부속기 질환, 귀 및 유양돌기 질환, 피부질환, 여성생식기 질환, 임신·출산 및 산욕기 질환, 정신 질환을 말한다) 다. 보건의약관계 법규(「감염병의 예방 및 관리에 관한 법률」·「검역법」·「국민건강보험법」·「국민건강증진법」·「마약류 관리에 관한 법률」·「보건의료기본법」·「응급의료에 관한 법률」·「의료법」·「지역보건법」·「혈액관리법」·「호스피스·완화의료 및 임종과정에 있는 환자의 연명의료결정에 관한 법률」·「후천성면역결핍증 예방법」과 그 시행령 및 시행규칙을 말한다. 이하 같다)	병력청취, 신체진찰, 환자와의 의사소통, 진료태도, 기본 기술적 수기(手技)
치과의사 국가시험	구강악안면외과학, 치과보존학, 치과보철학, 소아치과학, 영상치의학, 치주과학, 구강내과학, 치과재료학, 치과교정학, 구강병리학, 구강보건학, 구강생물학(구강해부학, 구강생리학, 구강생화학, 치과약리학, 구강미생물학, 구강조직학을 포함한다) 및 보건의약관계 법규	병력청취, 구강 내·외부 진찰, 환자와의 의사소통, 진료태도, 기본 기술적 수기
한 의 사 국가시험	내과학, 침구학, 부인과학, 소아과학, 외과학, 신경정신과학, 안이비인후과학, 본초학, 한방생리학, 예방의학 및 보건의약관계 법규	
조 산 사 국가시험	조산학(마취학을 포함한다), 신생아간호학, 모자보건학(가족계획을 포함한다) 및 「모자보건법」	
간 호 사 국가시험	기본간호학, 성인간호학, 모성간호학, 아동간호학, 지역사회간호학, 정신간호학, 간호관리학 및 보건의약관계 법규	

2. 시험방법

가. 의사 또는 치과의사 국가시험의 시험방법은 필기시험과 실기시험으로 구분하여 실시하고, 필기시험 또는 실기시험 중 어느 한 시험에 합격한 자에 대하여는 다음 회의 시험에 한하여 그 시험을 면제한다.

나. 한의사 · 조산사 국가시험의 시험방법은 필기시험으로 한다.

3. 합격자 결정방법

가. 의사 또는 치과의사 국가시험의 필기시험 합격자 결정은 전과목 총점의 60퍼센트 이상, 매 과목 40퍼센트 이상을 득점한 자로 하고, 실기시험의 합격자 결정은 의과대학(의사 국가시험만 해당한다) 또는 치과대학(치과의사 국가시험만 해당한다) 교수로 구성된 합격선 심의 위원회에서 결정된 합격점수 이상을 득점한 자로 하되, 합격점수의 산출방

법에 관한 세부 사항은 보건복지부장관이 정하여 고시하며, 필기시험과 실기시험에 모두 합격한 자를 최종 합격자로 한다. 이 경우 치과의사 국가시험의 필기시험에서 매 과목 40퍼센트 이상 득점 여부는 소아치과학 및 치과교정학을 1개 과목으로, 영상치의학 · 구강내과학 및 구강병리학을 1개 과목으로, 치주과학 및 구강보건학을 1개 과목으로, 치과재료학 및 구강생물학을 1개 과목으로, 나머지 시험과목을 각각 1개 과목으로 하여 결정한다.

나. 한의사 · 조산사 국가시험의 합격자 결정은 전과목 총점의 60퍼센트 이상, 매 과목 40퍼센트 이상을 득점한 자를 합격자로 한다. 이 경우 한의사 국가시험에서 매 과목 40퍼센트 이상 득점 여부는 부인과학 및 소아과학을 1개 과목으로, 외과학 · 안이비인후과학 및 신경정신과학을 1개 과목으로, 본초학 · 한방생리학 및 예방의학을 1개 과목으로, 나머지 시험과목을 각각 1개 과목으로 하여 결정한다.

시행규칙 [별표 2]

예비시험의 시험과목, 시험방법 및 합격자 결정방법

(제2조 관련)

1. 예비시험 과목

시험절차 및 형태	시 험 과 목	2차 시험(실기시험)
내용 / 직종	시험과목	평가내용
의 사	가. 의학의 기초(몸의 정상구조와 기능, 정상발생·성장 및 노화, 병리, 주요 증상 및 소견, 진찰과 검사, 건강증진·질병예방, 보건의료관리) 나. 한국어	병력 청취, 신체질환, 환자와의 의사소통, 진료태도, 기본 기술적 수기(basic technical skill)
치과의사	가. 치의학의 기초(구강 악안면의 구조와 발생, 성장, 기능 및 대사, 병력청취 및 진찰, 구강악안면 부위의 영상, 기능, 병리검사, 구강악안면 질환, 형태이상의 진단과 치료, 치과생체재료의 이해, 공중구강보건과 구강질환의 예방과 교육, 한국치과의료의 이해) 나. 한국어	병력 청취, 신체질환, 환자와의 의사소통, 진료태도, 기본 기술적 수기(basic technical skill)
한 의 사	가. 한의학의 기초(인체의 구조, 기능 및 대사, 질병의 발생과 변화, 진찰, 검사 및 변증, 치료기법 및 재료, 한국한의학의 이해) 나. 한국어	병력 청취, 신체질환, 환자와의 의사소통, 진료태도, 기본 기술적 수기(basic technical skill)

2. 시험방법 등

가. 예비시험의 시험방법은 1차 시험은 필기시험, 2차 시험은 실기시험으로 하되, 2차 시험은 1차 시험 합격자에 대하여만 실시한다. 이 경우 1차 시험에 합격한 자에 대하여는 다음 회의 시험에서만 1차 시험을 면제한다.

나. 1차 시험 중 한국어 과목의 시험은 국가시험등관리기관의 장이 지정하는 한국어능력평가 전문기관(이하 "한국어시험기관"이라 한다)이 시행한다. 다만, 국내에서 한국어로 수업하는 「초 · 중등교육법」에 따른 중학교와 고등학교 과정을 모두 마친 자는 한국어 과목의 시험을 면제한다.

다. 예비시험에 응시하는 자는 한국어시험기관이 발행한 한국어 과목 인증서를 제출하여야 하고, 한국어 과목의 면제 대상이 되는 자는 출신 학교의 장이 발행한 졸업증명서를 제출하여야 한다.

3. 합격자 결정방법

가. 예비시험의 1차 시험 합격자는 한국어 과목에서 국가시험등관리기관의 장이 정하는 기준 이상의 성적을 취득하거나 한국어 과목 시험을 면제받은 자로서 한국어 과목을 제외한 과목 총점의 60퍼센트 이상을 득점한 자로 한다.

나. 예비시험의 2차 시험 합격자는 국가시험등관리기관의 장이 정하는 실기시험 합격 기준에 따라 적격 판정을 받은 자로 한다.

제10조(응시자격 제한 등) ① 제8조 각 호의 어느 하나에 해당하는 자는 국가시험등에 응시할 수 없다.

② 부정한 방법으로 국가시험등에 응시한 자나 국가시험등에 관하여 부정행위를 한 자는 그 수험을 정지시키거나 합격을 무효로 한다.

③ 보건복지부장관은 제2항에 따라 수험이 정지되거나 합격이 무효가 된 사람에 대하여 처분의 사유와 위반 정도 등을 고려하여 대통령령으로 정하는 바에 따라 그 다음에 치러지는 이 법에 따른 국가시험등의 응시를 3회의 범위에서 제한할 수 있다.

시행령 **제9조의2(국가시험등 응시제한)** 법 제10조제3항에 따른 국가시험등의 응시제한 기준은 별표 1과 같다.

시행령 [별표 1]

국가시험등 응시제한 기준

(제9조의2 관련)

위반행위	응시제한 횟수
1. 시험 중에 대화·손동작 또는 소리 등으로 서로 의사소통을 하는 행위 2. 시험 중에 허용되지 않는 자료를 가지고 있거나 해당 자료를 이용하는 행위 3. 제7조제1항에 따른 응시원서를 허위로 작성하여 제출하는 행위	1회
4. 시험 중에 다른 사람의 답안지 또는 문제지를 엿보고 본인의 답안지를 작성하는 행위 5. 시험 중에 다른 사람을 위해 시험 답안 등을 알려주거나 엿보게 하는 행위 6. 다른 사람의 도움을 받아 답안지를 작성하거나 다른 사람의 답안지 작성에 도움을 주는 행위 7. 본인이 작성한 답안지를 다른 사람과 교환하는 행위 8. 시험 중에 허용되지 아니한 전자장비·통신기기 또는 전자계산기기 등을 사용하여 시험답안을 전송하거나 작성하는 행위 9. 시험 중에 시험문제 내용과 관련된 물건(시험 관련 교재 및 요약자료를 포함한다)을 다른 사람과 주고받는 행위 10. 법 제8조 각 호의 어느 하나에 해당하는 사람이 시험에 응시하는 행위 11. 제8조제1항에 따른 서류를 허위로 작성하여 제출하는 행위	2회
12. 본인이 직접 대리시험을 치르거나 다른 사람으로 하여금 시험을 치르게 하는 행위 13. 사전에 시험문제 또는 시험답안을 다른 사람에게 알려주는 행위 14. 사전에 시험문제 또는 시험답안을 알고 시험을 치르는 행위	3회

비고: 위 표의 위반행위에 대한 세부 기준 및 유형 등에 대해서는 보건복지부장관이 정하여 고시할 수 있다.

제11조(면허 조건과 등록) ① 보건복지부장관은 보건의료 시책에 필요하다고 인정하면 제5조 및 제6조에 따른 면허를 내줄 때 3년 이내의 기간을 정하여 특정 지역이나 특정 업무에 종사할 것을 면허의 조건으로 붙일 수 있다. [개정 2024.9.20.]

▶ 행정처분: 의료인 면허 취소(면허 조건을 이행하지 아니한 경우)

시행령 **제10조(면허 조건)** ① 법 제11조제1항에서 "특정 지역"이란 보건복지부장관이 정하는 보건의료 취약지를 말하고, "특정 업무"란 국 · 공립 보건의료기관의 업무와 국 · 공 · 사립 보건의학연구기관의 기초의학 분야에 속하는 업무를 말한다.

② 법 제11조제1항에 따라 특정 지역이나 특정 업무에 종사하는 의사 · 치과의사 · 한의사 및 조산사에게는 예산의 범위에서 수당을 지급한다. [개정 2025.6.20.]

③ 법 제11조제1항에 따른 면허조건의 이행방법과 종사명령의 절차 등에 관하여 필요한 사항은 보건복지부령으로 정한다.

② 보건복지부장관은 제5조 및 제6조에 따른 면허를 내줄 때에는 그 면허에 관한 사항을 등록대장에 등록하고 면허증을 내주어야 한다. [개정 2024.9.20.]

③ 제2항의 등록대장은 의사 · 치과의사 · 한의사 · 조산사를 구분하여 따로 작성 · 비치하여야 한다. [개정 2024.9.20.]

④ 면허등록과 면허증에 필요한 사항은 보건복지부령으로 정한다.

제12조(의료기술 등에 대한 보호) ① 의료인이 하는 의료 · 조산 · 간호 등 의료기술의 시행(이하 "의료행위"라 한다)에 대하여는 이 법이나 다른 법령에 따로 규정된 경우 외에는 누구든지 간섭하지 못한다.

② 누구든지 의료기관의 의료용 시설 · 기재 · 약품, 그 밖의 기물 등을 파괴 · 손상하거나 의료기관을 점거하여 진료를 방해하여서는 아니 되며, 이를 교사하거나 방조하여서는 아니 된다.

▶ 벌 칙: 5년 이하의 징역이나 5천만원 이하의 벌금

③ 누구든지 의료행위가 이루어지는 장소에서 의료행위를 행하는 의료인, 간호조무사 및 「의료기사 등에 관한 법률」 제2조에 따른 의료기사 또는 의료행위를 받는 사람을 폭행 · 협박하여서는 아니 된다. [개정 2024.9.20.]

▶ 벌 칙: ① 단순: 5년 이하의 징역이나 5천만원 이하의 벌금(피해자의 명시한 의사에 반하여 공소를 제기할 수 없다.) ② 상해: 7년 이하의 징역 또는 1천만원 이상 7천만원 이하의 벌금 ③ 중상해: 3년 이상 10년 이하의 징역 ④ 사망: 무기 또는 5년 이상의 징역

제13조(의료기재 압류 금지) 의료인의 의료 업무에 필요한 기구 · 약품, 그 밖의 재료는 압류하지 못한다.

제14조(기구 등 우선공급) ① 의료인은 의료행위에 필요한 기구 · 약품, 그 밖의 시설 및 재료를 우선적으로 공급받을 권리가 있다.

② 의료인은 제1항의 권리에 부수되는 물품, 수단에 대하여서도 제1항과 같은 권리가 있다.

제15조(진료거부 금지 등) ① 의료인 또는 의료기관 개설자는 진료나 조산 요청을 받으면 정당한 사유 없이 거부하지 못한다.

▶ 벌 칙: 1년 이하의 징역이나 1천만원 이하의 벌금

② 의료인은 응급환자에게 「응급의료에 관한 법률」에서 정하는 바에 따라 최선의 처치를 하여야 한다.

제16조(세탁물 처리) ① 의료기관에서 나오는 세탁물은 의료인 · 의료기관 또는 특별자치시장 · 특별자치도지사 · 시장 · 군수 · 구청장(자치구의 구청장을 말한다. 이하 같다)에게 신고한 자가 아니면 처리할 수 없다.

▶ 벌 칙: 500만원 이하의 벌금

② 제1항에 따라 세탁물을 처리하는 자는 보건복지부령으로 정하는 바에 따라 위생적으로 보관 · 운반 · 처리하여야 한다.

▶ 벌 칙: 500만원 이하의 벌금

③ 의료기관의 개설자와 제1항에 따라 의료기관세탁물처리업 신고를 한 자(이하 이 조에서 "세탁물처리업자"라 한다)는 제1항에 따른 세탁물의 처리업무에 종사하는 사람에게 보건복지부령으로 정하는 바에 따라 감염 예방에 관한 교육을 실시하고 그 결과를 기록하고 유지하여야 한다.

▶ 과태료: 3백만원 이하의 과태료(교육을 실시하지 아니한 자)

▶ 과태료: 1백만원 이하의 과태료(교육을 실시하고 그에 따른 기록 및 유지를 하지 아니한 자)

④ 세탁물처리업자가 보건복지부령으로 정하는 신고사항을 변경하거나 그 영업의 휴업(1개월 이상의 휴업을 말한다) · 폐업 또는 재개업을 하려는 경우에는 보건복지부령으로 정하는 바에 따라 특별자치시장 · 특별자치도지사 · 시장 · 군수 · 구청장에게 신고하여야 한다.

▶ 과태료: 1백만원 이하의 과태료(변경이나 휴업 · 폐업 또는 재개업을 신고하지 아니한 자)

⑤ 제1항에 따른 세탁물을 처리하는 자의 시설 · 장비 기준, 신고 절차 및 지도 · 감독, 그 밖에 관리에 필요한 사항은 보건복지부령으로 정한다.

제17조(진단서 등) ① 의료업에 종사하고 직접 진찰하거나 검안(檢案)한 의사[이하 이 항에서는 검안서에 한하여 검시(檢屍)업무를 담당하는 국가기관에 종사하는 의사를 포함한다], 치과의사, 한의사가 아니면 진단서 · 검안서 · 증명서를 작성하여 환자(환자가 사망하거나 의식이 없는 경우에는 직계존속 · 비속, 배우자 또는 배우자의 직계존속을 말하며, 환자가 사망하거나 의식이 없는 경우로서 환자의 직계존속 · 비속, 배우자 및 배우자의 직계존속이 모두 없는 경우에는 형제자매를 말한다) 또는 「형사소송법」 제222조제1항에 따라 검시(檢屍)를 하는 지방검찰청검사(검안서에 한한다)에게 교부하지 못한다. 다만, 진료 중이던 환자가 최종 진료 시부터 48시간 이내에 사망한 경우에는 다시 진료하지 아니하더라도 진단서나 증명서를 내줄 수 있으며, 환자 또는 사망자를 직접 진찰하거나 검안한 의사 · 치과의사 또는 한의사가 부득이한 사유로 진단서 · 검안서 또는 증명서를 내줄 수 없으면 같은 의료기관에 종사하는 다른 의사 · 치과의사 또는 한의사가 환자의 진료기록부 등에 따라 내줄 수 있다.

▶ 벌 칙: 1년 이하의 징역이나 1천만원 이하의 벌금(단서 후단은 제외)

▶ 행정처분: 의료인 면허 자격정지(진단서 · 검안서 또는 증명서를 거짓으로 작성하여 내준 경우)

〉〉 참고

- 직계존속[直系尊屬]: 조상으로부터 직계로 내려와 자기에 이르는 사이의 혈족. 부모, 조부모 등.
- 직계비속[直系卑屬]: 자기로부터 직계로 이어져 내려가는 혈족. 아들, 딸, 손자, 증손 등.

시행규칙 제9조(진단서의 기재 사항) ① 법 제17조제1항에 따라 의사 · 치과의사 또는 한의사가 발급하는 진단서에는 별지 제5호의2서식에 따라 다음 각 호의 사항을 적고 서명날인하여야 한다.

1. 환자의 성명, 주민등록번호 및 주소. 다만, 환자가 「위기 임신 및 보호출산 지원과 아동 보호에 관한 특별법」 제2조제3호에 따른 비식별화된 가명(이하 "가명"이라 한다) 또는 「사회보장급여의 이용 · 제공 및 수급권자 발굴에 관한 법률」 제7조의2제1항에 따른 전산관리번호(이하 "전산관리번호"라 한다)를 부여받은 경우에는 성명 대신 가명을 적거나 주민등록번호 대신 전산관리번호를 적을 수 있고, 주소를 적지 않을 수 있다.
2. 병명 및 「통계법」 제22조제1항 전단에 따른 한국표준질병 · 사인 분류에 따른 질병분류기호(이하 "질병분류기호"라 한다)
3. 발병 연월일 및 진단 연월일
4. 치료 내용 및 향후 치료에 대한 소견
5. 입원 · 퇴원 연월일
6. 의료기관의 명칭 · 주소, 진찰한 의사 · 치과의사 또는 한의사(부득이한 사유로 다른 의사 등이 발급하는 경우에는 발급한 의사 등을 말한다)의 성명 · 면허자격 · 면허번호

② 질병의 원인이 상해(傷害)로 인한 것인 경우에는 별지 제5호의3 서식에 따라 제1항 각 호의 사항 외에 다음 각 호의 사항을 적어야 한다.

1. 상해의 원인 또는 추정되는 상해의 원인
2. 상해의 부위 및 정도
3. 입원의 필요 여부
4. 외과적 수술 여부
5. 합병증의 발생 가능 여부
6. 통상활동의 가능 여부
7. 식사의 가능 여부
8. 상해에 대한 소견
9. 치료기간

③ 제1항의 병명 기재는 「통계법」 제22조제1항 전단에 따라 고시된 한국표준질병 · 사인 분류에 따른다.

④ 진단서에는 연도별로 그 종류에 따라 일련번호를 붙이고 진단서를 발급한 경우에는 그 부본(副本)을 갖추어 두어야 한다.

시행규칙 제10조(사망진단서 등) 법 제17조제1항에 따라 의사 · 치과의사 또는 한의사가 발급하는 사망진단서 또는 시체검안서는 별지 제6호서식에 따른다.

② 의료업에 종사하고 직접 조산한 의사 · 한의사 또는 조산사가 아니면 출생 · 사망 또는 사산 증명서를 내주지 못한다. 다만, 직접 조산한 의사 · 한의사 또는 조산사가 부득이한 사유로 증명서를 내줄 수 없으면 같은 의료기관에 종사하는 다른 의사 · 한의사 또는 조산사가 진료기록부 등에 따라 증명서를 내줄 수 있다.

▶ 벌 칙: 1년 이하의 징역이나 1천만원 이하의 벌금(단서 제외)

▶ 행정처분: 의료인 면허 자격정지(진단서 · 검안서 또는 증명서를 거짓으로 작성하여 내준 경우)

시행규칙 제11조(출생증명서, 사산 또는 사태증명서) 법 제17조제2항에 따라 의사 · 한의사 또는 조산사가 발급하는 출생증명서는 별지 제7호서식에 따르고, 사산(死産) 또는 사태(死胎) 증명서는 별지 제8호서식에 따른다.

③ 의사 · 치과의사 또는 한의사는 자신이 진찰하거나 검안한 자에 대한 진단서 · 검안서 또는 증명서 교부를 요구받은 때에는 정당한 사유 없이 거부하지 못한다.

▶ 벌 칙: 500만원 이하의 벌금

④ 의사 · 한의사 또는 조산사는 자신이 조산(助産)한 것에 대한 출생 · 사망 또는 사산 증명서 교부를 요구받은 때에는 정당한 사유 없이 거부하지 못한다.

▶ 벌 칙: 500만원 이하의 벌금

⑤ 제1항부터 제4항까지의 규정에 따른 진단서, 증명서의 서식 · 기재사항, 그 밖에 필요한 사항은 보건복지부령으로 정한다.

›› 참고 – [의료문서 서식 정리]

• **법령 규정 서식**

– 의료법 시행규칙: 진단서, 상해진단서, 사망진단서(시체검안서), 출생증명서, 사산(사태)증명서

– 병역법 시행규칙: 병무용진단서

– 국민건강보험 요양급여의 기준에 관한 규칙: 요양급여의뢰서

– 의료급여법 시행규칙: 의료급여의뢰서

• **법령 규정에 없는 서식**

진료확인서, 통원확인서, 입원사실증명서, 치료비내역서, 향후진료비추정서(치료비추정서), 소견서, 진료의뢰서, 진료회신서, 신체감정서, 연령감정서 등

제17조의2(처방전) ① 의료업에 종사하고 직접 진찰한 의사, 치과의사 또는 한의사가 아니면 처방전[의사나 치과의사가 「전자서명법」에 따른 전자서명이 기재된 전자문서 형태로 작성한 처방전(이하 "전자처방전"이라 한다)을 포함한다. 이하 같다]을 작성하여 환자에게 교부하거나 발송(전자처방전에 한정한다. 이하 이 조에서 같다)하지 못하며, 의사, 치과의사 또는 한의사에게 직접 진찰을 받은 환자가 아니면 누구든지 그 의사, 치과의사 또는 한의사가 작성한 처방전을 수령하지 못한다.

▶ 벌 칙: 1년 이하의 징역이나 1천만원 이하의 벌금(처방전을 교부하거나 발송한 경우만)

▶ 벌 칙: 500만원 이하의 벌금(처방전을 수령한 경우만)

② 제1항에도 불구하고 의사, 치과의사 또는 한의사는 다음 각 호의 어느 하나에 해당하는 경우로서 해당 환자 및 의약품에 대한 안전성을 인정하는 경우에는 환자의 직계존속 · 비속, 배우자 및 배우자의 직계존속, 형제자매 또는 「노인복지법」 제34조에 따른 노인의료복지시설에서 근무하는 사람 등 대통령령으로 정하는 사람(이하 이 조에서 "대리수령자"라 한다)에게 처방전을 교부하거나 발송할 수 있으며 대리수령자는 환자를 대리하여 그 처방전을 수령할 수 있다.

▶ 벌 칙: 1년 이하의 징역이나 1천만원 이하의 벌금(처방전을 교부하거나 발송한 경우만)

▶ 벌 칙: 500만원 이하의 벌금(처방전을 수령한 경우만)

1. 환자의 의식이 없는 경우
2. 환자의 거동이 현저히 곤란하고 동일한 상병(傷病)에 대하여 장기간 동일한 처방이 이루어지는 경우

시행령 **제10조의2(대리수령자의 범위)** 법 제17조의2제2항 각 호 외의 부분에서 "환자의 직계존속 · 비속, 배우자 및 배우자의 직계존속, 형제자매 또는 「노인복지법」 제34조에 따른 노인의료복지시설에서 근무하는 사람 등 대통령령으로 정하는 사람"이란 다음 각 호의 사람을 말한다.

1. 환자의 직계존속 · 비속 및 직계비속의 배우자
2. 환자의 배우자 및 배우자의 직계존속
3. 환자의 형제자매
4. 「노인복지법」 제34조에 따른 노인의료복지시설에서 근무하는 사람

4의2. 「장애인복지법」 제58조제1항제1호의 장애인 거주시설에서 근무하는 사람

5. 그 밖에 환자의 계속적인 진료를 위해 필요한 경우로서 보건복지부장관이 인정하는 사람

시행규칙 **제11조의2(처방전의 대리수령 방법)** ① 법 제17조의2제2항에 따른 대리수령자(이하 "대리수령자"라 한다)가 처방전을 수령하려는 때에는 의사, 치과의사 또는 한의사에게 별지 제8호의2서식의 처방전 대리수령 신청서를 제출해야 한다. 이 경우 다음 각 호의 서류를 함께 제시해야 한다.

1. 대리수령자의 신분증(주민등록증, 여권, 운전면허증, 그 밖에 공공기관에서 발행한 본인임을 확인할 수 있는 신분증을 말한다. 이하 같다) 또는 그 사본
2. 환자와의 관계를 증명할 수 있는 다음 각 목의 구분에 따른 서류
   가. 영 제10조의2제1호부터 제3호까지의 규정에 해당하는 사람: 가족관계증명서, 주민등록표 등본 등 친족관계임을 확인할 수 있는 서류
   나. 영 제10조의2제4호에 해당하는 사람: 「노인복지법」 제34조에 따른 노인의료복지시설에서 발급한 재직증명서
   다. 영 제10조의2제4호의2에 해당하는 사람: 「장애인복지법」 제58조제1항제1호의 장애인 거주시설에서 발급한 재직증명서
3. 환자의 신분증 또는 그 사본. 다만, 「주민등록법」 제24조제1항에 따른 주민등록증이 발급되지 않은 만 17세 미만의 환자는 제외한다.

② 의사, 치과의사 또는 한의사는 제1항에 따라 제출받은 처방전 대리수령 신청서를 제출받은 날부터 1년간 보관해야 한다.

③ 처방전의 발급 방법 · 절차 등에 필요한 사항은 보건복지부령으로 정한다.

제18조(처방전 작성과 교부) ① 의사나 치과의사는 환자에게 의약품을 투여할 필요가 있다고 인정하면 「약사법」에 따라 자신이 직접 의약품을 조제할 수 있는 경우가 아니면 보건복지부령으로 정하는 바에 따라 처방전을 작성하여 환자에게 내주거나 발송(전자처방전만 해당된다)하여야 한다.

② 제1항에 따른 처방전의 서식, 기재사항, 보존, 그 밖에 필요한 사항은 보건복지부령으로 정한다.

시행규칙 **제12조(처방전의 기재 사항 등)** ① 법 제18조에 따라 의사나 치과의사는 환자에게 처방전을 발급하는 경우에는 별지 제9호서식의 처방전에 다음 각 호의 사항을 적은 후 서명(「전자서명법」에 따른 전자서명을 포함한다)하거나 도장을 찍어야 한다. 다만, 제3호의 사항은 환자가 요구한 경우에는 적지 않는다.

1. 환자의 성명 및 주민등록번호. 다만, 환자가 가명 또는 전산관리번호를 부여받은 경우에는 성명 대신 가명을 적거나 주민등록번호 대신 및 전산관리번호를 적을 수 있다.
2. 의료기관의 명칭, 전화번호 및 팩스번호
3. 질병분류기호
4. 의료인의 성명 · 면허종류 및 번호
5. 처방 의약품의 명칭(일반명칭, 제품명이나 「약사법」 제51조에 따른 대한민국약전에서 정한 명칭을 말한다) · 분량 · 용법 및 용량
6. 처방전 발급 연월일 및 사용기간
7. 의약품 조제시 참고 사항
8. 「국민건강보험법 시행령」 별표 2에 따라 건강보험 가입자 또는 피부양자가 요양급여 비용의 일부를 부담하는 행위 · 약제 및 치료재료에 대하여 보건복지부장관이 정하여 고시하는 본인부담 구분기호
9. 「의료급여법 시행령」 별표 1 및 「의료급여법 시행규칙」 별표 1의2에 따라 수급자가 의료급여 비용의 전부 또는 일부를 부담하는 행위 · 약제 및 치료재료에 대하여 보건복지부장관이 정하여 고시하는 본인부담 구분기호

② 의사나 치과의사는 환자에게 처방전 2부를 발급하여야 한다. 다만, 환자가 그 처방전을 추가로 발급하여 줄 것을 요구하는 경우에는 환자가 원하는 약국으로 팩스 · 컴퓨터통신 등을 이용하여 송부할 수 있다.

③ 의사나 치과의사는 환자를 치료하기 위하여 필요하다고 인정되면 다음 내원일(內院日)에 사용할 의약품에 대하여 미리 처방전을 발급할 수 있다.

④ 제1항부터 제3항까지의 규정은 「약사법」 제23조제4항에 따라 의사나 치과의사 자신이 직접 조제할 수 있음에도 불구하고 처방전을 발행하여 환자에게 발급하려는 경우에 준용한다.

③ 누구든지 정당한 사유 없이 전자처방전에 저장된 개인정보를 탐지하거나 누출 · 변조 또는 훼손하여서는 아니 된다.

▶ 벌 칙: 5년 이하의 징역이나 5천만원 이하의 벌금

④ 제1항에 따라 처방전을 발행한 의사 또는 치과의사(처방전을 발행한 한의사를 포함한다)는 처방전에 따라 의약품을 조제하는 약사 또는 한약사가 「약사법」 제26조제2항에 따라 문의한 때 즉시 이에 응하여야 한다. 다만, 다음 각 호의 어느 하나에 해당하는 사유로 약사 또는 한약사의 문의에 응할 수 없는 경우 사유가 종료된 때 즉시 이에 응하여야 한다.

▶ 벌 칙: 500만원 이하의 벌금

1. 「응급의료에 관한 법률」 제2조제1호에 따른 응급환자를 진료 중인 경우
2. 환자를 수술 또는 처치 중인 경우
3. 그 밖에 약사의 문의에 응할 수 없는 정당한 사유가 있는 경우

⑤ 의사, 치과의사 또는 한의사가 「약사법」에 따라 자신이 직접 의약품을 조제하여 환자에게 그 의약품을 내어주는 경우에는 그 약제의 용기 또는 포장에 환자의 이름, 용법 및 용량, 그 밖에 보건복지부령으로 정하는 사항을 적어야 한다. 다만, 급박한 응급의료상황 등 환자의 진료 상황이나 의약품의 성질상 그 약제의 용기 또는 포장에 적는 것이 어려운 경우로서 보건복지부령으로 정하는 경우에는 그러하지 아니하다.

제18조의2(의약품정보의 확인) ① 의사 및 치과의사는 제18조에 따른 처방전을 작성하거나 「약사법」 제23조제4항에 따라 의약품을 자신이 직접 조제하는 경우에는 다음 각 호의 정보(이하 "의약품정보"라 한다)를 미리 확인하여야 한다.

1. 환자에게 처방 또는 투여되고 있는 의약품과 동일한 성분의 의약품인지 여부
2. 식품의약품안전처장이 병용금기, 특정연령대 금기 또는 임부금기 등으로 고시한 성분이 포함되는지 여부
3. 그 밖에 보건복지부령으로 정하는 정보

② 제1항에도 불구하고 의사 및 치과의사는 급박한 응급의료상황 등 의약품정보를 확인할 수 없는 정당한 사유가 있을 때에는 이를 확인하지 아니할 수 있다.

③ 제1항에 따른 의약품정보의 확인방법 · 절차, 제2항에 따른 의약품정보를 확인할 수 없는 정당한 사유 등은 보건복지부령으로 정한다.

시행규칙 **제13조의2(의약품정보의 확인)** ① 법 제18조의2제1항제3호에서 "보건복지부령으로 정하는 정보"란 다음 각 호의 어느 하나에 해당하는 정보를 말한다.

1. 「약사법」 제39조 및 제71조에 따른 회수 또는 폐기 등의 대상이 되는 의약품인지 여부
2. 「의약품 등의 안전에 관한 규칙」 별표 제4의3 제14호에 따라 안전성 속보 또는 안전성 서한을 전파한 의약품인지 여부
3. 그 밖에 제1호 및 제2호에 준하는 의약품으로서 보건복지부장관 또는 식품의약품안전처장이 의약품의 안전한 사용을 위하여 그 확인이 필요하다고 공고한 의약품인지 여부

② 의사 및 치과의사는 법 제18조의2제1항에 따라 같은 항 각 호의 정보(이하 이 조에서 "의약품정보"라 한다)를 미리 확인하려는 경우에는 보건복지부장관이 정하는 바에 따라 「약사법」 제23조의3제1항에 따른 의약품안전사용정보시스템(이하 "정보시스템"이라 한다)을 통하여 확인할 수 있다. 다만, 정보시스템의 물리적 결함이나 손상, 그 밖의 불가피한 사유로 해당 정보시스템을 사용할 수 없는 경우에는 보건복지부장관이 정하는 방법으로 확인할 수 있다.

③ 의사 및 치과의사는 법 제18조의2제2항에 따라 다음 각 호의 어느 하나에 해당하는 경우에는 의약품정보를 확인하지 아니할 수 있다.

1. 급박한 응급의료상황인 경우
2. 긴급한 재해구호상황인 경우
3. 그 밖에 제1호 및 제2호에 준하는 경우로서 보건복지부장관이 정하여 고시하는 경우

제19조(정보 누설 금지) ① 의료인이나 의료기관 종사자는 이 법이나 다른 법령에 특별히 규정된 경우 외에는 의료 · 조산 또는 간호업무나 제17조에 따른 진단서 · 검안서 · 증명서 작성 · 교부 업무, 제18조에 따른 처방전 작성 · 교부 업무, 제21조에 따른 진료기록 열람 · 사본 교부 업무, 제22조제2항에 따른 진료기록부등 보존 업무 및 제23조에 따른 전자의무기록 작성 · 보관 · 관리 업무를 하면서 알게 된 다른 사람의 정보를 누설하거나 발표하지 못한다.

▶ 벌 칙: 3년 이하의 징역이나 3천만원 이하의 벌금(고소가 있어야 함)

② 제58조제2항에 따라 의료기관 인증에 관한 업무에 종사하는 자 또는 종사하였던 자는 그 업무를 하면서 알게 된 정보를 다른 사람에게 누설하거나 부당한 목적으로 사용하여서는 아니 된다.

▶ 벌 칙: 3년 이하의 징역이나 3천만원 이하의 벌금(고소가 있어야 함)

시행령 **제42조의2(민감정보 및 고유식별정보의 처리)** 보건복지부장관(제10조의5제1항, 제11조제2항 및 제42조제1항, 제2항, 제4항부터 제6항까지의 규정에 따라 보건복지부장관의 업무를 위탁받은 자를 포함한다), 질병관리청장, 시 · 도지사 및 시장 · 군수 · 구청장(해당 권한이 위임 · 위탁된 경우에는 그 권한을 위임 · 위탁받은 자를 포함한다), 의료인, 의료기관의 장, 의료기관 종사자, 법제37조에 따른 의료기관 개설자 · 관리자 또는 국가시험등관리기관은 다음 각 호의 사무를 수행하기 위하여 불가피한 경우 「개인정보 보호법」 제23조에 따른 건강에 관한 정보(이하 이 조에서 "건강정보"라 한다), 같은 법 시행령 제18조제2호에 따른 범죄경력자료에 해당하는 정보(이하 이조에서 "범죄경력정보"라 한다), 같은 영 제19조제1호 또는 제4호에 따른 주민등록번호 또는 외국인등록번호가 포함된 자료를 처리할 수 있다. 다만, 제1호, 제3호의3 및 제5호의2의 사무의 경우에는 범죄경력정보는 제외하고, 제4호의2의 사무의 경우에는 건강정보와 범죄경력정보는 제외한다. [개정 2024.10.29. 개정 2025.6.20.]

1. 법 제4조의2제7항에 따른 간호 · 간병통합서비스의 제공 · 확대 등을 위한 지원에 관한 사무
2. 법 제9조(법 제80조의3에서 준용하는 경우를 포함한다)에 따른 국가시험등의 관리에 관한 사무

2의2. 법 제10조(법 제80조의3에서 준용하는 경우를 포함한다)에 따른 국가시험등의 응시자격의 확인에 관한 사무

3. 법 제11조에 따른 면허증 발급에 관한 사무

3의2. 법 제17조 및 제18조에 따른 진단서 · 검안서 · 증명서 또는 처방전의 작성, 교부 또는 발송(전자처방전만 해당한다)에 관한 사무

3의3. 법 제21조에 따른 환자에 관한 기록의 내용 확인 및 이 영 제10조의3에 따른 본인진료기록열람지원시스템의 구축 · 운영에 관한 사무

3의4. 법 제21조의2제1항에 따른 진료기록의 내용 확인이나 진료기록의 사본 및 환자의 진료경과에 대한 소견 등의 송부 또는 전송에 관한 사무

3의5. 법 제21조의2제2항에 따른 진료기록의 사본 등의 이송에 관한 사무

3의6. 법 제22조에 따른 진료기록부등의 기록에 관한 사무

3의7. 법 제23조의2제2항에 따른 전자의무기록시스템의 인증에 관한 사무

4. 삭제

4의2. 법 제33조, 제33조의3제1항 및 제35조에 따른 의료기관의 개설, 실태조사 등에 관한 사무 [개정 2024.10.29.]

5. 법 제37조에 따른 진단용 방사선 발생장치의 방사선 관계 종사자에 대한 피폭관리(被曝管理)에 관한 사무

5의2. 법 제40조의3에 따른 진료기록보관시스템의 구축 · 운영에 관한 사무

5의3. 삭제

6. 법 제63조부터 제66조까지의 규정에 따른 행정처분에 관한 사무
7. 법 제67조에 따른 과징금의 부과 · 징수에 관한 사무
8. 법 제77조에 따른 전문의의 자격 인정에 관한 사무

제20조(태아 성 감별 행위 등 금지) ① 의료인은 태아 성 감별을 목적으로 임부를 진찰하거나 검사하여서는 아니 되며, 같은 목적을 위한 다른 사람의 행위를 도와서도 아니 된다.

▶ 벌 칙: 2년 이하의 징역이나 2천만원 이하의 벌금

▶ 행정처분: 의료인 면허 자격정지(위반한 경우)

② 삭제 〈2024.12.20.〉

제21조(기록 열람 등) ① 환자는 의료인, 의료기관의 장 및 의료기관 종사자에게 본인에 관한 기록(추가기재 · 수정된 경우 추가기재 · 수정된 기록 및 추가기재 · 수정 전의 원본을 모두 포함한다. 이하 같다)의 전부 또는 일부에 대하여 열람 또는 그 사본의 발급 등 내용의 확인을 요청할 수 있다. 이 경우 의료인, 의료기관의 장 및 의료기관 종사자는 정당한 사유가 없으면 이를 거부하여서는 아니 된다.

▶ 벌 칙: 500만원 이하의 벌금(후단의 경우)

시행령 **제10조의3(본인진료기록열람지원시스템의 구축·운영 등)** ① 보건복지부장관은 법 제21조제1항에 따라 환자가 본인에 관한 기록의 전부 또는 일부에 대하여 열람 또는 그 사본의 발급 등 내용의 확인을 전자적 방법으로 요청하거나 제공받을 수 있는 시스템(이하 "본인진료기록열람지원시스템"이라 한다)을 구축 · 운영할 수 있다.

② 보건복지부장관은 기록의 열람 등을 위하여 필요한 경우 본인진료기록열람지원시스템을 다음 각 호의 시스템과 전자적으로 연계하여 활용할 수 있다.

1. 법 제21조의2제3항에 따른 진료기록전송지원시스템
2. 법 제40조의3제1항에 따른 진료기록보관시스템
3. 그 밖에 환자의 진료기록 열람 지원 등에 필요한 시스템으로서 보건복지부장관이 정하여 고시하는 시스템

③ 보건복지부장관은 본인진료기록열람지원시스템의 기록을 안전하게 보호하기 위하여 물리적 · 기술적 대책을 포함한 보호대책을 수립해야 한다.

④ 제1항부터 제3항까지에서 규정한 사항 외에 본인진료기록열람지원시스템의 구축 · 운영에 필요한 사항은 보건복지부장관이 정하여 고시한다.

시행령 **제42조(업무의 위탁)** ② 보건복지부장관은 법 제86조제2항에 따라 법 제21조제1항 및 이 영 제10조의3제1항부터 제3항까지의 규정에 따른 본인진료기록열람지원시스템의 구축 · 운영 및 보호대책 수립에 관한 업무를 다음 각 호의 기관에 위탁할 수 있다.

1. 「공공기관의 운영에 관한 법률」 제4조에 따른 공공기관 중 그 설립 목적이 보건의료와 관련되는 공공기관
2. 위탁 업무 수행에 필요한 조직 · 인력 및 전문성 등을 고려하여 보건복지부장관이 정하여 고시하는 기관

⑩ 보건복지부장관이 법 제86조제2항에 따라 제1항부터 제9항까지의 규정에 따른 업무를 위탁하는 경우에 그 위탁 기준 등의 공고, 위탁 내용 등의 고시 또는 위탁 업무의 보고 등에 관하여는 제31조의6제2항부터 제5항까지의 규정을 준용한다.

② 의료인, 의료기관의 장 및 의료기관 종사자는 환자가 아닌 다른 사람에게 환자에 관한 기록을 열람하게 하거나 그 사본을 내주는 등 내용을 확인할 수 있게 하여서는 아니 된다.

▶ 벌 칙: 3년 이하의 징역이나 3천만원 이하의 벌금(고소가 있어야 함)

③ 제2항에도 불구하고 의료인, 의료기관의 장 및 의료기관 종사자는 다음 각 호의 어느 하나에 해당하면 그 기록을 열람하게 하거나 그 사본을 교부하는 등 그 내용을 확인할 수 있게 하여야 한다. 다만, 의사 · 치과의사 또는 한의사가 환자의 진료를 위하여 불가피하다고 인정한 경우에는 그러하지 아니하다.

1. 환자의 배우자, 직계 존속 · 비속, 형제 · 자매(환자의 배우자 및 직계 존속 · 비속, 배우자의 직계존속이 모두 없는 경우에 한정한다) 또는 배우자의 직계 존속이 환자 본인의 동의서와 친족관계임을 나타내는 증명서 등을 첨부하는 등 보건복지부령으로 정하는 요건을 갖추어 요청한 경우
2. 환자가 지정하는 대리인이 환자 본인의 동의서와 대리권이 있음을 증명하는 서류를 첨부하는 등 보건복지부령으로 정하는 요건을 갖추어 요청한 경우
3. 환자가 사망하거나 의식이 없는 등 환자의 동의를 받을 수 없어 환자의 배우자, 직계 존속 · 비속, 형제 · 자매(환자의 배우자 및 직계 존속 · 비속, 배우자의 직계존속이 모두 없는 경우에 한정한다) 또는 배우자의 직계 존속이 친족관계임을 나타내는 증명서 등을 첨부하는 등 보건복지부령으로 정하는 요건을 갖추어 요청한 경우

시행규칙 **제13조의3(기록 열람 등의 요건)** ① 법 제21조제3항제1호에 따라 환자의 배우자, 직계 존속 · 비속, 형제 · 자매(환자의 배우자 및 직계 존속 · 비속, 배우자의 직계존속이 모두 없는 경우에 한정한다. 이하 같다) 또는 배우자의 직계 존속(이하 이 조에서 "친족"이라 한다)이 환자에 관한 기록의 열람이나 그 사본의 발급을 요청할 경우에는 다음 각 호의 서류(전자문서를 포함한다. 이하 이 조에서 같다)를 갖추어 의료인, 의료기관의 장 및 의료기관 종사자에게 제출해야 한다.

1. 기록 열람이나 사본 발급을 요청하는 자의 신분증 사본
2. 가족관계증명서, 주민등록표 등본 등 친족관계임을 확인할 수 있는 서류. 다만, 환자의 형제 · 자매가 요청하는 경우에는 환자의 배우자 및 직계존속 · 비속, 배우자의 직계 존속이 모두 없음을 증명하는 자료를 함께 제출하여야 한다.

3. 환자가 자필서명한 별지 제9호의2서식의 동의서. 다만, 환자가 만 14세 미만의 미성년자인 경우에는 제외한다.
4. 삭제

② 법 제21조제3항제2호에 따라 환자가 지정하는 대리인이 환자에 관한 기록의 열람이나 그 사본의 발급을 요청할 경우에는 다음 각 호의 서류를 갖추어 의료인, 의료기관의 장 및 의료기관 종사자에게 제출하여야 한다.

1. 기록열람이나 사본발급을 요청하는 자의 신분증 사본
2. 환자가 자필 서명한 별지 제9호의2서식의 동의서 및 별지 제9호의3서식의 위임장. 이 경우 환자가 만 14세 미만의 미성년자인 경우에는 환자의 법정대리인이 작성하여야 하며, 가족관계증명서 등 법정대리인임을 확인할 수 있는 서류를 첨부하여야 한다.
3. 환자의 신분증 사본. 다만, 환자가 만 17세 미만으로 「주민등록법」 제24조제1항에 따른 주민등록증이 발급되지 아니한 자는 제외한다.

③ 법 제21조제3항제3호에 따라 환자의 동의를 받을 수 없는 상황에서 환자의 친족이 환자에 관한 기록의 열람이나 그 사본 발급을 요청할 경우에는 별표 2의2에서 정하는 바에 따라 서류를 갖추어 의료인, 의료기관의 장 및 의료기관 종사자에게 제출하여야 한다.

시행규칙 [별표 2의2]

환자의 동의를 받을 수 없는 경우 기록 열람·사본 발급 요청 시 구비서류

(제13조의3제3항 관련)

구 분	구비서류
환자가 사망한 경우	1. 기록 열람이나 사본 발급을 요청하는 자의 신분증 사본 2. 가족관계증명서, 주민등록표 등본 등 친족관계를 확인할 수 있는 서류 3. 가족관계증명서, 제적등본, 사망진단서 등 사망사실을 확인할 수 있는 서류
환자가 의식불명 또는 의식불명은 아니지만 중증의 질환·부상으로 자필서명을 할 수 없는 경우	1. 기록 열람이나 사본 발급을 요청하는 자의 신분증 사본 2. 가족관계증명서, 주민등록표 등본 등 친족관계를 확인할 수 있는 서류 3. 환자가 의식불명 또는 중증의 질환·부상으로 자필서명을 할 수 없음을 확인할 수 있는 진단서
환자가 행방불명인 경우	1. 기록 열람이나 사본 발급을 요청하는 자의 신분증 사본 2. 가족관계증명서, 주민등록표 등본 등 친족관계를 확인할 수 있는 서류 3. 주민등록표 등본, 법원의 실종선고 결정문 사본 등 행방불명 사실을 확인할 수 있는 서류
환자가 의사무능력자인 경우	1. 기록 열람이나 사본 발급을 요청하는 자의 신분증 사본 2. 가족관계증명서, 주민등록표 등본 등 친족관계를 확인할 수 있는 서류 3. 법원의 금치산 선고 결정문 사본 또는 의사무능력자임을 증명하는 정신과 전문의의 진단서

비고: 위 표의 규정에 불구하고 환자의 형제 · 자매가 요청하는 경우에는 환자의 배우자 및 직계 존속 · 비속, 배우자의 직계 존속이 모두 없음을 증명하는 자료를 함께 제출하여야 한다.

④ 의료인, 의료기관의 장 및 의료기관 종사자는 환자가 본인에 관한 기록의 열람이나 그 사본의 발급을 요청하는 경우 요청인이 환자 본인임을 확인해야 한다.

⑤ 제1항 및 제3항에 따라 친족이 환자에 관한 기록의 열람이나 그 사본의 발급을 요청하는 경우 그 요청자는 신분증 사본의 제출을 갈음하여 다음 각 호의 어느 하나에 해당하는 방법으로 본인확인 절차를 거칠 수 있다.

1. 휴대전화를 통한 본인인증 등 「정보통신망 이용촉진 및 정보보호 등에 관한 법률」 제23조의3에 따른 본인확인기관에서 제공하는 본인확인의 방법
2. 「전자서명법」 제2조제3호에 따른 공인전자서명 또는 같은 법 제2조제8호에 따른 공인인증서를 통한 본인확인의 방법
3. 「정보통신망 이용촉진 및 정보보호 등에 관한 법률 시행령」 제9조의2제1항제1호에 따른 바이오정보를 통한 본인확인의 방법

4. 「국민건강보험법」 제14조, 제47조, 제48조 및 제63조[1]에 따라 급여비용 심사 · 지급 · 대상여부 확인 · 사후관리 및 요양급여의 적정성 평가 · 가감지급 등을 위하여 국민건강보험공단 또는 건강보험심사평가원에 제공하는 경우
5. 「의료급여법」 제5조, 제11조, 제11조의3 및 제33조[2]에 따라 의료급여 수급권자 확인, 급여비용의 심사 · 지급, 사후관리 등 의료급여 업무를 위하여 보장기관(시 · 군 · 구), 국민건강보험공단, 건강보험심사평가원에 제공하는 경우
6. 「형사소송법」 제106조, 제215조 또는 제218조[3]에 따른 경우

6의2. 「군사법원법」 제146조, 제254조 또는 제257조에 따른 경우

7. 「민사소송법」 제347조[4]에 따라 문서제출을 명한 경우
8. 「산업재해보상보험법」 제118조[5]에 따라 근로복지공단이 보험급여를 받는 근로자를 진료한 산재보험 의료기관(의사를 포함한다)에 대하여 그 근로자의 진료에 관한 보고 또는 서류 등 제출을 요구하거나 조사하는 경우
9. 「자동차손해배상 보장법」 제12조제2항 및 제14조[6]에 따라 의료기관으로부터 자동차보험진료수가를 청구받은 보험회사 등이 그 의료기관에 대하여 관계 진료기록의 열람을 청구한 경우
10. 「병역법」 제11조의2[7] 및 제77조의4제6항에 따라 병무청장 또는 지방병무청장이 병역판정검사, 병적 관리와 관련하여 질병 또는 심신장애의 확인을 위하여 필요하다고 인정하여 의료기관의 장에게 병역판정검사대상자 또는 같은 법 제77조의4제1항 및 제5항에 따른 병적 관리 대상자의 진료기록 · 치료 관련 기록의 제출을 요구한 경우 [개정 2025.3.18.]
11. 「학교안전사고 예방 및 보상에 관한 법률」 제42조[8]에 따라 공제회가 공제급여의 지급 여부를 결정하기 위하여 필요하다고 인정하여 「국민건강보험법」 제42조에 따른 요양기관에 대하여 관계 진료기록의 열람 또는 필요한 자료의 제출을 요청하는 경우
12. 「고엽제후유의증 등 환자지원 및 단체설립에 관한 법률」 제7조제3항[9]에 따라 의료기관의 장이 진료기록 및 임상소견서를 보훈병원장에게 보내는 경우
13. 「의료사고 피해구제 및 의료분쟁 조정 등에 관한 법률」 제28조제1항 또는 제3항[10]에 따른 경우
14. 「국민연금법」 제123조에 따라 국민연금공단이 부양가족연금, 장애연금 및 유족연금 급여의 지급심사와 관련하여 가입자 또는 가입자였던 사람을 진료한 의료기관에 해당 진료에 관한 사항의 열람 또는 사본 교부를 요청하는 경우

14의2. 다음 각 목의 어느 하나에 따라 공무원 또는 공무원이었던 사람을 진료한 의료기관에 해당 진료에 관한 사항의 열람 또는 사본 교부를 요청하는 경우

가. 「공무원연금법」 제92조에 따라 인사혁신처장이 퇴직유족급여 및 비공무상장해급여와 관련하여 요청하는 경우

나. 「공무원연금법」 제93조에 따라 공무원연금공단이 퇴직유족급여 및 비공무상장해급여와 관련하여 요청하는 경우

다. 「공무원 재해보상법」 제57조 및 제58조에 따라 인사혁신처장(같은 법 제61조에 따라 업무를 위탁받은 자를 포함한다)이 요양급여, 재활급여, 장해급여, 간병급여 및 재해유족급여와 관련하여 요청하는 경우

14의3. 「사립학교교직원 연금법」 제19조제4항제4호의2에 따라 사립학교교직원연금공단이 요양급여, 장해급여 및 재해유족급여의 지급심사와 관련하여 교직원 또는 교직원이었던 자를 진료한 의료기관에 해당 진료에 관한 사항의 열람 또는 사본 교부를 요청하는 경우

14의4. 다음 각 목의 어느 하나에 따라 군인 또는 군인이었던 사람을 진료한 의료기관에 해당 진료에 관한 사항의 열람 또는 사본 교부를 요청하는 경우

---

1) 제14조(공단의 업무 등), 제47조(요양급여비용의 청구와 지급 등), 제48조(요양급여의 대상여부 확인 등), 제63조(건강보험심사평가원의 업무 등)

2) 제5조(보장기관 등), 제11조(급여비용의 청구와 지급), 제11조의 3(급여대상 여부의 확인 등), 제33조(권한의 위임 및 위탁)

3) 제106조(압수), 제215조(압수, 수색 검증), 제218조(영장에 의하지 않은 압수)

4) 제347조(제출신청의 허가여부에 대한 재판)

5) 제118조(산재보험 의료기관에 대한 조사 등)

6) 제12조 제2항 자동차보험 진료수가의 청구 , 제14조(진료기록의 열람 등)

7) 제11조의2(자료의 제출요구 등)

8) 제42조(학교안전사고의 조사 등)

9) 보훈병원장에 대한 의료기관의 자료제출의무

10) 한국의료분쟁조정중재원의 감정부라는 부서가 조사에 필요한 자료의 제출을 요구하거나, 감정위원 또는 조사관이 치과의원에 와서 조사 · 열람 또는 복사하는 경우

가. 「군인연금법」 제54조제2항에 따라 국방부장관이 퇴직유족급여와 관련하여 요청하는 경우

나. 「군인 재해보상법」 제52조제2항에 따라 국방부장관(같은 법 제54조에 따라 권한을 위임받거나 업무를 위탁받은 자를 포함한다)이 공무상요양비, 장해급여 및 재해유족급여와 관련하여 요청하는 경우

15. 「장애인복지법」 제32조제7항에 따라 대통령령으로 정하는 공공기관의 장이 장애 정도에 관한 심사와 관련하여 장애인 등록을 신청한 사람 및 장애인으로 등록한 사람을 진료한 의료기관에 해당 진료에 관한 사항의 열람 또는 사본 교부를 요청하는 경우

시행령 **제10조의4(환자에 관한 기록 열람 등)** 법 제21조제3항제15호에서 "대통령령으로 정하는 공공기관"이란 「국민연금법」 제24조에 따른 국민연금공단을 말한다.

16. 「감염병의 예방 및 관리에 관한 법률」 제18조의4 및 제29조에 따라 질병관리청장, 시 · 도지사 또는 시장 · 군수 · 구청장이 감염병의 역학조사 및 예방접종에 관한 역학조사를 위하여 필요하다고 인정하여 의료기관의 장에게 감염병환자등의 진료기록 및 예방접종을 받은 사람의 예방접종 후 이상반응에 관한 진료기록의 제출을 요청하는 경우

17. 「국가유공자 등 예우 및 지원에 관한 법률」 제74조의8제1항제7호에 따라 보훈심사위원회가 보훈심사와 관련하여 보훈심사대상자를 진료한 의료기관에 해당 진료에 관한 사항의 열람 또는 사본 교부를 요청하는 경우

18. 「한국보훈복지의료공단법」 제24조의2에 따라 한국보훈복지의료공단이 같은 법 제6조제1호에 따른 국가유공자등에 대한 진료기록등의 제공을 요청하는 경우

19. 「군인사법」 제54조의6에 따라 중앙전공사상심사위원회 또는 보통전공사상심사위원회가 전공사상 심사와 관련하여 전사자등을 진료한 의료기관에 대하여 해당 진료에 관한 사항의 열람 또는 사본 교부를 요청하는 경우

④ 진료기록을 보관하고 있는 의료기관이나 진료기록이 이관된 보건소에 근무하는 의사 · 치과의사 또는 한의사는 자신이 직접 진료하지 아니한 환자의 과거 진료 내용의 확인 요청을 받은 경우에는 진료기록을 근거로 하여 사실을 확인하여 줄 수 있다.

⑤ 제1항, 제3항 또는 제4항의 경우 의료인, 의료기관의 장 및 의료기관 종사자는 「전자서명법」에 따른 전자서명이 기재된 전자문서를 제공하는 방법으로 환자 또는 환자가 아닌 다른 사람에게 기록의 내용을 확인하게 할 수 있다.

제21조의2(진료기록의 송부 등) ① 의료인 또는 의료기관의 장은 다른 의료인 또는 의료기관의 장으로부터 제22조 또는 제23조에 따른 진료기록의 내용 확인이나 진료기록의 사본 및 환자의 진료경과에 대한 소견 등을 송부 또는 전송할 것을 요청받은 경우 해당 환자나 환자 보호자의 동의를 받아 그 요청에 응하여야 한다. 다만, 해당 환자의 의식이 없거나 응급환자인 경우 또는 환자의 보호자가 없어 동의를 받을 수 없는 경우에는 환자나 환자 보호자의 동의 없이 송부 또는 전송할 수 있다.

▶ 벌 칙: 500만원 이하의 벌금

② 의료인 또는 의료기관의 장이 응급환자를 다른 의료기관에 이송하는 경우에는 지체 없이 내원 당시 작성된 진료기록의 사본 등을 이송하여야 한다.

▶ 벌 칙: 500만원 이하의 벌금

③ 보건복지부장관은 제1항 및 제2항에 따른 진료기록의 사본 및 진료경과에 대한 소견 등의 전송 업무를 지원하기 위하여 전자정보시스템(이하 "진료기록전송지원시스템"이라 한다)을 구축 · 운영할 수 있다.

시행규칙 **제13조의4(진료기록전송지원시스템의 구축·운영)** ① 보건복지부장관은 법 제21조의2제3항에 따른 진료기록전송지원시스템(이하 "진료기록전송지원시스템"이라 한다)의 효율적 운영을 위하여 필요하다고 인정하는 경우에는 다음 각 호의 조치를 할 수 있다.

1. 진료기록전송지원시스템과 연결되어 있는 다른 정보시스템과의 호환성 및 보안성에 대한 점검 · 관리
2. 진료기록전송지원시스템의 평가 및 개선에 관한 기준의 수립 · 시행
3. 진료기록전송지원시스템에 관한 이용매뉴얼의 작성 · 배포
4. 그 밖에 제1호부터 제3호까지의 조치에 준하는 것으로서 진료기록전송지원시스템의 효율적 운영에 특히 필요하다고 보건복지부장관이 인정하는 조치

④ 보건복지부장관은 진료기록전송지원시스템의 구축 · 운영을 대통령령으로 정하는 바에 따라 관계 전문기관에 위탁할 수 있다. 이 경우 보건복지부장관은 그 소요 비용의 전부 또는 일부를 지원할 수 있다.

시행령 **제10조의5(진료기록전송지원시스템 구축·운영 업무의 위탁)** ① 보건복지부장관은 법 제21조의2제4항 전단에 따라 같은 조 제3항에 따른 진료기록전송지원시스템(이하 "진료기록전송지원시스템"이라 한다)의 구축 · 운영에 관한 업무를 다음 각 호의 전문기관에 위탁할 수 있다.

1. 「공공기관의 운영에 관한 법률」 제4조에 따른 공공기관 중 그 설립목적이 보건의료 또는 사회보장과 관련되는 공공기관
2. 위탁 업무 수행에 필요한 조직 · 인력 및 전문성 등을 고려하여 보건복지부장관이 정하여 고시하는 전문기관

② 보건복지부장관은 법 제21조의2제4항 전단에 따라 진료기록전송지원시스템의 구축 · 운영업무를 위탁하려는 경우에는 그 위탁 기준 · 절차 및 방법 등에 관한 사항을 미리 공고하여야 한다.

③ 보건복지부장관은 법 제21조의2제4항 전단에 따라 진료기록전송지원시스템의 구축 · 운영 업무를 위탁한 경우에는 그 위탁 내용 및 수탁자 등에 관한 사항을 관보에 고시하고, 보건복지부의 인터넷 홈페이지에 게재하여야 한다.

④ 법 제21조의2제4항 전단에 따라 진료기록전송지원시스템의 구축 · 운영 업무를 위탁받은 전문기관은 사업운영계획, 사업집행현황, 자금운용계획 및 자금집행내역 등에 관한 사항을 보건복지부장관에게 보고하여야 한다.

⑤ 제2항부터 제4항까지의 규정에 따른 위탁 기준 등의 공고, 위탁 내용 등의 고시 또는 위탁 업무의 보고 등에 필요한 세부 사항은 보건복지부장관이 정하여 고시한다.

시행령 **제10조의6(진료기록전송지원시스템 보유 정보의 안전성 확보 조치)** ① 법 제21조의2제4항 전단에 따라 진료기록전송지원시스템의 구축 · 운영 업무를 위탁받은 전문기관은 법 제21조의2제5항제1호에 따라 진료기록전송지원시스템이 보유한 정보의 안전성 확보를 위하여 다음 각 호의 조치를 하여야 한다.

1. 진료기록전송지원시스템이 보유한 정보의 안전성 확보를 위한 관리계획의 수립 · 시행
2. 진료기록전송지원시스템이 보유한 정보에 대한 접근 통제 및 접근 권한의 제한
3. 진료기록전송지원시스템에의 불법 접근을 차단하기 위한 방화벽 · 침입차단시스템 및 침입탐지시스템의 설치 · 운영
4. 진료기록전송지원시스템이 보유한 정보를 안전하게 저장 · 전송할 수 있는 암호화 기술 등의 개발 · 관리
5. 진료기록전송지원시스템이 보유한 정보에 대한 보안프로그램의 설치 · 갱신
6. 진료기록전송지원시스템에 대한 접속기록의 보관 · 관리
7. 진료기록전송지원시스템이 보유한 정보에 대한 위 · 변조 방지 프로그램 등의 설치 · 갱신
8. 진료기록전송지원시스템과 연결되어 운영되는 다른 정보시스템에 대한 보안체제의 마련 · 실시
9. 그 밖에 제1호부터 제8호까지의 규정에 준하는 조치로서 진료기록전송지원시스템의 보유 정보에 대한 안전성 확보를 위하여 보건복지부장관이 특히 필요하다고 인정하는 조치

② 제1항에 따른 진료기록전송지원시스템 보유 정보의 안전성 확보 조치에 필요한 세부 사항은 보건복지부장관이 정하여 고시한다.

⑤ 제4항에 따라 업무를 위탁받은 전문기관은 다음 각 호의 사항을 준수하여야 한다.

▶ 벌 칙: 5년 이하의 징역이나 5천만원 이하의 벌금

1. 진료기록전송지원시스템이 보유한 정보의 누출, 변조, 훼손 등을 방지하기 위하여 접근 권한자의 지정, 방화벽의 설치, 암호화 소프트웨어의 활용, 접속기록 보관 등 대통령령으로 정하는 바에 따라 안전성 확보에 필요한 기술적 · 관리적 조치를 할 것
2. 진료기록전송지원시스템 운영 업무를 다른 기관에 재위탁하지 아니할 것
3. 진료기록전송지원시스템이 보유한 정보를 제3자에게 임의로 제공하거나 유출하지 아니할 것

⑥ 보건복지부장관은 의료인 또는 의료기관의 장에게 보건복지부령으로 정하는 바에 따라 제1항 본문에 따른 환자나 환자 보호자의 동의에 관한 자료 등 진료기록전송지원시스템의 구축 · 운영에 필요한 자료의 제출을 요구하고 제출받은 목적의 범위에서 보유 · 이용할 수 있다. 이 경우 자료 제출을 요구받은 자는 정당한 사유가 없으면 이에 따라야 한다.

▶ 과태료: 2백만원 이하의 과태료(자료를 제출하지 아니하거나 거짓 자료를 제출한 자)

시행규칙 **제13조의4(진료기록전송지원시스템의 구축·운영)** 보건복지부장관은 법 제21조의2제6항 전단에 따라 의료인 또는 의료기관의 장에게 자료제출을 요구하는 경우에는 제출자료의 범위, 이용목적, 이용범위 및 제출방법 등이 포함된 서면(전자문서를 포함한다)으로 하여야 한다.

⑦ 그 밖에 진료기록전송지원시스템의 구축 · 운영 등에 필요한 사항은 보건복지부령으로 정한다.

⑧ 누구든지 정당한 사유 없이 진료기록전송지원시스템에 저장된 정보를 누출 · 변조 또는 훼손하여서는 아니 된다.

▶ 벌 칙: 5년 이하의 징역이나 5천만원 이하의 벌금

⑨ 진료기록전송지원시스템의 구축 · 운영에 관하여 이 법에서 규정된 것을 제외하고는 「개인정보 보호법」에 따른다.

제21조의3(진료기록의 전송등 요청) ① 환자는 다른 의료기관으로 전원(轉院)하는 경우 의료인, 의료기관의 장 및 의료기관 종사자에게 본인에 관한 기록의 전부 또는 일부를 전원하는 의료기관에 전송 또는 송부(이하 이 조에서 "전송등"이라 한다)하여 줄 것을 요청할 수 있다. 이 경우 의료인, 의료기관의 장 및 의료기관 종사자는 정당한 사유가 없으면 이를 거부하여서는 아니 된다.

② 환자는 전송등의 요청을 대리인에게 하게 할 수 있다.

③ 전송등은 진료기록전송지원시스템 또는 그 밖에 대통령령으로 정하는 방법으로 할 수 있다.

시행령 **제10조의8(진료기록의 전송 또는 송부 방법)** 법 제21조의3제3항에서 "대통령령으로 정하는 방법"이란 전자우편, 팩스 또는 「정보통신망 이용촉진 및 정보보호 등에 관한 법률」 제2조제1항제1호에 따른 정보통신망을 말한다. [본조신설 2025.6.2.]

④ 그 밖에 전송등 요청의 방법 · 절차, 전송등의 절차 및 기한, 대리인의 요건 등 진료기록의 전송등에 필요한 사항은 보건복지부령으로 정한다.

[본조신설 2024.12.20.]

제2절 권리와 의무

제22조(진료기록부 등) ① 의료인은 각각 진료기록부, 조산기록부, 간호기록부, 그 밖의 진료에 관한 기록(이하 "진료기록부등"이라 한다)을 갖추어 두고 환자의 주된 증상, 진단 및 치료 내용 등 보건복지부령으로 정하는 의료행위에 관한 사항과 의견을 상세히 기록하고 서명하여야 한다.

▶ 벌 칙: 500만원 이하의 벌금

▶ 행정처분: 의료인 면허 자격정지(진료기록부등을 거짓으로 작성하거나 고의로 사실과 다르게 추가기재 · 수정한 때)

시행규칙 **제14조(진료기록부 등의 기재 사항)** ① 법 제22조제1항에 따라 진료기록부, 조산기록부 및 간호기록부에 기록해야 할 의료행위에 관한 사항과 의견은 다음 각 호와 같다.

1. 진료기록부

가. 진료를 받은 사람의 주소 · 성명 · 연락처 · 주민등록번호 등 인적사항. 다만, 진료를 받은 사람이 가명 또는 전산관리번호를 부여받은 경우에는 성명 대신 가명을 기록하거나 주민등록번호 대신 전산관리번호를 기록할 수 있고, 주소 및 연락처를 기록하지 않을 수 있다.

나. 주된 증상. 이 경우 의사가 필요하다고 인정하면 주된 증상과 관련한 병력(病歷) · 가족력(家族歷)을 추가로 기록할 수 있다.

다. 진단결과 또는 진단명

라. 진료경과(외래환자는 재진환자로서 증상 · 상태, 치료내용이 변동되어 의사가 그 변동을 기록할 필요가 있다고 인정하는 환자만 해당한다)

마. 치료 내용(주사 · 투약 · 처치 등)

바. 진료 일시(日時)

2. 조산기록부

가. 조산을 받은 자의 주소 · 성명 · 연락처 · 주민등록번호 등 인적사항. 다만, 조산을 받은 사람이 가명 또는 전산관리번호를 부여받은 경우에는 성명 대신 가명을 기록하거나 주민등록번호 대신 전산관리번호를 기록할 수 있고, 주소 및 연락처를 기록하지 않을 수 있다.

나. 생 · 사산별(生 · 死産別) 분만 횟수

다. 임신 후의 경과와 그에 대한 소견

라. 임신 중 의사에 의한 건강진단의 유무(결핵 · 성병에 관한 검사를 포함한다)

마. 분만 장소 및 분만 연월일시분(年月日時分)

바. 분만의 경과 및 그 처치

사. 산아(産兒) 수와 그 성별 및 생 · 사의 구별

아. 산아와 태아부속물에 대한 소견

자. 삭제

차. 산후의 의사의 건강진단 유무

3. 간호기록부

가. 간호를 받는 사람의 성명. 다만, 간호를 받는 사람이 가명을 부여받은 경우에는 성명 대신 가명을 기록할 수 있다.

나. 체온 · 맥박 · 호흡 · 혈압에 관한 사항

다. 투약에 관한 사항

라. 섭취 및 배설물에 관한 사항

마. 처치와 간호에 관한 사항

바. 간호 일시(日時)

② 의료인은 진료기록부, 조산기록부, 간호기록부 및 그 밖의 진료에 관한 기록(법 제23조제1항에 따른 전자의무기록을 포함한다. 이하 "진료기록부등"이라 한다)을 한글로 기록하도록 노력해야 한다.

③ 삭제

② 의료인이나 의료기관 개설자는 진료기록부등[제23조제1항에 따른 전자의무기록(電子醫務記錄)을 포함하며, 추가기재 · 수정된 경우 추가기재 · 수정된 진료기록부등 및 추가기재 · 수정 전의 원본을 모두 포함한다. 이하 같다]을 보건복지부령으로 정하는 바에 따라 보존하여야 한다.

▶ 벌 칙: 500만원 이하의 벌금

시행규칙 **제15조(진료기록부 등의 보존)** ① 의료인이나 의료기관 개설자는 법 제22조제2항에 따른 진료기록부등을 다음 각 호에 정하는 기간 동안 보존하여야 한다. 다만, 계속적인 진료를 위하여 필요한 경우에는 1회에 한정하여 다음 각 호에 정하는 기간의 범위에서 그 기간을 연장하여 보존할 수 있다.

1. 환자 명부: 5년
2. 진료기록부: 10년
3. 처방전: 2년
4. 수술기록: 10년
5. 검사내용 및 검사소견기록: 5년
6. 방사선 사진(영상물을 포함한다) 및 그 소견서: 5년
7. 간호기록부: 5년
8. 조산기록부: 5년
9. 진단서 등의 부본(진단서 · 사망진단서 및 시체검안서 등을 따로 구분하여 보존할 것): 3년

② 제1항의 진료에 관한 기록은 마이크로필름이나 광디스크 등(이하 이 조에서 "필름"이라 한다)에 원본대로 수록하여 보존할 수 있다.

③ 제2항에 따른 방법으로 진료에 관한 기록을 보존하는 경우에는 필름촬영책임자가 필름의 표지에 촬영 일시와 본인의 성명을

적고, 서명 또는 날인하여야 한다.

③ 의료인은 진료기록부등을 거짓으로 작성하거나 고의로 사실과 다르게 추가기재 · 수정하여서는 아니 된다.

▶ 벌 칙: 3년 이하의 징역이나 3천만원 이하의 벌금

④ 보건복지부장관은 의료인이 진료기록부등에 기록하는 질병명, 검사명, 약제명 등 의학용어와 진료기록부등의 서식 및 세부내용에 관한 표준을 마련하여 고시하고 의료인 또는 의료기관 개설자에게 그 준수를 권고할 수 있다.

시행령 **제42조(업무의 위탁)** ③ 보건복지부장관은 법 제86조제2항에 따라 법 제22조제4항에 따른 의학용어와 진료기록부등의 서식 및 세부내용에 관한 표준 마련에 관한 업무를 다음 각 호의 기관에 위탁할 수 있다.

1. 「공공기관의 운영에 관한 법률」 제4조에 따른 공공기관 중 그 설립 목적이 보건의료 또는 보건산업과 관련되는 공공기관
2. 위탁업무 수행에 필요한 조직 · 인력 및 전문성 등을 갖춘 전문기관으로서 보건복지부장관이 정하여 고시하는 기관

⑩ 보건복지부장관이 법 제86조제2항에 따라 제1항부터 제9항까지의 규정에 따른 업무를 위탁하는 경우에 그 위탁 기준 등의 공고, 위탁 내용 등의 고시 또는 위탁 업무의 보고 등에 관하여는 제31조의6제2항부터 제5항까지의 규정을 준용한다.

제23조(전자의무기록) ① 의료인이나 의료기관 개설자는 제22조의 규정에도 불구하고 진료기록부등을 「전자서명법」에 따른 전자서명이 기재된 전자문서(이하 "전자의무기록"이라 한다)로 작성 · 보관할 수 있다.

시행령 **제10조의8(전자의무기록의 표준화)** 법 제23조의2제1항에 따라 보건복지부장관이 정하여 고시하는 표준의 대상은 다음 각 호와 같다.

1. 법 제23조제1항에 따른 전자의무기록(電子醫務記錄)(이하 "전자의무기록"이라 한다)의 서식 · 용어 및 내용 등에 관한 사항
2. 법 제23조제2항에 따라 전자의무기록의 안전한 관리 · 보존에 필요한 시설 및 장비에 관한 사항
3. 법 제23조의2제1항에 따른 전자의무기록시스템(이하 "전자의무기록시스템"이라 한다)의 구조 · 형태 및 기능 등에 관한 사항
4. 그 밖에 제1호부터 제3호까지의 규정에 준하는 대상으로서 전자의무기록의 효율적 · 통일적 관리 · 활용을 위하여 보건복지부장관이 특히 필요하다고 인정하는 대상

② 의료인이나 의료기관 개설자는 보건복지부령으로 정하는 바에 따라 전자의무기록을 안전하게 관리 · 보존하는 데에 필요한 시설과 장비를 갖추어야 한다.

시행령 **제10조의9(전자의무기록시스템의 인증)** ① 전자의무기록시스템의 인증 기준은 다음 각 호와 같다.

1. 법 제23조의2제1항에 따라 보건복지부장관이 정하여 고시하는 표준에 적합할 것
2. 전자의무기록시스템 간 전자적 전송에 필요한 호환성이 확보될 것
3. 전자의무기록시스템에 대한 관리적 · 기술적 · 물리적 정보 보안이 확보될 것
4. 그 밖에 제1호부터 제3호까지의 규정에 준하는 기준으로서 전자의무기록시스템의 기능 · 구조 및 형태 등을 고려하여 보건복지부장관이 특히 필요하다고 인정하는 기준

② 법 제23조의2제2항에 따라 전자의무기록시스템의 인증을 받으려는 자는 전자의무기록시스템 인증 신청서(전자문서로 된 신청서를 포함한다)에 다음 각 호의 서류(전자문서로 된 서류를 포함한다)를 첨부하여 보건복지부장관에게 제출하여야 한다.

1. 제1항에 따른 인증 기준에 적합함을 증명하는 서류
2. 전자의무기록시스템 설계서
3. 전자의무기록시스템 설명서 및 성능진단 결과서
4. 그 밖에 제1호부터 제3호까지의 규정에 준하는 서류로서 전자의무기록시스템의 인증을 위하여 보건복지부장관이 특히 필요하다고 인정하여 고시하는 서류

③ 보건복지부장관은 제2항에 따른 인증 신청의 전문적 검토를 위하여 필요하다고 인정하는 경우에는 보건의료 또는 정보통신 관련 기관 · 법인 · 단체 또는 전문가 등에게 자료 또는 의견의 제출을 요청할 수 있다.

④ 보건복지부장관은 제2항에 따른 인증 신청에 대하여 그 인증 여부를 결정한 경우에는 신청인에게 서면으로 그 결과를 알려야 한다.

⑤ 보건복지부장관은 법 제23조의2제2항에 따라 전자의무기록시스템의 인증을 한 경우에는 신청인에게 인증서를 발급하고, 그 인증 내용을 보건복지부의 인터넷 홈페이지 등에 게재하여야 한다.

⑥ 제1항부터 제5항까지에서 규정한 사항 외에 전자의무기록시스템의 인증 기준, 인증 절차, 인증 방법 및 변경 인증 등에 필요한 세부 사항은 보건복지부장관이 정하여 고시한다.

시행규칙 **제16조(전자의무기록의 관리·보존에 필요한 시설과 장비)** ① 의료인이나 의료기관의 개설자는 법 제23조제2항에 따라 전자의무기록(電子醫務記錄)을 안전하게 관리 · 보존하기 위하여 다음 각 호의 시설과 장비를 갖추어야 한다.

1. 전자의무기록의 생성 · 저장과 전자서명을 검증할 수 있는 장비
2. 전자서명이 있은 후 전자의무기록의 변경 여부 확인 등 전자의무기록의 이력관리를 위하여 필요한 장비
3. 전자의무기록의 백업저장장비
4. 네트워크 보안에 관한 시설과 장비(제1호부터 제3호까지에 따른 장비가 유무선 인터넷과 연결된 경우에 한정한다)
5. 법 제23조의2제1항에 따른 전자의무기록시스템(이하 "전자의무기록시스템"이라 한다) 보안에 관한 시설과 장비
6. 전자의무기록 보존장소에 대한 다음 각 목의 어느 하나에 해당하는 물리적 접근 방지 시설과 장비
   가. 출입통제구역 등 통제 시설
   나. 잠금장치
7. 의료기관(법 제49조에 따라 부대사업을 하는 장소를 포함한다) 외의 장소에 제1호에 따른 전자의무기록의 저장장비 또는 제3호에 따른 백업저장장비를 설치하는 경우에는 다음 각 목의 시설과 장비
   가. 전자의무기록 시스템의 동작 여부와 상태를 실시간으로 점검할 수 있는 시설과 장비
   나. 전자의무기록 시스템에 장애가 발생한 경우 제1호 및 제2호에 따른 장비를 대체할 수 있는 예비 장비
   다. 폐쇄회로 텔레비전 등의 감시 장비
   라. 재해예방시설

② 의료인이나 의료기관 개설자는 법 제23조제4항에 따라 전자의무기록에 추가기재 · 수정을 한 경우 제1항제2호에 따른 장비에 접속 기록을 별도로 보관하여야 한다.

③ 제1항 각 호에 따라 갖추어야 하는 시설과 장비 및 제2항에 따른 접속 기록 보관에 관한 구체적인 사항은 보건복지부장관이 정하여 고시한다.

③ 누구든지 정당한 사유 없이 전자의무기록에 저장된 개인정보를 탐지하거나 누출 · 변조 또는 훼손하여서는 아니 된다.

▶ 벌 칙: 5년 이하의 징역이나 5천만원 이하의 벌금

시행령 **제10조의10(전자의무기록시스템의 인증 표시)** ① 법 제23조의2제2항에 따라 전자의무기록시스템의 인증을 받은 자는 같은 조 제3항 전단에 따라 인증의 내용을 표시하려는 경우에는 그 표시 내용, 표시 크기, 표시 색상 및 표시 도안 등에 관하여 보건복지부장관이 정하여 고시하는 기준에 따라 표시하여야 한다.

② 보건복지부장관은 법 제23조의2제3항 전단에 따른 인증 내용의 표시 사항에 대하여 그 보완이나 개선이 필요하다고 인정하는 경우에는 전자의무기록시스템의 인증을 받은 자에 대하여 그 보완이나 개선에 필요한 사항을 권고할 수 있다.

④ 의료인이나 의료기관 개설자는 전자의무기록에 추가기재 · 수정을 한 경우 보건복지부령으로 정하는 바에 따라 접속기록을 별도로 보관하여야 한다.

▶ 벌 칙: 500만원 이하의 벌금

제23조의2(전자의무기록의 표준화 등) ① 보건복지부장관은 전자의무기록이 효율적이고 통일적으로 관리 · 활용될 수 있도록 기록의 작성, 관리 및 보존에 필요한 전산정보처리시스템(이하 이 조에서 "전자의무기록시스템"이라 한다), 시설, 장비 및 기록 서식 등에 관한 표준을 정하여 고시하고 전자의무기록시스템을 제조 · 공급하는 자, 의료인 또는 의료기관 개설자에게 그 준수를 권고할 수 있다.

② 보건복지부장관은 전자의무기록시스템이 제1항에 따른 표준, 전자의무기록시스템 간 호환성, 정보 보안 등 대통령령으로 정하는 인증 기준에 적합한 경우에는 인증을 할 수 있다.

③ 제2항에 따라 인증을 받은 자는 대통령령으로 정하는 바에 따라 인증의 내용을 표시할 수 있다. 이 경우 인증을 받지 아니한 자는 인증의 표시 또는 이와 유사한 표시를 하여서는 아니 된다.

▶ 벌 칙: 1년 이하의 징역이나 1천만원 이하의 벌금(후단의 경우)

④ 보건복지부장관은 다음 각 호의 어느 하나에 해당하는 경우에는 제2항에 따른 인증을 취소할 수 있다. 다만, 제1호에 해당하는 경우에는 인증을 취소하여야 한다.

1. 거짓이나 그 밖의 부정한 방법으로 인증을 받은 경우
2. 제2항에 따른 인증 기준에 미달하게 된 경우

⑤ 보건복지부장관은 전자의무기록시스템의 기술 개발 및 활용을 촉진하기 위한 사업을 할 수 있다.

시행령 **제42조(업무의 위탁)** ④ 보건복지부장관은 법 제86조제2항에 따라 법 제23조의2제2항에 따른 전자의무기록시스템의 인증 신청 접수, 인증 기준 적합 여부에 관한 검토 · 확인, 인증 결과 통보 및 인증서 발급에 관한 업무와 같은 조 제5항에 따른 전자의무기록시스템의 기술 개발 및 활용 촉진에 관한 업무를 다음 각 호의 기관에 위탁할 수 있다.

1. 「공공기관의 운영에 관한 법률」 제4조에 따른 공공기관 중 그 설립목적이 보건의료 또는 사회보장과 관련되는 공공기관
2. 위탁 업무 수행에 필요한 조직 · 인력 및 전문성 등을 고려하여 보건복지부장관이 정하여 고시하는 기관

⑩ 보건복지부장관이 법 제86조제2항에 따라 제1항부터 제9항까지의 규정에 따른 업무를 위탁하는 경우에 그 위탁 기준 등의 공고, 위탁 내용 등의 고시 또는 위탁 업무의 보고 등에 관하여는 제31조의6제2항부터 제5항까지의 규정을 준용한다.

⑥ 제1항에 따른 표준의 대상, 제2항에 따른 인증의 방법 · 절차 등에 필요한 사항은 대통령령으로 정한다.

제23조의3(진료정보 침해사고의 통지) ① 의료인 또는 의료기관 개설자는 전자의무기록에 대한 전자적 침해행위로 진료정보가 유출되거나 의료기관의 업무가 교란 · 마비되는 등 대통령령으로 정하는 사고(이하 "진료정보 침해사고"라 한다)가 발생한 때에는 보건복지부장관에게 즉시 그 사실을 통지하여야 한다.

▶ 과태료: 3백만원 이하의 과태료(진료정보 침해사고를 통지하지 아니한 자)

시행령 **제10조의11(진료정보 침해사고의 유형)** ① 법 제23조의3제1항에서 "진료정보가 유출되거나 의료기관의 업무가 교란 · 마비되는 등 대통령령으로 정하는 사고"란 다음 각 호의 어느 하나에 해당하는 사고를 말한다.

1. 진료정보의 도난 · 유출
2. 진료정보의 파기 · 손상 · 은닉 · 멸실
3. 전자의무기록시스템의 교란 · 마비

시행규칙 **제16조의2(진료정보 침해사고의 통지 방법)** ① 의료인 또는 의료기관 개설자는 법 제23조의3제1항에 따른 진료정보 침해사고(이하 "진료정보 침해사고"라 한다)가 발생한 경우 다음 각 호의 사항을 서면, 전화, 팩스, 전자우편 또는 이와 유사한 방법으로 보건복지부장관에게 통지해야 한다.

1. 의료기관의 명칭
2. 진료정보 침해사고의 발생일시
3. 진료정보의 유출 범위 등 피해내역
4. 진료정보 침해사고의 대응을 위한 기술지원 요청사항

② 보건복지부장관은 제1항에 따라 진료정보 침해사고의 통지를 받거나 진료정보 침해사고가 발생한 사실을 알게 되면 이를 관계 행정기관에 통보하여야 한다.

제23조의4(진료정보 침해사고의 예방 및 대응 등) ① 보건복지부장관은 진료정보 침해사고의 예방 및 대응을 위하여 다음 각 호의 업무를 수행한다.

1. 진료정보 침해사고에 관한 정보의 수집 · 전파
2. 진료정보 침해사고의 예보 · 경보

3. 진료정보 침해사고에 대한 긴급조치

시행규칙 **제16조의3(진료정보 침해사고에 대한 긴급조치)** ① 보건복지부장관은 의료인, 의료기관 개설자 또는 관계 행정기관 등을 통해 진료정보 침해사고가 발생한 사실을 알게 된 경우 그 피해의 확산을 방지하기 위하여 법 제23조의4제1항제3호에 따라 다음 각 호의 조치를 할 수 있다.

1. 의료기관의 전자의무기록시스템에 대한 접속경로의 차단 요청
2. 진료정보 침해사고의 원인 · 경위 등에 관한 조사. 이 경우 현장조사에 관한 사항은 해당 의료기관의 장과 미리 협의해야 한다.

② 의료인 또는 의료기관의 개설자는 특별한 사유가 없으면 제1항에 따른 조치에 협조해야 한다.

4. 전자의무기록에 대한 전자적 침해행위의 탐지 · 분석
5. 그 밖에 진료정보 침해사고 예방 및 대응을 위하여 대통령령으로 정하는 사항

시행령 **제10조의12(진료정보 침해사고의 예방 및 대응을 위한 조치)** 법 제23조의4제1항제5호에서 "대통령령으로 정하는 사항"이란 다음 각 호의 사항을 말한다.

1. 의료기관의 전자의무기록시스템에 대한 취약점 점검
2. 의료인 또는 의료기관 개설자에 대한 교육 및 훈련
3. 그 밖에 전자의무기록의 안전성 및 신뢰성을 확보하기 위해 필요한 사항으로서 보건복지부장관이 정하여 고시하는 사항

② 보건복지부장관은 제1항에 따른 업무의 전부 또는 일부를 전문기관에 위탁할 수 있다.

시행규칙 **제16조의4(진료정보 침해사고의 예방 및 대응을 위한 업무의 위탁)** 보건복지부장관은 법 제23조의4제2항에 따라 같은 조 제1항 각 호에 따른 진료정보 침해사고의 예방 및 대응을 위한 업무를 「사회보장급여의 이용 · 제공 및 수급권자 발굴에 관한 법률」 제29조에 따른 한국사회보장정보원에 위탁한다.

③ 제1항에 따른 업무를 수행하는 데 필요한 절차 및 방법, 제2항에 따른 업무의 위탁 절차 등에 필요한 사항은 보건복지부령으로 정한다.

제23조의5(부당한 경제적 이익등의 취득 금지) ① 의료인, 의료기관 개설자(법인의 대표자, 이사, 그 밖에 이에 종사하는 자를 포함한다. 이하 이 조에서 같다) 및 의료기관 종사자는 「약사법」 제47조제2항에 따른 의약품공급자로부터 의약품 채택 · 처방유도 · 거래유지 등 판매촉진을 목적으로 제공되는 금전, 물품, 편익, 노무, 향응, 그 밖의 경제적 이익(이하 "경제적 이익등"이라 한다)을 받거나 의료기관으로 하여금 받게 하여서는 아니 된다. 다만, 견본품 제공, 학술대회 지원, 임상시험 지원, 제품설명회, 대금결제조건에 따른 비용할인, 시판 후 조사 등의 행위(이하 "견본품 제공등의 행위"라 한다)로서 보건복지부령으로 정하는 범위 안의 경제적 이익등인 경우에는 그러하지 아니하다.

▶ 벌 칙: 3년 이하의 징역이나 3천만원 이하의 벌금(이 경우 취득한 경제적 이익등은 몰수하고, 몰수할 수 없을 때에는 그 가액을 추징)
▶ 행정처분: 의료인 면허 자격정지(위반하여 경제적 이익등을 제공받은 때)

② 의료인, 의료기관 개설자 및 의료기관 종사자는 「의료기기법」 제6조에 따른 제조업자, 같은 법 제15조에 따른 의료기기 수입업자, 같은 법 제17조에 따른 의료기기 판매업자 또는 임대업자로부터 의료기기 채택 · 사용유도 · 거래유지 등 판매촉진을 목적으로 제공되는 경제적 이익등을 받거나 의료기관으로 하여금 받게 하여서는 아니 된다. 다만, 견본품 제공등의 행위로서 보건복지부령으로 정하는 범위 안의 경제적 이익등인 경우에는 그러하지 아니하다.

▶ 벌 칙: 3년 이하의 징역이나 3천만원 이하의 벌금(이 경우 취득한 경제적 이익등은 몰수하고, 몰수할 수 없을 때에는 그 가액을 추징)
▶ 행정처분: 의료인 면허 자격정지(위반하여 경제적 이익등을 제공받은 때)

시행규칙 **제16조의5(경제적 이익 등의 범위)** 법 제23조의3제1항 단서 및 제2항 단서에서 "보건복지부령으로 정하는 경제적 이익등"이란 별표 2의3과 같다.

시행규칙 [별표 2의3]

허용되는 경제적 이익등의 범위

(제16조의5 관련)

허용행위	허용범위
1. 견본품 제공	○ 최소 포장단위로 "견본품" 또는 "sample"이라는 문자를 표기하여 의료기관에 해당 의약품 및 의료기기의 제형·형태 등을 확인하는데 필요한 최소 수량의 견본품을 제공하는 경우. 이 경우 제공받은 견본품은 환자에게 판매할 수 없다.
2. 학술대회 지원	○ 다음 각 호의 어느 하나에 해당하는 자가 주최하는 의학·약학, 의료기기 관련 학술연구 목적의 학술대회(학술대회 중에 개최되는 제품설명회를 포함한다)에 참가하는 발표자·좌장·토론자가 학술대회 주최자로부터 교통비·식비·숙박비·등록비 용도의 실비로 지원받는 비용
2. 학술대회 지원	1. 의학·약학, 의료기기 관련 학술연구를 목적으로 설립된 비영리법인 2 「의료법」 제28조제1항에 따른 의사회·치과의사회·한의사회, 같은 법 제52조제1항에 따른 의료기관단체 또는 「약사법」 제11조 및 제12조에 따른 대한약사회·대한한약사회(이하 "보건의료단체"라 한다) 3. 「고등교육법」 제2조제1호에 따른 대학 또는 「산업교육진흥 및 산학협력촉진에 관한 법률」 제25조제1항에 따른 산학협력단 4. 보건의료단체 또는 사업자(의약품의 품목허가를 받은 자, 의약품의 품목신고를 한 자, 의약품 수입자, 의료기기 제조업자 및 수입업자를 말한다. 이하 이 표에서 같다)들로 구성된 단체가 승인 또는 인정한 학회(해외 학회를 포함한다), 학술기관·학술단체 또는 연구기관·연구단체
3. 임상시험 지원	○ 다음 각 호의 어느 하나에 해당하는 임상시험 또는 임상연구를 실시하는데 필요한 수량의 의약품(제1호 및 제3호만 해당하며, 제3호의 경우 「첨단재생의료 및 첨단바이오의약품 안전 및 지원에 관한 법률」에 따른 인체세포등을 포함한다) 및 의료기기(제2호만 해당한다)와 적절한 연구비. 이 경우 해당 요양기관에 설치된 관련 위원회의 사전 승인을 받은 비임상시험(非臨床試驗: 동물실험 또는 실험실 실험 등을 말한다)을 포함한다. 1. 「약사법」 제34조제1항 및 제7항에 따라 식품의약품안전처장의 임상시험계획 승인을 받은 임상시험(「의약품 등의 안전에 관한 규칙」 제24조제8항에 해당하는 경우에는 임상시험심사위원회의 임상시험계획 승인을 받은 임상시험을 말한다) 2. 「의료기기법」 제10조제1항 및 제7항에 따라 식품의약품안전처장의 임상시험계획 승인을 받은 임상시험(「의료기기법 시행규칙」 제20조제3항에 해당하는 경우에는 임상시험심사위원회의 임상시험계획 승인을 받은 임상시험을 말한다) 3. 「첨단재생의료 및 첨단바이오의약품 안전 및 지원에 관한 법률」 제12조제2항 또는 제3항에 따라 첨단재생의료 연구계획의 적합 통보 또는 첨단재생의료 임상연구 승인을 받은 첨단재생의료 임상연구
4. 제품 설명회	1. 다음 각 목의 어느 하나의 방식으로 주최하는 제품설명회에서 참석자에게 제공하는 실제 비용의 교통비, 5만원 이하의 기념품, 숙박, 식음료(세금 및 봉사료를 제외한 금액으로 1회당 10만원 이하인 경우로 한정한다) 가. 사업자가 국내에서 복수의 의료기관을 대상으로 해당 의료기관에 소속한 의사·치과의사·한의사에게 사업자의 의약품에 대한 정보제공을 목적으로 주최하는 제품설명회 나. 사업자가 국내에서 복수의 의료기관을 대상으로 주최하는 다음 어느 하나의 행사 1) 해당 의료기관에 소속한 「보건의료기본법」 제3조제3호에 따른 보건의료인(이하 이 표에서 "보건의료인"이라 한다)에게 사업자의 의료기기에 대한 정보제공을 목적으로 주최하는 제품설명회 2) 해당 의료기관에 소속한 보건의료인 및 시술·진단관련 종사자에게 사업자의 의료기기와 관련한 시술 및 진단기술의 습득·향상을 위하여 실시하는 교육·훈련 다. 의료기기 수입업자가 의료기관에 소속한 보건의료인을 대상으로 국내에 수입되지 않은 수입업자의 의료기기와 관련한 기술 습득 및 기술 향상을 위하여 실시하는 국외 교육과 국외 훈련(해당 의료기기에 대한 식품의약품안전처장의 변경허가 또는 사용방법의 변경 등의 경우가 아니면 반복된 교육·훈련은 제외한다) 라. 의료기기 제조업자가 외국에서 복수의 외국 의료기관에 소속된 보건의료인을 대상으로 자사 의료기기에 대한 정보제공을 목적으로 주최하는 제품설명회와 시술 및 진단기술의 습득·향상을 위하여 실시하는 교육·훈련. 다만, 강연자로 참석하는 경우만 해당한다.

허용행위	허용범위
4. 제품 설명회	2. 다음 각 목의 어느 하나의 방식으로 주최하는 제품설명회로서, 참석자에게 제공하는 식음료(세금 및 봉사료를 제외한 금액으로 1일 10만원 이하로 한정하며, 월 4회 이내만 허용한다) 및 사업자의 회사명 또는 제품명을 기입한 1만원 이하의 판촉물 가. 사업자가 개별 의료기관을 방문하여 해당 의료기관에 소속한 의사·치과의사·한의사에게 사업자의 의약품에 대한 정보를 제공할 목적으로 주최하는 제품설명회 나. 사업자가 개별 의료기관을 방문하여 해당 의료기관에 소속한 보건의료인 및 시술·진단관련 종사자에게 사업자의 의료기기와 관련한 시술 및 진단기술의 습득·향상을 위하여 실시하는 교육·훈련 ※ 제품설명회는 의약품 및 의료기기에 대한 정보제공을 목적으로 개최하는 것만을 말하며, 보건의료인의 모임 등에 필요한 식음료를 지원하기 위하여 개최하는 것은 포함하지 않는다.
5. 대금결제 조건에 따른 비용할인	○ 의약품 및 의료기기 거래금액을 결제하는 경우로서 다음 각 호의 어느 하나에 해당하는 경우 1. 거래가 있은 날로부터 3개월 이내에 결제하는 경우: 거래금액의 0.6퍼센트 이하의 비용할인 2. 거래가 있은 날로부터 2개월 이내에 결제하는 경우: 거래금액의 1.2퍼센트 이하의 비용할인 3. 거래가 있은 날로부터 1개월 이내에 결제하는 경우(계속적 거래에서 1개월을 단위로 의약품 거래금액을 결제하는 경우에는 그 기간의 중간인 날로부터 1개월 이내에 결제하는 것을 포함한다): 거래금액의 1.8퍼센트 이하의 비용할인 ※ "거래가 있은 날"이란 의약품 및 의료기기가 요양기관에 도착한 날을 말한다. ※ 거래금액의 일부를 결제하는 경우에는 전체 거래금액에 대한 그 일부의 비율에 따라 비용할인을 한다.
6. 시판 후 조사	○ 「약사법」 제32조, 같은 법 제42조제4항 및 「의료기기법」 제8조에 따른 재심사 대상 의약품이나 의료기기의 시판 후 조사에 참여하는 의사, 치과의사, 한의사에게 제공하는 증례보고서에 대한 건당 5만원 이하(희귀질환, 장기적인 추적조사 등 추가 작업량이 필요한 경우에는 30만원 이하를 말한다)의 사례비. 이 경우 사례비를 줄 수 있는 증례보고서의 개수는 「의약품 등의 안전에 관한 규칙」 제22조·제23조 또는 「의료기기법 시행규칙」 제10조에 따라 제출하여야 하는 증례보고서의 최소 개수로 하되, 연구목적, 해외허가 또는 해외등록 등을 위하여 특정품목에 대한 사례보고서가 필요한 경우에는 식품의약품안전처장이 정하여 고시하는 바에 따라 그 수를 추가할 수 있다.
7. 기타	1. 금융회사가 신용카드 또는 직불카드(이하 "신용카드"라 한다) 사용을 유도하기 위하여 지급하는 의약품 및 의료기기 결제금액의 1퍼센트 이하의 적립점수(항공마일리지 및 이용적립금을 포함하되, 의약품 및 의료기기 대금결제 전용이 아닌 신용카드 또는 의약품 및 의료기기 대금결제를 주목적으로 하지 아니하는 신용카드를 사용하여 그 신용카드의 기본 적립률에 따라 적립한 적립점수는 제외한다). 2. 구매 전 의료기기의 성능을 확인하는 데 필요한 최소기한의 사용. 다만, 그 기한은 1개월을 넘을 수 없다.

③ 의료인, 의료기관 개설자(의료기관을 개설하려는 자를 포함한다) 및 의료기관 종사자는 「약사법」 제24조의2에 따른 약국개설자로부터 처방전의 알선 · 수수 · 제공 또는 환자 유인의 목적으로 경제적 이익등을 요구 · 취득하거나 의료기관으로 하여금 받게 하여서는 아니 된다.

제24조(요양방법 지도) 의료인은 환자나 환자의 보호자에게 요양방법이나 그 밖에 건강관리에 필요한 사항을 지도하여야 한다.

제24조의2(의료행위에 관한 설명) ① 의사 · 치과의사 또는 한의사는 사람의 생명 또는 신체에 중대한 위해를 발생하게 할 우려가 있는 수술, 수혈, 전신마취(이하 이 조에서 "수술등"이라 한다)를 하는 경우 제2항에 따른 사항을 환자(환자가 의사결정능력이 없는 경우 환자의 법정대리인을 말한다. 이하 이 조에서 같다)에게 설명하고 서면(전자문서를 포함한다. 이하 이 조에서 같다)으로 그 동의를 받아야 한다. 다만, 설명 및 동의 절차로 인하여 수술등이 지체되면 환자의 생명이 위험하여지거나 심신상의 중대한 장애를 가져오는 경우에는 그러하지 아니하다.

▶ 과태료: 300만원 이하의 과태료(환자에게 설명을 하지 아니하거나 서면 동의를 받지 아니한 자)

② 제1항에 따라 환자에게 설명하고 동의를 받아야 하는 사항은 다음 각 호와 같다.

1. 환자에게 발생하거나 발생 가능한 증상의 진단명
2. 수술등의 필요성, 방법 및 내용

3. 환자에게 설명을 하는 의사, 치과의사 또는 한의사 및 수술등에 참여하는 주된 의사, 치과의사 또는 한의사의 성명
4. 수술등에 따라 전형적으로 발생이 예상되는 후유증 또는 부작용
5. 수술등 전후 환자가 준수하여야 할 사항

③ 환자는 의사, 치과의사 또는 한의사에게 제1항에 따른 동의서 사본의 발급을 요청할 수 있다. 이 경우 요청을 받은 의사, 치과의사 또는 한의사는 정당한 사유가 없으면 이를 거부하여서는 아니 된다.

④ 제1항에 따라 동의를 받은 사항 중 수술등의 방법 및 내용, 수술등에 참여한 주된 의사, 치과의사 또는 한의사가 변경된 경우에는 변경 사유와 내용을 환자에게 서면으로 알려야 한다.

▶ 과태료: 300만원 이하의 과태료(환자에게 변경 사유와 내용을 서면으로 알리지 아니한 자)

⑤ 제1항 및 제4항에 따른 설명, 동의 및 고지의 방법 · 절차 등 필요한 사항은 대통령령으로 정한다.

시행령 **제10조의13(의료행위에 관한 설명)** ① 법 제24조의2제1항 본문에 따라 의사 · 치과의사 또는 한의사가 환자(환자가 의사결정능력이 없는 경우 환자의 법정대리인을 말한다. 이하 이 조에서 같다)로부터 받는 동의서에는 해당 환자의 서명 또는 기명날인이 있어야 한다.

② 법 제24조의2제4항에 따라 의사 · 치과의사 또는 한의사가 수술 · 수혈 또는 전신마취의 방법 · 내용 등의 변경 사유 및 변경 내용을 환자에게 서면으로 알리는 경우 환자의 보호를 위하여 필요하다고 인정하는 때에는 보건복지부장관이 정하는 바에 따라 구두의 방식을 병행하여 설명할 수 있다.

③ 의사 · 치과의사 또는 한의사는 법 제24조의2제1항 본문에 따른 서면의 경우에는 환자의 동의를 받은 날, 같은 조 제4항에 따른 서면은 환자에게 알린 날을 기준으로 각각 2년간 보존 · 관리하여야 한다.

제25조(신고) ① 의사 · 치과의사 · 한의사 및 조산사는 대통령령으로 정하는 바에 따라 최초로 면허를 받은 후부터 3년마다 그 실태와 취업상황 등을 보건복지부장관에게 신고하여야 한다.

② 보건복지부장관은 제30조제3항의 보수교육을 이수하지 아니한 의사 · 치과의사 · 한의사 및 조산사에 대하여 제1항에 따른 신고를 반려할 수 있다. [개정 2024.9.20.]

③ 보건복지부장관은 제1항에 따른 신고 수리 업무를 대통령령으로 정하는 바에 따라 관련 단체 등에 위탁할 수 있다.

시행령 **제11조(신고)** ① 법 제25조제1항에 따라 의사 · 치과의사 · 한의사 및 조산사는 그 실태와 취업상황 등을 제8조 또는 법 제65조에 따라 면허증을 발급 또는 재발급 받은 날부터 매 3년이 되는 해의 12월 31일까지 보건복지부장관에게 신고하여야 한다. 다만, 법률 제10609호 의료법 일부개정법률 부칙 제2조제1항에 따라 신고를 한 의사 · 치과의사 · 한의사 및 조산사의 경우에는 그 신고한 날부터 매 3년이 되는 해의 12월 31일까지 신고하여야 한다. [개정 2025.6.20.]

② 법 제25조제3항에 따라 보건복지부장관은 제1항에 따른 신고 수리 업무를 법 제28조에 따른 의사회 · 치과의사회 · 한의사회 및 조산사회(이하 "중앙회"라 한다)에 위탁한다. [개정 2025.6.20]

>> 참고

의료법 제25조제1항에 따라 3년마다 실태를 보고할 때에 3년에 해당하는 보수교육을 받지 않았을 경우에는 제66조제4항에 의거하여 치과의사면허의 효력이 정지될 수 있으므로 보수교육 이수에 유의하여야 한다.

대한치과의사협회는 치과의사 회원의 신고 업무를 위해 인터넷 사이트인 면허신고센터(http://license.kda.or.kr/)를 운영하고 있다.

제26조(변사체 신고) 의사 · 치과의사 · 한의사 및 조산사는 사체를 검안하여 변사한 것으로 의심되는 때에는 사체의 소재지를 관할하는 경찰서장에게 신고하여야 한다.

▶ 벌　칙: 500만원 이하의 벌금

제3절 의료행위의 제한

제27조(무면허 의료행위 등 금지) ① 의료인이 아니면 누구든지 의료행위를 할 수 없으며 의료인도 면허된 것 이외의 의료행위를 할 수 없다. 다만, 다음 각 호의 어느 하나에 해당하는 자는 보건복지부령으로 정하는 범위에서 의료행위를 할 수 있다.

▶ 벌　칙: 5년 이하의 징역이나 5천만원 이하의 벌금

1. 외국의 의료인 면허를 가진 자로서 일정 기간 국내에 체류하는 자

시행규칙 **제18조(외국면허 소지자의 의료행위)** 법 제27조제1항제1호에 따라 외국의 의료인 면허를 가진 자로서 다음 각 호의 어느 하나에 해당하는 업무를 수행하기 위하여 국내에 체류하는 자는 그 업무를 수행하기 위하여 필요한 범위에서 보건복지부장관의 승인을 받아 의료행위를 할 수 있다.

1. 외국과의 교육 또는 기술협력에 따른 교환교수의 업무
2. 교육연구사업을 위한 업무
3. 국제의료봉사단의 의료봉사 업무

2. 의과대학, 치과대학, 한의과대학, 의학전문대학원, 치의학전문대학원, 한의학전문대학원, 종합병원 또는 외국 의료원조기관의 의료봉사 또는 연구 및 시범사업을 위하여 의료행위를 하는 자
3. 의학 · 치과의학 · 한방의학 또는 간호학을 전공하는 학교의 학생

시행규칙 **제19조(의과대학생 등의 의료행위)** ① 법 제27조제1항제2호에 따른 의료행위의 범위는 다음 각 호와 같다.

1. 국민에 대한 의료봉사활동을 위한 의료행위
2. 전시 · 사변이나 그 밖에 이에 준하는 국가비상사태 시에 국가나 지방자치단체의 요청에 따라 행하는 의료행위
3. 일정한 기간의 연구 또는 시범 사업을 위한 의료행위

② 법 제27조제1항제3호에 따라 의학 · 치과의학 · 한방의학 또는 간호학을 전공하는 학교의 학생은 다음 각 호의 의료행위를 할 수 있다.

1. 전공 분야와 관련되는 실습을 하기 위하여 지도교수의 지도 · 감독을 받아 행하는 의료행위
2. 국민에 대한 의료봉사활동으로서 의료인의 지도 · 감독을 받아 행하는 의료행위
3. 전시 · 사변이나 그 밖에 이에 준하는 국가비상사태 시에 국가나 지방자치단체의 요청에 따라 의료인의 지도 · 감독을 받아 행하는 의료행위

>> 참고 – [치과대학·치의학전문대학원 학생의 의료행위]

- 의료법 시행규칙 제19조제2항제1호에 근거하여 치과대학 및 치의학전문대학원의 학생들이 임상술기를 습득하고 진료능력을 향상시킬 수 있도록 대학과 연계된 치과병원에서 지도교수의 지도와 감독하에 환자를 진료하고 있다. 일반적으로 대학 소속의 전임 교수와 더불어 자격을 갖춘 외부의 치과의사로서 위촉 또는 임명을 받은 비전임 외래교수가 함께 지도교수의 역할을 맡는 경향이 있다.
- 의료법 시행규칙 제19조제2항제2호에 근거하여 치과대학 및 치의학전문대학원 학생들의 동아리 의료봉사 활동에서는 교수 직위와 상관없이 인솔하는 치과의사의 지도와 감독하에 국민에 대한 의료행위가 허용된다.

② 의료인이 아니면 의사 · 치과의사 · 한의사 · 조산사 또는 간호사 명칭이나 이와 비슷한 명칭을 사용하지 못한다.

▶ 벌 칙: 500만원 이하의 벌금

③ 누구든지 「국민건강보험법」이나 「의료급여법」에 따른 본인부담금을 면제하거나 할인하는 행위[11], 금품 등을 제공하거나 불특정 다수인에게 교통편의를 제공하는 행위 등 영리를 목적으로 환자를 의료기관이나 의료인에게 소개 · 알선 · 유인하는 행위 및 이를 사주하는 행위를 하여서는 아니 된다. 다만, 다음 각 호의 어느 하나에 해당하는 행위는 할 수 있다.

▶ 벌 칙: 3년 이하의 징역이나 3천만원 이하의 벌금

1. 환자의 경제적 사정 등을 이유로 개별적으로 관할 시장 · 군수 · 구청장의 사전승인을 받아 환자를 유치하는 행위
2. 「국민건강보험법」 제109조에 따른 가입자나 피부양자가 아닌 외국인(보건복지부령으로 정하는 바에 따라 국내에 거주하는 외국인은 제외한다)환자를 유치하기 위한 행위

④ 제3항제2호에도 불구하고 「보험업법」 제2조에 따른 보험회사, 상호회사, 보험설계사, 보험대리점 또는 보험중개사는 외국인 환자를 유치하기 위한 행위를 하여서는 아니 된다.

▶ 벌 칙: 3년 이하의 징역이나 3천만원 이하의 벌금

⑤ 누구든지 의료인이 아닌 자에게 의료행위를 하게 하거나 의료인에게 면허 사항 외의 의료행위를 하게 하여서는 아니 된다.

▶ 벌 칙: 5년 이하의 징역이나 5천만원 이하의 벌금

11)환자에게 건강보험 진료비를 감면해주는 행위는 선행이 아니라 '환자 유인행위'로 간주하여 처벌한다는 의미임.

▶ 행정처분: 개설 허가의 취소 또는 의료기관 폐쇄(무자격자에게 의료행위를 하게 하거나 의료인에게 면허 사항 외의 의료행위를 하게 한 때)
▶ 행정처분: 의료인 면허 취소(사람의 생명 또는 신체에 중대한 위해를 발생하게 할 우려가 있는 수술, 수혈, 전신마취를 의료인 아닌 자에게 하게 하거나 의료인에게 면허 사항 외로 하게 한 경우)

제27조의2 삭제

제4절 의료인 단체

제28조(중앙회와 지부) ① 의사 · 치과의사 · 한의사 및 조산사는 대통령령으로 정하는 바에 따라 각각 전국적 조직을 두는 의사회 · 치과의사회 · 한의사회 및 조산사회(이하 "중앙회"라 한다)를 각각 설립하여야 한다. [개정 2024.9.20.]

② 중앙회는 법인으로 한다.

③ 제1항에 따라 중앙회가 설립된 경우에는 의사 · 치과의사 · 한의사 및 조산사는 당연히 해당하는 중앙회의 회원이 되며, 중앙회의 정관을 지켜야 한다. [개정 2024.9.20.]

④ 중앙회에 관하여 이 법에 규정되지 아니한 사항에 대하여는 「민법」 중 사단법인에 관한 규정을 준용한다.

⑤ 중앙회는 대통령령으로 정하는 바에 따라 특별시 · 광역시 · 도와 특별자치도(이하 "시 · 도"라 한다)에 지부를 설치하여야 하며, 시 · 군 · 구(자치구만을 말한다. 이하 같다)에 분회를 설치할 수 있다. 다만, 그 외의 지부나 외국에 의사회 지부를 설치하려면 보건복지부장관의 승인을 받아야 한다.

⑥ 중앙회가 지부나 분회를 설치한 때에는 그 지부나 분회의 책임자는 지체 없이 특별시장 · 광역시장 · 도지사 · 특별자치도지사(이하 "시 · 도지사"라 한다) 또는 시장 · 군수 · 구청장에게 신고하여야 한다.

⑦ 각 중앙회는 제66조의2에 따른 자격정지 처분 요구에 관한 사항 등을 심의 · 의결하기 위하여 윤리위원회를 둔다.

시행령 **제11조의2(윤리위원회의 구성)** ① 법 제28조제7항에 따른 윤리위원회(이하 "윤리위원회"라 한다)는 위원장 1명을 포함한 11명의 위원으로 구성한다.

② 위원장은 위원 중에서 각 중앙회의 장이 위촉한다.

③ 위원은 다음 각 호의 사람 중에서 각 중앙회의 장이 성별을 고려하여 위촉하되, 제2호에 해당하는 사람이 4명 이상 포함되어야 한다.

1. 각 중앙회 소속 회원으로서 의료인 경력이 10년 이상인 사람
2. 의료인이 아닌 사람으로서 법률, 보건, 언론, 소비자 권익 등에 관하여 경험과 학식이 풍부한 사람

④ 위원의 임기는 3년으로 하며, 한 번만 연임할 수 있다.

⑧ 윤리위원회의 구성, 운영 등에 관한 사항은 대통령령으로 정한다.

시행령 **제11조의3(윤리위원회의 운영 등)** ① 윤리위원회는 다음 각 호의 사항을 심의 · 의결한다.

1. 법 제66조의2에 따른 자격정지 처분 요구에 관한 사항
2. 각 중앙회 소속 회원에 대한 자격심사 및 징계에 관한 사항
3. 그 밖에 회원의 윤리 확립을 위해 필요한 사항으로서 각 중앙회의 정관으로 정하는 사항

② 윤리위원회의 회의는 위원장이 필요하다고 인정하는 경우나 각 중앙회의 장 또는 재적위원 3분의 1 이상이 요청하는 경우에 위원장이 소집한다. 이 경우 위원장은 회의 개최 7일 전까지 회의의 일시, 장소 및 안건을 각 위원에게 통보하여야 한다.

③ 윤리위원회의 회의는 재적위원 3분의 2 이상의 출석으로 개의(開議)하고, 출석위원 3분의 2 이상의 찬성으로 의결한다. 다만, 제1항제2호 및 제3호의 사항에 관한 정족수는 각 중앙회의 정관으로 달리 정할 수 있다.

④ 윤리위원회의 위원장은 제1항제1호 및 제2호의 사항에 관하여 심의 · 의결하려는 경우에는 해당 안건의 당사자에게 구술 또는 서면(전자문서를 포함한다)으로 의견을 진술할 기회를 주어야 한다.

⑤ 윤리위원회는 소관 심의 · 의결 사항을 전문적으로 검토하기 위하여 필요한 경우 보건복지부장관이 정하는 기준에 따라 분야별 전문자문단을 구성 · 운영할 수 있다.

⑥ 제1항부터 제5항까지에서 규정한 사항 외에 윤리위원회 또는 제5항에 따른 분야별 전문자문단의 운영에 필요한 사항은 각 중앙회의 정관으로 정한다.

제29조(설립 허가 등) ① 중앙회를 설립하려면 대표자는 대통령령으로 정하는 바에 따라 정관과 그 밖에 필요한 서류를 보건복지부장관에게 제출하여 설립 허가를 받아야 한다.

시행령 **제12조(중앙회의 설립 허가신청)** 법 제29조제1항에 따라 중앙회 설립 허가를 받으려면 다음 각 호의 서류를 갖추어 보건복지부장관에게 제출하여야 한다.

1. 정관
2. 사업계획서
3. 자산명세서
4. 설립결의서
5. 설립대표자의 선출 경위에 관한 서류
6. 임원의 취임승낙서와 이력서

② 중앙회의 정관에 적을 사항은 대통령령으로 정한다.

③ 중앙회가 정관을 변경하려면 보건복지부장관의 허가를 받아야 한다.

제30조(협조 의무) ① 중앙회는 보건복지부장관으로부터 의료와 국민보건 향상에 관한 협조 요청을 받으면 협조하여야 한다.

② 중앙회는 보건복지부령으로 정하는 바에 따라 회원의 자질 향상을 위하여 필요한 보수(補修)교육을 실시하여야 한다.

시행규칙 **제20조(보수교육)** ① 중앙회는 법 제30조제2항에 따라 다음 각 호의 사항이 포함된 보수교육을 매년 실시해야 한다. [개정 2025.6.20.]

1. 직업윤리에 관한 사항
2. 업무 전문성 향상 및 업무 개선에 관한 사항
3. 의료 관계 법령의 준수에 관한 사항
4. 선진 의료기술 등의 동향 및 추세 등에 관한 사항
5. 그 밖에 보건복지부장관이 의사 · 치과의사 · 한의사 또는 조산사의 자질 향상을 위하여 필요하다고 인정하는 사항 [개정 2025.6.20.]

② 의사 · 치과의사 · 한의사 또는 조산사는 제1항에 따른 보수교육을 연간 8시간 이상 이수해야한다. [개정 2025.6.20.]

③ 보건복지부장관은 제1항에 따른 보수교육의 내용을 평가할 수 있다.

④ 각 중앙회장은 제1항에 따른 보수교육을 다음 각 호의 기관으로 하여금 실시하게 할 수 있다.

1. 법 제28조제5항에 따라 설치된 지부(이하 "지부"라 한다) 또는 중앙회의 정관에 따라 설치된 의학 · 치의학 · 한의학 분야별 전문학회 및 전문단체 [개정 2025.6.20.]
2. 의과대학 · 치과대학 · 한의과대학 · 의학전문대학원 · 치의학전문대학원 · 한의학전문대학원 및 그 부속병원 [개정 2025.6.20.]
3. 수련병원
4. 「한국보건복지인력개발원법」에 따른 한국보건복지인력개발원
5. 다른 법률에 따른 보수교육 실시기관

⑤ 각 중앙회장은 의료인이 제4항제5호의 기관에서 보수교육을 받은 경우 그 교육이수 시간의 전부 또는 일부를 보수교육 이수시간으로 인정할 수 있다.

⑥ 다음 각 호의 어느 하나에 해당하는 사람에 대하여는 해당 연도의 보수교육을 면제한다.

1. 전공의
2. 의과대학 · 치과대학 · 한의과대학의 대학원 재학생 [개정 2025.6.20.]
3. 영 제8조에 따라 면허증을 발급받은 신규 면허취득자

4. 보건복지부장관이 보수교육을 받을 필요가 없다고 인정하는 사람

⑦ 다음 각 호의 어느 하나에 해당하는 사람에 대하여는 해당 연도의 보수교육을 유예할 수 있다.

1. 해당 연도에 6개월 이상 환자진료 업무에 종사하지 아니한 사람
2. 보건복지부장관이 보수교육을 받기가 곤란하다고 인정하는 사람

⑧ 제6항 또는 제7항에 따라 보수교육이 면제 또는 유예되는 사람은 해당 연도의 보수교육 실시 전에 별지 제10호의2서식의 보수교육 면제 · 유예 신청서에 보수교육 면제 또는 유예 대상자임을 증명할 수 있는 서류를 첨부하여 각 중앙회장에게 제출하여야 한다.

⑨ 제8항에 따른 신청을 받은 각 중앙회장은 보수교육 면제 또는 유예 대상자 여부를 확인하고, 보수교육 면제 또는 유예 대상자에게 별지 제10호의3서식의 보수교육 면제 · 유예 확인서를 교부하여야 한다.

③ 의사 · 치과의사 · 한의사 및 조산사는 제2항에 따른 보수교육을 받아야 한다. [개정 2024.9.20.]

제31조 삭제

제32조(감독) 보건복지부장관은 중앙회나 그 지부가 정관으로 정한 사업 외의 사업을 하거나 국민보건 향상에 장애가 되는 행위를 한 때 또는 제30조제1항에 따른 요청을 받고 협조하지 아니한 경우에는 정관을 변경하거나 임원을 새로 뽑을 것을 명할 수 있다.

제3장 의료기관

제1절 의료기관의 개설

제33조(개설 등) ① 의료인은 이 법에 따른 의료기관을 개설하지 아니하고는 의료업을 할 수 없으며, 다음 각 호의 어느 하나에 해당하는 경우 외에는 그 의료기관 내에서 의료업을 하여야 한다.

▶ 벌　칙: 500만원 이하의 벌금(안마사 포함)

1. 「응급의료에 관한 법률」 제2조제1호에 따른 응급환자를 진료하는 경우
2. 환자나 환자 보호자의 요청에 따라 진료하는 경우
3. 국가나 지방자치단체의 장이 공익상 필요하다고 인정하여 요청하는 경우
4. 보건복지부령으로 정하는 바에 따라 가정간호를 하는 경우

시행규칙 **제24조(가정간호)** ① 법 제33조제1항제4호에 따라 의료기관이 실시하는 가정간호의 범위는 다음 각 호와 같다.

1. 간호
2. 검체의 채취(보건복지부장관이 정하는 현장검사를 포함한다. 이하 같다) 및 운반
3. 투약
4. 주사
5. 응급처치 등에 대한 교육 및 훈련
6. 상담
7. 다른 보건의료기관 등에 대한 건강관리에 관한 의뢰

② 가정간호를 실시하는 간호사는 「전문간호사 자격인정 등에 관한 규칙」에 따른 가정전문간호사여야 한다. 다만, 「의료법」 제3조제2항제1호에 따른 의원급 의료기관 또는 같은 항 제3호에 따른 병원급 의료기관(종합병원은 제외한다)의 경우에는 가정간호에 관한 교육을 이수하는 등 보건복지부장관이 정하여 고시하는 요건을 갖춘 간호사도 가정간호를 실시할 수 있다. [개정 2024.12.27.]

③ 가정간호는 의사나 한의사가 의료기관 외의 장소에서 계속적인 치료와 관리가 필요하다고 판단하여 제2항 본문에 따른 가정전문간호사 또는 같은 항 단서에 따른 간호사(이하 "가정전문간호사등"이라 한다)에게 치료나 관리를 의뢰한 사람

에 대해서만 실시해야 한다. [개정 2024.12.27.]

④ 가정전문간호사등은 가정간호 중 검체의 채취 및 운반, 투약, 주사 또는 치료적 의료행위인 간호를 하는 경우에는 의사나 한의사의 진단과 처방에 따라야 한다. 이 경우 의사 및 한의사 처방의 유효기간은 처방일부터 90일까지로 한다. [개정 2024.12.27.]

⑤ 가정간호를 실시하는 의료기관의 장은 가정전문간호사등을 2명 이상 두어야 한다. 다만, 「의료법」 제3조제2항제3호바목에 따른 종합병원의 경우에는 제2항 본문에 따른 가정전문간호사를 2명 이상 두어야 한다. [개정 2024.12.27.]

⑥ 가정간호를 실시하는 의료기관의 장은 가정간호에 관한 기록을 5년간 보존하여야 한다.

⑦ 이 규칙에서 정한 것 외에 가정간호의 질 관리 등 가정간호의 실시에 필요한 사항은 보건복지부장관이 따로 정한다.

5. 그 밖에 이 법 또는 다른 법령으로 특별히 정한 경우나 환자가 있는 현장에서 진료를 하여야 하는 부득이한 사유가 있는 경우

② 다음 각 호의 어느 하나에 해당하는 자가 아니면 의료기관을 개설할 수 없다. 이 경우 의사는 종합병원 · 병원 · 요양병원 · 정신병원 또는 의원을, 치과의사는 치과병원 또는 치과의원을, 한의사는 한방병원 · 요양병원 또는 한의원을, 조산사는 조산원만을 개설할 수 있다.

▶ 벌 칙: 5년 이하의 징역이나 5천만원 이하의 벌금(안마사의 경우)

▶ 벌 칙: 10년 이하의 징역이나 1억원 이하의 벌금

▶ 행정처분: 개설 허가의 취소 또는 의료기관 폐쇄(위반하여 의료기관을 개설한 때)

1. 의사, 치과의사, 한의사 또는 조산사
2. 국가나 지방자치단체
3. 의료업을 목적으로 설립된 법인(이하 "의료법인"이라 한다)

▶ 행정처분: 개설 허가의 취소 또는 의료기관 폐쇄(설립허가가 취소되거나 해산된 때)

4. 「민법」이나 특별법에 따라 설립된 비영리법인

▶ 행정처분: 개설 허가의 취소 또는 의료기관 폐쇄(설립허가가 취소되거나 해산된 때)

5. 「공공기관의 운영에 관한 법률」에 따른 준정부기관, 「지방의료원의 설립 및 운영에 관한 법률」에 따른 지방의료원, 「한국보훈복지의료공단법」에 따른 한국보훈복지의료공단

▶ 행정처분: 개설 허가의 취소 또는 의료기관 폐쇄(설립허가가 취소되거나 해산된 때)

③ 제2항에 따라 의원 · 치과의원 · 한의원 또는 조산원을 개설하려는 자는 보건복지부령으로 정하는 바에 따라 시장 · 군수 · 구청장에게 신고하여야 한다.

▶ 벌 칙: 500만원 이하의 벌금(안마사 포함)

시행규칙 **제25조(의료기관 개설신고)** ① 법 제33조제3항에 따라 의원 · 치과의원 · 한의원 또는 조산원을 개설하려는 자는 별지 제14호서식의 의료기관 개설신고서(전자문서로 된 신고서를 포함한다)에 다음 각 호의 서류(전자문서를 포함한다)를 첨부하여 시장 · 군수 · 구청장(자치구의 구청장을 말한다. 이하 같다)에게 신고해야 한다.

1. 개설하려는 자가 법인인 경우: 법인 설립 허가증 사본(「공공기관의 운영에 관한 법률」에 따른 준정부기관은 제외한다), 정관 사본 및 사업계획서 사본
2. 삭제
3. 건물평면도 사본 및 그 구조설명서 사본
4. 의료인 등 근무인원에 대한 확인이 필요한 경우: 면허(자격)증 사본. 다만, 제2항에 따라 행정정보의 공동이용으로 확인할 수 있는 경우는 제외한다.
5. 법 제36조제1호 · 제2호 · 제4호 및 제5호의 준수사항에 적합함을 증명하는 서류

② 제1항에 따라 신고서를 제출받은 시장 · 군수 · 구청장은 「전자정부법」 제36조제1항에 따른 행정정보의 공동이용을 통하여 다음 각 호의 서류를 확인해야 하며, 신고인(해당 의료기관에서 근무하는 사람을 포함한다)이 제2호 및 제3호의 서류 확인에 동의하지 않는 경우에는 그 사본을 첨부하도록 해야 한다.

1. 개설하려는 자가 법인인 경우: 법인 등기사항증명서

2. 개설하려는 자가 의료인인 경우: 의료인 면허증
3. 의료인 등 근무인원에 대한 확인이 필요한 경우: 면허(자격)증

③ 시장 · 군수 · 구청장은 제1항에 따른 의료기관 개설신고를 받은 경우에는 다음 각 호의 사항을 확인해야 한다. 이 경우 제3호에 대해서는 「소방시설 설치 및 관리에 관한 법률」 제6조제8항 전단에 따라 그 확인을 요청해야 한다.

1. 법 제4조제2항, 제33조제2항, 같은 조 제6항부터 제8항까지 및 제64조제2항에 따른 의료기관의 개설기준에 위배되는지 여부
2. 법 제36조제1호 · 제2호 · 제4호 및 제5호의 준수사항에 적합한지 여부
3. 「소방시설 설치 및 관리에 관한 법률 시행령」 별표 4에 따라 의료기관이 갖추어야 하는 소방시설에 적합한지 여부
4. 그 밖에 다른 법령에 따라 의료기관의 개설이 제한되거나 금지되는지 여부

④ 시장 · 군수 · 구청장은 제1항에 따른 의료기관 개설신고가 적법하다고 인정하는 경우에는 해당 신고를 수리하고, 별지 제15호서식의 의료기관 개설신고증명서를 발급하여야 한다.

⑤ 시장 · 군수 · 구청장은 분기별 의료기관의 개설신고 수리 상황을 매 분기가 끝난 후 15일까지 시 · 도지사를 거쳐 보건복지부장관에게 통보해야 한다.

⑥ 시장 · 군수 · 구청장은 제4항에 따라 의료기관 개설신고증명서를 발급한 경우에는 의료기관별로 관리카드를 작성 · 비치하여 신고 사항의 변경신고 및 행정처분 내용 등을 기록 · 관리하여야 한다.

④ 제2항에 따라 종합병원 · 병원 · 치과병원 · 한방병원 · 요양병원 또는 정신병원을 개설하려면 보건복지부령으로 정하는 바에 따라 제33조의2에 따른 시 · 도 의료기관개설위원회의 사전심의 및 본심의를 거쳐 시 · 도지사의 허가를 받아야 하고, 종합병원을 개설하려는 경우 또는 300병상 이상 종합병원의 의료기관 개설자가 병원급 의료기관을 추가로 개설하려는 경우에는 보건복지부령으로 정하는 바에 따라 시 · 도 의료기관개설위원회의 사전심의 단계에서 보건복지부장관의 승인을 받아야 한다. 이 경우 시 · 도지사는 개설하려는 의료기관이 다음 각 호의 어느 하나에 해당하는 경우에는 개설허가를 할 수 없다. [개정 2024.12.20.]

▶ 벌 칙: 3년 이하의 징역이나 3천만원 이하의 벌금

1. 제36조에 따른 시설기준에 맞지 아니하는 경우
2. 제60조제1항에 따른 기본시책과 같은 조 제2항에 따른 수급 및 관리계획에 적합하지 아니한 경우

시행규칙 **제27조(의료기관 개설허가)** ① 제26조의2제7항에 따라 의료기관 개설허가 사전심의 승인을 받은 자가 의료기관 개설허가 본심의 및 개설허가를 받으려면 사전심의 승인의 유효기간 내에 별지 제16호서식의 의료기관 개설허가신청서에 다음 각 호의 서류를 첨부하여 시 · 도지사에게 제출해야 한다. [개정 2025.6.20.]

1. 개설하려는 자가 법인인 경우: 법인설립허가증 사본(「공공기관의 운영에 관한 법률」에 따른 준정부기관은 제외한다), 정관 사본 및 사업계획서 사본
2. 개설하려는 자가 의료인인 경우: 면허증 사본과 사업계획서 사본
3. 건물평면도 사본 및 그 구조설명서 사본
4. 의료인 등 근무인원에 대한 확인이 필요한 경우: 면허(자격)증 사본. 다만, 제2항에 따라 행정정보의 공동이용으로 확인할 수 있는 경우는 제외한다.
5. 「전기사업법 시행규칙」 제38조제3항 본문에 따른 전기안전점검확인서(종합병원만 해당한다)
6. 별지 제15호의4서식의 의료기관 개설허가 사전심의 승인증 [신설 2025.6.20.]

② 제1항에 따라 신청서를 제출받은 시 · 도지사는 「전자정부법」 제36조제1항에 따른 행정정보의 공동이용을 통하여 다음 각 호의 서류를 확인해야 한다. 다만, 신청인(해당 의료기관에서 근무하는 사람을 포함한다)이 제2호부터 제4호까지의 서류 확인에 동의하지 않는 경우에는 그 사본을 첨부하도록 해야 한다.

1. 개설하려는 자가 법인인 경우: 법인 등기사항증명서
2. 개설하려는 자가 의료인인 경우: 의료인 면허증
3. 「전기안전관리법 시행규칙」 제18조제3항 본문에 따른 전기안전점검 확인서(종합병원만 해당한다)

4. 의료인 등 근무인원에 대한 확인이 필요한 경우: 면허(자격)증

③ 제1항에 따라 신청서를 제출받은 시 · 도지사는 위원회에 다음 각 호의 사항에 관한 본심의를 요청해야 한다. [개정 2025.6.20.]

1. 제25조제3항 각 호의 사항을 충족하는지 여부
2. 신청인이 개설하려는 의료기관의 병상 수 및 진료과목 등 중요사항이 사전심의를 받은 내용과 동일한지 여부
3. 그 밖에 시 · 도지사가 위원회의 본심의가 필요하다고 인정하는 사항

④ 시 · 도지사는 위원회 심의 결과 제3항 각 호의 사항을 모두 충족한다고 인정하는 경우에는 지체 없이 신청인에게 별지 제17호서식의 의료기관 개설허가증을 발급해야 한다. [개정 2025.6.20.]

⑤ 시 · 도지사는 분기별 의료기관의 개설허가 상황을 매 분기가 끝난 후 15일까지 보건복지부장관에게 통보해야 한다.

⑥ 시 · 도지사는 제4항에 따라 의료기관의 개설허가증을 발급한 때에는 의료기관별로 관리카드를 작성 · 비치하여 허가 사항의 변경허가 및 행정처분 내용 등을 기록 · 관리해야 한다.

⑦ 제1항부터 제6항까지에서 규정한 사항 외에 의료기관 개설허가 본심의 및 개설허가의 기준, 절차 및 방법 등에 관한 세부사항은 보건복지부장관이 정한다. [신설 2025.6.20.]

⑤ 제3항과 제4항에 따라 개설된 의료기관이 개설 장소를 이전하거나 개설에 관한 신고 또는 허가사항 중 보건복지부령으로 정하는 중요사항을 변경하려는 때에도 제3항 또는 제4항과 같다.

▶ 벌 칙: 500만원 이하의 벌금(허가의 경우만)
▶ 과태료: 1백만원 이하의 과태료(변경신고를 하지 아니한 자)(안마사 포함))
▶ 행정처분: 개설 허가의 취소 또는 의료기관 폐쇄(위반한 때)

시행규칙 **제26조(의료기관 개설신고사항의 변경신고)** ① 법 제33조제5항에 따라 의원 · 치과의원 · 한의원 또는 조산원 개설자가 그 개설 장소를 이전하거나 다음 각 호의 어느 하나에 해당하는 개설신고사항의 변경신고를 하려면 변경 사항을 확인할 수 있는 서류의 사본을 첨부하여 별지 제14호서식의 신고사항 변경신고서(전자문서로 된 신고서를 포함한다)를 시장 · 군수 · 구청장에게 제출하여야 한다. 이 경우 신고서를 제출받은 시장 · 군수 · 구청장은 「전자정부법」 제36조제1항에 따른 행정정보의 공동이용을 통해 의료기관 개설신고증명서를 확인해야 하며, 신고인이 의료기관 개설신고증명서 확인에 동의하지 않는 경우에는 그 사본을 첨부하도록 해야 한다.

1. 의료기관 개설자의 변경 사항
2. 의료기관 개설자가 입원, 해외 출장 등으로 다른 의사 · 치과의사 · 한의사 또는 조산사에게 진료하게 할 경우 그 기간 및 해당 의사 등의 인적 사항
3. 의료기관의 진료과목의 변동 사항
4. 진료과목 증감이나 입원실 등 주요 시설의 변경에 따른 시설 변동 내용
5. 의료기관의 명칭 변경 사항
6. 의료기관의 의료인 수

② 제1항에 따른 변경신고와 관련하여 그 변경사항에 대한 확인 방법 및 기준에 관하여는 제25조제3항을 준용한다. 다만, 같은 항 제3호의 경우에는 의료기관 개설장소의 이전이나 제1항제4호에 따른 시설 변동만 해당한다.

③ 시장 · 군수 · 구청장은 제1항에 따른 변경신고를 수리한 경우에 의료기관개설신고증명서의 기재사항을 고쳐쓸 필요가 있으면 이를 개서(改書)하여 주거나 재발급하여야 한다.

시행규칙 **제28조(의료기관 개설허가 사항의 변경허가)** ① 법 제33조제5항에 따라 의료기관의 개설허가를 받은 자가 그 개설 장소를 이전하거나 다음 각 호의 어느 하나에 해당하는 개설허가 사항의 변경허가에 대한 사전심의를 받으려면 변경 예정 사항을 확인할 수 있는 사업계획서(제2항에 따라 준용되는 제26조의2제6항 각 호의 사항을 확인할 수 있는 내용이 포함되어야 한다) 사본을 첨부하여 별지 제15호의3서식의 의료기관 허가사항 변경 사전심의 신청서를 시 · 도지사에게 제출해야 한다. 이 경우 신청서를 제출받은 시 · 도지사는 「전자정부법」 제36조제1항에 따른 행정정보의 공동이용을 통해 의료기관 개설허가증을 확인해야 하며, 신청인이 의료기관 개설허가증 확인에 동의하지 않는 경우에는 그 사본을 첨부하도록 해야 한다. [개정 2025.6.20.]

1. 의료기관 개설자의 변경 사항
2. 법 제3조제2항에 따른 의료기관의 종류 변경 또는 진료과목의 변동 사항
3. 진료과목 증감이나 입원실 등 주요시설 변경에 따른 시설 변동 내용
4. 의료기관의 명칭 변경 사항
5. 의료기관의 의료인 수

② 제1항에 따른 사전심의 신청과 관련하여 법 제33조의2에 따른 의료기관개설위원회(이하 이조에서 "위원회"라 한다)의 사전심의, 사전심의 승인증 발급 및 승인증의 유효기간 등에 관하여는 제26조의2제6항부터 제9항까지를 준용한다. [신설 2025.6.20.]

③ 제2항에 따라 변경허가의 사전심의 승인을 받은 자가 변경허가의 본심의 및 변경허가를 받으려면 별지 제16호서식의 의료기관 개설 허가사항 변경신청서에 다음 각 호의 서류를 첨부하여 시 · 도지사에게 제출해야 한다. 이 경우 신청서를 제출받은 시 · 도지사는 「전자정부법」 제36조제1항에 따른 행정정보의 공동이용을 통해 의료기관 개설허가증을 확인해야 하며, 신청인이 의료기관 개설허가증 확인에 동의하지 않는 경우에는 그 사본을 첨부하도록해야 한다. [신설 2025.6.20.]

1. 변경 사항을 확인할 수 있는 서류의 사본
2. 별지 제15의4서식의 의료기관 변경허가 사전심의 승인증

④ 제3항에 따라 신청서를 제출받은 시 · 도지사는 다음 각 호의 어느 하나에 해당하는 경우로서「전기안전관리법」 제13조제1항에 따른 전기안전점검을 받아야 하는 경우 「전자정부법」 제36조제1항에 따른 행정정보의 공동이용을 통하여 「전기안전관리법 시행규칙」 제18조제3항 본문에 따른 전기안전점검 확인서를 확인해야 한다. 다만, 신청인이 확인에 동의하지 않는 경우에는 그 사본을 첨부하도록 해야 한다. [개정 2024.7.24, 개정 2025.6.20.]

1. 종합병원의 개설 장소가 이전되는 경우 [신설 2024.7.24.]
2. 제1항제2호에 따라 종합병원으로 변경되는 경우 [신설 2024.7.24.]
3. 제1항제3호에 따라 종합병원의 주요시설이 변경되는 경우 [신설 2024.7.24.]

⑤ 제3항에 따른 개설허가 변경신청과 관련하여 위원회의 본심의에 관하여는 제27조제3항을 준용한다. 다만, 제27조제3항제1호에 따른 본심의 사항 중 제25조제3항제3호의 경우에는 의료기관 개설장소의 이전, 제1항제2호 및 제3호에 따른 의료기관의 종류 변경 및 시설 변동만 해당한다. [개정 2025.6.20.]

⑥ 시 · 도지사는 제3항에 따라 변경허가를 한 때에 의료기관 개설허가증을 고쳐쓸 필요가 있으면 이를 개서하여 주거나 재발급하여야 한다. [개정 2025.6.20.]

⑥ 조산원을 개설하는 자는 반드시 지도의사(指導醫師)를 정하여야 한다.

⑦ 다음 각 호의 어느 하나에 해당하는 경우에는 의료기관을 개설할 수 없다.

▶ 행정처분: 개설 허가의 취소 또는 의료기관 폐쇄(위반한 때, 의료기관 개설자 본인에게 책임이 없는 사유로 제4호를 위반한 때에는 그러하지 아니하다.)

1. 약국 시설 안이나 구내인 경우
2. 약국의 시설이나 부지 일부를 분할 · 변경 또는 개수하여 의료기관을 개설하는 경우
3. 약국과 전용 복도 · 계단 · 승강기 또는 구름다리 등의 통로가 설치되어 있거나 이런 것들을 설치하여 의료기관을 개설하는 경우
4. 「건축법」 등 관계 법령에 따라 허가를 받지 아니하거나 신고를 하지 아니하고 건축 또는 증축 · 개축한 건축물에 의료기관을 개설하는 경우

⑧ 제2항제1호의 의료인은 어떠한 명목으로도 둘 이상의 의료기관을 개설 · 운영할 수 없다. 다만, 2 이상의 의료인 면허를 소지한 자가 의원급 의료기관을 개설하려는 경우에는 하나의 장소에 한하여 면허 종별에 따른 의료기관을 함께 개설할 수 있다.

▶ 벌　칙: 5년 이하의 징역이나 5천만원 이하의 벌금(안마사 포함)

▶ 행정처분: 개설 허가의 취소 또는 의료기관 폐쇄(위반하여 둘 이상의 의료기관을 개설 · 운영한 때)

⑨ 의료법인 및 제2항제4호에 따른 비영리법인(이하 이 조에서 "의료법인등"이라 한다)이 의료기관을 개설하려면 그 법인의 정

관에 개설하고자 하는 의료기관의 소재지를 기재하여 대통령령으로 정하는 바에 따라 정관의 변경허가를 얻어야 한다(의료법인등을 설립할 때에는 설립 허가를 말한다. 이하 이 항에서 같다). 이 경우 그 법인의 주무관청은 정관의 변경허가를 하기 전에 그 법인이 개설하고자 하는 의료기관이 소재하는 시 · 도지사 또는 시장 · 군수 · 구청장과 협의하여야 한다.

▶ 벌 칙: 1년 이하의 징역이나 1천만원 이하의 벌금

▶ 행정처분: 개설 허가의 취소 또는 의료기관 폐쇄(위반한 때)

시행령 **제16조(의료법인 등의 의료기관 개설을 위한 정관변경 허가 등)** ① 법 제33조제2항제3호에 따른 의료법인(이하 "의료법인"이라 한다) 및 같은 항 제4호에 따른 비영리법인이 같은 조 제9항 전단에 따라 법인 설립허가 또는 정관 변경허가를 받으려는 경우에는 다음 각 호의 구분에 따른 서류를 주무관청에 제출하여야 한다.

1. 법인 설립허가를 받으려는 경우: 다음 각 목의 서류
   가. 의료기관의 개설 · 운영이 목적사업에 해당한다는 사실과 의료기관의 소재지가 반영된 정관안
   나. 의료기관 개설 · 운영을 위한 사업계획서 및 자금조달계획서
   다. 의료기관의 시설 · 장비 및 인력 등의 확보 계획서
   라. 법 제33조제2항제4호에 따른 비영리법인이 법인 설립허가 시 관계 법령에 따라 필요한 서류(비영리법인만 해당한다)
   마. 법 제48조제1항에 따른 의료법인 설립허가에 필요한 서류(의료법인만 해당한다)
   바. 그 밖에 의료기관의 개설 · 운영과 관련하여 보건복지부장관이 필요하다고 인정하여 고시하는 서류
2. 정관 변경허가를 받으려는 경우: 다음 각 목의 서류
   가. 의료기관의 개설 · 운영이 목적사업에 해당한다는 사실과 의료기관의 소재지가 반영된 정관변경안
   나. 제1호나목 및 다목의 서류
   다. 법 제33조제2항제4호에 따른 비영리법인이 정관 변경허가 시 관계 법령에 따라 필요한 서류(비영리법인만 해당한다)
   라. 법 제48조제3항에 따른 정관 변경허가에 필요한 서류(의료법인만 해당한다)
   마. 그 밖에 의료기관의 개설 · 운영과 관련하여 보건복지부장관이 필요하다고 인정하여 고시하는 서류

② 제1항 각 호의 서류(제1호라목 · 마목 및 제2호다목 · 라목은 제외한다)에 대한 작성기준, 작성방법 및 세부내용 등에 관한 사항은 보건복지부장관이 정하여 고시한다.

⑩ 의료기관을 개설 · 운영하는 의료법인등은 다른 자에게 그 법인의 명의를 빌려주어서는 아니 된다.

▶ 벌 칙: 5년 이하의 징역이나 5천만원 이하의 벌금

▶ 행정처분: 개설 허가의 취소 또는 의료기관 폐쇄(위반한 때)

제33조의2(의료기관개설위원회 설치 등) ① 제33조제4항에 따른 의료기관 개설 허가에 관한 사항을 심의하기 위하여 시 · 도지사 소속으로 의료기관개설위원회를 둔다.

② 제1항의 의료기관개설위원회의 위원은 제28조에 따른 의사회 · 치과의사회 · 한의사회 · 조산사회 및 「간호법」 제18조에 따른 간호사중앙회의 의료인으로서 경험이 풍부한 사람과 제52조에 따른 의료기관단체의 회원으로서 해당 지역 내 의료기관의 개설 · 운영 등에 관한 경험이 풍부한 사람으로 한다. [개정 2024.9.20.]

③ 의료기관개설위원회의 구성과 운영에 필요한 사항과 그 밖에 필요한 사항은 보건복지부령으로 정한다.

시행규칙 **제27조의2(의료기관개설위원회의 구성·운영 등)** ① 위원회는 위원장 1명을 포함하여 15명이내의 위원으로 성별을 고려하여 구성한다.

② 위원장은 위원 중에서 호선(互選)한다.

③ 위원회의 위원의 임기는 2년으로 하되, 연임할 수 있다.

④ 제1항부터 제3항까지에서 규정한 사항 외에 위원회의 구성 · 운영 등에 필요한 사항은 특별시 · 광역시 · 특별자치시 · 도 · 특별자치도(이하 "시 · 도"라 한다)의 규칙으로 정한다. [개정 2025.6.20.]

제33조의3(실태조사) ① 보건복지부장관은 제33조제2항을 위반하여 의료기관을 개설할 수 없는 자가 개설 · 운영하는 의료기관의 실태를 파악하기 위하여 보건복지부령으로 정하는 바에 따라 조사(이하 이 조에서 "실태조사"라 한다)를 실시하고, 위법이 확정된 경우 그 결과를 공표하여야 한다. 이 경우 수사기관의 수사로 제33조제2항을 위반한 의료기관의 위법이 확정된 경우도 공표 대상에 포함한다.

시행규칙 **제28조의2(실태조사의 시기·방법)** ① 보건복지부장관은 법 제33조의3제1항 전단에 따른 의료기관을 개설할 수 없는 자가 개설 · 운영하는 의료기관에 대한 실태조사(이하 이 조에서 "실태조사"라 한다)를 매년 실시해야 한다.

② 실태조사는 현장조사, 문서열람 등의 방법으로 실시하며, 필요한 경우에는 조사 대상자에게 법 제61조에 따라 보고를 명하거나 법 제61조의2에 따라 자료의 제출 또는 의견의 진술 등을 요청할 수 있다.

③ 보건복지부장관은 실태조사 실시 결과 위법이 확정되면 법 제33조의3제1항 전단에 따라 다음 각 호의 사항을 관보 또는 보건복지부의 인터넷 홈페이지에 공표해야 한다.

1. 의료기관의 명칭 및 주소
2. 의료기관 개설자의 성명(개설자가 법인인 경우에는 법인명 및 대표자의 성명을 말한다)
3. 위반사항

④ 제1항부터 제3항까지에서 규정한 사항 외에 실태조사에 필요한 사항은 보건복지부장관이 정한다.

② 보건복지부장관은 실태조사를 위하여 관계 중앙행정기관의 장, 지방자치단체의 장, 관련 기관 · 법인 또는 단체 등에 협조를 요청할 수 있다. 이 경우 요청을 받은 자는 특별한 사정이 없으면 이에 협조하여야 한다.

③ 실태조사의 시기 · 방법 및 결과 공표의 방법 등에 관하여 필요한 사항은 보건복지부령으로 정한다.

제34조(원격의료) ① 의료인(의료업에 종사하는 의사 · 치과의사 · 한의사만 해당한다)은 제33조제1항에도 불구하고 컴퓨터 · 화상통신 등 정보통신기술을 활용하여 먼 곳에 있는 의료인에게 의료지식이나 기술을 지원하는 원격의료(이하 "원격의료"라 한다)를 할 수 있다.

② 원격의료를 행하거나 받으려는 자는 보건복지부령으로 정하는 시설과 장비를 갖추어야 한다.

시행규칙 **제29조(원격의료의 시설 및 장비)** 법 제34조제2항에 따라 원격의료를 행하거나 받으려는 자가 갖추어야 할 시설과 장비는 다음 각 호와 같다.

1. 원격진료실
2. 데이터 및 화상(畵像)을 전송 · 수신할 수 있는 단말기, 서버, 정보통신망 등의 장비

③ 원격의료를 하는 자(이하 "원격지의사"라 한다)는 환자를 직접 대면하여 진료하는 경우와 같은 책임을 진다.

④ 원격지의사의 원격의료에 따라 의료행위를 한 의료인이 의사 · 치과의사 또는 한의사(이하 "현지의사"라 한다)인 경우에는 그 의료행위에 대하여 원격지의사의 과실을 인정할 만한 명백한 근거가 없으면 환자에 대한 책임은 제3항에도 불구하고 현지의사에게 있는 것으로 본다.

제35조(의료기관 개설 특례) ① 제33조제1항 · 제2항 및 제8항에 따른 자 외의 자가 그 소속 직원, 종업원, 그 밖의 구성원(수용자를 포함한다)이나 그 가족의 건강관리를 위하여 부속 의료기관을 개설하려면 그 개설 장소를 관할하는 시장 · 군수 · 구청장에게 신고하여야 한다. 다만, 부속 의료기관으로 병원급 의료기관을 개설하려면 그 개설 장소를 관할하는 시 · 도지사의 허가를 받아야 한다.

▶ 벌 칙: 500만원 이하의 벌금(본문 위반 시)

▶ 벌 칙: 3년 이하의 징역이나 3천만원 이하의 벌금(단서 부분 위반 시)

시행규칙 **제32조(부속 의료기관의 개설 특례)** ① 법 제35조제1항에 따라 의료인 · 의료법인 · 국가 · 지방자치단체 · 비영리법인 또는 「공공기관의 운영에 관한 법률」에 따른 준정부기관 외의 자가 그 종업원 및 가족의 건강관리를 위하여 부속 의료기관을 개설하려면 별지 제20호서식의 부속 의료기관 개설신고서 또는 개설허가신청서에 다음 각호의 서류를 첨부하여 시 · 도지사나 시장 · 군수 · 구청장에게 제출하여야 한다.

1. 건물평면도 사본 및 그 구조설명서 사본

2. 의료인 등 근무인원에 대한 확인이 필요한 경우: 면허(자격)증 사본 1부
3. 법 제36조제1호 · 제2호 · 제4호 및 제5호의 준수사항에 적합함을 증명하는 서류

② 부속 의료기관의 개설신고 및 개설허가에 따른 신고 수리 등에 관하여는 제25조제3항부터 제6항까지, 제26조, 제27조제3항(제1호만 해당한다)부터 제6항까지 및 제28조제3항부터 제6항까지의 규정을 각각 준용한다. 이 경우 "별지 15호서식"은 "별지 제15호의2서식"으로, "별지 17호서식"은 "별지 제17호의2서식"으로 본다. [개정 2025.6.20.]

② 제1항에 따른 개설 신고 및 허가에 관한 절차 · 조건, 그 밖에 필요한 사항과 그 의료기관의 운영에 필요한 사항은 보건복지부령으로 정한다.

제36조(준수사항) 제33조제2항 및 제8항에 따라 의료기관을 개설하는 자는 보건복지부령으로 정하는 바에 따라 다음 각 호의 사항을 지켜야 한다.

▶ 행정처분: 개설 허가의 취소 또는 의료기관 폐쇄(준수사항을 위반하여 사람의 생명 또는 신체에 중대한 위해를 발생하게 한 때)

1. 의료기관의 종류에 따른 시설기준 및 규격에 관한 사항

시행규칙 **제34조(의료기관의 시설기준 및 규격)** 법 제36조제1호 및 제14호에 따른 의료기관의 종류별 시설기준은 별표 3과 같고, 그 시설규격은 별표 4와 같다.

시행규칙 [별표 3]

의료기관의 종류별 시설기준

(제34조 관련)

시 설	종합병원 병원 요양병원	치과 병원	한방 병원	의 원	치과 의원	한의원	조산원
1. 입원실	입원환자 100명 이상(병원·요양병원의 경우는 30명 이상)을 수용할 수 있는 입원실		입원환자 30명 이상을 수용할 수 있는 입원실	입원실을 두는 경우 입원환자 29명 이하를 수용할 수 있는 입원실	의원과 같음	의원과 같음	1 (분만실 겸용)
1의2. 임종실	1 (병상이 300개 이상인 종합병원과 병상이 300개 이상인 요양병원만 해당한다)						
2. 중환자실	1 (병상이 300개 이상인 종합병원만 해당한다)						
3. 수술실	1 (외과계 진료과목이 있는 종합병원이나 병원인 경우에만 갖춘다)	1 (외과계 진료과목이 있는 경우에만 갖춘다)	1 (외과계 진료과목이 있는 경우에만 갖춘다)	1 (외과계 진료과목이 있고, 전신마취 하에 수술을 하는 경우에만 갖춘다)	1 (외과계 진료과목이 있고, 전신마취 하에 수술을 하는 경우에만 갖춘다)		

시 설	종합병원 병원 요양병원	치과 병원	한방 병원	의원	치과 의원	한의원	조산원
4. 응급실	1 (병원·요양병원의 경우는 「응급의료에 관한 법률」에 따라 지정받은 경우에만 갖춘다)						
5. 임상검사실	1 (요양병원의 경우 관련 치과 진료과목이 있는 경우에만 갖춘다)	1	1 (관련 의과 또는 치과 진료 과목이 있는 경우에만 갖춘다)				
6. 방사선장치	1 (요양병원의 경우 관련 치과 진료과목이 있는 경우에만 갖춘다)	1	1 (관련 의과 또는 치과 진료 과목이 있는 경우에만 갖춘다)				
7. 회복실	1 (수술실이 설치되어 있는 경우에만 갖춘다)	1 (수술실이 설치되어 있는 경우에만 갖춘다)	1 (수술실이 설치되어 있는 경우에만 갖춘다)	1 (수술실이 설치되어 있는 경우에만 갖춘다)	1 (수술실이 설치되어 있는 경우에만 갖춘다)		
8. 물리치료실	1 (종합병원에만 갖춘다)						
9. 한방요법실	1 (관련 한의과 진료과목이 있는 경우에만 갖춘다)	1 (관련 한의과 진료과목이 있는 경우에만 갖춘다)	1				
10. 병리해부실	1 (종합병원에만 갖춘다)						
11. 조제실	1 (조제실을 두는 경우에만 갖춘다)	1 (조제실을 두는 경우에만 갖춘다)	1 (조제실을 두는 경우에만 갖춘다)	1 (조제실을 두는 경우에만 갖춘다)	1 (조제실을 두는 경우에만 갖춘다)	1 (조제실을 두는 경우에만 갖춘다)	1 (조제실을 두는 경우에만 갖춘다)
11의2. 탕전실	1 (관련 한의과 진료과목을 두고 탕전을 하는 경우에만 갖춘다)	1 (관련 한의과 진료과목을 두고 탕전을 하는 경우에만 갖춘다)	1 (탕전을 하는 경우에만 갖춘다)			1 (탕전을 하는 경우에만 갖춘다)	
12. 의무기록실	1	1	1				

시 설	종합병원 병원 요양병원	치 과 병 원	한 방 병 원	의 원	치 과 의 원	한의원	조산원
13. 소독 시설	1	1	1	1 (외래환자를 진료하지 아니하는 의원은 제외한다)	1	1	1
14. 급식 시설	1 (외부 용역업체에 급식을 맡기는 경우에는 적용되지 아니한다)	1 (외부 용역업체에 급식을 맡기는 경우에는 적용되지 아니한다)	1 (외부 용역업체에 급식을 맡기는 경우에는 적용되지 아니한다)				
15. 세탁물 처리시설	1 (세탁물 전량을 위탁처리하는 경우에는 갖추지 아니하여도 된다)	1 (세탁물 전량을 위탁처리하는 경우에는 갖추지 아니하여도 된다)	1 (세탁물 전량을 위탁처리하는 경우에는 갖추지 아니하여도 된다)				
16. 시체실	1 (종합병원만 갖춘다. 다만, 「장사 등에 관한 법률」 제29조에 따른 장례식장을 설치·운영하는 경우로서 장례식장에 시신을 안치하기 위한 시설을 둔 경우에는 갖추지 않아도 된다)						
17. 의료 폐기물 처리시설	1 (의료폐기물 전량을 위탁처리하는 경우에는 해당하지 아니한다)	1 (의료폐기물 전량을 위탁처리 하는 경우에는 해당하지 아니한다)	1 (의료폐기물 전량을 위탁처리 하는 경우에는 해당하지 아니한다)				
18. 자가발전시설	1	1	1				
19. 구급 자동차	1 (요양병원은 제외하며, 「응급의료에 관한 법률」 제44조제2항에 따라 구급자동차의 운용을 위탁한 경우에는 갖추지 않아도 된다)						

시 설	종합병원 병원 요양병원	치 과 병 원	한 방 병 원	의 원	치 과 의 원	한의원	조산원
20. 그 밖의 시설	가. 탕전실, 의무기록실, 급식시설, 세탁처리시설 및 적출물소각시설은 의료기관이 공동으로 사용할 수 있다. 나. 요양병원은 거동이 불편한 환자가 장기간 입원하는 데에 불편함이 없도록 식당, 휴게실, 욕실, 화장실, 복도 및 계단과 엘리베이터(계단과 엘리베이터는 2층 이상인 건물만 해당하고, 층간 경사로를 갖춘 경우에는 엘리베이터를 갖추지 아니할 수 있다)를 갖추어야 한다. 다. 탕전실은 의료기관에서 분리하여 따로 설치할 수 있다. 라. 종합병원, 병원, 한방병원, 요양병원은 해당 병원에서 사망하는 사람 등의 장사 관련 편의를 위하여 「장사 등에 관한 법률」 제29조에 따른 장례식장을 설치할 수 있다. 이 경우 장례식장의 운영은 법인, 단체 또는 개인 등에게 위탁할 수 있다.						

시행규칙 [별표 4]

의료기관의 시설규격

(제34조 관련)

1. 입원실

가. 입원실은 3층 이상 또는 「건축법」 제2조제1항제5호에 따른 지하층에는 설치할 수 없다. 다만, 「건축법 시행령」 제56조에 따른 내화구조(耐火構造)인 경우에는 3층 이상에 설치할 수 있다.

나. 입원실의 면적(벽 · 기둥 및 화장실의 면적을 제외한다)은 환자 1명을 수용하는 곳인 경우에는 10제곱미터 이상이어야 하고(면적의 측정 방법은 「건축법 시행령」 제119조의 산정 방법에 따른다. 이하 같다) 환자 2명 이상을 수용하는 곳인 경우에는 환자 1명에 대하여 6.3제곱미터 이상으로 하여야 한다.

다. 삭제

라. 입원실에 설치하는 병상 수는 최대 4병상(요양병원의 경우에는 6병상)으로 한다. 이 경우 각 병상 간 이격거리는 최소 1.5미터 이상으로 한다.

마. 입원실에는 손씻기 시설 및 환기시설을 설치하여야 한다. 이 경우 입원실 내 화장실에 손씻기 시설이 있는 경우에는 입원실에 손씻기 시설을 설치한 것으로 본다.

바. 병상이 300개 이상인 종합병원에는 보건복지부장관이 정하는 기준에 따라 전실(前室) 및 음압시설(陰壓施設: 방 안의 기압을 낮춰 내부 공기가 방 밖으로 나가지 못하게 만드는 설비) 등을 갖춘 병실(이하 "음압격리병실"이라 한다)을 1개 이상 설치하되, 300병상을 기준으로 100병상 초과할 때 마다 1개의 음압격리병실을 추가로 설치하여야 한다. 다만, 제2호카목에 따라 중환자실에 음압격리병실을 설치한 경우에는 입원실에 설치한 것으로 본다.

사. 병상이 300개 이상인 요양병원에는 보건복지부장관이 정하는 기준에 따라 화장실 및 세면시설을 갖춘 격리병실을 1개 이상 설치하여야 한다.

아. 산모가 있는 입원실에는 입원 중인 산모가 신생아에게 모유를 먹일 수 있도록 산모와 신생아가 함께 있을 수 있는 시설을 설치하도록 노력하여야 한다.

자. 감염병환자등의 입원실은 다른 사람이나 외부에 대하여 감염예방을 위한 차단 등 필요한 조치를 하여야 한다.

1의2. 임종실

임종실의 면적은 벽 · 기둥 · 화장실의 면적을 제외하고 10제곱미터 이상으로 하고, 1명의 환자만 수용해야 하며, 가족 등과 함께 임종을 준비할 수 있는 공간을 갖춰야 한다.

2. 중환자실

가. 병상이 300개 이상인 종합병원은 입원실 병상 수의 100분의 5 이상을 중환자실 병상으로 만들어야 한다.

나. 중환자실은 출입을 통제할 수 있는 별도의 단위로 독립되어야 하며, 무정전(無停電) 시스템을 갖추어야 한다.

다. 중환자실의 의사당직실은 중환자실 내 또는 중환자실과 가까운 곳에 있어야 한다.

라. 병상 1개당 면적은 15제곱미터 이상으로 하되, 신생아만을 전담하는 중환자실(이하 "신생아중환자실"이라 한다)의 병상 1개당 면적은 5제곱미터 이상으로 한다. 이 경우 "병상 1개당 면적"은 중환자실 내 간호사실, 당직실, 청소실, 기기창고, 청결실, 오물실, 린넨보관실을 제외한 환자 점유 공간[중환자실 내에 있는 간호사 스테이션(station)과 복도는 병상 면적에 포함한다]을 병상 수로 나눈 면적을 말한다.

마. 병상마다 중앙공급식 의료가스시설, 심전도모니터, 맥박산소계측기, 지속적수액주입기를 갖추고, 병상 수의 10퍼센트 이상 개수의 침습적 동맥혈압모니터, 병상 수의 30퍼센트 이상 개수의 인공호흡기, 병상 수의 70퍼센트 이상 개수의 보육기(신생아중환자실에만 해당한다)를 갖추어야 한다.

바. 중환자실 1개 단위(Unit)당 후두경, 앰부백(마스크 포함), 심전도기록기, 제세동기를 갖추어야 한다. 다만, 신생아중환자실의 경우에는 제세동기 대신 광선기와 집중치료기를 갖추어야 한다.

사. 중환자실에는 전담의사를 둘 수 있다. 다만, 신생아중환자실에는 전담전문의를 두어야 한다.

아. 전담간호사를 두되, 간호사 1명당 연평균 1일 입원환자수는 1.2명(신생아 중환자실의 경우에는 1.5명)을 초과하여서는 아니 된다.

자. 중환자실에 설치하는 병상은 벽으로부터 최소 1.2미터 이상, 다른 병상으로부터 최소 2미터 이상 이격하여 설치하여야 한다.

차. 중환자실에는 병상 3개당 1개 이상의 손씻기 시설을 설치하여야 한다.

카. 중환자실에는 보건복지부장관이 정하는 기준에 따라 병상 10개당 1개 이상의 격리병실 또는 음압격리병실을 설치하여야 한다. 이 경우 음압격리병실은 최소 1개 이상 설치하여야 한다.

3. 수술실

가. 수술실은 수술실 상호 간에 칸막이벽으로 구획되어야 하고, 각 수술실에는 하나의 수술대만 두어야 하며, 환자의 감염을 방지하기 위하여 먼지와 세균 등이 제거된 청정한 공기를 공급할 수 있는 공기정화설비를 갖추고, 내부 벽면은 불침투질로 하여야 하며, 적당한 난방, 조명, 멸균수세(滅菌水洗), 수술용 피복, 붕대재료, 기계기구, 의료가스, 소독 및 배수 등 필요한 시설을 갖추어야 하고, 바닥은 접지가 되도록 하여야 하며, 콘센트의 높이는 1미터 이상을 유지하게 하고, 호흡장치의 안전관리시설을 갖추어야 한다.

나. 수술실에는 기도 내 삽관유지장치, 인공호흡기, 마취환자의 호흡감시장치, 심전도 모니터 장치를 갖추어야 한다.

다. 수술실 내 또는 수술실에 인접한 장소에 상용전원이 정전된 경우 나목에 따른 장치를 작동할 수 있는 축전지 또는 발전기 등의 예비전원설비를 갖추어야 한다. 다만, 나목에 따른 장치에 축전지가 내장되어 있는 경우에는 예비전원설비를 갖춘 것으로 본다.

4. 응급실

외부로부터 교통이 편리한 곳에 위치하고 산실(産室)이나 수술실로부터 격리되어야 하며, 구급용 시설을 갖추어야 한다.

5. 임상검사실

임상검사실은 자체적으로 검사에 필요한 시설 · 장비를 갖추어야 한다.

6. 방사선 장치

가. 방사선 촬영투시 및 치료를 하는 데에 지장이 없는 면적이어야 하며, 방사선 위해(危害) 방호시설(防護施設)을 갖추어야 한다.

나. 방사선 사진필름을 현상 · 건조하는 데에 지장이 없는 면적과 이에 필요한 시설을 갖춘 건조실을 갖추어야 한다.

다. 방사선 사진필름을 판독하는 데에 지장이 없는 면적과 이에 필요한 설비가 있는 판독실을 갖추어야 한다.

7. 회복실

수술 후 환자의 회복과 사후 처리를 하는 데에 지장이 없는 면적이어야 하며, 이에 필요한 시설을 갖추어야 한다.

8. 물리치료실

물리요법을 시술하는 데에 지장이 없는 면적과 기능회복, 재활훈련, 환자의 안전관리 등에 필요한 시설을 갖추어야 한다.

9. 한방요법실

경락자극요법시설 등 한방요법시설과 특수생약을 증기, 탕요법에 의하여 치료 하는 시설을 갖추어야 한다.

10. 병리해부실

병리 · 병원에 관한 세포학검사 · 생검 및 해부를 할 수 있는 시설과 기구를 갖추어 두어야 한다.

11. 조제실

약품의 소분(小分) · 혼합조제 및 생약의 보관, 혼합약제에 필요한 조제대 등 필요한 시설을 갖추어야 한다.

11의2. 탕전실

가. 탕전실에는 조제실, 한약재 보관시설, 작업실, 그 밖에 탕전에 필요한 시설을 갖추어야 한다. 다만, 의료기관 내에 조제실 및 한약재 보관시설을 구비하고 있는 경우에는 이를 충족한 것으로 본다.
나. 조제실에는 개봉된 한약재를 보관할 수 있는 한약장 또는 기계 · 장치와 한약을 조제할 수 있는 시설을 두어야 한다.
다. 한약재 보관시설에는 쥐 · 해충 · 먼지 등을 막을 수 있는 시설과 한약재의 변질을 예방할 수 있는 시설을 갖추어야 한다.
라. 작업실에는 수돗물이나 「먹는물관리법」 제5조에 따른 먹는 물의 수질기준에 적합한 지하수 등을 공급할 수 있는 시설, 한약의 탕전 등에 필요한 안전하고 위생적인 장비 및 기구, 환기 및 배수에 필요한 시설, 탈의실 및 세척시설 등을 갖추어야 한다.
마. 작업실의 시설 및 기구는 항상 청결을 유지하여야 하며 종사자는 위생복을 착용하여야 한다.
바. 의료기관에서 분리하여 따로 설치한 탕전실에는 한의사 또는 한약사를 배치하여야 한다.
사. 의료기관에서 분리하여 따로 설치한 탕전실에서 한약을 조제하는 경우 조제를 의뢰한 한의사의 처방전, 조제 작업일지, 한약재의 입출고 내역, 조제한 한약의 배송일지 등 관련 서류를 작성 · 보관하여야 한다.

12. 의무기록실

의무기록(외래 · 입원 · 응급 환자 등의 기록)을 보존기간에 따라 비치하여 기록 · 관리 및 보관할 수 있는 서가 등 필요한 시설을 설치하여야 한다.

13. 소독시설

증기 · 가스장치 및 소독약품 등의 자재와 소독용 기계기구를 갖추어 두고, 위생재료 · 붕대 등을 집중 공급하는 데에 적합한 시설을 갖추어야 한다.

14. 급식시설

가. 조리실은 식품의 운반과 배식이 편리한 곳에 위치하고, 조리, 보관, 식기 세척, 소독 등 식품을 위생적으로 처리할 수 있는 설비와 공간을 갖추어야 한다.
나. 식품저장실은 환기와 통풍이 잘 되는 곳에 두되, 식품과 식품재료를 위생적으로 보관할 수 있는 시설을 갖추어야 한다.
다. 급식 관련 종사자가 이용하기 편리한 준비실 · 탈의실 및 옷장을 갖추어야 한다.

15. 세탁물 처리시설

「의료기관세탁물관리규칙」에서 정하는 적합한 시설과 규모를 갖추어야 한다.

16. 시체실

시체의 부패 방지를 위한 냉장시설과 소독시설을 갖추어야 한다.

17. 의료폐기물 처리시설

「폐기물관리법 시행규칙」 제14조에 따른 시설과 규모를 갖추어야 한다.

18. 자가발전시설

공공전기시설을 사용하지 아니하더라도 해당 의료기관의 필요한 곳에 전기를 공급할 수 있는 자가발전시설을 갖추어야 한다.

19. 구급자동차

보건복지부장관이 정하는 산소통 · 산소호흡기와 그 밖에 필요한 장비를 갖추고 환자를 실어 나를 수 있어야 한다.

20. 그 밖의 시설

가. 장례식장의 바닥면적은 해당 의료기관의 연면적의 5분의 1을 초과하지 못한다.

나. 요양병원의 식당 등 모든 시설에는 휠체어가 이동할 수 있는 공간이 확보되어야 하며, 복도에는 병상이 이동할 수 있는 공간이 확보되어야 한다.

다. 별표 3 제20호나목에 따라 엘리베이터를 설치하여야 하는 경우에는 「승강기시설 안전관리법 시행규칙」 별표 1에 따른 침대용 엘리베이터를 설치하여야 하며, 층간 경사로를 설치하는 경우에는 「장애인 · 노인 · 임산부 등의 편의증진에 관한 법률 시행규칙」 별표 1에 따른 경사로 규격에 맞아야 한다.

라. 요양병원의 복도 등 모든 시설의 바닥은 문턱이나 높이차이가 없어야 하고, 불가피하게 문턱이나 높이차이가 있는 경우 환자가 이동하기 쉽도록 경사로를 설치하여야 하며, 복도, 계단, 화장실 대 · 소변기, 욕실에는 안전을 위한 손잡이를 설치하여야 한다. 다만, 「장애인 · 노인 · 임산부 등의 편의증진에 관한 법률」 제9조에 따라 요양병원에 출입구 · 문, 복도, 계단을 설치하는 경우에 그 시설은 같은 법에 따른 기준에도 맞아야 한다.

마. 요양병원의 입원실, 화장실, 욕실에는 환자가 의료인을 신속하게 호출할 수 있도록 병상, 변기, 욕조 주변에 비상연락장치를 설치하여야 한다.

바. 요양병원의 욕실

1) 병상이 이동할 수 있는 공간 및 보조인력이 들어가 목욕을 시킬 수 있는 공간을 확보하여야 한다.
2) 적정한 온도의 온수가 지속적으로 공급되어야 하고, 욕조를 설치할 경우 욕조에 환자의 전신이 잠기지 않는 깊이로 하여야 한다.

사. 요양병원의 외부로 통하는 출입구에 잠금장치를 갖추되, 화재 등 비상시에 자동으로 열릴 수 있도록 하여야 한다.

2. 의료기관의 안전관리시설 기준에 관한 사항

시행규칙 **제35조(의료기관의 안전관리시설)** 의료기관을 개설하는 자는 법 제36조제2호에 따라 환자, 의료관계인, 그 밖의 의료기관 종사자의 안전을 위하여 다음 각 호의 시설을 갖추어야 한다.

1. 화재나 그 밖의 긴급한 상황에 대처하기 위하여 필요한 시설
2. 방충, 쥐막기, 세균오염 방지에 관한 시설
3. 채광 · 환기에 관한 시설
4. 전기 · 가스 등의 위해 방지에 관한 시설
5. 방사선 위해 방지에 관한 시설
6. 그 밖에 진료과목별로 안전관리를 위하여 필수적으로 갖추어야 할 시설

3. 의료기관 및 요양병원의 운영 기준에 관한 사항

시행규칙 **제35조의2(의료기관의 운영 기준)** 의료기관을 개설하는 자는 법 제36조제3호에 따라 다음 각 호의 운영 기준을 지켜야 한다.

1. 입원실의 정원을 초과하여 환자를 입원시키지 말 것
2. 입원실은 남 · 여별로 구별하여 운영할 것
3. 입원실이 아닌 장소에 환자를 입원시키지 말 것
4. 외래진료실에는 진료 중인 환자 외에 다른 환자를 대기시키지 말 것

시행규칙 **제36조(요양병원의 운영)** ① 법 제36조제3호에 따른 요양병원의 입원 대상은 다음 각 호의 어느 하나에 해당하는 자로서 주로 요양이 필요한 자로 한다.

1. 노인성 질환자
2. 만성질환자
3. 외과적 수술 후 또는 상해 후 회복기간에 있는 자

② 제1항에도 불구하고 「감염병의 예방 및 관리에 관한 법률」 제41조제1항에 따라 질병관리청장이 고시한 감염병에 걸린 같은 법 제2조제13호부터 제15호까지에 따른 감염병환자, 감염병의사환자 또는 병원체보유자(이하 "감염병환자등"이라 한다) 및 같은 법 제42조제1항 각 호의 어느 하나에 해당하는 감염병환자등은 요양병원의 입원 대상으로 하지 아니한다.

③ 제1항에도 불구하고 「정신건강증진 및 정신질환자 복지서비스 지원에 관한 법률」 제3조제1호에 따른 정신질환자(노인성 치매환자는 제외한다)는 같은 법 제3조제5호에 따른 정신의료기관 외의 요양병원의 입원 대상으로 하지 아니한다.

④ 각급 의료기관은 제1항에 따른 환자를 요양병원으로 옮긴 경우에는 환자 이송과 동시에 진료기록 사본 등을 그 요양병원에 송부하여야 한다.

⑤ 요양병원 개설자는 요양환자의 상태가 악화되는 경우에 적절한 조치를 할 수 있도록 환자 후송 등에 관하여 다른 의료기관과 협약을 맺거나 자체 시설 및 인력 등을 확보하여야 한다.

⑥ 삭제

⑦ 요양병원 개설자는 휴일이나 야간에 입원환자의 안전 및 적절한 진료 등을 위하여 소속 의료인 및 직원에 대한 비상연락체계를 구축 · 유지하여야 한다.

4. 고가의료장비의 설치 · 운영 기준에 관한 사항

5. 의료기관의 종류에 따른 의료인 등의 정원 기준에 관한 사항

시행규칙 **제38조(의료인 등의 정원)** ① 법 제36조제5호에 따른 의료기관의 종류에 따른 의료인의 정원 기준에 관한 사항은 별표 5와 같다.

② 의료기관은 제1항의 의료인 외에 다음의 기준에 따라 필요한 인원을 두어야 한다.

1. 병원급 의료기관에는 별표 5의2에 따른 약사 또는 한약사(법률 제8365호 약사법 전부개정법률 부칙 제9조에 따라 한약을 조제할 수 있는 약사를 포함한다. 이하 같다)를 두어야 한다.

시행규칙 [별표 5]

의료기관에 두는 의료인의 정원

(제38조 관련)

	종합병원	병 원	치과병원	한방병원	요양병원	의 원	치과의원	한의원
의사	연평균 1일 입원환자를 20명으로 나눈 수(이 경우 소수점은 올림). 외래환자 3명은 입원환자 1명으로 환산함	종합병원과 같음	추가하는 진료과목당 1명(법 제43조 제2항에 따라 의과 진료과목을 설치하는 경우)	추가하는 진료과목당 1명(법 제43조 제2항에 따라 의과 진료과목을 설치하는 경우)	연평균 1일 입원환자 40명마다 1명을 기준으로 함 (한의사를 포함하여 환산함). 외래환자 3명은 입원환자 1명으로 환산함	종합병원과 같음		
치과의사	의사의 경우와 같음	추가하는 진료과목당 1명(법 제43조제3항에 따라 치과 진료과목을 설치하는 경우)	종합병원과 같음	추가하는 진료과목당 1명(법 제43조제3항에 따라 치과 진료과목을 설치하는 경우)	추가하는 진료과목당 1명(법 제43조제3항에 따라 치과 진료과목을 설치하는 경우)		종합병원과 같음	

	종합병원	병 원	치과병원	한방병원	요양병원	의 원	치과의원	한의원
한의사	추가하는 진료과목당 1명(법 제43조제1항에 따라 한의과 진료과목을 설치하는 경우)	추가하는 진료과목당 1명(법 제43조제1항에 따라 한의과 진료과목을 설치하는 경우)	추가하는 진료과목당 1명(법 제43조제1항에 따라 한의과 진료과목을 설치하는 경우)	연평균 1일 입원환자를 20명으로 나눈 수(이 경우 소수점은 올림). 외래환자 3명은 입원환자 1명으로 환산함	연평균 1일 입원환자 40명마다 1명을 기준으로 함(의사를 포함하여 환산함). 외래환자 3명은 입원환자 1명으로 환산함			한방병원과 같음
조산사	산부인과에 배정된 간호사 정원의 3분의 1 이상	종합병원과 같음(산부인과가 있는 경우에만 둠)		종합병원과 같음(법 제43조제2항에 따라 산부인과를 설치하는 경우)		병원과 같음		
간호사(치과의료기관의 경우에는 치과위생사 또는 간호사)	연평균 1일 입원환자를 2.5명으로 나눈 수(이 경우 소수점은 올림). 외래환자 12명은 입원환자 1명으로 환산함	종합병원과 같음	종합병원과 같음	연평균 1일 입원환자를 5명으로 나눈 수(이 경우 소수점은 올림). 외래환자 12명은 입원환자 1명으로 환산함	연평균 1일 입원환자 6명마다 1명을 기준으로 함(다만, 간호조무사는 간호사 정원의 3분의 2 범위 내에서 둘 수 있음). 외래환자 12명은 입원환자 1명으로 환산함	종합병원과 같음	종합병원과 같음	한방병원과 같음

2. 입원시설을 갖춘 종합병원 · 병원 · 치과병원 · 한방병원 또는 요양병원에는 1명 이상의 영양사를 둔다.
3. 의료기관에는 보건복지부장관이 정하는 바에 따라 각 진료과목별로 필요한 수의 의료기사를 둔다.
4. 종합병원에는 보건복지부장관이 정하는 바에 따라 필요한 수의 보건의료정보관리사를 둔다.
5. 의료기관에는 보건복지부장관이 정하는 바에 따라 필요한 수의 간호조무사를 둔다.
6. 종합병원에는 「사회복지사업법」에 따른 사회복지사 자격을 가진 자 중에서 환자의 갱생 · 재활과 사회복귀를 위한 상담 및 지도 업무를 담당하는 요원을 1명 이상 둔다.
7. 요양병원에는 시설 안전관리를 담당하는 당직근무자를 1명 이상 둔다.

③ 보건복지부장관은 간호사나 치과위생사의 인력 수급상 필요하다고 인정할 때에는 제1항에 따른 간호사 또는 치과위생사 정원의 일부를 간호조무사로 충당하게 할 수 있다.

6. 급식관리 기준에 관한 사항

시행규칙 **제39조(급식관리)** 입원시설을 갖춘 종합병원 · 병원 · 치과병원 · 한방병원 · 요양병원 또는 정신병원을 개설하는 자는 법 제36조제6호에 따라 별표 6에서 정하는 바에 따라 환자의 식사를 위생적으로 관리 · 제공해야 한다.

7. 의료기관의 위생 관리에 관한 사항

시행규칙 **제39조의2(의료기관의 위생관리 기준)** 의료기관을 개설하는 자는 법 제36조제7호에 따라 다음 각 호의 위생관리 기준을 지켜야 한다.

1. 환자의 처치에 사용되는 기구 및 물품(1회용 기구 및 물품은 제외한다)은 보건복지부장관이 정하여 고시하는 방법에 따라 소독하여 사용할 것

2. 감염의 우려가 있는 환자가 입원하였던 입원실 및 그 옷 · 침구 · 식기 등은 완전히 소독하여 사용할 것
3. 의료기관에서 업무를 수행하는 보건의료인에 대하여 손 위생에 대한 교육을 실시할 것

8. 의료기관의 의약품 및 일회용 의료기기의 사용에 관한 사항

시행규칙 **제39조의3(의약품 및 일회용 의료기기의 사용 기준)** 의료기관을 개설하는 자는 법 제36조제8호에 따라 의약품 및 일회용 의료기기의 사용에 관한 다음 각 호의 기준을 지켜야 한다.
1. 변질 · 오염 · 손상되었거나 유효기한 · 사용기한이 지난 의약품을 진열하거나 사용하지 말 것
2. 「의약품 등의 안전에 관한 규칙」 제62조제5호에 따라 규격품으로 판매하도록 지정 · 고시된 한약을 조제하는 경우에는 같은 조 제8호에 따른 품질관리에 관한 사항을 준수할 것(한의원 또는 한방병원만 해당한다)
3. 포장이 개봉되거나 손상된 일회용 주사 의료용품은 사용하지 말고 폐기할 것
4. 일회용 주사기에 주입된 주사제는 지체 없이 환자에게 사용할 것
5. 제3조의2에 따른 일회용 의료기기는 한 번 사용한 경우 다시 사용하지 말고 폐기할 것

9. 의료기관의 「감염병의 예방 및 관리에 관한 법률」 제41조제4항에 따른 감염병환자등의 진료 기준에 관한 사항

시행규칙 **제39조의4(감염병환자등의 진료 기준)** 의료기관을 개설하는 자는 법 제36조제9호에 따라 「감염병의 예방 및 관리에 관한 법률 시행령」 별표 2 제1호에 따른 입원치료의 방법 및 절차를 지켜야 한다.

10. 의료기관 내 수술실, 분만실, 중환자실 등 감염관리가 필요한 시설의 출입 기준에 관한 사항

시행규칙 **제39조의5(감염관리가 필요한 시설의 출입 기준)** ① 의료기관을 개설하는 자는 법 제36조제10호에 따라 수술실, 분만실, 중환자실(이하 이 조에서 "수술실등"이라 한다)에서 의료행위가 이루어지는 동안 다음 각 호에 해당하는 사람 외에는 수술실등에 출입하는 사람이 없도록 관리해야 한다.
1. 환자
2. 의료행위를 하는 의료인 · 간호조무사 · 의료기사
3. 환자의 보호자 등 의료기관의 장이 출입이 필요하다고 인정하여 승인한 사람으로서 감염관리 등 출입에 필요한 안내를 받은 사람

② 의료기관을 개설하는 자는 수술실등에 출입하는 사람의 이름, 출입 목적, 입실 · 퇴실 일시, 연락처 및 출입 승인 사실(제1항제3호의 사람만 해당한다) 등을 기록(전자기록을 포함한다)하여 관리하고 1년 동안 보존해야 한다. 다만, 환자의 경우 진료기록부, 조산기록부 및 간호기록부 등으로 해당 사실을 확인할 수 있으면 기록, 관리 및 보존을 생략할 수 있다.
③ 의료기관을 개설하는 자는 수술실등의 입구 등 눈에 띄기 쉬운 곳에 출입에 관한 구체적인 사항을 게시해야 한다.

11. 의료인 및 환자 안전을 위한 보안장비 설치 및 보안인력 배치 등에 관한 사항

시행규칙 제**39조의6(보안장비 설치 및 보안인력 배치 기준 등)** 100개 이상의 병상을 갖춘 병원 · 정신병원 또는 종합병원을 개설하는 자는 법 제36조제11호에 따라 보안장비 설치 및 보안인력 배치 등에 관한 다음 각 호의 기준을 지켜야 한다.
1. 의료인 및 환자에 대한 폭력행위를 관할 경찰관서에 신고할 수 있는 비상경보장치를 설치할 것
2. 보안 전담인력을 1명 이상 배치할 것
3. 의료인 및 환자에 대한 폭력행위 예방 · 대응 매뉴얼을 마련하여 의료인 및 의료기관 종사자 등을 대상으로 교육을 실시할 것
4. 의료인 및 환자에 대한 폭력행위 예방을 위한 게시물을 제작하여 의료기관의 입구 등 눈에 띄기 쉬운 곳에 게시할 것

12. 의료기관의 신체보호대 사용에 관한 사항

시행규칙 **제39조의7(의료기관의 신체보호대 사용 기준)** 의료기관을 개설하는 자는 법 제36조제12호에 따라 의료기관에 입원한 환자의 안전을 위하여 별표 7에 따른 의료기관의 신체보호대 사용 기준을 지켜야 한다.

시행규칙 [별표 7]

의료기관의 신체보호대 사용 기준

(제39조의7 관련)

1. “신체보호대”란 전신 혹은 신체 일부분의 움직임을 제한할 때 사용되는 물리적 장치 및 기구를 말한다.
2. 신체보호대는 입원 환자가 생명유지 장치를 스스로 제거하는 등 환자 안전에 위해가 발생할 수 있어 그 환자의 움직임을 제한하거나 신체를 묶을 필요가 있는 경우에 제3호에서 정하는 바에 따라 최소한의 시간 동안 사용한다.
3. 신체보호대 사용 사유 및 절차는 다음 각 목과 같다.
   가. 주된 증상, 과거력(過去歷), 투약력(投藥歷), 신체 및 인지 기능, 심리 상태, 환경적 요인 등 환자의 상태를 충분히 파악한 후 신체보호대를 대신할 다른 방법이 없는 경우에만 신체보호대를 사용한다.
   나. 의사는 신체보호대 사용 사유 · 방법 · 신체 부위, 종류 등을 적어 환자에 대한 신체보호대 사용을 처방해야 한다.
   다. 의료인은 의사의 처방에 따라 환자에게 신체보호대 사용에 대하여 충분히 설명하고 환자의 동의를 얻어야 한다. 다만, 환자가 의식이 없는 등 환자의 동의를 얻을 수 없는 경우에는 환자 보호자의 동의를 얻을 수 있다.
   라. 다목에 따른 동의를 얻으려는 경우에는 신체보호대 사용 사유 · 방법 · 신체 부위 및 종류, 신체보호대를 처방한 의사와 설명한 의료인의 이름 및 처방 · 설명 날짜를 적은 문서로 해야 한다. 이 경우 다목 단서에 따라 환자의 보호자가 동의하는 경우에는 그 사유를 함께 적어야 한다.
4. 신체보호대를 사용하는 경우에는 다음 각 목의 내용을 준수해야 한다.
   가. 신체보호대는 응급상황에서 쉽게 풀 수 있거나 즉시 자를 수 있어야 한다.
   나. 의료인은 신체보호대를 사용하고 있는 환자의 상태를 주기적으로 관찰 · 기록하여 부작용 발생을 예방하고 환자의 기본 욕구를 확인하여 충족시켜야 한다.
   다. 의료인은 신체보호대의 제거 또는 사용 신체 부위를 줄이기 위하여 환자의 상태를 주기적으로 평가해야 한다.
5. 의사는 다음 각 목의 어느 하나에 해당하는 사유가 발생한 경우에는 신체보호대 사용을 중단해야 한다.
   가. 신체보호대의 사용 사유가 없어진 경우
   나. 신체보호대를 대신하여 사용할 수 있는 다른 효과적인 방법이 있는 경우
   다. 신체보호대의 사용으로 인하여 환자에게 부작용이 발생한 경우
6. 요양병원 개설자는 신체보호대 사용을 줄이기 위하여 연 1회 이상 의료인을 포함한 요양병원 종사자에게 다음 각 목의 내용을 포함하여 신체보호대 사용에 관한 교육을 실시해야 한다.
   가. 신체보호대의 정의, 사용 방법 및 준수 사항
   나. 신체보호대를 사용할 경우 발생할 수 있는 부작용
   다. 신체보호대 외의 대체수단 및 환자의 권리

13. 의료기관의 의료관련감염 예방에 관한 사항

시행규칙 **제39조의8(의료기관의 의료관련감염 예방을 위한 운영기준)** 의료기관을 개설하는 자는 법 제36조제13호에 따라 의료관련감염 예방을 위하여 다음 각 호의 기준을 지켜야 한다.

1. 의료관련감염 예방을 위한 자체 규정을 마련하고, 해당 규정의 이행 여부를 관리할 것
2. 의료기관 내 의료관련감염의 전파를 차단하기 위하여 환자격리 등 적절한 조치를 취할 것
3. 의료기관 이용자에게 의료관련감염에 대한 예방방법 및 주의사항을 안내할 것
4. 약물투여, 혈액채취 등 침습적(侵襲的) 시술은 무균 상태에서 할 것

14. 종합병원과 요양병원의 임종실 설치에 관한 사항

제36조의2(공중보건의사 고용금지) ① 의료기관 개설자는 「농어촌 등 보건의료를 위한 특별조치법」 제5조의2에 따른 배치기관 및 배치시설이나 같은 법 제6조의2에 따른 파견근무기관 및 시설이 아니면 같은 법 제2조제1호의 공중보건의사에게 의료행위를 하게 하거나, 제41조제1항에 따른 당직의료인으로 두어서는 아니 된다.

② 의료기관 개설자는 「병역법」 제34조의2제2항에 따라 군병원 또는 병무청장이 지정하는 병원에서 직무와 관련된 수련을 실시하는 경우가 아니면 같은 법 제2조제14호의 병역판정검사전담의사에게 의료행위를 하게 하거나 제41조제1항에 따른 당직의료인으로 두어서는 아니 된다.

제37조(진단용 방사선 발생장치) ① 진단용 방사선 발생장치를 설치 · 운영하려는 의료기관은 보건복지부령으로 정하는 바에 따라 시장 · 군수 · 구청장에게 신고하여야 하며, 보건복지부령으로 정하는 안전관리기준에 맞도록 설치 · 운영하여야 한다.

▶ 과태료: 300만원 이하의 과태료(신고를 하지 아니하고 진단용 방사선 발생장치를 설치 · 운영한 자)

② 의료기관 개설자나 관리자는 진단용 방사선 발생장치를 설치한 경우에는 보건복지부령으로 정하는 바에 따라 안전관리책임자를 선임하고, 정기적으로 검사와 측정을 받아야 하며, 방사선 관계 종사자에 대한 피폭관리(被曝管理)를 하여야 한다.

▶ 과태료: 300만원 이하의 과태료(안전관리책임자를 선임하지 아니하거나 정기검사와 측정 또는 방사선 관계 종사자에 대한 피폭관리를 실시하지 아니한 자)

③ 제2항에 따라 안전관리책임자로 선임된 사람은 선임된 날부터 1년 이내에 질병관리청장이 지정하는 방사선 분야 관련 단체(이하 이 조에서 "안전관리책임자 교육기관"이라 한다)가 실시하는 안전관리책임자 교육을 받아야 하며, 주기적으로 보수교육을 받아야 한다.

▶ 과태료: 100만원 이하의 과태료(안전관리책임자 교육을 받지 아니한 사람)

④ 제1항과 제2항에 따른 진단용 방사선 발생장치의 범위 · 신고 · 검사 · 설치 및 측정기준 등에 필요한 사항은 보건복지부령으로 정하고, 제3항에 따른 안전관리책임자 교육 및 안전관리책임자 교육기관의 지정에 필요한 사항은 질병관리청장이 정하여 고시한다.

제38조(특수의료장비의 설치·운영) ① 의료기관은 보건의료 시책상 적정한 설치와 활용이 필요하여 보건복지부장관이 정하여 고시하는 의료장비(이하 "특수의료장비"라 한다)를 설치 · 운영하려면 보건복지부령으로 정하는 바에 따라 시장 · 군수 · 구청장에게 등록하여야 하며, 보건복지부령으로 정하는 설치인정기준에 맞게 설치 · 운영하여야 한다.

② 의료기관의 개설자나 관리자는 제1항에 따라 특수의료장비를 설치하면 보건복지부령으로 정하는 바에 따라 보건복지부장관에게 정기적인 품질관리검사를 받아야 한다.

③ 의료기관의 개설자나 관리자는 제2항에 따른 품질관리검사에서 부적합하다고 판정받은 특수의료장비를 사용하여서는 아니 된다.

▶ 벌 칙: 3년 이하의 징역이나 3천만원 이하의 벌금

④ 보건복지부장관은 제2항에 따른 품질관리검사업무의 전부 또는 일부를 보건복지부령으로 정하는 바에 따라 관계 전문기관에 위탁할 수 있다.

제38조의2(수술실 내 폐쇄회로 텔레비전의 설치·운영) ① 전신마취 등 환자의 의식이 없는 상태에서 수술을 시행하는 의료기관의 개설자는 수술실 내부에 「개인정보 보호법」 및 관련 법령에 따른 폐쇄회로 텔레비전을 설치하여야 한다. 이 경우 국가 및 지방자치단체는 폐쇄회로 텔레비전의 설치 등에 필요한 비용을 지원할 수 있다.

▶ 벌 칙: 5백만원 이하의 벌금(폐쇄회로 텔레비전을 설치하지 아니한 경우)

시행규칙 **제39조의9(수술실 내 폐쇄회로 텔레비전의 설치기준)** 법 제38조의2제1항에 따른 폐쇄회로 텔레비전의 설치 기준은 별표 7의2와 같다.

시행규칙 [별표 7의2]

수술실 내 폐쇄회로 텔레비전의 설치 기준

(제39조의9 관련)

가. 폐쇄회로 텔레비전은 「개인정보 보호법 시행령」 제3조제1항제1호에 따른 장치로서 수술실 내부를 촬영하고 모니터를 통해 그 영상을 구현할 수 있으며, 그 영상정보를 녹화 · 저장할 수 있는 기능을 갖춰야 한다.

나. 폐쇄회로 텔레비전은 환자 및 수술에 참여한 의료인 등을 확인할 수 있도록 사각지대를 최소화할 수 있는 곳에 설치해야 한다.
다. 폐쇄회로 텔레비전은 수술실에 일정한 방향을 지속적으로 촬영할 수 있도록 설치해야 한다.
라. 폐쇄회로 텔레비전은 임의로 조작이 가능하도록 설치해서는 안 된다.
마. 폐쇄회로 텔레비전은 고해상도[HD(High Definition)]급 이상의 성능을 보유해야 한다.
바. 폐쇄회로 텔레비전의 설치와 관련하여 이 규칙에 규정하고 있지 않은 사항은 「개인정보 보호법」 및 「정보통신공사업법」의 관련 규정을 준용한다.

② 환자 또는 환자의 보호자가 요청하는 경우(의료기관의 장이나 의료인이 요청하여 환자 또는 환자의 보호자가 동의하는 경우를 포함한다) 의료기관의 장이나 의료인은 전신마취 등 환자의 의식이 없는 상태에서 수술을 하는 장면을 제1항에 따라 설치한 폐쇄회로 텔레비전으로 촬영하여야 한다. 이 경우 의료기관의 장이나 의료인은 다음 각 호의 어느 하나에 해당하는 정당한 사유가 없으면 이를 거부할 수 없다.

▶ 벌 칙: 3년 이하의 징역이나 3천만원 이하의 벌금(폐쇄회로 텔레비전으로 의료행위를 하는 장면을 임의로 촬영한 자)
▶ 벌 칙: 5백만원 이하의 벌금(정당한 사유 없이 거부하는 경우)

1. 수술이 지체되면 환자의 생명이 위험하여지거나 심신상의 중대한 장애를 가져오는 응급 수술을 시행하는 경우
2. 환자의 생명을 구하기 위하여 적극적 조치가 필요한 위험도 높은 수술을 시행하는 경우
3. 「전공의의 수련환경 개선 및 지위 향상을 위한 법률」 제2조제2호에 따른 수련병원등의 전공의 수련 등 그 목적 달성을 현저히 저해할 우려가 있는 경우
4. 그 밖에 제1호부터 제3호까지의 규정에 준하는 경우로서 보건복지부령으로 정하는 사유가 있는 경우

시행규칙 **제39조의10(촬영의 범위)** 법 제38조의2제2항에 따른 촬영의 범위는 환자가 마취되는 시작 시점부터 환자가 수술실에서 퇴실하는 시점까지로 한다.

시행규칙 **제39조의11(촬영의 요청 절차 등)** ① 법 제38조의2제2항에 따라 환자의 보호자가 촬영을 요청하는 경우 환자가 의식이 있고 의사결정능력이 있는 상태에서는 환자의 의사에 반하여 촬영을 요청할 수 없다.

② 법 제38조의2제2항에 따라 촬영을 요청하려는 환자 또는 환자의 보호자는 별지 제20호의2서식의 수술 장면 촬영 요청서를 작성하여 의료기관의 장이나 의료인에게 제출해야 한다. 이 경우 다음 각 호의 서류(전자문서를 포함한다. 이하 이 조에서 같다)를 함께 제시해야 한다.

1. 촬영을 요청하는 자의 신분증 또는 그 사본
2. 환자 본인의 동의서. 다만, 환자가 동의할 수 없는 상태임을 의료기관의 장이나 의료인이 확인한 경우에는 제시하지 않을 수 있다.
3. 환자의 보호자임을 증명할 수 있는 서류

③ 의료기관의 장이나 의료인은 법 제38조의2제2항에 따라 전신마취 등 환자의 의식이 없는 상태에서 수술을 하는 장면을 촬영할 수 있음을 환자가 미리 알 수 있도록 의료기관 내부에 안내문을 게시하는 등의 방법으로 알려야 하며, 제2항에 따라 촬영을 요청하는 사람에게 별지 제20호의2서식의 수술 장면 촬영 요청서를 제공해야 한다.

④ 제2항에 따른 촬영을 요청받은 의료기관의 장이나 의료인은 법 제38조의2제2항 각 호의 어느 하나에 해당하는 사유가 없으면 수술 장면을 촬영해야 하며, 법 제38조의2제2항 각 호의 어느 하나에 해당하는 사유로 촬영을 거부하려는 경우에는 수술을 하기 전에 촬영을 요청한 자에게 촬영 거부 사유를 설명해야 한다.

⑤ 제2항에 따른 촬영을 요청받은 의료기관의 장이나 의료인은 제4항에 따라 촬영을 하거나 거부한 경우에는 다음 각 호의 사항이 포함된 촬영 요청 처리대장을 작성해야 한다.

1. 촬영 요청자의 성명 및 연락처. 다만, 촬영 요청자가 가명을 부여받은 경우에는 성명 대신 가명을 적을 수 있고, 연락처를 적지 않을 수 있다.
2. 촬영 요청의 내용
3. 촬영 실시 여부

4. 촬영 요청을 거부한 경우 그 거부의 구체적 사유
5. 녹음 요청의 내용 및 녹음 실시 여부(제39조의13에 따른 녹음 요청을 받은 경우에만 해당한다)

⑥ 의료기관의 장은 제5항에 따라 작성된 촬영 요청 처리대장을 3년 동안 보관해야 한다.

시행규칙 **제39조의12(촬영 거부의 사유)** ① 법 제38조의2제2항제1호부터 제3호까지의 규정에 따른 촬영 거부 사유의 구체적인 기준은 다음 각 호와 같다.

1. 법 제38조의2제2항제1호의 경우: 「응급의료에 관한 법률」 제2조제1호에 따른 응급환자를 수술하는 경우
2. 법 제38조의2제2항제2호의 경우
   가. 「상급종합병원의 지정 및 평가에 관한 규칙」 별표 제4호가목에 따른 전문진료 질병군에 해당하는 수술을 하는 경우
   나. 생명에 위협이 되거나 신체기능의 장애를 초래하는 질환을 가진 환자로서 보건복지부장관이 정하는 경우에 해당하는 환자를 수술하는 경우
3. 법 제38조의2제2항제3호의 경우: 「전공의의 수련환경 개선 및 지위 향상을 위한 법률」 제2조제3호에 따른 지도전문의가 전공의의 수련을 현저히 저해할 우려가 있다고 판단하는 경우. 이 경우 지도전문의는 판단의 이유를 제39조의11제5항제4호에 따라 촬영 요청 처리대장에 기록으로 남겨두어야 한다.

② 법 제38조의2제2항제4호에 따른 촬영 거부 사유는 다음 각 호와 같다.

1. 촬영을 하기 위해서는 수술을 예정대로 시행하기 불가능한 시점에 환자 또는 환자의 보호자가 촬영을 요청하는 경우
2. 천재지변, 통신장애, 전자적 침해행위 또는 그 밖의 불가항력적인 사유로 촬영이 불가능한 경우

시행규칙 **제39조의13(녹음의 요청)** ① 법 제38조의2제2항에 따라 환자 또는 환자의 보호자가 촬영을 요청하면서 녹음 기능을 사용하도록 함께 요청하는 경우에는 별지 제20호의2서식의 수술 장면 촬영 요청서와 함께 별지 제20호의3서식의 수술 장면 촬영 중 녹음 요청서를 의료기관의 장이나 의료인에게 제출해야 하며, 이를 제출받은 의료기관의 장이나 의료인은 수술에 참여하는 의료인 등 정보주체로부터 별지 제20호의4서식의 수술 장면 촬영 중 녹음 동의서를 제출받아 녹음 동의 여부를 확인해야 한다.

② 제1항에 따라 정보 주체 모두의 동의를 확인한 후 녹음을 하는 경우에는 폐쇄회로 텔레비전에 부가된 녹음 기능을 사용하거나 별도의 녹음기기를 사용할 수 있다. 다만, 수술 중 응급으로 의료인 등이 교체되거나 추가 투입되는 등의 사유로 녹음 동의를 하지 않은 의료인 등이 수술에 참여하게 되는 경우에는 녹음을 중단해야 한다.

③ 의료기관의 장이나 의료인이 제2항에 따라 수술을 하는 장면을 촬영하는 경우 녹음 기능은 사용할 수 없다. 다만, 환자 및 해당 수술에 참여한 의료인 등 정보주체 모두의 동의를 받은 경우에는 그러하지 아니하다.

▶ 벌 칙: 5백만원 이하의 벌금(녹음 기능을 사용하여 녹음한 경우)

④ 제1항에 따라 폐쇄회로 텔레비전이 설치된 의료기관의 장은 제2항에 따라 촬영한 영상정보가 분실 · 도난 · 유출 · 변조 또는 훼손되지 아니하도록 보건복지부령으로 정하는 바에 따라 내부 관리계획의 수립, 저장장치와 네트워크의 분리, 접속기록 보관 및 관련 시설의 출입자 관리 방안 마련 등 안전성 확보에 필요한 기술적 · 관리적 및 물리적 조치를 하여야 한다.

▶ 벌 칙: 2년 이하의 징역이나 2천만원 이하의 벌금(안전성 확보에 필요한 조치를 하지 아니하여 폐쇄회로 텔레비전으로 촬영한 영상정보를 분실 · 도난 · 유출 · 변조 또는 훼손당한 자)

▶ 벌 칙: 5백만원 이하의 벌금(안전성 확보에 필요한 기술적 · 관리적 및 물리적 조치를 하지 아니한 경우)

시행규칙 **제39조의14(영상정보의 안전성 확보 조치)** 의료기관의 장은 법 제38조의2제4항에 따라 영상정보의 안전성 확보에 필요한 다음 각 호의 조치를 해야 한다.

1. 영상정보의 안전한 저장을 위한 조치로서 법정 보관 기한을 준수할 수 있도록 충분한 저장 용량을 확보하고 저장장치와 네트워크를 분리하는 조치
2. 영상정보 침해사고 발생에 대응하고 영상정보의 위조 및 변조를 방지하기 위한 조치로서 영상정보를 관리하는 컴퓨터 사용에 대한 암호를 설정하고 해당 컴퓨터 사용에 관한 기록이 남도록 설정하며, 그 기록을 보관 및 관리하는 조치
3. 영상정보에 대한 접근 통제 및 접근 권한의 제한 조치로서 접근 권한을 관리 책임자, 운영 담당자 등 최소한의 인원에만 부여하고 영상정보가 재생되거나 열람이 이루어지는 장소로의 접근은 접근 권한이 부여된 자에 대해서만 허용하는 조치
4. 영상정보의 안전한 처리를 위한 조치로서 영상정보 처리에 대한 의료기관 내부 관리계획을 수립하고 시행하며 그 이행

상황을 점검하는 조치
5. 영상정보의 안전한 보관을 위한 조치로서 저장장치를 접근이 제한된 구획된 장소에 보관하거나 보관시설에 대한 잠금 장치 또는 훼손 방지 장치를 구비하는 조치

⑤ 의료기관의 장은 다음 각 호의 어느 하나에 해당하는 경우를 제외하고는 제2항에 따라 촬영한 영상정보를 열람(의료기관의 장 스스로 열람하는 경우를 포함한다. 이하 이 조에서 같다)하게 하거나 제공(사본의 발급을 포함한다. 이하 이 조에서 같다) 하여서는 아니 된다.

▶ 벌 칙: 5년 이하의 징역이나 5천만원 이하의 벌금(촬영한 영상정보를 열람하게 하거나 제공한 자)

1. 범죄의 수사와 공소의 제기 및 유지, 법원의 재판업무 수행을 위하여 관계 기관이 요청하는 경우
2. 「의료사고 피해구제 및 의료분쟁 조정 등에 관한 법률」 제6조에 따른 한국의료분쟁조정중재원이 의료분쟁의 조정 또는 중재 절차 개시 이후 환자 또는 환자 보호자의 동의를 받아 해당 업무의 수행을 위하여 요청하는 경우
3. 환자 및 해당 수술에 참여한 의료인 등 정보주체 모두의 동의를 받은 경우

시행규칙 **제39조의15(영상정보의 열람·제공 절차 등)** ① 법 제38조의2제5항제1호에 따라 열람 또는 제공을 요청할 수 있는 관계 기관은 다음 각 호와 같다.

1. 수사기관(「사법경찰관리의 직무를 수행할 자와 그 직무범위에 관한 법률」에 따라 지명을 받은 특별사법경찰관리를 포함한다)
2. 법원

② 법 제38조의2제5항 각 호에 따라 의료기관의 장에게 영상정보의 열람 · 제공을 요청하는 자는 별지 제20호의5서식의 영상정보 열람 · 제공 요청서에 다음 각 호의 구분에 따른 서류를 첨부하여 의료기관의 장에게 제출해야 한다.

1. 법 제38조의2제5항제1호 또는 제2호에 따라 열람 · 제공을 요청하는 경우: 요청 권한이 있는 기관에 해당함을 증명하는 서류
2. 법 제38조의2제5항제3호에 따라 열람 · 제공을 요청하는 경우: 각 정보주체의 별지 제20호의6서식의 영상정보 열람 · 제공 동의서

③ 제2항에 따른 열람 · 제공 요청을 받은 의료기관의 장은 제4항에 따라 요청을 거부할 수 있는 경우가 아니면 열람 · 제공 요청을 받은 날부터 10일 이내에 서면, 전자우편, 문자메시지 등의 방법으로 열람 · 제공의 방법을 통지하고 열람하게 하거나 제공해야 한다.

④ 제2항에 따른 열람 · 제공 요청을 받은 의료기관의 장은 다음 각 호의 어느 하나에 해당하는 경우에는 열람 · 제공 요청을 거부할 수 있다. 이 경우 요청을 한 자에게 요청을 받은 날부터 10일 이내에 서면, 전자우편, 문자메시지 등의 방법으로 그 사유를 통지해야 한다.

1. 제2항제1호 또는 제2호의 서류를 제출하지 않은 경우
2. 법 제38조의2제9항에 따른 보관기간이 지나 영상정보를 파기한 경우
3. 천재지변 또는 그 밖의 불가항력적인 사유로 영상정보가 멸실되는 경우

⑤ 의료기관의 장은 제3항에 따라 열람하게 하거나 제공할 때 열람 · 제공을 요청한 자임을 관계 서류나 증표로 확인해야 한다.

시행규칙 **제39조의16(영상정보 열람·제공대장의 작성 및 보관)** ① 의료기관의 장은 제39조의15제2항에 따라 영상정보의 열람 · 제공 요청을 받은 경우 또는 같은 조 제3항에 따라 열람하게 하거나 제공한 경우에는 다음 각 호의 사항이 포함된 영상정보 열람 · 제공대장을 작성해야 한다.

1. 영상정보 열람 · 제공 요청자의 성명 및 연락처
2. 열람 · 제공 요청 영상정보 파일의 명칭 및 내용
3. 영상정보 열람 · 제공의 목적
4. 영상정보 열람 · 제공을 거부한 경우 그 거부의 구체적 사유

② 의료기관의 장은 제1항에 따라 작성된 영상정보 열람 · 제공대장을 3년 동안 보관해야 한다.

⑥ 누구든지 이 법의 규정에 따르지 아니하고 제2항에 따라 촬영한 영상정보를 탐지하거나 누출 · 변조 또는 훼손하여서는 아니 된다.

▶ 벌 칙: 5년 이하의 징역이나 5천만원 이하의 벌금(촬영한 영상정보를 탐지하거나 누출 · 변조 또는 훼손한 자)

⑦ 누구든지 제2항에 따라 촬영한 영상정보를 이 법에서 정하는 목적 외의 용도로 사용하여서는 아니 된다.

▶ 벌 칙: 5년 이하의 징역이나 5천만원 이하의 벌금(촬영한 영상정보를 이 법에서 정한 목적 외의 용도로 사용한 자)

⑧ 의료기관의 개설자는 보건복지부장관이 정하는 범위에서 제2항에 따라 촬영한 영상정보의 열람 등에 소요되는 비용을 열람 등을 요청한 자에게 청구할 수 있다.

⑨ 의료기관의 장은 제2항에 따라 촬영한 영상정보를 30일 이상 보관하여야 한다.

▶ 벌 칙: 5백만원 이하의 벌금(영상정보를 30일 이상 보관하지 아니한 경우)

시행규칙 **제39조의17(영상정보의 보관기준 등)** ① 의료기관의 장은 법 제38조의2제9항에 따라 30일 이상 보관하고 있는 영상정보를 제39조의14제4호에 따른 내부 관리계획에서 정한 주기에 따라 삭제해야 한다.

② 제1항에도 불구하고 의료기관의 장은 영상정보를 보관하고 있는 기간 동안 다음 각 호의 어느 하나에 해당하는 경우에는 영상정보 촬영일부터 30일이 지나더라도 해당 영상을 삭제해서는 안 된다.

1. 법 제38조의2제5항 각 호에 따라 영상정보의 열람 · 제공 요청을 받은 경우
2. 법 제38조의2제5항 각 호에 따라 영상정보의 열람 · 제공을 요청할 예정임을 이유로 별지 제20호의5서식의 영상정보 보관연장 요청서와 법 제38조의2제5항 각 호에 따른 업무 절차 준비 및 진행 예정을 증명할 수 있는 서류를 제출받은 경우

③ 제2항제2호에 따라 보관기간 연장을 요청하는 경우 연장기간은 요청일부터 30일 이내로 하며, 그 기간을 다시 연장하려는 경우에는 연장기간의 종료일까지 별지 제20호의5서식의 영상정보 보관연장 요청서를 제출해야 한다.

④ 제2항 각 호의 어느 하나에 해당하는 경우에는 해당 사유가 종료될 때까지 영상정보를 보관해야 한다.

⑩ 제1항에 따른 폐쇄회로 텔레비전의 설치 기준, 제2항에 따른 촬영의 범위 및 촬영 요청의 절차, 제2항제1호부터 제3호까지의 규정에 따른 사유의 구체적인 기준, 제5항에 따른 열람 · 제공의 절차, 제9항에 따른 보관기준 및 보관기간의 연장 사유 등에 필요한 사항은 보건복지부령으로 정한다.

⑪ 이 법에서 정한 것 외에 폐쇄회로 텔레비전의 설치 · 운영 등에 관한 사항은 「개인정보 보호법」에 따른다.

제39조(시설 등의 공동이용) ① 의료인은 다른 의료기관의 장의 동의를 받아 그 의료기관의 시설 · 장비 및 인력 등을 이용하여 진료할 수 있다.

② 의료기관의 장은 그 의료기관의 환자를 진료하는 데에 필요하면 해당 의료기관에 소속되지 아니한 의료인에게 진료하도록 할 수 있다.

③ 의료인이 다른 의료기관의 시설 · 장비 및 인력 등을 이용하여 진료하는 과정에서 발생한 의료사고에 대하여는 진료를 한 의료인의 과실 때문이면 그 의료인에게, 의료기관의 시설 · 장비 및 인력 등의 결함 때문이면 그것을 제공한 의료기관 개설자에게 각각 책임이 있는 것으로 본다.

제40조(폐업·휴업의 신고) ① 의료기관 개설자는 의료업을 폐업하거나 1개월 이상 휴업(입원환자가 있는 경우에는 1개월 미만의 휴업도 포함한다. 이하 이 조에서 이와 같다)하려면 보건복지부령으로 정하는 바에 따라 관할 시장 · 군수 · 구청장에게 신고하여야 한다.

▶ 행정처분: 개설 허가의 취소 또는 의료기관 폐쇄(폐업 · 휴업 신고를 하지 아니하고 6개월 이상 의료업을 하지 아니한 때)

② 삭제

③ 시장 · 군수 · 구청장은 제1항에 따른 신고에도 불구하고 「감염병의 예방 및 관리에 관한 법률」 제18조 및 제29조에 따라 질병관리청장, 시 · 도지사 또는 시장 · 군수 · 구청장이 감염병의 역학조사 및 예방접종에 관한 역학조사를 실시하거나 같은 법 제18조의2에 따라 의료인 또는 의료기관의 장이 질병관리청장, 시 · 도지사 또는 시장 · 군수 · 구청장에게 역학조사 실시를 요청한 경우로서 그 역학조사를 위하여 필요하다고 판단하는 때에는 의료기관 폐업 신고를 수리하지 아니할 수 있다. [시행 2025.7.31.]

④ 의료기관 개설자는 의료업을 폐업 또는 휴업하는 경우 보건복지부령으로 정하는 바에 따라 해당 의료기관에 입원 중인 환자를 다른 의료기관으로 옮길 수 있도록 하는 등 환자의 권익을 보호하기 위한 조치를 하여야 한다.

▶ 벌 칙: 1년 이하의 징역이나 1천만원 이하의 벌금

▶ 행정처분: 개설 허가의 취소 또는 의료기관 폐쇄(위반한 때)

시행규칙 **제30조의3(폐업·휴업 시 조치사항)** 법 제40조제4항에 따라 의료기관 개설자는 의료업을 폐업 또는 휴업하려는 때에는 폐업 또는 휴업 신고예정일 14일 전까지 환자 및 환자 보호자가 쉽게 볼 수 있는 장소 및 인터넷 홈페이지(인터넷 홈페이지를 운영하고 있는 자만 해당한다)에 다음 각 호의 사항을 기재한 안내문을 각각 게시해야 한다. 다만, 입원 환자에 대해서는 폐업 또는 휴업 신고예정일 30일 전까지 환자 또는 그 보호자에게 직접 안내문의 내용을 알려야 한다.

1. 폐업 또는 휴업 개시 예정일자
2. 진료기록부등의 이관 · 보관 또는 사본 발급 등에 관한 사항
3. 진료비 등의 정산 및 반환 등에 관한 사항
4. 입원 중인 환자의 다른 의료기관으로의 전원(轉院)에 관한 사항
5. 그 밖에 제1호부터 제4호까지에 준하는 사항으로서 환자의 권익 보호를 위하여 보건복지부장관이 특히 필요하다고 인정하여 고시하는 사항

⑤ 시장 · 군수 · 구청장은 제1항에 따른 폐업 또는 휴업 신고를 받은 경우 의료기관 개설자가 제4항에 따른 환자의 권익을 보호하기 위한 조치를 취하였는지 여부를 확인하는 등 대통령령으로 정하는 조치를 하여야 한다.

시행령 **제17조의2(폐업·휴업 시 조치사항)** 시장 · 군수 · 구청장(자치구의 구청장을 말한다. 이하 같다)은 법 제40조제1항에 따라 의료업의 폐업 또는 휴업 신고를 받은 경우에는 같은 조 제5항에 따라 다음 각 호의 사항에 대한 확인 조치를 해야 한다.

1. 법 제16조제1항에 따라 의료기관에서 나온 세탁물의 적정한 처리를 완료하였는지 여부
2. 법 제40조의2제1항에 따라 법 제22조제1항에 따른 진료기록부등(전자의무기록을 포함한다. 이하 "진료기록부등"이라 한다)을 적정하게 넘겼거나 직접 보관하고 있는지 여부
3. 법 제40조제4항에 따라 환자의 권익 보호를 위한 조치를 하였는지 여부
4. 그 밖에 제1호부터 제3호까지의 규정에 준하는 사항으로서 의료업의 폐업 또는 휴업의 적정한 관리를 위하여 보건복지부장관이 특히 필요하다고 인정하는 사항

시행규칙 **제30조(폐업·휴업의 신고)** ① 법 제40조에 따라 의료기관의 개설자가 의료업을 폐업하거나 휴업하려면 별지 제18호서식의 의료기관 휴업(폐업) 신고서에 다음 각 호의 서류를 첨부하여 관할 시장 · 군수 · 구청장에게 제출하여야 한다.

1. 의료업의 폐업 또는 휴업에 대한 결의서(법인만 해당한다) 1부
2. 영 제17조의2 각 호의 조치에 관한 서류

② 시장 · 군수 · 구청장은 매월의 의료기관 폐업신고의 수리 상황을 그 다음달 15일까지 보건복지부장관에게 통보해야 한다.

③ 법 제33조제2항 및 제8항에 따라 의원 · 치과의원 · 한의원 또는 조산원을 개설한 의료인이 부득이한 사유로 6개월을 초과하여 그 의료기관을 관리할 수 없는 경우 그 개설자는 폐업 또는 휴업 신고를 하여야 한다.

④ 삭제

제40조의2(진료기록부등의 이관) ① 의료기관 개설자는 제40조제1항에 따라 폐업 또는 휴업 신고를 할 때 제22조나 제23조에 따라 기록 · 보존하고 있는 진료기록부등의 수량 및 목록을 확인하고 진료기록부등을 관할 보건소장에게 넘겨야 한다. 다만, 의료기관 개설자가 보건복지부령으로 정하는 바에 따라 진료기록부등의 보관계획서를 제출하여 관할 보건소장의 허가를 받은 경우에는 직접 보관할 수 있다.

▶ 과태료: 1백만원 이하의 과태료(진료기록부등을 관할 보건소장에게 넘기지 아니하거나 수량 및 목록 등을 거짓으로 보고한 자)

▶ 행정처분: 개설 허가의 취소 또는 의료기관 폐쇄(위반한 때)

시행규칙 **제30조의4(진료기록부등의 직접 보관 절차 등)** ① 폐업 또는 휴업의 신고를 하는 의료기관 개설자가 법 제40조의2제1항 단서에 따라 진료기록부등을 직접 보관하려면 별지 제19호서식의 진료기록 보관계획서에 다음 각 호의 서류를 첨부하

여 폐업 또는 휴업 예정일 전까지 관할 보건소장의 허가를 받아야 한다.

1. 진료기록부등의 종류별 수량 및 목록
2. 진료기록부등에 대한 체계적이고 안전한 보관계획에 관한 서류
3. 법 제23조제1항에 따라 전자의무기록을 작성 · 보관한 의료기관 개설자의 경우에는 제16조제1항제1호부터 제6호까지의 규정에 해당하는 시설 및 장비를 보유하였음을 증명하는 서류. 다만, 법 제40조의3에 따른 진료기록보관시스템(이하 "진료기록보관시스템"이라 한다)을 통하여 진료기록부등을 직접 보관하려는 경우에는 제출을 생략할 수 있다.

② 제1항에 따라 허가받은 보관 기간을 연장하려는 의료기관 개설자는 해당 기간이 경과하기 전에 관할 보건소장에게 다시 허가를 받아야 한다.

③ 제2항에 따른 허가를 받지 않은 의료기관 개설자는 보관 기간이 경과하는 경우 즉시 관할 보건소장에게 진료기록부등을 이관해야 한다.

시행규칙 **제30조의5(진료기록부등의 이관 방법 및 절차 등)** ① 의료기관 개설자는 법 제40조의2제1항 본문, 같은 조 제2항 또는 이 규칙 제30조의4제3항에 따라 관할 보건소장에게 진료기록부등을 이관하는 경우 진료기록보관시스템을 이용하여 이관할 수 있다.

② 제1항에서 규정한 사항 외에 진료기록부등의 이관 방법 및 절차에 관하여 필요한 사항은 보건복지부장관이 정하여 고시한다.

② 제1항에 따라 관할 보건소장의 허가를 받아 진료기록부등을 직접 보관하는 의료기관 개설자는 보관계획서에 기재된 사항 중 보건복지부령으로 정하는 사항이 변경된 경우 관할 보건소장에게 이를 신고하여야 하며, 직접 보관 중 질병, 국외 이주 등 보건복지부령으로 정하는 사유로 보존 및 관리가 어려운 경우 이를 대행할 책임자를 지정하여 보관하게 하거나 진료기록부등을 관할 보건소장에게 넘겨야 한다.

▶ 과태료: 1백만원 이하의 과태료(변경신고를 하지 아니하거나 거짓으로 변경신고를 한 자)

▶ 과태료: 1백만원 이하의 과태료(진료기록부등의 보존 및 열람을 대행할 책임자를 지정하지 아니하거나 진료기록부등을 관할 보건소장에게 넘기지 아니한 자)

▶ 행정처분: 개설 허가의 취소 또는 의료기관 폐쇄(위반한 때)

시행규칙 **제30조의4(진료기록부등의 직접 보관 절차 등)** ④ 법 제40조의2제2항에서 "보건복지부령으로 정하는 사항이 변경된 경우"란 다음 각 호의 어느 하나에 해당하는 경우를 말한다.

1. 진료기록부등의 보관 기간(제2항에 따라 보관 기간을 연장하는 경우는 제외한다), 보관 장소 또는 보관책임자가 변경된 경우
2. 진료기록부등의 종류별 수량 및 목록이 변경된 경우
3. 제1항제2호에 따라 제출한 진료기록부등의 보관계획이 변경된 경우
4. 제16조제1항제1호부터 제6호까지의 규정에 해당하는 시설 및 장비 보유 현황이 변경된 경우

⑤ 법 제40조의2제2항에서 "질병, 국외 이주 등 보건복지부령으로 정하는 사유"란 다음 각 호의 사유를 말한다.

1. 질병 또는 국외 이주
2. 의료인의 면허자격 정지 또는 면허 취소 처분
3. 성년후견의 개시
4. 그 밖에 의료기관 개설자가 진료기록부등을 직접 보관하기 어려운 사유로서 보건복지부장관이 인정하는 사유

③ 제1항에 따라 관할 보건소장의 허가를 받아 진료기록부등을 직접 보관하는 의료기관 개설자는 보관 기간, 방법 등 보건복지부령으로 정하는 사항을 준수하여야 한다.

▶ 과태료: 1백만원 이하의 과태료(준수사항을 위반한 자)

▶ 행정처분: 개설 허가의 취소 또는 의료기관 폐쇄(위반한 때)

시행규칙 **제30조의4(진료기록부등의 직접 보관 절차 등)** ⑥ 법 제40조의2제3항에서 "보관 기간, 방법 등 보건복지부령으로 정하는 사항"이란 다음 각 호의 사항을 말한다.

1. 제1항에 따라 허가받은 진료기록부등의 보관 기간
2. 제1항에 따라 허가받은 진료기록부등의 보관 장소 · 시설 등 보관 방법에 관한 사항

④ 제1항에 따라 관할 보건소장의 허가를 받아 진료기록부등을 직접 보관하는 의료기관 개설자(제2항에 따라 지정된 책임자를 포함한다)의 기록 열람 및 보존에 관하여는 제21조 및 제22조제2항을 준용한다.
⑤ 그 밖에 진료기록부등의 이관 방법, 절차 등에 필요한 사항은 보건복지부령으로 정한다.

제40조의3(진료기록보관시스템의 구축·운영) ① 보건복지부장관은 제40조의2에 따라 폐업 또는 휴업한 의료기관의 진료기록부등을 보관하는 관할 보건소장 및 의료기관 개설자가 안전하고 효과적으로 진료기록부등을 보존 · 관리할 수 있도록 지원하기 위한 시스템(이하 "진료기록보관시스템"이라 한다)을 구축 · 운영할 수 있다.
② 제40조의2에 따라 폐업 또는 휴업한 의료기관의 진료기록부등을 보관하는 관할 보건소장 및 의료기관 개설자는 진료기록보관시스템에 진료기록부등을 보관할 수 있다.
③ 제2항에 따라 진료기록부등을 진료기록보관시스템에 보관한 관할 보건소장 및 의료기관 개설자(해당 보건소 및 의료기관 소속 의료인 및 그 종사자를 포함한다)는 직접 보관한 진료기록부등 외에는 진료기록보관시스템에 보관된 정보를 열람하는 등 그 내용을 확인하여서는 아니 된다.
▶ 벌 칙: 5년 이하의 징역이나 5천만원 이하의 벌금
④ 보건복지부장관은 제1항에 따른 진료기록보관시스템의 구축 · 운영 업무를 관계 전문기관 또는 단체에 위탁할 수 있다. 이 경우 보건복지부장관은 진료기록보관시스템의 구축 · 운영 업무에 소요되는 비용의 전부 또는 일부를 지원할 수 있다.

시행규칙 **제30조의6(진료기록부등의 관리·보존에 필요한 시설 및 장비)** ① 법 제40조의3제4항 전단 및 영 제42조제6항에 따라 보건복지부장관으로부터 진료기록보관시스템의 구축 · 운영 업무를 위탁받는 기관은 진료기록부등을 안전하게 관리 · 보존하는 데에 필요한 다음 각 호의 시설과 장비를 갖추어야 한다. [개정 2025.6.20.]
1. 진료기록부등의 저장 및 그 동일성을 검증할 수 있는 장비
2. 진료기록부등의 백업 저장장비
3. 네트워크 보안에 관한 시설 및 장비(제1호 및 제2호에 해당하는 장비가 유무선 인터넷에 연결된 경우만 해당한다)
4. 전자의무기록시스템의 보안에 관한 시설과 장비
5. 진료기록부등의 보존장소에 대한 다음 각 목의 물리적 접근 방지 시설과 장비
   가. 출입통제구역 등 통제시설
   나. 잠금장치
② 제1항에 따라 갖추어야 하는 시설과 장비에 관한 구체적인 사항은 보건복지부장관이 정하여 고시한다.

⑤ 제4항 전단에 따라 진료기록보관시스템의 구축 · 운영 업무를 위탁받은 전문기관 또는 단체는 보건복지부령으로 정하는 바에 따라 진료기록부등을 안전하게 관리 · 보존하는 데에 필요한 시설과 장비를 갖추어야 한다.
⑥ 보건복지부장관은 진료기록보관시스템의 효율적 운영을 위하여 원본에 기재된 정보가 변경되지 않는 범위에서 진료기록부등의 형태를 변경하여 보존 · 관리할 수 있으며, 변경된 형태로 진료기록부등의 사본을 발급할 수 있다.
⑦ 누구든지 정당한 접근 권한 없이 또는 허용된 접근 권한을 넘어 진료기록보관시스템에 보관된 정보를 훼손 · 멸실 · 변경 · 위조 · 유출하거나 검색 · 복제하여서는 아니 된다.
▶ 벌 칙: 5년 이하의 징역이나 5천만원 이하의 벌금
⑧ 진료기록보관시스템의 구축 범위 및 운영 절차 등에 필요한 사항은 보건복지부령으로 정한다.

시행령 **제42조(업무의 위탁)** ⑤ 보건복지부장관은 법 제86조제2항에 따라 법 제40조의3에 따른 진료기록보관시스템의 구축 · 운영 업무를 다음 각 호의 기관에 위탁할 수 있다.
1. 「공공기관의 운영에 관한 법률」 제4조에 따른 공공기관 중 그 설립목적이 보건의료 또는 사회보장과 관련되는 공공기관으로서 법 제40조의3제5항에 따른 시설과 장비를 갖춘 기관
2. 위탁 업무 수행에 필요한 조직 · 인력 및 전문성 등을 고려하여 보건복지부장관이 정하여 고시하는 기관으로서 법 제40조의

3제5항에 따른 시설과 장비를 갖춘 기관

⑩ 보건복지부장관이 법 제86조제2항에 따라 제1항부터 제9항까지의 규정에 따른 업무를 위탁하는 경우에 그 위탁 기준 등의 공고, 위탁 내용 등의 고시 또는 위탁 업무의 보고 등에 관하여는 제31조의6제2항부터 제5항까지의 규정을 준용한다.

시행규칙 **제30조의7(진료기록보관시스템의 운영)** ① 보건복지부장관은 진료기록보관시스템의 효율적인 운영을 위하여 진료기록보관시스템을 다음 각 호의 정보시스템과 전자적으로 연계하여 활용할 수 있다. 이 경우 연계를 통하여 수집할 수 있는 자료 또는 정보는 진료기록부등의 안전한 보관 및 효과적 발급에 필요한 자료 또는 정보로 한정한다.

1. 보건의료자원 통합신고포털
2. 「민원처리에 관한 법률」 제12조의2제3항에 따른 통합전자민원창구
3. 그 밖에 진료기록보관시스템의 효율적인 운영을 위하여 필요한 시스템으로서 보건복지부장관이 정하여 고시하는 시스템

② 제1항에서 규정한 사항 외에 진료기록보관시스템의 운영에 관하여 필요한 사항은 보건복지부장관이 정하여 고시한다.

제41조(당직의료인) ① 각종 병원에는 응급환자와 입원환자의 진료 등에 필요한 당직의료인을 두어야 한다.

▶ 벌 칙: 500만원 이하의 벌금

② 제1항에 따른 당직의료인의 수와 배치 기준은 병원의 종류, 입원환자의 수 등을 고려하여 보건복지부령으로 정한다.

시행규칙 **제39조의18(당직의료인)** ① 법 제41조제2항에 따라 각종 병원에 두어야 하는 당직의료인의 수는 입원환자 200명까지는 의사 · 치과의사 또는 한의사의 경우에는 1명, 간호사의 경우에는 2명을 두되, 입원환자 200명을 초과하는 200명마다 의사 · 치과의사 또는 한의사의 경우에는 1명, 간호사의 경우에는 2명을 추가한 인원 수로 한다.

② 제1항에도 불구하고 법 제3조제2항제3호라목에 따른 요양병원에 두어야 하는 당직의료인의 수는 다음 각 호의 기준에 따른다.

1. 의사 · 치과의사 또는 한의사의 경우에는 입원환자 300명까지는 1명, 입원환자 300명을 초과하는 300명마다 1명을 추가한 인원 수
2. 간호사의 경우에는 입원환자 80명까지는 1명, 입원환자 80명을 초과하는 80명마다 1명을 추가한 인원 수

③ 제1항 및 제2항에도 불구하고 다음 각 호의 어느 하나에 해당하는 의료기관은 입원환자를 진료하는 데에 지장이 없도록 해당 병원의 자체 기준에 따라 당직의료인을 배치할 수 있다.

1. 「정신건강증진 및 정신질환자 복지서비스 지원에 관한 법률」 제3조제5호가목에 따른 정신병원
2. 「장애인복지법」 제58조제1항제4호에 따른 의료재활시설로서 법 제3조의2에 따른 요건을 갖춘 의료기관
3. 국립정신건강센터, 국립정신병원, 국립소록도병원, 국립결핵병원 및 국립재활원
4. 그 밖에 제1호부터 제3호까지에 준하는 의료기관으로서 보건복지부장관이 당직의료인의 배치 기준을 자체적으로 정할 필요가 있다고 인정하여 고시하는 의료기관

제41조의2(교육전담간호사) 삭제 〈2024.9.20.〉

제42조(의료기관의 명칭) ① 의료기관은 제3조제2항에 따른 의료기관의 종류에 따르는 명칭 외의 명칭을 사용하지 못한다. 다만, 다음 각 호의 어느 하나에 해당하는 경우에는 그러하지 아니하다.

▶ 벌 칙: 500만원 이하의 벌금

1. 종합병원 또는 정신병원이 그 명칭을 병원으로 표시하는 경우
2. 제3조의4제1항에 따라 상급종합병원으로 지정받거나 제3조의5제1항에 따라 전문병원으로 지정받은 의료기관이 지정받은 기간 동안 그 명칭을 사용하는 경우
3. 제33조제8항 단서에 따라 개설한 의원급 의료기관이 면허 종별에 따른 종별명칭을 함께 사용하는 경우
4. 국가나 지방자치단체에서 개설하는 의료기관이 보건복지부장관이나 시 · 도지사와 협의하여 정한 명칭을 사용하는 경우
5. 다른 법령으로 따로 정한 명칭을 사용하는 경우

② 의료기관의 명칭 표시에 관한 사항은 보건복지부령으로 정한다.

시행규칙 **제40조(의료기관의 명칭 표시)** 법 제42조제2항에 따라 의료기관의 명칭 표시는 다음 각 호에 정하는 바에 따른다.

1. 의료기관이 명칭을 표시하는 경우에는 법 제3조제2항에 따른 의료기관의 종류에 따르는 명칭(종합병원 · 정신병원의 경우에는 병원을 포함한다) 앞에 고유명칭을 붙인다. 이 경우 의료기관의 종류 명칭의 글자 크기는 고유명칭의 2분의 1 범위에서 크거나 작게 하되, 고유 명칭은 의료기관의 종류 명칭과 혼동할 우려가 있거나 특정 진료과목 또는 질환명과 비슷한 명칭을 사용하지 못한다.
2. 제1호에도 불구하고 법 제3조의4제1항에 따라 상급종합병원으로 지정받은 종합병원은 의료기관의 종류에 따른 명칭 대신 상급종합병원의 명칭을 표시할 수 있다.
3. 제1호에도 불구하고 법 제3조의5제1항에 따라 전문병원으로 지정받은 병원은 지정받은 특정 진료과목 또는 질환명을 표시할 수 있으며, 의료기관의 종류에 따른 명칭 대신 전문병원의 명칭을 표시할 수 있다.
4. 병원 · 한방병원 · 치과병원 · 의원 · 한의원 또는 치과의원의 개설자가 전문의인 경우에는 그 의료기관의 고유명칭 앞에 전문과목 및 전문의를 함께 표시하거나 의료기관의 고유명칭과 의료기관의 종류 명칭 사이에 인정받은 전문과목을 삽입하여 표시할 수 있다. 이 경우 전문과목에 "치과"가 포함된 치과병원 · 치과의원의 경우에는 제1호 전단에도 불구하고 의료기관의 종류 명칭에서 "치과"를 생략할 수 있다.
5. 제32조에 따른 부속 의료기관이 명칭을 표시하는 경우에는 의료기관의 종류에 따르는 명칭 앞에 그 개설기관의 명칭과 "부속"이라는 문자를 붙여야 한다.
6. 의료기관의 명칭표시판에는 다음 각 목의 사항만을 표시할 수 있다. 다만, 장소가 좁거나 그 밖에 부득이한 사유가 있는 경우에는 제41조제4항에도 불구하고 같은 조 제1항에 따른 진료과목을 명칭표시판에 함께 표시할 수 있다.
   가. 의료기관의 명칭
   나. 전화번호 및 주소(인터넷 홈페이지 주소를 포함한다)
   다. 진료에 종사하는 의료인의 면허 종류 및 성명
   라. 상급종합병원으로 지정받은 사실(법 제3조의4제1항에 따라 상급종합병원으로 지정받은 종합병원만 해당한다)
   마. 전문병원으로 지정받은 사실(법 제3조의5제1항에 따라 전문병원으로 지정받은 병원만 해당한다)
   바. 병원 · 한방병원 · 치과병원 · 의원 · 한의원 또는 치과의원의 개설자가 전문의인 경우에는 해당 개설자의 전문의 자격 및 전문과목
   사. 법 제58조제1항에 따라 의료기관 인증을 받은 사실
   아. 진료시간 및 진료일
7. 제6호가목에 따른 의료기관의 명칭은 한글로 표시하되, 외국어를 함께 표시할 수 있다.

③ 의료기관이 아니면 의료기관의 명칭이나 이와 비슷한 명칭을 사용하지 못한다.
▶ 과태료: 1백만원 이하의 과태료(의료기관의 명칭 또는 이와 비슷한 명칭을 사용한 자)

제43조(진료과목 등) ① 병원 · 치과병원 또는 종합병원은 한의사를 두어 한의과 진료과목을 추가로 설치 · 운영할 수 있다.
② 한방병원 또는 치과병원은 의사를 두어 의과 진료과목을 추가로 설치 · 운영할 수 있다.
③ 병원 · 한방병원 · 요양병원 또는 정신병원은 치과의사를 두어 치과 진료과목을 추가로 설치 · 운영할 수 있다.
④ 제1항부터 제3항까지의 규정에 따라 추가로 진료과목을 설치 · 운영하는 경우에는 보건복지부령으로 정하는 바에 따라 진료에 필요한 시설 · 장비를 갖추어야 한다.
⑤ 제1항부터 제3항까지의 규정에 따라 추가로 설치한 진료과목을 포함한 의료기관의 진료과목은 보건복지부령으로 정하는 바에 따라 표시하여야 한다. 다만, 치과의 진료과목은 종합병원과 제77조제2항에 따라 보건복지부령으로 정하는 치과병원에 한하여 표시할 수 있다.
▶ 과태료: 1백만원 이하의 과태료(진료과목 표시를 위반한 자)
[법률 제9386호(2009. 1. 30.) 부칙 제2조의 규정에 의하여 이 조 제5항 단서의 개정규정 중 치과의사에 대한 부분은 2013년 12월 31일까지 유효함]

시행규칙 **제41조(진료과목의 표시)** ① 법 제43조에 따라 의료기관이 표시할 수 있는 진료과목은 다음 각 호와 같다.
1. 종합병원: 제2호 및 제3호의 진료과목

2. 병원 · 정신병원이나 의원: 내과, 신경과, 정신건강의학과, 외과, 정형외과, 신경외과, 심장혈관흉부외과, 성형외과, 마취통증의학과, 산부인과, 소아청소년과, 안과, 이비인후과, 피부과, 비뇨의학과, 영상의학과, 방사선종양학과, 병리과, 진단검사의학과, 재활의학과, 결핵과, 예방의학과, 가정의학과, 핵의학과, 직업환경의학과 및 응급의학과
3. 치과병원이나 치과의원: 구강악안면외과, 치과보철과, 치과교정과, 소아치과, 치주과, 치과보존과, 구강내과, 영상치의학과, 구강병리과, 예방치과 및 통합치의학과
4. 한방병원이나 한의원: 한방내과, 한방부인과, 한방소아과, 한방안 · 이비인후 · 피부과, 한방신경정신과, 한방재활의학과, 사상체질과 및 침구과
5. 요양병원: 제2호 및 제4호의 진료과목

② 법 제43조제1항부터 제3항까지의 규정에 따라 추가로 진료과목을 설치한 의료기관이 표시할 수 있는 진료과목과 법 제43조제4항에 따라 추가로 설치한 진료과목의 진료에 필요한 시설 · 장비는 별표 8과 같다.

시행규칙 [별표 8]

추가로 진료과목을 설치한 의료기관이 표시할 수 있는 진료과목 및 진료에 필요한 시설·장비 기준

(제41조제2항 관련)

1. 표시할 수 있는 진료과목

의료기관 종류	표시할 수 있는 진료과목
종합병원	한의과 진료과목을 추가로 설치하는 경우: 한방내과, 한방부인과, 한방소아과, 한방안·이비인후·피부과, 한방신경정신과, 한방재활의학과, 사상체질과 및 침구과
병원	가. 한의과 진료과목을 추가로 설치하는 경우 1) 모든 병원: 한방내과, 사상체질과 및 침구과 2) 신경과, 정신건강의학과, 신경외과 또는 재활의학과를 설치·운영하고 있는 병원: 한방신경정신과 및 한방재활의학과 3) 내과, 산부인과, 성형외과, 소아청소년과, 안과, 이비인후과 또는 피부과를 설치·운영하고 있는 병원: 한방부인과, 한방소아과 및 한방안·이비인후·피부과 나. 치과 진료과목을 추가로 설치하는 경우 1) 모든 병원: 구강내과 및 통합치의학과 2) 외과, 성형외과 또는 응급의학과를 설치·운영하고 있는 병원: 구강악안면외과, 치과보철과, 치과교정과, 치주과 및 치과보존과 3) 소아청소년과를 설치·운영하고 있는 병원: 소아치과
한방병원	가. 의과 진료과목을 추가로 설치하는 경우 1) 모든 한방병원: 내과, 가정의학과, 마취통증의학과 2) 한방내과, 한방신경정신과, 한방재활의학과 또는 침구과를 설치·운영하고 있는 한방병원: 신경과, 정신건강의학과, 신경외과, 정형외과, 비뇨기과 및 재활의학과 3) 한방부인과, 한방소아과 또는 한방안·이비인후·피부과를 설치·운영하고 있는 한방병원: 산부인과, 소아청소년과, 안과, 이비인후과 및 피부과 4) 1)에서 3)까지의 의과과목을 1개 이상 설치·운영하고 있는 한방병원: 영상의학과 및 진단검사의학과 나. 치과 진료과목을 추가로 설치하는 경우 1) 모든 한방병원: 구강내과 및 통합치의학과 2) 한방소아과를 설치·운영하고 있는 한방병원: 소아치과
치과병원	가. 의과 진료과목을 추가로 설치하는 경우 1) 모든 치과병원: 내과, 가정의학과, 마취통증의학과 2) 구강악안면외과, 치과보철과, 치과교정과, 치주과 또는 치과보존과를 설치·운영하고 있는 치과병원: 성형외과 및 정신건강의학과 3) 구강내과 또는 소아치과를 설치·운영하고 있는 치과병원: 이비인후과, 정신건강의학과, 신경과 및 소아청소년과 나. 한의과 진료과목을 추가로 설치하는 경우 1) 모든 치과병원: 한방내과, 침구과 2) 소아치과를 설치·운영하고 있는 치과병원: 한방소아과

의료기관 종류	표시할 수 있는 진료과목
요양병원·정신병원	치과 진료과목을 추가로 설치하는 경우: 구강악안면외과, 치과보철과, 치주과, 치과보존과, 구강내과 및 통합치의학과

비고: 치과 진료과목을 추가로 설치하는 의료기관은 2013년 12월 31일까지 진료과목을 "치과"로 표시한다.

2. 진료에 필요한 시설 · 장비 등
 가. 종합병원 · 병원 · 치과병원에 추가로 한의과 진료과목을 설치하는 경우
  1) 관련된 시설 · 장비 및 의료관계인을 확보하고 있는 경우에는 한방요법실을 갖출 수 있다.
  2) 탕전을 하는 경우에는 관련된 시설 · 장비 및 의료관계인을 확보하고 탕전실을 갖추어야 한다.
 나. 한방병원 · 치과병원에 추가로 의과 진료과목을 설치하는 경우
  1) 외과계 진료과목을 설치하는 경우에는 관련된 시설 · 장비 및 의료관계인을 확보하고 수술실을 갖추어야 한다.
  2) 관련된 시설 · 장비 및 의료관계인을 확보하고 있는 경우에는 임상검사실을 갖출 수 있다.
  3) 관련된 시설 · 장비 및 의료관계인을 확보하고 있는 경우에는 방사선장치를 갖출 수 있다.
  4) 수술실이 설치되어 있는 경우에는 회복실을 갖추어야 한다.
 다. 요양병원에 추가로 치과 진료과목을 설치하는 경우
  1) 관련된 시설 · 장비 및 의료관계인을 확보하고 있는 경우에는 임상검사실을 갖출 수 있다.
  2) 관련된 시설 · 장비 및 의료관계인을 확보하고 있는 경우에는 방사선장치를 갖출 수 있다.
 라. 가목부터 다목까지의 규정에 따라 추가로 진료과목을 설치한 의료기관은 진료절차, 의료인 간 업무분장, 응급환자 대응방법, 관련 시설 · 장비의 활용방안, 환자의 선택권 등이 포함된 진료지침을 비치하여야 한다.

③ 의료기관이 진료과목을 표시하는 경우에는 제1항및 제2항의 진료과목 중 그 의료기관이 확보하고 있는 시설 · 장비 및 의료관계인에 해당하는 과목만을 표시할 수 있다.

④ 의료기관의 진료과목 표시판에는 "진료과목"이라는 글자와 진료과목의 명칭을 표시하여야 한다.

시행규칙 **제42조(의료기관의 명칭과 진료과목의 병행 표시 방법)** 제40조제6호 각 목 외의 부분 단서에 따라 의료기관의 명칭 표시판에 진료과목을 함께 표시하는 경우에는 진료과목을 표시하는 글자의 크기를 의료기관의 명칭을 표시하는 글자 크기의 2분의 1 이내로 하여야 한다.

제44조 삭제

제45조(비급여 진료비용 등의 고지) ① 의료기관 개설자는 「국민건강보험법」 제41조제4항에 따라 요양급여의 대상에서 제외되는 사항 또는 「의료급여법」 제7조제3항에 따라 의료급여의 대상에서 제외되는 사항의 비용(이하 "비급여 진료비용"이라 한다)을 환자 또는 환자의 보호자가 쉽게 알 수 있도록 보건복지부령으로 정하는 바에 따라 고지하여야 한다.

② 의료기관 개설자는 보건복지부령으로 정하는 바에 따라 의료기관이 환자로부터 징수하는 제증명수수료의 비용을 게시하여야 한다.

③ 의료기관 개설자는 제1항 및 제2항에서 고지 · 게시한 금액을 초과하여 징수할 수 없다.

시행규칙 **제42조의2(비급여 진료비용 등의 고지)** ① 법 제45조제1항에 따라 의료기관 개설자는 「국민건강보험법」 제41조제4항에 따라 요양급여의 대상에서 제외되는 사항 또는 「의료급여법」 제7조제3항에 따라 의료급여의 대상에서 제외되는 사항(이하 이 조에서 "비급여 대상"이라 한다)의 항목과 그 가격을 적은 책자 등을 접수창구 등 환자 또는 환자의 보호자가 쉽게 볼 수 있는 장소에 갖추어 두어야 한다. 이 경우 비급여 대상의 항목을 묶어 1회 비용으로 정하여 총액을 표기할 수 있다.

② 법 제45조제1항에 따라 의료기관 개설자는 비급여 대상 중 보건복지부장관이 정하여 고시하는 비급여 대상을 제공하려는 경우 환자 또는 환자의 보호자에게 진료 전 해당 비급여 대상의 항목과 그 가격을 직접 설명해야 한다. 다만, 수술, 수혈, 전신마취 등이 지체되면 환자의 생명이 위험해지거나 심신상의 중대한 장애를 가져오는 경우에는 그렇지 않다.

③ 법 제45조제2항에 따라 의료기관 개설자는 진료기록부 사본 · 진단서 등 제증명수수료의 비용을 접수창구 등 환자 및 환자의

보호자가 쉽게 볼 수 있는 장소에 게시하여야 한다.

④ 인터넷 홈페이지를 운영하는 의료기관은 제1항 및 제3항의 사항을 제1항 및 제3항의 방법 외에 이용자가 알아보기 쉽도록 인터넷 홈페이지에 따로 표시하여야 한다.

⑤ 제1항부터 제4항까지에서 규정한 사항 외에 비급여 진료비용 등의 고지방법의 세부적인 사항은 보건복지부장관이 정하여 고시한다.

제45조의2(비급여 진료비용 등의 현황조사 등) ① 의료기관의 장은 보건복지부령으로 정하는 바에 따라 비급여 진료비용 및 제45조제2항에 따른 제증명수수료(이하 이 조에서 "비급여진료비용등"이라 한다)의 항목, 기준, 금액 및 진료내역 등에 관한 사항을 보건복지부장관에게 보고하여야 한다.

▶ 과태료: 2백만원 이하의 과태료(보고를 하지 아니하거나 거짓으로 보고한 자)

시행령 제42조(업무의 위탁) ⑥ 보건복지부장관은 법 제86조제2항에 따라 법 제45조의2제1항에 따른 비급여진료비용등과 관련된 보고의 접수와 같은 조 제2항에 따른 비급여진료비용등의 현황에 대한 조사 · 분석 및 그 결과 공개에 관한 업무를 다음 각 호의 전문기관에 위탁할 수 있다.

1. 법 제28조에 따른 의사회, 치과의사회 또는 한의사회
2. 「공공기관의 운영에 관한 법률」 제4조에 따른 공공기관 중 그 설립 목적이 보건의료와 관련되는 공공기관
3. 그 밖에 위탁 업무 수행에 필요한 조직 · 인력 및 전문성 등을 고려하여 보건복지부장관이 고시하는 기관

⑩ 보건복지부장관이 법 제86조제2항에 따라 제1항부터 제9항까지의 규정에 따른 업무를 위탁하는 경우에 그 위탁 기준 등의 공고, 위탁 내용 등의 고시 또는 위탁 업무의 보고 등에 관하여는 제31조의6제2항부터 제5항까지의 규정을 준용한다.

② 보건복지부장관은 제1항에 따라 보고받은 내용을 바탕으로 모든 의료기관에 대한 비급여진료비용등의 항목, 기준, 금액 및 진료내역 등에 관한 현황을 조사 · 분석하여 그 결과를 공개할 수 있다. 다만, 병원급 의료기관에 대하여는 그 결과를 공개하여야 한다.

시행규칙 제42조의3(비급여 진료비용 등의 보고 및 현황 조사 등) ① 의료기관의 장은 법 제45조의2제1항에 따른 비급여진료비용등(이하 이 조에서 "비급여진료비용등"이라 한다)에 관한 다음 각 호의 구분에 따른 사항을 보건복지부장관에게 반기마다 보고해야 한다. 다만, 의료기관의 행정부담, 보고 내용의 활용 목적 등을 고려하여 보건복지부장관이 정하여 고시하는 바에 따라 의료기관별 또는 항목별로 보고 횟수를 달리 정할 수 있다.

1. 법 제45조제1항에 따른 비급여 진료비용: 「국민건강보험 요양급여의 기준에 관한 규칙」 별표 2에 따라 비급여 대상이 되는 행위 · 약제 및 치료재료 중 다음 각 목의 사항을 고려하여 보건복지부장관이 정하여 고시하는 사항
   가. 의료기관에서 실시 · 사용 · 조제하는 빈도
   나. 의료기관의 징수비용
   다. 환자의 수요
   라. 환자가 「국민건강보험법 시행령」 별표 2 제3호라목에 따른 희귀난치성질환자등이거나 같은 영 제21조제3항에 해당하는 경우, 법 제38조에 따른 특수의료장비를 사용하는 경우 등 구체적인 진료 상황
2. 법 제45조제2항에 따른 제증명수수료: 의료기관에서 발급하는 진단서 · 증명서 또는 검안서 등의 제증명서류 중 발급 빈도, 발급 비용 및 환자의 수요 등을 고려하여 보건복지부장관이 정하여 고시하는 사항

② 법 제45조의2제2항에 따라 보건복지부장관이 비급여진료비용등에 대한 현황을 조사 · 분석하고 그 결과를 공개하는 의료기관은 보건복지부장관이 정하여 고시하는 의료기관으로 한다.

③ 삭제

④ 보건복지부장관은 비급여진료비용등에 대한 심층적 조사 · 분석을 위하여 필요하다고 인정하는 경우에는 관계 전문기관이나 전문가 등에게 필요한 자료 또는 의견의 제출을 요청할 수 있다.

⑤ 보건복지부장관은 법 제45조의2제2항에 따라 비급여진료비용등의 현황에 대한 조사 · 분석 결과를 공개하는 경우에는 보건복지부장관이 지정하는 정보시스템에 게시하는 방법으로 한다.

⑥ 제1항부터 제5항까지의 규정에 따른 비급여진료비용등의 보고와 비급여진료비용등의 현황에 대한 조사 · 분석 및 공개의 범

위, 방법 및 절차 등에 관하여 필요한 세부 사항은 보건복지부장관이 정하여 고시한다.

③ 보건복지부장관은 제2항에 따른 비급여진료비용등의 현황에 대한 조사 · 분석을 위하여 필요하다고 인정하는 경우에는 의료기관의 장에게 관련 자료의 제출을 명할 수 있다. 이 경우 해당 의료기관의 장은 특별한 사유가 없으면 그 명령에 따라야 한다.

▶ 과태료: 2백만원 이하의 과태료(자료를 제출하지 아니하거나 거짓으로 제출한 자)

④ 제2항에 따른 현황조사 · 분석 및 결과 공개의 범위 · 방법 · 절차 등에 필요한 사항은 보건복지부령으로 정한다.

제45조의3(제증명수수료의 기준 고시) 보건복지부장관은 제45조의2제2항에 따른 현황조사 · 분석의 결과를 고려하여 제증명수수료의 항목 및 금액에 관한 기준을 정하여 고시하여야 한다.

제46조(환자의 진료의사 선택 등) ① 환자나 환자의 보호자는 종합병원 · 병원 · 치과병원 · 한방병원 · 요양병원 또는 정신병원의 특정한 의사 · 치과의사 또는 한의사를 선택하여 진료를 요청할 수 있다. 이 경우 의료기관의 장은 특별한 사유가 없으면 환자나 환자의 보호자가 요청한 의사 · 치과의사 또는 한의사가 진료하도록 하여야 한다.

② 제1항에 따라 진료의사를 선택하여 진료를 받는 환자나 환자의 보호자는 진료의사의 변경을 요청할 수 있다. 이 경우 의료기관의 장은 정당한 사유가 없으면 이에 응하여야 한다.

③ 의료기관의 장은 환자 또는 환자의 보호자에게 진료의사 선택을 위한 정보를 제공하여야 한다.

④ 의료기관의 장은 제1항에 따라 진료하게 한 경우에도 환자나 환자의 보호자로부터 추가비용을 받을 수 없다.

⑤ 삭제

⑥ 삭제

제47조(의료관련감염 예방) ① 보건복지부령으로 정하는 일정 규모 이상의 병원급 의료기관의 장은 의료관련감염 예방을 위하여 감염관리위원회와 감염관리실을 설치 · 운영하고 보건복지부령으로 정하는 바에 따라 감염관리 업무를 수행하는 전담 인력을 두는 등 필요한 조치를 하여야 한다.

시행규칙 **제43조(감염관리위원회 및 감염관리실의 설치 등)** ① 법 제47조제1항에서 "보건복지부령으로 정하는 일정 규모 이상의 병원급 의료기관"이란 100개 이상의 병상을 갖춘 병원급 의료기관을 말한다.

② 법 제47조제1항에 따른 감염관리위원회(이하 "위원회"라 한다)는 다음 각 호의 업무를 심의한다.

1. 의료관련감염에 대한 대책, 연간 감염예방계획의 수립 및 시행에 관한 사항
2. 감염관리요원의 선정 및 배치에 관한 사항
3. 감염병환자등의 처리에 관한 사항
4. 병원의 전반적인 위생관리에 관한 사항
5. 의료관련감염 관리에 관한 자체 규정의 제정 및 개정에 관한 사항
6. 삭제
7. 삭제
8. 삭제
9. 그 밖에 의료관련감염 관리에 관한 중요한 사항

③ 법 제47조제1항에 따른 감염관리실(이하 "감염관리실"이라 한다)은 다음 각 호의 업무를 수행한다.

1. 의료관련감염의 발생 감시
2. 의료관련감염 관리 실적의 분석 및 평가
3. 직원의 감염관리교육 및 감염과 관련된 직원의 건강관리에 관한 사항
4. 그 밖에 감염 관리에 필요한 사항

시행규칙 **제46조(감염관리실의 운영 등)** ① 법 제47조제1항에 따라 감염관리실에서 감염관리 업무를 수행하는 사람의 인력기준 및 배치기준은 별표 8의2와 같다.

시행규칙 [별표 8의2]

감염관리 업무를 수행하는 사람의 인력기준 및 배치기준

(제46조제1항 관련)

1. 인력기준: 감염관리실에서 감염관리 업무를 수행하는 사람은 감염관리에 관한 경험 및 지식이 있는 사람으로서 다음 각 목의 어느 하나에 해당하는 사람으로 한다.

가. 의사 나. 간호사 다. 해당 의료기관의 장이 인정하는 사람

2. 배치기준: 다음 각 목의 구분에 따라 배치한다.

가. 상급종합병원

1) 의사

구분	100~300 병상	301~600 병상	601~900 병상	901~1,200 병상	1,201~1,500 병상	1,501~1,800 병상	1,801~2,100 병상	2,101~2,400 병상	2,401 병상 이상
의사	1명 이상	2명 이상	3명 이상	4명 이상	5명 이상	6명 이상	7명 이상	8명 이상	9명 이상

2) 간호사 및 해당 의료기관의 장이 인정하는 사람분

구분	100~200 병상	201~400 병상	401~600 병상	601~800 병상	801~1,000 병상	1,000~1,200 병상	1,201~1,400 병상	1,401~1,600 병상	1,601~1,800 병상	1,801~2,000 병상	2,001~2,200 병상	2,201~2,400 병상	2,401 병상 이상
간호사	1명 이상	2명 이상	2명 이상	3명 이상	3명 이상	4명 이상	4명 이상	5명 이상	5명 이상	6명 이상	6명 이상	7명 이상	7명 이상
의료기관의 장이 인정하는 사람	1명 이상	1명 이상	2명 이상	2명 이상	3명 이상	3명 이상	4명 이상	4명 이상	5명 이상	5명 이상	6명 이상	6명 이상	7명 이상

나. 종합병원

구분	100~300 병상	301~600 병상	601~900 병상	901~1,200 병상	1,201~1,500 병상	1,501~1,800 병상	1,801~2,100 병상	2,101 병상 이상
의사	1명 이상	2명 이상	3명 이상	4명 이상	5명 이상	6명 이상	7명 이상	8명 이상
간호사	1명 이상	2명 이상	2명 이상	3명 이상	3명 이상	4명 이상	4명 이상	5명 이상
의료기관의 장이 인정하는 사람	1명 이상	1명 이상	2명 이상	2명 이상	3명 이상	3명 이상	4명 이상	4명 이상

다. 병원 · 치과병원 · 한방병원 · 요양병원 · 정신병원

인력	150~300 병상	301~600 병상	601~900 병상	901~1,200 병상	1,201 병상 이상
의사	1명 이상	2명 이상	3명 이상	4명 이상	5명 이상
간호사	1명 이상	1명 이상	1명 이상	1명 이상	1명 이상
의료기관의 장이 인정하는 사람	1명 이상	1명 이상	1명 이상	1명 이상	1명 이상

비고

1. 위 표 제2호가목2)의 기준에도 불구하고 401병상 이상인 경우에는 해당 배치기준상의 최소인력을 기준으로 간호사를 1명씩 늘려 배치하면서 의료기관의 장이 인정하는 사람은 1명씩 줄여 배치할 수 있다. 다만, 의료기관의 장이 인정하는 사람이 최소

1명 이상 배치되어야 한다.

2. 위 표 제2호나목의 기준에도 불구하고 601병상 이상인 경우에는 해당 배치기준상의 최소인력을 기준으로 간호사를 1명씩 늘려 배치하면서 의료기관의 장이 인정하는 사람을 1명씩 줄여 배치할 수 있다. 다만, 의료기관의 장이 인정하는 사람은 최소 1명 이상 배치되어야 한다.

② 제1항에 따라 감염관리실에 두는 인력 중 1명 이상은 감염관리실(종합병원, 150개 이상의 병상을 갖춘 병원, 치과병원 또는 한방병원만 해당한다)에서 전담 근무해야 한다.

③ 제1항에 따라 감염관리실에서 근무하는 사람은 별표 8의3에서 정한 교육기준에 따라 교육을 받아야 한다.

② 의료기관의 장은 「감염병의 예방 및 관리에 관한 법률」 제2조제1호에 따른 감염병의 예방을 위하여 해당 의료기관에 소속된 의료인, 의료기관 종사자 및 「보건의료인력지원법」 제2조제3호의 보건의료인력을 양성하는 학교 및 기관의 학생으로서 해당 의료기관에서 실습하는 자에게 보건복지부령으로 정하는 바에 따라 정기적으로 교육을 실시하여야 한다.

③ 의료기관의 장은 「감염병의 예방 및 관리에 관한 법률」 제2조제1호에 따른 감염병이 유행하는 경우 환자, 환자의 보호자, 의료인, 의료기관 종사자 및 「경비업법」 제2조제3호에 따른 경비원 등 해당 의료기관 내에서 업무를 수행하는 사람에게 감염병의 확산 방지를 위하여 필요한 정보를 제공하여야 한다.

시행규칙 **제46조의2(감염병 예방을 위한 정보 제공 등)** ① 의료기관의 장은 법 제47조제2항에 따라 「감염병의 예방 및 관리에 관한 법률」 제2조제1호에 따른 감염병(이하 이 조에서 "감염병"이라 한다) 예방을 위하여 다음 각 호의 사항에 관한 교육을 실시해야 한다.

1. 감염병의 감염 원인, 감염 경로 및 감염 증상 등 감염병의 내용 및 성격에 관한 사항
2. 감염병에 대한 대응조치, 진료방법 및 예방방법 등 감염병의 예방 및 진료에 관한 사항
3. 감염병 환자의 관리, 감염 물건의 처리, 감염 장소의 소독 및 감염병 보호장비 사용 등 감염병의 관리에 관한 사항
4. 「감염병의 예방 및 관리에 관한 법률」에 따른 의료기관, 보건의료인 또는 의료기관 종사자의 보고 · 신고 및 협조 등에 관한 사항
5. 그 밖에 감염병 예방 및 관리 등을 위하여 질병관리청장이 특히 필요하다고 인정하는 사항

② 의료기관의 장은 법 제47조제3항에 따라 감염병이 유행하는 경우 해당 의료기관 내에서 업무를 수행하는 사람에게 제1항의 교육을 2회 이상 실시해야 한다.

③ 의료기관의 장은 법 제47조제3항에 따라 감염병의 확산 및 방지에 필요한 정보를 다음 각 호의 방법으로 제공해야 한다.

1. 의료기관의 인터넷 홈페이지 게시
2. 매뉴얼 · 게시물 또는 안내문 등의 작성 · 비치
3. 그 밖에 질병관리청장이 신속하고 정확한 정보 제공을 위하여 적합하다고 인정하여 고시하는 방법

④ 의료기관의 장은 법 제47조제2항 및 제3항에 따라 교육 및 정보 제공을 위하여 필요하다고 인정하는 경우에는 질병관리청 또는 관할 보건소에 필요한 협조를 요청할 수 있다.

⑤ 제1항부터 제4항까지의 규정에 따른 감염병 예방 정보 교육 및 정보 제공의 내용 · 방법 및 절차 등에 필요한 세부 사항은 질병관리청장이 정하여 고시한다.

④ 질병관리청장은 의료관련감염의 발생 · 원인 등에 대한 의과학적인 감시를 위하여 의료관련감염 감시 시스템을 구축 · 운영할 수 있다.

⑤ 의료기관은 제4항에 따른 시스템을 통하여 매월 의료관련감염 발생 사실을 등록할 수 있다.

시행규칙 **제46조의3(의료관련감염 감시 시스템의 등록 절차·방법)** ① 법 제47조제5항에 따라 의료기관이 같은 조 제4항에 따른 의료관련감염 감시 시스템(이하 "의료관련감염 감시 시스템"이라 한다)을 통하여 등록할 수 있는 의료관련감염의 종류는 다음 각 호와 같다.

1. 중환자실에서 발생한 감염

2. 수술한 부위의 감염
3. 그 밖에 질병관리청장이 정하여 고시하는 감염

② 제1항에서 규정한 사항 외에 의료관련감염 감시 시스템의 등록 절차 · 방법 등에 관한 세부적인 사항은 질병관리청장이 정하여 고시한다.

⑥ 질병관리청장은 제4항에 따른 시스템의 구축 · 운영 업무를 대통령령으로 정하는 바에 따라 관계 전문기관에 위탁할 수 있다.

시행령 **제18조(의료관련감염 감시 시스템 구축·운영 업무의 위탁)** ① 질병관리청장은 법 제47조제6항에 따라 같은 조 제4항에 따른 의료관련감염 감시 시스템(이하 "의료관련감염 감시 시스템"이라 한다)의 구축 · 운영 업무를 다음 각 호의 어느 하나에 해당하는 기관에 위탁할 수 있다.

1. 「정부출연연구기관 등의 설립 · 운영 및 육성에 관한 법률」에 따른 정부출연연구기관
2. 「고등교육법」 제2조에 따른 학교
3. 의료관련감염의 예방 · 관리 업무를 수행하는 「민법」 제32조 또는 다른 법률에 따라 설립된 비영리법인
4. 그 밖에 의료관련감염의 예방 · 관리 업무에 전문성이 있다고 질병관리청장이 인정하는 기관

② 질병관리청장은 법 제47조제6항에 따라 의료관련감염 감시 시스템의 구축 · 운영 업무를 위탁하려는 경우 그 위탁 기준 · 절차 및 방법 등에 관한 사항을 미리 공고해야 한다.

③ 질병관리청장은 법 제47조제6항에 따라 의료관련감염 감시 시스템의 구축 · 운영 업무를 위탁한 경우 그 위탁 내용 및 수탁자 등에 관한 사항을 관보에 고시하고, 질병관리청의 인터넷 홈페이지에 게시해야 한다.

④ 제2항 및 제3항에 따른 위탁 기준 등의 공고 및 위탁 내용 등의 고시 등에 필요한 세부사항은 질병관리청장이 정하여 고시한다.

⑦ 질병관리청장은 제6항에 따라 업무를 위탁한 전문기관에 대하여 그 업무에 관한 보고 또는 자료의 제출을 명할 수 있다.

⑧ 의료관련감염이 발생한 사실을 알게 된 의료기관의 장, 의료인, 의료기관 종사자 또는 환자 등은 보건복지부령으로 정하는 바에 따라 질병관리청장에게 그 사실을 보고(이하 이 조에서 "자율보고"라 한다)할 수 있다. 이 경우 질병관리청장은 자율보고한 사람의 의사에 반하여 그 신분을 공개하여서는 아니 된다.

시행규칙 **제46조의4(의료관련감염 자율보고의 절차 등)** ① 법 제47조제8항에 따른 자율보고(이하 "자율보고"라 한다)를 하려는 사람은 다음 각 호의 구분에 따른 보고서를 질병관리청장에게 제출해야 한다.

1. 의료기관의 장, 의료인 또는 의료기관 종사자: 별지 제21호서식의 의료관련감염 발생 보고서
2. 환자 또는 환자의 보호자: 별지 제21호의2서식의 의료관련감염 발생 보고서

② 법 제47조제10항에서 "보건복지부령으로 정하는 검증"이란 의료관련감염의 사실관계에 대한 확인을 말한다.

③ 질병관리청장은 제1항에 따른 의료관련감염 자율보고 업무를 효율적으로 처리하기 위하여 의료관련감염 자율보고시스템을 구축 · 운영할 수 있다. [신설 2025.6.20.]

④ 제1항부터 제3항까지에서 규정한 사항 외에 자율보고의 접수 · 분석 및 의료관련감염 자율보고 시스템의 구축 · 운영 등에 필요한 세부적인 사항은 질병관리청장이 정하여 고시한다. [개정 2025.6.20.]

⑨ 자율보고한 사람이 해당 의료관련감염과 관련하여 관계 법령을 위반한 사실이 있는 경우에는 그에 따른 행정처분을 감경하거나 면제할 수 있다.

⑩ 자율보고가 된 의료관련감염에 관한 정보는 보건복지부령으로 정하는 검증을 한 후에는 개인식별이 가능한 부분을 삭제하여야 한다.

⑪ 자율보고의 접수 및 분석 등의 업무에 종사하거나 종사하였던 사람은 직무상 알게 된 비밀을 다른 사람에게 누설하거나 직무 외의 목적으로 사용하여서는 아니 된다.

▶ 벌　칙: 3년 이하의 징역 또는 3천만원 이하의 벌금

⑫ 의료기관의 장은 해당 의료기관에 속한 자율보고를 한 보고자에게 그 보고를 이유로 해고 또는 전보나 그 밖에 신분 또는 처우와 관련하여 불리한 조치를 할 수 없다.

▶ 벌 칙: 2년 이하의 징역 또는 2천만원 이하의 벌금

⑬ 질병관리청장은 제4항 또는 제8항에 따라 수집한 의료관련감염 관련 정보를 감염 예방 · 관리에 필요한 조치, 계획 수립, 조사 · 연구, 교육 등에 활용할 수 있다.

⑭ 제1항에 따른 감염관리위원회의 구성과 운영, 감염관리실 운영, 제2항에 따른 교육, 제3항에 따른 정보 제공, 제5항에 따라 등록하는 의료관련감염의 종류와 그 등록의 절차 · 방법 등에 필요한 사항은 보건복지부령으로 정한다.

제47조의2(입원환자의 전원) 의료기관의 장은 천재지변, 감염병 의심 상황, 집단 사망사고의 발생 등 입원환자를 긴급히 전원시키지 않으면 입원환자의 생명 · 건강에 중대한 위험이 발생할 수 있음에도 환자나 보호자의 동의를 받을 수 없는 등 보건복지부령으로 정하는 불가피한 사유가 있는 경우에는 보건복지부령으로 정하는 바에 따라 시장 · 군수 · 구청장의 승인을 받아 입원환자를 다른 의료기관으로 전원시킬 수 있다. [개정 2024.12.20.]

시행규칙 **제47조(입원환자의 전원)** ① 법 제47조의2에서 "환자나 보호자의 동의를 받을 수 없는 등 보건복지부령으로 정하는 불가피한 사유"란 환자가 의사표시를 할 수 없는 상태에 있거나 보호자와 연락이 되지 않아 환자나 보호자의 동의를 받을 수 없는 경우를 말한다.

② 의료기관의 장은 법 제47조의2에 따라 환자를 다른 의료기관으로 전원(轉院)시키려면 시장 · 군수 · 구청장에게 다음 각 호의 사항을 알리고 승인을 요청해야 한다.

1. 환자가 현재 입원 중인 의료기관과 전원시키려는 의료기관의 명칭 · 주소 · 전화번호
2. 환자 또는 보호자의 성명 · 주민등록번호 · 주소 · 전화번호. 다만, 환자가 가명 또는 전산관리번호를 부여받은 경우에는 성명 대신 가명을 알리거나 주민등록번호 대신 및 전산관리번호를 알릴 수 있고, 주소 및 전화번호를 알리지 않을 수 있다.
3. 전원일자
4. 전원사유

③ 제2항에 따라 승인을 요청받은 시장 · 군수 · 구청장은 지체 없이 승인 여부를 의료기관의 장에게 통보해야 한다.

④ 제3항에 따라 통보를 받은 의료기관의 장은 환자를 전원시키고 구두, 유선 또는 서면 등으로 제2항 각 호의 사항을 환자의 보호자에게 지체 없이 알려야 한다.

제47조의3((간병서비스의 관리·감독) ① 보건복지부령으로 정하는 일정 규모 이상의 병원급 의료기관의 장은 입원서비스 및 간병의 질 향상을 위하여 입원실 내에서 상주하여 환자를 간병하는 사람이 제공하는 간병서비스에 대한 관리 · 감독 방안을 마련하여야 한다.

② 보건복지부장관은 간병서비스 관리 · 감독에 관한 표준지침을 정하고 제1항에 따른 의료기관의 장에게 이를 적용하도록 권장할 수 있다.

[본조신설 2024.12.20.]

제2절 의료법인

제48조(설립 허가 등) ① 제33조제2항에 따른 의료법인을 설립하려는 자는 대통령령으로 정하는 바에 따라 정관과 그 밖의 서류를 갖추어 그 법인의 주된 사무소의 소재지를 관할하는 시 · 도지사의 허가를 받아야 한다.

시행령 **제20조(의료법인 등의 사명)** 의료법인과 법 제33조제2항제4호에 따라 의료기관을 개설한 비영리법인은 의료업(법 제49조에 따라 의료법인이 하는 부대사업을 포함한다)을 할 때 공중위생에 이바지하여야 하며, 영리를 추구하여서는 아니 된다.

② 의료법인은 그 법인이 개설하는 의료기관에 필요한 시설이나 시설을 갖추는 데에 필요한 자금을 보유하여야 한다.

③ 의료법인이 재산을 처분하거나 정관을 변경하려면 시 · 도지사의 허가를 받아야 한다.

▶ 벌 칙: 500만원 이하의 벌금

④ 이 법에 따른 의료법인이 아니면 의료법인이나 이와 비슷한 명칭을 사용할 수 없다.

▶ 벌 칙: 500만원 이하의 벌금

제48조의2(임원) ① 의료법인에는 5명 이상 15명 이하의 이사와 2명의 감사를 두되, 보건복지부장관의 승인을 받아 그 수를 증감할 수 있다.

② 이사와 감사의 임기는 정관으로 정하되, 이사는 4년, 감사는 2년을 초과할 수 없다. 다만, 이사와 감사는 각각 연임할 수 있다.

③ 이사회의 구성에 있어서 각 이사 상호 간에 「민법」 제777조에 규정된 친족관계에 있는 사람이 그 정수의 4분의 1을 초과해서는 아니 된다.

④ 다음 각 호의 어느 하나에 해당하는 사람은 의료법인의 임원이 될 수 없다.

1. 미성년자
2. 피성년후견인 또는 피한정후견인
3. 파산선고를 받은 사람으로서 복권되지 아니한 사람
4. 금고 이상의 실형을 선고받고 그 집행이 끝나거나(집행이 끝난 것으로 보는 경우를 포함한다) 집행이 면제된 날부터 3년이 지나지 아니한 사람 [개정 2024.10.22.]
5. 금고 이상의 형의 집행유예를 선고받고 그 유예기간 중에 있는 사람 [신설 2024.10.22.]

⑤ 감사는 이사와 제3항에 따른 특별한 관계에 있는 사람이 아니어야 한다.

제49조(부대사업) ① 의료법인은 그 법인이 개설하는 의료기관에서 의료업무 외에 다음의 부대사업을 할 수 있다. 이 경우 부대사업으로 얻은 수익에 관한 회계는 의료법인의 다른 회계와 구분하여 계산하여야 한다.

1. 의료인과 의료관계자 양성이나 보수교육
2. 의료나 의학에 관한 조사 연구
3. 「노인복지법」 제31조제2호에 따른 노인의료복지시설의 설치 · 운영
4. 「장사 등에 관한 법률」 제29조제1항에 따른 장례식장의 설치 · 운영
5. 「주차장법」 제19조제1항에 따른 부설주차장의 설치 · 운영
6. 의료업 수행에 수반되는 의료정보시스템 개발 · 운영사업 중 대통령령으로 정하는 사업

시행령 **제22조(의료정보시스템 사업)** 법 제49조제1항제6호에서 "대통령령으로 정하는 사업"이란 다음 각 호의 사업을 말한다.

1. 전자의무기록을 작성 · 관리하기 위한 시스템의 개발 · 운영사업
2. 전자처방전을 작성 · 관리하기 위한 시스템의 개발 · 운영사업
3. 영상기록을 저장 · 전송하기 위한 시스템의 개발 · 운영사업

7. 그 밖에 휴게음식점영업, 일반음식점영업, 이용업, 미용업 등 환자 또는 의료법인이 개설한 의료기관 종사자 등의 편의를 위하여 보건복지부령으로 정하는 사업

시행규칙 **제60조(부대사업)** 법 제49조제1항제7호에서 "휴게음식점영업, 일반음식점영업, 이용업, 미용업 등 환자 또는 의료법인이 개설한 의료기관 종사자 등의 편의를 위하여 보건복지부령으로 정하는 사업"이란 다음 각 호의 사업을 말한다.

1. 휴게음식점영업, 일반음식점영업, 제과점영업, 위탁급식영업
2. 소매업 중 편의점, 슈퍼마켓, 자동판매기영업 및 서점

2의2. 의류 등 생활용품 판매업 및 식품판매업(건강기능식품 판매업은 제외한다). 다만, 의료법인이 직접 영위하는 경우는 제외한다.

3. 산후조리업
4. 목욕장업
5. 의료기기 임대 · 판매업. 다만, 의료법인이 직접 영위하는 경우는 제외한다.
6. 숙박업, 여행업 및 외국인환자 유치업
7. 수영장업, 체력단련장업 및 종합체육시설업
8. 장애인보조기구의 제조 · 개조 · 수리업

9. 다음 각 목의 어느 하나에 해당하는 업무를 하려는 자에게 의료법인이 개설하는 의료기관의 건물을 임대하는 사업
   가. 이용업 및 미용업
   나. 안경 조제 · 판매업
   다. 은행업
   라. 의원급 의료기관 개설 · 운영(의료관광호텔에 부대시설로 설치하는 경우로서 진료과목이 의료법인이 개설하는 의료기관과 동일하지 아니한 경우로 한정한다)

② 제1항제4호 · 제5호 및 제7호의 부대사업을 하려는 의료법인은 타인에게 임대 또는 위탁하여 운영할 수 있다.

③ 제1항 및 제2항에 따라 부대사업을 하려는 의료법인은 보건복지부령으로 정하는 바에 따라 미리 의료기관의 소재지를 관할하는 시 · 도지사에게 신고하여야 한다. 신고사항을 변경하려는 경우에도 또한 같다.

▶ 과태료: 300만원 이하의 과태료

제50조(「민법」의 준용) 의료법인에 대하여 이 법에 규정된 것 외에는 「민법」 중 재단법인에 관한 규정을 준용한다.

제51조(설립 허가 취소) 보건복지부장관 또는 시 · 도지사는 의료법인이 다음 각 호의 어느 하나에 해당하면 그 설립 허가를 취소할 수 있다.

1. 정관으로 정하지 아니한 사업을 한 때
2. 설립된 날부터 2년 안에 의료기관을 개설하지 아니한 때
3. 의료법인이 개설한 의료기관이 제64조에 따라 개설허가를 취소당한 때
4. 보건복지부장관 또는 시 · 도지사가 감독을 위하여 내린 명령을 위반한 때
5. 제49조제1항에 따른 부대사업 외의 사업을 한 때

제51조의2(임원 선임 관련 금품 등 수수의 금지) 누구든지 의료법인의 임원 선임과 관련하여 금품, 향응 또는 그 밖의 재산상 이익을 주고받거나 주고받을 것을 약속해서는 아니 된다.

▶ 벌 칙: 1년 이하의 징역이나 1천만원 이하의 벌금

제3절 의료기관단체

제52조(의료기관단체 설립) ① 병원급 의료기관의 장은 의료기관의 건전한 발전과 국민보건 향상에 기여하기 위하여 전국 조직을 두는 단체를 설립할 수 있다.[12)]

② 제1항에 따른 단체는 법인으로 한다.

제52조의2(대한민국의학한림원) ① 의료인에 관련되는 의학 및 관계 전문분야(이하 이 조에서 "의학등"이라 한다)의 연구 · 진흥기반을 조성하고 우수한 보건의료인을 발굴 · 활용하기 위하여 대한민국의학한림원(이하 이 조에서 "한림원"이라 한다)을 둔다.

> **시행령** **제22조의2(대한민국의학한림원 운영 등)** ① 법 제52조의2제1항에 따른 대한민국의학한림원(이하 "한림원"이라 한다)의 사업연도는 정부의 회계연도에 따른다.
>
> ② 한림원은 보건복지부장관이 정하는 바에 따라 사업추진계획, 사업추진현황, 자금운용계획 및 자금집행내역 등에 관한 사항을 보건복지부장관에게 보고하여야 한다.
>
> ③ 한림원은 다양한 분야의 의료인과 관계 전문가 등이 그 조직 운영 및 업무수행 등에 균형있게 참여할 수 있도록 필요한 조치를 강구 · 시행하여야 한다.

② 한림원은 법인으로 한다.

③ 한림원은 다음 각 호의 사업을 한다.

---

12) 대한치과병원협회, 대한병원협회 및 대한한방병원협회 등을 예로 들 수 있음.

1. 의학등의 연구진흥에 필요한 조사 · 연구 및 정책자문
2. 의학등의 분야별 중장기 연구 기획 및 건의
3. 의학등의 국내외 교류협력사업
4. 의학등 및 국민건강과 관련된 사회문제에 관한 정책자문 및 홍보
5. 보건의료인의 명예를 기리고 보전(保全)하는 사업
6. 보건복지부장관이 의학등의 발전을 위하여 지정 또는 위탁하는 사업

④ 보건복지부장관은 한림원의 사업수행에 필요한 경비의 전부 또는 일부를 예산의 범위에서 지원할 수 있다.
⑤ 한림원에 대하여 이 법에서 정하지 아니한 사항에 관하여는 「민법」 중 사단법인에 관한 규정을 준용한다.
⑥ 한림원이 아닌 자는 대한민국의학한림원 또는 이와 유사한 명칭을 사용하지 못한다.

▶ 과태료: 1백만원 이하의 과태료(대한민국의학한림원 또는 이와 유사한 명칭을 사용한 자)

⑦ 한림원의 운영 및 업무수행에 필요한 사항은 대통령령으로 정한다.

제4장 신의료기술평가

제53조(신의료기술의 평가) ① 보건복지부장관은 국민건강을 보호하고 의료기술의 발전을 촉진하기 위하여 대통령령으로 정하는 바에 따라 제54조에 따른 신의료기술평가위원회의 심의를 거쳐 신의료기술의 안전성 · 유효성 등에 관한 평가(이하 "신의료기술평가"라 한다)를 하여야 한다.
② 제1항에 따른 신의료기술은 새로 개발된 의료기술로서 보건복지부장관이 안전성 · 유효성을 평가할 필요성이 있다고 인정하는 것을 말한다.
③ 보건복지부장관은 신의료기술평가의 결과를 「국민건강보험법」 제64조에 따른 건강보험심사평가원의 장에게 알려야 한다. 이 경우 신의료기술평가의 결과를 보건복지부령으로 정하는 바에 따라 공표할 수 있다.
④ 그 밖에 신의료기술평가의 대상 및 절차 등에 필요한 사항은 보건복지부령으로 정한다.

제54조(신의료기술평가위원회의 설치 등) ① 보건복지부장관은 신의료기술평가에 관한 사항을 심의하기 위하여 보건복지부에 신의료기술평가위원회(이하 "위원회"라 한다)를 둔다.
② 위원회는 위원장 1명을 포함하여 20명 이내의 위원으로 구성한다.
③ 위원은 다음 각 호의 자 중에서 보건복지부장관이 위촉하거나 임명한다. 다만, 위원장은 제1호 또는 제2호의 자 중에서 임명한다.

1. 제28조제1항에 따른 의사회 · 치과의사회 · 한의사회에서 각각 추천하는 자
2. 보건의료에 관한 학식이 풍부한 자
3. 소비자단체에서 추천하는 자
4. 변호사의 자격을 가진 자로서 보건의료와 관련된 업무에 5년 이상 종사한 경력이 있는 자
5. 보건의료정책 관련 업무를 담당하고 있는 보건복지부 소속 5급 이상의 공무원

④ 위원장과 위원의 임기는 3년으로 하되, 연임할 수 있다. 다만, 제3항제5호에 따른 공무원의 경우에는 재임기간으로 한다.
⑤ 위원의 자리가 빈 때에는 새로 위원을 임명하고, 새로 임명된 위원의 임기는 임명된 날부터 기산한다.
⑥ 위원회의 심의사항을 전문적으로 검토하기 위하여 위원회에 분야별 전문평가위원회를 둔다.
⑦ 그 밖에 위원회 · 전문평가위원회의 구성 및 운영 등에 필요한 사항은 보건복지부령으로 정한다.

》참고 – [신의료기술평가 및 신의료기술평가위원회]

- 신의료기술평가제도는 새로운 의료기술(치료법, 검사법 등 의료행위)의 안전성 및 임상적 유용성 평가를 위해 2007년 도입된 제도로 검증되지 않은 의료기술의 무분별한 사용을 막고 국민의 건강권을 보호하기 위해 시행되고 있다.
- 신의료기술평가는 일반적으로 기존 연구들을 포괄적이고 치우침없이 검색, 분석, 고찰하는 '체계적문헌고찰방법론'을 토대로 신의료기술평가위원회 및 분야별 전문평가위원회에서 해당 기술의 안전성 · 유효성을 심의한다.

- 신의료기술평가위원회는 의료법 제54조에 의거, 신의료기술평가에 관한 사항을 심의하기 위하여 보건복지부에 설치되었다.
- 분야별전문평가위원회는 의료법 제54조제6항 및 신의료기술평가에 관한 규칙 제7조에 의거 신의료기술평가위원회의 심의사항을 전문적으로 검토하기 위해 설치되었으며, 총 7개 분야(내과계 의료전문위원회, 외과계 의료전문위원회, 내 · 외과계외 의료전문위원회, 치과의료전문위원회, 한방의료전문위원회, 혁신의료기술전문위원회, 근거창출전문위원회)로 구성되어 있다.

제55조(자료의 수집 업무 등의 위탁) 보건복지부장관은 신의료기술평가에 관한 업무를 수행하기 위하여 필요한 경우 보건복지부령으로 정하는 바에 따라 자료 수집 · 조사 등 평가에 수반되는 업무를 관계 전문기관 또는 단체에 위탁할 수 있다.

제5장 의료광고

제56조(의료광고의 금지 등) ① 의료기관 개설자, 의료기관의 장 또는 의료인(이하 "의료인등"이라 한다)이 아닌 자는 의료에 관한 광고(의료인등이 신문 · 잡지 · 음성 · 음향 · 영상 · 인터넷 · 인쇄물 · 간판, 그 밖의 방법에 의하여 의료행위, 의료기관 및 의료인등에 대한 정보를 소비자에게 나타내거나 알리는 행위를 말한다. 이하 "의료광고"라 한다)를 하지 못한다.

▶ 벌 칙: 1년 이하의 징역이나 1천만원 이하의 벌금

▶ 행정처분: 개설 허가의 취소 또는 의료기관 폐쇄(위반한 때)

② 의료인등은 다음 각 호의 어느 하나에 해당하는 의료광고를 하지 못한다.

▶ 벌 칙: 1년 이하의 징역이나 1천만원 이하의 벌금

▶ 행정처분: 개설 허가의 취소 또는 의료기관 폐쇄(위반한 때)

1. 제53조에 따른 평가를 받지 아니한 신의료기술에 관한 광고
2. 환자에 관한 치료경험담 등 소비자로 하여금 치료 효과를 오인하게 할 우려가 있는 내용의 광고
3. 거짓된 내용을 표시하는 광고
4. 다른 의료인등의 기능 또는 진료 방법과 비교하는 내용의 광고
5. 다른 의료인등을 비방하는 내용의 광고
6. 수술 장면 등 직접적인 시술행위를 노출하는 내용의 광고
7. 의료인등의 기능, 진료 방법과 관련하여 심각한 부작용 등 중요한 정보를 누락하는 광고
8. 객관적인 사실을 과장하는 내용의 광고
9. 법적 근거가 없는 자격이나 명칭을 표방하는 내용의 광고
10. 신문, 방송, 잡지 등을 이용하여 기사(記事) 또는 전문가의 의견 형태로 표현되는 광고
11. 제57조에 따른 심의를 받지 아니하거나 심의받은 내용과 다른 내용의 광고
12. 제27조제3항에 따라 외국인환자를 유치하기 위한 국내광고
13. 소비자를 속이거나 소비자로 하여금 잘못 알게 할 우려가 있는 방법으로 제45조에 따른 비급여 진료비용을 할인하거나 면제하는 내용의 광고
14. 각종 상장 · 감사장 등을 이용하는 광고 또는 인증 · 보증 · 추천을 받았다는 내용을 사용하거나 이와 유사한 내용을 표현하는 광고. 다만, 다음 각 목의 어느 하나에 해당하는 경우는 제외한다.
    가. 제58조에 따른 의료기관 인증을 표시한 광고
    나. 「정부조직법」 제2조부터 제4조까지의 규정에 따른 중앙행정기관 · 특별지방행정기관 및 그 부속기관, 「지방자치법」 제2조에 따른 지방자치단체 또는 「공공기관의 운영에 관한 법률」 제4조에 따른 공공기관으로부터 받은 인증 · 보증을 표시한 광고
    다. 다른 법령에 따라 받은 인증 · 보증을 표시한 광고
    라. 세계보건기구와 협력을 맺은 국제평가기구로부터 받은 인증을 표시한 광고 등 대통령령으로 정하는 광고
15. 그 밖에 의료광고의 방법 또는 내용이 국민의 보건과 건전한 의료경쟁의 질서를 해치거나 소비자에게 피해를 줄 우려가 있는 것으로서 대통령령으로 정하는 내용의 광고

시행령 **제23조(의료광고의 금지 기준)** ① 법 제56조제2항에 따라 금지되는 의료광고의 구체적인 기준은 다음 각 호와 같다.

1. 법 제53조에 따른 신의료기술평가를 받지 아니한 신의료기술에 관하여 광고하는 것
2. 특정 의료기관 · 의료인의 기능 또는 진료 방법이 질병 치료에 반드시 효과가 있다고 표현하거나 환자의 치료경험담이나 6개월 이하의 임상경력을 광고하는 것
3. 의료인, 의료기관, 의료서비스 및 의료 관련 각종 사항에 대하여 객관적인 사실과 다른 내용 등 거짓된 내용을 광고하는 것
4. 특정 의료기관 개설자, 의료기관의 장 또는 의료인(이하 "의료인등"이라 한다)이 수행하거나 광고하는 기능 또는 진료 방법이 다른 의료인등의 것과 비교하여 우수하거나 효과가 있다는 내용으로 광고하는 것
5. 다른 의료인등을 비방할 목적으로 해당 의료인등이 수행하거나 광고하는 기능 또는 진료 방법에 관하여 불리한 사실을 광고하는 것
6. 의료인이 환자를 수술하는 장면이나 환자의 환부(患部) 등을 촬영한 동영상 · 사진으로서 일반인에게 혐오감을 일으키는 것을 게재하여 광고하는 것
7. 의료인등의 의료행위나 진료 방법 등을 광고하면서 예견할 수 있는 환자의 안전에 심각한 위해(危害)를 끼칠 우려가 있는 부작용 등 중요 정보를 빠뜨리거나 글씨 크기를 작게 하는 등의 방법으로 눈에 잘 띄지 않게 광고하는 것
8. 의료인, 의료기관, 의료서비스 및 의료 관련 각종 사항에 대하여 객관적인 사실을 과장하는 내용으로 광고하는 것
9. 법적 근거가 없는 자격이나 명칭을 표방하는 내용을 광고하는 것
10. 특정 의료기관 · 의료인의 기능 또는 진료 방법에 관한 기사나 전문가의 의견을 「신문 등의 진흥에 관한 법률」 제2조에 따른 신문 · 인터넷신문 또는 「잡지 등 정기간행물의 진흥에 관한 법률」에 따른 정기간행물이나 「방송법」 제2조제1호에 따른 방송에 싣거나 방송하면서 특정 의료기관 · 의료인의 연락처나 약도 등의 정보도 함께 싣거나 방송하여 광고하는 것
11. 법 제57조제1항에 따라 심의 대상이 되는 의료광고를 심의를 받지 아니하고 광고하거나 심의 받은 내용과 다르게 광고하는 것
12. 외국인환자를 유치할 목적으로 법 제27조제3항에 따른 행위를 하기 위하여 국내광고 하는 것
13. 법 제45조에 따른 비급여 진료비용의 할인 · 면제 금액, 대상, 기간이나 범위 또는 할인 · 면제 이전의 비급여 진료비용에 대하여 허위 또는 불명확한 내용이나 정보 등을 게재하여 광고하는 것
14. 각종 상장 · 감사장 등을 이용하여 광고하는 것 또는 인증 · 보증 · 추천을 받았다는 내용을 사용하거나 이와 유사한 내용을 표현하여 광고하는 것. 다만, 법 제56조제2항제14호 각 목의 어느 하나에 해당하는 경우는 제외한다.

② 법 제56조제2항제14호라목에서 "세계보건기구와 협력을 맺은 국제평가기구로부터 받은 인증을 표시한 광고 등 대통령령으로 정하는 광고"란 다음 각 호의 어느 하나에 해당하는 광고를 말한다.

1. 세계보건기구와 협력을 맺은 국제평가기구로부터 받은 인증을 표시한 광고
2. 국제의료질관리학회(The International Society for Quality in Health Care)로부터 인증을 받은 각국의 인증기구의 인증을 표시한 광고

③ 보건복지부장관은 의료인등 자신이 운영하는 인터넷 홈페이지에 의료광고를 하는 경우에 제1항에 따라 금지되는 의료광고의 세부적인 기준을 정하여 고시할 수 있다.

③ 의료광고는 다음 각 호의 방법으로는 하지 못한다.

▶ 벌 칙: 1년 이하의 징역이나 1천만원 이하의 벌금

▶ 행정처분: 개설 허가의 취소 또는 의료기관 폐쇄(위반한 때)

1. 「방송법」 제2조제1호의 방송
2. 그 밖에 국민의 보건과 건전한 의료경쟁의 질서를 유지하기 위하여 제한할 필요가 있는 경우로서 대통령령으로 정하는 방법

④ 제2항에 따라 금지되는 의료광고의 구체적인 내용 등 의료광고에 관하여 필요한 사항은 대통령령으로 정한다.

⑤ 보건복지부장관, 시장 · 군수 · 구청장은 제2항제2호부터 제5호까지 및 제7호부터 제9호까지를 위반한 의료인등에 대하여

제63조, 제64조 및 제67조에 따른 처분을 하려는 경우에는 지체 없이 그 내용을 공정거래위원회에 통보하여야 한다.
[2018. 3. 27. 법률 제15540호에 의하여 2015. 12. 23. 헌법재판소에서 위헌 결정된 이 조를 개정함.]

제57조(의료광고의 심의) ① 의료인등이 다음 각 호의 어느 하나에 해당하는 매체를 이용하여 의료광고를 하려는 경우 미리 의료광고가 제56조제1항부터 제3항까지의 규정에 위반되는지 여부에 관하여 제2항에 따른 기관 또는 단체의 심의를 받아야 한다.

1. 「신문 등의 진흥에 관한 법률」 제2조에 따른 신문 · 인터넷신문 또는 「잡지 등 정기간행물의 진흥에 관한 법률」 제2조에 따른 정기간행물
2. 「옥외광고물 등의 관리와 옥외광고산업 진흥에 관한 법률」 제2조제1호에 따른 옥외광고물 중 현수막(懸垂幕), 벽보, 전단(傳單) 및 교통시설 · 교통수단에 표시(교통수단 내부에 표시되거나 영상 · 음성 · 음향 및 이들의 조합으로 이루어지는 광고를 포함한다)되는 것
3. 전광판
4. 대통령령으로 정하는 인터넷 매체[이동통신단말장치에서 사용되는 애플리케이션(Application)을 포함한다]
5. 그 밖에 매체의 성질, 영향력 등을 고려하여 대통령령으로 정하는 광고매체

② 다음 각 호의 기관 또는 단체는 대통령령으로 정하는 바에 따라 자율심의를 위한 조직 등을 갖추어 보건복지부장관에게 신고한 후 의료광고 심의 업무를 수행할 수 있다.

1. 제28조제1항에 따른 의사회 · 치과의사회 · 한의사회
2. 「소비자기본법」 제29조에 따라 등록한 소비자단체로서 대통령령으로 정하는 기준을 충족하는 단체

③ 의료인등은 제1항에도 불구하고 다음 각 호의 사항으로만 구성된 의료광고에 대해서는 제2항에 따라 보건복지부장관에게 신고한 기관 또는 단체(이하 "자율심의기구"라 한다)의 심의를 받지 아니할 수 있다.

1. 의료기관의 명칭 · 소재지 · 전화번호
2. 의료기관이 설치 · 운영하는 진료과목(제43조제5항에 따른 진료과목을 말한다)
3. 의료기관에 소속된 의료인의 성명 · 성별 및 면허의 종류
4. 그 밖에 대통령령으로 정하는 사항

④ 자율심의기구는 제1항에 따른 심의를 할 때 적용하는 심의 기준을 상호 협의하여 마련하여야 한다.

⑤ 의료광고 심의를 받으려는 자는 자율심의기구가 정하는 수수료를 내야 한다.

⑥ 제2항제1호에 따른 자율심의기구가 수행하는 의료광고 심의 업무 및 이와 관련된 업무의 수행에 관하여는 제29조제3항, 제30조제1항, 제32조, 제83조제1항 및 「민법」 제37조를 적용하지 아니하며, 제2항제2호에 따른 자율심의기구가 수행하는 의료광고 심의 업무 및 이와 관련된 업무의 수행에 관하여는 「민법」 제37조를 적용하지 아니한다.

⑦ 자율심의기구는 의료광고 제도 및 법령의 개선에 관하여 보건복지부장관에게 의견을 제시할 수 있다.

⑧ 제1항에 따른 심의의 유효기간은 심의를 신청하여 승인을 받은 날부터 3년으로 한다.

⑨ 의료인등이 제8항에 따른 유효기간의 만료 후 계속하여 의료광고를 하려는 경우에는 유효기간 만료 6개월 전에 자율심의기구에 의료광고 심의를 신청하여야 한다.

⑩ 제1항부터 제9항까지의 규정에서 정한 것 외에 자율심의기구의 구성 · 운영 및 심의에 필요한 사항은 자율심의기구가 정한다.

⑪ 자율심의기구는 제1항 및 제4항에 따른 심의 관련 업무를 수행할 때에는 제56조제1항부터 제3항까지의 규정에 따라 공정하고 투명하게 하여야 한다.

[2018. 3. 27. 법률 제15540호에 의하여 2015. 12. 23. 헌법재판소에서 위헌 결정된 이 조를 개정함.]

제57조의2(의료광고에 관한 심의위원회) ① 자율심의기구는 의료광고를 심의하기 위하여 제2항 각 호의 구분에 따른 심의위원회(이하 이 조에서 "심의위원회"라 한다)를 설치 · 운영하여야 한다.

② 심의위원회의 종류와 심의 대상은 다음 각 호와 같다.

1. 의료광고심의위원회: 의사, 의원, 의원의 개설자, 병원, 병원의 개설자, 요양병원(한의사가 개설한 경우는 제외한다), 요양

병원의 개설자, 정신병원, 정신병원의 개설자, 종합병원(치과는 제외한다. 이하 이 호에서 같다), 종합병원의 개설자, 조산사, 조산원, 조산원의 개설자가 하는 의료광고의 심의

2. 치과의료광고심의위원회: 치과의사, 치과의원, 치과의원의 개설자, 치과병원, 치과병원의 개설자, 종합병원(치과만 해당한다. 이하 이 호에서 같다), 종합병원의 개설자가 하는 의료광고의 심의
3. 한방의료광고심의위원회: 한의사, 한의원, 한의원의 개설자, 한방병원, 한방병원의 개설자, 요양병원(한의사가 개설한 경우만 해당한다. 이하 이 호에서 같다), 요양병원의 개설자가 하는 의료광고의 심의

③ 제57조제2항제1호에 따른 자율심의기구 중 의사회는 제2항제1호에 따른 심의위원회만, 치과의사회는 같은 항 제2호에 따른 심의위원회만, 한의사회는 같은 항 제3호에 따른 심의위원회만 설치 · 운영하고, 제57조제2항제2호에 따른 자율심의기구는 제2항 각 호의 어느 하나에 해당하는 심의위원회만 설치 · 운영할 수 있다.

④ 심의위원회는 위원장 1명과 부위원장 1명을 포함하여 15명 이상 25명 이하의 위원으로 구성한다. 이 경우 제2항 각 호의 심의위원회 종류별로 다음 각 호의 구분에 따라 구성하여야 한다.

1. 의료광고심의위원회: 제5항제2호부터 제9호까지의 사람을 각각 1명 이상 포함하되, 같은 항 제4호부터 제9호까지의 사람이 전체 위원의 3분의 1 이상이 되도록 구성하여야 한다.
2. 치과의료광고심의위원회: 제5항제1호 및 제3호부터 제9호까지의 사람을 각각 1명 이상 포함하되, 같은 항 제4호부터 제9호까지의 사람이 전체 위원의 3분의 1 이상이 되도록 구성하여야 한다.
3. 한방의료광고심의위원회: 제5항제1호 · 제2호 및 제4호부터 제9호까지의 사람을 각각 1명 이상 포함하되, 같은 항 제4호부터 제9호까지의 사람이 전체 위원의 3분의 1 이상이 되도록 구성하여야 한다.

⑤ 심의위원회 위원은 다음 각 호의 어느 하나에 해당하는 사람 중에서 자율심의기구의 장이 위촉한다.

1. 의사
2. 치과의사
3. 한의사
4. 「약사법」 제2조제2호에 따른 약사
5. 「소비자기본법」 제2조제3호에 따른 소비자단체의 장이 추천하는 사람
6. 「변호사법」 제7조제1항에 따라 같은 법 제78조에 따른 대한변호사협회에 등록한 변호사로서 대한변호사협회의 장이 추천하는 사람
7. 「민법」 제32조에 따라 설립된 법인 중 여성의 사회참여 확대 및 복지 증진을 주된 목적으로 설립된 법인의 장이 추천하는 사람
8. 「비영리민간단체 지원법」 제4조에 따라 등록된 단체로서 환자의 권익 보호를 주된 목적으로 하는 단체의 장이 추천하는 사람
9. 그 밖에 보건의료 또는 의료광고에 관한 학식과 경험이 풍부한 사람

⑥ 제1항부터 제5항까지의 규정에서 정한 것 외에 심의위원회의 구성 및 운영에 필요한 사항은 자율심의기구가 정한다.

제57조의3(의료광고 모니터링) 자율심의기구는 의료광고가 제56조제1항부터 제3항까지의 규정을 준수하는지 여부에 관하여 모니터링하고, 보건복지부령으로 정하는 바에 따라 모니터링 결과를 보건복지부장관에게 제출하여야 한다.

제6장 감독

제58조(의료기관 인증) ① 보건복지부장관은 의료의 질과 환자 안전의 수준을 높이기 위하여 병원급 의료기관 및 대통령령으로 정하는 의료기관에 대한 인증(이하 "의료기관 인증"이라 한다)을 할 수 있다.

시행령 **제28조(의료기관 인증의 대상)** 법 제58조제1항에서 "대통령령으로 정하는 의료기관"이란 다음 각 호의 어느 하나에 해당하는 의료기관을 말한다.

1. 「의료 해외진출 및 외국인환자 유치 지원에 관한 법률」 제6조제1항에 따라 등록한 의료기관
2. 「호스피스 · 완화의료 및 임종과정에 있는 환자의 연명의료결정에 관한 법률」 제25조제1항에 따른 호스피스전문기관

② 보건복지부장관은 대통령령으로 정하는 바에 따라 의료기관 인증에 관한 업무를 제58조의11에 따른 의료기관평가인증원에 위탁할 수 있다.

③ 보건복지부장관은 다른 법률에 따라 의료기관을 대상으로 실시하는 평가를 통합하여 제58조의11에 따른 의료기관평가인증원으로 하여금 시행하도록 할 수 있다.

›› 참고 - [의료기관 인증제도]

- 의료기관 인증제도(이하 인증제)는 의료기관으로 하여금 환자안전과 의료의 질 향상을 위한 자발적이고 지속적인 노력을 유도하여 의료소비자에게 양질의 의료 서비스를 제공하기 위한 제도로 2011년 1월 24일부터 병원급 이상 의료기관을 대상으로 하는 '의료기관인증제도'를 시행하고 있다. 인증제는 순위를 정하는 상대평가와는 달리, 의료기관의 인증기준 충족 여부를 조사하는 절대평가의 성격을 가진 제도로, 공표된 인증조사 기준의 일정수준을 달성한 의료기관에 대하여 4년간 유효한 인증마크를 부여하는 제도이다. 의료기관 인증제는 모든 의료기관을 대상으로 하고 있지만, 현재는 병원급 이상 의료기관이 자율적으로 인증을 신청할 수 있다. 다만, 요양병원과 정신병원은 의료 서비스의 특성 및 환자의 권익 보호 등을 고려하여 2013년부터 의무적으로 인증신청을 하도록 의료법에 명시되어 있다. 2025년 7월 16일 현재 전국의 인증의료기관은 총 1,796개소가 있다.
- 의료기관평가인증원은 의료법 제58조에 근거하여 설립되었으며, 보건복지부 장관이 인증을 위하여 필요하다고 정한 업무를 위탁 받아 수행하는 인증전담기관이다.

출처: 의료기관평가인증원 인터넷 홈페이지 http://www.koiha.or.kr/

제58조의2(의료기관인증위원회) ① 보건복지부장관은 의료기관 인증에 관한 주요 정책을 심의하기 위하여 보건복지부장관 소속으로 의료기관인증위원회(이하 이 조에서 "위원회"라 한다)를 둔다.

② 위원회는 위원장 1명을 포함한 15인 이내의 위원으로 구성한다.

③ 위원회의 위원장은 보건복지부차관으로 하고, 위원회의 위원은 다음 각 호의 사람 중에서 보건복지부장관이 임명 또는 위촉한다.

1. 제28조에 따른 의료인 단체 및 제52조에 따른 의료기관단체에서 추천하는 자
2. 노동계, 시민단체(「비영리민간단체지원법」 제2조에 따른 비영리민간단체를 말한다), 소비자단체(「소비자기본법」 제29조에 따른 소비자단체를 말한다)에서 추천하는 자
3. 보건의료에 관한 학식과 경험이 풍부한 자
4. 시설물 안전진단에 관한 학식과 경험이 풍부한 자
5. 보건복지부 소속 3급 이상 공무원 또는 고위공무원단에 속하는 공무원

④ 위원회는 다음 각 호의 사항을 심의한다.

1. 인증기준 및 인증의 공표를 포함한 의료기관 인증과 관련된 주요 정책에 관한 사항
2. 제58조제3항에 따른 의료기관 대상 평가제도 통합에 관한 사항
3. 제58조의7제2항에 따른 의료기관 인증 활용에 관한 사항
4. 그 밖에 위원장이 심의에 부치는 사항

⑤ 위원회의 구성 및 운영, 그 밖에 필요한 사항은 대통령령으로 정한다.

제58조의3(의료기관 인증기준 및 방법 등) ① 의료기관 인증기준은 다음 각 호의 사항을 포함하여야 한다.

1. 환자의 권리와 안전
2. 의료기관의 의료서비스 질 향상 활동
3. 의료서비스의 제공과정 및 성과
4. 의료기관의 조직 · 인력관리 및 운영
5. 환자 만족도

② 인증등급은 인증, 조건부인증 및 불인증으로 구분한다.
③ 인증의 유효기간은 4년으로 한다. 다만, 조건부인증의 경우에는 유효기간을 1년으로 한다.
④ 조건부인증을 받은 의료기관의 장은 유효기간 내에 보건복지부령으로 정하는 바에 따라 재인증을 받아야 한다.
⑤ 제1항에 따른 인증기준의 세부 내용은 보건복지부장관이 정한다.

제58조의4(의료기관 인증의 신청) ① 의료기관 인증을 받고자 하는 의료기관의 장은 보건복지부령으로 정하는 바에 따라 보건복지부장관에게 신청할 수 있다.
② 제1항에도 불구하고 제3조제2항제3호에 따른 요양병원(「장애인복지법」 제58조제1항제4호에 따른 의료재활시설로서 제3조의2에 따른 요건을 갖춘 의료기관은 제외한다)의 장은 보건복지부령으로 정하는 바에 따라 보건복지부장관에게 인증을 신청하여야 한다.
③ 제2항에 따라 인증을 신청하여야 하는 요양병원이 조건부인증 또는 불인증을 받거나 제58조의10제1항제4호 및 제5호에 따라 인증 또는 조건부인증이 취소된 경우 해당 요양병원의 장은 보건복지부령으로 정하는 기간 내에 다시 인증을 신청하여야 한다.
④ 보건복지부장관은 인증을 신청한 의료기관에 대하여 제58조의3제1항에 따른 인증기준 적합 여부를 평가하여야 한다. 이 경우 보건복지부장관은 보건복지부령으로 정하는 바에 따라 필요한 조사를 할 수 있고, 인증을 신청한 의료기관은 정당한 사유가 없으면 조사에 협조하여야 한다.
⑤ 보건복지부장관은 제4항에 따른 평가 결과와 인증등급을 지체 없이 해당 의료기관의 장에게 통보하여야 한다.

제58조의5(이의신청) ① 의료기관 인증을 신청한 의료기관의 장은 평가결과 또는 인증등급에 관하여 보건복지부장관에게 이의신청을 할 수 있다.
② 제1항에 따른 이의신청은 평가결과 또는 인증등급을 통보받은 날부터 30일 이내에 하여야 한다. 다만, 책임질 수 없는 사유로 그 기간을 지킬 수 없었던 경우에는 그 사유가 없어진 날부터 기산한다.
③ 제1항에 따른 이의신청의 방법 및 처리 결과의 통보 등에 필요한 사항은 보건복지부령으로 정한다.

제58조의6(인증서와 인증마크) ① 보건복지부장관은 인증을 받은 의료기관에 인증서를 교부하고 인증을 나타내는 표시(이하 "인증마크"라 한다)를 제작하여 인증을 받은 의료기관이 사용하도록 할 수 있다.
② 누구든지 제58조제1항에 따른 인증을 받지 아니하고 인증서나 인증마크를 제작 · 사용하거나 그 밖의 방법으로 인증을 사칭하여서는 아니 된다.
▶ 벌 칙: 1년 이하의 징역이나 1천만원 이하의 벌금
③ 인증마크의 도안 및 표시방법 등에 필요한 사항은 보건복지부령으로 정한다.

>> 참고 - [인증마크]
인증을 받은 의료기관은 인증유효기간(4년) 동안 인증마크를 사용할 수 있다. 의료기관평가인증원 홈페이지에 그 결과가 공표되어 있으므로 인증을 획득한 의료기관의 정보를 확인할 수 있다.
출처: 의료기관평가인증원 홈페이지 http://www.koiha.or.kr/

제58조의7(인증의 공표 및 활용) ① 보건복지부장관은 인증을 받은 의료기관에 관하여 인증기준, 인증 유효기간 및 제58조의4제4항에 따라 평가한 결과 등 보건복지부령으로 정하는 사항을 인터넷 홈페이지 등에 공표하여야 한다.

시행규칙 **제64조의7(의료기관 인증의 공표)** 인증원의 장은 법 제58조의7제1항에 따라 다음 각 호의 사항을 인터넷 홈페이지 등에 공표해야 한다.
1. 해당 의료기관의 명칭, 종별, 진료과목 등 일반현황
2. 인증등급 및 인증의 유효기간
3. 인증기준에 따른 평가결과
4. 그 밖에 의료의 질과 환자 안전의 수준을 높이기 위하여 보건복지부장관이 정하는 사항

② 보건복지부장관은 제58조의4제4항에 따른 평가 결과와 인증등급을 활용하여 의료기관에 대하여 다음 각 호에 해당하는 행정적 · 재정적 지원 등 필요한 조치를 할 수 있다.

1. 제3조의4에 따른 상급종합병원 지정
2. 제3조의5에 따른 전문병원 지정
3. 의료의 질 및 환자 안전 수준 향상을 위한 교육, 컨설팅 지원
4. 그 밖에 다른 법률에서 정하거나 보건복지부장관이 필요하다고 인정한 사항

③ 제1항에 따른 공표 등에 필요한 사항은 보건복지부령으로 정한다.

제58조의8(자료의 제공요청) ① 보건복지부장관은 인증과 관련하여 필요한 경우에는 관계 행정기관, 의료기관, 그 밖의 공공단체 등에 대하여 자료의 제공 및 협조를 요청할 수 있다.

② 제1항에 따른 자료의 제공과 협조를 요청받은 자는 정당한 사유가 없는 한 요청에 따라야 한다.

제58조의9(의료기관 인증의 사후관리) 보건복지부장관은 인증의 실효성을 유지하기 위하여 보건복지부령으로 정하는 바에 따라 인증을 받은 의료기관에 대하여 제58조의3제1항에 따른 인증기준의 충족 여부를 조사할 수 있다.

시행규칙 **제64조의8(의료기관 인증의 사후관리 방법)** ① 보건복지부장관은 법 제58조의9에 따라 인증을 받은 의료기관에 대하여 법 제58조의3제3항에 따른 의료기관 인증의 유효기간 내에 1회 이상 인증기준의 충족 여부를 조사할 수 있다.

② 제1항에 따른 조사는 서면조사 또는 현지조사의 방법으로 실시할 수 있다.

③ 제1항 및 제2항에서 규정한 사항 외에 의료기관 인증의 사후관리에 관한 세부적인 사항은 보건복지부장관의 승인을 받아 인증원의 장이 정한다.

제58조의10(의료기관 인증의 취소 등) ① 보건복지부장관은 인증을 받은 의료기관이 인증 유효기간 중 다음 각 호의 어느 하나에 해당하는 경우에는 의료기관 인증 또는 조건부인증을 취소하거나 인증마크의 사용정지 또는 시정을 명할 수 있다. 다만, 제1호 및 제2호에 해당하는 경우에는 인증 또는 조건부인증을 취소하여야 한다.

1. 거짓이나 그 밖의 부정한 방법으로 인증 또는 조건부인증을 받은 경우
2. 제64조제1항에 따라 의료기관 개설 허가가 취소되거나 폐쇄명령을 받은 경우
3. 의료기관의 종별 변경 등 인증 또는 조건부인증의 전제나 근거가 되는 중대한 사실이 변경된 경우
4. 제58조의3제1항에 따른 인증기준을 충족하지 못하게 된 경우
5. 인증마크의 사용정지 또는 시정명령을 위반한 경우

시행규칙 **제64조의9(의료기관 인증의 취소 등)** ① 법 제58조의10제1항에 따라 의료기관 인증 또는 조건부인증이 취소된 의료기관의 장은 지체없이 인증서를 인증원의 장에게 반납하고, 인증마크의 사용을 정지해야 한다.

② 법 제58조의10제1항에 따른 의료기관의 인증 또는 조건부인증의 취소 및 인증마크의 사용정지 등에 관한 세부기준은 별표 10과 같다.

시행규칙 [별표 10]

의료기관의 인증 또는 조건부인증의 취소 및 인증마크의 사용정지 등에 관한 세부기준

(제64조의9제2항 관련)

1. 일반기준

가. 위반행위의 횟수에 따른 행정처분의 가중된 처분기준은 최근 1년간 같은 위반행위로 행정처분을 받은 경우에 적용한다. 이 경우 기간의 계산은 위반행위에 대하여 행정처분을 받은 날과 그 처분 후 다시 같은 위반행위를 하여 적발된 날을 기준으로 한다.

나. 가목에 따라 가중된 행정처분을 하는 경우 가중처분의 적용 차수는 그 위반행위 전 부과차수(가목에 따른 기간 내에 행정처분이 둘 이상 있었던 경우에는 높은 차수를 말한다)의 다음 차수로 한다.

다. 위반행위가 둘 이상인 경우로서 그에 해당하는 각각의 처분기준이 다른 경우에는 그 중 무거운 처분기준에 따른다.

2. 개별기준

위반행위	근거법령	처분기준		
		1차 위반	2차 위반	3차 위반
가. 거짓이나 그 밖의 부정한 방법으로 인증 또는 조건부인증을 받은 경우	법 제58조의10 제1항제1호	인증 또는 조건부인증 취소		
나. 법 제64조제1항에 따라 의료기관 개설 허가가 취소되거나 폐쇄명령을 받은 경우	법 제58조의10 제1항제2호	인증 또는 조건부인증 취소		
다. 의료기관의 종별 변경 등 인증 또는 조건부인증의 전제나 근거가 되는 중대한 사실이 변경된 경우	법 제58조의10 제1항제3호	시정명령	시정명령 및 인증마크 사용정지	인증 또는 조건부인증 취소
라. 법 제58조의3제1항에 따른 인증기준을 충족하지 못하게 된 경우	법 제58조의10 제1항제4호	시정명령	시정명령 및 인증마크 사용정지	인증 또는 조건부인증 취소
마. 인증마크의 사용정지 또는 시정명령을 위반한 경우	법 제58조의10 제1항제5호			
1) 인증마크의 사용정지명령을 위반한 경우		인증 또는 조건부인증 취소		
2) 시정명령을 위반한 경우		시정명령 및 인증마크 사용정지	인증 또는 조건부인증 취소	

비고: 시정명령에 따른 시정기간 및 인증마크 사용정지의 기간은 3개월로 한다.

② 제1항제1호에 따라 인증이 취소된 의료기관은 인증 또는 조건부인증이 취소된 날부터 1년 이내에 인증 신청을 할 수 없다.

③ 제1항에 따른 의료기관 인증 또는 조건부인증의 취소 및 인증마크의 사용정지 등에 필요한 절차와 처분의 기준 등은 보건복지부령으로 정한다.

제58조의11(의료기관평가인증원의 설립 등) ① 의료기관 인증에 관한 업무와 의료기관을 대상으로 실시하는 각종 평가 업무를 효율적으로 수행하기 위하여 의료기관평가인증원(이하 "인증원"이라 한다)을 설립한다.

② 인증원은 다음 각 호의 업무를 수행한다.

1. 의료기관 인증에 관한 업무로서 제58조제2항에 따라 위탁받은 업무
2. 다른 법률에 따라 의료기관을 대상으로 실시하는 평가 업무로서 보건복지부장관으로부터 위탁받은 업무
3. 그 밖에 이 법 또는 다른 법률에 따라 보건복지부장관으로부터 위탁받은 업무

③ 인증원은 법인으로 하고, 주된 사무소의 소재지에 설립등기를 함으로써 성립한다.

④ 인증원에는 정관으로 정하는 바에 따라 임원과 필요한 직원을 둔다.

⑤ 보건복지부장관은 인증원의 운영 및 사업에 필요한 경비를 예산의 범위에서 지원할 수 있다.

⑥ 인증원은 보건복지부장관의 승인을 받아 의료기관 인증을 신청한 의료기관의 장으로부터 인증에 소요되는 비용을 징수할 수 있다.

⑦ 인증원은 제2항에 따른 업무 수행에 지장이 없는 범위에서 보건복지부령으로 정하는 바에 따라 교육, 컨설팅 등 수익사업을 할 수 있다.

⑧ 인증원에 관하여 이 법 및 「공공기관의 운영에 관한 법률」에서 정하는 사항 외에는 「민법」 중 재단법인에 관한 규정을 준용한다.

제58조의12(의료평가통합정보시스템의 구축·운영) ① 보건복지부장관은 이 법 및 다른 법률에 따라 의료기관을 대상으로 실시하는 평가, 인증, 지정 등에 관한 정보를 통합 · 연계하여 처리 · 기록 및 관리하는 시스템(이하 이 조에서 "의료평가통합정보시스템"이라 한다)을 구축 · 운영할 수 있다.

② 보건복지부장관은 평가 수행기관, 지방자치단체, 관계 행정기관 및 단체 등 관계 기관의 장에게 의료평가통합정보시스템의 구축 · 운영에 필요한 자료 또는 정보의 제공 및 연계를 요청할 수 있다. 이 경우 요청을 받은 기관의 장은 정당한 사유가 없으면 이에 따라야 한다.
③ 보건복지부장관은 의료평가통합정보시스템의 구축 · 운영에 관한 업무의 전부 또는 일부를 관계 전문기관 또는 단체에 위탁할 수 있다.
④ 제1항부터 제3항까지에서 규정한 사항 외에 의료평가통합정보시스템의 구축 · 운영, 정보의 제공 및 연계 요청 등에 필요한 사항은 보건복지부령으로 정한다.
[본조신설 2024.12.20.]

제59조(지도와 명령) ① 보건복지부장관 또는 시 · 도지사는 보건의료정책을 위하여 필요하거나 국민보건에 중대한 위해(危害)가 발생하거나 발생할 우려가 있으면 의료기관이나 의료인에게 필요한 지도와 명령을 할 수 있다.
② 보건복지부장관, 시 · 도지사 또는 시장 · 군수 · 구청장은 의료인이 정당한 사유 없이 진료를 중단하거나 의료기관 개설자가 집단으로 휴업하거나 폐업하여 환자 진료에 막대한 지장을 초래하거나 초래할 우려가 있다고 인정할 만한 상당한 이유가 있으면 그 의료인이나 의료기관 개설자에게 업무개시 명령을 할 수 있다.
③ 의료인과 의료기관 개설자는 정당한 사유 없이 제2항의 명령을 거부할 수 없다.
- ▶ 벌 칙: 3년 이하의 징역이나 3천만원 이하의 벌금(의료기관의 폐쇄를 명받을 수도 있음)
- ▶ 행정처분: 개설 허가의 취소 또는 의료기관 폐쇄(명령을 위반한 때)

제60조(병상 수급계획의 수립 등) ① 보건복지부장관은 병상의 합리적인 공급과 배치에 관한 기본시책을 5년마다 수립하여야 한다.
② 시 · 도지사는 제1항에 따른 기본시책에 따라 지역 실정을 고려하여 특별시 · 광역시 또는 도 단위의 지역별 · 기능별 · 종별 의료기관 병상 수급 및 관리계획을 수립한 후 보건복지부장관에게 제출하여야 한다.
③ 보건복지부장관은 제2항에 따라 제출된 병상 수급 및 관리계획이 제1항에 따른 기본시책에 맞지 아니하는 등 보건복지부령으로 정하는 사유가 있으면 시 · 도지사와 협의하여 보건복지부령으로 정하는 바에 따라 이를 조정하여야 한다.

제60조의2(의료인 수급계획 등) ① 보건복지부장관은 우수한 의료인의 확보와 적절한 공급을 위한 기본시책을 수립하여야 한다.
② 제1항에 따른 기본시책은 「보건의료기본법」 제15조에 따른 보건의료발전계획과 연계하여 수립한다.

제60조의3(간호인력 취업교육센터 설치 및 운영) 삭제 〈2024.9.20.〉

제61조(보고와 업무 검사 등) ① 보건복지부장관, 시 · 도지사 또는 시장 · 군수 · 구청장은 의료기관 개설자 또는 의료인에게 필요한 사항을 보고하도록 명할 수 있고, 관계 공무원을 시켜 그 업무 상황, 시설 또는 진료기록부 · 조산기록부 · 간호기록부 등 관계 서류를 검사하게 하거나 관계인에게서 진술을 들어 사실을 확인받게 할 수 있다. 이 경우 의료기관 개설자 또는 의료인은 정당한 사유 없이 이를 거부하지 못한다.
- ▶ 벌 칙: 1년 이하의 징역이나 1천만원 이하의 벌금(제33조제2항 · 제10항 위반 여부에 관한 조사임을 명시한 경우에 한정)
- ▶ 과태료: 2백만원 이하의 과태료(보고를 하지 아니하거나 검사를 거부 · 방해 또는 기피한 자)
- ▶ 행정처분: 개설 허가의 취소 또는 의료기관 폐쇄(관계 공무원의 직무 수행을 기피 또는 방해한 자)

② 제1항의 경우에 관계 공무원은 권한을 증명하는 증표 및 조사기간, 조사범위, 조사담당자, 관계 법령 등이 기재된 조사명령서를 지니고 이를 관계인에게 내보여야 한다.
③ 제1항의 보고 및 제2항의 조사명령서에 관한 사항은 보건복지부령으로 정한다.

제61조의2(자료제공의 요청) ① 보건복지부장관은 이 법의 위반 사실을 확인하기 위한 경우 등 소관 업무를 수행하기 위하여 필요한 경우에는 의료인, 의료기관의 장, 「국민건강보험법」에 따른 국민건강보험공단 및 건강보험심사평가원, 그 밖의 관계 행정기관 및 단체 등에 대하여 필요한 자료의 제출이나 의견의 진술 등을 요청할 수 있다.

② 제1항에 따른 자료의 제공 또는 협조를 요청받은 자는 특별한 사유가 없으면 이에 따라야 한다.

제62조(의료기관 회계기준) ① 의료기관 개설자는 의료기관 회계를 투명하게 하도록 노력하여야 한다.

② 100병상 이상의 병원급 의료기관으로서 보건복지부령으로 정하는 일정 규모 이상의 병원급 의료기관 개설자는 회계를 투명하게 하기 위하여 의료기관 회계기준을 지켜야 한다.

시행령 **제42조(업무의 위탁)** ⑦ 보건복지부장관은 법 제86조제2항에 따라 법 제62조제2항에 따른 의료기관 회계기준의 운영에 관한 업무를 다음 각 호의 기관에 위탁할 수 있다.

1. 「공공기관의 운영에 관한 법률」 제4조에 따른 공공기관 중 그 설립 목적이 보건의료 또는 보건산업과 관련되는 공공기관
2. 위탁업무 수행에 필요한 조직 · 인력 및 전문성 등을 갖춘 전문기관으로서 보건복지부장관이 정하여 고시하는 기관

⑩ 보건복지부장관이 법 제86조제2항에 따라 제1항부터 제9항까지의 규정에 따른 업무를 위탁하는 경우에 그 위탁 기준 등의 공고, 위탁 내용 등의 고시 또는 위탁 업무의 보고 등에 관하여는 제31조의6제2항부터 제5항까지의 규정을 준용한다.

③ 제2항에 따른 의료기관 회계기준은 보건복지부령으로 정한다.

제63조(시정 명령 등) ① 보건복지부장관 또는 시장 · 군수 · 구청장은 의료기관이 제15조제1항, 제16조제2항, 제21조제1항 후단 및 같은 조 제2항 · 제3항, 제21조의3제1항 후단, 제23조제2항, 제34조제2항, 제35조제2항, 제36조, 제36조의2, 제37조제1항 · 제2항, 제38조제1항 · 제2항, 제38조의2, 제41조부터 제43조까지, 제45조, 제46조, 제47조제1항, 제58조의4제2항 및 제3항, 제62조제2항을 위반한 때, 종합병원 · 상급종합병원 · 전문병원이 각각 제3조의3제1항 · 제3조의4제1항 · 제3조의5제2항제1호 또는 제2호에 따른 요건에 해당하지 아니하게 된 때, 의료기관의 장이 제4조제5항을 위반한 때 또는 자율심의기구가 제57조제11항을 위반한 때에는 일정한 기간을 정하여 그 시설 · 장비 등의 전부 또는 일부의 사용을 제한 또는 금지하거나 위반한 사항을 시정하도록 명할 수 있다. [개정 2024.9.20. 개정 2024.12.20.]

▶ 벌 칙: 500만원 이하의 벌금(시정명령을 위반한 자)
▶ 행정처분: 개설 허가의 취소 또는 의료기관 폐쇄(명령을 위반한 때, 시정명령(제4조제5항 위반에 따른 시정명령은 제외)을 이행하지 아니한 때)

② 보건복지부장관 또는 시장 · 군수 · 구청장은 의료인등이 제56조제2항 · 제3항[13],을 위반한 때에는 다음 각 호의 조치를 명할 수 있다.

1. 위반행위의 중지
2. 위반사실의 공표

시행령 **제31조의7(위반사실의 공표 및 정정광고)** ① 보건복지부장관 또는 시장 · 군수 · 구청장은 법 제63조제2항제2호 또는 제3호에 따라 의료인등에 대하여 위반사실의 공표 또는 정정광고를 명할 때에는 다음 각 호의 사항을 고려하여 공표 또는 정정광고의 내용과 횟수 · 크기 · 매체 등을 정하여 명하여야 한다.

1. 위반행위의 내용 및 정도
2. 위반행위의 기간 및 횟수

② 보건복지부장관 또는 시장 · 군수 · 구청장은 제1항에 따라 위반사실의 공표 또는 정정광고를 명할 때에는 법 제57조의2제2항 각 호에 따른 심의위원회와 협의하여 공표 또는 정정광고의 내용과 횟수 · 크기 · 매체 등을 정할 수 있다.

3. 정정광고

③ 제2항제2호 · 제3호에 따른 조치에 필요한 사항은 대통령령으로 정한다.

제64조(개설 허가 취소 등) ① 보건복지부장관 또는 시장 · 군수 · 구청장은 의료기관이 다음 각 호의 어느 하나에 해당하면 그 의료업을 1년의 범위에서 정지시키거나 개설 허가의 취소 또는 의료기관 폐쇄를 명할 수 있다. 다만, 제8호에 해당하는 경우에는 의료기관 개설 허가의 취소 또는 의료기관 폐쇄를 명하여야 하며, 의료기관 폐쇄는 제33조제3항과 제35조제1항 본문에

13) 의료광고의 자격과 내용 규정

따라 신고한 의료기관에만 명할 수 있다.[14)]

1. 개설 신고나 개설 허가를 한 날부터 3개월 이내에 정당한 사유 없이 업무를 시작하지 아니한 때

1의2. 제4조제2항을 위반하여 의료인이 다른 의료인 또는 의료법인 등의 명의로 의료기관을 개설하거나 운영한 때

2. 제27조제5항을 위반하여 무자격자에게 의료행위를 하게 하거나 의료인에게 면허 사항 외의 의료행위를 하게 한 때

3. 제61조에 따른 관계 공무원의 직무 수행을 기피 또는 방해하거나 제59조 또는 제63조에 따른 명령을 위반한 때

4. 제33조제2항제3호부터 제5호까지의 규정에 따른 의료법인 · 비영리법인, 준정부기관 · 지방의료원 또는 한국보훈복지의료공단의 설립허가가 취소되거나 해산된 때

4의2. 제33조제2항을 위반하여 의료기관을 개설한 때

4의3. 제33조제8항을 위반하여 둘 이상의 의료기관을 개설 · 운영한 때

5. 제33조제5항 · 제7항 · 제9항 · 제10항, 제40조, 제40조의2 또는 제56조를 위반한 때 다만, 의료기관 개설자 본인에게 책임이 없는 사유로 제33조제7항제4호를 위반한 때에는 그러하지 아니하다.[15)]

5의2. 정당한 사유 없이 제40조제1항에 따른 폐업 · 휴업 신고를 하지 아니하고 6개월 이상 의료업을 하지 아니한 때

6. 제63조에 따른 시정명령(제4조제5항 위반에 따른 시정명령을 제외한다)을 이행하지 아니한 때

7. 「약사법」 제24조제2항을 위반하여 담합행위를 한 때

8. 의료기관 개설자가 거짓으로 진료비를 청구하여 금고 이상의 형을 선고받고 그 형이 확정된 때

9. 제36조에 따른 준수사항을 위반하여 사람의 생명 또는 신체에 중대한 위해를 발생하게 한 때

② 제1항에 따라 개설 허가를 취소당하거나 폐쇄 명령을 받은 자는 그 취소된 날이나 폐쇄 명령을 받은 날부터 6개월 이내에, 의료업 정지처분을 받은 자는 그 업무 정지기간 중에 각각 의료기관을 개설 · 운영하지 못한다. 다만, 제1항제8호에 따라 의료기관 개설 허가를 취소당하거나 폐쇄 명령을 받은 자는 취소당한 날이나 폐쇄 명령을 받은 날부터 3년 안에는 의료기관을 개설 · 운영하지 못한다.[16)]

▶ 벌 칙: 3년 이하의 징역이나 3천만원 이하의 벌금(안마사 포함)

③ 보건복지부장관 또는 시장 · 군수 · 구청장은 의료기관이 제1항에 따라 그 의료업이 정지되거나 개설 허가의 취소 또는 폐쇄 명령을 받은 경우 해당 의료기관에 입원 중인 환자를 다른 의료기관으로 옮기도록 하는 등 환자의 권익을 보호하기 위하여 필요한 조치를 하여야 한다.

제65조(면허 취소와 재교부) ① 보건복지부장관은 의료인이 다음 각 호의 어느 하나에 해당할 경우에는 그 면허를 취소할 수 있다. 다만, 제1호 · 제8호의 경우에는 면허를 취소하여야 한다.

1. 제8조 각 호의 어느 하나에 해당하게 된 경우. 다만, 의료행위 중 「형법」 제268조의 죄를 범하여 제8조제4호부터 제6호까지의 어느 하나에 해당하게 된 경우에는 그러하지 아니하다.[17)]

2. 제66조에 따른 자격 정지 처분 기간 중에 의료행위를 하거나 3회 이상 자격 정지 처분을 받은 경우

2의2. 제2항에 따라 면허를 재교부받은 사람이 제66조제1항 각 호의 어느 하나에 해당하는 경우

3. 제11조제1항에 따른 면허 조건을 이행하지 아니한 경우[18)]

4. 제4조의3제1항을 위반하여 면허를 대여한 경우

5. 삭제

6. 제4조제6항을 위반하여 사람의 생명 또는 신체에 중대한 위해를 발생하게 한 경우

7. 제27조제5항을 위반하여 사람의 생명 또는 신체에 중대한 위해를 발생하게 할 우려가 있는 수술, 수혈, 전신마취를 의료

---

14)면허의 정지 또는 취소와 달리 의료기관의 허가취소나 폐쇄 명령을 받으면, 해당 치과병의원에서 벌칙을 받은 치과의사가 아닌 다른 치과의사 역시 진료할 수 없음. 사람에 대한 벌칙인 면허의 정지 또는 취소와 기관에 대한 벌칙인 허가취소나 폐쇄 명령은 별개이며 동시에 부과될 수 있음.

15)의료기관의 개설장소 이전신고 의무, 폐업 휴업신고와 진료기록부의 이관의무, 의료광고의 금지의무

16)의료법은 진료비 허위청구를 매우 중대한 범법행위로 보고 있는 것임. 건강보험급여 청구에 대한 지식이 없어 잘못 청구함으로써 허위청구의 혐의를 받지 않도록 매우 유의하여야 함.

17)의료인 결격사유

18)3년 이내의 기간 동안 특정 지역이나 특정업무에 종사할 것을 면허의 조건으로 붙이는 것

인 아닌 자에게 하게 하거나 의료인에게 면허 사항 외로 하게 한 경우

8. 거짓이나 그 밖의 부정한 방법으로 제5조 및 제6조에 따른 의료인 면허 발급 요건을 취득하거나 제9조에 따른 국가시험에 합격한 경우 [개정 2024.9.20.]

② 보건복지부장관은 제1항에 따라 면허가 취소된 자라도 취소의 원인이 된 사유가 없어지거나 개전(改悛)의 정이 뚜렷하다고 인정되고 대통령령으로 정하는 교육프로그램을 이수한 경우에는 면허를 재교부할 수 있다. 다만, 제1항제3호에 따라 면허가 취소된 경우에는 취소된 날부터 1년 이내, 제1항제2호 · 제2호의2에 따라 면허가 취소된 경우에는 취소된 날부터 2년 이내, 제1항제4호 · 제6호 · 제7호 또는 제8조제4호부터 제6호까지에 따른 사유로 면허가 취소된 경우에는 취소된 날부터 3년 이내, 제8조제4호에 따른 사유로 면허가 취소된 사람이 다시 제8조제4호에 따른 사유로 면허가 취소된 경우에는 취소된 날부터 10년 이내에는 재교부하지 못하고, 제1항제8호에 따라 면허가 취소된 경우에는 재교부할 수 없다.

시행령 **제31조의8(면허재교부 교육프로그램)** ① 보건복지부장관은 법 제65조제2항에 따라 면허를 재교부하려는 때에는 면허 재교부 대상자가 제2항의 교육프로그램을 이수하도록 해야 한다.

② 법 제65조제2항에 따른 교육프로그램(이하 이 조에서 "교육프로그램"이라 한다)의 교육 내용 및 시간은 다음 각 호의 구분에 따른다.

1. 교육 내용
   가. 환자 권리의 이해
   나. 의료인의 역할과 윤리
   다. 의료 관련 법령의 이해
   라. 그 밖에 보건 · 의료 질서의 유지를 위하여 필요한 내용으로서 보건복지부장관이 고시하는 내용
2. 교육 시간: 40시간 이상

③ 제2항에 따른 교육프로그램은 다음 각 호의 어느 하나에 해당하는 기관 또는 단체 중 보건복지부장관이 지정하여 고시하는 기관 또는 단체(이하 이 조에서 "교육프로그램 실시기관"이라 한다)가 실시한다.

1. 「한국보건복지인재원법」에 따른 한국보건복지인재원
2. 법 제28조에 따른 의사회 · 치과의사회 · 한의사회 · 조산사회 및 간호사회
3. 그 밖에 보건 윤리 또는 의료 윤리와 관련된 교육기관으로서 보건복지부장관이 지정하여 고시하는 기관 또는 단체

④ 교육프로그램의 실시에 드는 비용은 교육프로그램을 이수하는 사람이 부담한다.

⑤ 교육프로그램 실시기관의 장은 교육프로그램을 이수한 사람에게 이수증을 발급하고, 교육프로그램 종료일부터 1개월 이내에 교육프로그램의 실시 결과를 보건복지부장관에게 제출해야 한다.

⑥ 교육프로그램 실시기관의 장은 교육프로그램을 실시하기 전에 교육프로그램의 내용 및 비용 등에 관한 세부 사항을 정하여 보건복지부장관의 승인을 받아야 한다. 승인받은 사항을 변경하려는 경우에도 또한 같다.

제66조(자격정지 등) ① 보건복지부장관은 의료인이 다음 각 호의 어느 하나에 해당하면(제65조제1항제2호의2에 해당하는 경우는 제외한다) 1년의 범위에서 면허자격을 정지시킬 수 있다. 이 경우 의료기술과 관련한 판단이 필요한 사항에 관하여는 관계 전문가의 의견을 들어 결정할 수 있다.

1. 의료인의 품위를 심하게 손상시키는 행위를 한 때
2. 의료기관 개설자가 될 수 없는 자에게 고용되어 의료행위를 한 때

▶ 벌 칙: 500만원 이하의 벌금

2의2. 제4조제6항을 위반한 때

3. 제17조제1항 및 제2항에 따른 진단서 · 검안서 또는 증명서를 거짓으로 작성하여 내주거나 제22조제1항에 따른 진료기록부등을 거짓으로 작성하거나 고의로 사실과 다르게 추가기재 · 수정한 때
4. 제20조를 위반한 경우[19]
5. 삭제

---

19) 태아성감별 금지 위반

6. 의료기사가 아닌 자에게 의료기사의 업무를 하게 하거나 의료기사에게 그 업무 범위를 벗어나게 한 때[20]
7. 관련 서류를 위조 · 변조하거나 속임수 등 부정한 방법으로 진료비를 거짓 청구한 때
8. 삭제
9. 제23조의5를 위반하여 경제적 이익등을 제공받은 때
10. 그 밖에 이 법 또는 이 법에 따른 명령을 위반한 때

② 제1항제1호에 따른 행위의 범위는 대통령령으로 정한다.

시행령 **제32조(의료인의 품위 손상 행위의 범위)** ① 법 제66조제2항에 따른 의료인의 품위 손상 행위의 범위는 다음 각 호와 같다.

1. 학문적으로 인정되지 아니하는 진료행위(조산 업무와 간호 업무를 포함한다. 이하 같다)
2. 비도덕적 진료행위
3. 거짓 또는 과대 광고행위

3의2. 「방송법」 제2조제1호에 따른 방송, 「신문 등의 진흥에 관한 법률」 제2조제1호 · 제2호에 따른 신문 · 인터넷신문, 「잡지 등 정기간행물의 진흥에 관한 법률」 제2조제1호에 따른 정기간행물 또는 제24조제1항 각 호의 인터넷 매체[이동통신단말장치에서 사용되는 애플리케이션(Application)을 포함한다]에서 다음 각 목의 건강 · 의학정보(의학, 치의학, 한의학, 조산학 및 간호학의 정보를 말한다. 이하 같다)에 대하여 거짓 또는 과장하여 제공하는 행위

가. 「식품위생법」 제2조제1호에 따른 식품에 대한 건강 · 의학정보
나. 「건강기능식품에 관한 법률」 제3조제1호에 따른 건강기능식품에 대한 건강 · 의학정보
다. 「약사법」 제2조제4호부터 제7호까지의 규정에 따른 의약품, 한약, 한약제제 또는 의약외품에 대한 건강 · 의학정보
라. 「의료기기법」 제2조제1항에 따른 의료기기에 대한 건강 · 의학정보
마. 「화장품법」 제2조제1호부터 제3호까지의 규정에 따른 화장품, 기능성화장품 또는 유기농화장품에 대한 건강 · 의학정보

4. 불필요한 검사 · 투약(投藥) · 수술 등 지나친 진료행위를 하거나 부당하게 많은 진료비를 요구하는 행위
5. 전공의(專攻醫)의 선발 등 직무와 관련하여 부당하게 금품을 수수하는 행위
6. 다른 의료기관을 이용하려는 환자를 영리를 목적으로 자신이 종사하거나 개설한 의료기관으로 유인하거나 유인하게 하는 행위
7. 자신이 처방전을 발급하여 준 환자를 영리를 목적으로 특정 약국에 유치하기 위하여 약국개설자나 약국에 종사하는 자와 담합하는 행위

② 삭제

③ 의료기관은 그 의료기관 개설자가 제1항제7호에 따라 자격정지 처분을 받은 경우에는 그 자격정지 기간 중 의료업을 할 수 없다.

>> 참고 - [국민건강보험법]

제98조(업무정지) ① 보건복지부장관은 요양기관이 다음 각 호의 어느 하나에 해당하면 그 요양기관에 대하여 1년의 범위에서 기간을 정하여 업무정지를 명할 수 있다. 이 경우 보건복지부장관은 그 사실을 공단 및 심사평가원에 알려야 한다.

1. 속임수나 그 밖의 부당한 방법으로 보험자 · 가입자 및 피부양자에게 요양급여비용을 부담하게 한 경우
2. 제97조제2항에 따른 명령에 위반하거나 거짓 보고를 하거나 거짓 서류를 제출하거나, 소속 공무원의 검사 또는 질문을 거부 · 방해 또는 기피한 경우
3. 정당한 사유 없이 요양기관이 제41조의3제1항에 따른 결정을 신청하지 아니하고 속임수나 그 밖의 부당한 방법으로 행위 · 치료재료를 가입자 또는 피부양자에게 실시 또는 사용하고 비용을 부담시킨 경우

② 제1항에 따라 업무정지 처분을 받은 자는 해당 업무정지기간 중에는 요양급여를 하지 못한다.

---

20) 간호조무사의 업무범위를 잘 숙지하고, 그 범위를 넘어서는 행위를 시켜서는 안 됨. 실제로 최근에도 많은 치과의사가 간호조무사의 업무범위를 자의적으로 해석하고 방사선사진 촬영 등 진료행위를 위임하였다가 면허정지를 받은 바 있음.

④ 보건복지부장관은 의료인이 제25조에 따른 신고를 하지 아니한 때에는 신고할 때까지 면허의 효력을 정지할 수 있다.[21)]

⑤ 제1항제2호를 위반한 의료인이 자진하여 그 사실을 신고한 경우에는 제1항에도 불구하고 보건복지부령으로 정하는 바에 따라 그 처분을 감경하거나 면제할 수 있다.

⑥ 제1항에 따른 자격정지처분은 그 사유가 발생한 날부터 5년(제1항제5호 · 제7호에 따른 자격정지처분의 경우에는 7년으로 한다)이 지나면 하지 못한다. 다만, 그 사유에 대하여 「형사소송법」 제246조에 따른 공소가 제기된 경우에는 공소가 제기된 날부터 해당 사건의 재판이 확정된 날까지의 기간은 시효 기간에 산입하지 아니 한다.

▶ 행정처분: 의료인 면허 취소(자격 정지 처분 기간 중에 의료행위를 하거나 3회 이상 자격 정지 처분을 받은 경우)

제66조의2(중앙회의 자격정지 처분 요구 등) 각 중앙회의 장은 의사 · 치과의사 · 한의사 또는 조산사가 제66조제1항제1호에 해당하는 경우에는 각 중앙회의 윤리위원회의 심의 · 의결을 거쳐 보건복지부장관에게 자격정지 처분을 요구할 수 있다. [개정 2024.9.20.] [22)]

제67조(과징금 처분) ① 보건복지부장관이나 시장 · 군수 · 구청장은 의료기관이 제64조제1항 각 호의 어느 하나에 해당할 때에는 대통령령으로 정하는 바에 따라 의료업 정지 처분을 갈음하여 10억원 이하의 과징금을 부과할 수 있으며, 이 경우 과징금은 3회까지만 부과할 수 있다. 다만, 동일한 위반행위에 대하여 「표시 · 광고의 공정화에 관한 법률」 제9조에 따른 과징금 부과처분이 이루어진 경우에는 과징금(의료업 정지 처분을 포함한다)을 감경하여 부과하거나 부과하지 아니할 수 있다.

② 제1항에 따른 과징금을 부과하는 위반 행위의 종류와 정도 등에 따른 과징금의 액수와 그 밖에 필요한 사항은 대통령령으로 정한다.

③ 보건복지부장관이나 시장 · 군수 · 구청장은 제1항에 따른 과징금을 기한 안에 내지 아니한 때에는 지방세 체납처분의 예에 따라 징수한다.

시행령 **제43조(과징금의 산정 기준)** 법 제67조에 따른 과징금의 금액은 위반행위의 종류와 위반 정도 등을 고려하여 보건복지부령으로 정하는 의료업 정지처분 기준에 따라 별표 1의2의 과징금 산정 기준을 적용하여 산정한다.

시행령 [별표 1의2]

과징금 산정 기준

(제43조 관련)

1. 일반기준

가. 의료업 정지 1개월은 30일을 기준으로 한다.

나. 위반행위 종별에 따른 과징금의 금액은 의료업 정지기간에 라목에 따라 산정한 1일당 과징금 금액을 곱한 금액으로 한다.

다. 나목의 의료업 정지기간은 법 제68조에 따라 산정된 기간(가중 또는 감경을 한 경우에는 그에 따라 가중 또는 감경된 기간을 말한다)을 말한다.

라. 1일당 과징금의 금액은 위반행위를 한 의료기관의 연간 총수입액을 기준으로 제2호의 표에 따라 산정한다.

마. 과징금 부과의 기준이 되는 총수입액은 의료기관 개설자에 따라 다음과 같이 구분하여 산정한 금액을 기준으로 한다. 다만, 신규 개설, 휴업 또는 재개업 등으로 1년간의 총수입액을 산출할 수 없거나 1년간의 총수입액을 기준으로 하는 것이 불합리하다고 인정되는 경우에는 분기별, 월별 또는 일별 수입금액을 기준으로 산출 또는 조정한다.

1) 의료인인 경우에는 「소득세법」 제24조에 따른 처분일이 속하는 연도의 전년도의 의료업에서 생기는 총수입금액

2) 의료법인, 「민법」이나 다른 법률에 따라 설립된 비영리법인인 경우에는 「법인세법 시행령」 제11조제1호에 따른 처분일이 속하는 연도의 전년도의 의료업에서 생기는 총수입금액

3) 법 제35조에 따른 부속 의료기관인 경우에는 처분일이 속하는 연도의 전년도의 의료기관 개설자의 의료업에서 생기는 총수입금액

바. 나목에도 불구하고 과징금 산정금액이 10억원을 넘는 경우에는 10억원으로 한다.

---

21) 법으로 정해진 보수교육 최소시간을 이수하지 않으면 면허재신고가 불가능하므로 면허가 정지됨.

22) 대한치과의사협회장의 징계요구 권한을 줌으로써 치과의사협회의 권한이 강화된 셈임.

2. 과징금 부과 기준

등 급	연간 총수입액 (단위: 100만원)			1일당 과징금 금액 (단위: 원)
1	50 이하			18,000
2	50 초과	~	100 이하	55,000
3	100 초과	~	200 이하	164,000
4	200 초과	~	300 이하	273,000
5	300 초과	~	400 이하	383,000
6	400 초과	~	500 이하	493,000
7	500 초과	~	600 이하	892,000
8	600 초과	~	700 이하	1,054,000
9	700 초과	~	800 이하	1,216,000
10	800 초과	~	900 이하	1,378,000
11	900 초과	~	1,000 이하	1,540,000
12	1,000 초과	~	2,000 이하	2,042,000
13	2,000 초과	~	3,000 이하	3,404,000
14	3,000 초과	~	4,000 이하	4,765,000
15	4,000 초과	~	5,000 이하	6,127,000
16	5,000 초과	~	6,000 이하	6,151,000
17	6,000 초과	~	7,000 이하	7,141,000
18	7,000 초과	~	8,000 이하	8,239,000
19	8,000 초과	~	9,000 이하	9,338,000
20	9,000 초과	~	10,000 이하	9,887,000
21	10,000 초과	~	20,000 이하	10,027,000
22	20,000 초과	~	30,000 이하	19,068,000
23	30,000 초과			23,836,000

시행령 **제44조(과징금의 부과·징수 절차)** ① 보건복지부장관, 시 · 도지사 또는 시장 · 군수 · 구청장은 법 제67조에 따라 과징금을 부과하려면 그 위반행위의 종류와 과징금의 금액을 서면으로 명시하여 이를 낼 것을 통지하여야 한다.

② 과징금의 징수 절차는 보건복지부령으로 정한다.

시행규칙 제79조(과징금의 징수 절차) 영 제44조제2항에 따른 과징금의 징수 절차에 관하여는 「국고금관리법 시행규칙」을 준용한다. 이 경우 납입고지서에는 이의 제기 방법 및 이의 제기 기간을 함께 적어 넣어야 한다.

제68조(행정처분의 기준) 제63조, 제64조제1항, 제65조제1항, 제66조제1항에 따른 행정처분의 세부적인 기준은 보건복지부령으로 정한다.

제69조(의료지도원) ① 제61조에 따른 관계 공무원의 직무를 행하게 하기 위하여 보건복지부, 시 · 도 및 시 · 군 · 구에 의료지도원을 둔다.

② 의료지도원은 보건복지부장관, 시 · 도지사 또는 시장 · 군수 · 구청장이 그 소속 공무원 중에서 임명하되, 자격과 임명 등에 필요한 사항은 보건복지부령으로 정한다.

시행규칙 **제65조(의료지도원의 자격)** 법 제69조제2항에 따라 보건복지부장관, 시 · 도지사 또는 시장 · 군수 · 구청장이 의료지도원을 임명하려는 경우에는 다음 각 호의 어느 하나에 해당하는 자 중에서 하여야 한다.

1. 의료인 면허를 가진 자
2. 의료 관계 업무에 관한 지식과 경험이 풍부한 자

시행규칙 **제66조(의료지도원의 담당 구역)** ① 보건복지부 소속 의료지도원의 담당 구역은 전국으로 한다.

② 시 · 도 또는 시 · 군 · 구(자치구를 말한다) 소속 의료지도원의 담당 구역은 해당 행정구역으로 한다.

시행규칙 **제67조(의료지도기록부 비치)** 의료지도원은 의료지도기록부를 갖추어 두고 그 직무집행 상황을 기록하여야 한다.

시행규칙 **제68조(의료지도에 관한 보고)** 의료지도원이 의료지도를 한 결과 법령에 위반된 사실을 발견한 경우에는 지체 없이 이를 그 소속 기관의 장에게 보고하여야 한다.

시행규칙 **제69조(의료지도원의 증표)** 의료지도원임을 증명하는 증표는 별지 제24호서식에 따른다.

③ 의료지도원 및 그 밖의 공무원은 직무를 통하여 알게 된 의료기관, 의료인, 환자의 비밀을 누설하지 못한다.

▶ 벌 칙: 3년 이하의 징역이나 3천만원 이하의 벌금(고소가 있어야 함)

제7장 보칙

제77조(전문의) ① 의사 · 치과의사 또는 한의사로서 전문의가 되려는 자는 대통령령으로 정하는 수련을 거쳐 보건복지부장관에게 자격 인정을 받아야 한다.

>> 참고 - [치과의사전문의의 수련 및 자격 인정 등에 관한 규정]

제18조(치과의사전문의 자격의 인정) ① 치과의사전문의 자격을 인정받을 수 있는 사람은 다음 각 호의 어느 하나에 해당되는 사람으로서 보건복지부장관이 실시하는 치과의사전문의 자격시험에 합격한 사람으로 한다.

1. 치과의사로서 이 영에 따른 수련과정을 마친 사람

1의2. 치과의사로서 보건복지부장관이 인정하는 외국의 의료기관(예방치과의 경우에는 수련기관을 포함한다)에서 소정의 인턴과정, 레지던트과정 또는 이에 준하는 과정을 이수한 사람

2. 제4조제3항에 따라 치과의사로서 보건복지부장관이 수련을 마친 사람으로 인정한 사람

② 보건복지부장관은 제1항에 따른 치과의사전문의 자격시험을 보건복지부령으로 정하는 의료 관련 법인으로 하여금 실시하게 할 수 있다.

③ 치과의사전문의 자격시험의 방법, 응시절차, 그 밖에 필요한 사항은 보건복지부령으로 정한다.

[2016. 12. 5. 대통령령 제27664호에 의하여 2015. 9. 24. 헌법재판소에서 헌법 불합치 결정된 이 조 제1항을 개정함.]

② 제1항에 따라 전문의 자격을 인정받은 자가 아니면 전문과목을 표시하지 못한다. 다만, 보건복지부장관은 의료체계를 효율적으로 운영하기 위하여 전문의 자격을 인정받은 치과의사와 한의사에 대하여 종합병원 · 치과병원 · 한방병원 중 보건복지부령으로 정하는 의료기관에 한하여 전문과목을 표시하도록 할 수 있다.

▶ 벌 칙: 500만원 이하의 벌금

시행규칙 **제74조(치과의사 및 한의사 전문과목 표시)** 법 제77조제2항 단서에 따라 치과의사전문의 또는 한의사전문의 자격을 인정받은 자에 대하여 전문과목을 표시할 수 있는 의료기관은 다음 각 호와 같다.

1. 병상이 300개 이상인 종합병원
2. 「치과의사전문의의 수련 및 자격인정 등에 관한 규정」에 따른 수련치과병원
3. 「한의사전문의의 수련 및 자격인정 등에 관한 규정」에 따른 수련한방병원

③ 삭제

④ 전문의 자격 인정과 전문과목에 관한 사항은 대통령령으로 정한다.

[법률 제9386호(2009. 1. 30) 부칙 제2조의 규정에 의하여 이 조 제2항 단서의 개정규정 중 치과의사에 대한 부분은 2013년 12월 31일까지, 한의사에 대한 부분은 2009년 12월 31일까지 유효함]

[2016.12.20. 법률 제14438호에 의하여 2015.5.28. 헌법재판소에서 위헌 결정된 이 조 제3항을 삭제함.][23]

제78조(전문간호사) 삭제 〈2024.9.20.〉

제79조(한지 의료인) ① 이 법이 시행되기 전의 규정에 따라 면허를 받은 한지 의사(限地 醫師), 한지 치과의사 및 한지 한의사

23) 2014년 1월 1일부터 치과의원도 전문과목을 표방할 수 있게 되어 제77조제2항의 단서규정이 무의미해졌고, 2015년 5월 위헌판정에 따라, 제77조제3항도 무의미해져서 전문과목을 표방하는 치과의원이 모든 진료를 할 수 있게 된 것임.

는 허가받은 지역에서 의료업무에 종사하는 경우 의료인으로 본다.

② 보건복지부장관은 제1항에 따른 의료인이 허가받은 지역 밖에서 의료행위를 하는 경우에는 그 면허를 취소할 수 있다.

③ 제1항에 따른 의료인의 허가지역 변경, 그 밖에 필요한 사항은 보건복지부령으로 정한다.

④ 한지 의사, 한지 치과의사, 한지 한의사로서 허가받은 지역에서 10년 이상 의료업무에 종사한 경력이 있는 자 또는 이 법 시행 당시 의료업무에 종사하고 있는 자 중 경력이 5년 이상인 자에게는 제5조에도 불구하고 보건복지부령으로 정하는 바에 따라 의사, 치과의사 또는 한의사의 면허를 줄 수 있다.

〉〉 참고 - [한지 의료인 제도]

- 한지 의료인 제도는 일제강점기 시기에 부족한 의료 인력을 보충하기 위하여 의료인이 없는 지역에서 정식 의료인이 아닌 사람들에게 의료 행위를 제한적으로 허락하였던 제도이다. 한지 의료인은 한지 의료인 시험에 합격하여 일정 지역, 일정 기간 의료 행위를 할 수 있었다. 한지 의료인은 무의 지역의 의료봉사에 대한 공적이 컸던 점이 인정되어 10년 이상 의료업무에 종사한 경력이 있거나 5년 이상 종사 중인 경우 정규 의사면허를 발급받을 수 있었다.
- 한지 의료인 관련 자격시험 제도는 1951년에 의료법 개정으로 폐지되었고, 현재 생존한 한지 의료인의 수도 매우 적고 지속적으로 감소하고 있으며, 의료인이 지속적으로 양성됨에 따라 무의면이 해소되었다는 점 등 여러 가지 이유로 인해 한지의료인 제도가 유지될 실익이 없다고 판단되어 2011년에 폐지되었다.

제80조(간호조무사 자격) ① 간호조무사가 되려는 사람은 다음 각 호의 어느 하나에 해당하는 사람으로서 보건복지부령으로 정하는 교육과정을 이수하고 간호조무사 국가시험에 합격한 후 보건복지부장관의 자격인정을 받아야 한다. 이 경우 자격시험의 제한에 관하여는 제10조를 준용한다.

1. 초 · 중등교육법령에 따른 특성화고등학교의 간호 관련 학과를 졸업한 사람(간호조무사 국가시험 응시일로부터 6개월 이내에 졸업이 예정된 사람을 포함한다)
2. 「초 · 중등교육법」 제2조에 따른 고등학교 졸업자(간호조무사 국가시험 응시일로부터 6개월 이내에 졸업이 예정된 사람을 포함한다) 또는 초 · 중등교육법령에 따라 같은 수준의 학력이 있다고 인정되는 사람(이하 이 조에서 "고등학교 졸업학력 인정자"라 한다)으로서 보건복지부령으로 정하는 국 · 공립 간호조무사양성소의 교육을 이수한 사람
3. 고등학교 졸업학력 인정자로서 평생교육법령에 따른 평생교육시설에서 고등학교 교과 과정에 상응하는 교육과정 중 간호 관련 학과를 졸업한 사람(간호조무사 국가시험 응시일로부터 6개월 이내에 졸업이 예정된 사람을 포함한다)
4. 고등학교 졸업학력 인정자로서 「학원의 설립 · 운영 및 과외교습에 관한 법률」 제2조의2제2항에 따른 학원의 간호조무사 교습과정을 이수한 사람
5. 고등학교 졸업학력 인정자로서 외국의 간호조무사 교육과정(보건복지부장관이 정하여 고시하는 인정기준에 해당하는 교육과정을 말한다)을 이수하고 해당 국가의 간호조무사 자격을 취득한 사람
6. 제7조제1항제1호 또는 제2호에 해당하는 사람

② 제1항제1호부터 제4호까지에 따른 간호조무사 교육훈련기관은 보건복지부장관의 지정 · 평가를 받아야 한다. 이 경우 보건복지부장관은 간호조무사 교육훈련기관의 지정을 위한 평가업무를 대통령령으로 정하는 절차 · 방식에 따라 관계 전문기관에 위탁할 수 있다.

③ 보건복지부장관은 제2항에 따른 간호조무사 교육훈련기관이 거짓이나 그 밖의 부정한 방법으로 지정받는 등 대통령령으로 정하는 사유에 해당하는 경우에는 그 지정을 취소할 수 있다.

④ 간호조무사는 최초로 자격을 받은 후부터 3년마다 그 실태와 취업상황 등을 보건복지부장관에게 신고하여야 한다.

⑤ 제1항에 따른 간호조무사의 국가시험 · 자격인정, 제2항에 따른 간호조무사 교육훈련기관의 지정 · 평가, 제4항에 따른 자격신고 및 간호조무사의 보수교육 등에 관하여 필요한 사항은 보건복지부령으로 정한다.

제80조의2(간호조무사 업무) 삭제 〈2024.9.20.〉

제80조의3(준용규정) 간호조무사에 대하여는 제12조, 제16조, 제19조, 제20조, 제22조, 제23조, 제59조제1항, 제61조, 제66조, 제68조, 제84조, 제87조, 제87조의2, 제88조, 제88조의2 및 제91조를 준용하며, 이 경우 "면허"는 "자격"으로, "면허증"은 "자

격증"으로 본다. [개정 2024.9.20.]

제81조(의료유사업자) ① 이 법이 시행되기 전의 규정에 따라 자격을 받은 접골사(接骨士), 침사(鍼士), 구사(灸士)(이하 "의료유사업자"라 한다)는 제27조에도 불구하고 각 해당 시술소에서 시술(施術)을 업(業)으로 할 수 있다.[24)]

② 의료유사업자에 대하여는 이 법 중 의료인과 의료기관에 관한 규정을 준용한다. 이 경우 "의료인"은 "의료유사업자"로, "면허"는 "자격"으로, "면허증"은 "자격증"으로, "의료기관"은 "시술소"로 한다.

③ 의료유사업자의 시술행위, 시술업무의 한계 및 시술소의 기준 등에 관한 사항은 보건복지부령으로 정한다.

>> 참고 - [의료유사업자에 관한 규칙]

제2조(업무 한계) ① 삭제 〈2016. 12. 30.〉

② 접골사는 뼈가 부러지거나[골절] 관절이 삐거나 겹질린 환자의 환부(患部)를 조정(調整)하고 회복시키는 응급처치 등 접골 시술행위(施術行爲)를 하는 것을 업무로 한다.

③ 침사는 환자의 경혈(經穴)에 침 시술행위를 하는 것을 업무로 한다.

④ 구사는 환자의 경혈에 구(灸 : 뜸질) 시술행위를 하는 것을 업무로 한다.

⑤ 접골사, 침사, 구사(이하 "의료유사업자"라 한다)는 환자에 대하여 외과수술을 하거나 약품을 투여하여서는 아니 된다.

[제목개정 2025. 6. 20.]

제82조(안마사) ① 안마사는 「장애인복지법」에 따른 시각장애인 중 다음 각 호의 어느 하나에 해당하는 자로서 시 · 도지사에게 자격인정을 받아야 한다.

▶ 벌 칙: 3년 이하의 징역이나 3천만원 이하의 벌금(안마사의 자격인정을 받지 아니하고 영리를 목적으로 안마를 한 자)

1. 「초 · 중등교육법」 제2조제5호에 따른 특수학교 중 고등학교에 준한 교육을 하는 학교에서 제4항에 따른 안마사의 업무한계에 따라 물리적 시술에 관한 교육과정을 마친 자
2. 중학교 과정 이상의 교육을 받고 보건복지부장관이 지정하는 안마수련기관에서 2년 이상의 안마수련과정을 마친 자

② 제1항의 안마사는 제27조에도 불구하고 안마업무를 할 수 있다.

③ 안마사에 대하여는 이 법 중 제8조, 제25조, 제28조부터 제32조까지, 제33조제2항제1호 · 제3항 · 제5항 · 제8항 본문, 제36조, 제40조, 제59조제1항, 제61조, 제63조(제36조를 위반한 경우만을 말한다), 제64조부터 제66조까지, 제68조, 제83조, 제84조를 준용한다. 이 경우 "의료인"은 "안마사"로, "면허"는 "자격"으로, "면허증"은 "자격증"으로, "의료기관"은 "안마시술소 또는 안마원"으로, "해당 의료관계단체의 장"은 "안마사회장"으로 한다.

④ 제3항에도 불구하고 국가나 지방자치단체가 관계 법령에 따라 시행하는 장애인일자리 사업 등을 수행하는 자로서 보건복지부령으로 정하는 자가 그 사업 수행과정에서 안마사를 고용하는 경우에는 제66조제1항제2호를 준용하지 아니한다.

⑤ 안마사의 업무한계, 안마시술소나 안마원의 시설 기준 등에 관한 사항은 보건복지부령으로 정한다.

제83조(경비 보조 등) ① 보건복지부장관 또는 시 · 도지사는 국민보건 향상을 위하여 필요하다고 인정될 때에는 의료인 · 의료기관 · 중앙회 또는 의료 관련 단체에 대하여 시설, 운영 경비, 조사 · 연구 비용의 전부 또는 일부를 보조할 수 있다.

② 보건복지부장관은 다음 각 호의 의료기관이 인증을 신청할 때 예산의 범위에서 인증에 소요되는 비용의 전부 또는 일부를 보조할 수 있다.

1. 제58조의4제2항 및 제3항에 따라 인증을 신청하여야 하는 의료기관[25)]
2. 300병상 미만인 의료기관(종합병원은 제외한다) 중 보건복지부장관이 정하는 기준에 해당하는 의료기관

제84조(청문) 보건복지부장관, 시 · 도지사 또는 시장 · 군수 · 구청장은 다음 각 호의 어느 하나에 해당하는 처분을 하려면 청문을 실시하여야 한다.

1. 제23조의2제4항에 따른 인증의 취소

---

24) 의료법이 시행되면서는 더 이상 접골사, 침사, 구사의 자격을 신규로 취득하는 사람은 없음.

25) 의무적으로 인증을 신청하여야 하는 '요양병원'을 말한다.

2. 제51조에 따른 설립 허가의 취소
3. 제58조의10에 따른 의료기관 인증 또는 조건부인증의 취소
4. 제63조에 따른 시설 · 장비 등의 사용금지 명령
5. 제64조제1항에 따른 개설허가 취소나 의료기관 폐쇄 명령
6. 제65조제1항에 따른 면허의 취소

제85조(수수료) ① 이 법에 따른 의료인의 면허나 면허증을 재교부 받으려는 자, 국가시험등에 응시하려는 자, 진단용 방사선 발생 장치의 검사를 받으려는 자, 진단용 방사선 발생장치 안전관리책임자 교육을 받으려는 자는 보건복지부령으로 정하는 바에 따라 수수료를 내야 한다.
② 제9조제2항에 따른 한국보건의료인국가시험원은 제1항에 따라 납부받은 국가시험등의 응시수수료를 보건복지부장관의 승인을 받아 시험 관리에 필요한 경비에 직접 충당할 수 있다.

제86조(권한의 위임 및 위탁) ① 이 법에 따른 보건복지부장관 또는 시 · 도지사의 권한은 그 일부를 대통령령으로 정하는 바에 따라 질병관리청장, 시 · 도지사 또는 시장 · 군수 · 구청장이나 보건소장에게 위임할 수 있다.
② 보건복지부장관은 이 법에 따른 업무의 일부를 대통령령으로 정하는 바에 따라 관계 전문기관에 위탁할 수 있다.

제86조의2(벌칙 적용에서 공무원 의제) 제57조의2제4항에 따른 심의위원회 위원은 「형법」 제129조부터 제132조까지의 규정을 적용할 때에는 공무원으로 본다.

제86조의3(기록의 보존·보관 의무에 대한 면책) 제22조제2항, 제23조제1항 또는 제40조의2제1항에 따라 보존 · 보관하여야 하는 기록이 천재지변이나 그 밖의 불가항력으로 멸실된 경우에는 해당 기록의 보존 · 보관의무자는 제64조, 제66조 또는 제90조에 따른 책임을 면한다.

제8장 벌칙[26]

제87조(벌칙) 제33조제2항을 위반하여 의료기관을 개설하거나 운영하는 자는 10년 이하의 징역이나 1억원 이하의 벌금에 처한다.

제87조의2(벌칙) ① 제12조제3항을 위반한 죄를 범하여 사람을 상해에 이르게 한 경우에는 7년 이하의 징역 또는 1천만원 이상 7천만원 이하의 벌금에 처하고, 중상해에 이르게 한 경우에는 3년 이상 10년 이하의 징역에 처하며, 사망에 이르게 한 경우에는 무기 또는 5년 이상의 징역에 처한다.
② 다음 각 호의 어느 하나에 해당하는 자는 5년 이하의 징역이나 5천만원 이하의 벌금에 처한다.
1. 제4조의3제1항을 위반하여 면허증을 대여한 사람
1의2. 제4조의3제2항을 위반하여 면허를 대여받거나 면허 대여를 알선한 사람
2. 제12조제2항 및 제3항, 제18조제3항, 제21조의2제5항 · 제8항, 제23조제3항, 제27조제1항, 제33조제2항(제82조제3항에서 준용하는 경우만을 말한다) · 제8항(제82조제3항에서 준용하는 경우를 포함한다) · 제10항을 위반한 자. 다만, 제12조제3항의 죄는 피해자의 명시한 의사에 반하여 공소를 제기할 수 없다.
3. 제27조제5항을 위반하여 의료인이 아닌 자에게 의료행위를 하게 하거나 의료인에게 면허 사항 외의 의료행위를 하게 한 자
3의2. 제38조의2제5항을 위반하여 촬영한 영상정보를 열람하게 하거나 제공한 자

---
26)모든 벌칙을 다 암기하는 것은 불가능할 것이나 의료법이 가장 무거운 범죄로 여기고 있는 아래의 내용들은 알아두는 것이 좋을 것임. 면허증 대여, 의료기관 점거 등 진료방해, 전자처방전의 개인정보 탐지 누출 변조, 무면허의료행위, 의료기관 개설자격 위반, 품질관리검사 부적절 특수의료장비 사용

3의3. 제38조의2제6항을 위반하여 촬영한 영상정보를 탐지하거나 누출 · 변조 또는 훼손한 자
3의4. 제38조의2제7항을 위반하여 촬영한 영상정보를 이 법에서 정한 목적 외의 용도로 사용한 자
4. 제40조의3제3항을 위반하여 직접 보관한 진료기록부등 외 진료기록보관시스템에 보관된 정보를 열람하는 등 그 내용을 확인한 사람
5. 제40조의3제7항을 위반하여 정당한 접근 권한 없이 또는 허용된 접근 권한을 넘어 진료기록보관시스템에 보관된 정보를 훼손 · 멸실 · 변경 · 위조 · 유출하거나 검색 · 복제한 사람

제88조(벌칙) 다음 각 호의 어느 하나에 해당하는 자는 3년 이하의 징역이나 3천만원 이하의 벌금에 처한다.
1. 제19조, 제21조제2항(제40조의2제4항에서 준용하는 경우를 포함한다), 제22조제3항, 제27조제3항 · 제4항, 제33조제4항, 제35조제1항 단서, 제38조제3항, 제47조제11항, 제59조제3항, 제64조제2항(제82조제3항에서 준용하는 경우를 포함한다), 제69조제3항을 위반한 자. 다만, 제19조, 제21조제2항(제40조의2제4항에서 준용하는 경우를 포함한다) 또는 제69조제3항을 위반한 자에 대한 공소는 고소가 있어야 한다. → (제21조제2항에 관한 부분)
2. 제23조의5를 위반한 자. 이 경우 취득한 경제적 이익등은 몰수하고, 몰수할 수 없을 때에는 그 가액을 추징한다.
3. 제38조의2제2항에 따른 절차에 따르지 아니하고 같은 조 제1항에 따른 폐쇄회로 텔레비전으로 의료행위를 하는 장면을 임의로 촬영한 자
4. 제82조제1항에 따른 안마사의 자격인정을 받지 아니하고 영리를 목적으로 안마를 한 자

제88조의2(벌칙) 다음 각 호의 어느 하나에 해당하는 자는 2년 이하의 징역이나 2천만원 이하의 벌금에 처한다.
1. 제20조를 위반한 자
2. 제38조의2제4항을 위반하여 안전성 확보에 필요한 조치를 하지 아니하여 폐쇄회로 텔레비전으로 촬영한 영상정보를 분실 · 도난 · 유출 · 변조 또는 훼손당한 자
3. 제47조제12항을 위반하여 자율보고를 한 사람에게 불리한 조치를 한 자

제89조(벌칙) 다음 각 호의 어느 하나에 해당하는 자는 1년 이하의 징역이나 1천만원 이하의 벌금에 처한다.
1. 제15조제1항, 제17조제1항 · 제2항(제1항 단서 후단과 제2항 단서는 제외한다), 제17조의2제1항 · 제2항(처방전을 교부하거나 발송한 경우만을 말한다), 제23조의2제3항 후단, 제33조제9항, 제56조제1항부터 제3항까지 또는 제58조의6제2항을 위반한 자
2. 정당한 사유 없이 제40조제4항에 따른 권익보호조치를 하지 아니한 자
3. 제51조의2를 위반하여 의료법인의 임원 선임과 관련하여 금품 등을 주고받거나 주고받을 것을 약속한 자
4. 제61조제1항에 따른 검사를 거부 · 방해 또는 기피한 자(제33조제2항 · 제10항 위반 여부에 관한 조사임을 명시한 경우에 한정한다)

제90조(벌칙) 제16조제1항 · 제2항, 제17조제3항 · 제4항, 제17조의2제1항 · 제2항(처방전을 수령한 경우만을 말한다), 제18조제4항, 제21조제1항 후단(제40조의2제4항에서 준용하는 경우를 포함한다), 제21조의2제1항 · 제2항, 제21조의3제1항 후단, 제22조제1항 · 제2항(제40조의2제4항에서 준용하는 경우를 포함한다), 제23조제4항, 제26조, 제27조제2항, 제33조제1항 · 제3항(제82조제3항에서 준용하는 경우를 포함한다) · 제5항(허가의 경우만을 말한다), 제35조제1항 본문, 제38조의2제1항부터 제4항까지 · 제9항, 제41조, 제42조제1항, 제48조제3항 · 제4항, 제77조제2항을 위반한 자나 제63조에 따른 시정명령을 위반한 자와 의료기관 개설자가 될 수 없는 자에게 고용되어 의료행위를 한 자는 500만원 이하의 벌금에 처한다. [개정 2024.12.20.]

제90조의2(「형법」상 감경규정에 관한 특례) 음주로 인한 심신장애 상태에서 제12조제3항을 위반하는 죄를 범한 때에는 「형법」 제10조제1항을 적용하지 아니할 수 있다.

제91조(양벌규정) 법인의 대표자나 법인 또는 개인의 대리인, 사용인, 그 밖의 종업원이 그 법인 또는 개인의 업무에 관하여 제

87조, 제87조의2, 제88조, 제88조의2, 제89조 또는 제90조의 위반행위를 하면 그 행위자를 벌하는 외에 그 법인 또는 개인에게도 해당 조문의 벌금형을 과(科)한다. 다만, 법인 또는 개인이 그 위반행위를 방지하기 위하여 해당 업무에 관하여 상당한 주의와 감독을 게을리하지 아니한 경우에는 그러하지 아니하다.

제92조(과태료) ① 다음 각 호의 어느 하나에 해당하는 자에게는 300만원 이하의 과태료를 부과한다.

1. 제16조제3항에 따른 교육[27]을 실시하지 아니한 자

1의2. 제23조의3제1항을 위반하여 진료정보 침해사고를 통지하지 아니한 자

1의3. 제24조의2제1항을 위반하여 환자에게 설명을 하지 아니하거나 서면 동의를 받지 아니한 자

1의4. 제24조의2제4항을 위반하여 환자에게 변경 사유와 내용을 서면으로 알리지 아니한 자

2. 제37조제1항에 따른 신고를 하지 아니하고 진단용 방사선 발생장치를 설치 · 운영한 자

3. 제37조제2항에 따른 안전관리책임자를 선임하지 아니하거나 정기검사와 측정 또는 방사선 관계 종사자에 대한 피폭관리를 실시하지 아니한 자

4. 삭제

5. 제49조제3항을 위반하여 신고하지 아니한 자

② 다음 각 호의 어느 하나에 해당하는 자에게는 200만원 이하의 과태료를 부과한다.

1. 제21조의2제6항 후단을 위반하여 자료를 제출하지 아니하거나 거짓 자료를 제출한 자

2. 제45조의2제1항을 위반하여 보고를 하지 아니하거나 거짓으로 보고한 자

3. 제45조의2제3항을 위반하여 자료를 제출하지 아니하거나 거짓으로 제출한 자

4. 제61조제1항에 따른 보고를 하지 아니하거나 검사를 거부 · 방해 또는 기피한 자(제89조제4호에 해당하는 경우는 제외한다)

③ 다음 각 호의 어느 하나에 해당하는 자에게는 100만원 이하의 과태료를 부과한다.

1. 제16조제3항에 따른 기록 및 유지를 하지 아니한 자[28]

1의2.제16조제4항에 따른 변경이나 휴업 · 폐업 또는 재개업을 신고하지 아니한 자[29]

2. 제33조제5항(제82조제3항에서 준용하는 경우를 포함한다)에 따른 변경신고를 하지 아니한 자

2의2. 제37조제3항에 따른 안전관리책임자 교육을 받지 아니한 사람

3. 제40조제1항(제82조제3항에서 준용하는 경우를 포함한다)에 따른 휴업 또는 폐업 신고를 하지 아니하거나 제40조제2항을 위반하여 진료기록부등을 이관(移管)하지 아니한 자

3. 제40조제1항(제82조제3항에서 준용하는 경우를 포함한다)에 따른 휴업 또는 폐업 신고를 하지 아니한 자

3의2. 제40조의2제1항을 위반하여 진료기록부등을 관할 보건소장에게 넘기지 아니하거나 수량 및 목록 등을 거짓으로 보고한 자

3의3. 제40조의2제2항을 위반하여 변경신고를 하지 아니하거나 거짓으로 변경신고를 한 자

3의4. 제40조의2제2항을 위반하여 진료기록부등의 보존 및 열람을 대행할 책임자를 지정하지 아니하거나 진료기록부등을 관할 보건소장에게 넘기지 아니한 자

3의5. 제40조의2제3항에 따른 준수사항을 위반한 자

4. 제42조제3항을 위반하여 의료기관의 명칭 또는 이와 비슷한 명칭을 사용한 자

5. 제43조제5항에 따른 진료과목 표시를 위반한 자

6. 제4조제3항에 따라 환자의 권리 등을 게시하지 아니한 자

7. 제52조의2제6항을 위반하여 대한민국의학한림원 또는 이와 유사한 명칭을 사용한 자

8. 제4조제5항을 위반하여 그 위반행위에 대하여 내려진 제63조에 따른 시정명령을 따르지 아니한 사람

---

27) 의료기관 개설자나 의료기관세탁물처리업자가 시행하는 세탁물처리 종사자에 대한 교육

28) 세탁물처리 종사자 교육에 관한 기록

29) 세탁물처리업자의 신고사항 준수

④ 제1항부터 제3항까지의 과태료는 대통령령으로 정하는 바에 따라 보건복지부장관 또는 시장 · 군수 · 구청장이 부과 · 징수한다.

시행령 **제45조(과태료의 부과기준)** ① 법 제92조제1항부터 제3항까지의 규정에 따른 과태료의 부과기준은 별표 2와 같다.

시행령 [별표 2]

과태료의 부과기준

(제45조 관련))

1. 일반기준

가. 위반행위의 횟수에 따른 과태료의 가중된 부과기준은 최근 1년간 같은 위반행위로 과태료 부과처분을 받은 경우에 적용한다. 이 경우 기간의 계산은 위반행위에 대하여 과태료 부과처분을 받은 날과 그 처분 후 다시 같은 위반행위를 하여 적발된 날을 기준으로 한다.

나. 부과권자는 다음의 어느 하나에 해당하는 경우에는 제2호의 개별기준에 따른 과태료 금액의 2분의 1 범위에서 그 금액을 줄여 부과할 수 있다. 다만, 과태료를 체납하고 있는 위반행위자에 대해서는 그렇지 않다.

1) 위반행위자가 「질서위반행위규제법 시행령」 제2조의2제1항 각 호의 어느 하나에 해당하는 경우
2) 위반행위가 사소한 부주의나 오류로 인한 것으로 인정되는 경우
3) 위반의 내용 · 정도가 경미하다고 인정되는 경우
4) 위반행위자가 법 위반상태를 시정하거나 해소하기 위하여 노력한 것이 인정되는 경우
5) 그 밖에 위반행위의 정도, 위반행위의 동기와 그 결과 등을 고려하여 감경할 필요가 있다고 인정되는 경우

다. 부과권자는 위반행위의 정도, 위반행위의 동기와 그 결과 등을 고려하여 제2호의 개별기준에 따른 과태료 금액의 2분의 1 범위에서 그 금액을 늘려 부과할 수 있다. 다만, 늘려 부과하는 경우에도 법 제92조제1항부터 제3항까지에 따른 과태료 금액의 상한을 넘을 수 없다.

2. 개별기준

위 반 행 위	근거 법조문	과태료 금액		
		1차 위반	2차 위반	3차 위반
가. 법 제4조제3항에 따라 환자의 권리 등을 게시하지 않은 경우	법 제92조제3항제6호	30	45	70
나. 법 제16조제3항에 따른 교육을 실시하지 않은 경우	법 제92조제1항제1호	100	150	300
다. 법 제16조제3항에 따른 기록 및 유지를 하지 않은 경우	법 제92조제3항제1호	15	30	60
라. 법 제16조제4항에 따른 변경이나 휴업·폐업 또는 재개업을 신고하지 않은 경우	법 제92조제3항제1호의2			
1) 변경·휴업 또는 재개업 신고를 하지 않은 경우		30	40	50
2) 폐업 신고를 하지 않은 경우		50	75	100
마. 법 제21조의2제6항 후단을 위반하여 자료를 제출하지 않거나 거짓 자료를 제출한 경우	법 제92조제2항제1호			
1) 자료를 제출하지 않은 경우		100	150	200
2) 거짓 자료를 제출한 경우		200	200	200
바. 법 제23조의3제1항을 위반하여 진료정보 침해사고를 통지하지 않은 경우	법 제92조제1항제1호의2	100	150	300
사. 법 제24조의2제1항을 위반하여 환자에게 설명을 하지 않거나 서면 동의를 받지 않은 경우	법 제92조제1항제1호의3	300	300	300
아. 법 제24조의2제4항을 위반하여 환자에게 변경 사유와 내용을 서면으로 알리지 않은 경우	법 제92조제1항제1호의4	300	300	300
자. 법 제33조제5항(법 제82조제3항에서 준용하는 경우를 포함한다)에 따른 변경신고를 하지 않은 경우	법 제92조제3항제2호	50	75	100

위 반 행 위	근거 법조문	과태료 금액		
		1차 위반	2차 위반	3차 위반
차. 법 제37조제1항에 따른 신고를 하지 않고 진단용 방사선 발생장치를 설치·운영한 경우	법 제92조제1항제2호			
1) 진단용 방사선 발생장치의 안전관리기준에 적합하지 않게 설치·운영한 경우		300	300	300
2) 진단용 방사선 발생장치의 안전관리기준에 적합하게 설치·운영한 경우		50	75	100
카. 법 제37조제2항에 따른 안전관리책임자를 선임하지 않거나 정기검사와 측정 또는 방사선 관계 종사자에 대한 피폭관리를 실시하지 않은 경우	법 제92조제1항제3호			
1) 안전관리책임자를 선임하지 않은 경우		50	75	100
2) 진단용 방사선 발생장치에 대한 검사를 검사기간 이내에 실시하지 않은 경우		100	150	200
3) 방사선 방어시설에 대한 검사를 하지 않은 경우		100	150	200
4) 방사선 관계 종사자에 대한 피폭선량을 측정하지 않은 경우		100	150	200
5) 방사선 관계 종사자에 대한 피폭선량 측정에 있어 선량한도를 넘은 사람에 대한 안전조치를 하지 않은 경우		100	150	200
6) 방사선 관계 종사자의 피폭선량 측정에 영향을 미치는 피폭선량계의 파손·분실 등 피폭선량계를 2회 이상 적정하게 관리하지 않은 경우		50	75	100
타. 법 제37조제3항에 따른 안전관리책임자 교육을 받지 않은 경우	법 제92조제3항제2호의2	50	75	100
파. 법 제40조제1항(법 제82조제3항에서 준용하는 경우를 포함한다)에 따른 휴업 또는 폐업 신고를 하지 않은 경우	법 제92조제3항제3호			
1) 휴업 신고를 하지 않은 경우		50	75	100
2) 폐업 신고를 하지 않은 경우		80	90	100
3) 삭제				
하. 법 제40조의2제1항을 위반하여 진료기록부등을 관할 보건소장에게 넘기지 않거나 수량 및 목록 등을 거짓으로 보고한 경우	법 제92조제3항제3호의2			
1) 진료기록부등을 관할 보건소장에게 넘기지 않은 경우		80	90	100
2) 수량 및 목록 등을 거짓으로 보고한 경우		100	100	100
거. 법 제40조의2제2항을 위반하여 변경신고를 하지 않거나 거짓으로 변경신고를 한 경우	법 제92조제3항제3호의3			
1) 변경신고를 하지 않은 경우		50	75	100
2) 거짓으로 변경신고를 한 경우		100	100	100
너. 법 제40조의2제2항을 위반하여 진료기록부등의 보존 및 열람을 대행할 책임자를 지정하지 않거나 진료기록부등을 관할 보건소장에게 넘기지 않은 경우	법 제92조제3항제3호의4			
1) 진료기록부등의 보존 및 열람을 대행할 책임자를 지정하지 않은 경우		50	75	100
2) 진료기록부등을 관할 보건소장에게 넘기지 않은 경우		80	90	100
더. 법 제40조의2제3항에 따른 준수사항을 위반한 경우	법 제92조제3항제3호의5	80	90	100
러. 법 제42조제3항을 위반하여 의료기관의 명칭 또는 이와 비슷한 명칭을 사용한 경우	법 제92조제3항제4호	80	90	100
머. 법 제43조제5항에 따른 진료과목 표시를 위반한 경우	법 제92조제3항제5호	80	90	100

위 반 행 위	근거 법조문	과태료 금액		
		1차 위반	2차 위반	3차 위반
버. 법 제45조의2제1항을 위반하여 보고를 하지 않거나 거짓으로 보고한 경우	법 제92조제2항제2호			
1) 보고를 하지 않은 경우		100	150	200
2) 거짓으로 보고한 경우		200	200	200
서. 법 제45조의2제3항을 위반하여 자료를 제출하지 않거나 거짓으로 제출한 경우	법 제92조제2항제3호			
1) 자료를 제출하지 않은 경우		100	150	200
2) 거짓으로 제출한 경우		200	200	200
어. 법 제49조제3항을 위반하여 신고하지 않은 경우	법 제92조제1항제5호	100	150	300
저. 법 제52조의2제6항을 위반하여 대한민국의학한림원 또는 이와 유사한 명칭을 사용한 경우	법 제92조제3항제7호	80	90	100
처. 법 제61조제1항에 따른 보고를 하지 않거나 검사를 거부·방해 또는 기피한 경우(법 제89조제4호에 해당하는 경우는 제외한다)	법 제92조제2항제4호			
1) 보고를 하지 않은 경우		100	150	200
2) 검사를 거부·방해 또는 기피한 경우		200	200	200
커. 법 제63조에 따른 시정명령(법 제4조제5항의 위반행위에 대한 시정명령만 해당한다)을 따르지 않은 경우	법 제92조제3항제8호	30	45	70

단국대학교 유현준 교수

04 응급의료에 관한 법률

학습 길잡이

응급의료에 관한 법률은 산업화에 따른 사고 및 재해 사망자 급증, 응급질환자의 증가 및 응급의료에 대한 국민들의 관심과 행정적 조치요구 등을 배경으로 하여 1994년에 제정되었습니다. 이 법률은 응급환자의 생명과 건강을 보호하고 국민의료를 적정하게 함을 목적으로 하여, 국민들이 응급한 상황에서 신속하고 적절한 응급의료를 받을 수 있도록 응급의료에 관한 국민의 권리와 의무, 국가 · 지방자치단체의 책임, 응급의료 제공자의 책임과 권리를 정하고 응급의료 자원의 효율적인 관리를 위해 필요한 사항들을 규정하고 있습니다.

효율적인 학습을 위해서 응급의료에 관한 법률의 목적을 이해하고, 응급의료 체계를 파악하는 것이 중요합니다. 그 외 응급의료종사자, 구급차에 관한 규정에도 관심을 기울일 필요가 있습니다.

학습 목표

1. 응급환자, 응급의료, 응급처치를 정의할 수 있다.
2. 응급의료종사자와 응급의료기관을 정의할 수 있다.
3. 응급의료에 관한 국민의 권리를 나열할 수 있다.
4. 응급의료종사자의 의무를 나열할 수 있다.
5. 응급환자에 대한 우선 조치를 설명할 수 있다.
6. 응급의료의 설명 · 동의에 대해 설명할 수 있다.
7. 응급환자의 이송 시 취해야 할 조치에 대해 설명할 수 있다.
8. 응급의료기금의 조성 방법에 대해 설명할 수 있다.
9. 응급의료기금의 사용 범위를 나열할 수 있다.
10. 응급의료기관을 규모와 역할에 따라 분류할 수 있다.
11. 중앙응급의료센터의 설치기준과 역할을 나열할 수 있다.
12. 권역응급의료센터의 설치기준과 역할을 나열할 수 있다.
13. 응급의료지원센터의 설치기준과 역할을 나열할 수 있다.
14. 전문응급의료센터의 설치기준과 역할을 나열할 수 있다.
15. 지역응급의료센터의 설치기준과 역할을 나열할 수 있다.
16. 권역외상센터의 설치기준과 역할을 나열할 수 있다.
17. 응급의료를 위한 예비병상 확보규정에 대해 설명할 수 있다.
18. 응급구조사의 자격요건과 업무범위에 대하여 설명할 수 있다.
19. 구급차등의 용도에 대해 설명할 수 있다.
20. 응급의료종사자에 대한 행정처분 요건에 대해 설명할 수 있다.

04 응급의료에 관한 법률

[시행 2027. 4. 2.] [법률 제20887호, 2025. 4. 1., 일부개정]

제1장 총칙

제1조(목적) 이 법은 국민들이 응급상황에서 신속하고 적절한 응급의료를 받을 수 있도록 응급의료에 관한 국민의 권리와 의무, 국가·지방자치단체의 책임, 응급의료제공자의 책임과 권리를 정하고 응급의료자원의 효율적 관리에 필요한 사항을 규정함으로써 응급환자의 생명과 건강을 보호하고 국민의료를 적정하게 함을 목적으로 한다.

제2조(정의) 이 법에서 사용하는 용어의 뜻은 다음과 같다.

1. "응급환자"란 질병, 분만, 각종 사고 및 재해로 인한 부상이나 그 밖의 위급한 상태로 인하여 즉시 필요한 응급처치를 받지 아니하면 생명을 보존할 수 없거나 심신에 중대한 위해(危害)가 발생할 가능성이 있는 환자 또는 이에 준하는 사람으로서 보건복지부령으로 정하는 사람을 말한다.

시행규칙 **제2조(응급환자)** 「응급의료에 관한 법률」(이하 "법"이라 한다) 제2조제1호에서 "보건복지부령이 정하는 자"란 다음 각 호의 어느 하나에 해당하는 증상이 있는 자를 말한다.

1. 별표 1의 응급증상 및 이에 준하는 증상
2. 제1호의 증상으로 진행될 가능성이 있다고 응급의료종사자가 판단하는 증상

시행규칙 [별표 1]

응급증상 및 이에 준하는 증상

(제2조제1호 관련)

1. 응급증상
   - 가. 신경학적 응급증상 : 급성의식장애, 급성신경학적 이상, 구토·의식장애 등의 증상이 있는 두부 손상
   - 나. 심혈관계 응급증상 : 심폐소생술이 필요한 증상, 급성호흡곤란, 심장질환으로 인한 급성 흉통, 심계항진, 박동이상 및 쇼크
   - 다. 중독 및 대사장애 : 심한 탈수, 약물·알콜 또는 기타 물질의 과다복용이나 중독, 급성대사장애(간부전·신부전·당뇨병 등)
   - 라. 외과적 응급증상 : 개복술을 요하는 급성복증(급성복막염·장폐색증·급성췌장염 등 중한 경우에 한함), 광범위한 화상(외부신체 표면적의 18% 이상), 관통상, 개방성·다발성 골절 또는 대퇴부 척추의 골절, 사지를 절단할 우려가 있는 혈관 손상, 전신마취하에 응급수술을 요하는 증상, 다발성 외상
   - 마. 출혈 : 계속되는 각혈, 지혈이 안 되는 출혈, 급성 위장관 출혈
   - 바. 안과적 응급증상 : 화학물질에 의한 눈의 손상, 급성 시력 소실
   - 사. 알러지 : 얼굴 부종을 동반한 알러지 반응
   - 아. 소아과적 응급증상 : 소아경련성 장애
   - 자. 정신과적 응급증상 : 자신 또는 다른 사람을 해할 우려가 있는 정신장애

2. 응급증상에 준하는 증상
   - 가. 신경학적 응급증상 : 의식장애, 현훈

> 나. 심혈관계 응급증상 : 호흡곤란, 과호흡
> 다. 외과적 응급증상 : 화상, 급성복증을 포함한 배의 전반적인 이상증상, 골절 · 외상 또는 탈골, 그 밖에 응급수술을 요하는 증상, 배뇨장애
> 라. 출혈 : 혈관손상
> 마. 소아과적 응급증상 : 소아 경련, 38℃ 이상인 소아 고열(공휴일 · 야간 등 의료서비스가 제공되기 어려운 때에 8세 이하의 소아에게 나타나는 증상을 말한다)
> 바. 산부인과적 응급증상 : 분만 또는 성폭력으로 인하여 산부인과적 검사 또는 처치가 필요한 증상
> 사. 이물에 의한 응급증상 : 귀 · 눈 · 코 · 항문 등에 이물이 들어가 제거술이 필요한 환자

2. "응급의료"란 응급환자가 발생한 때부터 생명의 위험에서 회복되거나 심신상의 중대한 위해가 제거되기까지의 과정에서 응급환자를 위하여 하는 상담 · 구조(救助) · 이송 · 응급처치 및 진료 등의 조치를 말한다.
3. "응급처치"란 응급의료행위의 하나로서 응급환자의 기도를 확보하고 심장박동의 회복, 그 밖에 생명의 위험이나 증상의 현저한 악화를 방지하기 위하여 긴급히 필요로 하는 처치를 말한다.
4. "응급의료종사자"란 관계 법령에서 정하는 바에 따라 취득한 면허 또는 자격의 범위에서 응급환자에 대한 응급의료를 제공하는 의료인과 응급구조사를 말한다.
5. "응급의료기관"이란 「의료법」 제3조에 따른 의료기관 중에서 이 법에 따라 지정된 권역응급의료센터, 전문응급의료센터, 지역응급의료센터 및 지역응급의료기관을 말한다.[1)]
6. "구급차등"이란 응급환자의 이송 등 응급의료의 목적에 이용되는 자동차, 선박 및 항공기 등의 이송수단을 말한다.
7. "응급의료기관등"이란 응급의료기관, 구급차등의 운용자 및 응급의료지원센터를 말한다.
8. "응급환자이송업"이란 구급차등을 이용하여 응급환자 등을 이송하는 업(業)을 말한다.

제2장 국민의 권리와 의무

제3조(응급의료를 받을 권리) 모든 국민은 성별, 나이, 민족, 종교, 사회적 신분 또는 경제적 사정 등을 이유로 차별받지 아니하고 응급의료를 받을 권리를 가진다. 국내에 체류하고 있는 외국인도 또한 같다.

제4조(응급의료에 관한 알 권리) ① 모든 국민은 응급상황에서의 응급처치 요령, 응급의료기관등의 안내 등 기본적인 대응방법을 알 권리가 있으며, 국가와 지방자치단체는 그에 대한 교육 · 홍보 등 필요한 조치를 마련하여야 한다.
② 모든 국민은 국가나 지방자치단체의 응급의료에 대한 시책에 대하여 알 권리를 가진다.

제5조(응급환자에 대한 신고 및 협조 의무) ① 누구든지 응급환자를 발견하면 즉시 응급의료기관등에 신고하여야 한다.
② 응급의료종사자가 응급의료를 위하여 필요한 협조를 요청하면 누구든지 적극 협조하여야 한다.

제5조의2(선의의 응급의료에 대한 면책) 생명이 위급한 응급환자에게 다음 각 호의 어느 하나에 해당하는 응급의료 또는 응급처치를 제공하여 발생한 재산상 손해와 사상(死傷)에 대하여 고의 또는 중대한 과실이 없는 경우 그 행위자는 민사책임과 상해(傷害)에 대한 형사책임을 지지 아니하며 사망에 대한 형사책임은 감면한다.
1. 다음 각 목의 어느 하나에 해당하지 아니하는 자가 한 응급처치
   가. 응급의료종사자
   나. 「선원법」 제86조에 따른 선박의 응급처치 담당자, 「119구조 · 구급에 관한 법률」 제10조에 따른 구급대 등 다른 법령에 따라 응급처치 제공의무를 가진 자

1) 2021년 12월 21일 개정 전에는 중앙응급의료센터도 응급의료기관이었으나, 중앙응급의료센터의 역할을 정책지원기관으로 명확히 규정하기 위하여 응급의료기관에서 중앙응급의료센터는 제외되었음.

2. 응급의료종사자가 업무수행 중이 아닌 때 본인이 받은 면허 또는 자격의 범위에서 한 응급의료
3. 제1호나목에 따른 응급처치 제공의무를 가진 자가 업무수행 중이 아닌 때에 한 응급처치

제3장 응급의료종사자의 권리와 의무

제6조(응급의료의 거부금지 등) ① 응급의료기관등에서 근무하는 응급의료종사자는 응급환자를 항상 진료할 수 있도록 응급의료업무에 성실히 종사하여야 한다.

② 응급의료종사자는 업무 중에 응급의료를 요청받거나 응급환자를 발견하면 즉시 응급의료를 하여야 하며 정당한 사유 없이 이를 거부하거나 기피하지 못한다.

제7조(응급환자가 아닌 사람에 대한 조치) ① 의료인은 응급환자가 아닌 사람을 응급실이 아닌 의료시설에 진료를 의뢰하거나 다른 의료기관에 이송할 수 있다.

② 진료의뢰 · 환자이송의 기준 및 절차 등에 관하여 필요한 사항은 대통령령으로 정한다.

시행령 **제2조(응급환자가 아닌 자에 대한 이송기준 및 절차)** ① 의료인은 응급의료기관에 내원한 환자가 응급환자에 해당하지 아니하나 진료가 필요하다고 인정되는 경우에는 「응급의료에 관한 법률」(이하 "법"이라 한다) 제7조의 규정에 따라 본인 또는 법정대리인의 동의를 얻어 응급실이 아닌 의료시설에 진료를 의뢰하거나 다른 의료기관에 이송할 수 있다.

② 의료인은 제1항의 규정에 따라 응급환자에 해당하지 아니하는 환자를 응급실이 아닌 의료시설에 진료를 의뢰하거나 다른 의료기관에 이송하는 경우에는 당해 환자가 응급환자에 해당하지 아니하는 이유를 설명하고, 그에 필요한 진료내용 및 진료과목 등을 추천하여야 한다.

③ 의료기관의 장은 제1항의 규정에 따라 응급환자에 해당하지 아니하는 환자를 다른 의료기관으로 이송한 경우 그 이송받은 의료기관, 환자 또는 그 법정대리인이 진료에 필요한 의무기록을 요구하는 경우에는 이를 즉시 제공하여야 한다.

제8조(응급환자에 대한 우선 응급의료 등) ① 응급의료종사자는 응급환자에 대하여는 다른 환자보다 우선하여 상담 · 구조 및 응급처치를 하고 진료를 위하여 필요한 최선의 조치를 하여야 한다.

② 응급의료종사자는 응급환자가 2명 이상이면 의학적 판단에 따라 더 위급한 환자부터 응급의료를 실시하여야 한다.

제9조(응급의료의 설명·동의) ① 응급의료종사자는 다음 각 호의 어느 하나에 해당하는 경우를 제외하고는 응급환자에게 응급의료에 관하여 설명하고 그 동의를 받아야 한다.

1. 응급환자가 의사결정능력이 없는 경우
2. 설명 및 동의 절차로 인하여 응급의료가 지체되면 환자의 생명이 위험하여지거나 심신상의 중대한 장애를 가져오는 경우

② 응급의료종사자는 응급환자가 의사결정능력이 없는 경우 법정대리인이 동행하였을 때에는 그 법정대리인에게 응급의료에 관하여 설명하고 그 동의를 받아야 하며, 법정대리인이 동행하지 아니한 경우에는 동행한 사람에게 설명한 후 응급처치를 하고 의사의 의학적 판단에 따라 응급진료를 할 수 있다.

③ 응급의료에 관한 설명 · 동의의 내용 및 절차 등에 관하여 필요한 사항은 보건복지부령으로 정한다.

시행규칙 **제3조(응급의료에 관한 설명·동의의 내용 및 절차)** ① 법 제9조에 따라 응급환자 또는 그 법정대리인에게 응급의료에 관하여 설명하고 동의를 얻어야 할 내용은 다음 각 호와 같다.

1. 환자에게 발생하거나 발생가능한 증상의 진단명
2. 응급검사의 내용
3. 응급처치의 내용
4. 응급의료를 받지 아니하는 경우의 예상결과 또는 예후
5. 그 밖에 응급환자가 설명을 요구하는 사항

② 제1항의 규정에 의한 설명 · 동의는 별지 제1호서식의 응급의료에 관한 설명 · 동의서에 의한다.

③ 응급의료종사자가 의사결정능력이 없는 응급환자의 법정대리인으로부터 제1항에 따른 동의를 얻지 못하였으나 응급환자에게 반드시 응급의료가 필요하다고 판단되는 때에는 의료인 1명 이상의 동의를 얻어 응급의료를 할 수 있다.

제10조(응급의료 중단의 금지) 응급의료종사자는 정당한 사유가 없으면 응급환자에 대한 응급의료를 중단하여서는 아니 된다.

제11조(응급환자의 이송) ① 의료인은 해당 의료기관의 능력으로는 응급환자에 대하여 적절한 응급의료를 할 수 없다고 판단한 경우에는 지체 없이 그 환자를 적절한 응급의료가 가능한 다른 의료기관으로 이송하여야 한다.

② 의료기관의 장은 제1항에 따라 응급환자를 이송할 때에는 응급환자의 안전한 이송에 필요한 의료기구와 인력을 제공하여야 하며, 응급환자를 이송받는 의료기관에 진료에 필요한 의무기록(醫務記錄)을 제공하여야 한다.

③ 의료기관의 장은 이송에 든 비용을 환자에게 청구할 수 있다.

시행규칙 **제5조(이송비용의 청구)** 의료기관의 장이 법 제11조제3항의 규정에 따라 환자에게 청구할 수 있는 이송에 소요되는 비용은 당해 의료기관의 구급차를 사용한 경우에 그 구급차에 의한 이송처치료를 말한다.

④ 응급환자의 이송절차, 의무기록의 이송 및 비용의 청구 등에 필요한 사항은 보건복지부령으로 정한다.

시행규칙 **제4조(응급환자의 이송절차 및 의무기록의 이송)** ① 의료인은 법 제11조에 따라 응급환자를 다른 의료기관으로 이송하는 경우에는 이송받는 의료기관에 연락하고, 적절한 이송수단을 알선하거나 제공하여야 한다.

② 의료인은 제1항에 따라 이송받는 의료기관에 대한 연락이나 준비를 할 수 없는 경우에는 법 제27조제1항에 따른 응급의료지원센터(이하 "응급의료지원센터"라 한다)나 「119구조 · 구급에 관한 법률」 제10조의2에 따른 119구급상황관리센터를 통하여 이송받을 수 있는 의료기관을 확인하고 적절한 이송수단을 알선하거나 제공하여야 한다.

③ 제1항과 제2항에 따라 응급환자를 이송하는 경우에 제공하여야 하는 의무기록은 다음 각 호와 같다.

1. 별지 제2호서식의 응급환자진료의뢰서
2. 검사기록 등 의무기록과 방사선 필름의 사본 그 밖에 응급환자의 진료에 필요하다고 판단되는 자료

제12조(응급의료 등의 방해 금지) ① 누구든지 응급의료종사자(「의료기사 등에 관한 법률」 제2조에 따른 의료기사와 「간호법」 제6조에 따른 간호조무사를 포함한다)와 구급차등의 응급환자에 대한 구조 · 이송 · 응급처치 또는 진료를 폭행, 협박, 위계(僞計), 위력(威力), 그 밖의 방법으로 방해하거나 의료기관 등의 응급의료를 위한 의료용 시설 · 기재(機材) · 의약품 또는 그 밖의 기물(器物)을 파괴 · 손상하거나 점거하여서는 아니 된다.

▶ 벌 칙: ① 10년 이하의 징역 또는 1천만원 이상 1억원 이하의 벌금(폭행에 의한 상해)
② 3년 이상의 유기징역(폭행에 의한 중상해)
③ 무기 또는 5년 이상의 징역(폭행에 의한 사망)
④ 5년 이하의 징역 또는 5천만원 이하의 벌금(응급의료를 방해하거나 의료용 시설 등을 파괴 · 손상 또는 점거한 사람)

② 응급의료기관의 장 또는 응급의료기관 개설자는 제1항을 위반하여 응급의료를 방해하거나 의료용 시설 등을 파괴 · 손상 또는 점거한 사실을 알게 된 경우에는 수사기관에 즉시 신고하여야 하고, 이후 특별시장 · 광역시장 · 특별자치시장 · 도지사 · 특별자치도지사(이하 "시 · 도지사"라 한다) 또는 시장 · 군수 · 구청장(자치구의 구청장을 말한다. 이하 같다)에게 통보하여야 한다.

제4장 국가 및 지방자치단체의 책임

제13조(응급의료의 제공) 국가 및 지방자치단체는 응급환자의 보호, 응급의료기관등의 지원 및 설치 · 운영, 응급의료종사자의 양성, 응급이송수단의 확보 등 응급의료를 제공하기 위한 시책을 마련하고 시행하여야 한다.

제13조의2(응급의료기본계획 및 연차별 시행계획) ① 보건복지부장관은 제13조에 따른 업무를 수행하기 위하여 제13조의5에 따른 중앙응급의료위원회의 심의를 거쳐 응급의료기본계획(이하 "기본계획"이라 한다)을 5년마다 수립하여야 한다.

② 기본계획은 「공공보건의료에 관한 법률」 제4조에 따른 공공보건의료 기본계획과 연계하여 수립하여야 하며, 다음 각 호의 사항을 포함하여야 한다.

1. 국민의 안전한 생활환경 조성을 위한 다음 각 목의 사항
   가. 국민에 대한 응급처치 및 응급의료 교육 · 홍보 계획
   나. 생활환경 속의 응급의료 인프라 확충 계획
   다. 응급의료의 평등한 수혜를 위한 계획
   라. 응급의료 취약지역에 대한 응급의료 강화 및 대응 계획
2. 응급의료의 효과적인 제공을 위한 다음 각 목의 사항
   가. 민간 이송자원의 육성 및 이송체계의 개선 계획
   나. 응급의료기관에 대한 평가 · 지원 및 육성 계획
   다. 응급의료 인력의 공급 및 육성 계획
   라. 응급의료정보통신체계의 구축 · 운영 계획
   마. 응급의료의 질적 수준 개선을 위한 계획
   바. 재난 등으로 다수의 환자 발생 시 응급의료 대비 · 대응 계획
3. 기본계획의 효과적 달성을 위한 다음 각 목의 사항
   가. 기본계획의 달성목표 및 그 추진방향
   나. 응급의료제도 및 운영체계에 대한 평가 및 개선방향
   다. 응급의료재정의 조달 및 운용
   라. 기본계획 시행을 위한 중앙행정기관의 협조 사항

③ 보건복지부장관은 기본계획을 확정한 때에는 지체 없이 이를 관계 중앙행정기관의 장과 시 · 도지사에게 통보하여야 한다.

④ 보건복지부장관은 보건의료 시책상 필요한 경우 제13조의5에 따른 중앙응급의료위원회의 심의를 거쳐 기본계획을 변경할 수 있다.

⑤ 보건복지부장관은 대통령령으로 정하는 바에 따라 기본계획에 따른 연차별 시행계획을 수립하여야 한다.

제13조의3(지역응급의료시행계획) ① 시 · 도지사는 기본계획에 따라 매년 지역응급의료시행계획을 수립하여 시행하여야 한다.

② 지역응급의료시행계획은 제13조의2에 따른 기본계획의 지역 내 시행을 위하여 각 시 · 도의 상황에 맞게 수립하되, 다음 각 호의 사항을 포함하여야 한다.

1. 응급환자 발생 현황, 응급의료 제공 현황 등 지역응급의료 현황
2. 지역 내 응급의료 자원조사 등을 통한 지역응급의료 이송체계 마련
3. 응급의료의 효과적 제공을 위한 지역응급의료 주요 사업 추진계획 수립 및 실적 관리
4. 응급의료정책 추진을 위한 인력 · 조직 등의 기반 마련 및 지역 내 응급의료기관 간 협력체계 구축
5. 그 밖에 시 · 도지사가 기본계획의 시행 및 응급의료 발전을 위하여 필요하다고 인정하는 사항

③ 보건복지부장관은 대통령령으로 정하는 바에 따라 지역응급의료시행계획 및 그 시행결과를 평가할 수 있다.

④ 보건복지부장관은 지역응급의료시행계획 및 그 시행결과에 대하여 평가한 결과를 토대로 시 · 도지사에게 계획 및 사업의 변경 또는 시정을 요구할 수 있다.

⑤ 그 밖에 지역응급의료시행계획의 수립 · 시행 및 평가에 관하여는 대통령령으로 정한다.

제13조의4(응급의료계획에 대한 협조) ① 보건복지부장관 및 시 · 도지사는 기본계획 및 지역응급의료시행계획의 수립 · 시행을 위하여 필요한 경우에는 국가기관, 지방자치단체, 응급의료에 관련된 기관 · 단체 및 「공공기관의 운영에 관한 법률」 제4조에 따른 공공기관(이하 "공공기관"이라 한다)의 장에게 자료제공 등의 협조를 요청할 수 있다.

② 제1항에 따른 협조요청을 받은 기관 · 단체 등은 특별한 사유가 없는 한 이에 응하여야 한다.

③ 제1항에 따라 요청할 수 있는 자료의 범위와 그 관리 및 활용 등은 대통령령으로 정한다.

제13조의5(중앙응급의료위원회) ① 응급의료에 관한 주요 시책을 심의하기 위하여 보건복지부에 중앙응급의료위원회(이하 "중앙위원회"라 한다)를 둔다.

② 중앙위원회는 위원장 1명과 부위원장 1명을 포함한 15명 이내의 위원으로 구성한다.

③ 중앙위원회의 위원장은 보건복지부장관이 되고 부위원장은 위원 중 위원장이 지명하며 위원은 당연직 위원과 위촉 위원으로 한다.

④ 당연직 위원은 다음 각 호의 사람으로 한다.

1. 기획재정부차관
2. 교육부차관
3. 국토교통부차관
4. 소방청장
5. 제25조에 따른 중앙응급의료센터의 장

⑤ 위촉 위원은 다음 각 호의 사람으로서 위원장이 위촉한다.

1. 「비영리민간단체 지원법」 제2조에 따른 비영리민간단체를 대표하는 사람 3명
2. 응급의료에 관한 학식과 경험이 풍부한 사람 3명
3. 제2조제5호에 따른 응급의료기관을 대표하는 사람 1명
4. 보건의료 관련 업무를 담당하는 지방공무원으로서 특별시 · 광역시를 대표하는 사람 1명
5. 보건의료 관련 업무를 담당하는 지방공무원으로서 도(특별자치도를 포함한다)를 대표하는 사람 1명

시행령 **제6조(중앙응급의료위원회)** ① 법 제13조의5제5항에 따른 위촉 위원의 임기는 3년으로 한다.

② 위원장은 위원회의 위촉 위원이 다음 각 호의 어느 하나에 해당하는 경우에는 해당 위원을 해촉(解囑)할 수 있다.

1. 심신장애로 인하여 직무를 수행할 수 없게 된 경우
2. 직무와 관련된 비위사실이 있는 경우
3. 직무태만, 품위손상, 그 밖의 사유로 인하여 위원으로 적합하지 아니하다고 인정되는 경우
4. 위원 스스로 직무를 수행하는 것이 곤란하다고 의사를 밝히는 경우

③ 법 제13조의5에 따른 중앙응급의료위원회(이하 "위원회"라 한다)의 위원장은 위원회를 대표하며, 위원회의 업무를 총괄한다.

④ 위원회의 회의는 위원회의 위원장이 필요하다고 인정하거나 재적위원 3분의 1 이상이 요구하는 경우에 위원회의 위원장이 소집한다.

⑤ 위원회의 회의는 재적위원 과반수의 출석으로 개의(開議)하고, 출석위원 과반수의 찬성으로 의결한다.

⑥ 위원회에 간사 1명을 두되, 간사는 보건복지부 소속 고위공무원단에 속하는 공무원 중에서 보건복지부장관이 지명한다.

⑦ 위원회는 심의 사항을 전문적으로 검토하기 위해 위원회에 분야별로 전문위원회를 둘 수 있다.

⑧ 위원회 및 전문위원회의 회의에 출석한 위원, 관계 공무원 또는 관계 전문가에게는 예산의 범위에서 수당, 여비, 그 밖에 필요한 경비를 지급할 수 있다. 다만, 공무원인 위원이나 관계 공무원이 그 소관 업무와 직접 관련하여 출석하는 경우에는 그러하지 아니하다.

⑨ 제1항부터 제8항까지에서 규정한 사항 외에 위원회 및 전문위원회의 운영에 필요한 사항은 위원회의 의결을 거쳐 위원회의 위원장이 정한다.

⑥ 중앙위원회는 다음 각 호의 사항을 심의한다.

1. 제13조의2에 따른 응급의료기본계획 및 연차별 시행계획의 수립 및 변경
2. 「국가재정법」 제74조에 따라 응급의료기금의 기금운용심의회에서 심의하여야 할 사항
3. 응급의료에 관련한 정책 및 사업에 대한 조정
4. 응급의료에 관련한 정책 및 사업의 평가 결과
5. 지역응급의료시행계획 및 특별시 · 광역시 · 도 · 특별자치도(이하 "시 · 도"라 한다)의 응급의료에 관련한 사업의 평가 결과

6. 응급의료의 중기 · 장기 발전방향 및 제도 개선에 관한 사항
7. 그 밖에 응급의료에 관하여 보건복지부장관이 부의하는 사항

⑦ 중앙위원회는 매년 2회 이상 개최하여야 한다.

⑧ 그 밖에 중앙위원회의 회의 및 운영에 관한 사항은 대통령령으로 정한다.

제13조의6(시·도응급의료위원회) ① 응급의료에 관한 중요 사항을 심의하기 위하여 시 · 도에 시 · 도응급의료위원회(이하 "시 · 도위원회"라 한다)를 둔다.

시행령 제7조(시 · 도응급의료위원회의 설치 등) ①법 제13조의6제1항에 따른 시 、도응급의료위원회(이하 "시 、도위원회"라 한다)는 위원장 1명과 부위원장 1명을 포함한 10명 이내의 위원으로 구성한다.

② 위원장 및 부위원장은 위원 중에서 시 、도지사가 임명하고, 위원은 성별을 고려하여 다음 각 호의 자 중에서 시 、도지사가 임명 또는 위촉한다.

1. 응급의료기관을 대표하는 자

1의2. 법 제30조의2에 따라 지정된 권역외상센터를 대표하는 자

2. 응급의료지원센터를 대표하는 자
3. 해당 특별시 、광역시 、특별자치시 、도 、특별자치도(이하 "시 、도"라 한다) 소방본부의 구급업무를 담당하는 소방공무원
4. 시 、도의 응급의료에 관련된 업무를 담당하는 공무원
5. 「비영리민간단체지원법」 제2조에 따른 비영리민간단체를 대표하는 자
6. 응급의료에 관하여 학식과 경험이 풍부한 자

③ 시 、도지사는 시 、도위원회의 위원이 다음 각 호의 어느 하나에 해당하는 경우에는 해당 위원을 해임하거나 해촉할 수 있다.

1. 심신장애로 인하여 직무를 수행할 수 없게 된 경우
2. 직무와 관련된 비위사실이 있는 경우
3. 직무태만, 품위손상, 그 밖의 사유로 인하여 위원으로 적합하지 아니하다고 인정되는 경우
4. 위원 스스로 직무를 수행하는 것이 곤란하다고 의사를 밝히는 경우

② 시 · 도위원회는 해당 시 · 도의 응급의료에 관한 다음 각 호의 사항을 심의한다.

1. 제13조의3제1항에 따른 지역응급의료시행계획의 수립 및 변경
2. 지역응급의료 자원조사
3. 중증응급환자를 위한 지역 이송체계 마련 및 주요 이송곤란 사례 검토 등을 통한 이송체계 개선
4. 응급의료를 위한 지방 재정의 사용
5. 응급의료 시책 및 사업의 조정
6. 응급의료기관등에 대한 평가 결과의 활용
7. 지역응급의료서비스 품질 관리 실태 및 개선 필요 사항
8. 그 밖에 응급의료에 관하여 시 · 도지사가 부의하는 사항

③ 시 · 도지사는 제2항의 시 · 도위원회 심의사항과 관련된 정책 개발 및 실무 지원을 위하여 시 · 도 응급의료지원단을 설치 · 운영한다. 다만, 시 · 도지사는 필요한 경우 「공공보건의료에 관한 법률」 제22조에 따른 공공보건의료 지원단과 통합하여 운영할 수 있다.

시행령 제7조의2(시·도 응급의료지원단의 구성·운영) 법 제13조의6제3항에 따른 시 · 도 응급의료지원단(이하 이 조에서 "지원단"이라 한다)의 구성 및 운영에 관한 사항은 다음 각 호의 기준에 따라 해당 시 · 도의 조례로 정한다.

1. 지원단은 단장과 지원단의 업무를 수행하는 단원으로 구성할 것
2. 지원단의 단장은 시 · 도의 응급의료 관련 업무를 담당하는 일반직공무원 또는 응급의료에 관한 학식과 경험이 풍부한 사람 중에서 맡도록 할 것. 이 경우 필요하면 공동 단장으로 할 수 있다.

④ 시 · 도위원회는 매년 2회 이상 개최하여야 한다.

⑤ 시 · 도위원회 및 시 · 도 응급의료지원단의 구성 · 기능 및 운영 등에 관하여 필요한 사항은 대통령령으로 정하는 기준에 따라 해당 시 · 도의 조례로 정한다.

제13조의7(응급의료 실태조사) ① 보건복지부장관은 응급의료 정책 수립에 필요한 기초 자료로 활용하기 위하여 5년마다 응급의료 실태조사를 실시하고, 그 결과를 공표하여야 한다.

② 보건복지부장관은 제1항에 따른 실태조사를 위하여 관계 중앙행정기관, 지방자치단체 및 관계 기관 · 법인 · 단체에 자료의 제출 또는 의견의 진술을 요청할 수 있다. 이 경우 요청을 받은 자는 정당한 사유가 없으면 이에 협조하여야 한다.

③ 제1항에 따른 실태조사의 내용, 방법 및 공표 등에 필요한 사항은 보건복지부령으로 정한다. [시행일: 2026. 4. 2.]

제14조(구조 및 응급처치에 관한 교육) ① 보건복지부장관 또는 시 · 도지사는 응급의료종사자가 아닌 사람 중에서 다음 각 호의 어느 하나에 해당하는 사람에게 구조 및 응급처치에 관한 교육을 받도록 명할 수 있다. 이 경우 교육을 받도록 명받은 사람은 정당한 사유가 없으면 이에 따라야 한다.

1. 구급차등의 운전자

1의2. 제47조의2제1항 각 호의 어느 하나에 해당하는 시설 등에서 의료 · 구호 또는 안전에 관한 업무에 종사하는 사람

2. 「여객자동차 운수사업법」 제3조제1항에 따른 여객자동차운송사업용 자동차의 운전자
3. 「학교보건법」 제15조에 따른 보건교사
4. 도로교통안전업무에 종사하는 사람으로서 「도로교통법」 제5조에 규정된 경찰공무원등
5. 「산업안전보건법」 제32조제1항 각 호 외의 부분 본문에 따른 안전보건교육의 대상자
6. 「체육시설의 설치 · 이용에 관한 법률」 제5조 및 제10조에 따른 체육시설에서 의료 · 구호 또는 안전에 관한 업무에 종사하는 사람
7. 「유선 및 도선 사업법」 제22조에 따른 인명구조요원
8. 「관광진흥법」 제3조제1항제2호부터 제6호까지의 규정에 따른 관광사업에 종사하는 사람 중 의료 · 구호 또는 안전에 관한 업무에 종사하는 사람
9. 「항공안전법」 제2조제14호 및 제17호에 따른 항공종사자 또는 객실승무원 중 의료 · 구호 또는 안전에 관한 업무에 종사하는 사람
10. 「철도안전법」 제2조제10호가목부터 라목까지의 규정에 따른 철도종사자 중 의료 · 구호 또는 안전에 관한 업무에 종사하는 사람
11. 「선원법」 제2조제1호에 따른 선원 중 의료 · 구호 또는 안전에 관한 업무에 종사하는 사람
12. 「화재의 예방 및 안전관리에 관한 법률」 제24조에 따른 소방안전관리자 중 대통령령으로 정하는 사람

시행령 **제7조의3(구조 및 응급처치에 관한 교육 대상자)** 법 제14조제1항제12호에서 "대통령령으로 정하는 사람"이란 「화재의 예방 및 안전관리에 관한 법률 시행령」 별표 4 제1호가목 또는 제2호가목에 따른 특급 소방안전관리대상물 또는 1급 소방안전관리대상물의 소방안전관리자[「화재의 예방 및 안전관리에 관한 법률」 제34조에 따라 소방청장이 실시하는 강습교육(법 제14조제1항에 따른 교육의 내용 및 시간을 충족하는 강습교육만 해당한다)을 받은 사람은 제외한다]를 말한다.

13. 「국민체육진흥법」 제2조제6호에 따른 체육지도자
14. 「유아교육법」 제22조제2항에 따른 교사
15. 「영유아보육법」 제21조제2항에 따른 보육교사

② 보건복지부장관 및 시 · 도지사는 대통령령으로 정하는 바에 따라 제4조제1항에 따른 응급처치 요령 등의 교육 · 홍보를 위한 계획을 매년 수립하고 실시하여야 한다. 이 경우 보건복지부장관은 교육 · 홍보 계획의 수립 시 소방청장과 협의하여야 한다.

③ 시 · 도지사는 제2항에 따라 응급처치 요령 등의 교육 · 홍보를 실시한 결과를 보건복지부장관에게 통보하여야 한다.

④ 제1항부터 제3항까지의 규정에 따른 구조 및 응급처치에 관한 교육의 내용 및 실시방법, 통보 등에 관하여 필요한 사항은 보건복지부령으로 정한다.

시행규칙 **제6조(구조 및 응급처치교육)** ① 보건복지부장관 또는 특별시장 · 광역시장 · 특별자치시장 · 도지사 · 특별자치도지사(이하 "시 · 도지사"라 한다)가 법 제14조에 따라 구조 및 응급처치에 관한 교육을 실시하려는 경우 그 교육의 내용 및 실시방법은 별표 2와 같다. 이 경우 세부적인 사항은 보건복지부장관이 정하여 고시한다.

② 보건복지부장관 또는 시 · 도지사는 법 제14조에 따라 구조 및 응급처치에 관한 교육을 받은 자에 대하여 별지 제3호서식의 구조 및 응급처치교육 수료증을 발급하여야 한다.

③ 제2항에 따라 수료증을 발급받은 자는 당해 사업장 등에 수료증을 게시하거나 교육받은 사실을 표시할 수 있다.

제15조(응급의료정보통신망의 구축) ① 국가 및 지방자치단체는 국민들에게 효과적인 응급의료를 제공하기 위하여 다음 각 호의 업무에 필요한 각종 자료 및 정보의 수집, 처리, 분석 및 제공 등을 수행하기 위한 정보통신망(이하 "응급의료정보통신망"이라 한다)을 구축하여야 한다.

1. 제25조제1항 각 호에 따른 중앙응급의료센터의 업무
2. 제27조제2항 각 호에 따른 응급의료지원센터의 업무
3. 그 밖에 보건복지부장관이 정하는 응급의료 관련 업무

② 응급의료정보통신망의 체계 및 운용비용 등에 관하여 필요한 사항은 보건복지부령으로 정한다.

시행규칙 **제7조(응급의료 통신체계 등)** 국가 및 지방자치단체는 법 제15조제1항에 따른 응급의료정보통신망을 구축하는 경우 응급의료기관 등을 운용하는 자와 법 제25조제1항에 따른 중앙응급의료센터(이하 "중앙응급의료센터"라 한다)가 연계될 수 있도록 해야 한다.

② 중앙응급의료센터의 통신체계 운용비용은 법 제15조제2항의 규정에 따라 국가 및 지방자치단체가 그 2분의 1을 각각 부담한다.

③ 보건복지부장관은 응급의료정보통신망을 통한 업무를 수행하기 위하여 필요한 경우 관계 중앙행정기관의 장 또는 지방자치단체의 장 및 응급의료와 관련된 기관 · 단체 등(이하 이 조에서 "관계 중앙행정기관의 장등"이라 한다)에 다음 각 호의 정보의 제공을 요청할 수 있다. 다만, 제1호 및 제2호의 정보는 제25조제1항제3호 · 제5호 · 제9호 및 제27조제2항제3호 · 제6호 · 제8호의 업무를 수행하기 위하여 필요한 경우로 한정한다.

1. 제25조제1항 각 호에 따른 중앙응급의료센터의 업무
2. 제27조제2항 각 호에 따른 응급의료지원센터의 업무
3. 그 밖에 보건복지부장관이 정하는 응급의료 관련 업무

④ 제3항에 따라 정보제공을 요청받은 관계 중앙행정기관의 장등은 특별한 사유가 없으면 이에 따라야 한다.

⑤ 보건복지부장관은 응급의료정보통신망을 통하여 제3항 단서에 따른 업무를 수행하기 위하여 불가피한 경우 「개인정보 보호법」 제23조에 따른 건강에 관한 정보 및 같은 법 제24조에 따른 고유식별정보(주민등록번호를 포함한다)가 포함된 자료를 처리할 수 있다.

⑥ 관계 중앙행정기관의 장등은 응급의료정보통신망이 보유하고 있는 정보의 활용이 필요한 경우 사전에 보건복지부장관과 협의하여야 한다. 이 경우 보건복지부장관은 관계 중앙행정기관의 장등에게 해당 정보 수집의 목적 범위에서 정보를 제공할 수 있고 정보를 제공받은 관계 중앙행정기관의 장등은 제공받은 목적의 범위에서만 이를 보유 · 활용할 수 있다.

⑦ 보건복지부장관은 응급의료정보통신망의 구축 · 운영의 전 과정에서 개인정보 보호를 위하여 필요한 시책을 마련하여야 한다.

제15조의2(응급의료조사통계사업) 보건복지부장관은 응급의료 관련 자료를 지속적이고 체계적으로 수집 · 분석하여 응급환자의 발생, 분포, 이송, 사망 및 후유 장애 현황 등 응급의료 관련 통계를 산출하기 위한 조사 · 통계사업을 시행할 수 있다. 이 경우 통계자료의 수집 및 통계의 작성 등에 관하여는 「통계법」을 준용한다.

제15조의3(비상대응매뉴얼) ① 국가와 지방자치단체는 「재난 및 안전관리 기본법」 제3조제1호 및 제2호의 재난 및 해외재난으로부터 국민과 주민의 생명을 보호하기 위하여 응급의료에 관한 기본적인 사항과 응급의료 지원 등에 관한 비상대응매뉴얼을 마련하고 의료인에게 이에 대한 교육을 실시하여야 한다.

시행령 **제8조의2(비상대응매뉴얼의 내용)** ① 법 제15조의3제1항에 따른 국가의 비상대응매뉴얼에는 다음 각 호의 사항이 포함되어야 한다.

1. 재난현장에서 응급의료 지원과 관련된 기관별 역할과 지휘체계의 안내
2. 재난현장의 응급의료체계
3. 재난현장의 응급의료 지원을 위한 인력의 구성 및 운영
4. 재난발생시 응급환자의 진료와 응급의료 지원을 중점으로 수행하는 응급의료기관의 시설ㆍ장비 및 인력 현황
5. 재난피해자 중 초기에 긴급한 심리치료가 필요한 대상자의 선정 및 심리치료 방법
6. 재난현장의 응급의료 지원에 필요한 물품의 비축과 관리
7. 재난현장의 응급의료 지원 통신체계
8. 재난현장의 응급의료 지원에 대한 교육과 훈련
9. 그 밖에 재난유형별 응급의료 지원에 필요한 사항

② 법 제15조의3제1항에 따른 지방자치단체의 비상대응매뉴얼에는 다음 각 호의 사항이 포함되어야 한다.

1. 재난현장의 응급의료 지원 인력을 편성한 의료기관 현황 및 의료기관별 응급의료 지원 인력의 편성 내용
2. 재난현장의 응급의료 지원에 필요한 장비 편성 및 활용
3. 관할 구역의 응급의료기관의 현황과 비상연락체계
4. 관할 구역의 재난시 응급의료 지원에 필요한 물품의 종류, 수량, 비축 기관 및 관리
5. 관할 구역의 응급의료 지원 통신체계 현황 및 관리
6. 재난현장의 응급의료 지원에 대한 교육과 훈련 실시에 필요한 사항
7. 그 밖에 재난현장의 응급의료 지원을 위하여 지방자치단체의 장이 필요하다고 인정하는 사항

② 제1항에 따른 비상대응매뉴얼의 내용, 교육의 대상ㆍ방법, 교육 참가자에 대한 비용지원 등에 필요한 사항은 대통령령으로 정한다.

시행령 **제8조의3(비상대응매뉴얼의 교육 등)** ① 법 제15조의3제2항에 따른 비상대응매뉴얼의 교육 대상은 응급의료기관의 응급의료종사자로 하고, 매년 보건복지부장관이 지방자치단체별ㆍ직종별로 교육 대상자의 인원수 등을 정하여 고시한다.

② 국가와 지방자치단체의 비상대응매뉴얼 교육은 재난현장에서 응급의료와 그 지원에 필요한 기본 교육과 함께 응급의료 실습과정을 포함하여 실시하고, 교육시간은 매년 12시간 이상으로 한다.

③ 법 제15조의3제2항에 따라 국가와 지방자치단체는 교육 참가자에게 예산의 범위에서 급식비ㆍ교통비 등 실비와 교육참가비를 지급할 수 있다. 이 경우 지급액의 산정방법 및 지급절차 등에 관하여 필요한 사항은 보건복지부장관이 정하여 고시한다.

제16조(재정 지원) ① 국가 및 지방자치단체는 예산의 범위에서 응급의료기관등 및 응급의료시설에 대하여 필요한 재정 지원을 할 수 있다.

② 국가 및 지방자치단체는 제47조의2에 따른 자동심장충격기 등 심폐소생을 위한 응급장비를 갖추어야 하는 시설 등에 대하여 필요한 재정 지원을 할 수 있다.

제17조(응급의료기관등에 대한 평가) ① 보건복지부장관은 응급의료기관등의 시설ㆍ장비ㆍ인력, 업무의 내용ㆍ결과 등에 대하여 평가를 할 수 있다. 이 경우 평가 대상이 되는 응급의료기관등의 장은 특별한 사유가 없으면 평가에 응하여야 한다.

② 보건복지부장관은 제1항에 따른 응급의료기관등의 평가를 위하여 해당 응급의료기관등을 대상으로 필요한 자료의 제공을 요청할 수 있다. 이 경우 자료의 제공을 요청받은 응급의료기관등은 정당한 사유가 없으면 이에 따라야 한다.

③ 보건복지부장관은 응급의료기관등에 대한 평가 결과를 공표할 수 있다.

④ 보건복지부장관은 제1항에 따른 응급의료기관등에 대한 평가 결과에 따라 응급의료기관등에 대하여 행정적 · 재정적 지원을 할 수 있다.

⑤ 제1항 및 제3항에 따른 응급의료기관등의 평가방법, 평가주기, 평가결과 공표 등에 관하여 필요한 사항은 보건복지부령으로 정한다.

제18조(환자가 여러 명 발생한 경우의 조치) ① 보건복지부장관, 시 · 도지사 또는 시장 · 군수 · 구청장은 재해 등으로 환자가 여러 명 발생한 경우에는 응급의료종사자에게 응급의료 업무에 종사할 것을 명하거나, 의료기관의 장 또는 구급차 등을 운용하는 자에게 의료시설을 제공하거나 응급환자 이송 등의 업무에 종사할 것을 명할 수 있으며, 중앙행정기관의 장 또는 관계 기관의 장에게 협조를 요청할 수 있다.

② 응급의료종사자, 의료기관의 장 및 구급차등을 운용하는 자는 정당한 사유가 없으면 제1항에 따른 명령을 거부할 수 없다.

③ 환자가 여러 명 발생하였을 때 인명구조 및 응급처치 등에 필요한 사항은 대통령령으로 정한다.

제5장 재정

제19조(응급의료기금의 설치 및 관리·운용) ① 보건복지부장관은 응급의료를 효율적으로 수행하기 위하여 응급의료기금(이하 "기금"이라 한다)을 설치한다.

시행령 **제11조(기금의 회계기관)** 보건복지부장관은 소속공무원중에서 법 제19조제1항의 규정에 의한 응급의료기금(이하 "기금"이라 한다)의 수입과 지출에 관한 사무를 행하게 하기 위하여 기금수입징수관 · 기금재무관 · 기금지출관 및 기금출납공무원을 임명한다.

② 보건복지부장관은 기금의 관리 · 운용을 대통령령으로 정하는 의료 관련 기관 또는 의료 관련 단체(이하 "기금관리기관의 장"이라 한다)에 위탁할 수 있다. 이 경우 보건복지부장관은 기금의 관리 · 운용에 관한 사무를 감독하며 이에 필요한 명령을 할 수 있다.

시행령 **제12조(기금업무의 위탁)** ① 보건복지부장관은 법 제19조제2항에 따라 기금의 관리 · 운용에 관한 사항 중 법 제21조제1호에 따른 미수금의 대지급(代支給)업무를 「국민건강보험법」 제62조에 따른 건강보험심사평가원(이하 "심사평가원"이라 한다)에 위탁하여 한다.

② 보건복지부장관은 기금에서 제1항의 규정에 의한 위탁업무에 소요되는 비용(이하 "위탁사업비"라 한다)을 심사평가원에 배정 · 지급하여야 한다.

③ 그 밖에 기금의 설치 및 관리 · 운용에 필요한 사항은 대통령령으로 정한다.

제20조(기금의 조성) ① 기금은 다음 각 호의 재원으로 조성한다.

1. 「국민건강보험법」에 따른 요양기관의 업무정지를 갈음하여 보건복지부장관이 요양기관으로부터 과징금으로 징수하는 금액 중 「국민건강보험법」에 따라 지원하는 금액
2. 응급의료와 관련되는 기관 및 단체의 출연금 및 기부금
3. 정부의 출연금
4. 그 밖에 기금을 운용하여 생기는 수익금

② 정부는 제1항제3호의 정부출연금으로 다음 각 호의 해당 연도 예상수입액의 100분의 20에 해당하는 금액을 매 회계연도의 세출예산에 계상하여야 한다.

1. 「도로교통법」 제160조제2항 및 제3항에 따른 과태료(같은 법 제161조제1항제1호에 따라 시 · 도경찰청장이 부과 · 징수하는 것에 한한다)
2. 「도로교통법」 제162조제3항에 따른 범칙금

[법률 제9305호(2008.12.31) 부칙 제3항의 규정에 의하여 이 조 제2항제1호는 2022년 12월 31일까지 유효함]

제21조(기금의 사용) 기금은 다음 각 호의 용도로 사용한다.

1. 응급환자의 진료비 중 제22조에 따른 미수금의 대지급(代支給)
2. 응급의료기관등의 육성 · 발전과 의료기관의 응급환자 진료를 위한 시설 등의 설치에 필요한 자금의 융자 또는 지원
3. 응급의료 제공체계의 원활한 운영을 위한 보조사업
4. 대통령령으로 정하는 재해 등이 발생하였을 때의 의료 지원
5. 구조 및 응급처치 요령 등 응급의료에 관한 교육 · 홍보 사업
6. 응급의료의 원활한 제공을 위한 자동심장충격기 등 응급장비의 구비 지원
7. 응급의료를 위한 조사 · 연구 사업
8. 기본계획 및 지역응급의료시행계획의 시행 지원
9. 응급의료종사자의 양성 등 지원

제22조(미수금의 대지급) ① 의료기관과 구급차등을 운용하는 자는 응급환자에게 응급의료를 제공하고 그 비용을 받지 못하였을 때에는 그 비용 중 응급환자 본인이 부담하여야 하는 금액(이하 "미수금"이라 한다)에 대하여는 기금관리기관의 장(기금의 관리 · 운용에 관한 업무가 위탁되지 아니한 경우에는 보건복지부장관을 말한다. 이하 이 조 및 제22조의2에서 같다)에게 대신 지급하여 줄 것을 청구할 수 있다.

② 기금관리기관의 장은 제1항에 따라 의료기관 등이 미수금에 대한 대지급을 청구하면 보건복지부령으로 정하는 기준에 따라 심사하여 그 미수금을 기금에서 대신 지급하여야 한다.

③ 국가나 지방자치단체는 제2항에 따른 대지급에 필요한 비용을 기금관리기관의 장에게 보조할 수 있다.

④ 기금관리기관의 장은 제2항에 따라 미수금을 대신 지급한 경우에는 응급환자 본인과 그 배우자, 응급환자의 1촌의 직계혈족 및 그 배우자 또는 다른 법령에 따른 진료비 부담 의무자에게 그 대지급금(代支給金)을 구상(求償)할 수 있다.

⑤ 제4항에 따른 대지급금의 상환 청구를 받은 자가 해당 대지급금을 정하여진 기간 내에 상환하지 아니하면 기금관리기관의 장은 기한을 정하여 독촉할 수 있다.

⑥ 제5항에 따른 독촉을 받은 자가 그 기한 내에 대지급금을 상환하지 아니하면 기금관리기관의 장은 보건복지부장관의 승인을 받아 국세 체납처분의 예에 따라 이를 징수할 수 있다.

⑦ 기금관리기관의 장은 제4항에 따라 대지급금을 구상하였으나 상환받기가 불가능하거나 제22조의3에 따른 소멸시효가 완성된 대지급금을 결손으로 처리할 수 있다.

⑧ 미수금 대지급의 대상 · 범위 · 절차 및 방법, 구상의 절차 및 방법, 상환이 불가능한 대지급금의 범위 및 결손처분 절차 등에 관하여 필요한 사항은 대통령령으로 정한다.

제22조의2(자료의 제공) ① 기금관리기관의 장은 국가 · 지방자치단체 및 의료기관 등 관계기관에 미수금 심사, 대지급금 구상 및 결손처분 등을 위하여 국세 · 지방세, 토지 · 주택 · 건축물 · 자동차 · 선박 · 항공기, 국민건강보험 · 국민연금 · 고용보험 · 산업재해보상보험 · 보훈급여 · 공무원연금 · 공무원재해보상급여 · 군인연금 · 사립학교교직원연금 · 별정우체국연금 · 기초연금, 주민등록 · 가족관계등록 등에 관한 자료의 제공을 요청할 수 있다.

② 제1항에 따른 요청을 받은 기관은 특별한 사유가 없으면 이에 따라야 한다.

③ 제1항에 따라 관계 기관이 기금관리기관의 장에게 제공하는 자료에 대하여는 사용료와 수수료 등을 면제한다.

제22조의3(구상권의 시효) ① 제22조제4항에 따른 대지급금에 대한 구상의 권리는 그 대지급금을 청구할 수 있는 날부터 3년 동안 행사하지 아니하면 소멸시효가 완성된다.

② 시효중단, 그 밖의 소멸시효에 관하여는 「민법」에 따른다.

제23조(응급의료수가의 지급기준) ① 응급의료수가(應急醫療酬價)의 지급기준은 보건복지부장관이 정한다.

② 보건복지부장관은 제1항에 따른 응급의료수가의 지급기준을 정할 때 제17조에 따른 응급의료기관에 대한 평가 결과를 반영하여 응급의료수가에 차등(差等)을 둘 수 있다.

제24조(이송처치료) ① 구급차등을 운용하는 자가 구급차등을 이용하여 응급환자 등을 이송하였을 때에는 보건복지부령으로 정하는 이송처치료를 그 응급환자로부터 받을 수 있다.

② 구급차등을 운용하는 자는 구급차등의 이용자로부터 제1항에 따른 이송처치료 외에 별도의 비용을 받아서는 아니 된다.

제6장 응급의료기관 등

제25조(중앙응급의료센터) ① 보건복지부장관은 응급의료에 관한 다음 각 호의 업무를 수행하게 하기 위하여 중앙응급의료센터를 설치·운영할 수 있다.

1. 응급의료기관등에 대한 평가 및 질을 향상시키는 활동에 대한 지원
2. 응급의료종사자에 대한 교육훈련
3. 응급의료기관등 간의 업무조정 및 지원, 관련 정보의 수집·제공 및 응급환자 현황 파악과 추적 관리
4. 응급의료 관련 연구
5. 국내외 재난 등의 발생 시 응급의료 관련 업무의 조정, 관련 정보의 수집·제공 및 응급환자 현황 파악과 추적 관리
6. 응급의료정보통신망의 구축 및 관리·운영과 그에 따른 업무
7. 제15조의2에 따른 응급의료 관련 조사·통계사업에 관한 업무
8. 응급처치 관련 교육 및 응급장비 관리에 관한 지원
9. 응급환자 이송체계 운영 및 관리에 관한 지원
10. 응급의료분야 의료취약지 관리 업무
11. 그 밖에 보건복지부장관이 정하는 응급의료 관련 업무

② 보건복지부장관은 제1항에 따른 중앙응급의료센터를 효율적으로 운영하기 위하여 필요하다고 인정하면 그 운영에 관한 업무를 대통령령으로 정하는 바에 따라 의료기관·관계전문기관·법인·단체에 위탁할 수 있다. 이 경우 예산의 범위에서 그 운영에 필요한 경비를 지원할 수 있다.

> **시행령** **제23조의2(중앙응급의료센터 운영의 위탁)** 보건복지부장관은 법 제25조제2항에 따라 같은 조 제1항에 따른 중앙응급의료센터의 운영에 관한 업무를 「국립중앙의료원의 설립 및 운영에 관한 법률」에 따른 국립중앙의료원에 위탁한다.

③ 제1항 및 제2항에 따른 중앙응급의료센터의 설치·운영 및 운영의 위탁 등에 관하여 필요한 사항은 보건복지부령으로 정한다.

제26조(권역응급의료센터의 지정) ① 보건복지부장관은 응급의료에 관한 다음 각 호의 업무를 수행하게 하기 위하여 「의료법」 제3조의4에 따른 상급종합병원 또는 같은 법 제3조의3에 따른 300병상을 초과하는 종합병원 중에서 권역응급의료센터를 지정할 수 있다.

1. 중증응급환자 중심의 진료
2. 재난 대비 및 대응 등을 위한 거점병원으로서 보건복지부령으로 정하는 업무
3. 권역(圈域) 내에 있는 응급의료종사자에 대한 교육·훈련
4. 권역 내 다른 의료기관에서 제11조에 따라 이송되는 중증응급환자에 대한 수용
5. 그 밖에 보건복지부장관이 정하는 권역 내 응급의료 관련 업무

② 권역응급의료센터의 지정 기준·방법·절차 및 업무와 중증응급환자의 기준 등은 권역 내 응급의료 수요와 공급 등을 고려하여 보건복지부령으로 정한다.

>> 참고 - 전국 권역응급의료센터 44개소 운영중(2025.7. 현재)

중앙응급의료센터 공지사항

https://www.e-gen.or.kr/egen/notice_view.do?brdctsno=12897&upperfixyn=N&currentPageNum=1&brdclscd=02&searchTarget=ALL&searchKeyword=&searchDatayear=

제27조(응급의료지원센터의 설치 및 운영) ① 보건복지부장관은 응급의료를 효율적으로 제공할 수 있도록 응급의료자원의 분포와 주민의 생활권을 고려하여 지역별로 응급의료지원센터를 설치 · 운영하여야 한다.

② 응급의료지원센터의 업무는 다음 각 호와 같다.

1. 삭제
2. 삭제
3. 응급의료에 관한 각종 정보의 관리 및 제공
4. 삭제
5. 지역 내 응급의료종사자에 대한 교육훈련
6. 지역 내 응급의료기관 간 업무조정 및 지원
7. 지역 내 응급의료의 질 향상 활동에 관한 지원
8. 지역 내 재난 등의 발생 시 응급의료 관련 업무의 조정 및 지원
9. 그 밖에 보건복지부령으로 정하는 응급의료 관련 업무

시행규칙 **제14조(응급의료지원센터의 응급의료 관련 업무)** 법 제27조제2항제9호에 따른 응급의료지원센터의 응급의료 관련 업무는 다음 각 호와 같다.

1. 응급의료기관등에 대한 평가를 위한 자료수집체계의 수립 · 운영
2. 응급의료기관등에 대한 평가 지원
3. 응급의료에 관한 실태조사 그 밖에 응급의료의 발전을 위하여 보건복지부장관이 부여하는 업무

③ 보건복지부장관은 응급의료지원센터를 효율적으로 운영하기 위하여 필요하다고 인정하면 그 운영에 관한 업무를 대통령령으로 정하는 바에 따라 관계 전문기관 · 법인 · 단체에 위탁할 수 있다.

시행령 **제23조의3(응급의료지원센터 운영의 위탁)** ① 법 제27조제3항에 따라 응급의료지원센터 운영에 관한 업무를 위탁받을 수 있는 관계 전문기관 · 법인 · 단체는 다음 각 호와 같다.

1. 법 제25조제1항에 따라 설치된 중앙응급의료센터
2. 법 제26조제1항에 따라 지정된 권역응급의료센터
3. 「공공기관의 운영에 관한 법률」 제4조에 따른 공공기관

② 보건복지부장관은 법 제27조제3항에 따라 업무를 위탁하는 경우에는 그 수탁자 및 위탁업무를 고시하여야 한다.

④ 국가 및 지방자치단체는 제3항에 따라 응급의료지원센터의 운영에 관한 업무를 위탁한 경우에는 그 운영에 드는 비용을 지원할 수 있다.

제28조(응급의료지원센터에 대한 협조 등) ① 응급의료지원센터의 장은 응급의료 관련 정보를 효과적으로 관리하기 위하여 응급의료정보관리체계를 구축하여야 하며, 이를 위하여 응급의료기관의 장과 구급차등을 운용하는 자에게 응급의료에 관한 정보제공을 요청할 수 있다.

② 응급의료지원센터의 장은 그 업무를 수행할 때 필요하다고 인정하면 의료기관 및 구급차등을 운용하는 자에게 응급의료에 대한 각종 정보를 제공하고, 구급차등의 출동 등 응급의료에 필요한 조치를 요청할 수 있다.

③ 제1항과 제2항에 따라 응급의료에 관한 정보 제공이나 필요한 조치를 요청받은 자는 특별한 사유가 없으면 이에 따라야 한다.

④ 응급의료지원센터에 대한 정보제공 등에 필요한 사항은 대통령령으로 정한다.

제29조(전문응급의료센터의 지정) ① 보건복지부장관은 소아환자, 화상환자 및 독극물중독환자 등에 대한 응급의료를 위하여 권역응급의료센터, 지역응급의료센터 중에서 분야별로 전문응급의료센터를 지정할 수 있다.

② 전문응급의료센터 지정의 기준 · 방법 및 절차 등에 관하여 필요한 사항은 보건복지부령으로 정한다.

제30조(지역응급의료센터의 지정) ① 시 · 도지사는 응급의료에 관한 다음 각 호의 업무를 수행하게 하기 위하여 「의료법」 제3조의3에 따른 종합병원(이하 "종합병원"이라 한다) 중에서 지역응급의료센터를 지정할 수 있다.

1. 응급환자의 진료
2. 제11조에 따라 응급환자에 대하여 적절한 응급의료를 할 수 없다고 판단한 경우 신속한 이송

② 지역응급의료센터의 지정 기준 · 방법 · 절차와 업무 등에 필요한 사항은 시 · 도의 응급의료 수요와 공급 등을 고려하여 보건복지부령으로 정한다.

시행규칙 **제17조(지역응급의료센터의 지정기준·방법 및 절차)** ① 시 · 도지사는 법 제30조에 따라 지역응급의료센터를 지정하려는 경우에는 주민의 접근시간을 고려하여 적정한 분포가 이루어지도록 다음 각 호의 기준에 따라 지정해야 한다. 다만, 주민의 생활권, 의료자원의 분포 등 불가피한 사유로 기준을 초과하여 지역응급의료센터를 지정할 필요가 있는 경우에는 법 제13조의6 제1항에 따른 시 · 도응급의료위원회의 심의를 거쳐 이를 지정할 수 있다.

1. 특별시, 광역시 및 특별자치시: 인구 100만명당 1개소
2. 도 및 특별자치도: 인구 50만명당 1개소

② 지역응급의료센터의 지정기준은 별표 7과 같다.

③ 지역응급의료센터로 지정을 받으려는 종합병원은 별지 제6호서식의 지역응급의료센터 지정신청서에 다음 각 호의 서류를 첨부하여 관할 시 · 도지사에게 제출해야 한다.

1. 응급의료시설의 도면 1부
2. 응급의료 시설 · 인력 및 장비 등의 현황 및 운영계획서 1부

④ 시 · 도지사는 지역응급의료센터를 지정한 경우에는 별지 제7호서식의 지역응급의료센터 지정서를 교부하여야 한다.

제30조의2(권역외상센터의 지정) ① 보건복지부장관은 외상환자의 응급의료에 관한 다음 각 호의 업무를 수행하게 하기 위하여 권역응급의료센터, 전문응급의료센터 및 지역응급의료센터 중 권역외상센터를 지정할 수 있다.

1. 외상환자의 진료
2. 외상의료에 관한 연구 및 외상의료표준의 개발
3. 외상의료를 제공하는 의료인의 교육훈련
4. 대형 재해 등의 발생 시 응급의료 지원
5. 그 밖에 보건복지부장관이 정하는 외상의료 관련 업무

② 권역외상센터는 외상환자에 대한 효과적인 응급의료 제공을 위하여 다음 각 호의 요건을 갖추어야 한다. 이 경우 각 호에 따른 구체적인 요건은 보건복지부령으로 정한다.

1. 외상환자 전용 중환자 병상 및 일반 병상
2. 외상환자 전용 수술실 및 치료실
3. 외상환자 전담 전문의
4. 외상환자 전용 영상진단장비 및 치료장비
5. 그 밖에 외상환자 진료에 필요한 인력 · 시설 · 장비

③ 그 밖에 권역외상센터 지정의 기준 · 방법 및 절차 등에 관한 구체적인 사항은 보건복지부령으로 정한다.

제30조의3(지역외상센터의 지정) ① 시 · 도지사는 관할 지역의 주민에게 적정한 외상의료를 제공하기 위하여 응급의료기관 중 지역외상센터를 지정할 수 있다.

② 지역외상센터 지정의 기준 · 방법 및 절차 등에 관한 구체적인 사항은 보건복지부령으로 정한다.

제30조의4(권역외상센터 및 지역외상센터에 대한 지원) 국가 및 지방자치단체는 중증 외상으로 인한 사망률을 낮추고 효과적인 외상의료체계를 구축하기 위하여 권역외상센터 및 지역외상센터에 대한 행정적 · 재정적 지원을 실시할 수 있다.

제30조의5(정신질환자응급의료센터의 지정 등) ① 보건복지부장관은 정신질환자(「정신건강증진 및 정신질환자 복지서비스 지

원에 관한 법률」 제3조제1호에 따른 정신질환자를 말한다. 이하 같다)에 대한 응급의료를 위하여 응급의료기관 중 정신질환자응급의료센터를 지정할 수 있다.

② 정신질환자응급의료센터의 지정 기준 · 방법 및 절차 등에 관한 구체적인 사항은 보건복지부령으로 정한다.

제31조(지역응급의료기관의 지정) ① 시장 · 군수 · 구청장은 응급의료에 관한 다음 각 호의 업무를 수행하게 하기 위하여 종합병원 중에서 지역응급의료기관을 지정할 수 있다. 다만, 시 · 군의 경우에는 「의료법」 제3조제2항제3호가목의 병원 중에서 지정할 수 있다.

1. 응급환자의 진료
2. 제11조에 따라 응급환자에 대하여 적절한 응급의료를 할 수 없다고 판단한 경우 신속한 이송

② 지역응급의료기관의 지정 기준 · 방법 · 절차와 업무 등에 필요한 사항은 시 · 군 · 구의 응급의료 수요와 공급 등을 고려하여 보건복지부령으로 정한다.

제31조의2(응급의료기관의 운영) ① 응급의료기관은 응급환자를 24시간 진료할 수 있도록 응급의료기관의 지정기준에 따라 시설, 인력 및 장비 등을 유지하여 운영하여야 한다.

② 제1항에 따른 인력 및 장비에는 보안인력과 보안장비가 포함되어야 한다.

③ 제2항에 따른 보안인력 및 보안장비에 관한 세부적인 사항은 보건복지부령으로 정한다.

④ 제1항에도 불구하고 자연재해, 감염병 유행 등 「재난 및 안전관리 기본법」 제3조제1호에 따른 재난 및 이에 준하는 상황으로 인하여 응급의료기관의 지정기준에 따라 시설, 인력 및 장비 등을 유지하여 운영하기 어려운 경우에는 보건복지부장관이 정하는 절차에 따라 그 예외를 인정할 수 있다.

제31조의3(응급의료기관의 재지정) ① 보건복지부장관 및 시 · 도지사, 시장 · 군수 · 구청장은 3년마다 해당 지정권자가 지정한 모든 응급의료기관을 대상으로 다음 각 호의 사항을 반영하여 재지정하거나 지정을 취소할 수 있다. 다만, 제1호를 충족하지 못한 경우에는 지정을 취소하여야 한다.

1. 제31조의2에 따른 지정기준의 준수
2. 제17조에 따른 응급의료기관의 평가 결과
3. 그 밖에 보건복지부령으로 정하는 사항

② 응급의료기관의 재지정 절차 및 방법 등은 보건복지부령으로 정한다.

제31조의4(환자의 중증도 분류 및 감염병 의심환자 등의 선별) ① 응급의료기관의 장 및 구급차등의 운용자는 응급환자 등에 대한 신속하고 적절한 이송 · 진료와 응급실의 감염예방을 위하여 보건복지부령으로 정하는 바에 따라 응급환자 등의 중증도를 분류하고 감염병 의심환자 등을 선별하여야 한다.

② 응급의료기관의 장은 제1항에 따라 선별된 감염병 의심환자 등을 격리 진료할 수 있도록 시설 등을 확보하여야 한다.

③ 구급차등의 운용자는 환자의 이송 시 응급환자의 중증도와 전반적인 환자의 상태, 제13조의3제2항제2호에 따라 마련된 지역응급의료 이송체계 등을 종합적으로 고려하여 이송하여야 한다.

④ 제26조에 따라 지정된 권역응급의료센터의 장은 중증응급환자 중심의 진료를 위하여 제1항에 따른 응급환자 등의 중증도 분류 결과 경증에 해당하는 응급환자를 다른 응급의료기관에 이송할 수 있다. 이 경우 관련 절차는 제7조제2항을 준용한다.

⑤ 제1항의 분류 · 선별기준 및 제2항의 격리 시설 기준 등에 관한 사항은 보건복지부령으로 정한다.

제31조의5(응급실 출입 제한) ① 응급환자의 신속한 진료와 응급실 감염예방 등을 위하여 다음 각 호의 어느 하나에 해당하는 사람 외에는 응급실에 출입하여서는 아니 된다.

1. 응급실 환자
2. 응급의료종사자(이에 준하는 사람을 포함한다)
3. 응급실 환자의 보호자로서 진료의 보조에 필요한 사람

시행규칙 **제18조의4(응급실 출입 제한)** ① 법 제31조의5제1항제3호에 따라 응급의료기관의 장이 응급실 출입을 허용할 수

있는 환자의 보호자는 1명으로 한다. 다만, 다음 각 호의 경우에는 2명으로 할 수 있다.

1. 소아, 장애인, 술 취한 사람 또는 정신질환자의 진료 보조를 위하여 필요한 경우
2. 그 밖에 진료 보조를 위하여 응급의료기관의 장이 필요하다고 인정하는 경우

② 응급실 환자의 보호자로서 다음 각 호의 어느 하나에 해당하는 사람은 응급실에 출입하여서는 아니 된다.

1. 발열 · 기침 등 감염병의 의심 증상이 있는 사람
2. 응급의료종사자에게 위해를 끼치거나 끼칠 위험이 있는 사람
3. 술 취한 사람, 폭력행위자 등 다른 환자의 진료에 방해가 될 수 있는 사람
4. 그 밖에 응급의료기관의 장이 응급환자의 신속한 진료와 응급실 감염예방 등을 위하여 출입을 제한할 필요가 있다고 인정하는 사람

③ 응급의료기관의 장은 법 제31조의5제1항제3호에 따라 응급실에 출입하는 사람에게 출입증을 교부하여야 한다.

④ 응급의료기관의 장은 제1항에 따라 응급실에 출입하는 사람의 성명, 환자와의 관계, 입실 · 퇴실 일시, 연락처, 발열 · 기침 여부 등을 기록(전자문서로 된 기록을 포함한다) · 관리하고, 1년간 보존하여야 한다.

⑤ 응급의료기관의 장은 응급실 출입 제한에 관한 세부 사항을 응급실 입구 등에 게시하여야 한다.

② 응급의료기관의 장은 제1항에 따라 응급실 출입이 제한된 사람이 응급실에 출입할 수 없도록 관리하여야 하고, 응급실에 출입하는 사람의 성명 등을 기록 · 관리하여야 한다.

③ 제1항의 응급실 출입기준 및 제2항의 출입자의 명단 기록 · 관리에 필요한 사항은 보건복지부령으로 정한다.

④ 제1항에도 불구하고 보건복지부장관, 시 · 도지사 또는 시장 · 군수 · 구청장은 제17조에 따른 응급의료기관 평가, 제31조의3에 따른 재지정 심사 등을 위하여 응급의료기관에 대한 지도 · 감독이 필요하다고 인정하는 경우 소속 공무원 및 관계 전문가로 하여금 응급실을 출입하도록 할 수 있다.

⑤ 제4항에 따라 응급실을 출입하는 자는 그 권한을 표시하는 증표를 지니고 이를 관계인에게 보여주어야 한다.

제32조(비상진료체계) ① 응급의료기관은 공휴일과 야간에 당직응급의료종사자를 두고 응급환자를 언제든지 진료할 준비체계(이하 "비상진료체계"라 한다)를 갖추어야 한다.

② 응급의료기관의 장으로부터 비상진료체계의 유지를 위한 근무명령을 받은 응급의료종사자는 이를 성실히 이행하여야 한다.

③ 응급의료기관의 장은 제1항에 따른 당직응급의료종사자로서 제31조의2에 따른 인력기준을 유지하는 것과는 별도로 보건복지부령으로 정하는 바에 따라 당직전문의 또는 당직전문의를 갈음할 수 있는 당직의사(이하 "당직전문의등"이라 한다)를 두어야 한다.

④ 응급의료기관의 장은 제31조의2에 따라 응급실에 근무하는 의사가 요청하는 경우 다음 각 호의 어느 하나에 해당하는 자가 응급환자를 직접 진료하게 하여야 한다.

1. 당직전문의등
2. 해당 응급환자의 진료에 적합한 자로서 보건복지부령에 따라 당직전문의등과 동등한 자격을 갖춘 것으로 인정되는 자

⑤ 비상진료체계에 관하여 필요한 사항은 보건복지부령으로 정한다.

시행규칙 **제19조(비상진료체계)** ① 법 제32조제3항에 따라 응급의료기관의 장은 다음 각 호의 구분에 따른 당직전문의를 두어야 한다. 다만, 권역응급의료센터가 아닌 응급의료기관이 해당 진료과목을 설치 · 운영하지 않는 경우에는 그 진료과목의 당직전문의를 두지 않을 수 있다.

1. 권역응급의료센터: 내과 · 외과 · 산부인과 · 소아청소년과 · 정형외과 · 신경외과 · 심장혈관흉부외과 · 마취통증의학과 · 신경과 및 영상의학과 전문의 각 1명 이상
2. 지역응급의료센터 : 내과 · 외과 · 산부인과 · 소아청소년과 및 마취통증의학과 전문의 각 1명 이상
3. 지역응급의료기관 : 내과계열 및 외과계열 전문의 각 1명 이상

② 법 제32조제4항제2호에 따른 당직전문의등과 동등한 자격을 갖춘 것으로 인정되는 자는 제1항 각 호의 진료과목별 전문의 중 당직전문의가 아닌 전문의로 한다.

③ 응급의료기관의 장은 제1항에 따른 당직전문의의 명단을 환자 및 환자의 보호자가 쉽게 볼 수 있도록 응급실 내부에 게시하여야 하며, 인터넷 홈페이지를 운영하는 경우에는 제1항에 따라 당직전문의를 둔 진료과목을 인터넷 홈페이지에 따로 표시하여야 한다.

제33조(예비병상의 확보) ① 응급의료기관은 응급환자를 위한 예비병상을 확보하여야 하며 예비병상을 응급환자가 아닌 사람이 사용하게 하여서는 아니 된다.

② 예비병상의 확보 및 유지에 필요한 사항은 보건복지부령으로 정한다.

시행규칙 제20조(예비병상의 확보 및 유지) ① 응급의료기관이 법 제33조의 규정에 따라 확보하여야 하는 예비병상의 수는 「의료법」 제33조제4항에 따라 허가받은 병상 수의 100분의 1 이상(병 · 의원의 경우에는 1병상 이상)으로 한다.

② 응급의료기관은 응급실을 전담하는 의사(이하 "전담의사"라 한다)가 입원을 의뢰한 응급환자에 한하여 제1항에 따른 예비병상을 사용하게 해야 한다. 다만, 최근의 응급환자발생상황과 다음 날의 예비병상 확보가능성 등을 감안하여 매일 오후 10시 이후에는 응급실에 있는 응급환자 중 입원 등의 필요성이 더 많이 요구되는 환자의 순으로 예비병상을 사용하도록 할 수 있다.

제33조의2(응급실 체류 제한) ① 응급의료기관의 장은 환자의 응급실 체류시간을 최소화하고 입원진료가 필요한 응급환자는 신속하게 입원되도록 조치하여야 한다.

② 권역응급의료센터 및 지역응급의료센터의 장은 24시간을 초과하여 응급실에 체류하는 환자의 비율을 보건복지부령으로 정하는 기준 미만으로 유지하여야 한다.

시행규칙 제20조의2(응급실 체류 제한) 법 제33조의2제2항에서 "보건복지부령으로 정하는 기준"이란 연 100분의 5를 말한다.

제34조(당직의료기관의 지정) 보건복지부장관, 시 · 도지사 또는 시장 · 군수 · 구청장은 공휴일 또는 야간이나 그 밖에 응급환자 진료에 지장을 줄 우려가 있다고 인정할 만한 이유가 있는 경우에는 응급환자에 대한 응급의료를 위하여 보건복지부령으로 정하는 바에 따라 의료기관의 종류별 · 진료과목별 및 진료기간별로 당직의료기관을 지정하고 이들로 하여금 응급의료를 하게 할 수 있다.

시행규칙 제21조(당직의료기관의 지정) ① 법 제34조의 규정에 의한 당직의료기관의 지정대상은 응급의료기관을 제외한 의료기관으로 한다.

② 보건복지부장관, 시 · 도지사 또는 시장 · 군수 · 구청장은 당직의료기관을 지정하고자 하는 경우에는 다음 각호의 구분에 따라 시 · 군 · 구(자치구를 말한다. 이하 같다)별로 의료기관의 신청을 받아 지정하여야 한다.

1. 시장 · 군수 · 구청장이 지정하는 경우
   재해 또는 사고 그 밖에 불가피한 사유로 관할 구역에서 응급환자의 진료에 지장을 발생할 우려가 있는 경우
2. 시 · 도지사가 지정하는 경우
   가. 당직의료기관을 지정하여야 하는 지역이 관할 시 · 도의 전체 지역이거나 2 이상의 시 · 군 · 구에 해당하는 경우
   나. 의료기관의 분포 등을 고려하여 시 · 군 · 구별로 지정하여 운영하는 것이 불합리하다고 판단하여 당직의료권역을 정한 경우
   다. 시장 · 군수 · 구청장이 지정한 당직의료기관이 충분하지 아니하다고 인정되는 경우
3. 보건복지부장관이 지정하는 경우
   가. 당직의료기관을 지정하여야 하는 범위가 전국 또는 2 이상의 시 · 도에 해당하는 경우
   나. 의료기관의 분포 등을 고려하여 시 · 도별로 지정하여 운영하는 것이 불합리하다고 판단하여 당직의료권역을 정한 경우
   다. 시 · 도지사가 지정한 당직의료기관이 충분하지 아니하다고 인정되는 경우

③ 보건복지부장관, 시 · 도지사 또는 시장 · 군수 · 구청장은 제2항의 규정에 따라 당직의료기관을 지정함에 있어 지정신청을 한 의료기관이 충분하지 아니한 경우에는 지정신청을 한 의료기관외의 의료기관을 당직의료기관으로 직접 지정할 수 있다.

④ 보건복지부장관, 시 · 도지사 또는 시장 · 군수 · 구청장이 제2항의 규정에 따라 당직의료기관을 지정하는 때에는 당직 근무개시일 전에 미리 해당 의료기관에 지정사실을 통보하여야 한다.

제34조의2(야간·휴일 소아 진료기관의 지정) ① 보건복지부장관 또는 시 · 도지사는 응급실 과밀화 해소 및 소아환자에 대한 의료 공백 방지를 위하여 「의료법」 제3조에 따른 의료기관 중에서 야간 또는 휴일에 소아환자를 진료하는 야간 · 휴일 소아 진료기관을 지정할 수 있다.

② 보건복지부장관, 시 · 도지사 또는 시장 · 군수 · 구청장은 야간 · 휴일 소아 진료기관에 대한 행정적 · 재정적 지원을 할 수 있다.

③ 야간 · 휴일 소아 진료기관의 지정 기준 · 방법 · 절차 및 업무 등에 관하여 필요한 사항은 보건복지부령으로 정한다.

제35조(응급의료기관의 지정 취소) ① 응급의료기관 및 권역외상센터, 지역외상센터가 다음 각 호의 어느 하나에 해당하는 경우에는 보건복지부장관 시 · 도지사 또는 시장 · 군수 · 구청장 중 해당 지정권자가 그 지정을 취소할 수 있다.

1. 지정기준에 미달한 경우
2. 이 법에 따른 업무를 수행하지 아니한 경우
3. 이 법 또는 이 법에 따른 처분이나 명령을 위반한 경우

② 보건복지부장관, 시 · 도지사 또는 시장 · 군수 · 구청장은 응급의료기관 및 권역외상센터, 지역외상센터가 제1항 각 호의 어느 하나에 해당하는 경우에는 일정한 기간을 정하여 위반한 사항을 시정하도록 명하여야 한다.

③ 보건복지부장관, 시 · 도지사 또는 시장 · 군수 · 구청장은 제2항의 시정명령을 한 경우 명령의 성실한 이행을 위하여 명령이 이행될 때까지 제16조제1항, 제17조제4항 및 제30조의4에 따른 재정 지원의 전부 또는 일부를 중단할 수 있다.

④ 보건복지부장관은 응급의료기관 및 권역외상센터, 지역외상센터가 제2항에 따른 시정명령을 이행하지 아니한 경우 일정한 기간을 정하여 제23조에 따른 응급의료수가를 차감할 수 있다.

제35조의2(응급의료기관 외의 의료기관) ① 이 법에 따른 응급의료기관으로 지정받지 아니한 의료기관이 응급의료시설을 설치 · 운영하려면 보건복지부령으로 정하는 시설 · 인력 등을 갖추어 시장 · 군수 · 구청장에게 신고하여야 한다. 다만, 종합병원의 경우에는 신고를 생략할 수 있다.

② 시장 · 군수 · 구청장은 제1항에 따른 신고를 받은 경우 그 내용을 검토하여 이 법에 적합하면 신고를 수리하여야 한다.

제7장 응급구조사

제36조(응급구조사의 자격) ① 응급구조사는 업무의 범위에 따라 1급 응급구조사와 2급 응급구조사로 구분한다.

② 1급 응급구조사가 되려는 사람은 다음 각 호의 어느 하나에 해당하는 사람으로서 보건복지부장관이 실시하는 시험에 합격한 후 보건복지부장관의 자격인정을 받아야 한다.

1. 제36조의4제1항에 따라 지정받은 대학 또는 전문대학에서 응급구조학을 전공하고 졸업한 사람 〈시행 2026.1.31.〉
2. 보건복지부장관이 정하여 고시하는 기준에 해당하는 외국의 응급구조사 자격인정을 받은 사람
3. 2급 응급구조사로서 응급구조사의 업무에 3년 이상 종사한 사람

③ 2급 응급구조사가 되려는 사람은 다음 각 호의 어느 하나에 해당하는 사람으로서 보건복지부장관이 실시하는 시험에 합격한 후 보건복지부장관의 자격인정을 받아야 한다.

1. 제36조의4제2항에 따라 지정받은 양성기관에서 대통령령으로 정하는 양성과정을 마친 사람 〈시행 2026.1.31.〉

> **시행령** **제25조(응급구조사의 양성과정)** ① 법 제36조제3항제1호의 규정에 의한 응급구조사 양성과정은 강의 · 실습 및 실무수습과정으로 구분하고, 각 과정에 따른 교육과목 및 시간은 보건복지부령으로 정한다.
>
> ② 제1항의 규정에 의한 양성과정을 이수할 수 있는 자는 「초 · 중등교육법」 제2조제4호의 규정에 의한 고등학교 졸업자(당해 연도 졸업예정자를 포함한다) 또는 이와 동등 이상의 학력이 있는 자로 한다.
>
> ③ 양성기관의 장은 보건복지부령이 정하는 바에 따라 양성과정을 이수중인 자의 학력 · 경력 및 자격에 따라 제1항의 규정에 의한 교육과목 및 시간의 일부를 감면하여 실시할 수 있다.

2. 보건복지부장관이 정하여 고시하는 기준에 해당하는 외국의 응급구조사 자격인정을 받은 사람

④ 보건복지부장관은 제2항과 제3항에 따른 응급구조사시험의 실시에 관한 업무를 대통령령으로 정하는 바에 따라 「한국보건의료인국가시험원법」에 따른 한국보건의료인국가시험원에 위탁할 수 있다.

시행령 **제26조(응급구조사시험 관리업무의 위탁)** 보건복지부장관은 법 제36조제4항에 따라 응급구조사시험의 실시에 관한 업무를 「한국보건의료인국가시험원법」에 따른 한국보건의료인국가시험원에 위탁한다.

⑤ 1급 응급구조사 및 2급 응급구조사의 시험과목, 시험방법 및 자격인정에 관하여 필요한 사항은 보건복지부령으로 정한다.

제36조의2(응급구조사 자격증의 교부 등) ① 보건복지부장관은 제36조제2항 또는 제3항에 따른 응급구조사시험에 합격한 사람에게 응급구조사 자격증을 교부하여야 한다. 다만, 자격증 교부 신청일 기준으로 제37조에 따른 결격사유에 해당하는 사람에게는 자격증을 교부해서는 아니 된다.

② 제1항에 따라 응급구조사 자격증을 교부받은 사람은 응급구조사 자격증의 분실 또는 훼손으로 사용할 수 없게 된 경우에는 보건복지부장관에게 재교부 신청을 할 수 있다.

③ 응급구조사는 다른 사람에게 자기의 성명을 사용하여 제41조에 따른 응급구조사의 업무를 수행하게 하여서는 아니 된다.

④ 제1항 및 제2항에 따른 응급구조사 자격증의 교부 · 재교부 및 관리에 필요한 사항은 보건복지부령으로 정한다.

⑤ 제1항에 따라 자격증을 교부받은 사람은 다른 사람에게 그 자격증을 빌려주어서는 아니 되고, 누구든지 그 자격증을 빌려서는 아니 된다.

⑥ 누구든지 제5항에 따라 금지된 행위를 알선하여서는 아니 된다.

제36조의3(응급구조사 실태 등의 신고) ① 응급구조사는 대통령령으로 정하는 바에 따라 최초로 자격을 받은 후부터 3년마다 그 실태와 취업상황을 보건복지부장관에게 신고하여야 한다.

② 보건복지부장관은 제43조의 보수교육을 받지 아니한 응급구조사에 대하여 제1항에 따른 신고를 반려할 수 있다.

③ 보건복지부장관은 제1항에 따른 신고 수리 업무를 대통령령으로 정하는 바에 따라 관련 기관 등에 위탁할 수 있다.

제36조의4(응급구조사 양성대학 등 지정) ① 보건복지부장관은 1급 응급구조사의 적절한 수급 및 양성을 위하여 응급구조학과를 개설한 대학 또는 전문대학을 1급 응급구조사 양성대학으로 지정할 수 있다.

② 보건복지부장관은 2급 응급구조사의 적절한 수급 및 양성을 위하여 관련 양성과정을 개설한 기관을 2급 응급구조사 양성기관으로 지정할 수 있다.

③ 보건복지부장관은 1급 응급구조사 양성대학 또는 2급 응급구조사 양성기관(이하 "응급구조사 양성대학등"이라 한다)을 지정한 때에는 보건복지부령으로 정하는 바에 따라 지정서를 발급하고 그 사실을 관보 또는 보건복지부 인터넷홈페이지에 공고하여야 한다.

④ 보건복지부장관은 응급구조사 양성대학등이 다음 각 호의 어느 하나에 해당하는 경우에는 제1항 또는 제2항에 따른 지정을 취소할 수 있다. 다만, 제1호에 해당하는 경우에는 지정을 취소하여야 한다.

1. 거짓 또는 부정한 방법으로 지정을 받은 경우
2. 지정기준에 적합하지 아니하거나 지정목적에 충실하게 운영되지 못한 경우

⑤ 보건복지부장관은 응급구조사 양성대학등의 지정 관련 업무를 대통령령으로 정하는 바에 따라 관련 전문기관 또는 단체에 위탁할 수 있다.

⑥ 제1항 및 제2항에 따른 응급구조사 양성대학등의 지정에 필요한 기준, 교육인력, 과목 등에 관한 사항은 대통령령으로 정한다.

⑦ 제1항, 제2항 및 제4항에 따른 응급구조사 양성대학등의 지정 및 지정 취소의 절차, 방법 등에 필요한 사항은 보건복지부령으로 정한다.

〈시행 2026.1.31.〉

제37조(결격사유) 다음 각 호의 어느 하나에 해당하는 사람은 응급구조사가 될 수 없다.

1. 「정신건강증진 및 정신질환자 복지서비스 지원에 관한 법률」 제3조제1호에 따른 정신질환자. 다만, 전문의가 응급구조사로서 적합하다고 인정하는 사람은 그러하지 아니하다.
2. 마약 · 대마 또는 향정신성의약품 중독자
3. 피성년후견인 · 피한정후견인
4. 다음 각 목의 어느 하나에 해당하는 법률을 위반하여 금고 이상의 실형을 선고받고 그 집행이 끝나지 아니하거나 면제되지 아니한 사람
   가. 이 법
   나. 「형법」 제233조, 제234조, 제268조(의료과실만 해당한다), 제269조, 제270조제1항부터 제3항까지, 제317조제1항
   다. 「보건범죄 단속에 관한 특별조치법」, 「지역보건법」, 「국민건강증진법」, 「후천성면역결핍증 예방법」, 「의료법」, 「의료기사 등에 관한 법률」, 「시체 해부 및 보존 등에 관한 법률」, 「혈액관리법」, 「마약류 관리에 관한 법률」, 「모자보건법」, 「국민건강보험법」

제38조(부정행위에 대한 제재) ① 부정한 방법으로 응급구조사시험에 응시한 사람 또는 응급구조사시험에서 부정행위를 한 사람에 대하여는 그 수험을 정지시키거나 합격을 무효로 한다.

② 보건복지부장관은 제1항에 따라 수험이 정지되거나 합격이 무효로 된 사람에 대하여 처분의 사유와 위반 정도 등을 고려하여 대통령령으로 정하는 바에 따라 그 다음에 치러지는 응급구조사시험 응시를 3회의 범위에서 제한할 수 있다.

제39조(응급구조사의 준수 사항) 응급구조사는 응급환자의 안전을 위하여 그 업무를 수행할 때 응급처치에 필요한 의료장비, 무선통신장비 및 구급의약품의 관리 · 운용과 응급구조사의 복장 · 표시 등 응급환자 이송 · 처치에 필요한 사항에 대하여 보건복지부령으로 정하는 사항을 지켜야 한다.

제40조(비밀 준수 의무) 응급구조사는 직무상 알게 된 비밀을 누설하거나 공개하여서는 아니 된다.

제41조(응급구조사의 업무) ① 응급구조사는 응급환자가 발생한 현장에서 응급환자에 대하여 상담 · 구조 및 이송 업무를 수행하며, 「의료법」 제27조의 무면허 의료행위 금지 규정에도 불구하고 보건복지부령으로 정하는 범위에서 현장에 있거나 이송 중이거나 의료기관 안에 있을 때에는 응급처치의 업무에 종사할 수 있다.

② 보건복지부장관은 5년마다 제1항에 따른 응급구조사 업무범위의 적절성에 대한 조사를 실시하고, 중앙위원회의 심의를 거쳐 응급구조사 업무범위 조정을 위하여 필요한 조치를 할 수 있다.

시행규칙 **제33조(응급구조사의 업무)** 법 제41조의 규정에 의한 응급구조사의 업무범위는 별표 14와 같다.

시행규칙 [별표 14]

응급구조사의 업무범위
(제33조 관련)

1. 1급 응급구조사의 업무범위
   가. 심폐소생술의 시행을 위한 기도유지[기도기(airway)]의 삽입, 기도삽관(intubation), 후두마스크 삽관 등을 포함한다.
   나. 정맥로의 확보
   다. 인공호흡기를 이용한 호흡의 유지
   라. 약물투여 : 저혈당성 혼수 시 포도당의 주입, 흉통시 니트로글리세린의 혀아래(설하) 투여, 쇼크시 일정량의 수액투여, 천식발작 시 기관지확장제 흡입

마. 심정지 시 에피네프린 투여
바. 아나필락시스 쇼크 시 자동주입펜을 이용한 에피네프린 투여
사. 정맥로의 확보 시 정맥혈 채혈
아. 심전도 측정 및 전송(의료기관 안에서는 응급실 내에 한함)
자. 응급 분만 시 탯줄 결찰 및 절단(현장 및 이송 중에 한하며, 지도의사의 실시간 영상의료지도 하에서만 수행)
차. 제2호에 따른 2급 응급구조사의 업무

2. 2급 응급구조사의 업무범위
가. 구강내 이물질의 제거
나. 기도기(airway)를 이용한 기도유지
다. 기본 심폐소생술
라. 산소투여
마. 부목 · 척추고정기 · 공기 등을 이용한 사지 및 척추 등의 고정
바. 외부출혈의 지혈 및 창상의 응급처치
사. 심박 · 체온 및 혈압 등의 측정
아. 쇼크방지용 하의 등을 이용한 혈압의 유지
자. 자동심장충격기를 이용한 규칙적 심박동의 유도
차. 흉통 시 니트로글리세린의 혀아래(설하) 투여 및 천식발작 시 기관지확장제 흡입(환자가 해당 약물을 휴대하고 있는 경우에 한함)

제41조의2(응급구조사 업무지침의 개발 및 보급) ① 보건복지부장관은 응급구조사 업무의 체계적 · 전문적 관리를 위하여 보건복지부령으로 정하는 절차 · 내용 · 방법에 따라 응급구조사 업무지침을 작성하여 보급하여야 한다.

② 보건복지부장관은 제41조제2항에 따라 응급구조사의 업무범위를 조정한 경우에는 제1항에 따른 업무지침에 이를 반영하여야 한다.

③ 응급구조사는 제41조에 따른 업무를 수행할 때 제1항에 따른 업무지침을 활용하여야 한다.

제42조(업무의 제한) 응급구조사는 의사로부터 구체적인 지시를 받지 아니하고는 제41조에 따른 응급처치를 하여서는 아니 된다. 다만, 보건복지부령으로 정하는 응급처치를 하는 경우와 급박한 상황에서 통신의 불능(不能) 등으로 의사의 지시를 받을 수 없는 경우에는 그러하지 아니하다.

시행규칙 **제34조(경미한 응급처치)** 법 제42조 단서의 규정에 따라 응급구조사가 의사의 지시를 받지 아니하고 행할 수 있는 응급처치의 범위는 제33조의 규정에 의한 2급응급구조사의 업무범위와 같다.

제43조(응급구조사의 보수교육 등) ① 보건복지부장관은 응급구조사의 자질향상을 위하여 필요한 보수교육을 매년 실시하여야 한다.

② 보건복지부장관은 제1항에 따른 보수교육에 관한 업무를 보건복지부령으로 정하는 관계 기관 또는 단체에 위탁할 수 있다.

③ 보건복지부장관은 제2항에 따라 보수교육에 관한 업무를 위탁하는 경우 보수교육의 실효성을 확보하기 위한 평가 및 점검을 매년 1회 이상 정기적으로 실시하여야 한다.

④ 제1항에 따른 보수교육의 내용 · 대상과 제3항에 따른 평가 및 점검에 필요한 사항은 보건복지부령으로 정한다.

제43조의2(응급구조학을 전공하는 학생의 응급처치 허용) 대학 또는 전문대학에서 응급구조학을 전공하는 학생은 보건복지부령으로 정하는 경우에 한하여 의사로부터 구체적인 지시를 받아 응급처치를 할 수 있다. 이 경우 제39조부터 제41조까지 및 제41조의2에 따른 응급구조사에 관한 규정을 준용한다.

제8장 응급환자 이송 등

제44조(구급차등의 운용자) ① 다음 각 호의 어느 하나에 해당하는 자 외에는 구급차등을 운용할 수 없다.

1. 국가 또는 지방자치단체
2. 「의료법」 제3조에 따른 의료기관
3. 다른 법령에 따라 구급차등을 둘 수 있는 자
4. 이 법에 따라 응급환자이송업(이하 "이송업"이라 한다)의 허가를 받은 자
5. 응급환자의 이송을 목적사업으로 하여 보건복지부장관의 설립허가를 받은 비영리법인

② 의료기관은 구급차등의 운용을 제1항제4호에 따른 이송업의 허가를 받은 자(이하 "이송업자"라 한다) 또는 제1항제5호에 따른 비영리법인에 위탁할 수 있다.

③ 제2항에 따라 구급차등의 운용을 위탁한 의료기관과 그 위탁을 받은 자는 보건복지부령으로 정하는 구급차등의 위탁에 대한 기준 및 절차를 지켜야 한다.

제44조의2(구급차등의 운용신고 등) ① 제44조제1항제1호의 국가 또는 지방자치단체가 구급차등을 운용하고자 할 때에는 해당 구급차등을 관계 법령에 따라 등록한 후 지체 없이 보건복지부령으로 정하는 바에 따라 시장 · 군수 · 구청장에게 통보하여야 한다. 그 통보 후 보건복지부령으로 정하는 중요 사항을 변경할 때에도 같다.

② 제44조제1항제2호부터 제5호까지에 해당하는 자가 구급차등을 운용하고자 할 때에는 해당 구급차등을 관계 법령에 따라 등록한 후 지체 없이 보건복지부령으로 정하는 바에 따라 시장 · 군수 · 구청장에게 신고하여야 한다. 그 신고 후 보건복지부령으로 정하는 중요 사항을 변경할 때에도 같다.

③ 시장 · 군수 · 구청장은 제2항에 따른 신고를 받은 경우 그 내용을 검토하여 이 법에 적합하면 신고를 수리하여야 한다.

제44조의3(구급차등의 말소신고 등) ① 제44조제1항제1호의 구급차등 운용자는 구급차등이 다음 각 호의 어느 하나에 해당하는 경우에는 보건복지부령으로 정하는 바에 따라 시장 · 군수 · 구청장에게 구급차등의 말소 통보를 하여야 한다.

1. 「자동차관리법」제13조, 「항공안전법」 제15조 등 관계 법령에 따라 구급차등의 등록이 말소된 경우
2. 제46조의2에 따른 운행연한 또는 운행거리가 초과된 경우

> 시행규칙 **제36조의3(구급차등의 말소 통보 또는 신고)** ① 구급차등의 운용자는 법 제44조의3제1항 각 호의 어느 하나에 해당하는 사실이 발생한 날부터 10일 이내에 별지 제15호의11서식의 구급차등의 운용 말소 통보(신고)서에 다음 각 호의 서류를 첨부하여 시장 · 군수 · 구청장에게 제출하여야 한다.
>
> 1. 통보(신고)확인증, 부착용 통보(신고)확인증
> 2. 「자동차등록규칙」 제4조에 따른 자동차등록증 사본, 「선박법 시행규칙」 제23조에 따른 선박등록 말소확인서 또는 「항공기등록규칙」 제2조에 따른 항공기 등록원부 중 해당하는 서류 1부
>
> ② 시장 · 군수 · 구청장은 구급차등의 말소 통보 또는 신고에 관한 사항을 별지 제15호의12서식의 구급차등 관리대장에 기록 · 관리하고, 매년 1월 31일까지 시 · 도지사를 거쳐 보건복지부장관에게 그 관리대장의 사본을 제출하여야 한다.

② 제44조제1항제2호부터 제5호까지의 구급차등 운용자는 구급차등이 제1항 각 호의 어느 하나에 해당하는 경우에는 보건복지부령으로 정하는 바에 따라 시장 · 군수 · 구청장에게 구급차등의 말소 신고를 하여야 한다.

③ 시장 · 군수 · 구청장은 제1항 및 제2항에 따라 말소 통보 또는 신고를 하여야 하는 자가 말소 통보 또는 신고를 하지 아니할 경우 직권으로 말소할 수 있다.

제44조의4(구급차등의 운용자의 명의이용 금지) 제44조제1항제2호부터 제5호까지의 구급차등 운용자는 자기 명의로 다른 사람에게 구급차등을 운용하게 할 수 없다.

제45조(다른 용도에의 사용 금지) ① 구급차등은 다음 각 호의 용도 외에는 사용할 수 없다.

1. 응급환자 이송

2. 응급의료를 위한 혈액, 진단용 검사대상물 및 진료용 장비 등의 운반
3. 응급의료를 위한 응급의료종사자의 운송
4. 사고 등으로 현장에서 사망하거나 진료를 받다가 사망한 사람을 의료기관 등에 이송
5. 그 밖에 보건복지부령으로 정하는 용도

시행규칙 **제37조(구급차 등의 용도)** 법 제45조제1항제5호에서 "보건복지부령으로 정하는 용도"란 다음 각 호의 용도를 말한다.

1. 「지역보건법」 제2조제1호에 따른 지역보건의료기관에서 행하는 보건사업의 수행에 필요한 업무
2. 구급차 등의 이용이 불가피한 척추장애환자 또는 거동이 불편한 환자의 이송
3. 다수인이 모이는 행사 등에서 발생되는 응급환자 이송을 위한 대기

② 시·도지사 또는 시장·군수·구청장은 제1항 또는 제44조의2제2항을 위반한 구급차등의 운용자에 대하여는 그 운용의 정지를 명하거나 구급차등의 등록기관의 장에게 해당 구급차등의 말소등록을 요청할 수 있다. 이 경우 말소등록을 요청받은 등록기관의 장은 해당 구급차등에 대한 등록을 말소하여야 한다.

③ 시·도지사 또는 시장·군수·구청장은 관할 구역에서 운용되는 구급차의 제1항에 따른 용도 외의 사용 여부를 확인하기 위하여 필요한 경우 시·도경찰청장 또는 경찰서장에게 구급차의 교통법규 위반사항 확인을 요청할 수 있다. 이 경우 요청을 받은 시·도경찰청장 또는 경찰서장은 정당한 사유가 없으면 이에 따라야 한다.

제46조(구급차 등의 기준) ① 구급차등은 환자이송 및 응급의료를 하는 데에 적합하게 설계·제작되어야 한다. 이 경우 구급차 내에서의 원활한 응급처치를 위하여 운전석과의 구획 칸막이와 간이침대 사이에 70센티미터 이상의 공간을 확보하여야 한다.

② 구급차의 형태, 표시, 내부장치 등에 관한 기준은 보건복지부와 국토교통부의 공동부령으로 정한다.

시행규칙 **제38조(구급차등의 장비 및 관리 등)** ① 법 제46조의 규정에 의한 구급자동차는 위급의 정도가 중한 응급환자의 이송에 적합하도록 제작된 구급차(이하 "특수구급차"라 한다)와 위급의 정도가 중하지 아니한 응급환자의 이송에 주로 사용되는 구급차(이하 "일반구급차"라 한다)로 구분한다.

② 법 제46조의3제1항에 따른 응급의료 전용헬기의 장비·의약품·환자인계점 관리 등에 관한 기준은 별표 15의2와 같다.

③ 법 제47조제1항의 규정에 따라 구급차등에 갖추어야 하는 의료장비·구급의약품 및 통신장비의 기준은 별표 16과 같다.

시행규칙 [별표 16]

구급차에 갖추어야 하는 의료장비·구급의약품 및 통신장비의 기준

(제38조제3항 관련)

1. 특수구급차

구 분	장비분류	장 비
가. 환자 평가용 의료장비	신체검진	가) 환자감시장치(환자의 심전도, 혈중산소포화도, 혈압, 맥박, 호흡 등의 측정이 가능하고 모니터로 그 상태를 볼 수 있는 장치) 나) 혈당측정기 다) 체온계(쉽게 깨질 수 있는 유리 등의 재질로 되지 않은 것) 라) 청진기 마) 휴대용 혈압계 바) 휴대용 산소포화농도 측정기
나. 응급 처치용 의료장비	1)기도확보 유지	가) 후두경 등 기도삽관장치(기도삽관튜브 등 포함) 나) 기도확보장치(구인두기도기, 비인두기도기 등)

구 분	장비분류	장 비
	2) 호흡유지	가) 의료용 분무기(기관제 확장제 투여용) 나) 휴대용 간이인공호흡기(자동식) 다) 성인용·소아용 산소 마스크(안면용·비재호흡·백밸브) 라) 의료용 산소발생기 및 산소공급장치 마) 전동식 의료용 흡인기(흡인튜브 등 포함)
	3) 심장박동 회복	자동심장충격기(Automated External Defibrillator)
	4) 순환유지	정맥주사세트
	5) 외상처치	가) 부목(철부목, 공기 또는 진공부목 등) 및 기타 고정장치(경추·척추보호대 등) 나) 외상처치에 필요한 기본 장비(압박붕대, 일반거즈, 반창고, 지혈대, 라텍스장갑, 비닐장갑, 가위 등)
다. 구급의약품	1) 의약품	가) 비닐 팩에 포장된 수액제제(생리식염수, 5%포도당용액, 하트만용액 등) 나) 에피네프린(심폐소생술 사용용도로 한정한다) 다) 아미오다론(심폐소생술 사용용도로 한정한다) 라) 주사용 비마약성진통제 마) 주사용 항히스타민제 바) 니트로글리세린(설하용) 사) 흡입용 기관지 확장제
	2) 소독제	가) 생리식염수(상처세척용) 나) 알콜(에탄올) 또는 과산화수소수 다) 포비돈액
라. 통신장비		다음의 어느 하나의 장비를 갖추어야 한다. 다만, 「119구조·구급에 관한 법률」에 따른 119구조대 및 119구급대의 구급차에 대해서는 소방관계 법령에서 따로 정할 수 있다. 가) 법 제15조에 따라 구축한 응급의료정보통신망 나) 「전파법」에 따라 할당받은 주파수를 사용하는 기간통신서비스의 이용에 필요한 무선단말기기

2. 일반구급차

구 분	장비분류	장 비
가. 환자 평가용 의료장비	신체검진	가) 체온계(쉽게 깨질 수 있는 유리 등의 재질로 되지 않은 것) 나) 청진기 다) 휴대용 혈압계 라) 휴대용 산소포화농도 측정기
나. 응급 처치용 의료장비	1) 기도확보 유지	기도확보장치(구인두기도기, 비인두기도기 등)
	2) 호흡유지	가) 성인용·소아용 산소 마스크(안면용·비재호흡·백밸브) 나) 의료용 산소발생기 및 산소공급장치 다) 전동식 의료용 흡인기(흡인튜브 등 포함)
	3) 순환유지	정맥주사세트
	4) 외상처치	외상처치에 필요한 기본 장비(압박붕대, 일반거즈, 반창고, 지혈대, 라텍스장갑, 비닐장갑, 가위 등)
다. 구급의약품	1) 의약품	가) 비닐 팩에 포장된 수액제제(생리식염수, 5%포도당용액, 하트만용액 등) 나) 에피네프린(심폐소생술 사용용도로 한정한다) 다) 아미오다론(심폐소생술 사용용도로 한정한다)
	2) 소독제	가) 생리식염수(상처세척용) 나) 알콜(에탄올) 또는 과산화수소수 다) 포비돈액

3. 선박 및 항공기에 갖추어야 하는 의료장비 · 구급의약품 및 통신장비의 기준은 보건복지부장관이 따로 정하여 고시한다.

④ 법 제47조제2항 및 제4항에 따라 구급차 장착 장비의 기준과 장비장착에 따른 정보 수집 · 보관 · 제출 방법 및 동의 절차에 관한 사항은 별표 16의2와 같다.

⑤ 법 제47조제3항에 따라 구급차등에 갖추어야 하는 의료장비 · 구급의약품 · 통신장비 등의 관리 및 필요한 조치와 구급차등에 관한 관리기준은 별표 17과 같다.

제46조의2(구급차 운행연한) ① 구급차는 보건복지부와 국토교통부의 공동부령으로 정하는 운행연한 및 운행거리를 초과하여 운행하지 못한다. 다만, 시장 · 군수 · 구청장은 관할 구역 내 구급차의 운행여건 등을 고려하여 보건복지부와 국토교통부의 공동부령으로 정하는 안전성 요건이 충족되는 경우에는 2년의 범위에서 운행연한을 연장할 수 있다.

② 시장 · 군수 · 구청장은 구급차의 제작 · 조립이 중단되거나 출고가 지연되는 등 부득이한 사유로 구급차의 수급이 현저히 곤란하다고 인정되는 때에는 보건복지부와 국토교통부의 공동부령으로 정하는 안전성 요건이 충족되는 경우 6개월의 범위에서 제1항에 따른 운행연한을 초과하여 운행하게 할 수 있다.

제46조의3(응급의료 전용헬기) ① 보건복지부장관 또는 시 · 도지사는 응급의료 취약지역 응급환자의 신속한 이송 및 응급처치 등을 위하여 응급환자 항공이송을 전담하는 헬리콥터(이하 "응급의료 전용헬기"라 한다)를 운용할 수 있다.

② 보건복지부장관 또는 시 · 도지사는 응급의료 전용헬기의 환자인계점에 누구든지 쉽게 인식할 수 있도록 해당 인계점이 응급환자 이송을 위하여 사용된다는 사실과 환자인계점에서 제한되는 행위 등을 알리는 안내표지를 설치할 수 있다.

③ 응급의료 전용헬기의 장비 · 의약품 · 환자인계점 관리 등에 필요한 사항은 보건복지부령으로 정한다.

제47조(구급차등의 장비) ① 구급차등에는 응급환자에게 응급처치를 할 수 있도록 의료장비 및 구급의약품 등을 갖추어야 하며, 구급차등이 속한 기관 · 의료기관 및 응급의료지원센터와 통화할 수 있는 통신장비를 갖추어야 한다. 이 경우 구급의약품의 적정상태를 유지하기 위하여 필요한 조치를 시행하여야 한다.

② 구급차에는 응급환자의 이송 상황과 이송 중 응급처치의 내용을 파악하기 위하여 보건복지부령으로 정하는 기준에 적합한 다음 각 호의 장비를 장착하여야 한다. 이 경우 보건복지부령으로 정하는 바에 따라 장비 장착에 따른 정보를 수집 · 보관하여야 하며, 보건복지부장관이 해당 정보의 제출을 요구하는 때에는 이에 따라야 한다.

1. 구급차 운행기록장치 및 영상기록장치(차량 속도, 위치정보 등 구급차의 운행과 관련된 정보를 저장하고 충돌 등 사고발생 시 사고 상황을 영상 등으로 저장하는 기능을 갖춘 장치를 말한다)
2. 구급차 요금미터장치(거리를 측정하여 이를 금액으로 표시하는 장치를 말하며, 보건복지부령으로 정하는 구급차에 한정한다)
3. 「개인정보 보호법」 제2조제7호에 따른 고정형 영상정보처리기기

③ 제1항에 따라 갖추어야 하는 의료장비 · 구급의약품 및 통신장비 등의 관리와 필요한 조치, 구급차등의 관리 및 제2항에 따른 장비의 장착 · 관리 등에 필요한 사항은 보건복지부령으로 정한다.

④ 제2항제3호에 따른 장비는 보건복지부령으로 정하는 구급차 이용자 등의 동의 절차를 거쳐 개인영상정보를 수집하도록 하고, 이 법에서 정한 것 외에 고정형 영상정보처리기기의 설치 등에 관한 사항은 「개인정보 보호법」에 따른다.

제47조의2(심폐소생을 위한 응급장비의 구비 등의 의무) ① 다음 각 호의 어느 하나에 해당하는 시설 등의 소유자 · 점유자 또는 관리자는 자동심장충격기 등 심폐소생술을 할 수 있는 응급장비를 갖추어야 한다.

1. 「공공보건의료에 관한 법률」 제2조제3호에 따른 공공보건의료기관
2. 「119구조 · 구급에 관한 법률」 제10조에 따른 구급대와 「의료법」 제3조에 따른 의료기관에서 운용 중인 구급차
3. 「항공안전법」 제2조제1호에 따른 항공기 중 항공운송사업에 사용되는 여객 항공기 및 「공항시설법」 제2조제3호에 따른 공항
4. 「철도산업발전 기본법」 제3조제4호에 따른 철도차량 중 객차
5. 「선박법」 제1조의2제1항제1호 및 제2호에 따른 선박 중 총톤수 20톤 이상인 선박
6. 대통령령으로 정하는 규모 이상의 「건축법」 제2조제2항제2호에 따른 공동주택

6의2. 「산업안전보건법」 제18조에 따라 보건관리자를 두어야 하는 사업장 중 상시근로자가 300명 이상인 사업장

6의3. 「관광진흥법」 제52조에 따라 지정된 관광지 및 관광단지 중 실제 운영 중인 관광지 및 관광단지에 소재하는 대통령령으로 정하는 시설

7. 그 밖에 대통령령으로 정하는 다중이용시설

시행령 **제26조의5(응급장비의 구비의무가 있는 공동주택 등)** ① 법 제47조의2제1항제6호에서 "대통령령으로 정하는 규모"란 500세대를 말한다.

② 법 제47조의2제1항제6호의3에서 "대통령령으로 정하는 시설"이란 「관광진흥법 시행령」 제46조제1항에 따른 관광지 및 관광단지 조성계획에 따라 공공편익시설지구에 설치한 관리사무소 및 안내시설을 말한다.

③ 법 제47조의2제1항제7호에서 "대통령령으로 정하는 다중이용시설"이란 다음 각 호의 시설을 말한다.

1. 철도역사(「대도시권 광역교통 관리에 관한 특별법」 제2조제2호나목에 따른 광역철도 및 「도시철도법」 제2조제2호에 따른 도시철도 구간에 있는 철도역사는 제외한다)의 대합실 중 연면적이 2천제곱미터 이상이거나 전년도 일일 평균이용객수가 1만명 이상인 대합실
2. 「여객자동차 운수사업법」 제2조제5호에 따른 여객자동차터미널의 대합실 중 연면적이 2천제곱미터 이상이거나 전년도 일일 평균이용객수가 3천명 이상인 대합실
3. 「항만법」 제2조제5호나목3)에 따른 대합실 중 연면적이 2천제곱미터 이상이거나 전년도 일일 평균이용객수가 1천명 이상인 대합실
4. 「관광진흥법」 제5조제1항에 따른 카지노 시설 중 영업장의 전용면적이 2천제곱미터 이상인 카지노 시설
5. 「한국마사회법」 제4조에 따른 경마장
6. 「경륜 · 경정법」 제5조제1항에 따른 경주장
7. 「형의 집행 및 수용자의 처우에 관한 법률」 제11조에 따른 교도소, 소년교도소 및 구치소, 「출입국관리법」 제2조제13호에 따른 외국인보호소, 「보호소년 등의 처우에 관한 법률」에 따른 소년원
8. 「체육시설의 설치 · 이용에 관한 법률」 제5조에 따른 전문체육시설 중 총 관람석 수가 5천석 이상인 운동장 및 종합운동장
9. 중앙행정기관의 청사 중 보건복지부장관이 정하는 청사
10. 특별시 · 광역시 · 도 또는 특별자치도의 청사 중 보건복지부장관이 정하는 청사

② 제1항에 따라 자동심장충격기 등 심폐소생술을 할 수 있는 응급장비를 갖춘 경우 해당 시설 등의 소유자 · 점유자 또는 관리자는 그 사실을 보건복지부령으로 정하는 바에 따라 시장 · 군수 · 구청장에게 신고하여야 한다. 신고한 응급장비의 양도 · 폐기 · 이전 등 보건복지부령으로 정하는 중요 사항을 변경하려는 경우에도 또한 같다.

▶ 과태료: 300만원 이하의 과태료(자동심장충격기 등 심폐소생술을 할 수 있는 응급장비의 설치 신고 또는 변경 신고를 하지 아니한 자)

③ 제1항에 따라 응급장비를 설치한 자는 해당 응급장비를 매월 1회 이상 점검하고 그 결과를 관할 시장 · 군수 · 구청장에게 통보하여야 한다.

④ 제1항에 따라 자동심장충격기 등 심폐소생술을 할 수 있는 응급장비를 설치한 자는 해당 시설 등의 출입구 또는 여러 사람이 보기 쉬운 곳에 사용에 관한 안내표지판을 부착하여야 한다.

⑤ 제1항에 따라 갖추어야 하는 응급장비의 관리 등에 필요한 사항은 보건복지부령으로 정한다.

시행규칙 **제38조의3(응급장비의 관리)** ① 법 제47조의2에 따라 응급장비를 설치한 다중이용시설 등의 개설자 또는 관리자는 이를 관리하는 책임자를 두고 다음 각 호의 직무를 수행하게 하여야 한다.

1. 매월 1회 이상의 점검
2. 응급장비 사용교육
3. 응급장비의 관리에 관한 서류의 작성 · 비치

② 응급장비가 사용된 경우 해당 다중이용시설 등의 개설자 또는 관리자나 이를 직접 사용한 자는 응급의료지원센터에 그 사실을 지체 없이 알려 적절한 조치가 취하여지도록 하여야 한다. 다만, 법 제47조의2제1항제1호 및 제2호의 경우에는 그러하지

아니하다.

③ 그 밖에 응급장비의 관리에 필요한 사항은 보건복지부장관이 따로 정하여 고시한다.

제47조의3(여객항공기 등에서의 응급장비 및 응급처치 의약품의 구비) ① 제47조의2제1항제3호부터 제5호까지의 시설 등을 관장하는 중앙행정기관의 장은 해당 시설 등의 소유자 · 점유자 또는 관리자가 응급장비 및 응급처치 의약품을 구비하도록 노력하여야 한다.

② 보건복지부장관은 제1항의 응급장비 및 응급처치 의약품 구비에 대한 기준을 마련하여 제시할 수 있으며, 해당 중앙행정기관의 장에게 이를 권고할 수 있다. 다만, 국제협약 등을 준수하기 위하여 다른 법령에서 특별히 정하는 사항이 있는 경우에는 그 법령에서 정하는 바에 따른다.

제48조(응급구조사 등의 탑승의무) 구급차등의 운용자는 구급차등이 출동할 때에는 보건복지부령으로 정하는 바에 따라 응급구조사를 탑승시켜야 한다. 다만, 의사나 간호사가 탑승한 경우는 제외한다.

시행규칙 **제39조(응급구조사의 배치)** 구급차등의 운용자는 응급환자를 이송하거나 이송하기 위하여 출동하는 때에는 법 제48조의 규정에 따라 그 구급차등에 응급구조사 1인 이상이 포함된 2인 이상의 인원이 항상 탑승하도록 하여야 한다. 다만, 의료법에 의한 의사 또는 간호사가 탑승한 경우에는 응급구조사가 탑승하지 아니할 수 있다.

제48조의2(수용능력 확인 등) ① 응급환자 등을 이송하는 자(구급차등의 운전자와 제48조에 따라 구급차등에 동승하는 응급구조사, 의사 또는 간호사를 말한다)는 특별한 사유가 없는 한 보건복지부령으로 정하는 방법에 따라 이송하고자 하는 응급의료기관의 응급환자 수용 능력을 확인하고 응급환자의 상태와 이송 중 응급처치의 내용 등을 미리 통보하여야 한다.

시행규칙 **제39조의2(수용능력의 확인 등)** ① 법 제48조의2제1항에 따라 응급환자 등을 이송하는 자는 전화, 무선통신, 그 밖의 전산망 등을 이용하여 응급의료기관의 수용능력을 확인하고, 다음 각 호의 사항을 통보하여야 한다.

1. 환자의 발생 경위(확인된 경우만 해당한다)
2. 환자의 연령, 성별 및 상태(활력 징후 및 의식 수준을 말한다)
3. 현장 및 이송 중 응급처치의 내용
4. 도착 예정 시각

② 제1항에 따른 확인 및 통보는 특별한 사유가 없으면 이송을 시작한 즉시 하여야 한다.

② 응급의료기관의 장은 제1항에 따른 응급환자 수용능력 확인을 요청받은 경우 정당한 사유 없이 응급의료를 거부 또는 기피할 수 없으며 응급환자를 수용할 수 없는 경우에는 제2조제7호의 응급의료기관등에 지체 없이 관련 내용을 통보하여야 한다.

③ 제1항 및 제2항과 관련된 구체적인 기준, 방법, 절차 등 필요한 사항은 보건복지부령으로 정한다.

제49조(출동 및 처치 기록) ① 응급구조사가 출동한 때에는 보건복지부령으로 정하는 바에 따라 지체 없이 출동 사항, 제31조의4에 따른 응급환자의 중증도 분류 결과, 처치 내용 등을 기록하고 이를 소속 구급차등의 운용자와 해당 응급환자의 진료의사에게 제출하여야 한다. 다만, 응급구조사를 갈음하여 의사나 간호사가 탑승한 경우에는 탑승한 의사(간호사만 탑승한 경우에는 탑승 간호사)가 출동 및 처치 기록과 관련한 응급구조사의 임무를 수행하여야 한다.

② 구급차등의 운용자는 구급차등의 운행과 관련하여 보건복지부령으로 정하는 바에 따라 운행기록대장을 작성하여야 한다.

③ 제1항에 따른 기록을 제출받은 구급차등의 운용자는 그 기록을 보건복지부령으로 정하는 바에 따라 그 소재지를 관할하는 응급의료지원센터에 제출하여야 한다.

④ 구급차등의 운용자는 제1항에 따라 제출받은 기록 및 제2항에 따라 작성한 운행기록대장을, 응급환자의 진료의사가 소속된 의료기관의 장은 제1항에 따라 제출받은 기록을 각각 보건복지부령으로 정하는 기간 동안 보존하여야 한다.

⑤ 출동 및 처치 기록의 내용 및 방법 등에 관하여 필요한 사항은 보건복지부령으로 정한다.

제50조(지도·감독) ① 시 · 도지사 또는 시장 · 군수 · 구청장은 관할 구역에서 운용되는 구급차등에 대하여 매년 한 번 이상 구급차등의 운용상황과 실태를 점검하여 그 결과에 따라 시정명령 · 정지명령 등 필요한 조치를 할 수 있다.

② 시 · 도지사 또는 시장 · 군수 · 구청장은 관할 구역 내에 있는 제47조의2제1항 각 호의 시설 등에 대하여 매년 한 번 이상 자동심장충격기 등 심폐소생술을 할 수 있는 응급장비의 구비현황과 관리실태를 점검하여야 하며, 그 결과에 따라 시정명령 등 필요한 조치를 할 수 있다.

제51조(이송업의 허가 등) ① 이송업을 하려는 자는 보건복지부와 국토교통부의 공동부령으로 정하는 시설 등을 갖추어 관할 시 · 도지사의 허가를 받아야 한다. 이 경우 둘 이상의 시 · 도에서 영업을 하려는 경우에는 해당 시 · 도별로 시 · 도지사의 허가를 받아야 한다.

② 시 · 도지사는 제1항에 따라 허가를 하는 경우에는 시설의 규모 등을 고려하여 영업지역을 제한하여 허가할 수 있다.

③ 이송업자가 대통령령으로 정하는 중요한 사항을 변경하려는 경우에는 관할 시 · 도지사의 변경허가를 받아야 한다.

시행령 **제27조(응급환자이송업 허가사항의 변경사항)** ① 응급환자이송업의 허가를 받은 자가 법 제51조제3항의 규정에 따라 관할 시 · 도지사의 변경허가를 받아야 하는 중요한 사항은 다음 각호의 1과 같다.

1. 영업지역의 변경
2. 구급차의 증감

② 응급환자이송업의 허가를 받은 자가 법 제51조제6항에 따라 관할 시 · 도지사에게 신고해야 하는 사항은 다음 각 호와 같다.

1. 대표자 또는 상호의 변경
2. 사무소(분사무소 또는 사업장을 포함한다)의 명칭 및 위치변경

④ 시 · 도지사는 제3항에 따른 변경허가의 신청을 받은 날부터 15일 이내에 변경허가 여부를 신청인에게 통지하여야 한다.

⑤ 시 · 도지사는 제4항에서 정한 기간 내에 변경허가 여부 또는 민원 처리 관련 법령에 따른 처리기간의 연장 여부를 신청인에게 통지하지 아니하면 그 기간(민원 처리 관련 법령에 따라 처리기간이 연장 또는 재연장된 경우에는 해당 처리기간을 말한다)이 끝난 날의 다음 날에 변경허가를 한 것으로 본다.

⑥ 이송업자가 제3항의 사항 외에 대통령령으로 정하는 사항을 변경하려는 경우에는 관할 시 · 도지사에게 신고하여야 한다. 이 경우 관할 시 · 도지사는 그 내용을 검토하여 이 법에 적합하면 신고를 수리하여야 한다.

⑦ 이송업자는 제1항에 따른 시설 등의 기준을 지켜야 한다.

제52조(지도의사) ① 구급차등의 운용자(제44조제1항제2호에 따른 의료기관을 제외한다. 이하 이 조에서 같다)는 응급환자를 이송하기 위하여 구급차등을 사용하는 경우 상담 · 구조 · 이송 및 응급처치를 지도받기 위하여 지도의사(指導醫師)를 두거나 응급의료지원센터 또는 응급의료기관의 의사를 지도의사로 위촉하여야 한다.

시행규칙 제42조(지도의사의 수 및 업무) ① 구급차등의 운용자(법 제44조제1항제2호에 따른 의료기관을 제외한다)는 법 제52조제1항에 따라 관할 시 · 도에 소재하는 응급의료기관에 근무하는 전문의중에서 1인 이상을 지도의사로 선임 또는 위촉하여야 한다.

② 제1항의 규정에 의한 지도의사의 업무는 다음 각 호와 같다.

1. 응급환자가 의료기관에 도착하기 전까지 행하여진 응급의료에 대한 평가
2. 응급구조사의 자질향상을 위한 교육 및 훈련
3. 이송중인 응급환자에 대한 응급의료 지도

② 구급차등의 운용자에 따른 지도의사의 수(數)와 업무 및 선임(選任) 등에 관하여 필요한 사항은 보건복지부령으로 정한다.

제53조(휴업 등의 신고) 이송업자는 이송업의 전부 또는 일부를 휴업 · 폐업 또는 재개업하려는 경우에는 보건복지부령으로 정하는 바에 따라 관할 시 · 도지사에게 신고하여야 한다.

제54조(영업의 승계) ① 다음 각 호의 어느 하나에 해당하는 자는 이송업자의 지위를 승계한다.

1. 이송업자가 사망한 경우 그 상속인

2. 이송업자가 그 사업을 양도한 경우 그 양수인
3. 법인인 이송업자가 합병한 경우 합병 후 존속하는 법인이나 합병으로 설립되는 법인

② 다음 각 호의 어느 하나에 해당하는 절차에 따라 영업시설의 전부를 인수한 자는 그 이송업자의 지위를 승계한다.
1. 「민사집행법」에 따른 강제경매
2. 「채무자 회생 및 파산에 관한 법률」에 따른 환가(換價)
3. 「국세징수법」, 「관세법」 또는 「지방세징수법」에 따른 압류재산의 매각
4. 그 밖에 제1호부터 제3호까지의 규정에 준하는 절차

③ 제1항이나 제2항에 따라 이송업자의 지위를 승계한 자는 60일 이내에 보건복지부령으로 정하는 바에 따라 관할 시·도지사에게 신고하여야 한다.

제54조의2(유인·알선 등 금지) 제44조제1항에 따른 구급차등의 운용자는 영리를 목적으로 응급환자를 특정 의료기관 또는 의료인에게 이송 또는 소개·알선하거나 그 밖에 유인하거나 사주하는 행위를 하여서는 아니 된다.

제54조의3(대규모 행사에서의 응급의료 인력 등 확보 의무) 대통령령으로 정하는 대규모 행사를 개최하려는 자는 응급환자의 발생 시 신속하고 적절한 응급의료를 제공하기 위하여 보건복지부령으로 정하는 바에 따라 응급의료 인력 및 응급이송수단 등을 확보하여야 한다.

시행령 **제27조의3(대규모 행사의 범위)** 법 제54조의3에서 "대통령령으로 정하는 대규모 행사"란 행사 기간 중 순간 최대 관람객이 1천명 이상이 될 것으로 예상되는 행사를 말한다. 다만, 「공연법」 제11조제2항에 따라 재해대처계획의 신고가 수리된 행사는 제외한다.

시행규칙 **제44조의2(대규모 행사에서의 응급의료 인력 등 확보 의무)** 법 제54조의3 및 영 제27조의3에 따른 대규모 행사를 개최하려는 자는 다음 각 호의 응급의료 인력과 응급이송수단을 확보해야 한다.
1. 응급의료 인력: 응급구조사, 의사 또는 간호사 1명
2. 응급이송수단: 구급차등 1대

제9장 보칙

제55조(응급의료종사자의 면허·자격 정지 등) ① 보건복지부장관은 응급의료종사자가 다음 각 호의 어느 하나에 해당하는 경우에는 그 면허 또는 자격을 취소하거나 6개월 이내의 기간을 정하여 그 면허 또는 자격을 정지시킬 수 있다.
1. 제6조제2항, 제8조, 제18조제2항, 제39조, 제40조 또는 제49조제1항을 위반한 경우
2. 제24조제1항에 따른 이송처치료를 과다하게 징수하거나 같은 조 제2항을 위반하여 이송처치료 외에 별도의 비용을 징수한 때

>> 참고 - [우리나라 응급의료체계의 흐름]

• 응급의료체계의 운용 단계

응급의료체계는 응급의료서비스가 제공되는 장소에 따라 크게 '병원전 단계'와 '병원 단계'로 구분될 수 있으며, 그 활동 단계를 세분화하면 아래와 같다.

• 병원전 단계 (Pre-hospital phase)
1. 환자 발생의 신고와 구급차 출동
2. 구급차가 현장에 도착하기 전까지 전화상담원(dispatcher)에 의해 이루어지는 응급처치 요령의 지도
3. 구급대(응급구조사, 구급대원)에 의한 현장 응급처치
4. 정보·통신체계를 이용한 구급차-병원간의 정보교환으로 이송병원 결정, 현장에서 병원까지 이송 중에 이루어지는 이송처치

• 병원 단계 (In-hospital phase)
1. 현장처치의 검토 및 연속적인 응급처치
2. 진단을 위한 적절한 검사

3. 입원치료(중환자실, 일반병실) 혹은 응급수술 결정
4. 환자의 응급처치에 필수적인 의료진이나 시설, 장비가 준비된 전문응급센터(외상, 화상, 독극물, 심혈관센터 등)나 응급의료기관으로 전원 여부의 결정과 전원 병원 결정

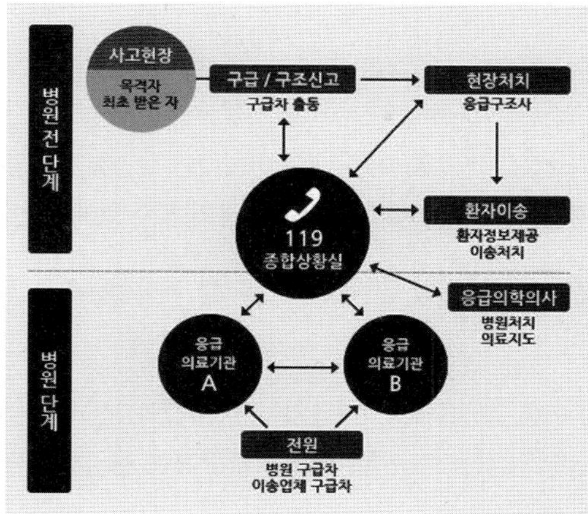

출처: 중앙응급의료센터 인터넷 홈페이지 https://www.e-gen.or.kr/nemc/emergency_medical_services_system.do

3의2. 제36조의2제3항 또는 제5항을 위반하여 다른 사람에게 자기의 성명을 사용하여 제41조에 따른 응급구조사의 업무를 수행하게 하거나 응급구조사 자격증을 다른 사람에게 빌려준 경우
4. 제37조의 결격사유에 해당하게 된 경우
5. 제42조를 위반하여 의사로부터 구체적인 지시를 받지 아니하고 응급처치를 한 경우
6. 제43조제1항에 따른 보수교육을 받지 아니한 경우
7. 그 밖에 이 법 또는 이 법에 따른 명령을 위반한 경우

② 보건복지부장관은 응급구조사가 제36조의3에 따른 신고를 하지 아니한 때에는 신고할 때까지 그 자격을 정지시킬 수 있다.

③ 보건복지부장관, 시 · 도지사 또는 시장 · 군수 · 구청장은 의료기관이나 이송업자 또는 구급차등을 운용하는 자가 다음 각 호의 어느 하나에 해당하는 경우에는 의료기관 등의 개설 또는 영업에 관한 허가를 취소(신고대상인 경우에는 폐쇄를 말한다. 이하 제4항에서 같다)하거나 6개월 이내의 기간을 정하여 그 업무의 정지를 명할 수 있다.

1. 제18조제2항, 제28조제3항, 제32조제1항, 제33조제1항, 제35조의2제1항, 제44조제3항, 제44조의2제2항, 제44조의4, 제45조제1항, 제46조의2, 제47조제1항 · 제2항, 제48조, 제49조제3항 · 제4항, 제51조제3항부터 제5항까지, 제52조제1항, 제53조, 제54조제3항, 제54조의2 또는 제59조를 위반한 경우
2. 제22조제1항에 따른 미수금의 대지급을 부정하게 청구한 경우
3. 제24조제1항에 따른 이송처치료를 과다하게 징수하거나 같은 조 제2항을 위반하여 이송처치료 외에 별도의 비용을 징수한 때
4. 제34조에 따라 당직의료기관으로 지정받은 자가 응급의료를 하지 아니한 경우
5. 제50조제1항에 따른 시정명령 · 정지명령 등 필요한 조치를 따르지 아니한 경우
6. 그 밖에 이 법 또는 이 법에 따른 명령을 위반한 경우

④ 제3항에 따라 영업허가의 취소처분을 받은 자는 그 처분을 받은 날부터 1년 이내에는 그 업을 개설 · 운영하지 못한다.

⑤ 제1항과 제3항에 따른 행정처분의 세부 사항은 보건복지부령으로 정한다.

제56조(청문) 보건복지부장관, 시 · 도지사 또는 시장 · 군수 · 구청장은 다음 각 호의 어느 하나에 해당하는 처분을 하려면 청문을 하여야 한다.

1. 제35조제1항에 따른 응급의료기관의 지정의 취소
2. 제55조제1항에 따른 응급의료종사자의 면허 또는 자격의 취소
3. 제55조제3항에 따른 의료기관 등의 개설 또는 영업에 관한 허가의 취소 및 폐쇄 명령

제57조(과징금) ① 보건복지부장관, 시 · 도지사 또는 시장 · 군수 · 구청장은 의료기관이나 이송업자 또는 구급차등을 운용하는 자가 제55조제2항 각 호의 어느 하나에 해당하는 경우로서 그 업무의 정지가 국민보건의료에 커다란 위해를 가져올 우려가 있다고 인정되는 경우에는 업무정지처분을 갈음하여 3억원 이하의 과징금을 부과할 수 있다. 이 경우 과징금의 부과 횟수는 세 번을 초과할 수 없다.

② 제1항에 따라 과징금을 부과하는 위반행위의 종류, 위반 정도에 따른 과징금의 금액과 그 밖에 필요한 사항은 대통령령으로 정한다.

③ 제1항에 따른 과징금을 내야 할 자가 납부기한까지 이를 내지 아니하면 보건복지부장관은 국세 체납처분의 예에 따라 징수하고, 시 · 도지사 및 시장 · 군수 · 구청장은 「지방행정제재 · 부과금의 징수 등에 관한 법률」에 따라 징수한다.

제58조(권한의 위임) 이 법에 따른 보건복지부장관의 권한은 그 일부를 대통령령으로 정하는 바에 따라 시 · 도지사 또는 시장 · 군수 · 구청장에게 위임할 수 있다.

제59조(유사명칭 사용금지) ① 이 법에 따른 응급구조사, 구급차, 중앙응급의료센터 · 권역응급의료센터 · 권역외상센터 · 전문응급의료센터 · 지역응급의료센터 · 지역외상센터 · 지역응급의료기관 또는 응급의료지원센터가 아니면 각각의 명칭 또는 이와 유사한 명칭을 사용하지 못한다.

② 다음 각 호 외의 의료기관은 응급환자 진료와 관련된 명칭이나 표현을 사용하거나 외부에 표기하여서는 아니 된다.

1. 이 법에 따라 지정받은 응급의료기관
2. 제35조의2제1항에 따라 신고한 의료기관
3. 종합병원

제59조의2(업무 검사와 보고 등) ① 보건복지부장관, 시 · 도지사 또는 시장 · 군수 · 구청장은 응급의료종사자 및 응급의료기관등에 대한 지도 · 감독이 필요하다고 인정되는 경우 관계 공무원으로 하여금 그 업무 상황, 시설 또는 진료기록부, 간호기록부, 제49조에 따른 출동 및 처치 기록지, 운행기록대장 등 관계 서류를 검사하게 하거나 관계인에게서 진술을 들어 사실을 확인하게 할 수 있으며, 응급의료종사자 및 응급의료기관등에게 필요한 사항의 보고 또는 관계 서류의 제출을 명할 수 있다. 이 경우 응급의료종사자 및 응급의료기관등은 정당한 사유 없이 이를 거부하지 못한다.

② 제1항의 경우 관계 공무원은 그 권한을 표시하는 증표 및 조사목적, 조사기간, 조사범위, 조사담당자, 관계 법령 등이 기재된 조사명령서를 지니고 이를 관계인에게 보여주어야 한다.

③ 보건복지부장관은 시 · 도지사 또는 시장 · 군수 · 구청장에게 관할 구역 내 응급의료종사자 및 응급의료기관등에 대하여 제1항에 따른 업무 검사와 보고 등을 실시할 것을 요구할 수 있다.

제10장 벌칙

제60조(벌칙) ① 「의료법」 제3조에 따른 의료기관의 응급실에서 응급의료종사자(「의료기사 등에 관한 법률」 제2조에 따른 의료기사와 「간호법」 제6조에 따른 간호조무사를 포함한다)를 폭행하여 상해에 이르게 한 사람은 10년 이하의 징역 또는 1천만원 이상 1억원 이하의 벌금에 처하고, 중상해에 이르게 한 사람은 3년 이상의 유기징역에 처하며, 사망에 이르게 한 사람은 무기 또는 5년 이상의 징역에 처한다.

② 다음 각 호의 어느 하나에 해당하는 자는 5년 이하의 징역 또는 5천만원 이하의 벌금에 처한다.

1. 제12조제1항을 위반하여 응급의료를 방해하거나 의료용 시설 등을 파괴 · 손상 또는 점거한 사람
2. 제36조에 따른 응급구조사의 자격인정을 받지 못하고 응급구조사를 사칭하여 제41조에 따른 응급구조사의 업무를 한 사람
3. 제51조제1항을 위반하여 이송업 허가를 받지 아니하고 이송업을 한 자

③ 다음 각 호의 어느 하나에 해당하는 사람은 3년 이하의 징역 또는 3천만원 이하의 벌금에 처한다.

1. 제6조제2항을 위반하여 응급의료를 거부 또는 기피한 응급의료종사자

1의2. 제36조의2제3항을 위반하여 다른 사람에게 자기의 성명을 사용하여 제41조에 따른 응급구조사의 업무를 수행하게 한 자
1의3. 제36조의2제5항을 위반하여 다른 사람에게 자격증을 빌려주거나 빌린 자
1의4. 제36조의2제6항을 위반하여 자격증을 빌려주거나 빌리는 것을 알선한 자
2. 제40조의 비밀 준수 의무를 위반한 사람. 다만, 고소가 있어야 공소를 제기할 수 있다.
3. 제42조를 위반하여 의사로부터 구체적인 지시를 받지 아니하고 응급처치를 한 응급구조사

④ 다음 각 호의 어느 하나에 해당하는 자는 1년 이하의 징역 또는 1천만원 이하의 벌금에 처한다.
1. 제18조제2항을 위반한 응급의료종사자, 의료기관의 장 및 구급차등을 운용하는 자
2. 제44조제1항을 위반하여 구급차등을 운용한 자
3. 제44조의4를 위반하여 자기 명의로 다른 사람에게 구급차등을 운용하게 한 자
4. 제45조제1항을 위반하여 구급차등을 다른 용도에 사용한 자

제61조(양벌규정) 법인의 대표자나 법인 또는 개인의 대리인, 사용인, 그 밖의 종업원이 그 법인 또는 개인의 업무에 관하여 제60조의 위반행위를 하면 그 행위자를 벌하는 외에 그 법인 또는 개인에게도 해당 조문의 벌금형을 과(科)한다. 다만, 법인 또는 개인이 그 위반행위를 방지하기 위하여 해당 업무에 관하여 상당한 주의와 감독을 게을리하지 아니한 경우에는 그러하지 아니하다.

제62조(과태료) ① 다음 각 호의 어느 하나에 해당하는 자에게는 300만원 이하의 과태료를 부과한다.
1. 제31조의2를 위반하여 응급의료기관의 지정기준에 따른 시설 · 인력 · 장비 등을 유지 · 운영하지 아니한 자
1의2. 제31조의5제2항을 위반하여 응급실에 출입하는 보호자 등의 명단을 기록 또는 관리하지 아니한 자
2. 제32조제4항을 위반하여 당직전문의등 또는 당직전문의등과 동등한 자격을 갖춘 것으로 인정되는 자로 하여금 응급환자를 진료하게 하지 아니한 자
3. 제33조를 위반하여 예비병상을 확보하지 아니하거나 응급환자가 아닌 사람에게 예비병상을 사용하게 한 자
3의2. 제47조의2제1항을 위반하여 자동심장충격기 등 심폐소생술을 할 수 있는 응급장비를 갖추지 아니한 자
3의3. 제48조 본문을 위반하여 응급구조사를 탑승시키지 아니한 자
3의4. 제47조의2제2항을 위반하여 자동심장충격기 등 심폐소생술을 할 수 있는 응급장비의 설치 신고 또는 변경 신고를 하지 아니한 자
3의5. 제47조의2제3항을 위반하여 점검 결과를 통보하지 아니한 자 〈시행 2025.8.17.〉
4. 제39조 또는 제49조제1항부터 제4항까지를 위반하여 준수 사항을 지키지 아니하거나 출동 및 처치 기록 등에 관한 의무를 이행하지 아니한 자
4의2. 제44조의2제2항에 따른 신고를 하지 아니하고 구급차등을 운용한 자
4의3. 제44조의3제1항 및 제2항을 위반하여 말소 통보 또는 신고를 하지 아니한 자
4의4. 제46조의2에 따른 운행연한 또는 운행거리를 초과하여 구급차를 운용한 자
5. 제51조제3항, 제53조 또는 제54조제3항에 따른 변경허가를 받지 아니하거나 신고를 하지 아니한 자
6. 제59조를 위반하여 응급구조사 · 중앙응급의료센터 등의 명칭 또는 이와 비슷한 명칭을 사용하거나, 응급환자 진료와 관련된 명칭이나 표현을 사용하거나 외부에 표기한 자
7. 제59조의2제1항에 따른 검사 등을 거부 · 방해 또는 기피하거나, 보고 또는 관계 서류 제출을 하지 아니한 자

② 제47조의2제4항을 위반하여 자동심장충격기 등 심폐소생술을 할 수 있는 응급장비 사용에 관한 안내표지판을 부착하지 아니한 자에게는 100만원 이하의 과태료를 부과한다. 〈시행 2025.8.17.〉

③ 제1항 및 제2항에 따른 과태료는 대통령령으로 정하는 바에 따라 보건복지부장관, 시 · 도지사 또는 시장 · 군수 · 구청장이 부과 · 징수한다. 〈시행 2025.8.17.〉

제63조(응급처치 및 의료행위에 대한 형의 감면) ① 응급의료종사자가 응급환자에게 발생한 생명의 위험, 심신상의 중대한 위해 또는 증상의 악화를 방지하기 위하여 긴급히 제공하는 응급의료로 인하여 응급환자가 사상(死傷)에 이른 경우 그 응급의료행위가 불가피하였고 응급의료행위자에게 중대한 과실이 없는 경우에는 정상을 고려하여 「형법」 제268조의 형을 감경(減輕)하거나 면제할 수 있다.

② 제5조의2제1호나목에 따른 응급처치 제공의무를 가진 자가 응급환자에게 발생한 생명의 위험, 심신상의 중대한 위해 또는 증상의 악화를 방지하기 위하여 긴급히 제공하는 응급처치(자동심장충격기를 사용하는 경우를 포함한다)로 인하여 응급환자가 사상에 이른 경우 그 응급처치행위가 불가피하였고 응급처치행위자에게 중대한 과실이 없는 경우에는 정상을 고려하여 형을 감경하거나 면제할 수 있다.

제64조(「형법」상 감경규정에 관한 특례) 음주로 인한 심신장애 상태에서 제12조제1항을 위반하는 죄를 범한 때에는 「형법」 제10조제1항을 적용하지 아니할 수 있다.

원광대학교 오효원 교수

05 호스피스·완화의료 및 임종과정에 있는 환자의 연명의료결정에 관한 법률

➡ 학습 길잡이

호스피스 · 완화의료 및 임종과정에 있는 환자의 연명의료결정에 관한 법률(이하 '연명의료결정법')은 '임종과정에 있는 환자'라는 의학적 판단이 선행된 환자에 대하여 연명의료를 시행하지 않거나 중단할지를 환자 스스로 결정할 수 있도록 하고 그 결정을 법적으로 보호함으로써 환자의 최선의 이익을 보장하고 자기결정을 존중하여 인간으로서의 존엄과 가치를 보호하는 것을 목적으로 합니다.

의료 기술의 발달은 건강 증진뿐 아니라 생명을 유지시킬 수 있는 의술을 다양하게 발전시켰고, 일부 의학 기술은 사람을 치료하는 데 쓰이기도 하지만 때로는 환자를 회복시키지 못한 채 죽음에 이르는 과정만을 연장시키는 기술로 사용되기도 합니다. 그렇기 때문에 각국은 1970년대부터 삶의 마지막에서 인간의 존엄성을 어떻게 보장할지에 대해 안락사, 존엄사, 연명의료 중단 등에 의한 사망에 관하여 고민하고 이를 법률 등으로 제도화하기 시작하였습니다. 우리나라의 경우 이른바 1997년의 보라매 사건과 2009년의 김 할머니 사건으로 임종과 관련된 소송이 진행된 것이 오늘날 연명의료결정법이 만들어진 계기가 되었습니다. 이후 정부의 관심과 노력에 힘입어 2016년 2월에 연명의료결정법이 제정되었으며 2018년 2월부터 시행되고 있습니다.

연명의료결정법에서 시험에 중요한 사항으로는 이 법의 목적, 용어의 정의, 연명의료중단 등 결정의 관리체계, 연명의료중단 등 결정의 이행 절차 등을 들 수 있습니다.

➡ 학습 목표

1. 연명의료결정법의 목적을 설명할 수 있다.
2. 연명의료결정법에서 정의하는 용어들을 설명할 수 있다.
3. 연명의료중단 등 결정의 관리체계에 포함된 기관을 나열하고 각각의 업무를 설명할 수 있다.
4. 연명의료계획서와 사전연명의료의향서의 작성과 등록에 대해 설명할 수 있다.
5. 의료기관윤리위원회의 활동, 등록 및 운영에 대해 설명할 수 있다.
6. 연명의료중단 등 결정의 이행 절차에 대해 설명할 수 있다.
7. 중앙호스피스센터의 업무와 지정기준을 설명할 수 있다.
8. 권역별호스피스센터의 업무와 지정기준을 설명할 수 있다.
9. 호스피스전문기관의 업무와 지정기준을 설명할 수 있다.

05 호스피스·완화의료 및 임종과정에 있는 환자의 연명의료결정에 관한 법률

[시행 2025. 10. 2.] [법률 제20891호, 2025. 4. 1., 일부개정]

제1장 총칙

제1조(목적) 이 법은 호스피스 · 완화의료와 임종과정에 있는 환자의 연명의료와 연명의료중단등결정 및 그 이행에 필요한 사항을 규정함으로써 환자의 최선의 이익을 보장하고 자기결정을 존중하여 인간으로서의 존엄과 가치를 보호하는 것을 목적으로 한다.

제2조(정의) 이 법에서 사용하는 용어의 뜻은 다음과 같다.

1. "임종과정"이란 회생의 가능성이 없고, 치료에도 불구하고 회복되지 아니하며, 급속도로 증상이 악화되어 사망에 임박한 상태를 말한다.
2. "임종과정에 있는 환자"란 제16조에 따라 담당의사와 해당 분야의 전문의 1명으로부터 임종과정에 있다는 의학적 판단을 받은 자를 말한다.
3. "말기환자(末期患者)"란 적극적인 치료에도 불구하고 근원적인 회복의 가능성이 없고 점차 증상이 악화되어 보건복지부령으로 정하는 절차와 기준에 따라 담당의사와 해당 분야의 전문의 1명으로부터 수개월 이내에 사망할 것으로 예상되는 진단을 받은 환자를 말한다.

시행규칙 **제2조(말기환자의 진단 기준)** 「호스피스 · 완화의료 및 임종과정에 있는 환자의 연명의료결정에 관한 법률」(이하 "법"이라 한다) 제2조제3호에 따라 담당의사와 해당 분야 전문의 1명이 말기환자 여부를 진단하는 경우에는 다음 각 호의 기준을 종합적으로 고려하여야 한다.

1. 임상적 증상
2. 다른 질병 또는 질환의 존재 여부
3. 약물 투여 또는 시술 등에 따른 개선 정도
4. 종전의 진료 경과
5. 다른 진료 방법의 가능 여부
6. 그 밖에 제1호부터 제5호까지의 규정에 준하는 것으로서 말기환자의 진단을 위하여 보건복지부장관이 특히 필요하다고 인정하는 기준

>> 참고 - [말기환자와 임종과정에 있는 환자의 정의 및 의학적 판단 지침(대한의학회, 2016. 11.)]

	말기환자	임종과정에 있는 환자
대상질병	질병제한 없음 [2019. 3. 28 시행]	질병제한 없음
상태	적극적인 치료에도 불구하고 근본적인 회복의 가능성이 없고 점차 증상이 악화되어 수개월 이내에 사망할 것으로 예상	회생의 가능성이 없고, 치료에도 불구하고 회복되지 아니하며, 급속도로 증상이 악화되어 사망에 임박한 상태
확인	담당의사와 해당 분야 전문의 1인이 진단	담당의사와 해당 분야 전문의 1인이 진단
기록	의무기록	임종과종에 있는 환자 판단서 (별지 제9호 서식)

출처: 의료기관용 연명의료결정제도 안내(보건복지부, 2019. 6.)

4. "연명의료"란 임종과정에 있는 환자에게 하는 심폐소생술, 혈액 투석, 항암제 투여, 인공호흡기 착용 및 그 밖에 대통령령

으로 정하는 의학적 시술로서 치료효과 없이 임종과정의 기간만을 연장하는 것을 말한다.

시행령 **제2조(연명의료)** 「호스피스 · 완화의료 및 임종과정에 있는 환자의 연명의료결정에 관한 법률」(이하 "법"이라 한다) 제2조제4호에서 "대통령령으로 정하는 의학적 시술"이란 다음 각 호의 시술을 말한다.

1. 체외생명유지술(ECLS)
2. 수혈
3. 혈압상승제 투여
4. 그 밖에 담당의사가 환자의 최선의 이익을 보장하기 위해 시행하지 않거나 중단할 필요가 있다고 의학적으로 판단하는 시술

5. "연명의료중단등결정"이란 임종과정에 있는 환자에 대한 연명의료를 시행하지 아니하거나 중단하기로 하는 결정을 말한다.
6. "호스피스 · 완화의료"(이하 "호스피스"라 한다)란 다음 각 목의 어느 하나에 해당하는 질환으로 말기환자로 진단을 받은 환자 또는 임종과정에 있는 환자(이하 "호스피스대상환자"라 한다)와 그 가족에게 통증과 증상의 완화 등을 포함한 신체적, 심리사회적, 영적 영역에 대한 종합적인 평가와 치료를 목적으로 하는 의료를 말한다.
   가. 암
   나. 후천성면역결핍증
   다. 만성 폐쇄성 호흡기질환
   라. 만성 간경화
   마. 그 밖에 보건복지부령으로 정하는 질환

시행규칙 **제2조의2(호스피스 대상 질환)** 법 제2조제6호마목에서 "보건복지부령으로 정하는 질환"이란 별표 1의 질환을 말한다.

시행규칙 [별표 1]

호스피스 대상 질환

(제2조의2 관련)

질환	질병코드 KCD	진단명
만성호흡부전	J42	상세불명의 만성 기관지염
	J45	천식
	J46	천식지속상태
	J47	기관지확장증
	J60	탄광부진폐증
	J61	석면 및 기타 광섬유에 의한 진폐증
	J62	실리카를 함유한 먼지에 의한 진폐증
	J64	상세불명의 진폐증
	J65	결핵과 연관된 진폐증
	J80	성인호흡곤란증후군
	J84	기타 간질성 폐질환
	J96	달리 분류되지 않은 호흡부전
	J98	기타 호흡장애

7. “담당의사”란 「의료법」에 따른 의사로서 말기환자 또는 임종과정에 있는 환자(이하 “말기환자등”이라 한다)를 직접 진료하는 의사를 말한다.
8. “연명의료계획서”란 말기환자등의 의사에 따라 담당의사가 환자에 대한 연명의료중단등결정 및 호스피스에 관한 사항을 계획하여 문서(전자문서를 포함한다)로 작성한 것을 말한다.
9. “사전연명의료의향서”란 19세 이상인 사람이 자신의 연명의료중단등결정 및 호스피스에 관한 의사를 직접 문서(전자문서를 포함한다)로 작성한 것을 말한다.

제3조(기본 원칙) ① 호스피스와 연명의료 및 연명의료중단등결정에 관한 모든 행위는 환자의 인간으로서의 존엄과 가치를 침해하여서는 아니 된다.
② 모든 환자는 최선의 치료를 받으며, 자신이 앓고 있는 상병(傷病)의 상태와 예후 및 향후 본인에게 시행될 의료행위에 대하여 분명히 알고 스스로 결정할 권리가 있다.
③ 「의료법」에 따른 의료인(이하 “의료인”이라 한다)은 환자에게 최선의 치료를 제공하고, 호스피스와 연명의료 및 연명의료중단등결정에 관하여 정확하고 자세하게 설명하며, 그에 따른 환자의 결정을 존중하여야 한다.

제4조(다른 법률과의 관계) 이 법은 호스피스와 연명의료, 연명의료중단등결정 및 그 이행에 관하여 다른 법률에 우선하여 적용한다.

제5조(국가 및 지방자치단체의 책무) ① 국가와 지방자치단체는 환자의 인간으로서의 존엄과 가치를 보호하는 사회적 · 문화적 토대를 구축하기 위하여 노력하여야 한다.
② 국가와 지방자치단체는 환자의 최선의 이익을 보장하기 위하여 호스피스 이용의 기반 조성에 필요한 시책을 우선적으로 마련하여야 한다.

제6조(호스피스의 날 지정) ① 삶과 죽음의 의미와 가치를 널리 알리고 범국민적 공감대를 형성하며 호스피스를 적극적으로 이용하고 연명의료에 관한 환자의 의사를 존중하는 사회 분위기를 조성하기 위하여 매년 10월 둘째 주 토요일을 “호스피스의 날”로 한다.
② 국가와 지방자치단체는 호스피스의 날의 취지에 부합하는 행사와 교육 · 홍보를 실시하도록 노력하여야 한다.

제7조(종합계획의 시행·수립) ① 보건복지부장관은 호스피스와 연명의료 및 연명의료중단등결정의 제도적 확립을 위하여 관계 중앙행정기관의 장과 협의하고, 제8조에 따른 국가호스피스연명의료위원회의 심의를 거쳐 호스피스와 연명의료 및 연명의료중단등결정에 관한 종합계획(이하 “종합계획”이라 한다)을 5년마다 수립 · 추진하여야 한다.
② 종합계획에는 다음 각 호의 사항이 포함되어야 한다.
1. 호스피스와 연명의료 및 연명의료중단등결정의 제도적 확립을 위한 추진방향 및 기반조성
2. 호스피스와 연명의료 및 연명의료중단등결정 관련 정보제공 및 교육의 시행 · 지원
3. 제14조에 따른 의료기관윤리위원회의 설치 · 운영에 필요한 지원
4. 말기환자등과 그 가족의 삶의 질 향상을 위한 교육프로그램 및 지침의 개발 · 보급
5. 제25조에 따른 호스피스전문기관의 육성 및 전문 인력의 양성
6. 다양한 호스피스 사업의 개발
7. 호스피스와 연명의료 및 연명의료중단등결정에 관한 조사 · 연구에 관한 사항
8. 그 밖에 호스피스와 연명의료 및 연명의료중단등결정의 제도적 확립을 위하여 필요한 사항

③ 보건복지부장관은 종합계획을 수립할 때 생명윤리 및 안전에 관하여 사회적으로 심각한 영향을 미칠 수 있는 사항에 대하여는 미리 「생명윤리 및 안전에 관한 법률」 제7조에 따른 국가생명윤리심의위원회와 협의하여야 한다.
④ 보건복지부장관은 종합계획에 따라 매년 시행계획을 수립 · 시행하고 그 추진실적을 평가하여야 한다.
⑤ 보건복지부장관은 종합계획을 수립하거나 주요 사항을 변경한 경우 지체 없이 국회에 보고하여야 한다.

제8조(국가호스피스연명의료위원회) ① 보건복지부는 종합계획 및 시행계획을 심의하기 위하여 보건복지부장관 소속으로 국가호스피스연명의료위원회(이하 "위원회"라 한다)를 둔다.

시행령 **제3조(국가호스피스연명의료위원회)** ① 법 제8조제1항에 따른 국가호스피스연명의료위원회(이하 "위원회"라 한다) 위촉 위원의 임기는 3년으로 하며, 한 차례만 연임할 수 있다. 다만, 위원의 해촉(解囑) 등으로 인하여 새로 위촉된 위원의 임기는 전임 위원 임기의 남은 기간으로 한다.

② 보건복지부장관은 위원회의 위원이 다음 각 호의 어느 하나에 해당하는 경우에는 해당 위원을 해임하거나 해촉할 수 있다.

1. 정신 장애로 인하여 직무를 수행할 수 없게 된 경우
2. 직무와 관련된 비위 사실이 있는 경우
3. 직무태만, 품위손상이나 그 밖의 사유로 위원으로 적합하지 아니하다고 인정되는 경우
4. 위원 스스로 직무를 수행하는 것이 곤란하다고 의사를 밝히는 경우

③ 위원회의 위원장(이하 이 조에서 "위원장"이라 한다)은 위원회를 대표하며, 위원회의 업무를 총괄한다.

④ 위원장이 부득이한 사유로 직무를 수행할 수 없을 때에는 위원장이 지명하는 위원이 그 직무를 대행한다.

⑤ 위원회의 회의는 보건복지부장관이나 위원 3분의 1 이상이 요구할 때 또는 위원장이 필요하다고 인정할 때에 소집하고, 위원장이 그 의장이 된다.

⑥ 위원회의 회의는 재적위원 과반수의 출석으로 개의(開議)하고 출석 위원 과반수의 찬성으로 의결한다.

⑦ 위원회의 사무를 처리하기 위하여 위원회에 간사 1명을 두며, 간사는 보건복지부 소속 공무원 중에서 보건복지부장관이 지명한다.

⑧ 위원회의 회의에 참석한 위촉 위원에게는 예산의 범위에서 수당 · 여비와 그 밖에 필요한 경비를 지급할 수 있다.

시행령 **제4조(전문위원회)** ① 위원회는 위원회의 심의사항을 전문적으로 검토하기 위하여 필요한 경우 분야별 전문위원회를 둘 수 있다.

② 분야별 전문위원회는 위원장 1명을 포함하여 10명 이내의 위원으로 성별을 고려하여 구성한다.

③ 분야별 전문위원회의 위원장 및 위원은 보건복지부장관이 임명하거나 위촉한다.

시행령 **제5조(운영세칙)** 이 영에서 규정한 사항 외에 위원회와 분야별 전문위원회의 구성 및 운영 등에 필요한 사항은 보건복지부장관이 정한다.

② 위원회는 위원장을 포함한 15인 이내의 위원으로 구성한다.

③ 위원장은 보건복지부차관이 된다.

④ 위원은 말기환자 진료, 호스피스 및 임종과정에 관한 학식과 경험이 풍부한 다양한 분야의 전문가들 중에서 보건복지부장관이 임명 또는 위촉한다.

⑤ 그 밖에 위원회의 조직 및 운영에 필요한 사항은 대통령령으로 정한다.

제2장 연명의료중단등결정의 관리체계

제9조(국립연명의료관리기관) ① 보건복지부장관은 연명의료, 연명의료중단등결정 및 그 이행에 관한 사항을 적정하게 관리하기 위하여 국립연명의료관리기관(이하 "관리기관"이라 한다)을 둔다.

② 관리기관의 업무는 다음 각 호와 같다.

1. 제10조에 따라 등록된 연명의료계획서 및 제12조에 따라 등록된 사전연명의료의향서에 대한 데이터베이스의 구축 및 관리
2. 제11조에 따른 사전연명의료의향서 등록기관에 대한 관리 및 지도 · 감독
3. 제17조제2항에 따른 연명의료계획서 및 사전연명의료의향서 확인 조회 요청에 대한 회답
4. 연명의료, 연명의료중단등결정 및 그 이행의 현황에 대한 조사 · 연구, 정보수집 및 관련 통계의 산출
5. 그 밖에 연명의료, 연명의료중단등결정 및 그 이행과 관련하여 대통령령으로 정하는 업무

③ 관리기관의 운영 등에 필요한 사항은 대통령령으로 정한다.

시행령 제6조(국립연명의료관리기관) ① 법 제9조제1항에 따른 국립연명의료관리기관(이하 "관리기관"이라 한다)의 장은 보건복지부장관이 임명하거나 위촉한다.

② 관리기관의 장은 관리기관의 효율적 운영을 위하여 필요하다고 인정하는 경우에는 보건복지부장관이 정하는 바에 따라 연명의료, 연명의료중단등결정 및 그 이행과 관련된 분야의 전문가로 구성되는 운영위원회를 둘 수 있다.

③ 관리기관의 장은 소관 업무를 수행하기 위하여 필요하다고 인정하는 경우에는 관계 중앙행정기관의 장, 지방자치단체의 장, 「공공기관의 운영에 관한 법률」 제4조에 따른 공공기관의 장 및 보건의료 관련 기관 · 법인 · 단체 · 전문가에게 자료 또는 의견의 제출을 요청할 수 있다.

④ 관리기관의 장은 보건복지부장관이 정하는 바에 따라 사업운영계획, 사업추진실적, 재정운용계획 및 재정집행내역 등을 보건복지부장관에게 보고하여야 한다.

⑤ 법 제9조제2항제5호에서 "대통령령으로 정하는 업무"란 다음 각 호의 업무를 말한다.

1. 법 제9조제2항제1호부터 제4호까지의 업무수행에 필요한 정보처리시스템의 구축 · 운영
2. 연명의료, 연명의료중단등결정 및 그 이행과 관련하여 의료기관 개설자, 의료인 또는 의료기관 종사자에 대한 교육 및 정보제공
3. 그 밖에 제1호 및 제2호에 준하는 업무로서 연명의료, 연명의료중단등결정 및 그 이행과 관련하여 보건복지부장관이 특히 필요하다고 인정하는 업무

>> 참고 - 국립연명의료관리기관 정보포털: https://www.lst.go.kr/

제10조(연명의료계획서의 작성·등록 등) ① 담당의사는 말기환자등에게 연명의료중단등결정, 연명의료계획서 및 호스피스에 관한 정보를 제공할 수 있다.

② 말기환자등은 의료기관(「의료법」 제3조에 따른 의료기관 중 의원 · 한의원 · 병원 · 한방병원 · 요양병원 및 종합병원을 말한다. 이하 같다)에서 담당의사에게 연명의료계획서의 작성을 요청할 수 있다.

③ 제2항에 따른 요청을 받은 담당의사는 해당 환자에게 연명의료계획서를 작성하기 전에 다음 각 호의 사항에 관하여 설명하고, 환자로부터 내용을 이해하였음을 확인받아야 한다. 이 경우 해당 환자가 미성년자인 때에는 환자 및 그 법정대리인에게 설명하고 확인을 받아야 한다.

1. 환자의 질병 상태와 치료방법에 관한 사항
2. 연명의료의 시행방법 및 연명의료중단등결정에 관한 사항
3. 호스피스의 선택 및 이용에 관한 사항
4. 연명의료계획서의 작성 · 등록 · 보관 및 통보에 관한 사항
5. 연명의료계획서의 변경 · 철회 및 그에 따른 조치에 관한 사항
6. 그 밖에 보건복지부령으로 정하는 사항

④ 연명의료계획서는 다음 각 호의 사항을 포함하여야 한다.

1. 환자의 연명의료중단등결정 및 호스피스의 이용에 관한 사항
2. 제3항 각 호의 설명을 이해하였다는 환자의 서명, 기명날인, 녹취, 그 밖에 이에 준하는 대통령령으로 정하는 방법으로의 확인

   시행령 제7조(연명의료계획서의 작성) 법 제10조제4항제2호에서 "대통령령으로 정하는 방법"이란 녹화(錄畵)를 말한다.

3. 담당의사의 서명 날인
4. 작성 연월일
5. 그 밖에 보건복지부령으로 정하는 사항

⑤ 환자는 연명의료계획서의 변경 또는 철회를 언제든지 요청할 수 있다. 이 경우 담당의사는 이를 반영한다.

⑥ 의료기관의 장은 작성된 연명의료계획서를 등록 · 보관하여야 하며, 연명의료계획서가 등록 · 변경 또는 철회된 경우 그 결과를 관리기관의 장에게 통보하여야 한다.

⑦ 연명의료계획서의 서식 및 연명의료계획서의 작성 · 등록 · 통보 등에 필요한 사항은 보건복지부령으로 정한다.

제11조(사전연명의료의향서 등록기관) ① 보건복지부장관은 대통령령으로 정하는 시설 · 인력 등 요건을 갖춘 다음 각 호의 기관 중에서 사전연명의료의향서 등록기관(이하 "등록기관"이라 한다)을 지정할 수 있다.

▶ 벌 칙: 1년 이하의 징역 또는 1천만원 이하의 벌금(보건복지부장관으로부터 지정받지 아니하고 사전연명의료의향서의 등록에 관한 업무를 한 자)

1. 「지역보건법」 제2조에 따른 지역보건의료기관
2. 의료기관
3. 사전연명의료의향서에 관한 사업을 수행하는 비영리법인 또는 비영리단체(「비영리민간단체 지원법」 제4조에 따라 등록된 비영리민간단체를 말한다)
4. 「공공기관의 운영에 관한 법률」 제4조에 따른 공공기관
5. 「노인복지법」 제36조제1항제1호에 따른 노인복지관

시행령 **제8조(사전연명의료의향서 등록기관의 지정 요건)** ① 법 제11조제1항에 따른 사전연명의료의향서 등록기관(이하 "등록기관"이라 한다)의 지정 요건은 다음 각 호와 같다.

1. 소관 업무를 독립적으로 수행할 수 있는 사무실 및 상담실을 갖출 것
2. 소관 업무의 수행에 필요한 온라인 업무처리시스템을 갖출 것
3. 소관 업무를 전문적으로 수행할 수 있는 1개 이상의 전담부서와 2명 이상의 인력을 갖출 것

② 제1항에 따른 지정기준의 세부 내용 및 운영 등에 필요한 사항은 보건복지부장관이 정하여 고시한다.

시행규칙 **제4조(등록기관의 지정 절차)** ① 법 제11조제1항에 따라 사전연명의료의향서 등록기관(이하 "등록기관"이라 한다)의 지정을 받으려는 자는 별지 제2호서식의 사전연명의료의향서 등록기관 지정(변경)신청서(전자문서로 된 신청서를 포함한다)에 다음 각 호의 서류(전자문서를 포함한다)를 첨부하여 보건복지부장관에게 제출하여야 한다.

1. 법 제11조제1항 각 호에 해당하는 기관임을 증명하는 서류
2. 영 제8조제1항 각 호에 따른 지정 요건에 적합함을 증명하는 서류
3. 사업운영계획서

② 보건복지부장관은 제1항에 따른 지정 신청의 검토를 위하여 필요하다고 인정하는 경우에는 현지 확인을 할 수 있고, 관계 중앙행정기관 또는 지방자치단체의 장에게 자료 또는 의견의 제출 등을 요청할 수 있다.

③ 보건복지부장관은 법 제11조제1항에 따라 등록기관을 지정한 경우에는 별지 제3호서식의 사전연명의료의향서 등록기관 지정서를 발급하여야 하고, 보건복지부 인터넷 홈페이지에 그 지정 사실을 게재하여야 한다.

④ 법 제11조제1항에 따라 등록기관으로 지정받은 자가 다음 각 호의 어느 하나에 해당하는 사항을 변경하려는 경우에는 별지 제2호서식의 사전연명의료의향서 등록기관 지정(변경)신청서(전자문서로 된 신청서를 포함한다)에 변경사항을 확인할 수 있는 서류(전자문서를 포함한다)를 첨부하여 보건복지부장관에게 제출하여야 한다.

1. 등록기관의 명칭
2. 등록기관의 소재지
3. 등록기관의 대표자
4. 영 제8조제1항 각 호에 따른 등록기관의 지정 요건

⑤ 제1항부터 제4항까지에서 규정한 사항 외에 등록기관의 지정절차 및 지정방법 등에 필요한 세부 사항은 보건복지부장관이 정하여 고시한다.

② 등록기관의 업무는 다음 각 호와 같다.

1. 사전연명의료의향서 등록에 관한 업무
2. 사전연명의료의향서에 관한 설명 및 작성 지원

3. 사전연명의료의향서에 관한 상담, 정보제공 및 홍보
4. 관리기관에 대한 사전연명의료의향서의 등록 · 변경 · 철회 등의 결과 통보
5. 그 밖에 사전연명의료의향서에 관하여 보건복지부령으로 정하는 업무

③ 등록기관의 장은 제2항에 따른 업무 수행의 결과를 기록 · 보관하고, 관리기관의 장에게 보고하여야 한다.

▶ 과태료: 300만원 이하의 과태료(업무 수행 결과를 기록 · 보관 또는 보고하지 아니한 자)

시행규칙 **제5조(등록기관의 업무)** ① 법 제11조제2항제5호에서 "보건복지부령으로 정하는 업무"란 사전연명의료의향서의 보존 및 관리에 관한 업무를 말한다.

② 등록기관은 법 제11조제3항에 따라 관리기관의 장에게 업무 수행의 결과를 보고하는 경우에는 영 제6조제5항제1호에 따른 정보처리시스템을 통하여 보고할 수 있다.

④ 국가와 지방자치단체는 등록기관의 운영 및 업무 수행에 필요한 행정적 · 재정적 지원을 할 수 있다.

⑤ 등록기관의 장은 등록기관의 업무를 폐업 또는 1개월 이상 휴업하거나 운영을 재개하는 경우 보건복지부장관에게 신고하여야 한다.

▶ 과태료: 200만원 이하의 과태료(폐업 또는 휴업 등의 변경 사항을 신고하지 아니한 자)

⑥ 등록기관의 장은 등록기관의 업무를 폐업 또는 1개월 이상 휴업하는 경우 보건복지부령으로 정하는 바에 따라 관련 기록을 관리기관의 장에게 이관하여야 한다. 다만, 휴업하려는 등록기관의 장이 휴업 예정일 전일까지 관리기관의 장의 허가를 받은 경우에는 관련 기록을 직접 보관할 수 있다.

▶ 과태료: 200만원 이하의 과태료(기록이관 의무를 하지 아니한 자)

⑦ 등록기관의 지정 절차, 업무 수행 결과 기록 · 보관 및 보고, 폐업 등의 신고절차에 관하여 필요한 사항은 보건복지부령으로 정한다.

제12조(사전연명의료의향서의 작성·등록 등) ① 사전연명의료의향서를 작성하고자 하는 사람(이하 "작성자"라 한다)은 이 조에 따라서 직접 작성하여야 한다.

② 등록기관은 작성자에게 그 작성 전에 다음 각 호의 사항을 충분히 설명하고, 작성자로부터 내용을 이해하였음을 확인받아야 한다.

1. 연명의료의 시행방법 및 연명의료중단등결정에 대한 사항
2. 호스피스의 선택 및 이용에 관한 사항
3. 사전연명의료의향서의 효력 및 효력 상실에 관한 사항
4. 사전연명의료의향서의 작성 · 등록 · 보관 및 통보에 관한 사항
5. 사전연명의료의향서의 변경 · 철회 및 그에 따른 조치에 관한 사항
6. 그 밖에 보건복지부령으로 정하는 사항

③ 사전연명의료의향서는 다음 각 호의 사항을 포함하여야 한다.

1. 연명의료중단등결정
2. 호스피스의 이용
3. 작성 연월일
4. 그 밖에 보건복지부령으로 정하는 사항

④ 등록기관의 장은 사전연명의료의향서를 제출받을 때 본인의 작성 여부를 확인한 후 작성된 사전연명의료의향서를 등록 · 보관하여야 한다.

⑤ 등록기관의 장은 제4항에 따른 등록 결과를 관리기관의 장에게 통보하여야 한다.

⑥ 사전연명의료의향서를 작성한 사람은 언제든지 그 의사를 변경하거나 철회할 수 있다. 이 경우 등록기관의 장은 지체 없이 사전연명의료의향서를 변경하거나 등록을 말소하여야 한다.

⑦ 등록기관의 장은 제6항에 따라 사전연명의료의향서가 변경 또는 철회된 경우 그 결과를 관리기관의 장에게 통보하여야 한다.

⑧ 사전연명의료의향서는 다음 각 호의 어느 하나에 해당하는 경우 그 효력이 없다. 다만, 제4호의 경우에는 그 때부터 효력을 잃는다.

1. 본인이 직접 작성하지 아니한 경우
2. 본인의 자발적 의사에 따라 작성되지 아니한 경우
3. 제2항 각 호의 사항에 관한 설명이 제공되지 아니하거나 작성자의 확인을 받지 아니한 경우
4. 사전연명의료의향서 작성 · 등록 후에 연명의료계획서가 다시 작성된 경우

⑨ 사전연명의료의향서의 서식 및 사전연명의료의향서의 작성 · 등록 · 보관 · 통보 등에 필요한 사항은 보건복지부령으로 정한다.

>> 참고 - [사전연명의료의향서와 연명의료계획서 비교]

	사전연명의료의향서(별지 제6호 서식)	연명의료계획서(별지 제1호 서식)
대상	19세 이상의 성인	말기환자 또는 임종과정에 있는 환자(연령 제한 없음)
작성	본인이 직접 작성	환자의 요청에 의해 담당의사가 작성
작성 기관	보건복지부 지정 사전연명의료의향서 등록기관	의료기관윤리위원회가 설치 · 등록된 의료기관
설명 의무	등록기관 소속 상담사	담당의사
효력 발생	시스템 등록 후 효력 발생	작성 즉시 효력 발생

출처: 의료기관용 연명의료결정제도 안내(보건복지부, 2019. 6.)

제13조(등록기관의 지정 취소) ① 보건복지부장관은 등록기관이 다음 각 호의 어느 하나에 해당하는 경우 그 지정을 취소할 수 있다. 다만, 제1호에 해당하는 경우에는 그 지정을 취소하여야 한다.

1. 거짓이나 그 밖의 부정한 방법으로 지정을 받은 경우
2. 제11조제1항에 따른 지정기준에 미달하는 경우
3. 제11조제2항 각 호의 업무를 정당한 사유 없이 이행하지 아니한 경우
4. 정당한 사유 없이 제34조제3항에 따른 명령 · 조사에 응하지 아니한 자

② 제1항에 따라 지정이 취소된 등록기관은 지정이 취소된 날부터 2년 이내에 등록기관으로 지정받을 수 없다.

③ 등록기관의 장은 제1항에 따라 지정이 취소된 경우 대통령령으로 정하는 바에 따라 보관하고 있는 기록을 관리기관의 장에게 이관하여야 한다.

▶ 과태료: 200만원 이하의 과태료(기록이관 의무를 하지 아니한 자)

제14조(의료기관윤리위원회의 설치 및 운영 등) ① 연명의료중단등결정 및 그 이행에 관한 업무를 수행하려는 의료기관은 보건복지부령으로 정하는 바에 따라 해당 의료기관에 의료기관윤리위원회(이하 "윤리위원회"라 한다)를 설치하고 이를 보건복지부장관에게 등록하여야 한다.

▶ 과태료: 500만원 이하의 과태료(윤리위원회를 설치하지 아니한 자)

② 윤리위원회는 다음 각 호의 활동을 수행한다.

1. 연명의료중단등결정 및 그 이행에 관하여 임종과정에 있는 환자와 그 환자가족 또는 의료인이 요청한 사항에 관한 심의
2. 제19조제3항에 따른 담당의사의 교체에 관한 심의
3. 환자와 환자가족에 대한 연명의료중단등결정 관련 상담
4. 해당 의료기관의 의료인에 대한 의료윤리교육
5. 그 밖에 보건복지부령으로 정하는 사항

③ 윤리위원회의 위원은 위원장 1명을 포함하여 5명 이상으로 구성하되, 해당 의료기관에 종사하는 사람으로만 구성할 수 없으며, 의료인이 아닌 사람으로서 종교계 · 법조계 · 윤리학계 · 시민단체 등의 추천을 받은 사람 2명 이상을 포함하여야 한다.

④ 윤리위원회 위원은 해당 의료기관의 장이 위촉하고, 위원장은 위원 중에서 호선한다.

⑤ 제1항에도 불구하고 보건복지부령으로 정하는 바에 따라 다른 의료기관의 윤리위원회 또는 제6항에 따른 공용윤리위원회와 제2항 각 호의 업무의 수행을 위탁하기로 협약을 맺은 의료기관은 윤리위원회를 설치한 것으로 본다.

⑥ 보건복지부장관은 의료기관이 제2항 각 호의 업무의 수행을 위탁할 수 있도록 공용윤리위원회를 지정할 수 있다.

⑦ 보건복지부장관은 공용윤리위원회가 다음 각 호의 어느 하나에 해당하는 경우 그 지정을 해제할 수 있다. [신설 2025. 4. 1.]

1. 정당한 사유 없이 제2항 각 호의 어느 하나에 해당하는 업무를 수행하지 아니한 경우
2. 제3항에 따른 윤리위원회의 구성 요건을 갖추지 못한 경우
3. 그 밖에 보건복지부령으로 정하는 사유에 해당하는 경우

⑧ 그 밖에 윤리위원회 및 공용윤리위원회의 구성 및 운영 등에 필요한 사항은 보건복지부령으로 정한다.

시행규칙 **제10조(윤리위원회)** ① 윤리위원회는 위원장 1명을 포함하여 5명 이상 20명 이하의 위원으로 구성한다.

② 윤리위원회 위원의 임기는 2년으로 한다.

③ 윤리위원회는 재적위원 과반수의 출석으로 개의(開議)하고, 출석위원 과반수의 찬성으로 의결한다. 다만, 법 제14조제2항제1호 및 제2호에 따른 심의 안건은 재적위원 과반수의 찬성으로 의결한다.

④ 의료기관의 장은 윤리위원회의 효율적 업무 수행을 위하여 필요하다고 인정하는 경우에는 윤리위원회를 지원하는 전담기구 또는 전담인력을 둘 수 있다.

⑤ 제1항부터 제4항까지에서 규정한 사항 외에 윤리위원회의 구성 및 운영 등에 필요한 세부 사항은 보건복지부장관이 정한다.

시행규칙 **제11조(공용윤리위원회)** ① 보건복지부장관은 법 제14조제6항에 따라 윤리위원회 중에서 공용윤리위원회를 지정할 수 있다. 이 경우 해당 윤리위원회의 위원 구성, 운영 실태 및 업무 성과 등을 종합적으로 고려하여야 한다.

② 보건복지부장관은 법 제14조제6항에 따라 공용윤리위원회를 지정한 경우에는 별지 제8호서식의 공용윤리위원회 지정서를 발급하여야 한다.

③ 공용윤리위원회의 위원장은 소관 업무의 추진을 위하여 필요하다고 인정하는 경우에는 보건의료 관계 기관 · 단체 · 전문가 등에게 자료 또는 의견의 제출 등을 요청할 수 있다.

④ 공용윤리위원회의 위원장은 매년 업무추진현황 및 운영실적 등을 다음 해 1월 31일까지 보건복지부장관에게 보고하여야 한다.

⑤ 제1항부터 제4항까지에서 규정한 사항 외에 공용윤리위원회의 구성 및 운영 등에 필요한 세부 사항은 보건복지부장관이 정한다.

›› 참고 – [연명의료중단 등 결정과 그 이행을 위한 관리 체계]

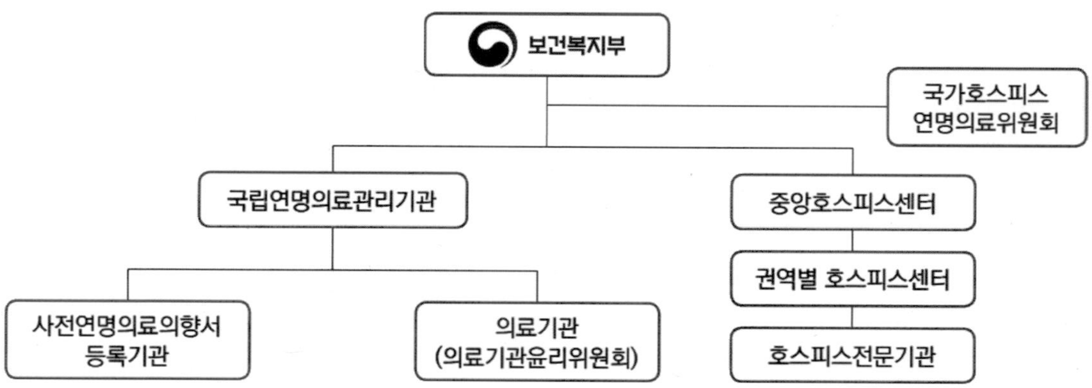

출처: 의료기관용 연명의료결정제도 안내(보건복지부, 2019. 6.)

제3장 연명의료중단등결정의 이행

제15조(연명의료중단등결정 이행의 대상) 담당의사는 임종과정에 있는 환자가 다음 각 호의 어느 하나에 해당하는 경우에만 연명의료중단등결정을 이행할 수 있다.

1. 제17조에 따라 연명의료계획서, 사전연명의료의향서 또는 환자가족의 진술을 통하여 환자의 의사로 보는 의사가 연명의료중단등결정을 원하는 것이고, 임종과정에 있는 환자의 의사에도 반하지 아니하는 경우
2. 제18조에 따라 연명의료중단등결정이 있는 것으로 보는 경우

제16조(환자가 임종과정에 있는지 여부에 대한 판단) ① 담당의사는 환자에 대한 연명의료중단등결정을 이행하기 전에 해당 환자가 임종과정에 있는지 여부를 해당 분야의 전문의 1명과 함께 판단하고 그 결과를 보건복지부령으로 정하는 바에 따라 기록(전자문서로 된 기록을 포함한다)하여야 한다.

② 제1항에도 불구하고 제25조에 따른 호스피스전문기관에서 호스피스를 이용하는 말기환자가 임종과정에 있는지 여부에 대한 판단은 담당의사의 판단으로 갈음할 수 있다.

제17조(환자의 의사 확인) ① 연명의료중단등결정을 원하는 환자의 의사는 다음 각 호의 어느 하나의 방법으로 확인한다.

▶ 벌 칙: 1년 이하의 징역 또는 1천만원 이하의 벌금(환자의 의사 반하여 연명의료를 시행하지 아니하거나 중단한 자)

1. 의료기관에서 작성된 연명의료계획서가 있는 경우 이를 환자의 의사로 본다.
2. 담당의사가 사전연명의료의향서의 내용을 환자에게 확인하는 경우 이를 환자의 의사로 본다. 담당의사 및 해당 분야의 전문의 1명이 다음 각 목을 모두 확인한 경우에도 같다.
   가. 환자가 사전연명의료의향서의 내용을 확인하기에 충분한 의사능력이 없다는 의학적 판단
   나. 사전연명의료의향서가 제2조제4호의 범위에서 제12조에 따라 작성되었다는 사실
3. 제1호 또는 제2호에 해당하지 아니하고 19세 이상의 환자가 의사를 표현할 수 없는 의학적 상태인 경우 환자의 연명의료중단등결정에 관한 의사로 보기에 충분한 기간 동안 일관하여 표시된 연명의료중단등에 관한 의사에 대하여 환자가족(19세 이상인 자로서 다음 각 목의 어느 하나에 해당하는 사람을 말한다) 2명 이상의 일치하는 진술(환자가족이 1명인 경우에는 그 1명의 진술을 말한다)이 있으면 담당의사와 해당 분야의 전문의 1명의 확인을 거쳐 이를 환자의 의사로 본다. 다만, 그 진술과 배치되는 내용의 다른 환자가족의 진술 또는 보건복지부령으로 정하는 객관적인 증거가 있는 경우에는 그러하지 아니하다.
   가. 배우자
   나. 직계비속
   다. 직계존속
   라. 가목부터 다목까지에 해당하는 사람이 없는 경우 형제자매

② 담당의사는 제1항제1호 및 제2호에 따른 연명의료계획서 또는 사전연명의료의향서 확인을 위하여 관리기관에 등록 조회를 요청할 수 있다.

③ 제1항제2호나 제3호에 따라 환자의 의사를 확인한 담당의사 및 해당 분야의 전문의는 보건복지부령으로 정하는 바에 따라 확인 결과를 기록(전자문서로 된 기록을 포함한다)하여야 한다.

시행규칙 **제13조(환자의 의사 확인)** ① 법 제17조제1항제3호 각 목 외의 부분 본문에 따라 담당의사와 해당 분야의 전문의가 환자의 의사를 확인하는 경우에는 「가족관계의 등록 등에 관한 법률」 제15조제1항제1호에 따른 가족관계증명서(이하 "가족관계증명서"라 한다) 등 해당 환자의 가족임을 증명할 수 있는 서류를 확인해야 한다.

② 법 제17조제3항에 따른 연명의료중단등결정에 관한 환자의사 확인 결과는 다음 각 호의 구분에 따라 기록한다.

1. 법 제17조제1항제2호의 경우: 별지 제10호서식에 따라 기록할 것

2. 법 제17조제1항제3호의 경우: 별지 제11호서식에 따라 기록할 것

③ 법 제17조제1항제3호 각 목 외의 부분 단서에서 "보건복지부령으로 정하는 객관적인 증거가 있는 경우"란 환자 본인이 직접 작성한 문서, 녹음물, 녹화물 또는 이에 준하는 기록물에서 본인이 연명의료중단등결정에 관한 의사를 직접적으로 표명하는 경우를 말한다.

제18조(환자의 의사를 확인할 수 없는 경우의 연명의료중단등결정) ① 제17조에 해당하지 아니하여 환자의 의사를 확인할 수 없고 환자가 의사표현을 할 수 없는 의학적 상태인 경우 다음 각 호의 어느 하나에 해당할 때에는 해당 환자를 위한 연명의료중단등결정이 있는 것으로 본다. 다만, 담당의사 또는 해당 분야 전문의 1명이 환자가 연명의료중단등결정을 원하지 아니하였다는 사실을 확인한 경우는 제외한다.

▶ 벌 칙: 1년 이하의 징역 또는 1천만원 이하의 벌금(연명의료중단등결정에 반하여 연명의료를 시행하지 아니하거나 중단한 자)

1. 미성년자인 환자의 법정대리인(친권자에 한정한다)이 연명의료중단등결정의 의사표시를 하고 담당의사와 해당 분야 전문의 1명이 확인한 경우
2. 환자가족 중 다음 각 목에 해당하는 사람(19세 이상인 사람에 한정하며, 행방불명자 등 대통령령으로 정하는 사유에 해당하는 사람은 제외한다) 전원의 합의로 연명의료중단등결정의 의사표시를 하고 담당의사와 해당 분야 전문의 1명이 확인한 경우
   가. 배우자
   나. 1촌 이내의 직계 존속 · 비속
   다. 가목 및 나목에 해당하는 사람이 없는 경우 2촌 이내의 직계 존속 · 비속
   라. 가목부터 다목까지에 해당하는 사람이 없는 경우 형제자매

시행령 **제10조(환자의 의사를 확인할 수 없는 경우의 연명의료중단등결정)** ① 법 제18조제1항제2호에서 "행방불명자 등 대통령령으로 정하는 사유에 해당하는 사람"이란 다음 각 호의 어느 하나에 해당하는 사람을 말한다.

1. 경찰관서에 행방불명 사실이 신고된 날부터 1년 이상 경과한 사람
2. 실종선고를 받은 사람
3. 의식불명 또는 이에 준하는 사유로 자신의 의사를 표명할 수 없는 의학적 상태에 있는 사람으로서 해당 의학적 상태에 대하여 전문의 1명 이상의 진단 · 확인을 받은 사람

② 환자가족이 법 제18조제1항제2호에 따라 연명의료중단등결정의 의사표시를 하는 경우 그 가족 중에 제1항 각 호의 어느 하나에 해당하는 사람이 있는 경우에는 해당 사실을 증명할 수 있는 서류를 담당의사에게 제출하여야 한다.

시행규칙 **제14조(환자의 의사를 확인할 수 없는 경우의 연명의료중단등결정 확인 결과 기록)** ① 법 제18조제1항 각 호 외의 부분 본문에 따라 담당의사 또는 해당 분야의 전문의가 환자의 연명의료중단등결정을 확인하는 경우에는 가족관계증명서 등 해당 환자의 가족임을 증명할 수 있는 서류를 확인해야 한다.

② 법 제18조제1항제1호 및 제2호에 따라 연명의료중단등결정을 확인한 담당의사 및 해당 분야 전문의는 별지 제12호서식에 따라 그 확인 결과를 기록하여야 한다.

② 제1항제1호 · 제2호에 따라 연명의료중단등결정을 확인한 담당의사 및 해당 분야의 전문의는 보건복지부령으로 정하는 바에 따라 확인 결과를 기록(전자문서로 된 기록을 포함한다)하여야 한다.

>> 참고 - [연명의료중단 등 결정의 절차]

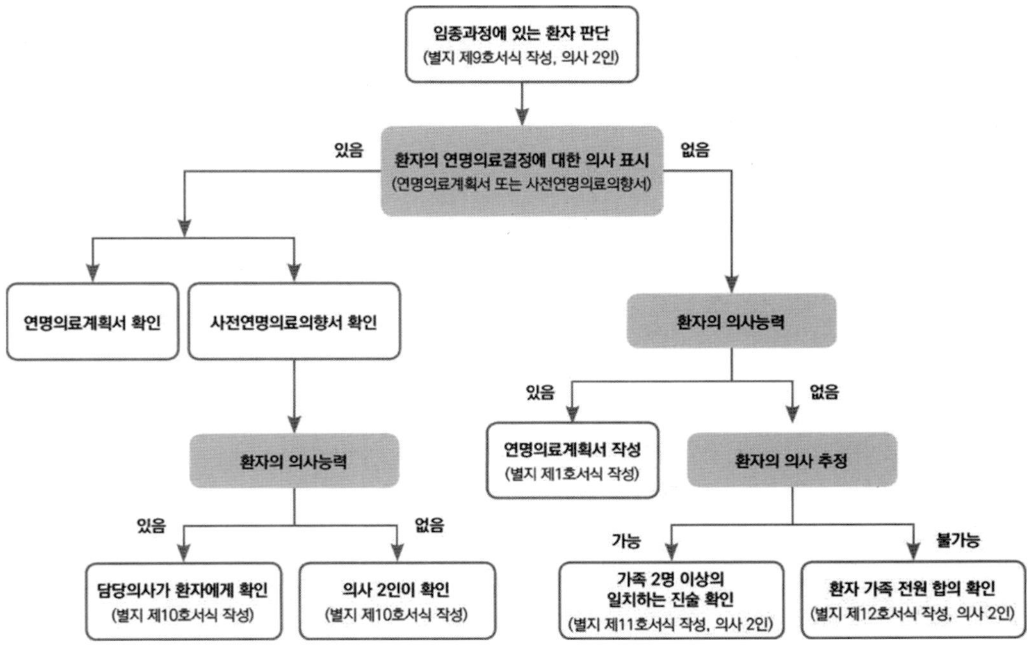

출처: 의료기관용 연명의료결정제도 안내(보건복지부, 2019. 6.)

제19조(연명의료중단등결정의 이행 등) ① 담당의사는 제15조 각 호의 어느 하나에 해당하는 환자에 대하여 즉시 연명의료중단등결정을 이행하여야 한다.

② 연명의료중단등결정 이행 시 통증 완화를 위한 의료행위와 영양분 공급, 물 공급, 산소의 단순 공급은 시행하지 아니하거나 중단되어서는 아니 된다.

③ 담당의사가 연명의료중단등결정의 이행을 거부할 때에는 해당 의료기관의 장은 윤리위원회의 심의를 거쳐 담당의사를 교체하여야 한다. 이 경우 의료기관의 장은 연명의료중단등결정의 이행 거부를 이유로 담당의사에게 해고나 그 밖에 불리한 처우를 하여서는 아니 된다.

④ 담당의사는 연명의료중단등결정을 이행하는 경우 그 과정 및 결과를 기록(전자문서로 된 기록을 포함한다)하여야 한다.

⑤ 의료기관의 장은 제1항에 따라 연명의료중단등결정을 이행하는 경우 그 결과를 지체 없이 보건복지부령으로 정하는 바에 따라 관리기관의 장에게 통보하여야 한다.

▶ 과태료: 500만원 이하의 과태료(연명의료중단등결정의 이행 결과를 관리기관의 장에게 알리지 아니한 자)

제20조(기록의 보존) 의료기관의 장은 연명의료중단등결정 및 그 이행에 관한 다음 각 호의 기록을 연명의료중단등결정 이행 후 10년 동안 보존하여야 한다.

1. 제10조에 따라 작성된 연명의료계획서
2. 제16조에 따라 기록된 임종과정에 있는 환자 여부에 대한 담당의사와 해당 분야 전문의 1명의 판단 결과
3. 제17조제1항제1호 및 제2호에 따른 연명의료계획서 또는 사전연명의료의향서에 대한 담당의사 및 해당 분야 전문의의 확인 결과
4. 제17조제1항제3호에 따른 환자가족의 진술에 대한 자료 · 문서 및 그에 대한 담당의사와 해당 분야 전문의의 확인 결과
5. 제18조제1항제1호 · 제2호에 따른 의사표시에 대한 자료 · 문서 및 그에 대한 담당의사와 해당 분야 전문의의 확인 결과
6. 제19조제4항에 따라 기록된 연명의료중단등결정 이행의 결과
7. 그 밖에 연명의료중단등결정 및 그 이행에 관한 중요한 기록으로서 대통령령으로 정하는 사항

▶ 벌 칙: 3년 이하의 징역 또는 3천만원 이하의 벌금(기록을 허위로 기록한 자)

▶ 벌 칙: 300만원 이하의 벌금(기록을 보존하지 아니한 자)

제20조의2(교육명령) ① 보건복지부장관은 의료인이 과실로 제20조 각 호에 따른 기록을 허위로 작성한 경우 그 의료기관의 장에게 해당 의료기관의 의료인에 대한 교육을 명할 수 있다.

② 제1항에 따른 교육명령의 세부절차, 교육기관, 교육 방법 및 내용 등에 필요한 사항은 보건복지부령으로 정한다.

[본조신설 2025. 4. 1.]

제4장 호스피스·완화의료

제21조(호스피스사업) ① 보건복지부장관은 호스피스를 위하여 다음 각 호의 사업을 실시하여야 한다.

1. 말기환자등의 적정한 통증관리 등 증상 조절을 위한 지침 개발 및 보급
2. 입원형, 자문형, 가정형 호스피스의 설치 및 운영, 그 밖에 다양한 호스피스 유형의 정책개발 및 보급
3. 호스피스의 발전을 위한 연구 · 개발 사업
4. 제25조에 따른 호스피스전문기관의 육성 및 호스피스 전문 인력의 양성
5. 말기환자등과 그 가족을 위한 호스피스 교육프로그램의 개발 및 보급
6. 호스피스 이용 환자의 경제적 부담능력 등을 고려한 의료비 지원사업
7. 말기환자, 호스피스의 현황과 관리실태에 관한 자료를 지속적이고 체계적으로 수집 · 분석하여 통계를 산출하기 위한 등록 · 관리 · 조사 사업(이하 "등록통계사업"이라 한다)
8. 호스피스에 관한 홍보
9. 그 밖에 보건복지부장관이 필요하다고 인정하는 사업

② 보건복지부장관은 제1항 각 호에 따른 사업을 대통령령으로 정하는 바에 따라 관계 전문기관 및 단체에 위탁할 수 있다.

시행령 **제12조(호스피스·완화의료 사업의 위탁)** ① 보건복지부장관은 법 제21조제2항에 따라 같은 조 제1항에 따른 사업을 다음 각 호의 어느 하나에 해당하는 전문기관 또는 단체에 위탁할 수 있다.

1. 법 제23조제1항 각 호 외의 부분 전단에 따른 중앙호스피스센터(이하 "중앙센터"라 한다)
2. 법 제24조제1항 각 호 외의 부분 전단에 따른 권역별호스피스센터(이하 "권역별센터"라 한다)
3. 「공공기관의 운영에 관한 법률」 제4조에 따른 공공기관 중 그 설립 목적이 보건의료와 관련되는 공공기관
4. 위탁업무 수행에 필요한 조직 · 인력 및 전문성 등을 갖춘 기관 · 단체로서 보건복지부장관이 정하여 고시하는 기관 또는 단체

② 보건복지부장관은 법 제21조제2항에 따라 위탁하려는 경우에는 그 위탁 기준 · 절차 및 방법 등에 관한 사항을 미리 공고하여야 한다.

③ 보건복지부장관은 법 제21조제2항에 따라 위탁한 경우에는 그 위탁 내용 및 수탁자 등에 관한 사항을 관보에 고시하고, 보건복지부의 인터넷 홈페이지에 게재하여야 한다.

④ 법 제21조제2항에 따라 위탁받은 전문기관 및 단체는 사업운영계획, 사업운영실적, 재정운영계획 및 재정운영실적 등을 보건복지부장관에게 보고하여야 한다.

⑤ 제2항부터 제4항까지의 규정에 따른 위탁 기준 등의 공고, 위탁 내용 등의 고시 및 위탁업무의 보고 등에 필요한 세부 사항은 보건복지부장관이 정하여 고시한다.

제22조(자료제공의 협조 등) 보건복지부장관은 제21조제1항제7호에 따른 등록통계사업에 필요한 경우 관계 기관 또는 단체에 자료의 제출이나 의견의 진술 등을 요구할 수 있다. 이 경우 자료의 제출 등을 요구받은 자는 정당한 사유가 없으면 이에 따라야 한다.

제23조(중앙호스피스센터의 지정 등) ① 보건복지부장관은 다음 각 호의 업무를 수행하게 하기 위하여 보건복지부령으로 정하는 기준을 충족하는 「의료법」 제3조제2항제3호마목에 따른 종합병원(이하 "종합병원"이라 한다)을 중앙호스피스센터(이하 "중앙센터"라 한다)로 지정할 수 있다. 이 경우 국공립 의료기관을 우선하여 지정한다.

1. 말기환자의 현황 및 진단 · 치료 · 관리 등에 관한 연구
2. 호스피스사업에 대한 정보 · 통계의 수집 · 분석 및 제공
3. 호스피스사업 계획의 작성
4. 호스피스에 관한 신기술의 개발 및 보급
5. 호스피스대상환자에 대한 호스피스 제공
6. 호스피스사업 결과의 평가 및 활용
7. 그 밖에 말기환자 관리에 필요한 사업으로서 보건복지부령으로 정하는 사업

시행규칙 **제16조(중앙호스피스센터의 지정기준)** ① 법 제23조제1항 각 호 외의 부분 전단에서 "보건복지부령으로 정하는 기준"이란 다음 각 호의 기준을 말한다.

1. 법 제25조제1항에 따른 호스피스전문기관(이하 "호스피스전문기관"이라 한다)의 지정을 받을 것
2. 다른 병동과 물리적으로 구분되는 호스피스 · 완화의료(이하 "호스피스"라 한다) 병동을 갖출 것
3. 소관 업무 수행에 필요한 독립된 사무실 · 연구실 및 회의실을 갖출 것
4. 소관 업무 수행에 필요한 독립된 온라인정보시스템을 갖출 것
5. 소관 업무를 전문적으로 수행할 수 있는 1개 이상의 전담부서와 10명 이상의 전담인력을 갖출 것

② 제1항에 따른 지정기준의 세부 내용 및 운영 등에 필요한 사항은 보건복지부장관이 정하여 고시한다.

② 보건복지부장관은 중앙센터가 제1항 각 호의 사업을 하지 아니하거나 잘못 수행한 경우에는 시정을 명할 수 있다.

③ 보건복지부장관은 중앙센터가 다음 각 호의 어느 하나에 해당하는 경우에는 그 지정을 취소할 수 있다.

1. 제1항에 따른 지정 기준에 미달한 경우
2. 제1항 각 호의 사업을 하지 아니하거나 잘못 수행한 경우
3. 제2항에 따른 시정명령을 따르지 아니한 경우

④ 제1항 및 제3항에 따른 중앙센터 지정 및 지정취소의 기준 · 방법 · 절차 및 운영에 관하여 필요한 사항은 보건복지부령으로 정한다.

시행규칙 **제17조(중앙호스피스센터의 지정 및 지정 취소)** ① 법 제23조제1항에 따른 중앙호스피스센터(이하 "중앙센터"라 한다)의 지정을 받으려는 자는 별지 제14호서식의 중앙호스피스센터(권역별호스피스센터) 지정신청서(전자문서로 된 신청서를 포함한다)에 다음 각 호의 서류(전자문서를 포함한다)를 첨부하여 보건복지부장관에게 제출하여야 한다.

1. 호스피스전문기관 지정서 사본
2. 제16조제1항에 따른 지정기준에 적합함을 증명하는 서류
3. 사업운영계획서 및 재정운용계획서

② 보건복지부장관은 제1항에 따른 지정 신청의 검토를 위하여 필요하다고 인정하는 경우에는 현지 확인을 할 수 있고, 관계 중앙행정기관 또는 지방자치단체의 장에게 자료 또는 의견의 제출 등을 요청할 수 있다.

③ 보건복지부장관은 법 제23조제1항에 따라 중앙센터를 지정한 경우에는 별지 제15호서식의 중앙호스피스센터(권역별호스피스센터) 지정서를 발급한다.

④ 보건복지부장관은 법 제23조제3항에 따라 중앙센터의 지정을 취소하려는 경우에는 그 사유를 명시하여 문서(전자문서를 포함한다)로 통지하여야 한다.

⑤ 제1항부터 제4항까지에서 규정한 사항 외에 중앙센터의 지정 또는 지정 취소의 방법 및 절차 등에 필요한 세부 사항은 보건복지부장관이 정하여 고시한다.

>> 참고 - [국립암센터 중앙호스피스센터]

[호스피스·완화의료 추진 체계]

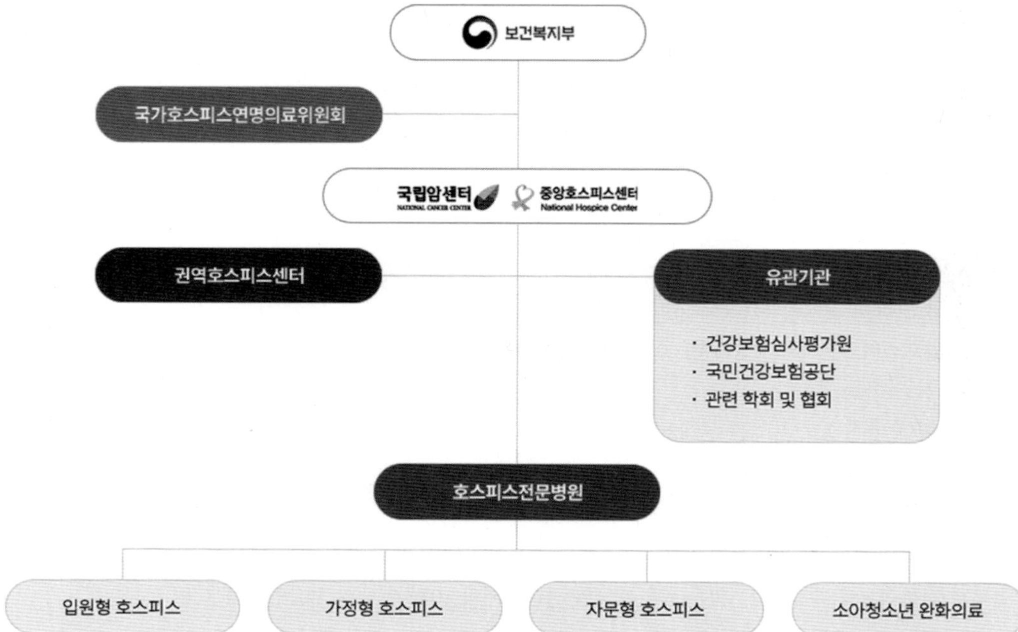

주소: 경기도 고양시 일산동구 일산로 323

웹사이트: https://hospice.go.kr:8444/?menuno=5

국립암센터는 2001년 개원 이래 호스피스 전담부서 운영 및 보건복지부 정책 지원 등을 통해 우리나라 호스피스 · 완화의료제도 발전에 기여하였고, 2016년 연명의료결정법 제정에 의해 중앙호스피스센터로 지정되었다.

제24조(권역별호스피스센터의 지정 등) ① 보건복지부장관은 다음 각 호의 업무를 수행하게 하기 위하여 보건복지부령으로 정하는 기준을 충족하는 종합병원을 권역별호스피스센터(이하 "권역별센터"라 한다)로 지정할 수 있다. 이 경우 국공립 의료기관을 우선하여 지정한다.

1. 말기환자의 현황 및 진단 · 치료 · 관리 등에 관한 연구
2. 해당 권역의 호스피스사업의 지원
3. 해당 권역의 호스피스전문기관들에 관한 의료 지원 및 평가
4. 호스피스대상환자의 호스피스 제공
5. 해당 권역의 호스피스사업에 관련된 교육 · 훈련 및 지원 업무
6. 해당 권역의 호스피스에 관한 홍보
7. 말기환자 등록통계자료의 수집 · 분석 및 제공
8. 그 밖에 말기환자 관리에 필요한 사업으로서 보건복지부령으로 정하는 사업

② 보건복지부장관은 권역별센터가 제1항 각 호의 사업을 하지 아니하거나 잘못 수행한 경우에는 시정을 명할 수 있다.

③ 보건복지부장관은 권역별센터가 다음 각 호의 어느 하나에 해당하는 경우에는 그 지정을 취소할 수 있다.

1. 제1항에 따른 지정 기준에 미달한 경우
2. 제1항 각 호의 사업을 하지 아니하거나 잘못 수행한 경우
3. 제2항에 따른 시정명령을 따르지 아니한 경우

④ 제1항 및 제3항에 따른 권역별센터 지정 및 지정취소의 기준 · 방법 · 절차 및 운영에 관하여 필요한 사항은 보건복지부령으로 정한다.

시행규칙 **제18조(중앙호스피스센터의 운영)** ① 중앙센터의 장은 소관 업무의 수행을 위하여 필요하다고 인정하는 경우에는 지방자치단체의 장 또는 보건의료 관계 기관 · 단체 · 전문가 등에게 자료 또는 의견의 제출 등을 요청할 수 있다.

② 중앙센터의 장은 소관 업무의 원활한 수행을 위하여 보건복지부장관이 정하는 바에 따라 법 제24조제1항에 따른 권역별호스피스센터(이하 "권역별센터"라 한다) 및 호스피스전문기관 등과 필요한 협조체계를 구축 · 운영하여야 한다.

③ 중앙센터의 장은 매년 사업운영계획, 사업운영실적, 재정운용계획 및 재정집행내역 등을 보건복지부장관에게 보고하여야 한다.

④ 제1항부터 제3항까지에서 규정한 사항 외에 중앙센터의 운영에 필요한 세부 사항은 보건복지부장관이 정하여 고시한다.

시행규칙 **제19조(권역별호스피스센터의 지정 및 운영 등)** ① 법 제24조제1항 각 호 외의 부분 전단에 따른 권역별센터의 지정기준에 관하여는 제16조를 준용한다. 이 경우 제16조제1항제5호에 따른 "10명 이상의 전담인력"은 "4명 이상의 전담인력"으로 본다.

② 보건복지부장관은 법 제24조제1항에 따라 권역별센터를 지정할 경우에는 특별시 · 광역시 · 특별자치시 · 도 · 특별자치도(이하 "시 · 도"라 한다)별로 1개의 권역별센터를 지정한다. 다만, 해당 시 · 도의 의료자원 분포 및 주민 수 등을 고려하여 2개 이상의 시 · 도를 통합하여 1개의 권역별센터를 지정하거나 1개 시 · 도에 2개 이상의 권역별센터를 지정할 수 있다.

③ 권역별센터의 지정 또는 지정 취소의 절차 및 방법 등에 관하여는 제17조를 준용하고, 권역별센터의 운영에 관하여는 제18조를 준용한다.

제25조(호스피스전문기관의 지정 등) ① 보건복지부장관은 호스피스대상환자를 대상으로 호스피스전문기관을 설치 · 운영하려는 의료기관 중 보건복지부령으로 정하는 시설 · 인력 · 장비 등의 기준을 충족하는 의료기관을 입원형, 자문형, 가정형으로 구분하여 호스피스전문기관으로 지정할 수 있다.

시행규칙 **제20조(호스피스전문기관의 지정)** ① 법 제25조제1항에 따른 호스피스전문기관의 지정기준은 별표 2와 같다.

시행규칙 [별표 2]

호스피스전문기관의 지정기준
(제20조제1항 관련)

1. 인력 기준
   가. 입원형 호스피스전문기관
      1) 의사 또는 한의사: 호스피스 병동의 연평균 1일 입원환자 20명당 전문의 1명 이상. 이 경우 소수점 이하는 올림한다.
      2) 간호사: 호스피스 병동의 연평균 1일 입원환자 2명당 간호사 1명 이상. 이 경우 소수점 이하는 올림한다.
      3) 사회복지사: 호스피스 병동 당 1급 사회복지사(「사회복지사업법」 제11조에 따른 사회복지사를 말한다. 이하 같다) 1명 이상
   나. 가정형 호스피스전문기관
      1) 의사 또는 한의사: 전문의 1명 이상
      2) 간호사: 호스피스전문간호사, 가정전문간호사 또는 호스피스전문기관에서 2년 이상 호스피스 업무에 종사한 경력이 있는 간호사를 1명 이상 둘 것
      3) 사회복지사: 1급 사회복지사 1명 이상
   다. 자문형 호스피스전문기관
      1) 의사 또는 한의사: 전문의 1명 이상
      2) 간호사: 호스피스전문간호사, 종양전문간호사 또는 호스피스전문기관에서 2년 이상 호스피스 업무에 종사한 경력이 있는 간호사를 1명이상 둘 것
      3) 사회복지사: 1급 사회복지사 1명 이상

2. 교육이수 기준
   가. 제1호가목에 따른 인력(호스피스전문간호사를 제외한다)은 보건복지부장관이 인정하는 60시간 이상의 호스피스 교육을 이수하였을 것
   나. 제1호나목 및 다목에 따른 인력(호스피스전문간호사를 제외한다)은 보건복지부장관이 인정하는 76시간 이상의 호스피스 교육을 이수하고, 호스피스전문간호사는 보건복지부장관이 인정하는 16시간의 호스피스 교육을 이수하였을 것

3. 시설 기준

가. 입원형 호스피스전문기관

구 분	수량	설치 기준
병동	1개 이상	병동 당 병상 수는 29병상 이하로 할 것
입원실	3개 이상	1) 입원실 당 병상 수는 4병상 이하로 할 것 2) 1인용 입원실은 1개 이상 둘 것 3) 입원실 면적은 1병상 당 6.3제곱미터 이상으로 할 것 4) 흡인기(吸引器) 및 산소발생기, 욕창방지용품, 휠체어, 이동형 침대, 손씻기 시설 및 보건복지부장관이 정하는 환기시설을 설치할 것 5) 남성용 또는 여성용 입원실을 구분하여 설치할 것
간호사실	1개 이상	병동의 각 층마다 1개 이상 설치할 것
처치실	1개 이상	다른 시설과 구분되는 독립된 공간에 설치할 것
임종실	1개 이상	다른 시설과 구분되는 독립된 공간에 설치할 것
상담실	1개 이상	다른 시설과 구분되는 독립된 공간에 설치할 것
가족실	1개 이상	다른 시설과 구분되는 독립된 공간에 설치할 것
목욕실	1개 이상	목욕실 바닥은 문턱이 없고 미끄럼을 방지할 수 있도록 할 것
화장실	2개 이상	남성용 또는 여성용 화장실을 구분하여 설치할 것
이동시설	1개 이상	2층 이상인 병동에는 환자의 이동이 가능한 엘리베이터(휠체어 리프트를 포함한다)를 설치할 것
안전시설		1) 입원실, 목욕실 및 화장실에는 간호사실로 연락가능한 통신장치를 각각 설치할 것 2) 병동의 복도·계단·화장실 및 목욕실에는 보건복지부장관이 정하는 안전손잡이를 각각 설치할 것

나. 가정형 호스피스전문기관

구 분	수량	설치 기준
상담실	1개 이상	다른 시설과 구분되는 독립된 공간에 설치할 것
사무실	1개 이상	다른 시설과 구분되는 독립된 공간에 설치할 것
이동차량	1개 이상	가정 방문용 차량을 구비할 것

다. 자문형 호스피스전문기관

구 분	수량	설치 기준
임종실	1개 이상	다른 시설과 구분되는 독립된 공간에 설치할 것
상담실	1개 이상	다른 시설과 구분되는 독립된 공간에 설치할 것

4. 운영 기준

가. 제1호에 따른 인력 중 간호사 및 사회복지사는 호스피스 업무에만 전담할 것. 다만, 자문형 호스피스전문기관에 배치되는 사회복지사는 그러하지 아니한다.

나. 입원형 호스피스전문기관의 경우에는 당직의사 근무 체계와 간호사의 24시간 근무 체계를 갖추어 운영할 것

다. 별지 제20호서식에 따른 호스피스 · 완화의료 이용동의서를 상담실에 비치할 것

라. 제1호에 따른 인력은 보건복지부장관이 인정하는 연간 4시간 이상의 호스피스 보수교육을 받을 것

비 고

1. 입원형 및 가정형을 함께 운영하는 호스피스전문기관이나 입원형 및 자문형을 함께 운영하는 호스피스전문기관의 경우에는 위 표 제1호나목3) · 다목3)에 따른 사회복지사 인력기준에도 불구하고 입원형 호스피스전문기관에 소속된 사회복지사를 겸임 배치할 수 있다.
2. 입원형 · 가정형 및 자문형을 모두 운영하는 호스피스전문기관의 경우에는 위 표 제1호다목3)에 따른 사회복지사 인력기준에도 불구하고 입원형 또는 가정형 호스피스전문기관에 소속된 사회복지사를 자문형 호스피스전문기관에 겸임배치할 수 있다.
3. 자문형 호스피스전문기관의 경우 해당 호스피스전문기관으로 지정된 의료기관에 소속된 다른 사회복지사가 있는 때에는 위 표 제1호다목3)에도 불구하고 해당 사회복지사를 겸임 배치할 수 있다.
4. 호스피스전문기관으로 지정된 후 위 표 제1호가목에 따른 인력의 결원에 따라 새로운 인력을 채용하는 경우 해당 채용 인력이 위 표 제2호에 따른 교육이수 기준을 충족하지 못하는 때에는 그 채용 후 3개월 이내에 위 표 제2호에 따른 교육이수 기준을 충족하게 할 수 있다.
5. 입원형 및 가정형을 함께 운영하는 호스피스전문기관, 입원형 및 자문형을 함께 운영하는 호스피스전문기관 또는 입원형 · 가정형 및 자문형을 모두 함께 운영하는 호스피스전문기관의 경우에는 위 표 제3호나목 및 다목에 따른 임종실 및 상담실의 설치 기준에도 불구하고 입원형 호스피스전문기관에 설치된 임종실 및 상담실을 대체하여 사용할 수 있다.
6. 가정형 및 자문형을 함께 운영하는 호스피스전문기관의 경우에는 위 표 제3호나목 및 다목에 따른 상담실의 설치 기준에도 불구하고 상담실을 1개만 설치할 수 있다.
7. 자문형 호스피스전문기관의 경우 위 표 제3호다목에 따른 임종실 설치 기준에도 불구하고 해당 호스피스전문기관으로 지정된 의료기관의 1인용 입원실을 임종실로 대체하여 사용할 수 있다.

② 법 제25조제2항에 따라 호스피스전문기관으로 지정받으려는 자는 별지 제16호서식의 호스피스전문기관 지정신청서(전자문서로 된 신청서를 포함한다)에 다음 각 호의 서류(전자문서를 포함한다)를 첨부하여 보건복지부장관에게 신청하여야 한다.

1. 의료기관 개설신고증명서 또는 개설허가증 사본
2. 별표 2에 따른 지정기준에 적합함을 증명하는 서류
3. 사업운영계획서
4. 최근 6개월 간 호스피스 진료실적보고서
5. 「의료법 시행규칙」 제64조의5에 따른 의료기관 인증서 사본(인증을 받은 경우만 해당한다)

③ 보건복지부장관은 제1항에 따른 지정 신청의 검토를 위하여 필요하다고 인정하는 경우에는 현지 확인을 할 수 있고, 지방자치단체의 장에게 필요한 협조를 요청할 수 있다.

④ 보건복지부장관은 법 제25조제1항에 따라 호스피스전문기관을 지정한 경우에는 별지 제17호서식의 호스피스전문기관 지정서를 발급하고 그 지정 사실을 보건복지부 인터넷 홈페이지에 게재하여야 한다.

⑤ 제1항부터 제4항까지에서 규정한 사항 외에 호스피스전문기관의 지정절차 및 지정방법 등에 필요한 세부 사항은 보건복지부장관이 정하여 고시한다.

② 제1항에 따라 지정을 받으려는 의료기관은 보건복지부령으로 정하는 바에 따라 보건복지부장관에게 신청하여야 한다.

③ 보건복지부장관은 제1항에 따라 지정받은 호스피스전문기관(이하 "호스피스전문기관"이라 한다)에 대하여 제29조에 따른 평가결과를 반영하여 호스피스사업에 드는 비용의 전부 또는 일부를 차등 지원할 수 있다.

④ 제1항 및 제2항에서 규정한 사항 외에 호스피스전문기관의 지정에 필요한 사항은 보건복지부령으로 정한다.

제26조(변경·폐업 등 신고) ① 호스피스전문기관의 장은 보건복지부령으로 정하는 인력 · 시설 · 장비 등 중요한 사항을 변경하려는 경우 보건복지부장관에게 그 변경사항을 신고하여야 한다.

② 호스피스전문기관의 장은 호스피스사업을 폐업 또는 휴업하려는 경우 보건복지부장관에게 미리 신고하여야 한다.

③ 제1항 및 제2항에 따른 신고의 절차 등에 필요한 사항은 보건복지부령으로 정한다.

▶ 과태료: 200만원 이하의 과태료(폐업 또는 휴업 등의 변경 사항을 신고하지 아니한 자)

시행규칙 **제21조(호스피스전문기관의 변경 신고 등)** ① 법 제26조제1항에 따라 호스피스전문기관이 다음 각 호의 사항을 변경하려는 경우에는 별지 제18호서식의 호스피스전문기관 변경신고서(전자문서로 된 신고서를 포함한다)에 해당 변경사항을 확인할 수 있는 서류(전자문서를 포함한다)를 첨부하여 보건복지부장관에게 제출하여야 한다.

1. 호스피스전문기관의 소재지
2. 호스피스전문기관의 대표자
3. 별표 2에 따른 인력 및 시설(입원실 · 임종실 · 상담실 · 가족실 및 목욕실만 해당한다)
4. 별표 2에 따른 호스피스 병동 전체의 병상 수 또는 입원실의 병상 수

② 법 제26조제2항에 따라 호스피스전문기관의 장이 폐업 또는 휴업하려는 경우에는 별지 제19호서식의 호스피스전문기관 휴업 · 폐업 신고서(전자문서로 된 신고서를 포함한다)에 다음 각 호의 서류(전자문서를 포함한다)를 첨부하여 보건복지부장관에게 제출하여야 한다.

1. 호스피스전문기관 지정서
2. 해당 호스피스전문기관의 입원환자에 대한 조치계획서

③ 제1항 및 제2항에서 규정한 사항 외에 호스피스전문기관의 변경 또는 폐업 · 휴업 신고의 절차 및 방법 등에 필요한 세부 사항은 보건복지부장관이 정하여 고시한다.

제27조(의료인의 설명의무) ① 호스피스전문기관의 의료인은 호스피스대상환자나 그 가족 등에게 호스피스의 선택과 이용 절차에 관하여 설명하여야 한다.

② 호스피스전문기관의 의사 또는 한의사는 호스피스를 시행하기 전에 치료 방침을 호스피스대상환자나 그 가족에게 설명하여야 하며, 호스피스대상환자나 그 가족이 질병의 상태에 대하여 알고자 할 때에는 이를 설명하여야 한다.

제28조(호스피스의 신청) ① 호스피스대상환자가 호스피스전문기관에서 호스피스를 이용하려는 경우에는 호스피스 이용동의서(전자문서로 된 동의서를 포함한다)와 의사가 발급하는 호스피스대상환자임을 나타내는 의사소견서(전자문서로 된 소견서를 포함한다)를 첨부하여 호스피스전문기관에 신청하여야 한다.

② 호스피스대상환자가 의사결정능력이 없을 때에는 미리 지정한 지정대리인이 신청할 수 있고 지정대리인이 없을 때에는 제17조제1항제3호 각 목의 순서대로 신청할 수 있다.

③ 호스피스대상환자는 언제든지 직접 또는 대리인을 통하여 호스피스의 신청을 철회할 수 있다.

④ 호스피스의 신청 및 철회 등에 필요한 사항은 보건복지부령으로 정한다.

시행규칙 **제22조(호스피스의 신청 및 철회)** ① 법 제28조제1항에 따른 호스피스 이용동의서는 별지 제20호서식과 같다.

② 법 제28조제2항에 따라 지정대리인이 호스피스 이용을 신청하는 경우에는 대리권의 지정에 관한 증명서류를, 법 제17조제1항제3호에 따른 사람이 신청하는 경우에는 가족관계증명서 등 해당 환자의 가족임을 증명할 수 있는 서류를 호스피스전문기관에 각각 제출해야 한다.

③ 법 제28조제3항에 따라 호스피스대상환자가 호스피스의 신청을 철회하는 경우에는 별지 제20호의2서식의 호스피스 이용 철회서를 제출하거나 구두로 할 수 있다. 다만, 대리인을 통하여 철회하는 경우에는 별지 제20호의2서식의 호스피스 이용 철회서와 대리권을 수여하였음을 증명하는 서류를 함께 제출해야 한다.

④ 호스피스전문기관의 장은 호스피스대상환자 등이 법 제28조제1항부터 제3항까지의 규정에 따른 호스피스의 신청 또는 철회를 위하여 제출한 서류의 내용을 법 제28조의2제1항에 따른 호스피스종합정보시스템(이하 "종합정보시스템"이라 한다)에 등록해야 한다. [신설 2024. 6. 14.]

⑤ 제1항부터 제3항까지에서 규정한 사항 외에 호스피스 신청 및 철회의 방법 · 절차 등에 필요한 세부 사항은 보건복지부장관이 정하여 고시한다.

제28조의2(호스피스종합정보시스템의 구축·운영) ① 보건복지부장관은 호스피스전문기관의 정보 및 호스피스의 신청 등 호스피스에 관한 업무를 전자적으로 처리할 수 있도록 호스피스종합정보시스템(이하 "종합정보시스템"이라 한다)을 구축 · 운영할 수 있다.

② 보건복지부장관은 종합정보시스템의 구축 · 운영에 관한 사무를 수행하기 위하여 불가피한 경우 「개인정보 보호법」 제24조에 따른 고유식별정보가 포함된 자료를 처리할 수 있다. 이 경우 보건복지부장관은 「개인정보 보호법」에 따라 해당 정보를 보호하여야 한다.

③ 보건복지부장관은 기관 간 정보 공유 및 협력체계 구축을 위하여 중앙센터, 권역별센터 및 호스피스전문기관과 필요한 정보연계를 위한 조치를 할 수 있다. 이 경우 정보연계 목적의 범위에서 해당 센터 및 기관은 종합정보시스템을 통하여 연계된 정보를 이용할 수 있다.

④ 종합정보시스템의 구축 · 운영, 종합정보시스템을 통한 호스피스의 이용 신청 등에 필요한 사항은 보건복지부령으로 정한다.

제29조(호스피스전문기관의 평가) ① 보건복지부장관은 호스피스의 질을 향상시키기 위하여 호스피스전문기관에 대하여 다음 각 호의 사항을 평가할 수 있다.

1. 시설 · 인력 및 장비 등의 질과 수준
2. 호스피스 질 관리 현황
3. 그 밖에 보건복지부령으로 정하는 사항

② 호스피스전문기관의 평가 시기 · 범위 · 방법 · 절차 등에 필요한 사항은 보건복지부령으로 정한다.

③ 보건복지부장관은 제1항에 따른 평가결과를 보건복지부령으로 정하는 바에 따라 공개할 수 있으며, 지원 및 감독에 반영할 수 있다.

④ 보건복지부장관은 제1항에 따른 평가업무를 대통령령으로 정하는 바에 따라 관계 전문기관 또는 단체에 위탁할 수 있다.

시행령 **제13조(호스피스전문기관 평가업무 위탁)** ① 보건복지부장관은 법 제29조제4항에 따라 법 제25조제1항에 따라 지정받은 호스피스전문기관(이하 "호스피스전문기관"이라 한다)의 평가업무를 다음 각 호의 어느 하나에 해당하는 전문기관 또는 단체에 위탁할 수 있다.

1. 중앙센터
2. 「공공기관의 운영에 관한 법률」 제4조에 따른 공공기관 중 그 설립 목적이 보건의료와 관련되는 공공기관
3. 위탁업무 수행에 필요한 조직 · 인력 및 전문성 등을 갖춘 기관 · 단체로서 보건복지부장관이 정하여 고시하는 기관 또는 단체

② 보건복지부장관은 법 제29조제4항에 따라 호스피스전문기관 평가업무를 위탁하는 경우 그 위탁 기준 등의 공고, 위탁 내용 등의 고시 및 위탁업무의 보고 등에 관하여는 제12조제2항부터 제5항까지의 규정을 준용한다.

제30조(호스피스전문기관의 지정 취소 등) ① 보건복지부장관은 호스피스전문기관이 다음 각 호의 어느 하나에 해당하는 경우 그 지정을 취소하거나, 6개월 이내의 기간을 정하여 호스피스 업무의 정지를 명할 수 있다. 다만, 제1호에 해당하는 경우에는 그 지정을 취소하여야 한다.

1. 거짓이나 그 밖의 부정한 방법으로 지정을 받은 경우
2. 제25조제1항에 따른 지정 기준에 미달한 경우
3. 정당한 사유 없이 제29조에 따른 평가를 거부한 경우

② 제1항에 따른 호스피스전문기관 지정 취소의 기준 · 방법 · 절차 및 운영에 필요한 사항은 보건복지부령으로 정한다.

③ 제1항에 따라 지정이 취소된 호스피스전문기관은 지정이 취소된 날부터 2년 이내에는 호스피스전문기관으로 지정받을 수 없다.

제5장 보칙

제31조(민감정보 및 고유식별정보의 처리) 관리기관, 등록기관, 의료기관, 중앙센터, 권역별센터, 호스피스전문기관, 담당의사 및 해당 분야 전문의는 이 법에서 정한 연명의료의 결정 및 호스피스에 관한 사무를 수행하기 위하여 불가피한 경우 「개인정보 보호법」 제23조에 따른 건강에 관한 정보 및 같은 법 제24조에 따른 고유식별정보가 포함된 자료를 처리할 수 있다.

시행령 **제14조(민감정보 및 고유식별정보의 처리)** ① 보건복지부장관(제12조제1항 및 제13조제1항에 따라 보건복지부장관의 업무를 위탁받은 자를 포함한다), 중앙센터의 장(제3호의 사무만 해당한다), 권역별센터의 장(제5호의 사무만 해당한다) 또는 호스피스전문기관(제6호의2의 사무만 해당한다)은 다음 각 호의 사무를 수행하기 위하여 불가피한 경우 「개인정보 보호법」 제23조에 따른 건강에 관한 정보, 같은 법 시행령 제19조에 따른 주민등록번호, 여권번호 또는 외국인등록번호가 포함된 자료를 처리할 수 있다.

1. 법 제21조제1항에 따른 호스피스 · 완화의료를 위한 사업의 실시에 관한 사무
2. 중앙센터의 지정에 관한 사무
3. 법 제23조제1항제1호 · 제2호 · 제5호 및 제6호에 따른 사무
4. 권역별센터의 지정에 관한 사무
5. 법 제24조제1항제1호 · 제4호 및 제7호에 따른 사무
6. 법 제25조제1항 및 제26조제1항에 따른 호스피스전문기관의 지정 · 변경에 관한 사무

6의2. 법 제28조에 따른 호스피스 · 완화의료 이용의 신청 및 철회에 관한 사무

7. 법 제29조에 따른 호스피스전문기관의 평가에 관한 사무

② 담당의사 또는 해당 분야의 전문의(제2호부터 제4호까지의 사무만 해당한다)는 다음 각 호의 사무를 수행하기 위하여 불가피한 경우 「개인정보 보호법」 제23조에 따른 건강에 관한 정보, 같은 법 시행령 제19조에 따른 주민등록번호, 여권번호 또는 외국인등록번호가 포함된 자료를 처리할 수 있다.

1. 법 제10조에 따른 연명의료계획서의 작성 · 변경 · 철회에 관한 사무
2. 법 제16조에 따른 환자가 임종과정에 있는지 여부에 대한 판단결과의 기록에 관한 사무
3. 법 제17조에 따른 연명의료중단등결정에 관한 환자의 의사 확인, 관리기관에 대한 등록조회 및 환자의사 확인결과의 기록에 관한 사무
4. 법 제18조에 따른 연명의료중단등결정에 관한 의사표시의 확인 사무 및 그 확인 결과의 기록에 관한 사무
5. 법 제19조에 따른 연명의료중단등결정의 이행 등에 관한 사무

제32조(정보 유출 금지) 관리기관, 등록기관, 의료기관, 중앙센터, 권역별센터 및 호스피스전문기관에 종사하거나 종사하였던 사람은 연명의료중단등결정 및 그 이행 또는 호스피스 업무상 알게 된 정보를 유출하여서는 아니 된다.

▶ 벌 칙: 3년 이하의 징역 또는 3천만원 이하의 벌금(정보를 유출한 자)

제33조(기록 열람 등) ① 환자가족(이 조에서는 연령을 제한하지 아니한다)은 보건복지부령으로 정하는 바에 따라 관리기관의 장 또는 해당 의료기관의 장에게 환자의 연명의료중단등결정 또는 그 이행에 관한 기록의 열람을 요청할 수 있으며, 이 경우 요청을 받은 자는 정당한 사유가 없으면 사본을 교부하거나 그 내용을 확인할 수 있도록 하여야 한다.

시행규칙 **제25조(기록 열람 등)** ① 법 제33조제1항 전단에 따라 환자가족이 연명의료중단등결정 또는 이행에 관한 기록의 열람을 요청하는 경우에는 별지 제21호서식의 기록열람 신청서(전자문서로 된 신청서를 포함한다)에 다음 각 호의 서류(전자문서를 포함한다)를 첨부하여 관리기관 또는 해당 의료기관의 장에게 제출해야 한다.

1. 열람을 요청하는 사람의 신분증 사본
2. 가족관계증명서 등 해당 환자의 가족임을 증명할 수 있는 서류

② 법 제33조제1항 후단에 따라 관리기관 또는 해당 의료기관의 장이 기록의 열람을 거부하는 경우에는 그 거부사유를 기재한 서면(전자문서를 포함한다)으로 하여야 한다.

③ 제1항 및 제2항에서 규정한 사항 외에 환자의 연명의료중단등결정 또는 그 이행에 관한 기록의 열람 또는 열람 거부의 절차 · 방법 등에 필요한 세부 사항은 보건복지부장관이 정하여 고시한다.

② 제1항에 따른 기록 열람의 범위와 절차 및 열람 거부 등에 관하여 필요한 사항은 보건복지부령으로 정한다.

제34조(보고·조사 등) ① 보건복지부장관 또는 관리기관의 장은 연명의료중단등결정의 이행 또는 호스피스 등과 관련하여 필요하다고 인정하는 경우 등록기관 또는 의료기관의 장 및 그 종사자에게 그 업무에 관하여 필요한 명령을 하거나, 보고 또는 관

련 서류의 제출을 명할 수 있다.

② 보건복지부장관 또는 관리기관의 장은 제1항에 따른 관련 서류 등을 관계 공무원에게 조사하게 할 수 있다. 이 경우 조사를 담당하는 관계 공무원은 그 권한을 표시하는 증표를 지니고 이를 내보여야 한다.

③ 등록기관 또는 의료기관의 장 및 그 종사자는 제1항 및 제2항에 따른 명령 · 조사에 정당한 사유가 없으면 응하여야 한다.

▶ 과태료: 300만원 이하의 과태료(명령에 정당한 사유 없이 응하지 아니한 자)

제35조(청문) 보건복지부장관은 다음 각 호의 어느 하나에 해당하는 처분을 하고자 하는 경우에는 청문을 하여야 한다.

1. 제13조에 따른 등록기관의 지정 취소
2. 제30조에 따른 호스피스전문기관의 지정 취소

제36조(유사명칭의 사용금지) 이 법에 따른 관리기관, 등록기관, 중앙센터, 권역별센터 또는 호스피스전문기관이 아니면 국립연명의료관리기관, 사전연명의료의향서 등록기관, 중앙호스피스센터, 권역별호스피스센터, 호스피스전문기관 또는 이와 유사한 명칭을 사용하지 못한다.

▶ 과태료: 200만원 이하의 과태료(국립연명의료관리기관, 사전연명의료의향서 등록기관, 중앙호스피스센터, 권역별호스피스센터, 호스피스전문기관 또는 이와 유사한 명칭을 사용한 자)

제37조(보험 등의 불이익 금지) 이 법에 따른 연명의료중단등결정 및 그 이행으로 사망한 사람과 보험금수령인 또는 연금수급자를 보험금 또는 연금급여 지급 시 불리하게 대우하여서는 아니 된다.

제38조(연명의료 결정 등 비용의 부담) 제10조에 따른 연명의료계획서 작성, 제16조에 따른 임종과정에 있는 환자인지 여부에 대한 판단 및 제28조에 따른 호스피스의 신청을 위한 의사소견서 발급 및 호스피스의 이용 등에 따른 비용은 「국민건강보험법」에서 정하는 바에 따른다. 다만, 「국민건강보험법」에서 규정하지 아니한 비용은 보건복지부령으로 정하는 바에 따른다.

제6장 벌칙

제39조(벌칙) 다음 각 호의 어느 하나에 해당하는 자는 3년 이하의 징역 또는 3천만원 이하의 벌금에 처한다.

1. 삭제
2. 제20조 각 호에 따른 기록을 허위로 기록한 자
3. 제32조를 위반하여 정보를 유출한 자

제40조(벌칙) ① 다음 각 호의 어느 하나에 해당하는 자는 1년 이하의 징역 또는 1천만원 이하의 벌금에 처한다.

1. 제11조제1항을 위반하여 보건복지부장관으로부터 지정받지 아니하고 사전연명의료의향서의 등록에 관한 업무를 한 자
2. 임종과정에 있는 환자에 대하여 제17조에 따른 환자의 의사 또는 제18조에 따른 연명의료중단등결정에 반하여 연명의료를 시행하지 아니하거나 중단한 자

② 제20조 각 호에 따른 기록을 보존하지 아니한 자는 300만원 이하의 벌금에 처한다.

제41조(자격정지의 병과) 이 법을 위반한 자를 유기징역에 처할 경우에는 7년 이하의 자격정지를 병과할 수 있다.

제42조(양벌규정) 법인의 대표자나 법인 또는 개인의 대리인, 사용인, 그 밖의 종업원이 그 법인 또는 개인의 업무에 관하여 제39조 또는 제40조의 어느 하나에 해당하는 위반행위를 하면 그 행위자를 벌하는 외에 그 법인 또는 개인에게도 해당 조문의 벌금형을 과(科)한다. 다만, 법인 또는 개인이 그 위반행위를 방지하기 위하여 해당 업무에 관하여 상당한 주의와 감독을 게을리하지 아니한 경우에는 그러하지 아니하다.

제43조(과태료) ① 다음 각 호의 어느 하나에 해당하는 자에게는 500만원 이하의 과태료를 부과한다.

1. 제14조제1항을 위반하여 윤리위원회를 설치하지 아니한 자

2. 제19조제5항을 위반하여 연명의료중단등결정의 이행 결과를 관리기관의 장에게 알리지 아니한 자

② 다음 각 호의 어느 하나에 해당하는 자에게는 300만원 이하의 과태료를 부과한다.

1. 제11조제3항을 위반하여 업무 수행 결과를 기록 · 보관 또는 보고하지 아니한 자
2. 제34조제3항에 따른 명령에 정당한 사유 없이 응하지 아니한 자

③ 다음 각 호의 어느 하나에 해당하는 자에게는 200만원 이하의 과태료를 부과한다.

1. 제11조제5항 및 제26조를 위반하여 폐업 또는 휴업 등의 변경 사항을 신고하지 아니한 자
2. 제11조제6항 및 제13조제3항에 따른 기록이관 의무를 하지 아니한 자
3. 제36조를 위반하여 국립연명의료관리기관, 사전연명의료의향서 등록기관, 중앙호스피스센터, 권역별호스피스센터, 호스피스전문기관 또는 이와 유사한 명칭을 사용한 자

④ 제1항부터 제3항까지의 규정에 따른 과태료는 대통령령으로 정하는 바에 따라 보건복지부장관이 부과 · 징수한다.

연세대학교 안형준 교수

06 국민건강보험법

➡ 학습 길잡이

국민건강보험법은 국민의 질병 · 부상 등에 대해 보험급여를 실시함으로써 국민보건 향상과 사회보장 증진에 기여하는 것을 목적으로 합니다. 국민건강보험법의 역사는 1977년 의료보험법의 시행으로 시작되었습니다. 초기에는 공무원과 사립학교 교직원을 대상으로 제한적인 보험제도로 출발했으나, 1989년 7월 전 국민을 대상으로 하는 의료보험 제도가 완성되었습니다. 이후 2000년 7월 국민건강보험법으로 개정되어 국민건강보험공단이 설립되었고, 통합적인 건강보험 운영체제가 마련되었습니다. 법의 시행과 개정 과정에서 보험료 산정, 급여 범위, 본인부담금 등 다양한 정책이 도입되며 오늘날의 체계를 갖추게 되었습니다. 현재의 건강보험 제도는 모든 국민을 대상으로 하며, 보험 가입자는 직장가입자와 지역가입자로 구분됩니다. 주요 급여는 요양급여, 건강검진, 임신 · 출산급여, 간병급여 등으로 구성되며, 필요시 추가적인 혜택을 제공합니다. 최근에는 고령화 사회에 대응한 정책과 보험 사각지대 해소를 위한 노력이 강화되고 있습니다.

국민건강보험법에 대한 전반적인 이해와 국가시험 대비를 위해 법의 목적, 적용대상과 보험료 산정, 급여의 종류와 제한, 본인부담금 제도, 국민건강보험공단과 건강보험심사평가원의 역할 등에 중점을 두어 학습하면 효과적입니다.

➡ 학습 목표

1. 국민건강보험법의 목적을 설명할 수 있다.
2. 국민건강보험법상에 정의된 용어(근로자, 사용자, 사업장, 공무원, 교직원)에 대하여 설명할 수 있다.
3. 건강보험정책심의위원회의 역할을 설명할 수 있다.
4. 건강보험 가입자의 종류를 분류하고 설명할 수 있다.
5. 건강보험 가입자의 자격의 취득, 변동 및 상실 시기를 설명할 수 있다.
6. 국민건강보험공단의 업무를 설명할 수 있다.
7. 국민건강보험법상 보험급여의 종류를 설명할 수 있다.
8. 요양급여의 종류를 설명할 수 있다.
9. 요양기관의 종류를 설명할 수 있다.
10. 본인일부부담금제도를 설명할 수 있다.
11. 요양급여비용의 산정에 대하여 설명할 수 있다.
12. 요양급여비용의 청구와 지급에 대하여 설명할 수 있다.
13. 요양급여 대상여부의 확인에 대하여 설명할 수 있다.
14. 요양비를 설명할 수 있다.
15. 부가급여에 대하여 설명할 수 있다.
16. 장애인에 대한 특례를 설명할 수 있다.
17. 건강검진에 대하여 설명할 수 있다.
18. 보험급여의 제한 및 정지에 대하여 설명할 수 있다.
19. 부당이득의 징수에 대하여 설명할 수 있다.
20. 건강보험심사평가원의 업무에 대하여 설명할 수 있다.
21. 직장가입자의 보험료 책정원리를 설명할 수 있다.
22. 지역가입자의 보험료 책정원리를 설명할 수 있다.
23. 보수월액과 소득월액에 대하여 설명할 수 있다.
24. 재산보험료부과점수 및 보험료율에 대하여 설명할 수 있다.
25. 보험료 면제 및 경감에 대하여 설명할 수 있다.
26. 보험료의 부담 및 납부의무에 대하여 설명할 수 있다.
27. 국민건강보험공단에 대한 이의신청에 대하여 설명할 수 있다.
28. 심판청구 및 행정소송에 대하여 설명할 수 있다.
29. 보건복지부장관이 명하는 업무정지, 과징금 및 위반사실의 공표에 대하여 설명할 수 있다.

06 국민건강보험법

[시행 2025. 4. 23.] [법률 제20505호, 2024. 10. 22., 일부개정]

제1장 총칙

제1조(목적) 이 법은 국민의 질병 · 부상에 대한 예방 · 진단 · 치료 · 재활과 출산 · 사망 및 건강증진에 대하여 보험급여를 실시함으로써 국민보건 향상과 사회보장 증진에 이바지함을 목적으로 한다.

제2조(관장) 이 법에 따른 건강보험사업은 보건복지부장관이 맡아 주관한다.

제3조(정의) 이 법에서 사용하는 용어의 뜻은 다음과 같다.

1. "근로자"란 직업의 종류와 관계없이 근로의 대가로 보수를 받아 생활하는 사람(법인의 이사와 그 밖의 임원을 포함한다)으로서 공무원 및 교직원을 제외한 사람을 말한다.
2. "사용자"란 다음 각 목의 어느 하나에 해당하는 자를 말한다.
   가. 근로자가 소속되어 있는 사업장의 사업주
   나. 공무원이 소속되어 있는 기관의 장으로서 대통령령으로 정하는 사람
   다. 교직원이 소속되어 있는 사립학교(「사립학교교직원 연금법」 제3조에 규정된 사립학교를 말한다. 이하 이 조에서 같다)를 설립 · 운영하는 자
3. "사업장"이란 사업소나 사무소를 말한다.

시행령 [별표 1]

사용자인 기관장
(제2조 관련)

보험 가입자	가입자
1. 입법부	국회사무총장, 국회도서관장
2. 행정부	가. 감사원장, 대통령비서실장, 국가정보원장, 방송통신위원회위원장 나. 국무조정실장, 공정거래위원회 위원장, 금융위원회 위원장, 국민권익위원회 위원장 다. 중앙행정기관의 장 라. 특별시장, 광역시장, 도지사, 특별자치도지사, 시장, 군수, 구청장(자치구의 구청장을 말한다) 마. 대학교 및 대학의 장, 전문대학의 장 바. 교육감, 교육장
3. 사법부	법원행정처장, 각급 법원 및 법원 지원(支院)의 장
4. 헌법재판소	사무처장
5. 선거관리위원회	중앙선거관리위원회 사무총장, 특별시·광역시·도선거관리위원회, 선거관리위원회 사무처장

4. "공무원"이란 국가나 지방자치단체에서 상시 공무에 종사하는 사람을 말한다.
5. "교직원"이란 사립학교나 사립학교의 경영기관에서 근무하는 교원과 직원을 말한다.

제3조의2(국민건강보험종합계획의 수립 등) ① 보건복지부장관은 이 법에 따른 건강보험(이하 "건강보험"이라 한다)의 건전한 운영을 위하여 제4조에 따른 건강보험정책심의위원회(이하 이 조에서 "건강보험정책심의위원회"라 한다)의 심의를 거쳐 5년마다 국민건강보험종합계획(이하 "종합계획"이라 한다)을 수립하여야 한다. 수립된 종합계획을 변경할 때도 또한 같다.

② 종합계획에는 다음 각 호의 사항이 포함되어야 한다.

1. 건강보험정책의 기본목표 및 추진방향
2. 건강보험 보장성 강화의 추진계획 및 추진방법
3. 건강보험의 중장기 재정 전망 및 운영
4. 보험료 부과체계에 관한 사항
5. 요양급여비용에 관한 사항
6. 건강증진 사업에 관한 사항
7. 취약계층 지원에 관한 사항
8. 건강보험에 관한 통계 및 정보의 관리에 관한 사항
9. 그 밖에 건강보험의 개선을 위하여 필요한 사항으로 대통령령으로 정하는 사항

시행령 **제2조의3(종합계획에 포함될 사항)** 법 제3조의2제2항제9호에서 "대통령령으로 정하는 사항"이란 다음 각 호의 사항을 말한다.

1. 건강보험의 제도적 기반 조성에 관한 사항
2. 건강보험과 관련된 국제협력에 관한 사항
3. 그 밖에 건강보험의 개선을 위하여 보건복지부장관이 특히 필요하다고 인정하는 사항

③ 보건복지부장관은 종합계획에 따라 매년 연도별 시행계획(이하 "시행계획"이라 한다)을 건강보험정책심의위원회의 심의를 거쳐 수립 · 시행하여야 한다.

④ 보건복지부장관은 매년 시행계획에 따른 추진실적을 평가하여야 한다.

⑤ 보건복지부장관은 다음 각 호의 사유가 발생한 경우 관련 사항에 대한 보고서를 작성하여 지체 없이 국회 소관 상임위원회에 보고하여야 한다.

1. 제1항에 따른 종합계획의 수립 및 변경
2. 제3항에 따른 시행계획의 수립
3. 제4항에 따른 시행계획에 따른 추진실적의 평가

⑥ 보건복지부장관은 종합계획의 수립, 시행계획의 수립 · 시행 및 시행계획에 따른 추진실적의 평가를 위하여 필요하다고 인정하는 경우 관계 기관의 장에게 자료의 제출을 요구할 수 있다. 이 경우 자료의 제출을 요구받은 자는 특별한 사유가 없으면 이에 따라야 한다.

⑦ 그 밖에 제1항에 따른 종합계획의 수립 및 변경, 제3항에 따른 시행계획의 수립 · 시행 및 제4항에 따른 시행계획에 따른 추진실적의 평가 등에 필요한 사항은 대통령령으로 정한다.

시행령 **제2조의2(국민건강보험종합계획의 수립 등)** ① 보건복지부장관은 법 제3조의2제1항 전단에 따른 국민건강보험종합계획(이하 "종합계획"이라 한다) 및 같은 조 제3항에 따른 연도별 시행계획(이하 "시행계획"이라 한다)을 수립하는 경우에는 다음 각 호의 구분에 따른 시기까지 수립하여야 한다.

1. 종합계획: 시행 연도 전년도의 9월 30일까지
2. 시행계획: 시행 연도 전년도의 12월 31일까지

② 보건복지부장관은 종합계획 및 시행계획을 수립하거나 변경한 경우에는 다음 각 호의 구분에 따른 방법으로 공표하여야 한다.

1. 종합계획: 관보에 고시
2. 시행계획: 보건복지부 인터넷 홈페이지에 게시

③ 보건복지부장관은 종합계획 및 시행계획을 수립하거나 변경한 경우에는 관계 중앙행정기관의 장, 공단의 이사장 및 법 제62

조에 따른 건강보험심사평가원(이하 "심사평가원"이라 한다)의 원장에게 그 내용을 알려야 한다.

④ 보건복지부장관은 법 제3조의2제4항에 따라 시행계획에 따른 추진실적을 평가한 경우에는 그 평가결과를 다음에 수립하는 종합계획 및 시행계획에 각각 반영하여야 한다.

⑤ 제1항부터 제4항까지에서 규정한 사항 외에 종합계획 또는 시행계획의 수립 · 시행 · 평가 등에 필요한 세부사항은 보건복지부장관이 정하여 고시한다.

제4조(건강보험정책심의위원회) ① 건강보험정책에 관한 다음 각 호의 사항을 심의 · 의결하기 위하여 보건복지부장관 소속으로 건강보험정책심의위원회(이하 "심의위원회"라 한다)를 둔다.

1. 제3조의2제1항 및 제3항에 따른 종합계획 및 시행계획에 관한 사항(의결은 제외한다)
2. 제41조제3항에 따른 요양급여의 기준
3. 제45조제3항 및 제46조에 따른 요양급여비용에 관한 사항
4. 제73조제1항에 따른 직장가입자의 보험료율
5. 제73조제3항에 따른 지역가입자의 보험료율과 재산보험료부과점수당 금액

5의2. 보험료 부과 관련 제도 개선에 관한 다음 각 목의 사항(의결은 제외한다)

가. 건강보험 가입자(이하 "가입자"라 한다)의 소득 파악 실태에 관한 조사 및 연구에 관한 사항

나. 가입자의 소득 파악 및 소득에 대한 보험료 부과 강화를 위한 개선 방안에 관한 사항

다. 그 밖에 보험료 부과와 관련된 제도 개선 사항으로서 심의위원회 위원장이 회의에 부치는 사항

6. 그 밖에 건강보험에 관한 주요 사항으로서 대통령령으로 정하는 사항

시행령 **제3조(심의위원회의 심의·의결사항)** 법 제4조제1항제6호에서 "대통령령으로 정하는 사항"이란 다음 각 호의 사항을 말한다.

1. 제21조제2항에 따른 요양급여 각 항목에 대한 상대가치점수[1]
2. 제22조에 따른 약제 · 치료재료별 요양급여비용의 상한
3. 그 밖에 제23조에 따른 부가급여에 관한 사항 등 법 제5조제1항에 따른 건강보험에 관한 주요사항으로서 법 제4조에 따른 건강보험정책심의위원회(이하 "심의위원회"라 한다)의 위원장이 회의에 부치는 사항

② 심의위원회는 위원장 1명과 부위원장 1명을 포함하여 25명의 위원으로 구성한다.

③ 심의위원회의 위원장은 보건복지부차관이 되고, 부위원장은 제4항제4호의 위원 중에서 위원장이 지명하는 사람이 된다.

④ 심의위원회의 위원은 다음 각 호에 해당하는 사람을 보건복지부장관이 임명 또는 위촉한다.

1. 근로자단체 및 사용자단체가 추천하는 각 2명
2. 시민단체(「비영리민간단체지원법」 제2조에 따른 비영리민간단체를 말한다. 이하 같다), 소비자단체, 농어업인단체 및 자영업자단체가 추천하는 각 1명
3. 의료계를 대표하는 단체 및 약업계를 대표하는 단체가 추천하는 8명
4. 다음 각 목에 해당하는 8명[2]

가. 대통령령으로 정하는 중앙행정기관 소속 공무원 2명

나. 국민건강보험공단의 이사장 및 건강보험심사평가원의 원장이 추천하는 각 1명

다. 건강보험에 관한 학식과 경험이 풍부한 4명

⑤ 심의위원회 위원(제4항제4호가목에 따른 위원은 제외한다)의 임기는 3년으로 한다. 다만, 위원의 사임 등으로 새로 위촉된 위원의 임기는 전임위원 임기의 남은 기간으로 한다.

⑥ 보건복지부장관은 심의위원회가 제1항제5호의2에 따라 심의한 사항을 국회에 보고하여야 한다.

⑦ 심의위원회의 운영 등에 필요한 사항은 대통령령으로 정한다.

1) 특정 진료의 진료비가 얼마인지를 결정하는 데에 매우 중요한 점수임.

2) 결과적으로 치과계는 총 25인의 위원 중 단 1인만큼의 권한만을 가짐.

제2장 가입자

제5조(적용 대상 등) ① 국내에 거주하는 국민은 건강보험의 가입자 또는 피부양자가 된다. 다만, 다음 각 호의 어느 하나에 해당하는 사람은 제외한다.

1. 「의료급여법」에 따라 의료급여를 받는 사람(이하 "수급권자"라 한다)
2. 「독립유공자예우에 관한 법률」 및 「국가유공자 등 예우 및 지원에 관한 법률」에 따라 의료보호를 받는 사람(이하 "유공자등 의료보호대상자"라 한다). 다만, 다음 각 목의 어느 하나에 해당하는 사람은 가입자 또는 피부양자가 된다.
   가. 유공자등 의료보호대상자 중 건강보험의 적용을 보험자에게 신청한 사람
   나. 건강보험을 적용받고 있던 사람이 유공자등 의료보호대상자로 되었으나 건강보험의 적용배제신청을 보험자에게 하지 아니한 사람

② 제1항의 피부양자는 다음 각 호의 어느 하나에 해당하는 사람 중 직장가입자에게 주로 생계를 의존하는 사람으로서 소득 및 재산이 보건복지부령으로 정하는 기준 이하에 해당하는 사람을 말한다.

1. 직장가입자의 배우자
2. 직장가입자의 직계존속(배우자의 직계존속을 포함한다)[3]
3. 직장가입자의 직계비속(배우자의 직계비속을 포함한다)과 그 배우자
4. 직장가입자의 형제 · 자매

③ 제2항에 따른 피부양자 자격의 인정 기준, 취득 · 상실시기 및 그 밖에 필요한 사항은 보건복지부령으로 정한다.

제6조(가입자의 종류) ① 가입자는 직장가입자와 지역가입자로 구분한다.

② 모든 사업장의 근로자 및 사용자와 공무원 및 교직원은 직장가입자가 된다. 다만, 다음 각 호의 어느 하나에 해당하는 사람은 제외한다.[4]

1. 고용 기간이 1개월 미만인 일용근로자
2. 「병역법」에 따른 현역병(지원에 의하지 아니하고 임용된 하사를 포함한다), 전환복무된 사람 및 군간부후보생[5]
3. 선거에 당선되어 취임하는 공무원으로서 매월 보수 또는 보수에 준하는 급료를 받지 아니하는 사람
4. 그 밖에 사업장의 특성, 고용 형태 및 사업의 종류 등을 고려하여 대통령령으로 정하는 사업장의 근로자 및 사용자와 공무원 및 교직원

시행령 **제9조(직장가입자에서 제외되는 사람)** 법 제6조제2항제4호에서 "대통령령으로 정하는 사업장의 근로자 및 사용자와 공무원 및 교직원"이란 다음 각 호의 어느 하나에 해당하는 사람을 말한다.

1. 비상근 근로자 또는 1개월 동안의 소정(所定)근로시간이 60시간 미만인 단시간근로자
2. 비상근 교직원 또는 1개월 동안의 소정근로시간이 60시간 미만인 시간제공무원 및 교직원
3. 소재지가 일정하지 아니한 사업장의 근로자 및 사용자
4. 근로자가 없거나 제1호에 해당하는 근로자만을 고용하고 있는 사업장의 사업주

③ 지역가입자는 직장가입자와 그 피부양자를 제외한 가입자를 말한다.

④ 삭제

제7조(사업장의 신고) 사업장의 사용자는 다음 각 호의 어느 하나에 해당하게 되면 그 때부터 14일 이내에 보건복지부령으로 정하는 바에 따라 보험자에게 신고하여야 한다. 제1호에 해당되어 보험자에게 신고한 내용이 변경된 경우에도 또한 같다.

▶ 과태료: 500만원 이하의 과태료(신고를 하지 아니하거나 거짓으로 신고한 사용자)

1. 제6조제2항에 따라 직장가입자가 되는 근로자 · 공무원 및 교직원을 사용하는 사업장(이하 "적용대상사업장"이라 한다)

---

3) 존 · 비속 모두 수직관계로 존속은 위, 비속은 아래, 수평은 방계임.
4) 역시 Negative listing 방식임.
5) 군간부후보생이란 장교, 준사관, 부사관이 되기 위하여 군사교육기관 또는 수련기관에서 교육이나 수련을 받고 있는 사람을 말함. 병사 및 간부후보생의 건강관리는 건강보험 체계가 아닌 세금에 기반하여 국방부가 관리함.

이 된 경우

2. 휴업 · 폐업 등 보건복지부령으로 정하는 사유가 발생한 경우

제8조(자격의 취득 시기 등) ① 가입자는 국내에 거주하게 된 날에 직장가입자 또는 지역가입자의 자격을 얻는다. 다만, 다음 각 호의 어느 하나에 해당하는 사람은 그 해당되는 날에 각각 자격을 얻는다.

1. 수급권자이었던 사람은 그 대상자에서 제외된 날
2. 직장가입자의 피부양자이었던 사람은 그 자격을 잃은 날
3. 유공자등 의료보호대상자이었던 사람은 그 대상자에서 제외된 날
4. 제5조제1항제2호가목에 따라 보험자에게 건강보험의 적용을 신청한 유공자등 의료보호대상자는 그 신청한 날

② 제1항에 따라 자격을 얻은 경우 그 직장가입자의 사용자 및 지역가입자의 세대주는 그 명세를 보건복지부령으로 정하는 바에 따라 자격을 취득한 날부터 14일 이내에 보험자에게 신고하여야 한다.

제9조(자격의 변동 시기 등) ① 가입자는 다음 각 호의 어느 하나에 해당하게 된 날에 그 자격이 변동된다.

1. 지역가입자가 적용대상사업장의 사용자로 되거나, 근로자 · 공무원 또는 교직원(이하 "근로자등"이라 한다)으로 사용된 날
2. 직장가입자가 다른 적용대상사업장의 사용자로 되거나 근로자등으로 사용된 날
3. 직장가입자인 근로자등이 그 사용관계가 끝난 날의 다음 날
4. 적용대상사업장에 제7조제2호에 따른 사유가 발생한 날의 다음 날
5. 지역가입자가 다른 세대로 전입한 날

② 제1항에 따라 자격이 변동된 경우 직장가입자의 사용자와 지역가입자의 세대주는 다음 각 호의 구분에 따라 그 명세를 보건복지부령으로 정하는 바에 따라 자격이 변동된 날부터 14일 이내에 보험자에게 신고하여야 한다.[6]

1. 제1항제1호 및 제2호에 따라 자격이 변동된 경우: 직장가입자의 사용자
2. 제1항제3호부터 제5호까지의 규정에 따라 자격이 변동된 경우: 지역가입자의 세대주

③ 법무부장관 및 국방부장관은 직장가입자나 지역가입자가 제54조제3호 또는 제4호에 해당하면 보건복지부령으로 정하는 바에 따라 그 사유에 해당된 날부터 1개월 이내에 보험자에게 알려야 한다.

제9조의2(자격 취득·변동 사항의 고지) 공단은 제96조제1항에 따라 제공받은 자료를 통하여 가입자 자격의 취득 또는 변동 여부를 확인하는 경우에는 자격 취득 또는 변동 후 최초로 제79조에 따른 납부의무자에게 보험료 납입 고지를 할 때 보건복지부령으로 정하는 바에 따라 자격 취득 또는 변동에 관한 사항을 알려야 한다.

제10조(자격의 상실 시기 등) ① 가입자는 다음 각 호의 어느 하나에 해당하게 된 날에 그 자격을 잃는다.

1. 사망한 날의 다음 날
2. 국적을 잃은 날의 다음 날
3. 국내에 거주하지 아니하게 된 날의 다음 날
4. 직장가입자의 피부양자가 된 날
5. 수급권자가 된 날
6. 건강보험을 적용받고 있던 사람이 유공자등 의료보호대상자가 되어 건강보험의 적용배제신청을 한 날

② 제1항에 따라 자격을 잃은 경우 직장가입자의 사용자와 지역가입자의 세대주는 그 명세를 보건복지부령으로 정하는 바에 따라 자격을 잃은 날부터 14일 이내에 보험자에게 신고하여야 한다.

제11조(자격취득 등의 확인) ① 가입자 자격의 취득 · 변동 및 상실은 제8조부터 제10조까지의 규정에 따른 자격의 취득 · 변동 및 상실의 시기로 소급하여 효력을 발생한다. 이 경우 보험자는 그 사실을 확인할 수 있다.

② 가입자나 가입자이었던 사람 또는 피부양자나 피부양자이었던 사람은 제1항에 따른 확인을 청구할 수 있다.

---

6) 지역가입자의 자격을 취득할 때에는 세대주가 이를 신고하여야 하고, 직장가입자의 자격 취득은 사용자가 신고하여야 함.

제12조(건강보험증) ① 국민건강보험공단은 가입자 또는 피부양자가 신청하는 경우 건강보험증을 발급하여야 한다.

② 가입자 또는 피부양자가 요양급여를 받을 때에는 제1항의 건강보험증을 제42조제1항에 따른 요양기관(이하 "요양기관"이라 한다)에 제출하여야 한다. 다만, 천재지변이나 그 밖의 부득이한 사유가 있으면 그러하지 아니하다.

③ 가입자 또는 피부양자는 제2항 본문에도 불구하고 주민등록증(모바일 주민등록증을 포함한다), 운전면허증, 여권, 그 밖에 보건복지부령으로 정하는 본인 여부를 확인할 수 있는 신분증명서(이하 "신분증명서"라 한다)로 요양기관이 그 자격을 확인할 수 있으면 건강보험증을 제출하지 아니할 수 있다. 〈시행 2024.12.27.〉

④ 요양기관은 가입자 또는 피부양자에게 요양급여를 실시하는 경우 보건복지부령으로 정하는 바에 따라 건강보험증이나 신분증명서로 본인 여부 및 그 자격을 확인하여야 한다. 다만, 요양기관이 가입자 또는 피부양자의 본인 여부 및 그 자격을 확인하기 곤란한 경우로서 보건복지부령으로 정하는 정당한 사유가 있을 때에는 그러하지 아니하다.

시행규칙 **제7조의2(본인 여부 및 자격 확인 등)** ① 법 제12조제4항 본문에 따라 요양기관이 가입자 또는 피부양자의 본인 여부 및 그 자격을 확인하는 경우에는 공단이 운영하는 정보시스템(공단이 가입자 또는 피부양자 자격 및 보험급여 관리를 위하여 구축 · 운영하는 정보시스템을 말한다. 이하 이 조에서 같다)을 통하여 그 자격을 확인해야 한다. 다만, 불가피한 사유로 정보시스템을 통한 자격 확인이 불가능한 경우에는 공단의 이사장이 정하는 방법으로 그 자격을 확인해야 한다.

② 법 제12조제4항 단서에서 "보건복지부령으로 정하는 정당한 사유"란 다음 각 호의 어느 하나에 해당하는 경우를 말한다.

1. 「응급의료에 관한 법률」 제2조제1호에 따른 응급환자에게 요양급여를 실시하는 경우 등 요양급여 실시가 지체되면 가입자 또는 피부양자의 생명 또는 신체에 위해가 발생할 우려가 있거나 그 밖에 이에 준하는 사유로 건강보험증이나 신분증명서를 제출하기 곤란한 경우
2. 그 밖에 가입자 또는 피부양자에 대한 본인 여부 및 자격 확인이 환자 진료에 불편이나 지장을 초래하는 등 부득이한 경우로서 보건복지부장관이 정하여 고시하는 경우 [개정 2024.10.4.]

⑤ 가입자 · 피부양자는 제10조제1항에 따라 자격을 잃은 후 자격을 증명하던 서류를 사용하여 보험급여를 받아서는 아니 된다.

▶ 벌 칙: 2년 이하의 징역 또는 2천만원 이하의 벌금

⑥ 누구든지 건강보험증이나 신분증명서를 다른 사람에게 양도(讓渡)하거나 대여하여 보험급여를 받게 하여서는 아니 된다.

▶ 벌 칙: 2년 이하의 징역 또는 2천만원 이하의 벌금

⑦ 누구든지 건강보험증이나 신분증명서를 양도 또는 대여를 받거나 그 밖에 이를 부정하게 사용하여 보험급여를 받아서는 아니 된다.

▶ 벌 칙: 2년 이하의 징역 또는 2천만원 이하의 벌금

⑧ 제1항에 따른 건강보험증의 신청 절차와 방법, 서식과 그 교부 및 사용 등에 필요한 사항은 보건복지부령으로 정한다.

제3장 국민건강보험공단

제13조(보험자) 건강보험의 보험자는 국민건강보험공단(이하 "공단"이라 한다)으로 한다.

제14조(업무 등) ① 공단은 다음 각 호의 업무를 관장한다.

1. 가입자 및 피부양자의 자격 관리
2. 보험료와 그 밖에 이 법에 따른 징수금의 부과 · 징수
3. 보험급여의 관리
4. 가입자 및 피부양자의 질병의 조기발견 · 예방 및 건강관리를 위하여 요양급여 실시 현황과 건강검진 결과 등을 활용하여 실시하는 예방사업으로서 대통령령으로 정하는 사업

   시행령 제9조의2(공단의 업무) 법 제14조제1항제4호에서 "대통령령으로 정하는 사업"이란 다음 각 호의 사업을 말한다.
   1. 가입자 및 피부양자의 건강관리를 위한 전자적 건강정보시스템의 구축 · 운영
   2. 생애주기별 · 사업장별 · 직능별 건강관리 프로그램 또는 서비스의 개발 및 제공
   3. 연령별 · 성별 · 직업별 주요 질환에 대한 정보 수집, 분석 · 연구 및 관리방안 제공
   4. 고혈압 · 당뇨 등 주요 만성질환에 대한 정보 제공 및 건강관리 지원
   5. 「지역보건법」 제2조제1호에 따른 지역보건의료기관과의 연계 · 협력을 통한 지역별 건강관리 사업 지원
   6. 그 밖에 제1호부터 제5호까지에 준하는 사업으로서 가입자 및 피부양자의 건강관리를 위하여 보건복지부장관이 특히 필요하다고 인정하는 사업

5. 보험급여비용의 지급
6. 자산의 관리 · 운영 및 증식사업
7. 의료시설의 운영
8. 건강보험에 관한 교육훈련 및 홍보
9. 건강보험에 관한 조사연구 및 국제협력
10. 이 법에서 공단의 업무로 정하고 있는 사항
11. 「국민연금법」, 「고용보험 및 산업재해보상보험의 보험료징수 등에 관한 법률」, 「임금채권보장법」 및 「석면피해구제법」(이하 "징수위탁근거법"이라 한다)에 따라 위탁받은 업무
12. 그 밖에 이 법 또는 다른 법령에 따라 위탁받은 업무
13. 그 밖에 건강보험과 관련하여 보건복지부장관이 필요하다고 인정한 업무

② 제1항제6호에 따른 자산의 관리 · 운영 및 증식사업은 안정성과 수익성을 고려하여 다음 각 호의 방법에 따라야 한다.

1. 체신관서 또는 「은행법」에 따른 은행에의 예입 또는 신탁
2. 국가 · 지방자치단체 또는 「은행법」에 따른 은행이 직접 발행하거나 채무이행을 보증하는 유가증권의 매입
3. 특별법에 따라 설립된 법인이 발행하는 유가증권의 매입
4. 「자본시장과 금융투자업에 관한 법률」에 따른 신탁업자가 발행하거나 같은 법에 따른 집합투자업자가 발행하는 수익증권의 매입
5. 공단의 업무에 사용되는 부동산의 취득 및 일부 임대
6. 그 밖에 공단 자산의 증식을 위하여 대통령령으로 정하는 사업

③ 공단은 특정인을 위하여 업무를 제공하거나 공단 시설을 이용하게 할 경우 공단의 정관으로 정하는 바에 따라 그 업무의 제공 또는 시설의 이용에 대한 수수료와 사용료를 징수할 수 있다.

④ 공단은 「공공기관의 정보공개에 관한 법률」에 따라 건강보험과 관련하여 보유 · 관리하고 있는 정보를 공개한다.

>> 참고 - 국민건강보험의 관리운영 체계

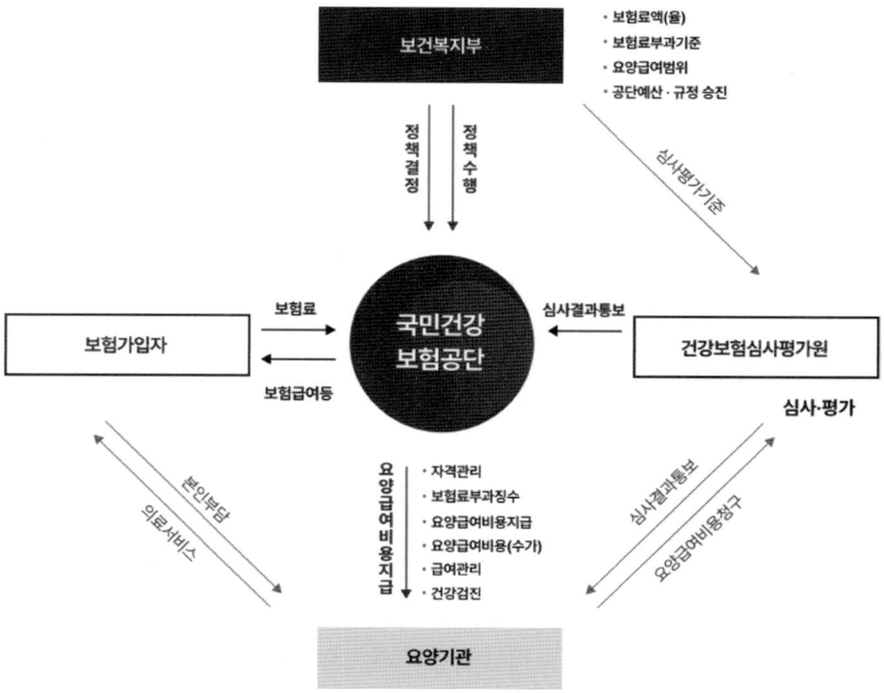

출처: 보건복지부 홈페이지 https://www.mohw.go.kr/menu.es?mid=a10705010400

제15조(법인격 등) ① 공단은 법인으로 한다.

② 공단은 주된 사무소의 소재지에서 설립등기를 함으로써 성립한다.

제16조(사무소) ① 공단의 주된 사무소의 소재지는 정관으로 정한다.

② 공단은 필요하면 정관으로 정하는 바에 따라 분사무소를 둘 수 있다.

제17조(정관) ① 공단의 정관에는 다음 각 호의 사항을 적어야 한다.

1. 목적
2. 명칭
3. 사무소의 소재지
4. 임직원에 관한 사항
5. 이사회의 운영
6. 재정운영위원회에 관한 사항
7. 보험료 및 보험급여에 관한 사항
8. 예산 및 결산에 관한 사항
9. 자산 및 회계에 관한 사항
10. 업무와 그 집행
11. 정관의 변경에 관한 사항
12. 공고에 관한 사항

② 공단은 정관을 변경하려면 보건복지부장관의 인가를 받아야 한다.

제18조(등기) 공단의 설립등기에는 다음 각 호의 사항을 포함하여야 한다.

1. 목적

2. 명칭
3. 주된 사무소 및 분사무소의 소재지
4. 이사장의 성명 · 주소 및 주민등록번호

제19조(해산) 공단의 해산에 관하여는 법률로 정한다.

제20조(임원) ① 공단은 임원으로서 이사장 1명, 이사 14명 및 감사 1명을 둔다. 이 경우 이사장, 이사 중 5명 및 감사는 상임으로 한다.
② 이사장은 「공공기관의 운영에 관한 법률」 제29조에 따른 임원추천위원회(이하 "임원추천위원회"라 한다)가 복수로 추천한 사람 중에서 보건복지부장관의 제청으로 대통령이 임명한다.
③ 상임이사는 보건복지부령으로 정하는 추천 절차를 거쳐 이사장이 임명한다.
④ 비상임이사는 다음 각 호의 사람을 보건복지부장관이 임명한다.
1. 노동조합 · 사용자단체 · 시민단체 · 소비자단체 · 농어업인단체 및 노인단체가 추천하는 각 1명
2. 대통령령으로 정하는 바에 따라 추천하는 관계 공무원 3명
⑤ 감사는 임원추천위원회가 복수로 추천한 사람 중에서 기획재정부장관의 제청으로 대통령이 임명한다.
⑥ 제4항에 따른 비상임이사는 정관으로 정하는 바에 따라 실비변상(實費辨償)을 받을 수 있다.
⑦ 이사장의 임기는 3년, 이사(공무원인 이사는 제외한다)와 감사의 임기는 각각 2년으로 한다.

제21조(징수이사) ① 상임이사 중 제14조제1항제2호 및 제11호의 업무를 담당하는 이사(이하 "징수이사"라 한다)는 경영, 경제 및 사회보험에 관한 학식과 경험이 풍부한 사람으로서 보건복지부령으로 정하는 자격을 갖춘 사람 중에서 선임한다.
② 징수이사 후보를 추천하기 위하여 공단에 이사를 위원으로 하는 징수이사추천위원회(이하 "추천위원회"라 한다)를 둔다. 이 경우 추천위원회의 위원장은 이사장이 지명하는 이사로 한다.
③ 추천위원회는 주요 일간신문에 징수이사 후보의 모집 공고를 하여야 하며, 이와 별도로 적임자로 판단되는 징수이사 후보를 조사하거나 전문단체에 조사를 의뢰할 수 있다.
④ 추천위원회는 제3항에 따라 모집한 사람을 보건복지부령으로 정하는 징수이사 후보 심사기준에 따라 심사하여야 하며, 징수이사 후보로 추천될 사람과 계약 조건에 관하여 협의하여야 한다.
⑤ 이사장은 제4항에 따른 심사와 협의 결과에 따라 징수이사 후보와 계약을 체결하여야 하며, 이 경우 제20조제3항에 따른 상임이사의 임명으로 본다.
⑥ 제4항에 따른 계약 조건에 관한 협의, 제5항에 따른 계약 체결 등에 필요한 사항은 보건복지부령으로 정한다.

제22조(임원의 직무) ① 이사장은 공단을 대표하고 업무를 총괄하며, 임기 중 공단의 경영성과에 대하여 책임을 진다.
② 상임이사는 이사장의 명을 받아 공단의 업무를 집행한다.
③ 이사장이 부득이한 사유로 그 직무를 수행할 수 없을 때에는 정관으로 정하는 바에 따라 상임이사 중 1명이 그 직무를 대행하고, 상임이사가 없거나 그 직무를 대행할 수 없을 때에는 정관으로 정하는 임원이 그 직무를 대행한다.
④ 감사는 공단의 업무, 회계 및 재산 상황을 감사한다.

제23조(임원 결격사유) 다음 각 호의 어느 하나에 해당하는 사람은 공단의 임원이 될 수 없다.
1. 대한민국 국민이 아닌 사람
2. 「공공기관의 운영에 관한 법률」 제34조제1항 각 호의 어느 하나에 해당하는 사람

제24조(임원의 당연퇴임 및 해임) ① 임원이 제23조 각 호의 어느 하나에 해당하게 되거나 임명 당시 그에 해당하는 사람으로 확인되면 그 임원은 당연퇴임한다.
② 임명권자는 임원이 다음 각 호의 어느 하나에 해당하면 그 임원을 해임할 수 있다.
1. 신체장애나 정신장애로 직무를 수행할 수 없다고 인정되는 경우

2. 직무상 의무를 위반한 경우
3. 고의나 중대한 과실로 공단에 손실이 생기게 한 경우
4. 직무 여부와 관계없이 품위를 손상하는 행위를 한 경우
5. 이 법에 따른 보건복지부장관의 명령을 위반한 경우

제25조(임원의 겸직 금지 등) ① 공단의 상임임원과 직원은 그 직무 외에 영리를 목적으로 하는 사업에 종사하지 못한다.
② 공단의 상임임원이 임명권자 또는 제청권자의 허가를 받거나 공단의 직원이 이사장의 허가를 받은 경우에는 비영리 목적의 업무를 겸할 수 있다.

제26조(이사회) ① 공단의 주요 사항(「공공기관의 운영에 관한 법률」 제17조제1항 각 호의 사항을 말한다)을 심의 · 의결하기 위하여 공단에 이사회를 둔다.
② 이사회는 이사장과 이사로 구성한다.
③ 감사는 이사회에 출석하여 발언할 수 있다.
④ 이사회의 의결 사항 및 운영 등에 필요한 사항은 대통령령으로 정한다.

제27조(직원의 임면) 이사장은 정관으로 정하는 바에 따라 직원을 임면(任免)한다.

제28조(벌칙 적용 시 공무원 의제) 공단의 임직원은 「형법」 제129조부터 제132조까지의 규정을 적용할 때 공무원으로 본다.

제29조(규정 등) 공단의 조직 · 인사 · 보수 및 회계에 관한 규정은 이사회의 의결을 거쳐 보건복지부장관의 승인을 받아 정한다.

제30조(대리인의 선임) 이사장은 공단 업무에 관한 모든 재판상의 행위 또는 재판 외의 행위를 대행하게 하기 위하여 공단의 이사 또는 직원 중에서 대리인을 선임할 수 있다.

제31조(대표권의 제한) ① 이사장은 공단의 이익과 자기의 이익이 상반되는 사항에 대하여는 공단을 대표하지 못한다. 이 경우 감사가 공단을 대표한다.
② 공단과 이사장 사이의 소송은 제1항을 준용한다.

제32조(이사장 권한의 위임) 이 법에 규정된 이사장의 권한 중 급여의 제한, 보험료의 납입고지 등 대통령령으로 정하는 사항은 정관으로 정하는 바에 따라 분사무소의 장에게 위임할 수 있다.

제33조(재정운영위원회) ① 제45조제1항에 따른 요양급여비용의 계약 및 제84조에 따른 결손처분 등 보험재정에 관련된 사항을 심의 · 의결하기 위하여 공단에 재정운영위원회를 둔다.
② 재정운영위원회의 위원장은 제34조제1항제3호에 따른 위원 중에서 호선(互選)한다.

제34조(재정운영위원회의 구성 등) ① 재정운영위원회는 다음 각 호의 위원으로 구성한다.
1. 직장가입자를 대표하는 위원 10명
2. 지역가입자를 대표하는 위원 10명
3. 공익을 대표하는 위원 10명

② 제1항에 따른 위원은 다음 각 호의 사람을 보건복지부장관이 임명하거나 위촉한다.
1. 제1항제1호의 위원은 노동조합과 사용자단체에서 추천하는 각 5명
2. 제1항제2호의 위원은 대통령령으로 정하는 바에 따라 농어업인 단체 · 도시자영업자단체 및 시민단체에서 추천하는 사람
3. 제1항제3호의 위원은 대통령령으로 정하는 관계 공무원 및 건강보험에 관한 학식과 경험이 풍부한 사람

③ 재정운영위원회 위원(공무원인 위원은 제외한다)의 임기는 2년으로 한다. 다만, 위원의 사임 등으로 새로 위촉된 위원의 임기는 전임위원 임기의 남은 기간으로 한다.
④ 재정운영위원회의 운영 등에 필요한 사항은 대통령령으로 정한다.

제35조(회계) ① 공단의 회계연도는 정부의 회계연도에 따른다.
② 공단은 직장가입자와 지역가입자의 재정을 통합하여 운영한다.
③ 공단은 건강보험사업 및 징수위탁근거법의 위탁에 따른 국민연금사업 · 고용보험사업 · 산업재해보상보험사업 · 임금채권보장사업에 관한 회계를 공단의 다른 회계와 구분하여 각각 회계처리하여야 한다.

제36조(예산) 공단은 회계연도마다 예산안을 편성하여 이사회의 의결을 거친 후 보건복지부장관의 승인을 받아야 한다. 예산을 변경할 때에도 또한 같다.

제37조(차입금) 공단은 지출할 현금이 부족한 경우에는 차입할 수 있다. 다만, 1년 이상 장기로 차입하려면 보건복지부장관의 승인을 받아야 한다.

제38조(준비금) ① 공단은 회계연도마다 결산상의 잉여금 중에서 그 연도의 보험급여에 든 비용의 100분의 5 이상에 상당하는 금액을 그 연도에 든 비용의 100분의 50에 이를 때까지 준비금으로 적립하여야 한다.
② 제1항에 따른 준비금은 부족한 보험급여비용에 충당하거나 지출할 현금이 부족할 때 외에는 사용할 수 없으며, 현금 지출에 준비금을 사용한 경우에는 해당 회계연도 중에 이를 보전(補塡)하여야 한다.
③ 제1항에 따른 준비금의 관리 및 운영 방법 등에 필요한 사항은 보건복지부장관이 정한다.

제39조(결산) ① 공단은 회계연도마다 결산보고서와 사업보고서를 작성하여 다음해 2월 말일까지 보건복지부장관에게 보고하여야 한다.
② 공단은 제1항에 따라 결산보고서와 사업보고서를 보건복지부장관에게 보고하였을 때에는 보건복지부령으로 정하는 바에 따라 그 내용을 공고하여야 한다.

제39조의2(재난적의료비 지원사업에 대한 출연) 공단은 「재난적의료비 지원에 관한 법률」에 따른 재난적의료비 지원사업에 사용되는 비용에 충당하기 위하여 매년 예산의 범위에서 출연할 수 있다. 이 경우 출연 금액의 상한 등에 필요한 사항은 대통령령으로 정한다.

시행령 **제17조의2(재난적의료비 지원사업에 대한 출연 금액의 상한)** 법 제39조의2에 따라 공단이 「재난적의료비 지원에 관한 법률」에 따른 재난적의료비 지원사업에 출연하는 금액의 상한은 전전년도 보험료 수입액의 1천분의 1로 한다.

제40조(「민법」의 준용) 공단에 관하여 이 법과 「공공기관의 운영에 관한 법률」에서 정한 사항 외에는 「민법」 중 재단법인에 관한 규정을 준용한다.

제4장 보험급여

제41조(요양급여) ① 가입자와 피부양자의 질병, 부상, 출산 등에 대하여 다음 각 호의 요양급여를 실시한다.
1. 진찰 · 검사
2. 약제(藥劑) · 치료재료의 지급
3. 처치 · 수술 및 그 밖의 치료
4. 예방 · 재활
5. 입원
6. 간호
7. 이송(移送)

② 제1항에 따른 요양급여(이하 "요양급여"라 한다)의 범위(이하 "요양급여대상"이라 한다)는 다음 각 호와 같다.
1. 제1항 각 호의 요양급여(제1항제2호의 약제는 제외한다): 제4항에 따라 보건복지부장관이 비급여대상으로 정한 것을 제

외한 일체의 것[7]

2. 제1항제2호의 약제: 제41조의3에 따라 요양급여대상으로 보건복지부장관이 결정하여 고시한 것

③ 요양급여의 방법 · 절차 · 범위 · 상한 등의 기준은 보건복지부령으로 정한다.

④ 보건복지부장관은 제3항에 따라 요양급여의 기준을 정할 때 업무나 일상생활에 지장이 없는 질환에 대한 치료 등 보건복지부령으로 정하는 사항은 요양급여대상에서 제외되는 사항(이하 "비급여대상"이라 한다)으로 정할 수 있다.

>> 참고 - 국민건강보험 요양급여의 기준에 관한 규칙: 상기 3항 및 4항 관련]

제**2조(요양급여의 절차)** ① 요양급여는 1단계 요양급여와 2단계 요양급여로 구분하며, 가입자 또는 피부양자(이하 "가입자등"이라 한다)는 1단계 요양급여를 받은 후 2단계 요양급여를 받아야 한다.

② 제1항의 규정에 의한 1단계 요양급여는 「의료법」제3조의4에 따른 상급종합병원(이하 "상급종합병원"이라 한다)을 제외한 요양기관에서 받는 요양급여(건강진단 또는 건강검진을 포함한다)를 말하며, 2단계 요양급여는 상급종합병원에서 받는 요양급여를 말한다.

③ 제1항 및 제2항의 규정에 불구하고 가입자등이 다음 각호의 1에 해당하는 경우에는 상급종합병원에서 1단계 요양급여를 받을 수 있다.

1. 「응급의료에 관한 법률」 제2조제1호에 해당하는 응급환자인 경우
2. 분만의 경우
3. 치과에서 요양급여를 받는 경우
4. 「장애인복지법」 제32조에 따른 등록 장애인 또는 단순 물리치료가 아닌 작업치료 · 운동치료 등의 재활치료가 필요하다고 인정되는 자가 재활의학과에서 요양급여를 받는 경우
5. 가정의학과에서 요양급여를 받는 경우
6. 당해 요양기관에서 근무하는 가입자가 요양급여를 받는 경우
7. 혈우병환자가 요양급여를 받는 경우

④ 가입자등이 상급종합병원에서 2단계 요양급여를 받고자 하는 때에는 상급종합병원에서의 요양급여가 필요하다는 의사소견이 기재된 건강진단 · 건강검진결과서 또는 별지 제4호서식의 요양급여의뢰서를 건강보험증 또는 신분증명서(주민등록증, 운전면허증 및 여권을 말한다. 이하 같다)와 함께 제출하여야 한다.

제**3조(요양급여의 신청)** ① 가입자등이 요양기관에 요양급여를 신청하는 때에는 건강보험증 또는 신분증명서를 제출하여야 한다. 이 경우 가입자등이 요양급여를 신청한날(가입자등이 의식불명 등 자신의 귀책사유 없이 건강보험증 또는 신분증명서를 제시하지 못한 경우에는 가입자등임이 확인된 날로 한다)부터 7일(공휴일을 제외한다. 이하 같다)이내에 건강보험증 또는 신분증명서를 제출하는 경우에는 요양급여를 신청한 때에 건강보험증 또는 신분증명서를 제출한 것으로 본다.

② 제1항에도 불구하고 가입자등이 건강보험증 또는 신분증명서를 제출하지 못하는 경우에는 가입자등 또는 요양기관은 「국민건강보험법」(이하 "법"이라 한다) 제13조에 따른 국민건강보험공단(이하 "공단"이라 한다)에 자격확인을 요청할 수 있으며, 요청을 받은 공단은 자격이 있는지의 여부를 확인하여 이를 별지 제1호서식의 건강보험자격확인통보서에 의하거나 전화, 팩스 또는 정보통신망을 이용하여 지체없이 해당 가입자등 또는 요양기관에 통보하여야 한다.

③ 제2항에 따라 자격확인을 통보받은 경우에는 자격확인을 요청한 때에 건강보험증 또는 신분증명서를 제출한 것으로 본다.

④ 요양기관은 건강보험증 또는 신분증명서를 제출하지 못하는 가입자등이 손쉽게 공단에 자격확인을 요청할 수 있도록 공단의 전화번호 등을 안내하거나 요양기관의 진료접수창구에 이를 게시하여야 한다.

제**4조(급여의 제한여부의 조회 등)** ① 요양기관은 가입자등이 법 제53조제1항 · 제2항 또는 법 제58조제2항에 해당되는 것으로 판단되는 경우에도 요양급여를 실시하되, 지체없이 별지 제2호서식에 의한 급여제한여부조회서에 의하여 공단에 급여제한 여부를 조회하여야 한다.

② 제1항에 따라 조회 요청을 받은 공단은 7일 이내에 급여제한 여부를 결정한 후 요양기관에 별지 제2호의2서식의 급여제한 여부 결정통보서로 회신하여야 하며, 회신을 받은 요양기관은 공단의 결정내용을 요양급여를 개시한 날부터 소급하여 적용하여야 한다.

③ 제2항의 규정에 불구하고 회신이 있기 전에 요양급여가 종료되거나 회신 없이7일이 경과된 때에는 공단이 당해 요양기관에 대하여 요양급여를 인정한 것으로 본다. 다만, 공단이 7일이 경과된 후에 급여제한을 결정하여 회신한 때에는 요양기관은 회신을 받은 날부터 공단의 결정에 따라야 한다.

④ 공단은 법 제53조제1항 · 제2항 또는 법 제58조제2항에 따라 요양급여를 제한하여야 함에도 불구하고 제3항의 규정에 의하여 요

7) 비급여대상인 진료는 보건복지부 장관이 정하여 고시하게 되어 있으며, 그 이외에는 무조건 요양급여 대상이라는 뜻임. 단, 안전성과 유효성이 검증되지 않은 진료술식은 신의료기술 심사를 통과하기 전에는 급여대상도 될 수 없고, 비급여대상도 될 수 없음.

양급여를 받은 가입자등에 대하여는 법 제57조에 따라 부당이득에 해당되는 금액을 징수한다.

⑤ 요양기관은 법 제53조제2항의 한도를 초과하여 요양급여를 행한 경우에는 그날부터 7일 이내에 별지 제3호서식에 의한 요양급여적용통보서에 의하여 그 사실을 공단에 알려야 한다.

제8조(요양급여의 범위 등) ① 삭제

② 보건복지부장관은 법 제41조제2항에 따른 요양급여대상(이하 "요양급여대상"이라 한다)을 급여목록표로 정하여 고시하되, 법 제41조제1항 각 호에 규정된 요양급여행위(이하 "행위"라 한다), 약제 및 치료재료(법 제41조제1항제2호에 따라 지급되는 약제 및 치료재료를 말한다. 이하 같다)로 구분하여 고시한다. 다만, 보건복지부장관이 정하여 고시하는 요양기관의 진료에 대하여는 행위 · 약제 및 치료재료를 묶어 1회 방문에 따른 행위로 정하여 고시할 수 있다.

③ 보건복지부장관은 제2항에도 불구하고 영 제21조제3항제2호에 따라 보건복지부장관이 정하여 고시하는 질병군에 대한 입원진료의 경우에는 해당 질병군별로 별표 2 제6호에 따른 비급여대상, 규칙 별표 6 제1호사목에 따른 이송처치료 및 같은 호 아목1)에 따른 요양급여비용의 본인부담 항목을 제외한 모든 행위 · 약제 및 치료재료를 묶어 하나의 포괄적인 행위로 정하여 고시할 수 있다. 이 경우 하나의 포괄적인 행위에서 제외되는 항목은 보건복지부장관이 정하여 고시할 수 있다.

④ 보건복지부장관은 제2항에도 불구하고 영 제21조제3항제1호에 따른 요양병원의 입원진료나 같은 항 제3호에 따른 완화의료의 입원진료의 경우에는 제2항의 행위 · 약제 및 치료재료를 묶어 1일당 행위로 정하여 고시할 수 있다. 이 경우 1일당 행위에서 제외되는 항목은 보건복지부장관이 정하여 고시할 수 있다.

⑤ 보건복지부장관은 제2항부터 제4항까지의 규정에 따라 요양급여대상을 고시함에 있어 행위 또는 하나의 포괄적인 행위의 경우에는 영 제21조제2항에 따른 요양급여의 상대가치점수를 함께 정하여 고시하여야 한다.

제9조(비급여대상) ① 법 제41조제3항에 따라 요양급여의 대상에서 제외되는 사항(이하 "비급여대상"이라 한다)은 별표 2와 같다.

② 삭제

시행규칙 [별표 2] 비급여대상 중 치과 관련 조항 발췌

2. 다음 각목의 진료로서 신체의 필수 기능개선 목적이 아닌 경우에 실시 또는 사용되는 행위 · 약제 및 치료재료
   다. 치과교정. 다만, 선천성 기형으로 저하된 씹는 기능 및 발음 기능을 개선하기 위한 치과교정으로서 보건복지부장관이 정하여 고시하는 경우는 제외한다.
   라. 씹는 기능 및 발음 기능의 개선 목적이 아닌 외모개선 목적의 턱얼굴(악안면) 교정술
3. 다음 각목의 예방진료로서 질병 · 부상의 진료를 직접목적으로 하지 아니하는 경우에 실시 또는 사용되는 행위 · 약제 및 치료재료
   다. 구취제거, 치아 착색물질 제거, 치아 교정 및 보철을 위한 치석제거 및 구강보건증진 차원에서 정기적으로 실시하는 치석제거. 다만, 치석제거만으로 치료가 종료되는 전악(全顎) 치석제거로서 보건복지부장관이 정하여 고시하는 경우는 제외한다.
   라. 불소국소도포, 치면열구전색(치아홈메우기) 등 치아우식증 예방을 위한 진료. 다만, 18세 이하의 치아우식증에 이환되지 않은 순수 건전치아인 제1큰어금니 또는 제2큰어금니에 대한 치면열구전색(치아홈메우기)은 제외한다.
4. 보험급여시책상 요양급여로 인정하기 어려운 경우 및 그 밖에 건강보험급여원리에 부합하지 아니하는 경우로서 다음 각목에서 정하는 비용 · 행위 · 약제 및 치료재료
   바. 치과의 보철(보철재료 및 기공료 등을 포함한다) 및 치과임플란트를 목적으로 실시한 부가수술(골이식수술 등을 포함한다). 다만, 보건복지부장관이 정하여 고시하는 65세 이상 노인의 틀니 및 치과임플란트는 제외한다.
   하. 이 규칙 제11조제1항 또는 제13조제1항의 규정에 따라 요양급여대상 또는 비급여대상으로 결정 · 고시되기 전까지의 행위 · 치료재료(「신의료기술평가에 관한 규칙」 제2조제2항에 따른 평가 유예 신의료기술을 포함하되, 같은 규칙 제3조의4에 따른 신의료기술평가 결과 안전성 · 유효성을 인정받지 못한 경우에는 제외한다). 다만, 제11조제8항 또는 제13조제1항 후단의 규정에 따라 소급하여 요양급여대상으로 적용되는 행위 · 치료재료(「신의료기술평가에 관한 규칙」 제2조제2항에 따른 평가 유예 신의료기술을 포함한다)는 제외한다.[8]

제41조의2(약제에 대한 요양급여비용 상한금액의 감액 등) ① 보건복지부장관은 「약사법」 제47조제2항의 위반과 관련된 제41조제1항제2호의 약제에 대하여는 요양급여비용 상한금액(제41조제3항에 따라 약제별 요양급여비용의 상한으로 정한 금액을 말한다. 이하 같다)의 100분의 20을 넘지 아니하는 범위에서 그 금액의 일부를 감액할 수 있다.

② 보건복지부장관은 제1항에 따라 요양급여비용의 상한금액이 감액된 약제가 감액된 날부터 5년의 범위에서 대통령령으로 정하는 기간 내에 다시 제1항에 따른 감액의 대상이 된 경우에는 요양급여비용 상한금액의 100분의 40을 넘지 아니하는 범위에서 요양급여비용 상한금액의 일부를 감액할 수 있다.

③ 보건복지부장관은 제2항에 따라 요양급여비용의 상한금액이 감액된 약제가 감액된 날부터 5년의 범위에서 대통령령으로 정하는 기간 내에 다시 「약사법」 제47조제2항의 위반과 관련된 경우에는 해당 약제에 대하여 1년의 범위에서 기간을 정하여 요양급여의 적용을 정지할 수 있다.

④ 제1항부터 제3항까지의 규정에 따른 요양급여비용 상한금액의 감액 및 요양급여 적용 정지의 기준, 절차, 그 밖에 필요한 사항은 대통령령으로 정한다.

제41조의3(행위·치료재료 및 약제에 대한 요양급여대상 여부의 결정 및 조정) ① 제42조에 따른 요양기관, 치료재료의 제조업자 · 수입업자 등 보건복지부령으로 정하는 자는 요양급여대상 또는 비급여대상으로 결정되지 아니한 제41조제1항제1호 · 제3호 · 제4호의 요양급여에 관한 행위 및 제41조제1항제2호의 치료재료(이하 "행위 · 치료재료"라 한다)에 대하여 요양급여대상 여부의 결정을 보건복지부장관에게 신청하여야 한다.

② 「약사법」에 따른 약제의 제조업자 · 수입업자 등 보건복지부령으로 정하는 자(이하 "약제의 제조업자등"이라 한다)는 요양급여대상에 포함되지 아니한 제41조제1항제2호의 약제(이하 이 조에서 "약제"라 한다)에 대하여 보건복지부장관에게 요양급여대상 여부의 결정을 신청할 수 있다.

③ 제1항 및 제2항에 따른 신청을 받은 보건복지부장관은 정당한 사유가 없으면 보건복지부령으로 정하는 기간 이내에 요양급여대상 또는 비급여대상의 여부를 결정하여 신청인에게 통보하여야 한다.

④ 보건복지부장관은 제1항 및 제2항에 따른 신청이 없는 경우에도 환자의 진료상 반드시 필요하다고 보건복지부령으로 정하는 경우에는 직권으로 행위 · 치료재료 및 약제의 요양급여대상의 여부를 결정할 수 있다.

⑤ 보건복지부장관은 제41조제2항제2호에 따라 요양급여대상으로 결정하여 고시한 약제에 대하여 보건복지부령으로 정하는 바에 따라 요양급여대상 여부, 범위, 요양급여비용 상한금액 등을 직권으로 조정할 수 있다.

⑥ 제1항 및 제2항에 따른 요양급여대상 여부의 결정 신청의 시기, 절차, 방법 및 업무의 위탁 등에 필요한 사항, 제3항과 제4항에 따른 요양급여대상 여부의 결정 절차 및 방법, 제5항에 따른 직권 조정 사유 · 절차 및 방법 등에 관한 사항은 보건복지부령으로 정한다.

제41조의4(선별급여) ① 요양급여를 결정함에 있어 경제성 또는 치료효과성 등이 불확실하여 그 검증을 위하여 추가적인 근거가 필요하거나, 경제성이 낮아도 가입자와 피부양자의 건강회복에 잠재적 이득이 있는 등 대통령령으로 정하는 경우에는 예비적인 요양급여인 선별급여로 지정하여 실시할 수 있다.

② 보건복지부장관은 대통령령으로 정하는 절차와 방법에 따라 제1항에 따른 선별급여(이하 "선별급여"라 한다)에 대하여 주기적으로 요양급여의 적합성을 평가하여 요양급여 여부를 다시 결정하고, 제41조제3항에 따른 요양급여의 기준을 조정하여야 한다.

시행령 **제18조의4(선별급여)** ① 법 제41조의4제1항에 따른 선별급여(이하 "선별급여"라 한다)를 실시할 수 있는 경우는 다음 각 호와 같다.

1. 경제성 또는 치료효과성 등이 불확실하여 그 검증을 위하여 추가적인 근거가 필요한 경우
2. 경제성이 낮아도 가입자와 피부양자의 건강회복에 잠재적 이득이 있는 경우
3. 제1호 또는 제2호에 준하는 경우로서 요양급여에 대한 사회적 요구가 있거나 국민건강 증진의 강화를 위하여 보건복지부장관이 특히 필요하다고 인정하는 경우

② 법 제41조의4제2항에 따른 선별급여의 적합성평가(이하 "적합성평가"라 한다)는 다음 각 호의 구분에 따른다.

1. 평가주기: 선별급여를 실시한 날부터 5년마다 평가할 것. 다만, 보건복지부장관은 해당 선별급여의 내용 · 성격 또는 효과

---

8) 예전부터 시행되어 오고 있던 진료술식으로서 급여대상과 비급여대상으로 명시되기 이전 진료가 아니라, 새롭게 어떤 진료술식을 시행하고자 한다면, 신의료기술로 심사를 받기 전에는 급여대상도 비급여대상도 아니라는 의미. 즉, 새로운 기술이나 재료는 신의료기술 평가를 받아야 시행 또는 사용할 수 있다는 의미임.

등을 고려하여 신속한 평가가 필요하다고 인정하는 경우에는 그 평가주기를 달리 정할 수 있다.

2. 평가항목: 다음 각 목의 사항을 평가할 것
    가. 치료 효과 및 치료 과정의 개선에 관한 사항
    나. 비용 효과에 관한 사항
    다. 다른 요양급여와의 대체가능성에 관한 사항
    라. 국민건강에 대한 잠재적 이득에 관한 사항
    마. 그 밖에 가목부터 라목까지의 규정에 준하는 사항으로서 보건복지부장관이 적합성평가를 위하여 특히 필요하다고 인정하는 사항
3. 평가방법: 서면평가의 방법으로 실시할 것. 다만, 보건복지부장관이 필요하다고 인정하는 경우에는 현장조사 · 문헌조사 또는 설문조사 등의 방법을 추가하여 실시할 수 있다.

③ 보건복지부장관은 적합성평가와 관련하여 전문적 · 심층적 검토가 필요하다고 인정하는 경우에는 보건의료 관련 연구기관 · 단체 또는 전문가 등에게 그 평가를 의뢰하여 실시할 수 있다.

④ 보건복지부장관은 적합성평가를 위하여 필요하다고 인정하는 경우에는 관계 중앙행정기관, 지방자치단체, 「공공기관의 운영에 관한 법률」에 따른 공공기관 또는 보건의료 관련 법인 · 단체 · 전문가 등에게 필요한 자료 또는 의견의 제출을 요청할 수 있다.

⑤ 제2항부터 제4항까지에서 규정한 사항 외에 적합성평가의 절차 및 방법 등에 필요한 사항은 보건복지부장관이 정하여 고시한다.

제41조의5(방문요양급여) 가입자 또는 피부양자가 질병이나 부상으로 거동이 불편한 경우 등 보건복지부령으로 정하는 사유에 해당하는 경우에는 가입자 또는 피부양자를 직접 방문하여 제41조에 따른 요양급여를 실시할 수 있다.

제42조(요양기관) ① 요양급여(간호와 이송은 제외한다)는 다음 각 호의 요양기관에서 실시한다. 이 경우 보건복지부장관은 공익이나 국가정책에 비추어 요양기관으로 적합하지 아니한 대통령령으로 정하는 의료기관 등은 요양기관에서 제외할 수 있다.

1. 「의료법」에 따라 개설된 의료기관
2. 「약사법」에 따라 등록된 약국
3. 「약사법」 제91조에 따라 설립된 한국희귀 · 필수의약품센터
4. 「지역보건법」에 따른 보건소 · 보건의료원 및 보건지소
5. 「농어촌 등 보건의료를 위한 특별조치법」에 따라 설치된 보건진료소

시행령 **제18조(요양기관에서 제외되는 의료기관 등)** ① 법 제42조제1항 각 호 외의 부분 후단에서 "대통령령으로 정하는 의료기관 등"이란 다음 각 호의 의료기관 또는 약국을 말한다.

1. 「의료법」 제35조에 따라 개설된 부속 의료기관
2. 「사회복지사업법」 제34조에 따른 사회복지시설에 수용된 사람의 진료를 주된 목적으로 개설된 의료기관
3. 제19조제1항에 따른 본인일부부담금을 받지 아니하거나 경감하여 받는 등의 방법으로 가입자나 피부양자를 유인(誘引)하는 행위 또는 이와 관련하여 과잉 진료행위를 하거나 부당하게 많은 진료비를 요구하는 행위를 하여 다음 각 목의 어느 하나에 해당하는 업무정지 처분 등을 받은 의료기관
    가. 법 제98조에 따른 업무정지 또는 법 제99조에 따른 과징금 처분을 5년 동안 2회 이상 받은 의료기관
    나. 「의료법」 제66조에 따른 면허자격정지 처분을 5년 동안 2회 이상 받은 의료인이 개설 · 운영하는 의료기관
4. 법 제98조에 따른 업무정지 처분 절차가 진행 중이거나 업무정지 처분을 받은 요양기관의 개설자가 개설한 의료기관 또는 약국

② 제1항제1호 및 제2호에 따른 의료기관은 요양기관에서 제외되려면 보건복지부장관이 정하는 바에 따라 요양기관 제외신청을 하여야 한다.

③ 의료기관 등이 요양기관에서 제외되는 기간은 제1항제3호의 경우에는 1년 이하로 하고, 제1항제4호의 경우에는 해당 업무정지기간이 끝나는 날까지로 한다.

② 보건복지부장관은 효율적인 요양급여를 위하여 필요하면 보건복지부령으로 정하는 바에 따라 시설 · 장비 · 인력 및 진료과목 등 보건복지부령으로 정하는 기준에 해당하는 요양기관을 전문요양기관으로 인정할 수 있다. 이 경우 해당 전문요양기관에 인정서를 발급하여야 한다.

③ 보건복지부장관은 제2항에 따라 인정받은 요양기관이 다음 각 호의 어느 하나에 해당하는 경우에는 그 인정을 취소한다.

1. 제2항 전단에 따른 인정기준에 미달하게 된 경우
2. 제2항 후단에 따라 발급받은 인정서를 반납한 경우

④ 제2항에 따라 전문요양기관으로 인정된 요양기관 또는 「의료법」 제3조의4에 따른 상급종합병원에 대하여는 제41조제3항에 따른 요양급여의 절차 및 제45조에 따른 요양급여비용을 다른 요양기관과 달리 할 수 있다.

⑤ 제1항 · 제2항 및 제4항에 따른 요양기관은 정당한 이유 없이 요양급여를 거부하지 못한다.

▶ 벌 칙: 500만원 이하의 벌금(요양급여를 거부한 자)

제42조의2(요양기관의 선별급여 실시에 대한 관리) ① 제42조제1항에도 불구하고, 선별급여 중 자료의 축적 또는 의료 이용의 관리가 필요한 경우에는 보건복지부장관이 해당 선별급여의 실시 조건을 사전에 정하여 이를 충족하는 요양기관만이 해당 선별급여를 실시할 수 있다.

▶ 벌 칙: 1년 이하의 징역 또는 1천만원 이하의 벌금(선별급여를 제공한 요양기관의 개설자)

② 제1항에 따라 선별급여를 실시하는 요양기관은 제41조의4제2항에 따른 해당 선별급여의 평가를 위하여 필요한 자료를 제출하여야 한다.

③ 보건복지부장관은 요양기관이 제1항에 따른 선별급여의 실시 조건을 충족하지 못하거나 제2항에 따른 자료를 제출하지 아니할 경우에는 해당 선별급여의 실시를 제한할 수 있다.

▶ 벌 칙: 1년 이하의 징역 또는 1천만원 이하의 벌금(선별급여를 제공한 요양기관의 개설자)

④ 제1항에 따른 선별급여의 실시 조건, 제2항에 따른 자료의 제출, 제3항에 따른 선별급여의 실시 제한 등에 필요한 사항은 보건복지부령으로 정한다.

제43조(요양기관 현황에 대한 신고) ① 요양기관은 제47조에 따라 요양급여비용을 최초로 청구하는 때에 요양기관의 시설 · 장비 및 인력 등에 대한 현황을 제62조에 따른 건강보험심사평가원(이하 "심사평가원"이라 한다)에 신고하여야 한다.

② 요양기관은 제1항에 따라 신고한 내용(제45조에 따른 요양급여비용의 증감에 관련된 사항만 해당한다)이 변경된 경우에는 그 변경된 날부터 15일 이내에 보건복지부령으로 정하는 바에 따라 심사평가원에 신고하여야 한다.

③ 제1항 및 제2항에 따른 신고의 범위, 대상, 방법 및 절차 등에 필요한 사항은 보건복지부령으로 정한다.

시행규칙 **제12조(요양기관 현황 신고 등)** ① 요양기관은 법 제43조제1항에 따라 시설 · 장비 및 인력 등에 대한 현황을 신고하려면 별지 제14호서식의 요양기관 현황신고서[약국 및 「약사법」 제91조제1항에 따라 설립된 한국희귀 · 필수의약품센터(이하 "한국희귀 · 필수의약품센터"라 한다)의 경우에는 별지 제15호서식의 요양기관 현황 신고서(약국 및 한국희귀 · 필수의약품센터용)를 말한다] 및 별지 제16호서식의 의료장비 현황(변경) 신고서에 다음 각 호의 구분에 따른 서류를 첨부하여 건강보험심사평가원(이하 "심사평가원"이라 한다)에 제출하여야 한다. 다만, 법 제42조제1항제4호 및 제5호에 따른 요양기관은 다음 각 호의 구분에 따른 서류를 첨부하지 아니한다.

1. 요양기관 현황 신고서의 경우에는 다음 각 목의 서류
   가. 의료기관 개설신고증, 의료기관 개설허가증, 약국 개설등록증 또는 한국희귀 · 필수의약품센터 설립허가증 사본 1부
   나. 삭제
   다. 요양기관의 인력에 관한 면허나 자격을 확인할 수 있는 서류
   라. 통장 사본 1부
2. 의료장비 현황 신고서의 경우에는 다음 각 목의 서류

가. 장비의 허가 · 신고 · 등록을 확인할 수 있는 서류

나. 장비의 검사나 검사면제에 관한 사항을 확인할 수 있는 서류

다. 장비를 구입하였거나 임차한 사실을 확인할 수 있는 서류

② 요양기관은 법 제43조제2항에 따라 요양기관의 인력 · 시설 · 장비 등의 내용이 변경된 경우에는 별지 16호서식의 의료장비 현황(변경) 신고서 및 별지 제17호서식의 요양기관 현황 변경신고서에 변경된 사항을 증명하는 서류를 첨부하여 심사평가원에 제출하여야 한다. 다만, 요양급여비용 수령 계좌를 변경하려는 경우에는 개설자나 대표자의 인감증명서(법인인 경우에는 법인 인감증명서를 말한다) 또는 「본인서명사실 확인 등에 관한 법률」 제2조제3호에 따른 본인서명사실확인서를 첨부하여야 하며, 별지 제17호서식의 요양기관 현황 변경신고서에 그 등록된 인감을 날인하거나 본인서명사실확인서와 동일한 서명을 하여야 한다.

③ 제1항 및 제2항에 따른 신고서를 제출받은 심사평가원은 「전자정부법」 제36조제2항에 따른 행정정보의 공동이용을 통하여 사업자등록증명(신고인이 법 제42조제1항제4호 및 제5호에 따른 요양기관인 경우는 제외한다) 및 법인 등기사항증명서(법인인 경우만 해당한다)를 확인해야 하며, 신고인이 사업자등록증명을 확인하는 것에 동의하지 않는 경우에는 사업자등록증 사본을 첨부하도록 해야 한다.

④ 제1항 및 제2항에도 불구하고 심사평가원은 특별시장 · 광역시장 · 특별자치시장 · 도지사 · 특별자치도지사(이하 "시 · 도지사"라 한다) 또는 시장 · 군수 · 구청장(자치구의 구청장을 말한다. 이하 같다)으로부터 다음 각 호의 사항을 통보받은 경우에는 요양기관이 별표 2의2 각 호의 구분에 따라 요양기관 현황(변경) 신고서 또는 의료장비 현황(변경) 신고서 및 첨부 서류를 심사평가원에 제출한 것으로 본다.

1. 「의료법 시행규칙」 제30조의2제2항에 따라 처리한 사항
2. 「약사법 시행규칙」 제9조의2제2항에 따라 처리한 사항
3. 「진단용 방사선 발생장치의 안전관리에 관한 규칙」 제3조의2제2항에 따라 처리한 사항
4. 「특수의료장비의 설치 및 운영에 관한 규칙」 제4조의2제2항에 따라 처리한 사항
5. 「약사법」 제23조제5항에 따라 보건복지부장관이 정하는 의료기관이 없는 지역 또는 약국이 없는 지역에 해당한다는 사실

⑤ 심사평가원은 제2항에 따라 제출받은 요양기관 현황 변경 신고사항 중 다음 각 호의 사항을 소관 시 · 도지사 또는 시장 · 군수 · 구청장에게 통보하여야 한다.

1. 「의료법」 제33조제5항 및 같은 법 시행규칙 제26조제1항제2호에 따른 의료기관 개설자가 입원, 해외 출장 등으로 다른 의사 · 치과의사 · 한의사 또는 조산사에게 진료하게 할 경우 그 기간 및 해당 의사 등의 인적 사항
2. 「의료법」 제33조제5항 및 같은 법 시행규칙 제26조제1항제6호에 따른 의료기관의 의료인 수
3. 「의료법」 제33조제5항 및 같은 법 시행규칙 제28조제1항제5호에 따른 의료기관의 의료인 수

⑥ 심사평가원은 제1항과 제2항에 따라 신고받은 사항 중 요양급여비용 지급을 위하여 필요한 다음 각 호의 사항을 공단에 통보하여야 한다.

1. 요양기관의 명칭, 기호 및 소재지
2. 대표자의 성명 및 주민등록번호
3. 개설 신고(허가 · 등록)일, 폐업일
4. 사업자등록번호
5. 금융기관의 계좌명세 등

⑦ 요양기관이 제1항 및 제2항에 따라 심사평가원에 신고하여야 하는 장비 등 요양기관의 현황을 관리하는 데에 필요한 사항은 보건복지부장관이 정하여 고시한다.

시행규칙 **제2조의2(보건의료자원 통합신고포털의 설치·운영)** ① 심사평가원은 제12조에 따른 요양기관 현황신고 등과 관련된 업무를 처리하기 위하여 「전자정부법」 제9조제2항에 따른 전자민원창구(이하 "보건의료자원 통합신고포털"이라 한다)를 설치하여 운영할 수 있다.

② 요양기관은 보건의료자원 통합신고포털을 통하여 제12조제1항부터 제4항까지의 규정에 따른 요양기관 현황 등에 대하여 신고하거나 그 내역 등을 확인할 수 있다.

③ 보건복지부장관, 시 · 도지사, 시장 · 군수 · 구청장 및 심사평가원은 보건의료자원 통합신고포털과 보건복지부장관 및 각 지방자치단체가 운영하는 정보시스템을 연계하여 다음 각 호의 업무를 처리할 수 있다.

1. 시 · 도지사 및 시장 · 군수 · 구청장이 제12조제4항에 따라 심사평가원에 하는 통보
2. 심사평가원이 제12조제5항에 따라 시 · 도지사 및 시장 · 군수 · 구청장에 하는 통보
3. 심사평가원이 법 제96조제2항 및 영 제69조의2에 따라 요청하는 영 별표 4의3 제2호마목 · 카목 및 타목에 해당하는 자료의 제공
4. 그 밖에 요양기관의 시설 · 장비 및 인력 등 보건의료자원의 통합신고를 위하여 필요하다고 심사평가원이 보건복지부장관의 승인을 받아 정한 사항

④ 보건복지부장관, 시 · 도지사, 시장 · 군수 · 구청장 및 심사평가원은 제3항 각 호의 업무를 위하여 불가피한 경우 「개인정보 보호법 시행령」 제19조제1호 또는 제4호에 따른 주민등록번호 또는 외국인등록번호가 포함된 자료를 처리할 수 있다.

⑤ 보건의료자원 통합신고포털의 설치 · 운영 방법, 정보시스템의 연계 운영 방법, 그 밖에 보건의료자원 통합신고포털을 관리하는 데에 필요한 사항은 보건복지부장관이 정하여 고시한다.

›› 참고 - 보건의료자원 신고일원화 업무 프로세스

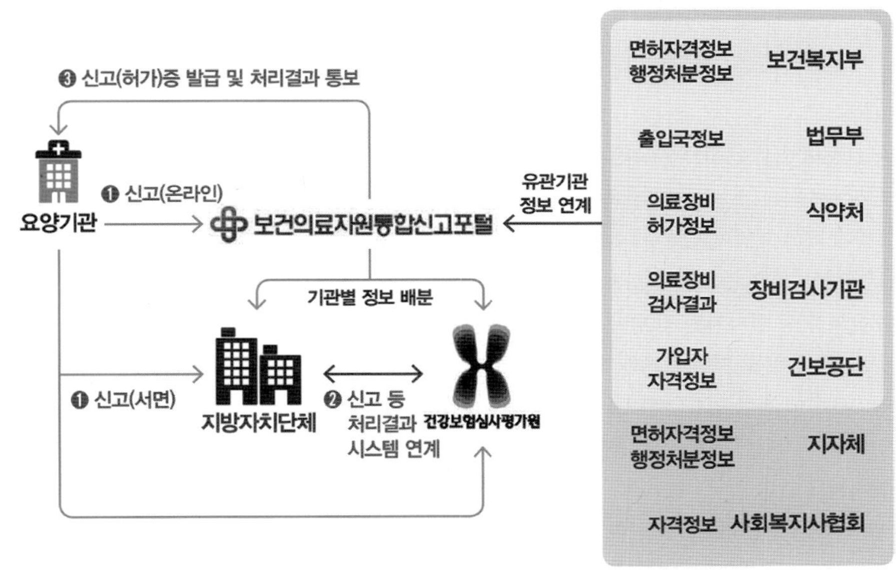

출처: 보건의료자원 통합신고포털 매뉴얼, 건강보험심사평가원, 2018. 10. P.7.
https://repository.hira.or.kr/handle/2019.oak/2090

제44조(비용의 일부부담) ① 요양급여를 받는 자는 대통령령으로 정하는 바에 따라 비용의 일부(이하 "본인일부부담금"이라 한다)를 본인이 부담한다. 이 경우 선별급여에 대해서는 다른 요양급여에 비하여 본인일부부담금을 상향 조정할 수 있다.

② 본인이 연간 부담하는 다음 각 호의 금액의 합계액이 대통령령으로 정하는 금액(이하 이 조에서 "본인부담상한액"이라 한다)을 초과한 경우에는 공단이 그 초과 금액을 부담하여야 한다. 이 경우 공단은 당사자에게 그 초과 금액을 통보하고, 이를 지급하여야 한다.

1. 본인일부부담금의 총액
2. 제49조제1항에 따른 요양이나 출산의 비용으로 부담한 금액(요양이나 출산의 비용으로 부담한 금액이 보건복지부장관이 정하여 고시한 금액보다 큰 경우에는 그 고시한 금액으로 한다)에서 같은 항에 따라 요양비로 지급받은 금액을 제외한 금액

③ 제2항에 따른 본인부담상한액은 가입자의 소득수준 등에 따라 정한다.

④ 제2항 각 호에 따른 금액 및 합계액의 산정 방법, 본인부담상한액을 넘는 금액의 지급 방법 및 제3항에 따른 가입자의 소득수준 등에 따른 본인부담상한액 설정 등에 필요한 사항은 대통령령으로 정한다.

시행령 **제19조(비용의 본인부담)** ① 법 제44조제1항에 따른 본인일부부담금(이하 "본인일부부담금"이라 한다)의 부담률 및 부담액은 별표 2와 같다.

② 본인일부부담금은 요양기관의 청구에 따라 요양급여를 받는 사람이 요양기관에 납부한다. 이 경우 요양기관은 법 제41조제3항 및 제4항에 따라 보건복지부령으로 정하는 요양급여사항 또는 비급여사항 외에 입원보증금 등 다른 명목으로 비용을 청구해서는 아니 된다.

③ 법 제44조제2항제1호에 따른 본인일부부담금의 총액은 요양급여를 받는 사람이 연간 부담하는 본인일부부담금을 모두 더한 금액으로 한다. 다만, 다음 각 호의 어느 하나에 해당하는 본인일부부담금은 더하지 않는다. [개정 2024.8.20.]

1. 별표 2 제1호가목1)에 따라 상급종합병원 · 종합병원 · 병원 · 한방병원 · 요양병원(「장애인복지법」 제58조제1항제4호에 따른 장애인 의료재활시설로서 「의료법」 제3조의2의 요건을 갖춘 의료기관인 요양병원으로 한정한다) · 정신병원 일반입원실의 2인실 · 3인실 및 정신과 입원실의 2인실 · 3인실을 이용한 경우 그 입원료로 부담한 금액

1의2. 별표 2 제1호다목3)에 따라 보건복지부장관이 정하여 고시하는 질병을 주 질병 · 부상으로 상급종합병원에서 받은 외래진료에 대해 같은 표 제1호나목 또는 제3호너목에 따라 부담한 금액. 다만, 다음 각 목의 어느 하나에 해당하는 사람이 부담한 금액은 제외한다.

가. 임신부

나. 6세 미만의 사람

다. 별표 2 제1호 나목에 따른 의약분업 예외환자

라. 별표 2 제3호카목에 따라 보건복지부장관이 정하여 고시하는 난임진료를 받은 사람

마. 다음 법률 규정에 따라 의료지원을 받는 의료지원 대상자

1) 「5 · 18민주유공자예우 및 단체설립에 관한 법률」 제33조

2) 「고엽제후유의증 등 환자지원 및 단체설립에 관한 법률」 제6조제2항

3) 「국가유공자 등 예우 및 지원에 관한 법률」 제41조

4) 「독립유공자예우에 관한 법률」 제17조

5) 「보훈보상대상자 지원에 관한 법률」 제50조

6) 「제대군인지원에 관한 법률」 제20조

7) 「참전유공자 예우 및 단체설립에 관한 법률」 제7조

8) 「특수임무유공자 예우 및 단체설립에 관한 법률」 제32조

2. 별표 2 제3호라목5) · 6) · 9) 및 10)에 따라 부담한 금액

3. 별표 2 제3호사목 및 거목에 따라 부담한 금액

4. 별표 2 제4호에 따라 부담한 금액

4의2. 별표 2 제5호의2에 따라 부담한 금액

5. 별표 2 제6호에 따라 부담한 금액

④ 법 제44조제2항 각 호 외의 부분 전단에 따른 본인부담상한액(이하 "본인부담상한액"이라 한다)은 별표 3의 산정방법에 따라 산정된 금액을 말한다. [개정 2024.8.20.]

시행령 [별표 2]

본인일부부담금의 부담률 및 부담액

(제19조제1항 관련)

1. 가입자 또는 피부양자는 요양급여비용 중 다음 각 목의 어느 하나에 해당하는 금액(100원 미만은 제외한다)을 부담한다. 다만, 입원진료의 경우에는 100원 미만의 금액도 부담한다.
   가. 입원진료(나목의 표 중 보건복지부장관이 정하는 의료장비를 이용한 진료의 경우는 제외한다) 및 보건복지부장관이 정하는 요양급여를 받은 경우(약국 또는 한국희귀·필수의약품센터인 요양기관에서 처방전에 따라 의약품을 조제받는 경우를 포함한다)는 다음의 구분에 따라 계산한 금액
      1) 요양급여비용 총액(보건복지부장관이 정하여 고시하는 식대와 장애인 치과진료에 대한 가산금액은 제외한다)의 100분의 20에 입원기간 중 식대[입원환자의 식사의 질과 서비스에 영향을 미치는 부가적 요소에 드는 비용에 해당하는 가산금액(이하 "식대가산금액"이라 한다)을 포함한다. 이하 이 호, 제2호 및 제3호가목·나목에서 같다]의 100분의 50을 더한 금액. 다만, 상급종합병원에서 법 제43조에 따라 신고한 입원병실 중 일반입원실의 2인실·3인실·4인실 및 정신과 입원실의 2인실·3인실·4인실을 이용한 경우에는 그 입원료에 한정하여 각각 100분의 50·100분의 40·100분의 30으로 하고, 종합병원·병원·한방병원·요양병원(「장애인복지법」 제58조제1항제4호에 따른 장애인 의료재활시설로서 「의료법」 제3조의2의 요건을 갖춘 의료기관인 요양병원으로 한정한다)·정신병원에서 법 제43조에 따라 신고한 입원병실 중 일반입원실의 2인실·3인실 및 정신과 입원실의 2인실·3인실을 이용한 경우에는 그 입원료에 한정하여 각각 100분의 40·100분의 30으로 하며, 보건복지부장관이 정하여 고시하는 격리 입원에 대해서는 그 입원료에 한정하여 100분의 10으로 한다. [개정 2024.12.10.]
      2) 「의료법」 제3조제2항제3호라목에 따른 요양병원(「장애인복지법」 제58조제1항제4호에 따른 장애인 의료재활시설로서 「의료법」 제3조의2의 요건을 갖춘 의료기관인 요양병원은 제외한다)에서 입원진료를 받는 사람 중 입원치료보다는 요양시설이나 외래진료를 받는 것이 적합한 환자로서 보건복지부장관이 정하여 고시하는 환자군에 해당하는 경우에는 요양급여비용 총액의 100분의 40에 입원기간 중 식대의 100분의 50을 더한 금액
   나. 외래진료의 경우 및 보건복지부장관이 정하는 의료장비·치료재료를 이용한 진료의 경우에는 다음 표의 구분에 따라 계산한 금액

기관 종류	소재지	환자 구분	본인일부부담금
상급종합병원	모든 지역	일반환자	진찰료 총액+(요양급여비용 총액−진찰료총액)×60/100. 다만, 임신부 외래진료의 경우에는 요양급여비용 총액의 40/100, 1세 미만 영유아 외래진료의 경우에는 요양급여비용 총액의 20/100으로 한다.
		의약분업 예외환자	진찰료 총액+(요양급여비용 총액−약값 총액−진찰료 총액)×60/100+약값 총액×30/100. 다만, 임신부 외래진료의 경우에는 (요양급여비용 총액−약값 총액)×40/100+약값 총액×30/100, 1세 미만 영유아 외래진료의 경우에는 (요양급여비용 총액−약값 총액)×20/100+약값 총액×21/100로 한다.
종합병원	동지역	일반환자	요양급여비용 총액×50/100(임신부 외래진료의 경우에는 30/100, 1세 미만 영유아 외래진료의 경우에는 15/100)
		의약분업 예외환자	(요양급여비용 총액−약값 총액)×50/100(임신부 외래진료의 경우에는 30/100, 1세 미만 영유아 외래진료의 경우에는 15/100)+약값 총액×30/100(1세 미만 영유아의 경우에는 21/100)
	읍·면 지역	일반환자	요양급여비용 총액×45/100(임신부 외래진료의 경우에는 30/100, 1세 미만 영유아 외래진료의 경우에는 15/100)
		의약분업 예외환자	(요양급여비용 총액−약값 총액)×45/100(임신부 외래진료의 경우에는 30/100, 1세 미만 영유아 외래진료의 경우에는 15/100)+약값 총액×30/100(1세 미만 영유아의 경우에는 21/100)

기관 종류	소재지	환자 구분	본인일부부담금
병원, 치과병원, 한방병원, 요양병원, 정신병원	동지역	일반환자	요양급여비용 총액×40/100(임신부 외래진료의 경우에는 20/100, 1세 미만 영유아 외래진료의 경우에는 10/100)
		의약분업 예외환자	(요양급여비용 총액－약값 총액) × 40/100(임신부 외래진료의 경우에는 20/100, 1세 미만 영유아 외래진료의 경우에는 10/100)+약값 총액×30/100(1세 미만 영유아의 경우에는 21/100)
	읍·면 지역	일반환자	요양급여비용 총액×35/100(임신부 외래진료의 경우에는 20/100, 1세 미만 영유아 외래진료의 경우에는 10/100)
		의약분업 예외환자	(요양급여비용 총액－약값 총액)×35/100(임신부 외래진료의 경우에는 20/100, 1세 미만 영유아 외래진료의 경우에는 10/100)+약값 총액×30/100(1세 미만 영유아의 경우에는 21/100)
의원, 치과의원, 한의원, 보건의료원	모든 지역	일반환자	요양급여비용 총액×30/100(임신부 외래진료의 경우에는 10/100, 1세 미만 영유아 외래진료의 경우에는 5/100). 다만, 요양급여를 받는 사람이 65세 이상이면서 해당 요양급여비용 총액이 보건복지부령으로 정하는 금액을 넘지 않으면 보건복지부령으로 정하는 금액을 본인일부부담금으로 한다.
		의약분업 예외환자	(요양급여비용 총액－약값 총액)×30/100(임신부 외래진료의 경우에는 10/100, 1세 미만 영유아 외래진료의 경우에는 5/100)+약값 총액×30/100(1세 미만 영유아의 경우에는 21/100). 다만, 요양급여를 받는 사람이 65세 이상이면서 해당 요양급여비용 총액이 보건복지부령으로 정하는 금액을 넘지 않으면 보건복지부령으로 정하는 금액을 본인일부부담금으로 한다.
보건소, 보건지소, 보건진료소	모든 지역		요양급여비용 총액×30/100. 다만, 요양급여비용 총액이 보건복지부령으로 정하는 금액을 넘지 않으면 보건복지부령으로 정하는 금액을 본인일부부담금으로 한다.

비고: 1. 위 표에서 "의약분업 예외환자"란 「약사법」 제23조제4항제3호 중 조현병(調絃病) 또는 조울증 등으로 자신 또는 타인을 해칠 우려가 있는 정신질환자, 같은 항 제4호 중 「감염병의 예방 및 관리에 관한 법률」에 따른 제1군감염병환자 및 같은 항 제8호 · 제9호에 해당하는 환자를 말한다. 다만, 제1호가목에 따라 요양급여비용 총액의 100분의 20을 적용받는 사람은 제외한다.

2. 위 표에서 "약값 총액"이란 요양기관이 해당 약제를 구입한 금액의 총액을 말한다.
3. 보건복지부장관이 정하는 의료장비를 이용한 입원진료인 경우의 요양급여비용 총액은 의료장비를 이용한 비용의 총액으로 한정한다.
4. 요양기관의 외래진료를 통하여 주기적으로 의사의 처방에 따라 구입(사용)하여야 하는 치료재료 중 보건복지부장관이 정하여 고시하는 치료재료의 경우에는 해당 치료재료 비용 및 관련 행위(교체를 위한 직접적 행위에 한정한다. 이하 같다) 비용을 제외한 요양급여비용 총액을 위 표의 요양급여비용 총액으로 하여 위 표에 따라 산정한 금액에 해당 치료재료 비용 및 관련 행위 비용의 100분의 20(1세 미만 영유아의 경우에는 14/100)을 더한 금액을 본인일부부담금으로 한다. 다만, 제3호마목이 적용되는 중증질환자는 제외한다.
5. 보건복지부장관이 정하는 질병의 환자가 요양기관(의원으로 한정한다)에 보건복지부장관이 정하는 절차 또는 방법에 따라 외래진료를 지속적으로 받겠다는 의사를 표시한 경우에는 해당 질병에 대하여 그 다음 진료부터 (진찰료 총액 × 20/100) + [(요양급여비용 총액 － 진찰료 총액) × 30/100]에 해당하는 금액을 본인일부부담금으로 한다. 다만, 요양급여를 받는 사람이 65세 이상인 경우에는 요양급여비용 총액이 보건복지부령으로 정하는 금액을 넘지 않으면 보건복지부령으로 정하는 금액을 본인일부부담금으로 한다.
6. 임신부가 유산 또는 사산을 한 경우 해당 유산 또는 사산에 따른 외래진료는 위 표에 따른 임신부 외래진료에 포함한다.

다. 약국 또는 한국희귀 · 필수의약품센터의 경우

1) 진료를 담당한 의사 또는 치과의사가 발행한 처방전에 따라 의약품을 조제받은 경우에는 요양급여비용 총액의 100분의 30(요양급여를 받는 사람이 65세 이상인 경우 요양급여비용 총액이 보건복지부령으로 정하는 금액을 넘지 않으면 보건복지부령으로 정하는 금액). 다만, 제1호가목 중 보건복지부장관이 정하는 요양급여를 받은 경우(약국 또는 한국희귀 · 필수의약품센터인 요양기관에서 처방전에 따라 의약품을 조제받는 경우를 포함한다)는 제외한다.

2) 「약사법」 제23조제3항제1호에 따라 의료기관이 없는 지역에서 조제하는 경우로서 진료를 담당한 의사 또는 치과의사가 발행한 처방전에 따르지 않고 의약품을 조제받은 경우에는 다음의 구분에 따라 산정한 금액

가) 요양급여비용 총액이 보건복지부령으로 정하는 금액을 넘는 경우에는 요양급여비용 총액의 100분의 40

나) 요양급여비용 총액이 보건복지부령으로 정하는 금액을 넘지 않는 경우에는 보건복지부령으로 정하는 금액

3) 1)에도 불구하고 상급종합병원 또는 종합병원의 의사가 발행한 처방전에 따라 질병의 중증도를 고려하여 보건복지부장관이 정하여 고시하는 질병에 대한 의약품을 조제받은 경우[읍 · 면 지역 소재 종합병원의 의사가 발행한 처방전에 따라 의약품을 조제받거나 「한국보훈복지의료공단법」에 따른 보훈병원의 의사나 「독립유공자예우에 관한 법률」, 「국가유공자 등 예우 및 지원에 관한 법률」, 「보훈보상대상자 지원에 관한 법률」, 「5 · 18민주유공자예우 및 단체설립에 관한 법률」, 「참전유공자예우 및 단체설립에 관한 법률」, 「고엽제후유의증 등 환자지원 및 단체설립에 관한 법률」, 「특수임무유공자 예우 및 단체설립에 관한 법률」 및 「제대군인지원에 관한 법률」에 따라 국가보훈부장관이 진료를 위탁한 상급종합병원 또는 종합병원의 의사가 해당 법률에서 정한 의료지원대상자에게 발행한 처방전에 따라 의약품을 조제받은 경우는 제외한다]에는 다음의 금액

가) 상급종합병원의 의사가 발행한 처방전에 따라 의약품을 조제받은 경우: 요양급여비용 총액의 100분의 50

나) 종합병원의 의사가 발행한 처방전에 따라 의약품을 조제받은 경우: 요양급여비용 총액의 100분의 40

2. 제1호에도 불구하고 제21조제3항제2호에 따라 보건복지부장관이 정하여 고시하는 질병군에 대하여 입원진료를 받는 경우에는 다음 각 목의 구분에 따라 계산한 금액에 입원기간 중 식대의 100분의 50을 더한 금액을 부담한다. 이 경우 질병군 분류번호 결정 요령, 평균 입원 일수, 입원실 이용 비용 등 해당 질병군의 본인일부부담금 산정에 필요한 사항은 보건복지부장관이 정하여 고시한다.

가. 다음 계산식에 따라 계산한 금액과 보건복지부장관이 정하여 고시하는 추가 산정액을 합한 금액의 100분의 20

[질병군별 기준 상대가치점수+(입원 일수−질병군별 평균 입원 일수)×질병군별 일당 상대가치점수]×제21조제1항에 따라 정해진 상대가치점수의 점수당 단가

비고: 1. 위 표에서 "질병군별 기준 상대가치점수"란 질병군별 평균 입원 일수만큼 입원했을 때 발생하는 입원 건당 상대가치점수를 말한다.

2. 위 표에서 "질병군별 일당 상대가치점수"란 입원 일수가 1일 증가함에 따라 추가되는 질병군별 상대가치점수를 말한다.

나. 가목에도 불구하고 보건복지부장관이 정하여 고시하는 입원실을 이용한 경우에는 가목에 따라 계산한 금액에 보건복지부장관이 정하여 고시하는 입원료 계산식에 따라 계산한 금액을 더한 금액

다. 삭제

라. 가목 및 나목에도 불구하고 제1호나목에 따라 보건복지부장관이 정하는 의료장비를 이용한 진료의 경우에는 가목 또는 나목에 따라 계산한 금액에 제1호나목 표의 구분에 따라 계산한 금액을 더한 금액

3. 제1호와 제2호에도 불구하고 다음 각 목의 어느 하나에 해당하는 경우에는 그 각 목에서 정하는 금액을 부담한다. 다만, 상급종합병원 · 종합병원 · 병원 · 한방병원 · 요양병원(「장애인복지법」 제58조제1항제4호에 따른 장애인 의료재활시설로서 「의료법」 제3조의2의 요건을 갖춘 의료기관인 요양병원으로 한정한다) · 정신병원에서 법 제43조에 따라 신고한 입원병실 중 일반입원실의 2인실 · 3인실 및 정신과 입원실의 2인실 · 3인실을 이용한 경우는 그 입원료에 한정하여 제1호가목1) 단서에서 정하는 금액을 부담한다.

가. 다음의 경우에는 입원기간 중 식대의 100분의 50

1) 자연분만 및 제왕절개분만에 대한 요양급여 [개정 2024.12.10.]
2) 2세 미만 영유아 및 보건복지부장관이 정하여 고시하는 기준에 해당하는 2세 이상 영유아에 대한 입원진료로서 보건복지부장관이 정하는 요양급여
3) 보건복지부장관이 정하여 고시하는 결핵 질환을 가진 사람에 대하여 보건복지부장관이 정하는 요양급여
4) 「장기등 이식에 관한 법률」 제4조제2호에 따른 장기등기증자(뇌사자 또는 사망한 사람만 해당한다)의 장기등(같은 법 제4조제1호에 따른 장기등을 말한다) 적출에 대하여 보건복지부장관이 정하는 요양급여

나. 다음의 경우(라목에 해당하는 사람에 대한 요양급여는 제외한다)에는 요양급여비용 총액의 100분의 10에 입원기간 중 식대의 100분의 50을 더한 금액
1) 삭제
2) 보건복지부장관이 정하여 고시하는 희귀난치성 질환을 가진 사람에 대하여 보건복지부장관이 정하는 요양급여
3) 보건복지부장관이 정하여 고시하는 고위험 임신부에 대한 입원진료로서 보건복지부장관이 정하는 요양급여
4) 삭제

다. 다음의 경우에는 본인이 부담할 비용의 부담률의 100분의 70에 해당하는 금액
1) 1세 이상 6세 미만인 가입자 또는 피부양자가 상급종합병원, 종합병원, 병원, 치과병원, 한방병원, 요양병원, 정신병원, 의원, 치과의원, 한의원 및 보건의료원에서 외래진료를 받는 경우
2) 6세 미만인 가입자 또는 피부양자가 보건소, 보건지소 및 보건진료소에서 외래진료를 받는 경우로서 요양급여비용 총액이 보건복지부령으로 정하는 금액을 넘는 경우. 다만, 요양급여비용 총액이 보건복지부령으로 정하는 금액을 넘지 않는 경우에는 제1호 나목 표에 따른 금액을 부담한다.
3) 6세 미만인 가입자 또는 피부양자가 약국 또는 한국희귀 · 필수의약품센터인 요양기관에서 처방전에 따라 의약품을 조제받는 경우

라. 보건복지부장관이 정하여 고시하는 희귀난치성질환 또는 중증질환(이하 "희귀난치성질환등"이라 한다)을 가진 사람, 희귀난치성질환등 외의 질환으로 6개월 이상 치료를 받고 있거나 6개월 이상 치료가 필요한 사람 또는 18세 미만의 아동(이하 "희귀난치성질환자등"이라 한다) 중 해당 환자가 속한 세대(배우자를 포함한다)의 소득 및 재산을 더하여 계산한 가액(이하 "소득인정액"이라 한다)이 「국민기초생활 보장법」 제2조제11호에 따른 기준 중위소득의 100분의 50 이하이고, 희귀난치성질환자등의 1촌의 직계혈족 및 그 배우자(이하 "부양의무자"라 한다)가 없거나 부양의무자가 있어도 부양능력이 없거나 부양을 받을 수 없는 사람으로서 보건복지부령으로 정하는 바에 따라 공단의 본인일부부담금 경감 인정 신청(이하 "경감인정신청"이라 한다)을 하여 그 경감 인정을 받은 사람 또는 희귀난치성질환자등 중 본인일부부담금의 경감이 필요하다고 보건복지부장관이 정하는 사람으로서 경감인정신청을 한 사람에 대한 요양급여의 경우에는 다음의 구분에 따라 계산한 금액. 이 경우 소득인정액 산정의 기준이 되는 세대의 범위, 소득 및 재산의 범위, 소득인정액 산정방법 등 소득인정액의 산정에 필요한 사항 및 부양의무자가 부양능력이 없거나 부양을 받을 수 없는 경우의 구체적인 기준은 보건복지부령으로 정한다. [개정 2024.10.2.]
1) 희귀난치성질환등을 가진 사람인 경우에는 입원기간 중 식대(식대가산금액은 제외한다. 이하 이 목에서 같다)의 100분의 20
2) 희귀난치성질환등 외의 질환으로 6개월 이상 치료를 받고 있거나 6개월 이상 치료가 필요한 사람 또는 18세 미만의 아동인 경우에는 다음 표에 해당하는 금액에 입원기간 중 식대의 100분의 20을 더한 금액. 다만, 가목에 해당하거나 6세 미만 아동의 입원진료 또는 보건복지부장관이 정하여 고시하는 중증질환으로 요양급여를 받는 경우에는 입원기간 중 식대의 100분의 20만을 부담한다.

기관 종류	구분	본인일부부담금
상급종합병원	외래진료 및 입원진료	요양급여비용 총액의 100분의 14에 해당하는 금액. 다만, 다음의 어느 하나에 해당하는 경우에는 그 다음의 구분에 따라 계산한 금액을 부담한다. 가) 정신건강의학과 입원진료 또는 나목2)(치매는 제외한다)에 따라 보건복지부장관이 정하는 요양급여를 받는 경우에는 해당 요양급여비용 총액의 100분의 10

<table>
<tr><th>기관 종류</th><th colspan="2">구분</th><th>본인일부부담금</th></tr>
<tr><td></td><td colspan="2"></td><td>나) 제1호나목(임신부 외래진료만 해당한다), 이 호 나목2)(치매만 해당한다)·3), 마목, 차목 또는 하목에 따라 보건복지부장관이 정하는 요양급여를 받는 경우에는 해당 요양급여비용 총액의 100분의 5
다) 자목(6세 이상 15세 이하 아동의 입원진료만 해당한다)에 따라 보건복지부장관이 정하는 요양급여를 받는 경우에는 해당 요양급여비용 총액의 100분의 3
라) 1세 미만 영유아 외래진료의 경우에는 요양급여비용 총액의 100분의 5</td></tr>
<tr><td rowspan="3">종합병원,
병원,
치과병원,
한방병원,
요양병원,</td><td rowspan="2">「의료급여법 시행령」 별표 1 제2호가목2)가)에 따른 만성질환자에 해당하는 사람이 그 만성질환에 대하여 외래진료를 받거나 해당 만성질환자가 나목2) (치매를 제외한다) 또는 마목에 따른 외래진료에 대하여 보건복지부장관이 정하는 요양급여를 받는 경우</td><td>「약사법」 제23조제4항에 따라 의사 또는 치과의사가 의약품을 직접 조제하는 경우와 법률 제8365호 약사법 전부개정법률 부칙 제8조에 따라 한의사가 한약 및 한약제제를 직접 조제하는 경우</td><td>1,500원. 다만, 1세 미만 영유아 외래진료의 경우에는 본인일부부담금 없음</td></tr>
<tr><td>그 밖의 외래진료</td><td>1,000원. 다만, 1세 미만 영유아 외래진료의 경우에는 본인일부부담금 없음</td></tr>
<tr><td colspan="2">그 밖의 외래진료 및 입원진료</td><td>요양급여비용 총액의 100분의 14에 해당하는 금액. 다만, 다음의 어느 하나에 해당하는 경우에는 그 다음의 구분에 따라 계산한 금액을 부담한다.
가) 정신건강의학과 입원진료 또는 나목2)(치매는 제외한다)에 따라 보건복지부장관이 정하는 요양급여를 받는 경우에는 해당 요양급여비용 총액의 100분의 10
나) 제1호나목(임신부 외래진료만 해당한다), 이 호 나목2)(치매만 해당한다)·3), 마목, 차목 또는 하목에 따라 보건복지부장관이 정하는 요양급여를 받는 경우에는 해당 요양급여비용 총액의 100분의 5
다) 자목(6세 이상 15세 이하 아동의 입원진료만 해당한다)에 따라 보건복지부장관이 정하는 요양급여를 받는 경우에는 해당 요양급여비용 총액의 100분의 3
라) 1세 미만 영유아 외래진료의 경우에는 요양급여비용 총액의 100분의 5</td></tr>
<tr><td rowspan="2">의원,
치과의원,
한의원,
보건의료원</td><td rowspan="2">외래진료</td><td>「약사법」 제23조제4항에 따라 의사 또는 치과의사가 의약품을 직접 조제하는 경우와 법률 제8365호 약사법 전부개정법률 부칙 제8조에 따라 한의사가 한약 및 한약제제를 직접 조제하는 경우</td><td>1,500원. 다만, 1세 미만 영유아 외래진료의 경우에는 본인일부부담금 없음</td></tr>
<tr><td>그 밖의 외래진료</td><td>1,000원. 다만, 1세 미만 영유아 외래진료의 경우에는 본인일부부담금 없음</td></tr>
</table>

기관 종류	구분	본인일부부담금
	입원진료	요양급여비용 총액의 100분의 14에 해당하는 금액. 다만, 다음의 어느 하나에 해당하는 경우에는 그 다음의 구분에 따라 계산한 금액을 부담한다. 가) 정신건강의학과 입원진료 또는 나목2)(치매는 제외한다)에 따라 보건복지부장관이 정하는 요양급여를 받는 경우에는 해당 요양급여비용 총액의 100분의 10 나) 나목2)(치매만 해당한다)·3), 마목 또는 차목(입원진료만 해당한다)에 따라 보건복지부장관이 정하는 요양급여를 받는 경우에는 해당 요양급여비용 총액의 100분의 5 다) 자목(6세 이상 15세 이하 아동의 입원진료만 해당한다)에 따라 보건복지부장관이 정하는 요양급여를 받는 경우에는 해당 요양급여비용 총액의 100분의 3
보건소, 보건지소, 보건진료소	외래진료 및 입원진료	없음
약국, 한국희귀·필수의약품센터	「약사법」 제23조제3항 단서에 따라 처방전에 따르지 않고 직접 조제한 경우	900원
	보건소, 보건지소 및 보건진료소를 제외한 요양기관에서 발급한 처방전에 따라 조제한 경우	500원
	보건소, 보건지소 및 보건진료소에서 발급한 처방전에 따라 조제한 경우	없음

비고: 1. 「약사법」 제23조제4항에 따라 의사 또는 치과의사가 의약품을 직접 조제하거나 법률 제8365호 약사법 전부개정법률 부칙 제8조에 따라 한의사가 한약 및 한약제제를 직접 조제하고 처방전을 함께 발급하는 경우에는 1,000원을 부담한다.

2. 외래진료로서 전산화단층촬영(CT), 자기공명영상진단(MRI) 등 보건복지부장관이 정하여 고시하는 장비를 이용한 진료에 대해서는 그 의료장비를 이용한 비용 총액의 100분의 14[나목2)(치매는 제외한다)에 따른 환자의 경우에는 100분의 10, 나목2)(치매만 해당한다), 마목, 하목 또는 제1호나목(임신부 외래진료만 해당한다)에 따른 환자 및 1세 미만 영유아 외래진료의 경우에는 100분의 5]를 부담한다.

3. 제21조제3항제2호에 따른 질병군에 대한 입원 진료의 경우 본인일부부담금은 제2호가목, 나목 또는 라목에 따라 계산한 금액에 위 표의 해당 기관 종류별 입원진료에 해당하는 본인부담률을 곱한 금액으로 한다.

4. 보건복지부장관이 정하여 고시하는 격리 입원에 대해서는 그 입원료에 한정하여 해당 입원료의 100분의 5를 부담한다.

5. 임신부가 유산 또는 사산을 한 경우 해당 유산 또는 사산에 따른 외래진료는 위 표에 따른 임신부 외래진료에 포함한다.

3) 희귀난치성질환등을 가진 사람 중 65세 이상인 사람이 틀니 요양급여를 받는 경우에는 해당 요양급여비용 총액의 100분의 5

4) 희귀난치성질환등 외의 질환으로 6개월 이상 치료를 받고 있거나 6개월 이상 치료가 필요한 사람 중 65세 이상인 사람이 틀니 요양급여를 받는 경우에는 해당 요양급여비용 총액의 100분의 15

5) 희귀난치성질환등을 가진 사람 중 65세 이상인 사람이 치과임플란트 요양급여를 받는 경우에는 해당 요양급여비용 총액의 100분의 10

6) 희귀난치성질환등 외의 질환으로 6개월 이상 치료를 받고 있거나 6개월 이상 치료가 필요한 사람 중 65세 이상인 사람이 치과임플란트 요양급여를 받는 경우에는 해당 요양급여비용 총액의 100분의 20

7) 2)에도 불구하고 희귀난치성질환등 외의 질환으로 6개월 이상 치료를 받고 있거나 6개월 이상 치료가 필요한 사람 또는 18세 미만의 아동이 상급종합병원 또는 종합병원의 의사가 발행한 처방전에 따라 질병의 중증도를 고려하여 보건복지부장관이 정하여 고시하는 질병에 대한 의약품을 조제받은 경우[읍 · 면 지역 소재 종합병원의 의사가 발행한 처방전에 따라 의약품을 조제받거나 「한국보훈복지의료공단법」에 따른 보훈병원의 의사나 「독립유공자예우에 관한 법률」, 「국가유공자 등 예우 및 지원에 관한 법률」, 「보훈보상대상자 지원에 관한 법률」, 「5 · 18민주유공자예우 및 단체설립에 관한 법률」, 「참전유공자예우 및 단체설립에 관한 법률」, 「고엽제후유의증 등 환자지원 및 단체설립에 관한 법률」, 「특수임무유공자 예우 및 단체설립에 관한 법률」 및 「제대군인지원에 관한 법률」에 따라 국가보훈부장관이 진료를 위탁한 상급종합병원 또는 종합병원의 의사가 해당 법률에서 정한 의료지원대상자에게 발행한 처방전에 따라 의약품을 조제받은 경우는 제외한다]에는 요양급여비용 총액의 100분의 3. 다만, 본인일부부담금이 500원 미만이 되는 경우에는 500원을 본인일부부담금으로 한다.

8) 삭제 〈2024.12.10.〉

9) 희귀난치성질환등을 가진 사람이 보건복지부장관이 정하여 고시하는 추나요법에 대하여 보건복지부장관이 정하는 요양급여를 받는 경우에는 해당 요양급여비용의 100분의 30. 다만, 보건복지부장관이 따로 정하여 고시하는 추나요법에 대하여 요양급여를 받는 경우에는 해당 요양급여비용의 100분의 80으로 한다.

10) 희귀난치성질환등 외의 질환으로 6개월 이상 치료를 받고 있거나 6개월 이상 치료가 필요한 사람 또는 18세 미만 아동이 보건복지부장관이 정하여 고시하는 추나요법에 대하여 보건복지부장관이 정하는 요양급여를 받는 경우에는 해당 요양급여비용의 100분의 40. 다만, 보건복지부장관이 따로 정하여 고시하는 추나요법에 대하여 요양급여를 받는 경우에는 해당 요양급여비용의 100분의 80으로 한다.

마. 보건복지부장관이 정하여 고시하는 중증질환자에 대하여 보건복지부장관이 정하는 요양급여(라목에 해당하는 사람에 대한 요양급여는 제외한다)의 경우에는 요양급여비용 총액의 100분의 5에 입원기간 중 식대의 100분의 50을 더한 금액

바. 65세 이상인 사람이 틀니 요양급여(라목에 해당하는 사람에 대한 요양급여는 제외한다)를 받는 경우에는 그 요양급여비용 총액의 100분의 30

사. 65세 이상인 사람이 치과임플란트 요양급여(라목에 해당하는 사람에 대한 요양급여는 제외한다)를 받는 경우에는 해당 요양급여비용 총액의 100분의 30

아. 삭제 〈2024.12.10.〉

자. 15세 이하 아동의 입원진료에 대하여 보건복지부장관이 정하는 요양급여[가목2) 및 라목에 해당하는 사람에 대한 요양급여는 제외한다]를 받는 경우에는 해당 요양급여비용 총액의 100분의 5에 입원기간 중 식대의 100분의 50을 더한 금액

차. 18세 이하 아동의 치아홈메우기 외래진료 또는 16세 이상 18세 이하 아동의 치아홈메우기 입원진료에 대하여 보건복지부장관이 정하는 요양급여(라목에 해당하는 사람에 대한 요양급여는 제외한다)를 받는 경우에는 해당 요양급여비용 총액의 100분의 10

카. 보건복지부장관이 정하여 고시하는 난임진료(인공수정 및 체외수정시술을 포함한다)에 대하여 보건복지부장관이 정하는 요양급여(라목에 해당하는 사람에 대한 요양급여는 제외한다)를 받는 경우에는 해당 요양급여비용 총액의 100분의 30

타. 다음의 경우에는 본인일부부담금은 없는 것으로 한다.

1) 제25조제3항제1호에 따른 일반건강검진 결과에 따라 보건복지부장관이 정하여 고시하는 질환이나 질병에 대하여 추가적인 진료 또는 검사의 필요성이 인정되는 사람이 그 질환이나 질병에 대하여 일반건강검진을 받은 날이 속하는 연도의 다음 연도 1월 31일까지 보건복지부장관이 정하여 고시하는 요양급여(의원 및 병원만 해당하되, 결핵에 대한 진료 또는 검사의 경우에는 종합병원 및 상급종합병원도 해당한다)를 받는 경우

2) 「의료법」 제34조에 따른 원격의료에 대하여 보건복지부장관이 정하여 고시하는 요양급여를 받는 경우

3) 요양급여를 의뢰받은 요양기관이 환자의 상태가 호전됨에 따라 요양급여를 의뢰한 요양기관 등으로 환자를 회송(回送)하는 경우로서 해당 환자가 회송과 관련하여 보건복지부장관이 정하여 고시하는 요양급여를 받는 경우

파. 보건복지부장관이 정하여 고시하는 항목에 대해 정신건강의학과 외래진료를 받은 경우(라목에 해당하는 사람에 대한 요양급여는 제외한다)에는 다음 표에 따라 계산한 금액에 제1호나목에 따라 계산한 금액(다음 표에 따라 보건복지부장관이 정하여 고시하는 항목에 대한 요양급여비용을 계산한 금액은 제외한다)을 더한 금액. 다만, 6세 미만의

경우에는 본인이 부담할 비용의 부담률(제1호나목 및 다음 표에 따른 부담률을 말한다)의 100분의 70에 해당하는 금액으로 하고, 65세 이상인 경우에는 요양급여비용 총액이 보건복지부령으로 정하는 금액을 넘지 않으면 보건복지부령으로 정하는 금액으로 한다.

기관 종류	본인일부부담금
상급종합병원	보건복지부장관이 정하여 고시하는 항목에 대한 요양급여비용 × 40/100
종합병원	보건복지부장관이 정하여 고시하는 항목에 대한 요양급여비용 × 30/100
병원, 치과병원, 한방병원, 요양병원, 정신병원	보건복지부장관이 정하여 고시하는 항목에 대한 요양급여비용 × 20/100
의원, 치과의원, 한의원, 보건의료원	보건복지부장관이 정하여 고시하는 항목에 대한 요양급여비용 × 10/100

하. 보건복지부장관이 정하여 고시하는 조산아(早産兒)와 저체중 출생아의 외래진료(출생일부터 5년이 되는 날까지의 외래진료를 말한다)에 대한 요양급여로서 보건복지부장관이 정하는 요양급여의 경우에는 요양급여비용 총액의 100분의 5

1) 삭제 2) 삭제 3) 삭제

거. 가목1) · 2) · 3), 나목, 다목1), 마목, 자목 및 하목에도 불구하고 보건복지부장관이 정하여 고시하는 추나요법에 대하여 보건복지부장관이 정하는 요양급여를 받는 경우에는 해당 요양급여비용의 100분의 50. 다만, 보건복지부장관이 따로 정하여 고시하는 추나요법에 대하여 요양급여를 받는 경우에는 해당 요양급여비용의 100분의 80으로 한다.

너. 보건복지부장관이 정하여 고시하는 경증질환자가 상급종합병원에서 외래진료를 받는 경우에는 요양급여비용 총액에 보건복지부장관이 정하여 고시하는 본인부담률을 곱한 금액

더. 보건복지부장관이 정하여 고시하는 만성질환자가 의원에서 보건복지부장관이 정하여 고시하는 항목의 외래진료를 받는 경우에는 해당 요양급여비용의 100분의 20(1세 이상 6세 미만의 아동은 해당 요양급여비용의 100분의 14). 다만, 다음의 어느 하나에 해당하는 사람이 외래진료를 받는 경우에는 제외한다.

1) 임신부
2) 1세 미만의 영유아
3) 65세 이상인 사람(해당 요양급여비용이 보건복지부장관이 정하여 고시하는 금액 이하인 경우로 한정한다)
4) 희귀난치성질환등을 가진 사람
5) 소득인정액이 「국민기초생활 보장법」 제2조제11호에 따른 기준 중위소득의 100분의 50 이하인 사람으로서 보건복지부장관이 정하여 고시하는 요건에 해당하는 사람 [개정 2024.8.20]

러. 나목, 다목, 라목2), 너목 및 더목에도 불구하고 「감염병의 예방 및 관리에 관한 법률」제2조제1호에 따른 감염병의 발생 · 유행 상황을 고려하여 보건복지부장관이 정하여 고시하는 감염병환자가 보건복지부장관이 정하여 고시하는 항목의 요양급여를 받는 경우에는 다음의 구분에 따라 산정한 금액

1) 해당 요양급여비용 총액에 보건복지부장관이 정하여 고시하는 본인부담률을 곱한 금액
2) 1)에도 불구하고 소득인정액이 「국민기초생활 보장법」 제2조제11호에 따른 기준 중위소득의 100분의 50 이하에 해당하는 등 보건복지부장관이 정하여 고시하는 요건에 해당하는 경우에는 해당 요양급여비용 총액의 100분의 20 범위에서 보건복지부장관이 정하여 고시하는 금액 [개정 2024.8.20]

4. 제1호부터 제3호까지의 규정에도 불구하고 법 제41조의4 및 이 영 제18조의4에 따른 선별급여 항목의 경우에는 요양급여비용의 100분의 100의 범위에서 보건복지부장관이 정하여 고시하는 금액을 부담한다.

5. 제1호 및 제3호에도 불구하고 「의료법」 제3조제2항제3호라목에 따른 요양병원 및 같은 호 마목에 따른 정신병원 외의 요양기관에서 입원진료를 받는 경우로서, 법 제43조에 따라 신고한 입원병실 중 일반입원실에 16일 이상 연속하여 입원하는 환자의 경우에는 요양급여비용 총액 중 입원료에 한정하여 입원일수가 16일 이상 30일 이하인 경우 16일부터 30일까지 입원료의 100분의 25를, 31일 이상인 경우 31일부터 입원료의 100분의 30을 부담한다. 다만, 상급종합병원의 2인실 · 3인실 · 4인실을 이용한 경우, 종합병원의 2인실 · 3인실을 이용한 경우, 제21조제3항제2호에 따라 보건복지부장관이 정하여 고시하는 질병군에 대하여 입원진료를 받는 경우 및 질병 또는 환자 특성상 16일 이상 장기입원이 불가피한 경우로 보건복지부장관이 정하여 고시하는 경우는 제외한다.

구분	본인일부부담금	
	입원일수 16일 이상 30일 이하	입원일수 31일 이상
가. 상급종합병원의 5인실 이상, 요양기관의 4인실 이상	16일째 입원일부터 30일째 입원일까지의 입원료 × 25/100	31일째 입원일부터의 입원료 × 30/100
나. 상급종합병원의 4인실, 종합병원·병원·한방병원의 3인실	16일째 입원일부터 30일째 입원일까지의 입원료 × 35/100	31일째 입원일부터의 입원료 × 40/100
다. 상급종합병원의 3인실, 종합병원·병원·한방병원의 2인실	16일째 입원일부터 30일째 입원일까지의 입원료 × 45/100	31일째 입원일부터의 입원료 × 50/100
라. 상급종합병원의 2인실	16일째 입원일부터 30일째 입원일까지의 입원료 × 55/100	31일째 입원일부터의 입원료 × 60/100

5의2. 제1호, 제3호(너목은 제외한다) 및 제4호에도 불구하고 연간 외래진료 횟수가 365회를 초과하는 사람은 그 초과 외래진료에 대한 요양급여비용 총액의 100분의 90을 부담한다. 다만, 다음 각 목의 어느 하나에 해당하는 경우에는 그렇지 않다.
   가. 「아동복지법」에 따른 아동
   나. 「모자보건법」에 따른 임산부
   다. 다음의 사람 중에서 보건복지부장관이 정하여 고시하는 사람
      1) 「장애인복지법」 제2조제2항에 따른 장애인
      2) 희귀난치성질환등을 가진 사람
      3) 제3호마목에 따른 중증질환자
      4) 그 밖에 1)부터 3)까지의 규정에 준하는 사람으로서 불가피하게 연간 365회를 초과하는 외래진료가 필요한 사람

6. 제1호부터 제5호까지의 규정에도 불구하고 다음 각 목의 어느 하나에 해당하는 경우에는 보건복지부령으로 정하는 항목의 요양급여비용의 100분의 100의 범위에서 보건복지부령으로 정하는 금액을 부담한다.
   가. 법 제53조제3항에 따라 급여가 제한되는 경우
   나. 법 제54조제3호 및 제4호에 따라 급여가 정지되는 경우
   다. 법 제109조제10항에 따라 공단이 보험급여를 하지 않는 경우
   라. 「학교폭력 예방 및 대책에 관한 법률」 제2조제1호에 따른 학교폭력 중 학생 간의 폭행에 의한 경우
   마. 보험재정에 상당한 부담을 준다고 인정되는 경우
   바. 그 밖에 보건복지부령으로 정하는 경우

⑤ 법 제44조제2항 각 호 외의 부분 후단에 따라 공단이 본인부담상한액을 넘는 금액을 지급하는 경우에는 당사자가 지정하는 예금계좌(「우체국예금 · 보험에 관한 법률」에 따른 체신관서 및 「은행법」에 따른 은행에서 개설된 예금계좌 등 보건복지부장관이 정하는 예금계좌를 말한다)로 지급해야 한다. 다만, 해당 예금계좌로 입금할 수 없는 불가피한 사유가 있는 경우에는 보건복지부장관이 정하는 방법으로 지급할 수 있다. [개정 2024.8.20.]

⑥ 제2항 및 제5항에서 정한 사항 외에 본인일부부담금의 납부방법이나 본인부담상한액을 넘는 금액의 지급방법 등에 필요한 사항은 보건복지부장관이 정하여 고시한다.

제45조(요양급여비용의 산정 등) ① 요양급여비용은 공단의 이사장과 대통령령으로 정하는 의약계를 대표하는 사람들의 계약으로 정한다. 이 경우 계약기간은 1년으로 한다.

시행령 **제20조(요양급여비용계약의 당사자)** 법 제45조제1항에 따른 요양급여비용의 계약 당사자인 의약계를 대표하는 사람은 다음 각 호와 같다.

1. 「의료법」 제3조제2항제1호가목에 따른 의원에 대한 요양급여비용: 같은 법 제28조제1항에 따른 의사회의 장

2. 「의료법」 제3조제2항제1호나목 및 제3호나목에 따른 치과의원 및 치과병원에 대한 요양급여비용: 같은 법 제28조제1항에 따른 치과의사회의 장
3. 「의료법」 제3조제2항제1호다목 및 제3호다목에 따른 한의원 및 한방병원에 대한 요양급여비용: 같은 법 제28조제1항에 따른 한의사회의 장
4. 「의료법」 제3조제2항제2호에 따른 조산원에 대한 요양급여비용: 같은 법 제28조제1항에 따른 조산사회 또는 「간호법」 제18조에 따른 간호사중앙회의 장 중 1명 [개정 2025.6.20.]
5. 「의료법」 제3조제2항제3호가목 및 라목부터 바목까지의 규정에 따른 병원 · 요양병원 · 정신병원 및 종합병원에 대한 요양급여비용: 같은 법 제52조에 따른 단체의 장
6. 「약사법」 제2조제3호에 따른 약국 및 같은 법 제91조에 따른 한국희귀 · 필수의약품센터에 대한 요양급여비용: 같은 법 제11조제1항에 따른 대한약사회의 장
7. 「지역보건법」에 따른 보건소 · 보건의료원 및 보건지소와 「농어촌 등 보건의료를 위한 특별조치법」에 따라 설치된 보건진료소에 대한 요양급여비용: 보건복지부장관이 지정하는 사람

시행령 **제21조(계약의 내용 등)** ① 법 제45조제1항에 따른 계약은 공단의 이사장과 제20조 각 호에 따른 사람이 유형별 요양기관을 대표하여 체결하며, 계약의 내용은 요양급여의 각 항목에 대한 상대가치점수의 점수당 단가를 정하는 것으로 한다.

② 제1항에 따른 요양급여 각 항목에 대한 상대가치점수는 요양급여에 드는 시간 · 노력 등 업무량, 인력 · 시설 · 장비 등 자원의 양, 요양급여의 위험도 및 요양급여에 따른 사회적 편익 등을 고려하여 산정한 요양급여의 가치를 각 항목 사이에 상대적인 점수로 나타낸 것으로 하며, 보건복지부장관이 심의위원회의 심의 · 의결을 거쳐 보건복지부령으로 정하는 바에 따라 고시한다.

③ 제2항에도 불구하고 다음 각 호의 경우에는 다음 각 호의 구분에 따른 방법으로 요양급여의 상대가치점수를 산정할 수 있다.

1. 「의료법」 제3조제2항제3호라목에 따른 요양병원(「장애인복지법」 제58조제1항제4호에 따른 장애인 의료재활시설로서 「의료법」 제3조의2의 요건을 갖춘 의료기관인 요양병원은 제외한다)에서 입원진료를 받는 경우: 해당 진료에 필요한 요양급여 각 항목의 점수와 약제 · 치료재료의 비용을 합산하여 증세의 경중도(輕重度)의 구분에 따른 1일당 상대가치점수로 산정
2. 「의료법」 제3조제2항제1호가목에 따른 의원, 같은 항 제3호가목 및 라목부터 바목까지의 규정에 따른 병원 · 요양병원 · 정신병원 · 종합병원, 같은 법 제3조의4에 따른 상급종합병원 또는 「지역보건법」 제12조에 따른 보건의료원에서 보건복지부장관이 정하여 고시하는 질병군[진단명, 시술명, 중증도(重症度), 나이 등을 기준으로 분류한 환자집단을 말한다]에 대하여 입원진료를 받는 경우: 해당 진료에 필요한 요양급여 각 항목의 점수와 약제 · 치료재료의 비용을 포괄하여 입원 건당 하나의 상대가치점수로 산정
3. 「호스피스 · 완화의료 및 임종과정에 있는 환자의 연명의료결정에 관한 법률」 제28조에 따라 호스피스 · 완화의료를 받는 경우: 해당 진료에 필요한 요양급여 각 항목의 점수와 약제 · 치료재료의 비용을 합산하여 1일당 상대가치점수로 산정

④ 제1항에 따라 계약을 체결할 때 상대가치점수가 고시되지 아니한 새로운 요양급여 항목의 비용에 대한 계약은 제2항에 따라 보건복지부장관이 같은 항목의 상대가치점수를 고시하는 날에 체결된 것으로 본다. 이 경우 그 계약은 그 고시일 이후 최초로 실시된 해당 항목의 요양급여부터 적용한다.

② 제1항에 따라 계약이 체결되면 그 계약은 공단과 각 요양기관 사이에 체결된 것으로 본다.

③ 제1항에 따른 계약은 그 직전 계약기간 만료일이 속하는 연도의 5월 31일까지 체결하여야 하며, 그 기한까지 계약이 체결되지 아니하는 경우 보건복지부장관이 그 직전 계약기간 만료일이 속하는 연도의 6월 30일까지 심의위원회의 의결을 거쳐 요양급여비용을 정한다. 이 경우 보건복지부장관이 정하는 요양급여비용은 제1항 및 제2항에 따라 계약으로 정한 요양급여비용으로 본다.

④ 제1항 또는 제3항에 따라 요양급여비용이 정해지면 보건복지부장관은 그 요양급여비용의 명세를 지체 없이 고시하여야 한다.

⑤ 공단의 이사장은 제33조에 따른 재정운영위원회의 심의 · 의결을 거쳐 제1항에 따른 계약을 체결하여야 한다.

⑥ 심사평가원은 공단의 이사장이 제1항에 따른 계약을 체결하기 위하여 필요한 자료를 요청하면 그 요청에 성실히 따라야 한다.

⑦ 제1항에 따른 계약의 내용과 그 밖에 필요한 사항은 대통령령으로 정한다.

제46조(약제·치료재료에 대한 요양급여비용의 산정) 제41조제1항제2호의 약제 · 치료재료(이하 "약제 · 치료재료"라 한다)에 대한 요양급여비용은 제45조에도 불구하고 요양기관의 약제 · 치료재료 구입금액 등을 고려하여 대통령령으로 정하는 바에 따라 달리 산정할 수 있다.

제47조(요양급여비용의 청구와 지급 등) ① 요양기관은 공단에 요양급여비용의 지급을 청구할 수 있다. 이 경우 제2항에 따른 요양급여비용에 대한 심사청구는 공단에 대한 요양급여비용의 청구로 본다.

② 제1항에 따라 요양급여비용을 청구하려는 요양기관은 심사평가원에 요양급여비용의 심사청구를 하여야 하며, 심사청구를 받은 심사평가원은 이를 심사한 후 지체 없이 그 내용을 공단과 요양기관에 알려야 한다.

③ 제2항에 따라 심사 내용을 통보받은 공단은 지체 없이 그 내용에 따라 요양급여비용을 요양기관에 지급한다. 이 경우 이미 낸 본인일부부담금이 제2항에 따라 통보된 금액보다 더 많으면 요양기관에 지급할 금액에서 더 많이 낸 금액을 공제하여 해당 가입자에게 지급하여야 한다.

④ 공단은 제3항 전단에 따라 요양급여비용을 요양기관에 지급하는 경우 해당 요양기관이 제77조제1항제1호에 따라 공단에 납부하여야 하는 보험료 또는 그 밖에 이 법에 따른 징수금을 체납한 때에는 요양급여비용에서 이를 공제하고 지급할 수 있다.

⑤ 공단은 제3항 후단에 따라 가입자에게 지급하여야 하는 금액을 그 가입자가 내야 하는 보험료와 그 밖에 이 법에 따른 징수금(이하 "보험료등"이라 한다)과 상계(相計)할 수 있다.

⑥ 공단은 심사평가원이 제47조의4에 따라 요양급여의 적정성을 평가하여 공단에 통보하면 그 평가 결과에 따라 요양급여비용을 가산하거나 감액 조정하여 지급한다. 이 경우 평가 결과에 따라 요양급여비용을 가산하거나 감액하여 지급하는 기준은 보건복지부령으로 정한다.

시행규칙 **제18조(요양급여비용의 가감지급 기준)** 법 제47조제6항 후단에 따라 요양급여의 적정성 평가 결과에 따라 요양급여비용을 가산하거나 감액하여 지급하는 금액은 평가대상 요양기관의 평가대상기간에 대한 심사결정 공단부담액의 100분의 10 범위에서 보건복지부장관이 정하여 고시한 기준에 따라 산정한 금액으로 한다. [개정 2025.4.23.]

⑦ 요양기관은 제2항에 따른 심사청구를 다음 각 호의 단체가 대행하게 할 수 있다.

▶ 벌 칙: 1년 이하의 징역 또는 1천만원 이하의 벌금(대행청구단체가 아닌 자로 하여금 대행하게 한 자)

1. 「의료법」 제28조제1항에 따른 의사회 · 치과의사회 · 한의사회 · 조산사회 또는 같은 조 제6항에 따라 신고한 각각의 지부 및 분회
2. 「의료법」 제52조에 따른 의료기관 단체
3. 「약사법」 제11조에 따른 약사회 또는 같은 법 제14조에 따라 신고한 지부 및 분회

⑧ 제1항부터 제7항까지의 규정에 따른 요양급여비용의 청구 · 심사 · 지급 등의 방법과 절차에 필요한 사항은 보건복지부령으로 정한다.

시행규칙 **제19조(요양급여비용의 청구)** ① 법 제47조제1항에 따라 요양기관 또는 같은 조 제6항에 따른 대행청구단체가 요양급여비용을 청구하려면 요양급여비용 심사청구서에 급여를 받은 사람에 대한 요양급여비용 명세서를 첨부하여 심사평가원에 제출하여야 한다.

② 요양기관 또는 대행청구단체는 제1항에 따른 요양급여비용 명세서에 다음 각 호의 사항을 적어야 한다.

1. 가입자(지역가입자의 경우에는 세대주를 말한다)의 성명 및 건강보험증 번호
2. 요양급여를 받은 사람의 성명 및 주민등록번호
3. 질병명 또는 부상명

4. 요양 개시 연월일 및 요양 일수
5. 요양급여비용의 내용
6. 본인부담금 및 비용청구액
7. 처방전 내용 등

③ 요양급여비용의 청구방법, 요양급여비용 심사청구서 및 요양급여비용 명세서의 서식·작성요령, 그 밖에 요양급여비용의 청구에 필요한 사항은 보건복지부장관이 정하여 고시한다.

제47조의2(요양급여비용의 지급 보류) ① 제47조제3항에도 불구하고 공단은 요양급여비용의 지급을 청구한 요양기관이 「의료법」 제4조제2항, 제33조제2항·제8항 또는 「약사법」 제20조제1항, 제21조제1항을 위반하였거나, 「의료법」 제33조제10항 또는 「약사법」 제6조제3항·제4항을 위반하여 개설·운영되었다는 사실을 수사기관의 수사 결과로 확인한 경우에는 해당 요양기관이 청구한 요양급여비용의 지급을 보류할 수 있다. 이 경우 요양급여비용 지급 보류 처분의 효력은 해당 요양기관이 그 처분 이후 청구하는 요양급여비용에 대해서도 미친다.

② 공단은 제1항에 따라 요양급여비용의 지급을 보류하기 전에 해당 요양기관에 의견 제출의 기회를 주어야 한다.

③ 공단은 요양기관이 「의료법」 제4조제2항, 제33조제2항·제8항 또는 「약사법」 제20조제1항, 제21조제1항을 위반한 혐의나 「의료법」 제33조제10항 또는 「약사법」 제6조제3항·제4항을 위반하여 개설·운영된 혐의에 대하여 법원에서 무죄 판결이 선고된 경우 그 선고 이후 실시한 요양급여에 한정하여 해당 요양기관이 청구하는 요양급여비용을 지급할 수 있다.

④ 법원의 무죄 판결이 확정되는 등 대통령령으로 정하는 사유로 제1항에 따른 요양기관이 「의료법」 제4조제2항, 제33조제2항·제8항 또는 「약사법」 제20조제1항, 제21조제1항을 위반한 혐의나 「의료법」 제33조제10항 또는 「약사법」 제6조제3항·제4항을 위반하여 개설·운영된 혐의가 입증되지 아니한 경우에는 공단은 지급보류 처분을 취소하고, 지급 보류된 요양급여비용에 지급 보류된 기간 동안의 이자를 가산하여 해당 요양기관에 지급하여야 한다. 이 경우 이자는 「민법」 제379조에 따른 법정이율을 적용하여 계산한다.

⑤ 제1항 및 제2항에 따른 지급 보류 절차 및 의견 제출의 절차 등에 필요한 사항, 제3항에 따른 지급 보류된 요양급여비용 및 이자의 지급 절차 등에 필요한 사항은 대통령령으로 정한다.

제47조의3(요양급여비용의 차등 지급) 지역별 의료자원의 불균형 및 의료서비스 격차의 해소 등을 위하여 지역별로 요양급여비용을 달리 정하여 지급할 수 있다.

제47조의4(요양급여의 적정성 평가) ① 심사평가원은 요양급여에 대한 의료의 질을 향상시키기 위하여 요양급여의 적정성 평가(이하 이 조에서 "평가"라 한다)를 실시할 수 있다.

② 심사평가원은 요양기관의 인력·시설·장비, 환자안전 등 요양급여와 관련된 사항을 포함하여 평가할 수 있다.

③ 심사평가원은 평가 결과를 평가대상 요양기관에 통보하여야 하며, 평가 결과에 따라 요양급여비용을 가산 또는 감산할 경우에는 그 결정사항이 포함된 평가 결과를 가감대상 요양기관 및 공단에 통보하여야 한다.

④ 제1항부터 제3항까지에 따른 평가의 기준·범위·절차·방법 등에 필요한 사항은 보건복지부령으로 정한다.

시행규칙 **제22조의2(요양급여의 적정성 평가 기준 등)** ① 법 제47조의4에 따른 요양급여의 적정성 평가(이하 "적정성평가"라 한다)는 의료의 안전성·효과성·효율성·환자중심성 등을 기준으로 하며, 세부적인 기준은 의약학적 타당성 및 계량화 가능성 등을 고려하여 심사평가원이 정하여 인터넷 홈페이지에 공개한다.

② 심사평가원은 요양기관별, 진료과목별, 지역별 및 질병·부상별로 구분하여 적정성평가를 실시한다.

③ 심사평가원의 원장은 적정성평가를 위하여 법 제96조제2항에 따라 제공받은 자료의 사실 여부를 확인할 필요가 있으면 소속 직원으로 하여금 해당 사항을 확인하게 할 수 있다.

④ 심사평가원은 매년 법 제66조제1항에 따른 진료심사평가위원회(이하 "심사위원회"라 한다)의 심의를 거쳐 다음 해의 적정성평가 계획을 수립해야 한다.

⑤ 제1항부터 제4항까지에서 규정한 사항 외에 적정성평가에 필요한 세부적인 사항은 보건복지부장관이 정하여 고시한다.

제48조(요양급여 대상 여부의 확인 등) ① 가입자나 피부양자는 본인일부부담금 외에 자신이 부담한 비용이 제41조제4항에 따라 요양급여 대상에서 제외되는 비용인지 여부에 대하여 심사평가원에 확인을 요청할 수 있다.

시행규칙 **제22조의3(요양급여 대상 여부의 확인 방법·절차 등)** ① 가입자나 피부양자는 법 제48조제1항에 따라 요양급여 대상에서 제외되는 비용인지 여부에 대한 확인을 요청하려면 별지 제17호의2서식의 요양급여 대상 여부 확인 요청서에 진료비 또는 약제비 계산서 · 영수증을 첨부하여 심사평가원에 제출해야 한다.

② 제1항에 따라 확인 요청을 받은 심사평가원은 요청을 받은 날부터 15일 이내에 제1항에 따른 확인 요청인(이하 이 조에서 "요청인"이라 한다)에게 그 결과를 알려야 한다.

③ 법 제48조제2항 후단에 따라 과다본인부담금(요양기관이 요청인으로부터 받아야 할 금액보다 더 많이 징수한 금액을 말한다. 이하 이 조에서 같다)이 있다는 통보를 받은 요양기관은 그 과다본인부담금을 요청인에게 지급할지 여부를 지체 없이 심사평가원에 알려야 한다.

④ 심사평가원은 요양기관이 과다본인부담금을 지급하지 않겠다는 사실을 통보하거나 지급 여부에 대한 통보를 하지 않은 경우에는 그 사실을 공단에 알려야 한다.

⑤ 제4항에 따른 통보를 받은 공단은 지체 없이 해당 요양기관에 지급할 요양급여비용에서 과다본인부담금을 공제하여 이를 요청인에게 지급하고, 그 결과를 관련 요양기관에 알려야 한다.

⑥ 제1항부터 제5항까지에서 규정한 사항 외에 요양급여 대상 여부 확인 요청 및 처리에 필요한 세부적인 사항은 보건복지부장관이 정하여 고시한다.

② 제1항에 따른 확인 요청을 받은 심사평가원은 그 결과를 요청한 사람에게 알려야 한다. 이 경우 확인을 요청한 비용이 요양급여 대상에 해당되는 비용으로 확인되면 그 내용을 공단 및 관련 요양기관에 알려야 한다.

③ 제2항 후단에 따라 통보받은 요양기관은 받아야 할 금액보다 더 많이 징수한 금액(이하 "과다본인부담금"이라 한다)을 지체 없이 확인을 요청한 사람에게 지급하여야 한다. 다만, 공단은 해당 요양기관이 과다본인부담금을 지급하지 아니하면 해당 요양기관에 지급할 요양급여비용에서 과다본인부담금을 공제하여 확인을 요청한 사람에게 지급할 수 있다.

④ 제1항부터 제3항까지에 따른 확인 요청의 범위, 방법, 절차, 처리기간 등 필요한 사항은 보건복지부령으로 정한다.

제49조(요양비) ① 공단은 가입자나 피부양자가 보건복지부령으로 정하는 긴급하거나 그 밖의 부득이한 사유로 요양기관과 비슷한 기능을 하는 기관으로서 보건복지부령으로 정하는 기관(제98조제1항에 따라 업무정지기간 중인 요양기관을 포함한다. 이하 "준요양기관"이라 한다)에서 질병 · 부상 · 출산 등에 대하여 요양을 받거나 요양기관이 아닌 장소에서 출산한 경우에는 그 요양급여에 상당하는 금액을 보건복지부령으로 정하는 바에 따라 가입자나 피부양자에게 요양비로 지급한다.

② 준요양기관은 보건복지부장관이 정하는 요양비 명세서나 요양 명세를 적은 영수증을 요양을 받은 사람에게 내주어야 하며, 요양을 받은 사람은 그 명세서나 영수증을 공단에 제출하여야 한다.

▶ 벌 칙: 500만원 이하의 벌금(요양비 명세서나 요양 명세를 적은 영수증을 내주지 아니한 자)

③ 제1항 및 제2항에도 불구하고 준요양기관은 요양을 받은 가입자나 피부양자의 위임이 있는 경우 공단에 요양비의 지급을 직접 청구할 수 있다. 이 경우 공단은 지급이 청구된 내용의 적정성을 심사하여 준요양기관에 요양비를 지급할 수 있다.

④ 제3항에 따른 준요양기관의 요양비 지급 청구, 공단의 적정성 심사 등에 필요한 사항은 보건복지부령으로 정한다.

시행규칙 **제23조(요양비)** ① 법 제49조제1항에서 "보건복지부령으로 정하는 긴급하거나 그 밖의 부득이한 사유"란 다음 각 호의 어느 하나에 해당하는 경우를 말한다.

1. 요양기관을 이용할 수 없거나 요양기관이 없는 경우
2. 만성신부전증 환자가 의사의 요양비처방전(의사의 소견이나 처방기간 등을 적은 서류로서 보건복지부장관이 정하여 고시하는 서류를 말한다. 이하 같다)에 따라 복막관류액 또는 자동복막투석에 사용되는 소모성 재료를 요양기관 외의 의약품판매업소에서 구입 · 사용한 경우
3. 산소치료를 필요로 하는 환자가 의사의 산소치료 요양비처방전에 따라 보건복지부장관이 정하여 고시하는 방법으로 산소치료를 받는 경우
4. 당뇨병 환자가 의사의 요양비처방전에 따라 혈당검사 또는 인슐린주사에 사용되는 소모성 재료를 요양기관 외의 의료기

기판매업소에서 구입 · 사용한 경우

5. 신경인성 방광환자가 의사의 요양비처방전에 따라 자가도뇨에 사용되는 소모성 재료를 요양기관 외의 의료기기판매업소에서 구입 · 사용한 경우
6. 보건복지부장관이 정하여 고시하는 질환이 있는 사람으로서 인공호흡기 또는 기침유발기를 필요로 하는 환자가 의사의 요양비처방전에 따라 인공호흡기 또는 기침유발기를 대여받아 사용하는 경우
7. 수면무호흡증 환자가 의사의 요양비처방전에 따라 양압기(수면 중 좁아진 기도에 지속적으로 공기를 불어 넣어 기도를 확보해 주는 기구를 말한다)를 대여받아 사용하는 경우

② 법 제49조제1항에서 "보건복지부령으로 정하는 기관"(이하 "준요양기관"이라 한다)이란 다음 각 호의 어느 하나에 해당하는 기관을 말한다.

1. 법 제42조제1항 후단에 따라 요양기관에서 제외된 의료기관 등
2. 만성신부전증 환자 중 복막투석으로 요양급여를 받고 있는 사람에게 다음 각 목의 물품을 판매하는 요양기관 외의 의약품판매업소(나목의 경우 공단에 등록한 의약품판매업소만 해당한다)
   가. 복막관류액
   나. 자동복막투석에 사용되는 소모성 재료
3. 산소치료를 필요로 하는 환자에게 의료용 산소발생기 등으로 산소치료 서비스를 제공하는 요양기관 외의 기관으로서 공단에 등록한 기관(해당 환자가 제공받는 경우만 해당한다)
4. 당뇨병 환자에게 혈당검사 또는 인슐린주사에 사용되는 소모성 재료를 판매하는 요양기관 외의 의료기기판매업소로서 공단에 등록한 업소
5. 신경인성 방광환자에게 자가도뇨에 사용되는 소모성 재료를 판매하는 요양기관 외의 의료기기판매업소로서 공단에 등록한 업소
6. 인공호흡기 또는 기침유발기를 필요로 하는 환자에게 이를 대여하는 요양기관 외의 기관으로서 공단에 등록한 기관
7. 양압기를 필요로 하는 환자에게 이를 대여하는 요양기관 외의 기관으로서 공단에 등록한 기관

③ 가입자나 피부양자가 법 제49조제1항에 따른 요양비를 지급받으려면 다음 각 호의 서류를 공단에 제출해야 한다.

1. 제1항제1호에 해당하는 사유로 질병 · 부상 · 출산[사산(死産)의 경우에는 임신 16주 이상인 경우를 말한다]에 대하여 요양을 받은 경우에는 별지 제18호서식의 요양비 지급청구서와 다음 각 목의 서류
   가. 요양비 명세서(약국의 경우에는 요양비처방전을 말한다) 또는 세금계산서[「부가가치세법」 제32조제2항에 따른 전자세금계산서(이하 "전자세금계산서"라 한다)를 포함한다. 이하 같다] 사본 1부
   나. 요양기관에서 요양을 받을 수 없었던 사유를 증명할 수 있는 서류 1부
2. 제1항제2호 또는 제5호에 해당하는 경우에는 별지 제18호서식의 요양비 지급청구서와 다음 각 목의 서류
   가. 의사의 요양비처방전 1부
   나. 세금계산서, 현금영수증 등 가입자나 피부양자가 지출한 금액 명세를 확인할 수 있는 서류 각 1부
3. 제1항제3호에 해당하는 경우에는 별지 제19호서식의 요양비 지급청구서와 다음 각 목의 서류
   가. 의사의 요양비처방전 1부
   나. 산소치료를 하였음을 증명할 수 있는 서류 1부
   다. 세금계산서, 현금영수증 등 가입자나 피부양자가 지출한 금액 명세를 확인할 수 있는 서류 각 1부
4. 제1항제4호에 해당하는 경우에는 별지 제19호의2서식의 요양비 지급청구서와 다음 각 목의 서류
   가. 의사의 요양비처방전 1부
   나. 세금계산서, 현금영수증 등 가입자나 피부양자가 지출한 금액 명세를 확인할 수 있는 서류 각 1부
   다. 연속혈당측정용 전극을 구입한 경우에는 해당 전극의 고유식별번호를 확인할 수 있는 서류 1부
5. 제1항제6호에 해당하는 경우에는 별지 제19호의3서식의 요양비지급청구서와 다음 각 목의 서류
   가. 의사의 요양비처방전 1부
   나. 인공호흡기 또는 기침유발기를 대여하였음을 증명할 수 있는 서류 1부

다. 세금계산서, 현금영수증 등 가입자나 피부양자가 지출한 금액 명세를 확인할 수 있는 서류 각 1부

6. 제1항제7호에 해당하는 경우에는 별지 제19호의4서식의 요양비 지급청구서와 다음 각 목의 서류

가. 의사의 요양비처방전 1부

나. 양압기를 대여하였음을 증명할 수 있는 서류 1부

다. 세금계산서, 현금영수증 등 가입자나 피부양자가 지출한 금액 명세를 확인할 수 있는 서류 각 1부

7. 요양기관 외의 장소에서 출산한 경우에는 별지 제18호서식의 요양비 지급청구서와 출산 사실을 증명할 수 있는 서류 1부

④ 준요양기관이 법 제49조제3항에 따라 공단에 요양비의 지급을 직접 청구하는 경우에는 다음 각 호의 서류를 공단에 제출해야 한다.

1. 제3항 각 호의 구분에 따른 서류
2. 별지 제19호의6서식의 요양비 지급청구 위임장 1부
3. 가입자나 피부양자의 신분증 사본 1부
4. 삭제

⑤ 제3항 및 제4항에도 불구하고 다음 각 호의 어느 하나에 해당하는 경우에는 해당 서류의 제출을 생략한다.

1. 다음 각 목의 어느 하나에 해당하는 경우: 요양비처방전

가. 요양비처방전을 발행한 의사가 그 요양비처방전을 요양비 관련 정보통신망(요양비 지급 청구 업무를 수행하기 위하여 공단이 관리 · 운영하는 정보통신망을 말한다. 이하 같다)을 통해 전송한 경우. 다만, 제1항제1호 및 제2호에 해당하는 경우는 제외한다.

나. 제1항제3호, 제6호 또는 제7호에 해당하여 요양비를 지급받은 가입자나 피부양자가 같은 종류의 요양비를 지급받으려는 경우로서 이미 제출한 요양비처방전의 처방기간이 지나지 않은 경우

2. 별지 제18호서식, 별지 제19호서식 및 별지 제19호의2서식부터 별지 제19호의5서식까지의 요양비 지급청구서에 전자세금계산서 또는 현금영수증의 승인번호, 작성 · 거래일 및 합계금액을 모두 기재하여 공단에 제출한 경우: 요양비 지급청구서에 기재된 승인번호에 해당하는 전자세금계산서 및 현금영수증

⑥ 공단은 제3항 및 제4항에 따라 요양비의 지급청구를 받은 경우에는 청구를 받은 날부터 40일(요양비 관련 정보통신망을 통하여 제출받은 경우에는 15일) 이내에 그 내용의 적정성을 확인한 후 요양비를 지급해야 한다. 다만, 부득이한 사유가 있는 경우에는 30일의 범위에서 그 기한을 연장할 수 있다.

⑦ 제6항에도 불구하고 공단은 제2항제1호에 해당하는 요양기관 등 또는 법 제98조제1항에 따라 업무정지 중인 요양기관에서 요양을 받은 경우의 요양비 지급청구에 대해서는 심사평가원의 심사를 거쳐 요양비를 지급해야 한다.

⑧ 요양비의 지급금액은 보건복지부장관이 정하여 고시하는 금액으로 한다.

⑨ 제1항부터 제8항까지에서 규정한 사항 외에 요양비의 지급 기준 · 절차 · 방법 및 의약품판매업소 등의 등록 기준 · 절차 · 취소와 그 밖에 요양비 지급청구 등에 관하여필요한 사항은 보건복지부장관이 정하여 고시한다.

제50조(부가급여) 공단은 이 법에서 정한 요양급여 외에 대통령령으로 정하는 바에 따라 임신 · 출산 진료비, 장제비, 상병수당, 그 밖의 급여를 실시할 수 있다.

시행령 **제23조(부가급여)** ① 법 제50조에 따른 부가급여는 임신 · 출산(유산 및 사산을 포함한다. 이하 같다) 진료비로 한다.

② 제1항에 따른 임신 · 출산 진료비 지원 대상은 다음 각 호와 같다.

1. 임신 · 출산한 가입자 또는 피부양자
2. 2세 미만인 가입자 또는 피부양자(이하 "2세 미만 영유아"라 한다)의 법정대리인(출산한 가입자 또는 피부양자가 사망한 경우에 한정한다)

③ 공단은 제2항 각 호의 어느 하나에 해당하는 사람에게 다음 각 호의 구분에 따른 비용을 결제할 수 있는 임신 · 출산 진료비 이용권(이하 "이용권"이라 한다)을 발급할 수 있다.

1. 임신 · 출산한 가입자 또는 피부양자의 진료에 드는 비용
2. 임신 · 출산한 가입자 또는 피부양자의 약제 · 치료재료의 구입에 드는 비용

3. 2세 미만 영유아의 진료에 드는 비용
4. 2세 미만 영유아에게 처방된 약제 · 치료재료의 구입에 드는 비용

④ 이용권을 발급받으려는 사람(이하 이 조에서 "신청인"이라 한다)은 보건복지부령으로 정하는 발급 신청서에 제2항 각 호의 어느 하나에 해당한다는 사실을 확인할 수 있는 증명서를 첨부해 공단에 제출해야 한다.

⑤ 제4항에 따라 이용권 발급 신청을 받은 공단은 신청인이 제2항 각 호의 어느 하나에 해당하는지를 확인한 후 신청인에게 이용권을 발급해야 한다.

⑥ 이용권을 사용할 수 있는 기간은 제5항에 따라 이용권을 발급받은 날부터 다음 각 호의 구분에 따른 날까지로 한다.

1. 임신 · 출산한 가입자 또는 피부양자: 출산일(유산 및 사산의 경우 그 해당일)부터 2년이 되는 날
2. 2세 미만 영유아의 법정대리인: 2세 미만 영유아의 출생일부터 1년이 되는 날

⑦ 이용권으로 결제할 수 있는 금액의 상한은 다음 각 호의 구분에 따른다. 다만, 보건복지부장관이 필요하다고 인정하여 고시하는 경우에는 다음 각 호의 상한을 초과하여 결제할 수 있다.

1. 하나의 태아를 임신 · 출산한 경우: 100만원
2. 둘 이상의 태아를 임신 · 출산한 경우: 140만원

⑧ 제2항부터 제7항까지에서 규정한 사항 외에 임신 · 출산 진료비의 지급 절차와 방법, 이용권의 발급과 사용 등에 필요한 사항은 보건복지부령으로 정한다.

제51조(장애인에 대한 특례) ① 공단은 「장애인복지법」에 따라 등록한 장애인인 가입자 및 피부양자에게는 「장애인 · 노인 등을 위한 보조기기 지원 및 활용촉진에 관한 법률」 제3조제2호에 따른 보조기기(이하 이 조에서 "보조기기"라 한다)에 대하여 보험급여를 할 수 있다.

② 장애인인 가입자 또는 피부양자에게 보조기기를 판매한 자는 가입자나 피부양자의 위임이 있는 경우 공단에 보험급여를 직접 청구할 수 있다. 이 경우 공단은 지급이 청구된 내용의 적정성을 심사하여 보조기기를 판매한 자에게 보조기기에 대한 보험급여를 지급할 수 있다.

③ 제1항에 따른 보조기기에 대한 보험급여의 범위 · 방법 · 절차, 제2항에 따른 보조기기 판매업자의 보험급여 청구, 공단의 적정성 심사 및 그 밖에 필요한 사항은 보건복지부령으로 정한다.

제52조(건강검진) ① 공단은 가입자와 피부양자에 대하여 질병의 조기 발견과 그에 따른 요양급여를 하기 위하여 건강검진을 실시한다.

② 제1항에 따른 건강검진의 종류 및 대상은 다음 각 호와 같다.

1. 일반건강검진: 직장가입자, 세대주인 지역가입자, 20세 이상인 지역가입자 및 20세 이상인 피부양자
2. 암검진: 「암관리법」 제11조제2항에 따른 암의 종류별 검진주기와 연령 기준 등에 해당하는 사람
3. 영유아건강검진: 6세 미만의 가입자 및 피부양자

③ 제1항에 따른 건강검진의 검진항목은 성별, 연령 등의 특성 및 생애 주기에 맞게 설계되어야 한다.

④ 제1항에 따른 건강검진의 횟수 · 절차와 그 밖에 필요한 사항은 대통령령으로 정한다.

시행령 제25조(건강검진) ① 법 제52조에 따른 건강검진(이하 "건강검진"이라 한다)은 2년마다 1회 이상 실시하되, 사무직에 종사하지 않는 직장가입자에 대해서는 1년에 1회 실시한다. 다만, 암검진은 「암관리법 시행령」에서 정한 바에 따르며, 영유아건강검진은 영유아의 나이 등을 고려하여 보건복지부장관이 정하여 고시하는 바에 따라 검진주기와 검진횟수를 다르게 할 수 있다.

② 건강검진은 「건강검진기본법」 제14조에 따라 지정된 건강검진기관(이하 "검진기관"이라 한다)에서 실시해야 한다.

③ 공단은 건강검진을 실시하려면 건강검진의 실시에 관한 사항을 다음 각 호의 구분에 따라 통보해야 한다.

1. 일반건강검진 및 암검진: 직장가입자에게 실시하는 건강검진의 경우에는 해당 사용자에게, 직장가입자의 피부양자 및 지역가입자에게 실시하는 건강검진의 경우에는 검진을 받는 사람에게 통보
2. 영유아건강검진: 직장가입자의 피부양자인 영유아에게 실시하는 건강검진의 경우에는 그 직장가입자에게, 지역가입자인 영유아에게 실시하는 건강검진의 경우에는 해당 세대주에게 통보

④ 건강검진을 실시한 검진기관은 공단에 건강검진의 결과를 통보해야 하며, 공단은 이를 건강검진을 받은 사람에게 통보해야 한다. 다만, 검진기관이 건강검진을 받은 사람에게 직접 통보한 경우에는 공단은 그 통보를 생략할 수 있다.

⑤ 건강검진의 검사항목, 방법, 그에 드는 비용, 건강검진 결과 등의 통보 절차, 그 밖에 건강검진을 실시하는 데 필요한 사항은 보건복지부장관이 정하여 고시한다.

>> 참고 - 보험급여의 분류

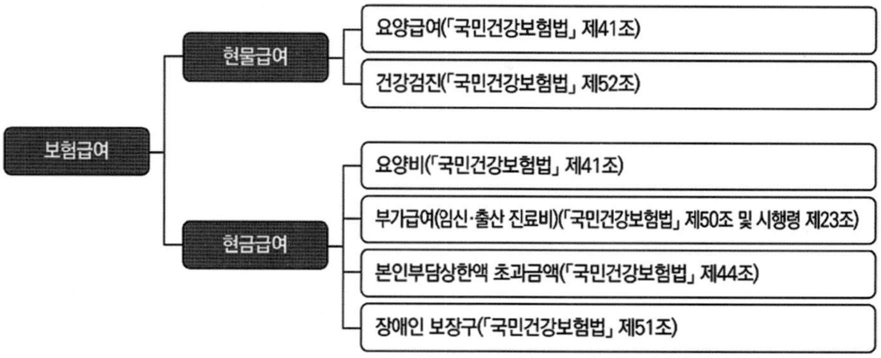

제53조(급여의 제한) ① 공단은 보험급여를 받을 수 있는 사람이 다음 각 호의 어느 하나에 해당하면 보험급여를 하지 아니한다.

1. 고의 또는 중대한 과실로 인한 범죄행위에 그 원인이 있거나 고의로 사고를 일으킨 경우
2. 고의 또는 중대한 과실로 공단이나 요양기관의 요양에 관한 지시에 따르지 아니한 경우
3. 고의 또는 중대한 과실로 제55조에 따른 문서와 그 밖의 물건의 제출을 거부하거나 질문 또는 진단을 기피한 경우
4. 업무 또는 공무로 생긴 질병 · 부상 · 재해로 다른 법령에 따른 보험급여나 보상(報償) 또는 보상(補償)을 받게 되는 경우

② 공단은 보험급여를 받을 수 있는 사람이 다른 법령에 따라 국가나 지방자치단체로부터 보험급여에 상당하는 급여를 받거나 보험급여에 상당하는 비용을 지급받게 되는 경우에는 그 한도에서 보험급여를 하지 아니한다.

③ 공단은 가입자가 대통령령으로 정하는 기간 이상 다음 각 호의 보험료를 체납한 경우 그 체납한 보험료를 완납할 때까지 그 가입자 및 피부양자에 대하여 보험급여를 실시하지 아니할 수 있다. 다만, 월별 보험료의 총체납횟수(이미 납부된 체납보험료는 총체납횟수에서 제외하며, 보험료의 체납기간은 고려하지 아니한다)가 대통령령으로 정하는 횟수 미만이거나 가입자 및 피부양자의 소득 · 재산 등이 대통령령으로 정하는 기준 미만인 경우에는 그러하지 아니하다.

1. 제69조제4항제2호에 따른 보수 외 소득월액보험료
2. 제69조제5항에 따른 세대단위의 보험료

시행령 **제26조(급여의 제한)** ① 법 제53조제3항 각 호 외의 부분 본문에서 "대통령령으로 정하는 기간"이란 1개월을 말한다.

② 법 제53조제3항 각 호 외의 부분 단서에서 "대통령령으로 정하는 횟수"란 6회를 말한다.

③ 법 제53조제3항 각 호 외의 부분 단서에서 "대통령령으로 정하는 기준 미만인 경우"란 다음 각 호의 요건을 모두 충족한 경우를 말한다. 이 경우 소득은 제41조제1항에 따른 소득을 말하고, 재산은 제42조제1항제1호에 따른 재산을 말한다.

1. 법 제53조제3항제2호의 보험료를 체납한 가입자가 속한 세대의 소득이 336만원 미만이고, 그 세대의 재산에 대한 「지방세법」 제10조의2부터 제10조의6까지의 규정에 따른 과세표준(이하 "과세표준"이라 한다)이 450만원 미만일 것. 다만, 가입자가 미성년자, 65세 이상인 사람 또는 「장애인복지법」에 따라 등록한 장애인인 경우에는 그 소득 및 재산에 대한 과세표준이 각각 공단이 정하는 금액 미만일 것
2. 법 제53조제3항제2호의 보험료를 체납한 가입자가 「소득세법」 제168조제1항에 따른 사업자등록을 한 사업에서 발생하는 소득이 없을 것

④ 제3항에 따른 소득 및 재산의 확인 절차, 방법 및 시기 등에 관한 구체적인 사항은 공단이 정한다.

④ 공단은 제77조제1항제1호에 따라 납부의무를 부담하는 사용자가 제69조제4항제1호에 따른 보수월액보험료를 체납한 경우에는 그 체납에 대하여 직장가입자 본인에게 귀책사유가 있는 경우에 한하여 제3항의 규정을 적용한다. 이 경우 해당 직장가입자의 피부양자에게도 제3항의 규정을 적용한다.

⑤ 제3항 및 제4항에도 불구하고 제82조에 따라 공단으로부터 분할납부 승인을 받고 그 승인된 보험료를 1회 이상 낸 경우에는 보험급여를 할 수 있다. 다만, 제82조에 따른 분할납부 승인을 받은 사람이 정당한 사유 없이 5회(같은 조 제1항에 따라 승인받은 분할납부 횟수가 5회 미만인 경우에는 해당 분할납부 횟수를 말한다. 이하 이 조에서 같다) 이상 그 승인된 보험료를 내지 아니한 경우에는 그러하지 아니하다.

⑥ 제3항 및 제4항에 따라 보험급여를 하지 아니하는 기간(이하 이 항에서 "급여제한기간"이라 한다)에 받은 보험급여는 다음 각 호의 어느 하나에 해당하는 경우에만 보험급여로 인정한다.

1. 공단이 급여제한기간에 보험급여를 받은 사실이 있음을 가입자에게 통지한 날부터 2개월이 지난 날이 속한 달의 납부기한 이내에 체납된 보험료를 완납한 경우
2. 공단이 급여제한기간에 보험급여를 받은 사실이 있음을 가입자에게 통지한 날부터 2개월이 지난 날이 속한 달의 납부기한 이내에 제82조에 따라 분할납부 승인을 받은 체납보험료를 1회 이상 낸 경우. 다만, 제82조에 따른 분할납부 승인을 받은 사람이 정당한 사유 없이 5회 이상 그 승인된 보험료를 내지 아니한 경우에는 그러하지 아니하다.

제54조(급여의 정지) 보험급여를 받을 수 있는 사람이 다음 각 호의 어느 하나에 해당하면 그 기간에는 보험급여를 하지 아니한다. 다만, 제3호 및 제4호의 경우에는 제60조에 따른 요양급여를 실시한다.

1. 삭제
2. 국외에 체류하는 경우[9]
3. 제6조제2항제2호에 해당하게 된 경우
4. 교도소, 그 밖에 이에 준하는 시설에 수용되어 있는 경우

제55조(급여의 확인) 공단은 보험급여를 할 때 필요하다고 인정되면 보험급여를 받는 사람에게 문서와 그 밖의 물건을 제출하도록 요구하거나 관계인을 시켜 질문 또는 진단하게 할 수 있다.

제56조(요양비 등의 지급) 공단은 이 법에 따라 지급의무가 있는 요양비 또는 부가급여의 청구를 받으면 지체 없이 이를 지급하여야 한다.

제56조의2(요양비등수급계좌) ① 공단은 이 법에 따른 보험급여로 지급되는 현금(이하 "요양비등"이라 한다)을 받는 수급자의 신청이 있는 경우에는 요양비등을 수급자 명의의 지정된 계좌(이하 "요양비등수급계좌"라 한다)로 입금하여야 한다. 다만, 정보통신장애나 그 밖에 대통령령으로 정하는 불가피한 사유로 요양비등수급계좌로 이체할 수 없을 때에는 직접 현금으로 지급하는 등 대통령령으로 정하는 바에 따라 요양비등을 지급할 수 있다.

② 요양비등수급계좌가 개설된 금융기관은 요양비등수급계좌에 요양비등만이 입금되도록 하고, 이를 관리하여야 한다.

③ 제1항 및 제2항에 따른 요양비등수급계좌의 신청 방법 · 절차와 관리에 필요한 사항은 대통령령으로 정한다.

제57조(부당이득의 징수) ① 공단은 속임수나 그 밖의 부당한 방법으로 보험급여를 받은 사람 · 준요양기관 및 보조기기 판매업자나 보험급여 비용을 받은 요양기관에 대하여 그 보험급여나 보험급여 비용에 상당하는 금액을 징수한다.

② 공단은 제1항에 따라 속임수나 그 밖의 부당한 방법으로 보험급여비용을 받은 요양기관이 다음 각 호의 어느 하나에 해당하는 경우에는 해당 요양기관을 개설한 자에게 그 요양기관과 연대하여 같은 항에 따른 징수금을 납부하게 할 수 있다.

1. 「의료법」 제33조제2항을 위반하여 의료기관을 개설할 수 없는 자가 의료인의 면허나 의료법인 등의 명의를 대여받아 개설 · 운영하는 의료기관
2. 「약사법」 제20조제1항을 위반하여 약국을 개설할 수 없는 자가 약사 등의 면허를 대여받아 개설 · 운영하는 약국

9) 2020년 4월을 기하여 구법에서 '국외에 여행 중인 경우'와 '국외에서 업무에 종사하고 있는 경우'라고 표기되어 있었던 것을 '국외에 체류하는 경우'로 통합 표기하되, 제74조의 개정과 연계하여 1개월 이상 체류하는 경우에만 보험료를 면제받을 수 있게 하고자 개정통과 되었음.

3. 「의료법」 제4조제2항 또는 제33조제8항 · 제10항을 위반하여 개설 · 운영하는 의료기관
4. 「약사법」 제21조제1항을 위반하여 개설 · 운영하는 약국
5. 「약사법」 제6조제3항 · 제4항을 위반하여 면허를 대여받아 개설 · 운영하는 약국

③ 사용자나 가입자의 거짓 보고나 거짓 증명(제12조제6항을 위반하여 건강보험증이나 신분증명서를 양도 · 대여하여 다른 사람이 보험급여를 받게 하는 것을 포함한다), 요양기관의 거짓 진단이나 거짓 확인(제12조제4항을 위반하여 건강보험증이나 신분증명서로 가입자 또는 피부양자의 본인 여부 및 그 자격을 확인하지 아니한 것을 포함한다) 또는 준요양기관이나 보조기기를 판매한 자의 속임수 및 그 밖의 부당한 방법으로 보험급여가 실시된 경우 공단은 이들에게 보험급여를 받은 사람과 연대하여 제1항에 따른 징수금을 내게 할 수 있다.

④ 공단은 속임수나 그 밖의 부당한 방법으로 보험급여를 받은 사람과 같은 세대에 속한 가입자(속임수나 그 밖의 부당한 방법으로 보험급여를 받은 사람이 피부양자인 경우에는 그 직장가입자를 말한다)에게 속임수나 그 밖의 부당한 방법으로 보험급여를 받은 사람과 연대하여 제1항에 따른 징수금을 내게 할 수 있다.

⑤ 요양기관이 가입자나 피부양자로부터 속임수나 그 밖의 부당한 방법으로 요양급여비용을 받은 경우 공단은 해당 요양기관으로부터 이를 징수하여 가입자나 피부양자에게 지체 없이 지급하여야 한다. 이 경우 공단은 가입자나 피부양자에게 지급하여야 하는 금액을 그 가입자 및 피부양자가 내야 하는 보험료등과 상계할 수 있다.

제57조의2(부당이득 징수금 체납자의 인적사항등 공개) ① 공단은 제57조제2항 각 호의 어느 하나에 해당하여 같은 조 제1항 및 제2항에 따라 징수금을 납부할 의무가 있는 요양기관 또는 요양기관을 개설한 자가 제79조제1항에 따라 납입 고지 문서에 기재된 납부기한의 다음 날부터 1년이 경과한 징수금을 1억원 이상 체납한 경우 징수금 발생의 원인이 되는 위반행위, 체납자의 인적사항 및 체납액 등 대통령령으로 정하는 사항(이하 이 조에서 "인적사항등"이라 한다)을 공개할 수 있다. 다만, 체납된 징수금과 관련하여 제87조에 따른 이의신청, 제88조에 따른 심판청구가 제기되거나 행정소송이 계류 중인 경우 또는 그 밖에 체납된 금액의 일부 납부 등 대통령령으로 정하는 사유가 있는 경우에는 그러하지 아니하다.

② 제1항에 따른 인적사항등의 공개 여부를 심의하기 위하여 공단에 부당이득징수금체납정보공개심의위원회를 둔다.

③ 공단은 부당이득징수금체납정보공개심의위원회의 심의를 거친 인적사항등의 공개대상자에게 공개대상자임을 서면으로 통지하여 소명의 기회를 부여하여야 하며, 통지일부터 6개월이 경과한 후 체납자의 납부이행 등을 고려하여 공개대상자를 선정한다.

④ 제1항에 따른 인적사항등의 공개는 관보에 게재하거나 공단 인터넷 홈페이지에 게시하는 방법으로 한다.

⑤ 제1항부터 제4항까지에서 규정한 사항 외에 인적사항등의 공개 절차 및 부당이득징수금체납정보공개심의위원회의 구성 · 운영 등에 필요한 사항은 대통령령으로 정한다.

제58조(구상권) ① 공단은 제3자의 행위로 보험급여사유가 생겨 가입자 또는 피부양자에게 보험급여를 한 경우에는 그 급여에 들어간 비용 한도에서 그 제3자에게 손해배상을 청구할 권리를 얻는다.

② 제1항에 따라 보험급여를 받은 사람이 제3자로부터 이미 손해배상을 받은 경우에는 공단은 그 배상액 한도에서 보험급여를 하지 아니한다.

제59조(수급권 보호) ① 보험급여를 받을 권리는 양도하거나 압류할 수 없다.

② 제56조의2제1항에 따라 요양비등수급계좌에 입금된 요양비등은 압류할 수 없다.

제60조(현역병 등에 대한 요양급여비용의 지급) ① 공단은 제54조제3호 및 제4호에 해당하는 사람이 요양기관에서 대통령령으로 정하는 치료 등(이하 이 조에서 "요양급여"라 한다)과 제49조에 따른 요양비를 받은 경우 그에 따라 공단이 부담하는 비용(이하 이 조에서 "요양급여비용"이라 한다)을 법무부장관 · 국방부장관 · 경찰청장 · 소방청장 또는 해양경찰청장으로부터 예탁 받아 지급할 수 있다. 이 경우 법무부장관 · 국방부장관 · 경찰청장 · 소방청장 또는 해양경찰청장은 예산상 불가피한 경우 외에는 연간(年間) 들어갈 것으로 예상되는 요양급여비용과 요양비를 대통령령으로 정하는 바에 따라 미리 공단에 예탁하여야 한다.

시행령 **제27조(현역병 등에 대한 요양급여비용의 지급)** ① 법 제60조제1항 전단에서 "대통령령으로 정하는 치료 등"이란 법 제41조제1항제1호부터 제3호까지 및 제5호에 따른 요양급여를 말한다.

② 법 제60조제1항 후단에 따라 법무부장관 · 국방부장관 · 경찰청장 · 소방청장 또는 해양경찰청장(이하 이 조에서 "기관장"이라 한다)은 해당 기관에서 연간 들어갈 것으로 예상되는 요양급여비용을 공단이 지정한 계좌에 예탁하여야 한다.

③ 공단은 예탁금 집행 현황을 분기별로 보건복지부장관 및 해당 기관장에게 통보하여야 한다.

④ 공단은 제2항에 따라 기관장이 예탁한 요양급여비용이 공단이 부담하여야 할 요양급여비용에 미치지 못할 때에는 기관장에게 이를 즉시 청구하고, 기관장은 공단의 청구에 따라 요양급여비용을 공단에 지급하여야 한다.

⑤ 공단은 제2항에 따라 기관장이 예탁한 요양급여비용에서 발생한 이자를 공단이 부담하여야 할 요양급여비용에 사용할 수 있다.

② 요양급여, 요양급여비용 및 요양비 등에 관한 사항은 제41조, 제41조의4, 제42조, 제42조의2, 제44조부터 제47조까지, 제47조의2, 제48조, 제49조, 제55조, 제56조, 제56조의2 및 제59조제2항을 준용한다.

제61조(요양급여비용의 정산) 공단은 「산업재해보상보험법」 제10조에 따른 근로복지공단이 이 법에 따라 요양급여를 받을 수 있는 사람에게 「산업재해보상보험법」 제40조에 따른 요양급여를 지급한 후 그 지급결정이 취소되어 해당 요양급여의 비용을 청구하는 경우에는 그 요양급여가 이 법에 따라 실시할 수 있는 요양급여에 상당한 것으로 인정되면 그 요양급여에 해당하는 금액을 지급할 수 있다.

제5장 건강보험심사평가원

제62조(설립) 요양급여비용을 심사하고 요양급여의 적정성을 평가하기 위하여 건강보험심사평가원을 설립한다.

제63조(업무 등) ① 심사평가원은 다음 각 호의 업무를 관장한다.

1. 요양급여비용의 심사
2. 요양급여의 적정성 평가
3. 심사기준 및 평가기준의 개발
4. 제1호부터 제3호까지의 규정에 따른 업무와 관련된 조사연구 및 국제협력
5. 다른 법률에 따라 지급되는 급여비용의 심사 또는 의료의 적정성 평가에 관하여 위탁받은 업무
6. 그 밖에 이 법 또는 다른 법령에 따라 위탁받은 업무
7. 건강보험과 관련하여 보건복지부장관이 필요하다고 인정한 업무
8. 그 밖에 보험급여비용의 심사와 보험급여의 적정성 평가와 관련하여 대통령령으로 정하는 업무

시행령 **제28조(업무)** ① 법 제63조제1항제8호에서 "대통령령으로 정하는 업무"란 다음 각 호의 업무를 말한다.

1. 법 제47조에 따른 요양급여비용의 심사청구와 관련된 소프트웨어의 개발 · 공급 · 검사 등 전산 관리
2. 법 제47조의4에 따른 요양급여의 적정성 평가 결과의 공개
3. 법 제49조제1항에 따라 지급되는 요양비 중 보건복지부령으로 정하는 기관에서 받은 요양비에 대한 심사
4. 법 제63조제1항제1호부터 제7호까지 및 이 항 제1호부터 제3호까지의 업무를 수행하기 위한 환자 분류체계 및 요양급여 관련 질병 · 부상 분류체계의 개발 · 관리
5. 법 제63조제1항제1호부터 제7호까지 및 이 항 제1호부터 제4호까지의 업무와 관련된 교육 · 홍보

② 제1항제1호 · 제2호 · 제4호에 따른 전산 관리, 적정성 평가 결과의 공개, 환자 분류체계 및 요양급여 관련 질병 · 부상 분류체계의 개발 · 관리의 절차 · 기준 · 방법과 그 밖에 필요한 사항은 보건복지부장관이 정하여 고시한다.

② 제1항제8호에 따른 보험급여의 적정성 평가의 기준 · 절차 · 방법 등에 필요한 사항은 보건복지부장관이 정하여 고시한다.

>> 참고 - 건강보험심사평가원의 기능과 역할

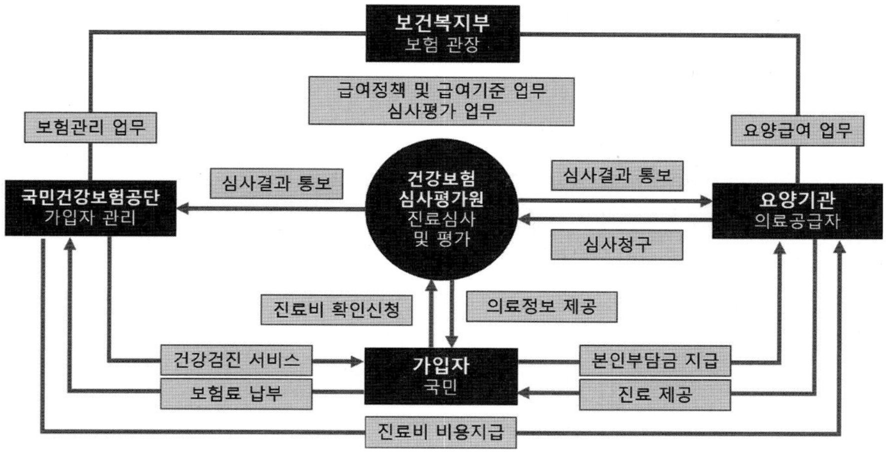

출처: 건강보험심사평가원

제64조(법인격 등) ① 심사평가원은 법인으로 한다.

② 심사평가원은 주된 사무소의 소재지에서 설립등기를 함으로써 성립한다.

제65조(임원) ① 심사평가원에 임원으로서 원장, 이사 15명 및 감사 1명을 둔다. 이 경우 원장, 이사 중 4명 및 감사는 상임으로 한다.

② 원장은 임원추천위원회가 복수로 추천한 사람 중에서 보건복지부장관의 제청으로 대통령이 임명한다.

③ 상임이사는 보건복지부령으로 정하는 추천 절차를 거쳐 원장이 임명한다.

④ 비상임이사는 다음 각 호의 사람 중에서 10명과 대통령령으로 정하는 바에 따라 추천한 관계 공무원 1명을 보건복지부장관이 임명한다.

1. 공단이 추천하는 1명
2. 의약관계단체가 추천하는 5명
3. 노동조합 · 사용자단체 · 소비자단체 및 농어업인단체가 추천하는 각 1명

⑤ 감사는 임원추천위원회가 복수로 추천한 사람 중에서 기획재정부장관의 제청으로 대통령이 임명한다.

⑥ 제4항에 따른 비상임이사는 정관으로 정하는 바에 따라 실비변상을 받을 수 있다.

⑦ 원장의 임기는 3년, 이사(공무원인 이사는 제외한다)와 감사의 임기는 각각 2년으로 한다.

제66조(진료심사평가위원회) ① 심사평가원의 업무를 효율적으로 수행하기 위하여 심사평가원에 진료심사평가위원회(이하 "심사위원회"라 한다)를 둔다.

② 심사위원회는 위원장을 포함하여 90명 이내의 상근 심사위원과 1천명 이내의 비상근 심사위원으로 구성하며, 진료과목별 분과위원회를 둘 수 있다.

③ 제2항에 따른 상근 심사위원은 심사평가원의 원장이 보건복지부령으로 정하는 사람 중에서 임명한다.

④ 제2항에 따른 비상근 심사위원은 심사평가원의 원장이 보건복지부령으로 정하는 사람 중에서 위촉한다.

⑤ 심사평가원의 원장은 심사위원이 다음 각 호의 어느 하나에 해당하면 그 심사위원을 해임 또는 해촉할 수 있다.

1. 신체장애나 정신장애로 직무를 수행할 수 없다고 인정되는 경우
2. 직무상 의무를 위반하거나 직무를 게을리한 경우
3. 고의나 중대한 과실로 심사평가원에 손실이 생기게 한 경우
4. 직무 여부와 관계없이 품위를 손상하는 행위를 한 경우

⑥ 제1항부터 제5항까지에서 규정한 사항 외에 심사위원회 위원의 자격 · 임기 및 심사위원회의 구성 · 운영 등에 필요한 사항은 보건복지부령으로 정한다.

시행규칙 **제32조(심사위원회 위원의 자격)** 심사위원회의 위원은 다음 각 호의 어느 하나에 해당하는 사람이어야 한다. 다만, 법 제23조에 따른 결격사유에 해당하는 사람은 제외한다.

1. 의사 면허를 취득한 후 10년이 지난 사람으로서 의과대학 또는 의료기관에서 종사한 사람
2. 치과의사 면허를 취득한 후 10년이 지난 사람으로서 치과대학 또는 의료기관에서 종사한 사람
3. 한의사 면허를 취득한 후 10년이 지난 사람으로서 한의과대학 또는 의료기관에서 종사한 사람
4. 약사 면허를 취득한 후 10년이 지난 사람으로서 약학대학 · 의료기관 · 약국 또는 한국희귀 · 필수의약품센터에서 종사한 사람
5. 「고등교육법」 제2조제1호부터 제3호까지의 학교에서 전임강사 이상의 경력을 가진 사람으로서 보건의약관련 분야에 10년 이상 종사한 사람
6. 보건의약 또는 건강보험과 관련된 분야에 10년 이상 종사한 사람 중 보건복지부장관이 심사위원 자격이 있다고 인정하는 사람

시행규칙 **제33조(심사위원의 임명 및 위촉)** ① 법 제66조제3항에서 "보건복지부령으로 정하는 사람"이란 다음 각 호의 사람을 말한다.

1. 심사평가원 원장이 공개경쟁의 방법으로 선발한 사람
2. 공단 또는 의약계단체가 추천한 사람

② 법 제66조제4항에서 "보건복지부령으로 정하는 사람"이란 관련 의약분야별 전문학회 또는 의약계단체, 공단, 소비자단체 및 심사평가원 이사회가 추천하는 사람을 말한다.

③ 제1항제1호에 따라 공개경쟁의 방법으로 상근 심사위원을 임명하는 절차 · 방법 등은 심사평가원의 정관으로 정한다.

시행규칙 **제34조(심사위원의 임기)** 법 제66조제6항에 따라 심사위원의 임기는 2년으로 한다.

시행규칙 **제35조(심사위원회의 위원장)** ① 심사위원회에는 위원장 1명을 둔다.

② 심사위원회의 위원장은 심사평가원의 원장이 임명한다.

③ 심사위원회의 위원장이 부득이한 사유로 그 직무를 수행할 수 없을 때에는 심사평가원의 원장이 지명하는 위원이 그 직무를 대행한다.

④ 심사위원회 위원장의 임기는 2년으로 한다.

제66조의2(진료심사평가위원회 위원의 겸직) ① 「고등교육법」 제14조제2항에 따른 교원 중 교수 · 부교수 및 조교수는 「국가공무원법」 제64조 및 「사립학교법」 제55조제1항에도 불구하고 소속대학 총장의 허가를 받아 진료심사평가위원회 위원의 직무를 겸할 수 있다.

② 제1항에 따라 대학의 교원이 진료심사평가위원회 위원을 겸하는 경우 필요한 사항은 대통령령으로 정한다.

제67조(자금의 조달 등) ① 심사평가원은 제63조제1항에 따른 업무(같은 항 제5호에 따른 업무는 제외한다)를 하기 위하여 공단으로부터 부담금을 징수할 수 있다.

② 심사평가원은 제63조제1항제5호에 따라 급여비용의 심사 또는 의료의 적정성 평가에 관한 업무를 위탁받은 경우에는 위탁자로부터 수수료를 받을 수 있다.

③ 제1항과 제2항에 따른 부담금 및 수수료의 금액 · 징수 방법 등에 필요한 사항은 보건복지부령으로

제68조(준용 규정) 심사평가원에 관하여 제14조제3항 · 제4항, 제16조, 제17조(같은 조 제1항제6호 및 제7호는 제외한다), 제18조, 제19조, 제22조부터 제32조까지, 제35조제1항, 제36조, 제37조, 제39조 및 제40조를 준용한다. 이 경우 "공단"은 "심사평가원"으로, "이사장"은 "원장"으로 본다.

제6장 보험료

제69조(보험료) ① 공단은 건강보험사업에 드는 비용에 충당하기 위하여 제77조에 따른 보험료의 납부의무자로부터 보험료를 징수한다.

② 제1항에 따른 보험료는 가입자의 자격을 취득한 날이 속하는 달의 다음 달부터 가입자의 자격을 잃은 날의 전날이 속하는 달까지 징수한다. 다만, 가입자의 자격을 매월 1일에 취득한 경우 또는 제5조제1항제2호가목[10]에 따른 건강보험 적용 신청으로 가입자의 자격을 취득하는 경우에는 그 달부터 징수한다.

③ 제1항 및 제2항에 따라 보험료를 징수할 때 가입자의 자격이 변동된 경우에는 변동된 날이 속하는 달의 보험료는 변동되기 전의 자격을 기준으로 징수한다. 다만, 가입자의 자격이 매월 1일에 변동된 경우에는 변동된 자격을 기준으로 징수한다.

④ 직장가입자의 월별 보험료액은 다음 각 호에 따라 산정한 금액으로 한다.

1. 보수월액보험료: 제70조에 따라 산정한 보수월액에 제73조제1항 또는 제2항에 따른 보험료율을 곱하여 얻은 금액
2. 보수 외 소득월액보험료: 제71조제1항에 따라 산정한 보수 외 소득월액에 제73조제1항 또는 제2항에 따른 보험료율을 곱하여 얻은 금액

⑤ 지역가입자의 월별 보험료액은 다음 각 호의 구분에 따라 산정한 금액을 합산한 금액으로 한다. 이 경우 보험료액은 세대 단위로 산정한다.

1. 소득: 제71조제2항에 따라 산정한 지역가입자의 소득월액에 제73조제3항에 따른 보험료율을 곱하여 얻은 금액
2. 재산: 제72조에 따라 산정한 재산보험료부과점수에 제73조제3항에 따른 재산보험료부과점수당 금액을 곱하여 얻은 금액

⑥ 제4항 및 제5항에 따른 월별 보험료액은 가입자의 보험료 평균액의 일정비율에 해당하는 금액을 고려하여 대통령령으로 정하는 기준에 따라 상한 및 하한을 정한다.

시행령 제32조(월별 보험료액의 상한과 하한) 법 제69조제6항에 따른 월별 보험료액의 상한 및 하한은 다음 각 호의 구분에 따른다.

1. 월별 보험료액의 상한은 다음 각 목과 같다.
   가. 직장가입자의 보수월액보험료: 보험료가 부과되는 연도의 전전년도 직장가입자 평균 보수월액보험료(이하 이 조에서 "전전년도 평균 보수월액보험료"라 한다)의 30배에 해당하는 금액을 고려하여 보건복지부장관이 정하여 고시하는 금액
   나. 직장가입자의 보수 외 소득월액보험료 및 지역가입자의 월별 보험료액: 보험료가 부과되는 연도의 전전년도 평균 보수월액보험료의 15배에 해당하는 금액을 고려하여 보건복지부장관이 정하여 고시하는 금액
2. 월별 보험료액의 하한은 다음 각 목과 같다.
   가. 직장가입자의 보수월액보험료: 보험료가 부과되는 연도의 전전년도 평균 보수월액보험료의 1천분의 75 이상 1천분의 85 미만의 범위에서 보건복지부장관이 정하여 고시하는 금액
   나. 지역가입자의 월별 보험료액: 가목에 따른 보수월액보험료의 100분의 90 이상 100분의 100 이하의 범위에서 보건복지부장관이 정하여 고시하는 금액

제70조(보수월액) ① 제69조제4항제1호에 따른 직장가입자의 보수월액은 직장가입자가 지급받는 보수를 기준으로 하여 산정한다.

② 휴직이나 그 밖의 사유로 보수의 전부 또는 일부가 지급되지 아니하는 가입자(이하 "휴직자등"이라 한다)의 보수월액보험료는 해당 사유가 생기기 전 달의 보수월액을 기준으로 산정한다.

③ 제1항에 따른 보수는 근로자등이 근로를 제공하고 사용자 · 국가 또는 지방자치단체로부터 지급받는 금품(실비변상적인 성격을 갖는 금품은 제외한다)으로서 대통령령으로 정하는 것을 말한다. 이 경우 보수 관련 자료가 없거나 불명확한 경우 등 대통령령으로 정하는 사유에 해당하면 보건복지부장관이 정하여 고시하는 금액을 보수로 본다.

---

10) 유공자등 의료보호대상자 중 건강보험의 적용을 보험자에게 신청한 사람.

시행령 **제33조(보수에 포함되는 금품 등)** ① 법 제70조제3항 전단에서 "대통령령으로 정하는 것"이란 근로의 대가로 받은 봉급, 급료, 보수, 세비(歲費), 임금, 상여, 수당, 그 밖에 이와 유사한 성질의 금품으로서 다음 각 호의 것을 제외한 것을 말한다.

1. 퇴직금
2. 현상금, 번역료 및 원고료
3. 「소득세법」에 따른 비과세 근로소득. 다만, 다음 각 목의 것은 제외한다.
   가. 「소득세법」 제12조제3호차목 · 파목 및 거목에 따라 비과세되는 소득
   나. 직급보조비 또는 이와 유사한 성질의 금품

② 법 제70조제3항 후단에서 "보수 관련 자료가 없거나 불명확한 경우 등 대통령령으로 정하는 사유"란 다음 각 호의 어느 하나에 해당하는 경우를 말한다.

1. 보수 관련 자료가 없거나 불명확한 경우
2. 「최저임금법」 제5조에 따른 최저임금액 등을 고려할 때 보수 관련 자료의 신뢰성이 없다고 공단이 인정하는 경우

③ 보수의 전부 또는 일부가 현물(現物)로 지급되는 경우에는 그 지역의 시가(時價)를 기준으로 공단이 정하는 가액(價額)을 그에 해당하는 보수로 본다.

④ 법 제70조제3항 후단에 따라 보건복지부장관이 고시하는 금액이 적용되는 기간 중에 사업장 근로자의 보수가 확인되는 경우에는 공단이 확인한 날이 속하는 달의 다음 달부터 그 고시 금액을 적용하지 아니한다.

④ 제1항에 따른 보수월액의 산정 및 보수가 지급되지 아니하는 사용자의 보수월액의 산정 등에 필요한 사항은 대통령령으로 정한다.

시행령 **제38조(보수가 지급되지 않는 사용자의 보수월액 결정)** ① 법 제70조제4항에 따른 보수가 지급되지 아니하는 사용자의 보수월액은 다음 각 호의 방법으로 산정한다. 이 경우 사용자는 매년 5월 31일까지[「소득세법」 제70조의2에 따라 세무서장에게 성실신고확인서를 제출한 사용자(이하 이 항에서 "성실신고사용자"라 한다)인 경우에는 6월 30일까지] 수입을 증명할 수 있는 자료를 제출하거나 수입금액을 공단에 통보하여야 하며, 산정된 보수월액은 매년 6월부터 다음 해 5월까지(성실신고사용자의 경우에는 매년 7월부터 다음 해 6월까지) 적용한다.

1. 해당 연도 중 해당 사업장에서 발생한 보건복지부령으로 정하는 수입으로서 객관적인 자료를 통하여 확인된 금액
2. 수입을 확인할 수 있는 객관적인 자료가 없는 경우에는 사용자의 신고금액

② 보수가 지급되지 아니하는 사용자의 보수월액을 결정하거나 변경하는 절차 등에 관하여는 제34조제1항, 제35조제2항 및 제36조를 준용한다.

③ 제1항 및 제2항에도 불구하고 다음 각 호의 어느 하나에 해당하는 경우 사용자의 보수월액은 그 각 호에서 정하는 금액으로 한다.

1. 제1항제1호 및 제2호에 따른 확인금액 또는 신고금액을 기준으로 산정한 보수월액이 해당 사업장에서 가장 높은 보수월액을 적용받는 근로자의 보수월액보다 낮은 경우(제2호나목에 해당하는 경우는 제외한다): 해당 사업장에서 가장 높은 보수월액을 적용받는 근로자의 보수월액
2. 다음 각 목의 어느 하나에 해당하는 경우: 해당 사업장 근로자의 보수월액을 평균한 금액
   가. 사용자가 제1항 각 호 외의 부분 후단에 따른 자료 제출과 수입금액 통보를 하지 않고, 같은 항 제1호에 따른 수입을 확인할 수 있는 객관적인 자료도 없는 경우
   나. 제1항제1호에 따른 확인금액이 0원 이하인 경우

제71조(소득월액) ①직장가입자의 보수 외 소득월액은 제70조에 따른 보수월액의 산정에 포함된 보수를 제외한 직장가입자의 소득(이하 "보수 외 소득"이라 한다)이 대통령령으로 정하는 금액을 초과하는 경우 다음의 계산식에 따른 값을 보건복지부령으로 정하는 바에 따라 평가하여 산정한다.

(연간 보수 외 소득 − 대통령령으로 정하는 금액) × 1/12

시행령 제41조(소득월액) ① 소득월액(직장가입자의 경우에는 법 제71조제1항에 따른 보수 외 소득월액을 말하고, 지역가입자의 경우에는 같은 조 제2항에 따른 소득월액을 말한다. 이하 같다) 산정에 포함되는 소득은 다음 각 호와 같다. 이 경우 「소득세법」에 따른 비과세소득은 제외한다.

1. 이자소득: 「소득세법」 제16조에 따른 소득
2. 배당소득: 「소득세법」 제17조에 따른 소득
3. 사업소득: 「소득세법」 제19조에 따른 소득
4. 근로소득: 「소득세법」 제20조에 따른 소득
5. 연금소득: 「소득세법」 제20조의3에 따른 소득. 다만, 같은 조 제1항제1호의 공적연금소득의 경우에는 같은 조 제2항을 적용하지 않고 해당 과세기간에 발생한 연금소득 전부를 연금소득으로 한다.
6. 기타소득: 「소득세법」 제21조에 따른 소득

② 제1항 각 호의 소득의 구체적인 산정방법은 보건복지부령으로 정한다.

③ 제1항 각 호의 소득 자료의 반영시기는 다음 각 호의 구분에 따른다. 다만, 천재지변 등 부득이한 사유가 발생한 경우에는 공단의 정관으로 정하는 바에 따라 반영시기를 조정할 수 있다.

1. 매년 1월부터 10월까지의 소득월액 산정 시: 소득월액보험료(직장가입자의 경우에는 보수 외 소득월액보험료를 말하고, 지역가입자의 경우에는 소득에 대한 월별 보험료를 말한다. 이하 같다)가 부과되는 연도의 전전년도 자료. 다만, 제1항제5호의 연금소득 자료는 소득월액보험료가 부과되는 연도의 전년도 자료로 한다.
2. 매년 11월 및 12월의 소득월액 산정 시: 소득월액보험료가 부과되는 연도의 전년도 자료

④ 법 제71조제1항 계산식 외의 부분 및 같은 항의 계산식에서 "대통령령으로 정하는 금액"이란 각각 연간 2천만원을 말한다.

⑤ 제1항부터 제4항까지에서 규정한 사항 외에 소득 자료의 구체적인 종류 등 소득월액의 산정에 필요한 세부 사항은 공단의 정관으로 정한다.

⑥ 제1항부터 제5항까지에서 규정한 사항 외에 소득 자료의 구체적인 종류 등 소득월액의 산정에 필요한 세부 사항은 공단의 정관으로 정한다.

시행규칙 제44조(소득 산정방법 및 평가기준) ① 영 제41조제2항에 따라 소득월액(직장가입자의 경우에는 법 제71조제1항에 따른 보수 외 소득월액을 말하고, 지역가입자의 경우에는 같은 조 제2항에 따른 소득월액을 말한다) 산정에 포함되는 소득은 다음 각 호의 구분에 따른 금액을 합산한 금액으로 한다. 다만, 제1호 및 제2호에도 불구하고 「소득세법」 제14조제3항제6호에 따른 소득이 1천만원 이하인 경우에는 해당 이자소득과 배당소득은 합산하지 않는다.

1. 영 제41조제1항제1호의 이자소득: 「소득세법」 제16조제2항에 따라 산정한 이자소득금액
2. 영 제41조제1항제2호의 배당소득: 「소득세법」 제17조제3항에 따라 산정한 배당소득금액
3. 영 제41조제1항제3호의 사업소득: 「소득세법」 제19조제2항에 따라 산정한 사업소득금액. 다만, 「소득세법」 제64조의2제1항제2호의 세액이 적용되는 같은 법 제14조제3항제7호에 따른 분리과세 주택임대소득에 대한 사업소득금액은 같은 법 제64조의2제2항에 따라 산정한다.
4. 영 제41조제1항제4호의 근로소득: 「소득세법」 제20조제1항 각 호에 따른 소득의 금액의 합계액
5. 영 제41조제1항제5호의 연금소득: 「소득세법」 제20조의3제1항 각 호에 따른 소득의 금액의 합계액
6. 영 제41조제1항제6호의 기타소득: 「소득세법」 제21조제3항에 따라 산정한 기타소득금액

② 법 제71조제1항에 따른 직장가입자의 보수 외 소득월액은 다음 각 호의 구분에 따라 평가한 금액을 합산한 금액으로 한다. 이 경우 각 호의 구분에 따른 소득은 법 제71조제1항의 계산식을 적용하여 산출한 금액에 법 제71조제1항에 따른 연간 보수 외 소득에서 각 호의 구분에 따른 소득이 차지하는 비율을 곱하여 산출한다.

1. 영 제41조제1항제1호부터 제3호까지 및 제6호의 소득: 해당 소득 전액
2. 영 제41조제1항제4호 및 제5호의 소득: 해당 소득의 100분의 50

③ 법 제71조제2항에 따른 지역가입자의 소득월액 산정방법에 관하여는 제2항 전단을 준용한다. 다만, 지역가입자의 소득월액이 28만원 이하인 경우에는 영 제32조제2호나목에 따른 월별 보험료액의 하한액을 영 제44조제1항에 따른 보험료율로 나누어 얻은 값을 해당 지역가입자의 소득월액으로 한다.

② 지역가입자의 소득월액은 지역가입자의 연간 소득을 12개월로 나눈 값을 보건복지부령으로 정하는 바에 따라 평가하여 산정한다.

③ 제1항 및 제2항에 따른 소득의 구체적인 범위, 소득월액을 산정하는 기준, 방법 등 소득월액의 산정에 필요한 사항은 대통령령으로 정한다.

제72조(재산보험료부과점수) ① 제69조제5항제2호에 따른 재산보험료부과점수는 지역가입자의 재산을 기준으로 산정한다. 다만, 대통령령으로 정하는 지역가입자가 실제 거주를 목적으로 대통령령으로 정하는 기준 이하의 주택을 구입 또는 임차하기 위하여 다음 각 호의 어느 하나에 해당하는 대출을 받고 그 사실을 공단에 통보하는 경우에는 해당 대출금액을 대통령령으로 정하는 바에 따라 평가하여 재산보험료부과점수 산정 시 제외한다.

1. 「금융실명거래 및 비밀보장에 관한 법률」 제2조제1호에 따른 금융회사등(이하 "금융회사등"이라 한다)으로부터 받은 대출
2. 「주택도시기금법」에 따른 주택도시기금을 재원으로 하는 대출 등 보건복지부장관이 정하여 고시하는 대출

시행령 **제42조(재산보험료부과점수의 산정기준)** ① 법 제72조제1항에 따른 재산보험료부과점수(이하 "재산보험료부과점수"라 한다)는 다음 각 호의 재산을 고려하여 산정하되, 구체적인 산정방법은 별표 4와 같다.

1. 「지방세법」 제105조에 따른 재산세의 과세대상이 되는 토지, 건축물, 주택, 선박 및 항공기. 다만, 종중재산(宗中財産), 마을 공동재산, 그 밖에 이에 준하는 공동의 목적으로 사용하는 건축물 및 토지는 제외한다.
2. 주택을 소유하지 않은 지역가입자의 경우에는 임차주택에 대한 보증금 및 월세금액
3. 삭제

② 제1항에서 규정한 사항 외에 재산보험료부과점수의 산정에 필요한 세부 사항은 공단의 정관으로 정한다.

② 제1항에 따라 재산보험료부과점수의 산정방법과 산정기준을 정할 때 법령에 따라 재산권의 행사가 제한되는 재산에 대하여는 다른 재산과 달리 정할 수 있다.

③ 지역가입자는 제1항 단서에 따라 공단에 통보할 때 「신용정보의 이용 및 보호에 관한 법률」 제2조제1호에 따른 신용정보, 「금융실명거래 및 비밀보장에 관한 법률」 제2조제2호에 따른 금융자산, 같은 조 제3호에 따른 금융거래의 내용에 대한 자료 · 정보 중 대출금액 등 대통령령으로 정하는 자료 · 정보(이하 "금융정보등"이라 한다)를 공단에 제출하여야 하며, 제1항 단서에 따른 재산보험료부과점수 산정을 위하여 필요한 금융정보등을 공단에 제공하는 것에 대하여 동의한다는 서면을 함께 제출하여야 한다.

④ 제1항 및 제2항에 따른 재산보험료부과점수의 산정방법 · 산정기준 등에 필요한 사항은 대통령령으로 정한다.

>> 참고 - 직장가입자와 지역가입자의 보험료 비교

보험 가입자	가입자		피부양자	
	가입자	피부양자	세대주	세대원
	근로자 및 사용자, 공무원, 교직원	가입자의 가족	농어촌, 도시지역 주민	
주소지	가입자 주소지	다른 주소지 가능	세대주 주소지	같은 주소지만 가능
보험료 계산	소득 기반	없음	재산, 소득 기반	세대주와 동일
특기사항	피부양자 조건 충족 시 지역가입자 등 보험료 미발생		모든 세대원의 재산과 소득이 합산되어 세대주에게 보험료 부과 피부양자 미적용(등재 불가)	

제72조의2 삭제

제72조의3(보험료 부과제도에 대한 적정성 평가) ① 보건복지부장관은 제5조에 따른 피부양자 인정기준(이하 이 조에서 "인정기준"이라 한다)과 제69조부터 제72조까지의 규정에 따른 보험료, 보수월액, 소득월액 및 재산보험료부과점수의 산정 기준 및

방법 등(이하 이 조에서 "산정기준"이라 한다)에 대하여 적정성을 평가하고, 이 법 시행일로부터 4년이 경과한 때 이를 조정하여야 한다.

시행령 **제42조의7(보험료 부과제도에 대한 적정성 평가)** ① 보건복지부장관은 법 제72조의3제1항에 따른 적정성 평가(이하 "적정성 평가"라 한다)를 위한 조사 및 연구를 실시할 수 있다.
② 보건복지부장관은 제1항에 따라 실시하는 조사 및 연구를 보험료 부과제도에 관한 전문성을 갖춘 연구기관, 대학, 비영리법인 또는 단체 등에 의뢰하여 실시할 수 있다.
③ 보건복지부장관은 관계 중앙행정기관, 지방자치단체 및 「공공기관의 운영에 관한 법률」에 따른 공공기관 등에 대하여 적정성 평가에 관한 의견 또는 자료의 제출을 요청할 수 있다.
④ 보건복지부장관은 제1항에 따른 적정성 평가를 실시한 경우 그 결과를 심의위원회에 알려야 한다.

② 보건복지부장관은 제1항에 따른 적정성 평가를 하는 경우에는 다음 각 호를 종합적으로 고려하여야 한다.
1. 제4조제1항제5호의2나목에 따라 심의위원회가 심의한 가입자의 소득 파악 현황 및 개선방안
2. 공단의 소득 관련 자료 보유 현황
3. 「소득세법」 제4조에 따른 종합소득(종합과세되는 종합소득과 분리과세되는 종합소득을 포함한다) 과세 현황
4. 직장가입자에게 부과되는 보험료와 지역가입자에게 부과되는 보험료 간 형평성
5. 제1항에 따른 인정기준 및 산정기준의 조정으로 인한 보험료 변동
6. 그 밖에 적정성 평가 대상이 될 수 있는 사항으로서 보건복지부장관이 정하는 사항
③ 제1항에 따른 적정성 평가의 절차, 방법 및 그 밖에 적정성 평가를 위하여 필요한 사항은 대통령령으로 정한다.

제73조(보험료율 등) ① 직장가입자의 보험료율은 1천분의 80의 범위에서 심의위원회의 의결을 거쳐 대통령령으로 정한다.
② 국외에서 업무에 종사하고 있는 직장가입자에 대한 보험료율은 제1항에 따라 정해진 보험료율의 100분의 50으로 한다.
③ 지역가입자의 **보험료율과 재산보험료부과점수당** 금액은 심의위원회의 의결을 거쳐 대통령령으로 정한다.

시행령 **제44조(보험료율 및 재산보험료부과점수당 금액)** ① 법 제73조제1항에 따른 직장가입자의 보험료율 및 같은 조 제3항에 따른 지역가입자의 보험료율은 1만분의 709로 한다.
② 법 제73조제3항에 따른 지역가입자의 재산보험료부과점수당 금액은 208.4원으로 한다.

제74조(보험료의 면제) ① 공단은 직장가입자가 제54조제2호부터 제4호까지의 어느 하나에 해당하는 경우(같은 조 제2호에 해당하는 경우에는 1개월 이상의 기간으로서 대통령령으로 정하는 기간 이상 국외에 체류하는 경우에 한정한다. 이하 이 조에서 같다) 그 가입자의 보험료를 면제한다. 다만, 제54조제2호에 해당하는 직장가입자의 경우에는 국내에 거주하는 피부양자가 없을 때에만 보험료를 면제한다.

시행령 **제44조의2(보험료가 면제되는 국외 체류기간)** 법 제74조제1항 본문에서 "대통령령으로 정하는 기간"이란 3개월을 말한다. 다만, 업무에 종사하기 위해 국외에 체류하는 경우라고 공단이 인정하는 경우에는 1개월을 말한다.

② 지역가입자가 제54조제2호부터 제4호까지의 어느 하나에 해당하면 그 가입자가 속한 세대의 보험료를 산정할 때 그 가입자의 제71조제2항에 따른 소득월액 및 제72조에 따른 재산보험료부과점수를 제외한다.
③ 제1항에 따른 보험료의 면제나 제2항에 따라 보험료의 산정에서 제외되는 소득월액 및 재산보험료부과점수에 대하여는 제54조제2호부터 제4호까지의 어느 하나에 해당하는 급여정지 사유가 생긴 날이 속하는 달의 다음 달부터 사유가 없어진 날이 속하는 달까지 적용한다. 다만, 다음 각 호의 어느 하나에 해당하는 경우에는 그 달의 보험료를 면제하지 아니하거나 보험료의 산정에서 소득월액 및 재산보험료부과점수를 제외하지 아니한다.
1. 급여정지 사유가 매월 1일에 없어진 경우
2. 제54조제2호에 해당하는 가입자 또는 그 피부양자가 국내에 입국하여 입국일이 속하는 달에 보험급여를 받고 그 달에 출국하는 경우

제75조(보험료의 경감 등) ① 다음 각 호의 어느 하나에 해당하는 가입자 중 보건복지부령으로 정하는 가입자에 대하여는 그 가

입자 또는 그 가입자가 속한 세대의 보험료의 일부를 경감할 수 있다.

1. 섬 · 벽지(僻地) · 농어촌 등 대통령령으로 정하는 지역에 거주하는 사람

시행령 **제45조(보험료 경감 대상지역)** 법 제75조제1항제1호에서 "섬 · 벽지(僻地) · 농어촌 등 대통령령으로 정하는 지역"이란 다음 각 호의 어느 하나에 해당하는 지역을 말한다.

1. 요양기관까지의 거리가 멀거나 대중교통으로 이동하는 시간이 오래 걸리는 지역으로서 보건복지부장관이 정하여 고시하는 섬 · 벽지 지역
2. 다음 각 목의 어느 하나에 해당하는 농어촌지역
   가. 군 및 도농복합 형태 시의 읍 · 면 지역
   나. 「지방자치법」 제2조제1항제2호에 따른 시와 군의 지역 중 동(洞) 지역으로서 「국토의 계획 및 이용에 관한 법률」 제36조제1항제1호에 따라 지정된 주거지역 · 상업지역 및 공업지역을 제외한 지역
   다. 「농어촌주민의 보건복지 증진을 위한 특별법」 제33조에 해당하는 지역
3. 요양기관의 이용이 제한되는 근무지의 특성을 고려하여 보건복지부장관이 인정하는 지역

2. 65세 이상인 사람
3. 「장애인복지법」에 따라 등록한 장애인
4. 「국가유공자 등 예우 및 지원에 관한 법률」 제4조제1항제4호, 제6호, 제12호, 제15호 및 제17호에 따른 국가유공자
5. 휴직자
6. 그 밖에 생활이 어렵거나 천재지변 등의 사유로 보험료를 경감할 필요가 있다고 보건복지부장관이 정하여 고시하는 사람

시행규칙 **제46조(보험료 경감 대상자)** 법 제75조제1항 각 호 외의 부분에서 "보건복지부령으로 정하는 가입자"란 다음 각 호의 어느 하나에 해당하는 사람을 말한다.

1. 영 제45조제1호에 해당하는 지역에 거주하는 가입자
2. 영 제45조제2호에 해당하는 지역에 거주하는 지역가입자로서 다음 각 목의 어느 하나에 해당하는 사람. 다만, 영 제45조제2호나목 및 다목에 해당하는 지역의 경우 라목에 해당하는 사람은 제외한다.
   가. 「농어업 · 농어촌 및 식품산업 기본법」 제3조제2호에 따른 농어업인
   나. 「수산업법」 제2조제12호에 따른 어업인
   다. 「광업법」 제3조제2호에 따른 광업에 종사하는 사람
   라. 「소득세법」 제19조에 따른 사업소득이 연간 500만원 이하인 사람
3. 영 제45조제3호에 해당하는 지역에 거주하는 직장가입자로서 보건복지부장관이 정하여 고시하는 사람
4. 법 제75조제1항제2호부터 제4호까지에 해당하는 지역가입자
5. 법 제75조제1항제5호에 해당하는 직장가입자 중 휴직기간이 1개월 이상인 사람
6. 법 제75조제1항제6호에 해당하는 가입자

② 제77조에 따른 보험료 납부의무자가 다음 각 호의 어느 하나에 해당하는 경우에는 대통령령으로 정하는 바에 따라 보험료를 감액하는 등 재산상의 이익을 제공할 수 있다.

1. 제81조의6제1항에 따라 보험료의 납입 고지 또는 독촉을 전자문서로 받는 경우
2. 보험료를 계좌 또는 신용카드 자동이체의 방법으로 내는 경우

③ 제1항에 따른 보험료 경감의 방법 · 절차 등에 필요한 사항은 보건복지부장관이 정하여 고시한다.

제76조(보험료의 부담) ① 직장가입자의 보수월액보험료는 직장가입자와 다음 각 호의 구분에 따른 자가 각각 보험료액의 100분의 50씩 부담한다. 다만, 직장가입자가 교직원으로서 사립학교에 근무하는 교원이면 보험료액은 그 직장가입자가 100분의 50을, 제3조제2호다목에 해당하는 사용자가 100분의 30을, 국가가 100분의 20을 각각 부담한다.

1. 직장가입자가 근로자인 경우에는 제3조제2호가목에 해당하는 사업주
2. 직장가입자가 공무원인 경우에는 그 공무원이 소속되어 있는 국가 또는 지방자치단체

3. 직장가입자가 교직원(사립학교에 근무하는 교원은 제외한다)인 경우에는 제3조제2호다목에 해당하는 사용자

② 직장가입자의 보수 외 소득월액보험료는 직장가입자가 부담한다.

③ 지역가입자의 보험료는 그 가입자가 속한 세대의 지역가입자 전원이 연대하여 부담한다.

④ 직장가입자가 교직원인 경우 제3조제2호다목에 해당하는 사용자가 부담액 전부를 부담할 수 없으면 그 부족액을 학교에 속하는 회계에서 부담하게 할 수 있다.

제77조(보험료 납부의무) ① 직장가입자의 보험료는 다음 각 호의 구분에 따라 그 각 호에서 정한 자가 납부한다.

1. 보수월액보험료: 사용자. 이 경우 사업장의 사용자가 2명 이상인 때에는 그 사업장의 사용자는 해당 직장가입자의 보험료를 연대하여 납부한다.
2. 보수 외 소득월액보험료: 직장가입자

② 지역가입자의 보험료는 그 가입자가 속한 세대의 지역가입자 전원이 연대하여 납부한다. 다만, 소득 및 재산이 없는 미성년자와 소득 및 재산 등을 고려하여 대통령령으로 정하는 기준에 해당하는 미성년자는 납부의무를 부담하지 아니한다.

시행령 **제46조(지역가입자의 보험료 연대납부의무 면제 대상 미성년자)** 법 제77조제2항 단서에서 "대통령령으로 정하는 기준에 해당하는 미성년자"란 다음 각 호의 어느 하나에 해당하는 미성년자를 말한다. 다만, 제41조제1항제2호의 배당소득 또는 같은 항 제3호의 사업소득으로서 「소득세법」 제168조제1항에 따른 사업자등록을 한 사업에서 발생하는 소득이 있는 미성년자는 제외한다.

1. 다음 각 목의 요건을 모두 갖춘 미성년자
   가. 제41조제1항에 따른 소득의 합이 연간 100만원 이하일 것
   나. 제42조제1항제1호에 해당하는 재산이 없을 것
2. 부모가 모두 사망한 미성년자로서 제1호가목의 요건을 갖춘 미성년자

③ 사용자는 보수월액보험료 중 직장가입자가 부담하여야 하는 그 달의 보험료액을 그 보수에서 공제하여 납부하여야 한다. 이 경우 직장가입자에게 공제액을 알려야 한다.

제77조의2(제2차 납부의무) ① 법인의 재산으로 그 법인이 납부하여야 하는 보험료, 연체금 및 체납처분비를 충당하여도 부족한 경우에는 해당 법인에게 보험료의 납부의무가 부과된 날 현재의 무한책임사원 또는 과점주주([국세기본법] 제39조 각 호의 어느 하나에 해당하는 자를 말한다)가 그 부족한 금액에 대하여 제2차 납부의무를 진다. 다만, 과점주주의 경우에는 그 부족한 금액을 그 법인의 발행주식 총수(의결권이 없는 주식은 제외한다) 또는 출자총액으로 나눈 금액에 해당 과점주주가 실질적으로 권리를 행사하는 주식 수(의결권이 없는 주식은 제외한다) 또는 출자액을 곱하여 산출한 금액을 한도로 한다.

② 사업이 양도 · 양수된 경우에 양도일 이전에 양도인에게 납부의무가 부과된 보험료, 연체금 및 체납처분비를 양도인의 재산으로 충당하여도 부족한 경우에는 사업의 양수인이 그 부족한 금액에 대하여 양수한 재산의 가액을 한도로 제2차 납부의무를 진다. 이 경우 양수인의 범위 및 양수한 재산의 가액은 대통령령으로 정한다.

시행령 **제46조의2(사업의 양도·양수에 따른 제2차 납부의무)** ① 법 제77조의2제2항 후단에 따라 제2차 납부의무를 지는 사업의 양수인은 사업장별로 그 사업에 관한 모든 권리(미수금에 관한 것은 제외한다)와 모든 의무(미지급금에 관한 것은 제외한다)를 포괄적으로 승계한 자로 한다.

제78조(보험료의 납부기한) ① 제77조제1항 및 제2항에 따라 보험료 납부의무가 있는 자는 가입자에 대한 그 달의 보험료를 그 다음 달 10일까지 납부하여야 한다. 다만, 직장가입자의 보수 외 소득월액보험료 및 지역가입자의 보험료는 보건복지부령으로 정하는 바에 따라 분기별로 납부할 수 있다.

시행규칙 **제47조(보험료의 분기별 납부)** ① 법 제78조제1항 단서에 따라 보험료(직장가입자의 경우에는 보수 외 소득월액보험료를 말한다. 이하 이 조에서 같다)를 분기별로 납부하려는 직장가입자 및 지역가입자는 분기가 시작되는 달의 전달 말일까지 별지 제28호서식의 건강보험료 분기납부 신청서를 공단에 제출하여야 한다.

② 법 제78조제1항 단서에 따라 분기별로 납부하는 보험료의 납부기한은 해당 분기가 끝나는 달의 다음 달 10일로 한다.

③ 공단은 분기별로 납부하는 보험료의 납부의무자가 제2항에 따른 납부기한까지 보험료를 내지 아니하면 공단의 정관으로

정하는 절차에 따라 납부 의사를 확인한 후 분기별 납부를 제한할 수 있다.

② 공단은 제1항에도 불구하고 납입 고지의 송달 지연 등 보건복지부령으로 정하는 사유가 있는 경우 납부의무자의 신청에 따라 제1항에 따른 납부기한부터 1개월의 범위에서 납부기한을 연장할 수 있다. 이 경우 납부기한 연장을 신청하는 방법, 절차 등에 필요한 사항은 보건복지부령으로 정한다.

제78조의2(가산금) ① 사업장의 사용자가 대통령령으로 정하는 사유에 해당되어 직장가입자가 될 수 없는 자를 제8조제2항 또는 제9조제2항을 위반하여 거짓으로 보험자에게 직장가입자로 신고한 경우 공단은 제1호의 금액에서 제2호의 금액을 뺀 금액의 100분의 10에 상당하는 가산금을 그 사용자에게 부과하여 징수한다.

1. 사용자가 직장가입자로 신고한 사람이 직장가입자로 처리된 기간 동안 그 가입자가 제69조제5항에 따라 부담하여야 하는 보험료의 총액
2. 제1호의 기간 동안 공단이 해당 가입자에 대하여 제69조제4항에 따라 산정하여 부과한 보험료의 총액

② 제1항에도 불구하고, 공단은 가산금이 소액이거나 그 밖에 가산금을 징수하는 것이 적절하지 아니하다고 인정되는 등 대통령령으로 정하는 경우에는 징수하지 아니할 수 있다.

시행령 **제46조의3(가산금)** ① 법 제78조의2제1항 각 호 외의 부분에서 "대통령령으로 정하는 사유"란 다음 각 호의 어느 하나에 해당하는 경우를 말한다.

1. 근로자, 공무원 또는 교직원이 아닌 경우
2. 법 제6조제2항 각 호의 어느 하나에 해당하는 경우

② 법 제78조의2제2항에서 "가산금이 소액이거나 그 밖에 가산금을 징수하는 것이 적절하지 아니하다고 인정되는 등 대통령령으로 정하는 경우"란 다음 각 호의 어느 하나에 해당하는 경우를 말한다.

1. 가산금(법 제78조의2제1항에 따른 가산금을 말한다. 이하 같다)이 3천원 미만인 경우
2. 가산금을 징수하는 것이 적절하지 아니하다고 공단이 인정하는 부득이한 사유가 있는 경우

제79조(보험료등의 납입 고지) ① 공단은 보험료등을 징수하려면 그 금액을 결정하여 납부의무자에게 다음 각 호의 사항을 적은 문서로 납입 고지를 하여야 한다.

1. 징수하려는 보험료등의 종류
2. 납부해야 하는 금액
3. 납부기한 및 장소

② 삭제

③ 삭제

④ 직장가입자의 사용자가 2명 이상인 경우 또는 지역가입자의 세대가 2명 이상으로 구성된 경우 그 중 1명에게 한 고지는 해당 사업장의 다른 사용자 또는 세대 구성원인 다른 지역가입자 모두에게 효력이 있는 것으로 본다.

⑤ 휴직자등의 보험료는 휴직 등의 사유가 끝날 때까지 보건복지부령으로 정하는 바에 따라 납입 고지를 유예할 수 있다.

⑥ 공단은 제77조의2에 따른 제2차 납부의무자에게 납입의 고지를 한 경우에는 해당 법인인 사용자 및 사업 양도인에게 그 사실을 통지하여야 한다.

제79조의2(신용카드등으로 하는 보험료등의 납부) ① 공단이 납입 고지한 보험료등을 납부하는 자는 보험료등의 납부를 대행할 수 있도록 대통령령으로 정하는 기관 등(이하 이 조에서 "보험료등납부대행기관"이라 한다)을 통하여 신용카드, 직불카드 등(이하 이 조에서 "신용카드등"이라 한다)으로 납부할 수 있다.

② 제1항에 따라 신용카드등으로 보험료등을 납부하는 경우에는 보험료등납부대행기관의 승인일을 납부일로 본다.

③ 보험료등납부대행기관은 보험료등의 납부자로부터 보험료등의 납부를 대행하는 대가로 수수료를 받을 수 있다.

④ 보험료등납부대행기관의 지정 및 운영, 수수료 등에 필요한 사항은 대통령령으로 정한다.

시행규칙 **제48조(보험료등의 납입고지 기한)** 공단은 법 제79조에 따라 보험료와 그 밖에 법에 따른 징수금(이하 "보험료등"이라

한다)의 납입고지를 할 때에는 납부의무자에게 보험료등의 납부기한 10일 전까지 납입고지서를 발급하여야 한다.

시행규칙 **제50조(보수월액보험료 납입고지 유예와 그 해지 신청 등)** ① 사용자는 법 제79조제5항에 따라 휴직이나 그 밖의 사유로 보수의 전부 또는 일부가 지급되지 아니하는 직장가입자(이하 "휴직자등"이라 한다)의 보수월액보험료에 대한 납입고지를 유예받으려면 휴직 등의 사유가 발생한 날부터 14일 이내에 별지 제30호서식의 휴직자등 직장가입자 보험료 납입고지 유예 해지 신청서를 공단에 제출해야 한다. [개정 2025.4.23.]

② 사용자는 제1항에 따라 제출한 신청서에 기재한 고지 유예 해지예정일을 변경하려는 경우에는 해당 변경사유가 발생한 날부터 14일 이내에 별지 제30호서식의 휴직자등 직장가입자 보험료 납입고지 유예 해지예정일 변경 신청서를 공단에 제출해야 한다. [신설 2025.4.23.]

③ 사용자는 제1항 또는 제2항에 따른 신청서가 제출된 후 납입 고지 유예 사유가 없어진 경우에는 그 사유가 없어진 날부터 14일 이내에 별지 제30호서식의 휴직자등 직장가입자 보험료 납입고지 유예 해지 신청서를 공단에 제출해야 한다. [개정 2025.4.23.]

④ 제1항의 신청에 따라 납입고지가 유예되는 보수월액보험료는 그 사유가 발생한 날이 속하는 달의 다음 달(사유가 발생한 날이 매월 1일인 경우에는 그 사유가 발생한 날이 속하는 달을 말한다)부터 그 사유가 없어진 날이 속하는 달(사유가 없어진 날이 매월 1일인 경우에는 그 사유가 없어진 날이 속하는 달의 직전 달을 말한다)까지에 해당하는 보수월액보험료 및 그 기간 중 영 제39조제1항에 따른 추가 징수 보수월액보험료로 한다.

⑤ 공단은 제4항에 따라 납입고지가 유예된 보수월액보험료를 법 제70조제2항에 따른 보수월액과 납입고지 유예기간 중의 보험료율을 적용하여 산정한다. [개정 2025.4.23.]

⑥ 사용자는 제4항에 따라 납입고지가 유예된 보수월액보험료를 그 사유가 없어진 후 보수가 지급되는 최초의 달의 보수에서 공제하여 납부해야 한다. 다만, 납입고지가 유예된 보수월액보험료가 해당 직장가입자의 월 보수월액보험료의 3배 이상이고 해당 직장가입자가 원하는 경우에는 제2항에 따른 납입 고지 유예 해지 신청을 할 때에 해당 보수월액보험료의 분할납부를 함께 신청해야 한다. [개정 2025.4.23.]

⑦ 사용자가 제6항 단서에 따라 분할납부를 신청한 경우에는 10회의 범위에서 해당 보수월액보험료를 균등하게 분할하여 납부할 수 있다. 이 경우 매월 분할납부하는 금액은 해당 직장가입자의 월 보수월액보험료 이상이어야 한다. [개정 2025.4.23.]

제80조(연체금) ① 공단은 보험료등의 납부의무자가 납부기한까지 보험료등을 내지 아니하면 그 납부기한이 지난 날부터 매 1일이 경과할 때마다 다음 각 호에 해당하는 연체금을 징수한다.

1. 제69조에 따른 보험료 또는 제53조제3항에 따른 보험급여 제한 기간 중 받은 보험급여에 대한 징수금을 체납한 경우: 해당 체납금액의 1천500분의 1에 해당하는 금액. 이 경우 연체금은 해당 체납금액의 1천분의 20을 넘지 못한다.
2. 제1호 외에 이 법에 따른 징수금을 체납한 경우: 해당 체납금액의 1천분의 1에 해당하는 금액. 이 경우 연체금은 해당 체납금액의 1천분의 30을 넘지 못한다.

② 공단은 보험료등의 납부의무자가 체납된 보험료등을 내지 아니하면 납부기한 후 30일이 지난 날부터 매 1일이 경과할 때마다 다음 각 호에 해당하는 연체금을 제1항에 따른 연체금에 더하여 징수한다.

1. 제69조에 따른 보험료 또는 제53조제3항에 따른 보험급여 제한 기간 중 받은 보험급여에 대한 징수금을 체납한 경우: 해당 체납금액의 6천분의 1에 해당하는 금액. 이 경우 연체금(제1항제1호의 연체금을 포함한 금액을 말한다)은 해당 체납금액의 1천분의 50을 넘지 못한다.
2. 제1호 외에 이 법에 따른 징수금을 체납한 경우: 해당 체납금액의 3천분의 1에 해당하는 금액. 이 경우 연체금(제1항제2호의 연체금을 포함한 금액을 말한다)은 해당 체납금액의 1천분의 90을 넘지 못한다.

③ 공단은 제1항 및 제2항에도 불구하고 천재지변이나 그 밖에 보건복지부령으로 정하는 부득이한 사유가 있으면 제1항 및 제2항에 따른 연체금을 징수하지 아니할 수 있다.

시행규칙 **제51조(연체금 징수의 예외)** 법 제80조제3항에서 "보건복지부령으로 정하는 부득이한 사유"란 다음 각 호의 어느 하나에 해당하는 경우를 말한다.

1. 전쟁 또는 사변으로 인하여 체납한 경우

2. 연체금의 금액이 공단의 정관으로 정하는 금액 이하인 경우
3. 사업장 또는 사립학교의 폐업 · 폐쇄 또는 폐교로 체납액을 징수할 수 없는 경우
4. 화재로 피해가 발생해 체납한 경우
5. 그 밖에 보건복지부장관이 연체금을 징수하기 곤란한 부득이한 사유가 있다고 인정하는 경우

제81조(보험료등의 독촉 및 체납처분) ① 공단은 제57조, 제77조, 제77조의2, 제78조의2, 제101조 및 제101조의2에 따라 보험료등을 내야 하는 자가 보험료등을 내지 아니하면 기한을 정하여 독촉할 수 있다. 이 경우 직장가입자의 사용자가 2명 이상인 경우 또는 지역가입자의 세대가 2명 이상으로 구성된 경우에는 그 중 1명에게 한 독촉은 해당 사업장의 다른 사용자 또는 세대 구성원인 다른 지역가입자 모두에게 효력이 있는 것으로 본다.

② 제1항에 따라 독촉할 때에는 10일 이상 15일 이내의 납부기한을 정하여 독촉장을 발부하여야 한다.

③ 공단은 제1항에 따른 독촉을 받은 자가 그 납부기한까지 보험료등을 내지 아니하면 보건복지부장관의 승인을 받아 국세 체납처분의 예에 따라 이를 징수할 수 있다.

④ 공단은 제3항에 따라 체납처분을 하기 전에 보험료등의 체납 내역, 압류 가능한 재산의 종류, 압류 예정 사실 및 「국세징수법」 제41조제18호에 따른 소액금융재산에 대한 압류금지 사실 등이 포함된 통보서를 발송하여야 한다. 다만, 법인 해산 등 긴급히 체납처분을 할 필요가 있는 경우로서 대통령령으로 정하는 경우에는 그러하지 아니하다.

시행령 **제46조의5(보험료등의 체납처분 전 통보 예외)** 법 제81조제4항 단서에서 "대통령령으로 정하는 경우"란 보험료등을 체납한 자가 다음 각 호의 어느 하나에 해당하는 경우를 말한다.
1. 국세의 체납으로 체납처분을 받는 경우
2. 지방세 또는 공과금(「국세기본법」 제2조제8호 또는 「지방세기본법」 제2조제1항제26호에 따른 공과금을 말한다. 이하 같다)의 체납으로 체납처분을 받는 경우
3. 강제집행을 받는 경우
4. 「어음법」 및 「수표법」에 따른 어음교환소에서 거래정지처분을 받는 경우
5. 경매가 시작된 경우
6. 법인이 해산한 경우
7. 재산의 은닉 · 탈루, 거짓 계약이나 그 밖의 부정한 방법으로 체납처분의 집행을 면하려는 행위가 있다고 인정되는 경우

⑤ 공단은 제3항에 따른 체납처분의 예에 따라 압류하거나 제81조의2제1항에 따라 압류한 재산의 공매에 대하여 전문지식이 필요하거나 그 밖에 특수한 사정으로 직접 공매하는 것이 적당하지 아니하다고 인정하는 경우에는 「한국자산관리공사 설립 등에 관한 법률」에 따라 설립된 한국자산관리공사(이하 "한국자산관리공사"라 한다)에 공매를 대행하게 할 수 있다. 이 경우 공매는 공단이 한 것으로 본다.

⑥ 공단은 제5항에 따라 한국자산관리공사가 공매를 대행하면 보건복지부령으로 정하는 바에 따라 수수료를 지급할 수 있다.

제81조의2(부당이득 징수금의 압류) ① 제81조에도 불구하고 공단은 보험급여 비용을 받은 요양기관이 다음 각 호의 요건을 모두 갖춘 경우에는 제57조제1항에 따른 징수금의 한도에서 해당 요양기관 또는 그 요양기관을 개설한 자(같은 조 제2항에 따라 해당 요양기관과 연대하여 징수금을 납부하여야 하는 자를 말한다. 이하 이 조에서 같다)의 재산을 보건복지부장관의 승인을 받아 압류할 수 있다.
1. 「의료법」 제33조제2항 또는 「약사법」 제20조제1항을 위반하였다는 사실로 기소된 경우
2. 요양기관 또는 요양기관을 개설한 자에게 강제집행, 국세 강제징수 등 대통령령으로 정하는 사유가 있어 그 재산을 압류할 필요가 있는 경우

② 공단은 제1항에 따라 재산을 압류하였을 때에는 해당 요양기관 또는 그 요양기관을 개설한 자에게 문서로 그 압류 사실을 통지하여야 한다.

③ 공단은 다음 각 호의 어느 하나에 해당할 때에는 제1항에 따른 압류를 즉시 해제하여야 한다.
1. 제2항에 따른 통지를 받은 자가 제57조제1항에 따른 징수금에 상당하는 다른 재산을 담보로 제공하고 압류 해제를 요구

하는 경우

2. 법원의 무죄 판결이 확정되는 등 대통령령으로 정하는 사유로 해당 요양기관이 「의료법」 제33조제2항 또는 「약사법」 제20조제1항을 위반한 혐의가 입증되지 아니한 경우

④ 제1항에 따른 압류 및 제3항에 따른 압류 해제에 관하여 이 법에서 규정한 것 외에는 「국세징수법」을 준용한다.

제81조의3(체납 또는 결손처분 자료의 제공) ① 공단은 보험료 징수 및 제57조에 따른 징수금(같은 조 제2항 각 호의 어느 하나에 해당하여 같은 조 제1항 및 제2항에 따라 징수하는 금액에 한정한다. 이하 이 조에서 "부당이득금"이라 한다)의 징수 또는 공익목적을 위하여 필요한 경우에 「신용정보의 이용 및 보호에 관한 법률」 제25조제2항제1호의 종합신용정보집중기관에 다음 각 호의 어느 하나에 해당하는 체납자 또는 결손처분자의 인적사항 · 체납액 또는 결손처분액에 관한 자료(이하 이 조에서 "체납등 자료"라 한다)를 제공할 수 있다. 다만, 체납된 보험료나 부당이득금과 관련하여 행정심판 또는 행정소송이 계류 중인 경우, 제82조제1항에 따라 분할납부를 승인받은 경우 중 대통령령으로 정하는 경우, 그 밖에 대통령령으로 정하는 사유가 있을 때에는 그러하지 아니하다.

1. 이 법에 따른 납부기한의 다음 날부터 1년이 지난 보험료 및 그에 따른 연체금과 체납처분비의 총액이 500만원 이상인 자
2. 이 법에 따른 납부기한의 다음 날부터 1년이 지난 부당이득금 및 그에 따른 연체금과 체납처분비의 총액이 1억원 이상인 자
3. 제84조에 따라 결손처분한 금액의 총액이 500만원 이상인 자

② 공단은 제1항에 따라 종합신용정보집중기관에 체납등 자료를 제공하기 전에 해당 체납자 또는 결손처분자에게 그 사실을 서면으로 통지하여야 한다. 이 경우 통지를 받은 체납자가 체납액을 납부하거나 체납액 납부계획서를 제출하는 경우 공단은 종합신용정보집중기관에 체납등 자료를 제공하지 아니하거나 체납등 자료의 제공을 유예할 수 있다.

③ 체납등 자료의 제공절차에 필요한 사항은 대통령령으로 정한다.

④ 제1항에 따라 체납등 자료를 제공받은 자는 이를 업무 외의 목적으로 누설하거나 이용하여서는 아니 된다.

제81조의4(보험료의 납부증명) ① 제77조에 따른 보험료의 납부의무자(이하 이 조에서 "납부의무자"라 한다)는 국가, 지방자치단체 또는 「공공기관의 운영에 관한 법률」 제4조에 따른 공공기관(이하 이 조에서 "공공기관"이라 한다)으로부터 공사 · 제조 · 구매 · 용역 등 대통령령으로 정하는 계약의 대가를 지급받는 경우에는 보험료와 그에 따른 연체금 및 체납처분비의 납부사실을 증명하여야 한다. 다만, 납부의무자가 계약대금의 전부 또는 일부를 체납한 보험료로 납부하려는 경우 등 대통령령으로 정하는 경우에는 그러하지 아니하다.

② 납부의무자가 제1항에 따라 납부사실을 증명하여야 할 경우 제1항의 계약을 담당하는 주무관서 또는 공공기관은 납부의무자의 동의를 받아 공단에 조회하여 보험료와 그에 따른 연체금 및 체납처분비의 납부여부를 확인하는 것으로 제1항에 따른 납부증명을 갈음할 수 있다.

제81조의5(서류의 송달) 제79조 및 제81조에 관한 서류의 송달에 관한 사항과 전자문서에 의한 납입 고지 등에 관하여 제81조의6에서 정하지 아니한 사항에 관하여는 「국세기본법」 제8조(같은 조 제2항 단서는 제외한다)부터 제12조까지의 규정을 준용한다. 다만, 우편송달에 의하는 경우 그 방법은 대통령령으로 정하는 바에 따른다.

제81조의6(전자문서에 의한 납입 고지 등) ① 납부의무자가 제79조제1항에 따른 납입 고지 또는 제81조제1항에 따른 독촉을 전자문서교환방식 등에 의한 전자문서로 해줄 것을 신청하는 경우에는 공단은 전자문서로 고지 또는 독촉할 수 있다. 이 경우 전자문서 고지 및 독촉에 대한 신청 방법 · 절차 등에 필요한 사항은 보건복지부령으로 정한다.

② 공단이 제1항에 따라 전자문서로 고지 또는 독촉하는 경우에는 전자문서가 보건복지부령으로 정하는 정보통신망에 저장되거나 납부의무자가 지정한 전자우편주소에 입력된 때에 납입 고지 또는 독촉이 그 납부의무자에게 도달된 것으로 본다.

제82조(체납보험료의 분할납부) ① 공단은 보험료를 3회 이상 체납한 자가 신청하는 경우 보건복지부령으로 정하는 바에 따라 분할납부를 승인할 수 있다.

② 공단은 보험료를 3회 이상 체납한 자에 대하여 제81조제3항에 따른 체납처분을 하기 전에 제1항에 따른 분할납부를 신청할 수 있음을 알리고, 보건복지부령으로 정하는 바에 따라 분할납부 신청의 절차 · 방법 등에 관한 사항을 안내하여야 한다.

③ 공단은 제1항에 따라 분할납부 승인을 받은 자가 정당한 사유 없이 5회(제1항에 따라 승인받은 분할납부 횟수가 5회 미만인 경우에는 해당 분할납부 횟수를 말한다) 이상 그 승인된 보험료를 납부하지 아니하면 그 분할납부의 승인을 취소한다.

④ 분할납부의 승인과 취소에 관한 절차 · 방법 · 기준 등에 필요한 사항은 보건복지부령으로 정한다.

제83조(고액·상습체납자의 인적사항 공개) ① 공단은 이 법에 따른 납부기한의 다음 날부터 1년이 경과한 보험료, 연체금과 체납처분비(제84조에 따라 결손처분한 보험료, 연체금과 체납처분비로서 징수권 소멸시효가 완성되지 아니한 것을 포함한다)의 총액이 1천만원 이상인 체납자가 납부능력이 있음에도 불구하고 체납한 경우 그 인적사항 · 체납액 등(이하 이 조에서 "인적사항등"이라 한다)을 공개할 수 있다. 다만, 체납된 보험료, 연체금과 체납처분비와 관련하여 제87조에 따른 이의신청, 제88조에 따른 심판청구가 제기되거나 행정소송이 계류 중인 경우 또는 그 밖에 체납된 금액의 일부 납부 등 대통령령으로 정하는 사유가 있는 경우에는 그러하지 아니하다.

② 제1항에 따른 체납자의 인적사항등에 대한 공개 여부를 심의하기 위하여 공단에 보험료정보공개심의위원회를 둔다.

③ 공단은 보험료정보공개심의위원회의 심의를 거친 인적사항등의 공개대상자에게 공개대상자임을 서면으로 통지하여 소명의 기회를 부여하여야 하며, 통지일부터 6개월이 경과한 후 체납액의 납부이행 등을 감안하여 공개대상자를 선정한다.

④ 제1항에 따른 체납자 인적사항등의 공개는 관보에 게재하거나 공단 인터넷 홈페이지에 게시하는 방법에 따른다.

⑤ 제1항부터 제4항까지의 규정에 따른 체납자 인적사항등의 공개와 관련한 납부능력의 기준, 공개절차 및 위원회의 구성 · 운영 등에 필요한 사항은 대통령령으로 정한다.

제84조(결손처분) ① 공단은 다음 각 호의 어느 하나에 해당하는 사유가 있으면 재정운영위원회의 의결을 받아 보험료등을 결손처분할 수 있다.

1. 체납처분이 끝나고 체납액에 충당될 배분금액이 그 체납액에 미치지 못하는 경우
2. 해당 권리에 대한 소멸시효가 완성된 경우
3. 그 밖에 징수할 가능성이 없다고 인정되는 경우로서 대통령령으로 정하는 경우

② 공단은 제1항제3호에 따라 결손처분을 한 후 압류할 수 있는 다른 재산이 있는 것을 발견한 때에는 지체 없이 그 처분을 취소하고 체납처분을 하여야 한다.

제85조(보험료등의 징수 순위) 보험료등은 국세와 지방세를 제외한 다른 채권에 우선하여 징수한다. 다만, 보험료등의 납부기한 전에 전세권 · 질권 · 저당권 또는 「동산 · 채권 등의 담보에 관한 법률」에 따른 담보권의 설정을 등기 또는 등록한 사실이 증명되는 재산을 매각할 때에 그 매각대금 중에서 보험료등을 징수하는 경우 그 전세권 · 질권 · 저당권 또는 「동산 · 채권 등의 담보에 관한 법률」에 따른 담보권으로 담보된 채권에 대하여는 그러하지 아니하다.

제86조(보험료등의 충당과 환급) ① 공단은 납부의무자가 보험료등 · 연체금 또는 체납처분비로 낸 금액 중 과오납부(過誤納付)한 금액이 있으면 대통령령으로 정하는 바에 따라 그 과오납금을 보험료등 · 연체금 또는 체납처분비에 우선 충당하여야 한다.

② 공단은 제1항에 따라 충당하고 남은 금액이 있는 경우 대통령령으로 정하는 바에 따라 납부의무자에게 환급하여야 한다.

③ 제1항 및 제2항의 경우 과오납금에 대통령령으로 정하는 이자를 가산하여야 한다.

제7장 이의신청 및 심판청구 등

제87조(이의신청) ① 가입자 및 피부양자의 자격, 보험료등, 보험급여, 보험급여비용에 관한 공단의 처분에 이의가 있는 자는 공단에 이의신청을 할 수 있다.

② 요양급여비용 및 요양급여의 적정성 평가 등에 관한 심사평가원의 처분에 이의가 있는 공단, 요양기관 또는 그 밖의 자는 심사평가원에 이의신청을 할 수 있다.

③ 제1항 및 제2항에 따른 이의신청(이하 "이의신청"이라 한다)은 처분이 있음을 안 날부터 90일 이내에 문서(전자문서를 포함

한다)로 하여야 하며 처분이 있은 날부터 180일을 지나면 제기하지 못한다. 다만, 정당한 사유로 그 기간에 이의신청을 할 수 없었음을 소명한 경우에는 그러하지 아니하다.

④ 제3항 본문에도 불구하고 요양기관이 제48조에 따른 심사평가원의 확인에 대하여 이의신청을 하려면 같은 조 제2항에 따라 통보받은 날부터 30일 이내에 하여야 한다.

⑤ 제1항부터 제4항까지에서 규정한 사항 외에 이의신청의 방법 · 결정 및 그 결정의 통지 등에 필요한 사항은 대통령령으로 정한다.

시행령 **제53조(이의신청위원회)** 법 제87조제1항 및 제2항에 따른 이의신청을 효율적으로 처리하기 위하여 공단 및 심사평가원에 각각 이의신청위원회를 설치한다.

시행령 **제54조(이의신청위원회의 구성 등)** ① 제53조에 따른 이의신청위원회(이하 "이의신청위원회"라 한다)는 각각 위원장 1명을 포함한 25명의 위원으로 구성한다.

② 공단에 설치하는 이의신청위원회의 위원장은 공단의 이사장이 지명하는 공단의 상임이사가 되고, 위원은 공단의 이사장이 임명하거나 위촉하는 다음 각 호의 사람으로 한다.

1. 공단의 임직원 1명
2. 사용자단체 및 근로자단체가 각각 4명씩 추천하는 8명
3. 시민단체, 소비자단체, 농어업인단체 및 자영업자단체가 각각 2명씩 추천하는 8명
4. 변호사, 사회보험 및 의료에 관한 학식과 경험이 풍부한 사람 7명

③ 심사평가원에 설치하는 이의신청위원회의 위원장은 심사평가원의 원장이 지명하는 심사평가원의 상임이사가 되고, 위원은 심사평가원의 원장이 임명하거나 위촉하는 다음 각 호의 사람으로 한다.

1. 심사평가원의 임직원 1명
2. 가입자를 대표하는 단체(시민단체를 포함한다)가 추천하는 사람 5명
3. 변호사, 사회보험에 관한 학식과 경험이 풍부한 사람 4명
4. 의약 관련 단체가 추천하는 사람 14명

④ 제2항과 제3항에 따라 위촉된 위원의 임기는 3년으로 한다.

시행령 **제57조(이의신청 결정의 통지)** 공단과 심사평가원은 이의신청에 대한 결정을 하였을 때에는 지체 없이 신청인에게 결정서의 정본(正本)을 보내고, 이해관계인에게는 그 사본을 보내야 한다.

시행령 **제58조(이의신청 결정기간)** ① 공단과 심사평가원은 이의신청을 받은 날부터 60일 이내에 결정을 하여야 한다. 다만, 부득이한 사정이 있는 경우에는 30일의 범위에서 그 기간을 연장할 수 있다.

② 공단과 심사평가원은 제1항 단서에 따라 결정기간을 연장하려면 결정기간이 끝나기 7일 전까지 이의신청을 한 자에게 그 사실을 알려야 한다.

제88조(심판청구) ① 이의신청에 대한 결정에 불복하는 자는 제89조에 따른 건강보험분쟁조정위원회에 심판청구를 할 수 있다. 이 경우 심판청구의 제기기간 및 제기방법에 관하여는 제87조제3항을 준용한다.

시행령 **제59조(심판청구서의 제출 등)** ① 법 제88조제1항에 따라 심판청구를 하려는 자는 다음 각 호의 사항을 적은 심판청구서를 공단, 심사평가원 또는 법 제89조에 따른 건강보험분쟁조정위원회(이하 "분쟁조정위원회"라 한다)에 제출하여야 한다. 이 경우 정당한 권한이 없는 자에게 심판청구서가 제출되었을 때에는 심판청구서를 받은 자는 그 심판청구서를 정당한 권한이 있는 자에게 보내야 한다.

1. 청구인과 처분을 받은 자의 성명 · 주민등록번호 및 주소(법인인 경우에는 법인의 명칭, 법인등록번호 및 주사무소의 소재지를 말한다. 이하 제60조제1호에서 같다)
2. 처분을 한 자(공단 이사장 또는 심사평가원 원장의 위임을 받아 분사무소의 장이 처분을 한 경우에는 그 분사무소의 장을 말한다. 이하 같다)
3. 처분의 요지 및 처분이 있음을 안 날
4. 심판청구의 취지 및 이유

5. 청구인이 처분을 받은 자가 아닌 경우에는 처분을 받은 자와의 관계
6. 첨부서류의 표시
7. 심판청구에 관한 고지의 유무 및 그 내용

② 공단과 심사평가원은 제1항에 따라 심판청구서를 받으면 그 심판청구서를 받은 날부터 10일 이내에 그 심판청구서에 처분을 한 자의 답변서 및 이의신청 결정서 사본을 첨부하여 분쟁조정위원회에 제출하여야 한다.

③ 분쟁조정위원회는 제1항에 따라 심판청구서를 받으면 지체 없이 그 사본 또는 부본(副本)을 공단 또는 심사평가원 및 이해관계인에게 보내고, 공단 또는 심사평가원은 그 사본 또는 부본을 받은 날부터 10일 이내에 처분을 한 자의 답변서 및 이의신청 결정서 사본을 분쟁조정위원회에 제출하여야 한다.

④ 제1항 후단에 따라 심판청구서를 정당한 권한이 있는 자에게 보냈을 때에는 지체 없이 그 사실을 청구인에게 알려야 한다.

⑤ 법 제88조제1항 후단에 따른 심판청구 제기기간을 계산할 때에는 제1항에 따라 공단, 심사평가원, 분쟁조정위원회 또는 정당한 권한이 없는 자에게 심판청구서가 제출된 때에 심판청구가 제기된 것으로 본다.

시행령 **제60조(심판청구 결정의 통지)** 분쟁조정위원회의 위원장은 심판청구에 대하여 결정을 하였을 때에는 다음 각 호의 사항을 적은 결정서에 서명 또는 기명날인하여 지체 없이 청구인에게는 결정서의 정본을 보내고, 처분을 한 자 및 이해관계인에게는 그 사본을 보내야 한다.

1. 청구인의 성명 · 주민등록번호 및 주소
2. 처분을 한 자
3. 결정의 주문(主文)
4. 심판청구의 취지
5. 결정 이유
6. 결정 연월일

시행령 **제61조(심판청구 결정기간)** ① 분쟁조정위원회는 제59조제1항에 따라 심판청구서가 제출된 날부터 60일 이내에 결정을 하여야 한다. 다만, 부득이한 사정이 있는 경우에는 30일의 범위에서 그 기간을 연장할 수 있다.

② 제1항 단서에 따라 결정기간을 연장하려면 결정기간이 끝나기 7일 전까지 청구인에게 그 사실을 알려야 한다.

② 제1항에 따라 심판청구를 하려는 자는 대통령령으로 정하는 심판청구서를 제87조제1항 또는 제2항에 따른 처분을 한 공단 또는 심사평가원에 제출하거나 제89조에 따른 건강보험분쟁조정위원회에 제출하여야 한다.

③ 제1항 및 제2항에서 규정한 사항 외에 심판청구의 절차 · 방법 · 결정 및 그 결정의 통지 등에 필요한 사항은 대통령령으로 정한다.

제89조(건강보험분쟁조정위원회) ① 제88조에 따른 심판청구를 심리 · 의결하기 위하여 보건복지부에 건강보험분쟁조정위원회(이하 "분쟁조정위원회"라 한다)를 둔다.

② 분쟁조정위원회는 위원장을 포함하여 60명 이내의 위원으로 구성하고, 위원장을 제외한 위원 중 1명은 당연직위원으로 한다. 이 경우 공무원이 아닌 위원이 전체 위원의 과반수가 되도록 하여야 한다.

③ 분쟁조정위원회의 회의는 위원장, 당연직위원 및 위원장이 매 회의마다 지정하는 7명의 위원을 포함하여 총 9명으로 구성하되, 공무원이 아닌 위원이 과반수가 되도록 하여야 한다.

④ 분쟁조정위원회는 제3항에 따른 구성원 과반수의 출석과 출석위원 과반수의 찬성으로 의결한다.

⑤ 분쟁조정위원회를 실무적으로 지원하기 위하여 분쟁조정위원회에 사무국을 둔다.

⑥ 제1항부터 제5항까지에서 규정한 사항 외에 분쟁조정위원회 및 사무국의 구성 및 운영 등에 필요한 사항은 대통령령으로 정한다.

⑦ 분쟁조정위원회의 위원 중 공무원이 아닌 사람은 「형법」 제129조부터 제132조까지의 규정을 적용할 때 공무원으로 본다.

시행령 **제62조(분쟁조정위원회의 구성 등)** ① 분쟁조정위원회의 위원장은 보건복지부장관의 제청으로 대통령이 임명하고, 위원은 다음 각 호의 사람 중에서 보건복지부장관이 임명하거나 위촉한다.

1. 4급 이상 공무원 또는 고위공무원단에 속하는 일반직공무원으로 재직 중이거나 재직하였던 사람

2. 판사 · 검사 또는 변호사 자격이 있는 사람
3. 「고등교육법」 제2조제1호부터 제3호까지의 규정에 따른 학교에서 사회보험 또는 의료와 관련된 분야에 부교수 이상으로 재직하고 있는 사람
4. 사회보험 또는 의료에 관한 학식과 경험이 풍부한 사람

② 법 제89조제2항에 따른 당연직위원은 제1항제1호의 위원 중 법 제88조에 따른 심판청구에 관한 업무를 담당하는 공무원으로 한다.

시행령 **제63조(분쟁조정위원회 위원장의 직무)** ① 분쟁조정위원회의 위원장은 분쟁조정위원회를 대표하고, 분쟁조정위원회의 사무를 총괄한다.

② 분쟁조정위원회의 위원장이 부득이한 사유로 직무를 수행할 수 없을 때에는 위원장이 지명하는 위원이 그 직무를 대행한다.

시행령 **제64조(분쟁조정위원회 위원의 임기)** 분쟁조정위원회 위원의 임기는 3년으로 한다. 다만, 제62조제1항제1호에 따른 위원 중 공무원인 위원의 임기는 그 직위에 재임하는 기간으로 한다.

시행령 **제65조(분쟁조정위원회의 회의)** ① 분쟁조정위원회의 위원장은 분쟁조정위원회의 회의를 소집하고, 그 의장이 된다.

② 이 영에서 규정한 사항 외에 분쟁조정위원회 운영에 필요한 사항은 분쟁조정위원회의 의결을 거쳐 위원장이 정한다.

제90조(행정소송) 공단 또는 심사평가원의 처분에 이의가 있는 자와 제87조에 따른 이의신청 또는 제88조에 따른 심판청구에 대한 결정에 불복하는 자는 「행정소송법」에서 정하는 바에 따라 행정소송을 제기할 수 있다.

>> 참고 – 이의신청, 심판청구, 행정소송

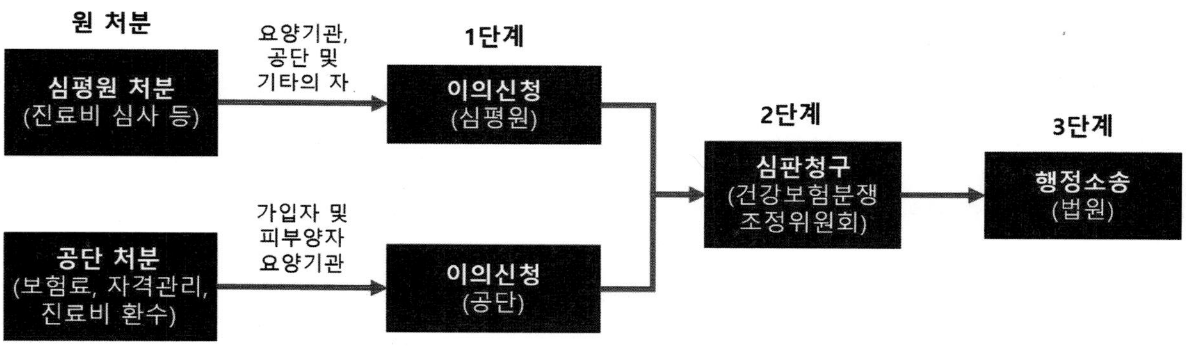

제8장 보칙

제91조(시효) ① 다음 각 호의 권리는 3년 동안 행사하지 아니하면 소멸시효가 완성된다.
1. 보험료 · 연체금 및 가산금을 징수할 권리
2. 보험료 · 연체금 및 가산금으로 과오납부한 금액을 환급받을 권리
3. 보험급여를 받을 권리
4. 보험급여비용을 받을 권리
5. 제47조제3항 후단에 따라 과다납부된 본인일부부담금을 돌려받을 권리
6. 제61조에 따른 근로복지공단의 권리

② 제1항에 따른 시효는 다음 각 호의 어느 하나의 사유로 중단된다.
1. 보험료의 고지 또는 독촉
2. 보험급여 또는 보험급여비용의 청구

③ 휴직자등의 보수월액보험료를 징수할 권리의 소멸시효는 제79조제5항에 따라 고지가 유예된 경우 휴직 등의 사유가 끝날 때까지 진행하지 아니한다.

④ 제1항에 따른 소멸시효기간, 제2항에 따른 시효 중단 및 제3항에 따른 시효 정지에 관하여 이 법에서 정한 사항 외에는 「민법」에 따른다.

제92조(기간 계산) 이 법이나 이 법에 따른 명령에 규정된 기간의 계산에 관하여 이 법에서 정한 사항 외에는 「민법」의 기간에 관한 규정을 준용한다.

제93조(근로자의 권익 보호) 제6조제2항 각 호의 어느 하나에 해당하지 아니하는 모든 사업장의 근로자를 고용하는 사용자는 그가 고용한 근로자가 이 법에 따른 직장가입자가 되는 것을 방해하거나 자신이 부담하는 부담금이 증가되는 것을 피할 목적으로 정당한 사유 없이 근로자의 승급 또는 임금 인상을 하지 아니하거나 해고나 그 밖의 불리한 조치를 할 수 없다.

▶ 벌 칙: 1년 이하의 징역 또는 1천만원 이하의 벌금(선별급여를 제공한 요양기관의 개설자)

제94조(신고 등) ① 공단은 사용자, 직장가입자 및 세대주에게 다음 각 호의 사항을 신고하게 하거나 관계 서류(전자적 방법으로 기록된 것을 포함한다. 이하 같다)를 제출하게 할 수 있다.

1. 가입자의 거주지 변경
2. 가입자의 보수 · 소득
3. 그 밖에 건강보험사업을 위하여 필요한 사항

▶ 과태료: 500만원 이하의 과태료(신고 · 서류제출을 하지 아니하거나 거짓으로 신고 · 서류제출을 한 자)

②공단은 제1항에 따라 신고한 사항이나 제출받은 자료에 대하여 사실 여부를 확인할 필요가 있으면 소속 직원이 해당 사항에 관하여 조사하게 할 수 있다.

③ 제2항에 따라 조사를 하는 소속 직원은 그 권한을 표시하는 증표를 지니고 관계인에게 보여주어야 한다.

제95조(소득 축소·탈루 자료의 송부 등) ① 공단은 제94조제1항에 따라 신고한 보수 또는 소득 등에 축소 또는 탈루(脫漏)가 있다고 인정하는 경우에는 보건복지부장관을 거쳐 소득의 축소 또는 탈루에 관한 사항을 문서로 국세청장에게 송부할 수 있다.

②국세청장은 제1항에 따라 송부받은 사항에 대하여 「국세기본법」 등 관련 법률에 따른 세무조사를 하면 그 조사 결과 중 보수 · 소득에 관한 사항을 공단에 송부하여야 한다.

③ 제1항 및 제2항에 따른 송부 절차 등에 필요한 사항은 대통령령으로 정한다.

제96조(자료의 제공) ① 공단은 국가, 지방자치단체, 요양기관, 「보험업법」에 따른 보험회사 및 보험료율 산출 기관, 「공공기관의 운영에 관한 법률」에 따른 공공기관, 그 밖의 공공단체 등에 대하여 다음 각 호의 업무를 수행하기 위하여 주민등록 · 가족관계등록 · 국세 · 지방세 · 토지 · 건물 · 출입국관리 등의 자료로서 대통령령으로 정하는 자료를 제공하도록 요청할 수 있다.

1. 가입자 및 피부양자의 자격 관리, 보험료의 부과 · 징수, 보험급여의 관리 등 건강보험사업의 수행
2. 제14조제1항제11호에 따른 업무의 수행

② 심사평가원은 국가, 지방자치단체, 요양기관, 「보험업법」에 따른 보험회사 및 보험료율 산출 기관, 「공공기관의 운영에 관한 법률」에 따른 공공기관, 그 밖의 공공단체 등에 대하여 요양급여비용을 심사하고 요양급여의 적정성을 평가하기 위하여 주민등록 · 출입국관리 · 진료기록 · 의약품공급 등의 자료로서 대통령령으로 정하는 자료를 제공하도록 요청할 수 있다.

③ 보건복지부장관은 관계 행정기관의 장에게 제41조의2에 따른 약제에 대한 요양급여비용 상한금액의 감액 및 요양급여의 적용 정지를 위하여 필요한 자료를 제공하도록 요청할 수 있다.

④ 제1항부터 제3항까지의 규정에 따라 자료 제공을 요청받은 자는 성실히 이에 따라야 한다.

⑤ 공단 또는 심사평가원은 요양기관, 「보험업법」에 따른 보험회사 및 보험료율 산출 기관에 제1항 또는 제2항에 따른 자료의 제공을 요청하는 경우 자료 제공 요청 근거 및 사유, 자료 제공 대상자, 대상기간, 자료 제공 기한, 제출 자료 등이 기재된 자료제공요청서를 발송하여야 한다.

⑥ 제1항 및 제2항에 따른 국가, 지방자치단체, 요양기관, 「보험업법」에 따른 보험료율 산출 기관 그 밖의 공공기관 및 공공단체가 공단 또는 심사평가원에 제공하는 자료에 대하여는 사용료와 수수료 등을 면제한다.

제96조의2(금융정보등의 제공 등) ① 공단은 제72조제1항 단서에 따른 지역가입자의 재산보험료부과점수 산정을 위하여 필요한 경우 「신용정보의 이용 및 보호에 관한 법률」 제32조 및 「금융실명거래 및 비밀보장에 관한 법률」제4조제1항에도 불구하고 지역가입자가 제72조제3항에 따라 제출한 동의 서면을 전자적 형태로 바꾼 문서에 의하여 「신용정보의 이용 및 보호에 관한 법률」 제2조제6호에 따른 신용정보집중기관 또는 금융회사등(이하 이 조에서 "금융기관등"이라 한다)의 장에게 금융정보등을 제공하도록 요청할 수 있다.

② 제1항에 따라 금융정보등의 제공을 요청받은 금융기관등의 장은 「신용정보의 이용 및 보호에 관한 법률」 제32조 및 「금융실명거래 및 비밀보장에 관한 법률」 제4조에도 불구하고 명의인의 금융정보등을 제공하여야 한다.

③ 제2항에 따라 금융정보등을 제공한 금융기관등의 장은 금융정보등의 제공 사실을 명의인에게 통보하여야 한다. 다만, 명의인이 동의한 경우에는 「신용정보의 이용 및 보호에 관한 법률」 제32조제7항, 제35조제2항 및 「금융실명거래 및 비밀보장에 관한 법률」 제4조의2제1항에도 불구하고 통보하지 아니할 수 있다.

④ 제1항부터 제3항까지에서 규정한 사항 외에 금융정보등의 제공 요청 및 제공 절차 등에 필요한 사항은 대통령령으로 정한다.

제96조의3(가족관계등록 전산정보의 공동이용) ① 공단은 제96조제1항 각 호의 업무를 수행하기 위하여 「전자정부법」에 따라 「가족관계의 등록 등에 관한 법률」 제9조에 따른 전산정보자료를 공동이용(「개인정보 보호법」 제2조제2호에 따른 처리를 포함한다)할 수 있다.

② 법원행정처장은 제1항에 따라 공단이 전산정보자료의 공동이용을 요청하는 경우 그 공동이용을 위하여 필요한 조치를 취하여야 한다.

③ 누구든지 제1항에 따라 공동이용하는 전산정보자료를 그 목적 외의 용도로 이용하거나 활용하여서는 아니 된다.

▶ 벌 칙: 3년 이하의 징역 또는 1천만원 이하의 벌금(공동이용하는 전산정보자료를 그 목적 외의 용도로 이용하거나 활용한 자)

제96조의4(서류의 보존) ① 요양기관은 요양급여가 끝난 날부터 5년간 보건복지부령으로 정하는 바에 따라 제47조에 따른 요양급여비용의 청구에 관한 서류를 보존하여야 한다. 다만, 약국 등 보건복지부령으로 정하는 요양기관은 처방전을 요양급여비용을 청구한 날부터 3년간 보존하여야 한다.

▶ 과태료: 100만원 이하의 과태료(서류를 보존하지 아니한 자)

② 사용자는 3년간 보건복지부령으로 정하는 바에 따라 자격 관리 및 보험료 산정 등 건강보험에 관한 서류를 보존하여야 한다.

▶ 과태료: 100만원 이하의 과태료(서류를 보존하지 아니한 자)

③ 제49조제3항에 따라 요양비를 청구한 준요양기관은 요양비를 지급받은 날부터 3년간 보건복지부령으로 정하는 바에 따라 요양비 청구에 관한 서류를 보존하여야 한다.

▶ 과태료: 100만원 이하의 과태료(서류를 보존하지 아니한 자)

④ 제51조제2항에 따라 보조기기에 대한 보험급여를 청구한 자는 보험급여를 지급받은 날부터 3년간 보건복지부령으로 정하는 바에 따라 보험급여 청구에 관한 서류를 보존하여야 한다.

▶ 과태료: 100만원 이하의 과태료(서류를 보존하지 아니한 자)

시행규칙 **제58조(서류의 보존)** ① 요양기관이 법 제96조의4제1항에 따라 보존해야 하는 서류는 다음 각 호와 같다.

1. 요양급여비용 심사청구서 및 요양급여비용 명세서
2. 약제 · 치료재료, 그 밖의 요양급여의 구성 요소의 구입에 관한 서류
3. 개인별 투약기록 및 처방전(약국 및 한국희귀 · 필수의약품센터의 경우만 해당한다)
4. 그 밖에 간호관리 등급료의 산정자료 등 요양급여비용 산정에 필요한 서류 및 이를 증명하는 서류
5. 제1호부터 제4호까지의 서류 등을 디스켓, 마그네틱테이프 등 전산기록장치를 이용하여 자기매체에 저장하고 있는 경우에는 해당 자료

② 법 제96조의4제1항 단서에서 "약국 등 보건복지부령으로 정하는 요양기관"이란 약국 및 한국희귀 · 필수의약품센터를 말한다.

③ 사용자가 법 제96조의4제2항에 따라 보존해야 하는 서류는 다음 각 호와 같다.

1. 사업장의 현황, 직장가입자의 자격 취득 · 변동 · 상실 및 보험료 산정과 관련하여 관련 규정에 따라 공단에 신고 또는 통보한 내용을 입증할 수 있는 서류
2. 제1호의 서류를 디스켓, 마그네틱테이프 등 전산기록장치를 이용하여 자기매체에 저장하고 있는 경우에는 그 자료

④ 준요양기관(법 제49조제3항에 따라 요양비의 지급을 직접 청구한 경우만 해당한다)이 법 제96조의4제3항에 따라 보존해야 하는 서류는 다음 각 호와 같다. 다만, 요양비 관련 정보통신망을 통하여 제출한 서류와 제23조제5항제1호가목 및 같은 항 제2호에 따라 제출이 생략되는 서류는 제외한다.

1. 가입자나 피부양자에 대한 의사의 요양비처방전(제23조제5항제1호가목에 따라 제출을 생략한 경우는 제외한다), 요양을 실시하였음을 증명하는 서류, 세금계산서, 현금영수증 등 요양비 청구에 관한 서류
2. 제1호의 서류를 디스켓, 마그네틱테이프 등 전산기록장치를 이용하여 자기매체에 저장하고 있는 경우에는 해당 자료

⑤ 보조기기 판매업자(법 제51조제2항에 따라 보조기기 보험급여의 지급을 직접 청구한 경우만 해당한다)가 법 제96조의4제4항에 따라 보존해야 하는 서류는 다음 각 호와 같다.

1. 가입자나 피부양자에 대한 보조기기 처방전, 보조기기 검수확인서, 세금계산서, 현금영수증 등 보조기기에 대한 보험급여 청구에 관한 서류
2. 제1호의 서류를 디스켓, 마그네틱테이프 등 전산기록장치를 이용하여 자기매체에 저장하고 있는 경우에는 해당 자료

제97조(보고와 검사) ① 보건복지부장관은 사용자, 직장가입자 또는 세대주에게 가입자의 이동 · 보수 · 소득이나 그 밖에 필요한 사항에 관한 보고 또는 서류 제출을 명하거나, 소속 공무원이 관계인에게 질문하게 하거나 관계 서류를 검사하게 할 수 있다.

▶ 과태료: 500만원 이하의 과태료(보고 · 서류제출을 하지 아니하거나 거짓으로 보고 · 서류제출을 한 자)

② 보건복지부장관은 요양기관(제49조에 따라 요양을 실시한 기관을 포함한다)에 대하여 요양 · 약제의 지급 등 보험급여에 관한 보고 또는 서류 제출을 명하거나, 소속 공무원이 관계인에게 질문하게 하거나 관계 서류를 검사하게 할 수 있다.

▶ 벌 칙: 1천만원 이하의 벌금(보고 또는 서류 제출을 하지 아니한 자, 거짓으로 보고하거나 거짓 서류를 제출한 자, 검사나 질문을 거부 · 방해 또는 기피한 자)

▶ 행정처분: 1년 이하의 업무정지(명령에 위반하거나 거짓 보고를 하거나 거짓 서류를 제출하거나, 소속 공무원의 검사 또는 질문을 거부 · 방해 또는 기피한 자)

③ 보건복지부장관은 보험급여를 받은 자에게 해당 보험급여의 내용에 관하여 보고하게 하거나, 소속 공무원이 질문하게 할 수 있다.

▶ 과태료: 500만원 이하의 과태료(보고 · 서류제출을 하지 아니하거나 거짓으로 보고 · 서류제출을 한 자)

④ 보건복지부장관은 제47조제7항에 따라 요양급여비용의 심사청구를 대행하는 단체(이하 "대행청구단체"라 한다)에 필요한 자료의 제출을 명하거나, 소속 공무원이 대행청구에 관한 자료 등을 조사 · 확인하게 할 수 있다.

▶ 과태료: 500만원 이하의 과태료(보고 · 서류제출을 하지 아니하거나 거짓으로 보고 · 서류제출을 한 자)

⑤ 보건복지부장관은 제41조의2에 따른 약제에 대한 요양급여비용 상한금액의 감액 및 요양급여의 적용 정지를 위하여 필요한 경우에는 「약사법」 제47조제2항에 따른 의약품공급자에 대하여 금전, 물품, 편익, 노무, 향응, 그 밖의 경제적 이익등 제공으로 인한 의약품 판매 질서 위반 행위에 관한 보고 또는 서류 제출을 명하거나, 소속 공무원이 관계인에게 질문하게 하거나 관계 서류를 검사하게 할 수 있다.

▶ 과태료: 500만원 이하의 과태료(보고 · 서류제출을 하지 아니하거나 거짓으로 보고 · 서류제출을 한 자)

⑥ 제1항부터 제5항까지의 규정에 따라 질문 · 검사 · 조사 또는 확인을 하는 소속 공무원은 그 권한을 표시하는 증표를 지니고 관계인에게 보여주어야 한다.

⑦ 보건복지부장관은 제1항부터 제5항까지에 따른 질문 · 검사 · 조사 또는 확인 업무를 효율적으로 수행하기 위하여 대통령령으로 정하는 바에 따라 공단 또는 심사평가원으로 하여금 그 업무를 지원하게 할 수 있다.

⑧ 제1항부터 제6항까지에 따른 질문 · 검사 · 조사 또는 확인의 내용 · 절차 · 방법 등에 관하여 이 법에서 정하는 사항을 제외하고는 「행정조사기본법」에서 정하는 바에 따른다.

제98조(업무정지) ① 보건복지부장관은 요양기관이 다음 각 호의 어느 하나에 해당하면 그 요양기관에 대하여 1년의 범위에서 기간을 정하여 업무정지를 명할 수 있다. 이 경우 보건복지부장관은 그 사실을 공단 및 심사평가원에 알려야 한다.

1. 속임수나 그 밖의 부당한 방법으로 보험자 · 가입자 및 피부양자에게 요양급여비용을 부담하게 한 경우
2. 제97조제2항에 따른 명령에 위반하거나 거짓 보고를 하거나 거짓 서류를 제출하거나, 소속 공무원의 검사 또는 질문을 거부 · 방해 또는 기피한 경우
3. 정당한 사유 없이 요양기관이 제41조의3제1항에 따른 결정을 신청하지 아니하고 속임수나 그 밖의 부당한 방법으로 행위 · 치료재료를 가입자 또는 피부양자에게 실시 또는 사용하고 비용을 부담시킨 경우

시행령 **제70조(행정처분기준)** ① 법 제98조제1항 및 제99조제1항에 따른 요양기관에 대한 업무정지 처분 및 과징금 부과의 기준은 별표 5와 같다.

시행령 [별표 5]

업무정지 처분 및 과징금 부과의 기준

(제70조제1항 관련)

1. 업무정지 처분기준

가. 요양기관이 법 제98조제1항제1호 또는 제3호에 해당하는 경우의 업무정지기간은 다음 표와 같다.

(단위: 일

월평균 부당금액	부당비율					
	0.1% 이상 0.5% 미만	0.5% 이상 1% 미만	1% 이상 2% 미만	2% 이상 3% 미만	3% 이상 4% 미만	4% 이상 5% 미만
40만원 이상~80만원 미만	5	10	20	30	40	50
80만원 이상~160만원 미만	10	15	25	35	45	55
160만원 이상~320만원 미만	15	20	30	40	50	60
320만원 이상~640만원 미만	20	25	35	45	55	65
640만원 이상~1,000만원 미만	25	30	40	50	60	70
1,000만원 이상~2,000만원 미만	30	35	45	55	65	75
2,000만원 이상~3,000만원 미만	35	40	50	60	70	80
3,000만원 이상~4,000만원 미만	40	45	55	65	75	85
4,000만원 이상~5,000만원 미만	45	50	60	70	80	90
5,000만원 이상~1억원 미만	50	55	65	75	85	95
1억원 이상	55	60	70	80	90	100

비고: 1. 월평균 부당금액은 조사대상 기간(요양기관이 속임수나 그 밖의 부당한 방법으로 요양급여비용을 청구하였는지 확인하기 위하여 6개월부터 36개월까지의 범위에서 보건복지부장관이 정하는 기간을 말한다. 이하 같다) 동안 요양기관이 속임수나 그 밖의 부당한 방법으로 공단에 요양급여비용을 부담하게 한 금액과 가입자 또는 피부양자에게 본인부담액을 부담하게 한 금액을 합산한 금액(이하 "총부당금액"이라 한다)을 조사대상 기간의 개월 수로 나눈 금액으로 한다.

2. 부당비율은 (총부당금액/요양급여비용 총액 + 요양급여비용 총액에 포함되지 않은 부당금액) × 100으로 산출한다.
3. "요양급여비용 총액"이란 조사대상 기간에 해당되는 심사결정된 요양급여비용(법 제47조제2항에 따라 심사청구된 요양급여비용에 대하여 심사평가원이 심사결정한 요양급여비용을 말한다)을 합산한 금액을 말한다.
4. "요양급여비용 총액에 포함되지 않은 부당금액"이란 조사대상 기간 동안 해당 요양기관의 요양급여비용 총액에는 포함되지 않으나 속임수나 그 밖의 부당한 방법으로 공단에 요양급여비용을 부담하게 한 금액과 가입자 또는 피

부양자에게 본인부담액을 부담하게 한 금액을 말한다.

5. 부당비율이 5% 이상인 경우에는 초과 1%마다 업무정지기간을 3일씩 가산하되, 소수점 이하의 부당비율은 올림한다.
6. 위 표에 따라 계산한 업무정지기간이 365일을 초과하는 경우 365일로 본다.

나. 요양기관이 법 제97조제2항에 따른 관계 서류(컴퓨터 등 전산기록장치로 저장 · 보존하는 경우에는 그 전산기록을 포함한다. 이하 같다)의 제출명령을 위반하거나 거짓 보고를 하거나 거짓 서류를 제출하거나, 관계 공무원의 검사 또는 질문을 거부 · 방해 또는 기피하였을 때에는 업무정지기간을 1년으로 한다. 다만, 관계 서류 중 진료기록부, 투약기록, 진료비계산서 및 본인부담액 수납대장을 제외한 서류의 전부 또는 일부의 제출명령에 위반한 경우에는 업무정지기간을 180일로 한다.

다. 가목과 나목 모두에 해당되는 요양기관의 업무정지기간은 해당 기간을 합한 기간으로 한다. 다만, 업무정지기간을 합하는 경우에도 법 제98조제1항에 따른 기간을 넘을 수 없다.

2. 과징금 부과기준

가. 과징금은 업무정지기간이 10일 이하인 경우에는 총부당금액의 2배, 업무정지기간이 10일을 초과하여 30일까지에 해당하는 경우에는 총부당금액의 3배, 30일을 초과하여 50일까지에 해당하는 경우에는 총부당금액의 4배, 업무정지기간이 50일을 초과하는 경우에는 총부당금액의 5배로 한다.

나. 요양기관이 과징금의 분할납부를 신청하는 경우 보건복지부장관은 12개월의 범위에서 과징금의 분할납부를 허용할 수 있다.

3. 가중처분

가. 요양기관이 법 제98조제1항 · 제5항 및 제99조제1항 · 제9항에 따른 업무정지 또는 과징금 처분을 받은 이후 5년 이내에 법 제98조제1항 각 호의 위반행위를 하였을 경우에는 해당 위반행위에 대한 업무정지기간 또는 과징금(같은 항 제2호의 위반행위를 한 경우는 제외한다. 이하 이 목에서 같다)의 2배에 해당하는 처분을 할 수 있다. 이 경우 업무정지기간은 1년을 넘을 수 없으며 과징금은 총부당금액의 5배를 넘을 수 없다.

나. 가목에 따른 5년 이내의 기간 산정은 위반사실이 확인된 날부터 그 직전에 업무정지 또는 과징금 처분서를 송달받은 날까지로 한다.

4. 감면처분

다음 각 목의 어느 하나에 해당하는 경우에는 업무정지기간 또는 과징금 금액을 2분의 1의 범위에서 줄이거나 면제할 수 있다. 다만, 속임수를 사용하여 공단 · 가입자 및 피부양자에게 요양급여비용을 부담하게 하였을 때에는 그러하지 아니하다.

가. 요양급여비용을 부당청구한 요양기관이 그 부당청구 사실이 적발되기 전에 보건복지부장관 등의 감독관청에 부당청구 사실을 자진하여 신고한 경우

나. 요양기관의 대표자가 인지할 수 없었던 불가항력적인 사유로 요양급여비용 부당청구가 발생한 사실이 객관적으로 증명된 경우

다. 그 밖에 위반행위의 동기 · 목적 · 정도 및 위반횟수 등을 고려하여 보건복지부장관이 정하여 고시하는 감면기준에 해당하는 경우

② 제1항에 따른 과징금의 징수 절차는 보건복지부령으로 정한다.

② 제1항에 따라 업무정지 처분을 받은 자는 해당 업무정지기간 중에는 요양급여를 하지 못한다.

▶ 벌 칙: 1년 이하의 징역 또는 1천만원 이하의 벌금(요양기관의 개설자)

③ 제1항에 따른 업무정지 처분의 효과는 그 처분이 확정된 요양기관을 양수한 자 또는 합병 후 존속하는 법인이나 합병으로 설립되는 법인에 승계되고, 업무정지 처분의 절차가 진행 중인 때에는 양수인 또는 합병 후 존속하는 법인이나 합병으로 설립되는 법인에 대하여 그 절차를 계속 진행할 수 있다. 다만, 양수인 또는 합병 후 존속하는 법인이나 합병으로 설립되는 법인이 그 처분 또는 위반사실을 알지 못하였음을 증명하는 경우에는 그러하지 아니하다.

④ 제1항에 따른 업무정지 처분을 받았거나 업무정지 처분의 절차가 진행 중인 자는 행정처분을 받은 사실 또는 행정처분절차가 진행 중인 사실을 보건복지부령으로 정하는 바에 따라 양수인 또는 합병 후 존속하는 법인이나 합병으로 설립되는 법인에 지체 없이 알려야 한다.

▶ 과태료: 500만원 이하의 과태료(행정처분을 받은 사실 또는 행정처분절차가 진행 중인 사실을 지체 없이 알리지 아니한 자)

⑤ 제1항에 따른 업무정지를 부과하는 위반행위의 종류, 위반 정도 등에 따른 행정처분기준이나 그 밖에 필요한 사항은 대통령령으로 정한다.

>> 참고 - 의료법

제66조(자격정지 등) ① 보건복지부장관은 의료인이 다음 각 호의 어느 하나에 해당하면(제65조제1항제2호의2에 해당하는 경우는 제외한다) 1년의 범위에서 면허자격을 정지시킬 수 있다. 이 경우 의료기술과 관련한 판단이 필요한 사항에 관하여는 관계 전문가의 의견을 들어 결정할 수 있다.

7. 관련 서류를 위조 · 변조하거나 속임수 등 부정한 방법으로 진료비를 거짓 청구한 때

③ 의료기관은 그 의료기관 개설자가 제1항제7호에 따라 자격정지 처분을 받은 경우에는 그 자격정지 기간 중 의료업을 할 수 없다.

제99조(과징금) ① 보건복지부장관은 요양기관이 제98조제1항제1호 또는 제3호에 해당하여 업무정지 처분을 하여야 하는 경우로서 그 업무정지 처분이 해당 요양기관을 이용하는 사람에게 심한 불편을 주거나 보건복지부장관이 정하는 특별한 사유가 있다고 인정되면 업무정지 처분을 갈음하여 속임수나 그 밖의 부당한 방법으로 부담하게 한 금액의 5배 이하의 금액을 과징금으로 부과 · 징수할 수 있다. 이 경우 보건복지부장관은 12개월의 범위에서 분할납부를 하게 할 수 있다.

② 보건복지부장관은 제41조의2제3항에 따라 약제를 요양급여에서 적용 정지하는 경우 다음 각 호의 어느 하나에 해당하는 때에는 요양급여의 적용 정지에 갈음하여 대통령령으로 정하는 바에 따라 다음 각 호의 구분에 따른 범위에서 과징금을 부과 · 징수할 수 있다. 이 경우 보건복지부장관은 12개월의 범위에서 분할납부를 하게 할 수 있다.

1. 환자 진료에 불편을 초래하는 등 공공복리에 지장을 줄 것으로 예상되는 때: 해당 약제에 대한 요양급여비용 총액의 100분의 200을 넘지 아니하는 범위
2. 국민 건강에 심각한 위험을 초래할 것이 예상되는 등 특별한 사유가 있다고 인정되는 때: 해당 약제에 대한 요양급여비용 총액의 100분의 60을 넘지 아니하는 범위

③ 보건복지부장관은 제2항 전단에 따라 과징금 부과 대상이 된 약제가 과징금이 부과된 날부터 5년의 범위에서 대통령령으로 정하는 기간 내에 다시 제2항 전단에 따른 과징금 부과 대상이 되는 경우에는 대통령령으로 정하는 바에 따라 다음 각 호의 구분에 따른 범위에서 과징금을 부과 · 징수할 수 있다.

1. 제2항제1호에서 정하는 사유로 과징금 부과대상이 되는 경우: 해당 약제에 대한 요양급여비용 총액의 100분의 350을 넘지 아니하는 범위
2. 제2항제2호에서 정하는 사유로 과징금 부과대상이 되는 경우: 해당 약제에 대한 요양급여비용 총액의 100분의 100을 넘지 아니하는 범위

④ 제2항 및 제3항에 따라 대통령령으로 해당 약제에 대한 요양급여비용 총액을 정할 때에는 그 약제의 과거 요양급여 실적 등을 고려하여 1년간의 요양급여 총액을 넘지 않는 범위에서 정하여야 한다.

⑤ 보건복지부장관은 제1항에 따른 과징금을 납부하여야 할 자가 납부기한까지 이를 내지 아니하면 대통령령으로 정하는 절차에 따라 그 과징금 부과 처분을 취소하고 제98조제1항에 따른 업무정지 처분을 하거나 국세 체납처분의 예에 따라 이를 징수한다. 다만, 요양기관의 폐업 등으로 제98조제1항에 따른 업무정지 처분을 할 수 없으면 국세 체납처분의 예에 따라 징수한다.

⑥ 보건복지부장관은 제2항 또는 제3항에 따른 과징금을 납부하여야 할 자가 납부기한까지 이를 내지 아니하면 국세 체납처분의 예에 따라 징수한다.

⑦ 보건복지부장관은 과징금을 징수하기 위하여 필요하면 다음 각 호의 사항을 적은 문서로 관할 세무관서의 장 또는 지방자치단체의 장에게 과세정보의 제공을 요청할 수 있다.

1. 납세자의 인적사항

2. 사용 목적
3. 과징금 부과 사유 및 부과 기준

⑧ 제1항부터 제3항까지의 규정에 따라 징수한 과징금은 다음 각 호 외의 용도로는 사용할 수 없다. 이 경우 제2항제1호 및 제3항제1호에 따라 징수한 과징금은 제3호의 용도로 사용하여야 한다.
1. 제47조제3항에 따라 공단이 요양급여비용으로 지급하는 자금
2. 「응급의료에 관한 법률」에 따른 응급의료기금의 지원
3. 「재난적의료비 지원에 관한 법률」에 따른 재난적의료비 지원사업에 대한 지원

⑨ 제1항부터 제3항까지의 규정에 따른 과징금의 금액과 그 납부에 필요한 사항 및 제8항에 따른 과징금의 용도별 지원 규모, 사용 절차 등에 필요한 사항은 대통령령으로 정한다.

시행령 **제70조의4(과징금 미납자에 대한 처분)** ① 보건복지부장관은 법 제99조제1항에 따라 과징금을 납부하여야 할 자가 납부기한까지 과징금을 내지 아니하면 같은 조 제5항 본문에 따라 납부기한이 지난 후 15일 이내에 독촉장을 발급하여야 한다. 이 경우 납부기한은 독촉장을 발급하는 날부터 10일 이내로 하여야 한다.

② 보건복지부장관은 과징금을 납부하여야 할 자가 제1항에 따른 독촉장을 받고도 그 납부기한까지 과징금을 내지 아니하면 법 제99조제5항 본문에 따라 과징금 부과처분을 취소하고 법 제98조제1항에 따른 업무정지 처분을 하거나 국세 체납처분의 예에 따라 징수하여야 한다.

③ 보건복지부장관은 법 제99조제5항 본문에 따라 과징금 부과처분을 취소하고 법 제98조제1항에 따른 업무정지 처분을 하는 경우에는 처분대상자에게 서면으로 그 내용을 통지하여야 한다. 이 경우 그 서면에는 처분의 변경사유와 업무정지 처분의 기간 등 업무정지 처분에 필요한 사항이 포함되어야 한다.

제100조(위반사실의 공표) ① 보건복지부장관은 관련 서류의 위조 · 변조로 요양급여비용을 거짓으로 청구하여 제98조 또는 제99조에 따른 행정처분을 받은 요양기관이 다음 각 호의 어느 하나에 해당하면 그 위반 행위, 처분 내용, 해당 요양기관의 명칭 · 주소 및 대표자 성명, 그 밖에 다른 요양기관과의 구별에 필요한 사항으로서 대통령령으로 정하는 사항을 공표할 수 있다. 이 경우 공표 여부를 결정할 때에는 그 위반행위의 동기, 정도, 횟수 및 결과 등을 고려하여야 한다.
1. 거짓으로 청구한 금액이 1천 500만원 이상인 경우
2. 요양급여비용 총액 중 거짓으로 청구한 금액의 비율이 100분의 20 이상인 경우

시행령 **제72조(공표 사항)** 법 제100조제1항 각 호 외의 부분 전단에서 "대통령령으로 정하는 사항"이란 다음 각 호의 사항을 말한다.
1. 해당 요양기관의 종류와 그 요양기관 대표자의 면허번호 · 성별
2. 의료기관의 개설자가 법인인 경우에는 의료기관의 장의 성명
3. 그 밖에 다른 요양기관과의 구별을 위하여 법 제100조제2항에 따른 건강보험공표심의위원회(이하 "공표심의위원회"라 한다)가 필요하다고 인정하는 사항

② 보건복지부장관은 제1항에 따른 공표 여부 등을 심의하기 위하여 건강보험공표심의위원회(이하 이 조에서 "공표심의위원회"라 한다)를 설치 · 운영한다.

③ 보건복지부장관은 공표심의위원회의 심의를 거친 공표대상자에게 공표대상자인 사실을 알려 소명자료를 제출하거나 출석하여 의견을 진술할 기회를 주어야 한다.

④ 보건복지부장관은 공표심의위원회가 제3항에 따라 제출된 소명자료 또는 진술된 의견을 고려하여 공표대상자를 재심의한 후 공표대상자를 선정한다.

⑤ 제1항부터 제4항까지에서 규정한 사항 외에 공표의 절차 · 방법, 공표심의위원회의 구성 · 운영 등에 필요한 사항은 대통령령으로 정한다.

시행령 **제74조(공표 절차 및 방법 등)** ① 보건복지부장관은 법 제100조제3항에 따라 공표대상자인 사실을 통지받은 요양기관에 대하여 그 통지를 받은 날부터 20일 동안 소명자료를 제출하거나 출석하여 의견을 진술할 기회를 주어야 한다.

② 보건복지부장관은 법 제100조제4항에 따라 공표대상자로 선정된 요양기관에 대하여 보건복지부, 공단, 심사평가원, 관할 특별시 · 광역시 · 특별자치시 · 도 · 특별자치도와 시 · 군 · 자치구 및 보건소의 홈페이지에 6개월 동안 같은 조 제1항에 따른 공표 사항을 공고해야 하며, 추가로 게시판 등에도 공고할 수 있다.

③ 보건복지부장관은 법 제100조제4항에 따라 공표대상자로 선정된 요양기관이 같은 조 제1항 각 호에 해당하는 거짓 청구를 반복적으로 하거나 그 거짓 청구가 중대한 위반행위에 해당하는 경우 등 추가 공표가 필요하다고 인정하는 경우에는 제2항에 따른 공고 외에 「신문 등의 진흥에 관한 법률」에 따른 신문 또는 「방송법」에 따른 방송에 추가로 공표할 수 있다.

④ 제2항에 따른 공고 대상인 요양기관을 관할하는 특별시장 · 광역시장 · 특별자치시장 · 도지사 · 특별자치도지사, 시장 · 군수 · 구청장 또는 보건소의 장은 「의료법」 제33조제5항에 따른 변경허가 · 변경신고 등으로 제2항에 따른 공고기간 중 법 제100조제1항에 따른 공표 사항이 변경된 사실이 확인되었을 때에는 지체 없이 보건복지부장관에게 그 사실을 알려야 한다. 이 경우 보건복지부장관은 그 변경 사항이 제2항에 따른 공고 내용에 즉시 반영되도록 필요한 조치를 해야 한다.

⑤ 제1항부터 제4항까지에서 규정한 사항 외에 공표 절차 및 방법, 공표 사항의 변경 등에 필요한 사항은 보건복지부장관이 정한다.

제101조(제조업자 등의 금지행위 등) ① 「약사법」에 따른 의약품의 제조업자 · 위탁제조판매업자 · 수입자 · 판매업자 및 「의료기기법」에 따른 의료기기 제조업자 · 수입업자 · 수리업자 · 판매업자 · 임대업자(이하 “제조업자등”이라 한다)는 약제 · 치료재료와 관련하여 제41조의3에 따라 요양급여대상 여부를 결정하거나 제46조에 따라 요양급여비용을 산정할 때에 다음 각 호의 행위를 하여 보험자 · 가입자 및 피부양자에게 손실을 주어서는 아니 된다.

1. 제98조제1항제1호에 해당하는 요양기관의 행위에 개입
2. 보건복지부, 공단 또는 심사평가원에 거짓 자료의 제출
3. 그 밖에 속임수나 보건복지부령으로 정하는 부당한 방법으로 요양급여대상 여부의 결정과 요양급여비용의 산정에 영향을 미치는 행위

② 보건복지부장관은 제조업자등이 제1항에 위반한 사실이 있는지 여부를 확인하기 위하여 그 제조업자등에게 관련 서류의 제출을 명하거나, 소속 공무원이 관계인에게 질문을 하게 하거나 관계 서류를 검사하게 하는 등 필요한 조사를 할 수 있다. 이 경우 소속 공무원은 그 권한을 표시하는 증표를 지니고 이를 관계인에게 보여주어야 한다.

▶ 과태료: 500만원 이하의 과태료(서류를 제출하지 아니하거나 거짓으로 제출한 자)

③ 공단은 제1항을 위반하여 보험자 · 가입자 및 피부양자에게 손실을 주는 행위를 한 제조업자등에 대하여 손실에 상당하는 금액(이하 이 조에서 “손실 상당액”이라 한다)을 징수한다.

④ 공단은 제3항에 따라 징수한 손실 상당액 중 가입자 및 피부양자의 손실에 해당되는 금액을 그 가입자나 피부양자에게 지급하여야 한다. 이 경우 공단은 가입자나 피부양자에게 지급하여야 하는 금액을 그 가입자 및 피부양자가 내야하는 보험료등과 상계할 수 있다.

⑤ 제3항에 따른 손실 상당액의 산정, 부과 · 징수절차 및 납부방법 등에 관하여 필요한 사항은 대통령령으로 정한다.

제101조의2(약제에 대한 쟁송 시 손실상당액의 징수 및 지급) ① 공단은 제41조의2에 따른 요양급여비용 상한금액의 감액 및 요양급여의 적용 정지 또는 제41조의3에 따른 조정(이하 이 조에서 "조정등"이라 한다)에 대하여 약제의 제조업자등이 청구 또는 제기한 「행정심판법」에 따른 행정심판 또는 「행정소송법」에 따른 행정소송에 대하여 행정심판위원회 또는 법원의 결정이나 재결, 판결이 다음 각 호의 요건을 모두 충족하는 경우에는 조정등이 집행정지된 기간 동안 공단에 발생한 손실에 상당하는 금액을 약제의 제조업자등에게서 징수할 수 있다.

1. 행정심판위원회 또는 법원이 집행정지 결정을 한 경우
2. 행정심판이나 행정소송에 대한 각하 또는 기각(일부 기각을 포함한다) 재결 또는 판결이 확정되거나 청구취하 또는 소취하로 심판 또는 소송이 종결된 경우

② 공단은 제1항의 심판 또는 소송에 대한 결정이나 재결, 판결이 다음 각 호의 요건을 모두 충족하는 경우에는 조정등으로 인하여 약제의 제조업자등에게 발생한 손실에 상당하는 금액을 지급하여야 한다.

1. 행정심판위원회 또는 법원의 집행정지 결정이 없거나 집행정지 결정이 취소된 경우

2. 행정심판이나 행정소송에 대한 인용(일부 인용을 포함한다) 재결 또는 판결이 확정된 경우

③ 제1항에 따른 손실에 상당하는 금액은 집행정지 기간 동안 공단이 지급한 요양급여비용과 집행정지가 결정되지 않았다면 공단이 지급하여야 할 요양급여비용의 차액으로 산정한다. 다만, 요양급여대상에서 제외되거나 요양급여의 적용을 정지하는 내용의 조정등의 경우에는 요양급여비용 차액의 100분의 40을 초과할 수 없다.

④ 제2항에 따른 손실에 상당하는 금액은 해당 조정등이 없었다면 공단이 지급하여야 할 요양급여비용과 조정등에 따라 공단이 지급한 요양급여비용의 차액으로 산정한다. 다만, 요양급여대상에서 제외되거나 요양급여의 적용을 정지하는 내용의 조정등의 경우에는 요양급여비용 차액의 100분의 40을 초과할 수 없다.

⑤ 공단은 제1항 또는 제2항에 따라 손실에 상당하는 금액을 징수 또는 지급하는 경우 대통령령으로 정하는 이자를 가산하여야 한다.

⑥ 그 밖에 제1항에 따른 징수절차, 제2항에 따른 지급절차, 제3항 및 제4항에 따른 손실에 상당하는 금액의 산정기준 및 기간, 제5항에 따른 가산금 등 징수 및 지급에 필요한 세부사항은 보건복지부령으로 정한다.

제102조(정보의 유지 등) 공단, 심사평가원 및 대행청구단체에 종사하였던 사람 또는 종사하는 사람은 다음 각 호의 행위를 하여서는 아니 된다.

1. 가입자 및 피부양자의 개인정보(「개인정보 보호법」 제2조제1호의 개인정보를 말한다. 이하 "개인정보"라 한다)를 누설하거나 직무상 목적 외의 용도로 이용 또는 정당한 사유 없이 제3자에게 제공하는 행위
▶ 벌 칙: 5년 이하의 징역 또는 5천만원 이하의 벌금
2. 업무를 수행하면서 알게 된 정보(제1호의 개인정보는 제외한다)를 누설하거나 직무상 목적 외의 용도로 이용 또는 제3자에게 제공하는 행위
▶ 벌 칙: 3년 이하의 징역 또는 3천만원 이하의 벌금

제103조(공단 등에 대한 감독 등) ① 보건복지부장관은 공단과 심사평가원의 경영목표를 달성하기 위하여 다음 각 호의 사업이나 업무에 대하여 보고를 명하거나 그 사업이나 업무 또는 재산상황을 검사하는 등 감독을 할 수 있다.

1. 제14조제1항제1호부터 제13호까지의 규정에 따른 공단의 업무 및 제63조제1항제1호부터 제8호까지의 규정에 따른 심사평가원의 업무
2. 「공공기관의 운영에 관한 법률」 제50조에 따른 경영지침의 이행과 관련된 사업
3. 이 법 또는 다른 법령에서 공단과 심사평가원이 위탁받은 업무
4. 그 밖에 관계 법령에서 정하는 사항과 관련된 사업

② 보건복지부장관은 제1항에 따른 감독상 필요한 경우에는 정관이나 규정의 변경 또는 그 밖에 필요한 처분을 명할 수 있다.
▶ 과태료: 100만원 이하의 과태료(명령을 위반한 자)

제104조(포상금 등의 지급) ① 공단은 다음 각 호의 어느 하나에 해당하는 자 또는 재산을 신고한 사람에 대하여 포상금을 지급할 수 있다. 다만, 공무원이 그 직무와 관련하여 제4호에 따른 은닉재산을 신고한 경우에는 그러하지 아니한다.

1. 속임수나 그 밖의 부당한 방법으로 보험급여를 받은 사람
2. 속임수나 그 밖의 부당한 방법으로 다른 사람이 보험급여를 받도록 한 자
3. 속임수나 그 밖의 부당한 방법으로 보험급여 비용을 받은 요양기관 또는 보험급여를 받은 준요양기관 및 보조기기 판매업자
4. 제57조에 따라 징수금을 납부하여야 하는 자의 은닉재산

② 공단은 건강보험 재정을 효율적으로 운영하는 데에 이바지한 요양기관에 대하여 장려금을 지급할 수 있다.

③ 제1항제4호의 "은닉재산"이란 징수금을 납부하여야 하는 자가 은닉한 현금, 예금, 주식, 그 밖에 재산적 가치가 있는 유형·무형의 재산을 말한다. 다만, 다음 각 호의 어느 하나에 해당하는 재산은 제외한다.

1. 「민법」 제406조 등 관계 법령에 따라 사해행위(詐害行爲) 취소소송의 대상이 되어 있는 재산
2. 공단이 은닉사실을 알고 조사 또는 강제징수 절차에 착수한 재산
3. 그 밖에 은닉재산 신고를 받을 필요가 없다고 인정되어 대통령령으로 정하는 재산

④ 제1항 및 제2항에 따른 포상금 및 장려금의 지급 기준과 범위, 절차 및 방법 등에 필요한 사항은 대통령령으로 정한다.

제105조(유사명칭의 사용금지) ① 공단이나 심사평가원이 아닌 자는 국민건강보험공단, 건강보험심사평가원 또는 이와 유사한 명칭을 사용하지 못한다.

▶ 과태료: 100만원 이하의 과태료

② 이 법으로 정하는 건강보험사업을 수행하는 자가 아닌 자는 보험계약 또는 보험계약의 명칭에 국민건강보험이라는 용어를 사용하지 못한다.

▶ 과태료: 100만원 이하의 과태료

제106조(소액 처리) 공단은 징수하여야 할 금액이나 반환하여야 할 금액이 1건당 2천원 미만인 경우(제47조제5항, 제57조제5항 후단 및 제101조제4항 후단에 따라 각각 상계 처리할 수 있는 본인일부부담금 환급금 및 가입자나 피부양자에게 지급하여야 하는 금액은 제외한다)에는 징수 또는 반환하지 아니한다.

제107조(끝수 처리) 보험료등과 보험급여에 관한 비용을 계산할 때 「국고금관리법」 제47조에 따른 끝수는 계산하지 아니한다.

제108조 삭제

제108조의2(보험재정에 대한 정부지원) ① 국가는 매년 예산의 범위에서 해당 연도 보험료 예상 수입액의 100분의 14에 상당하는 금액을 국고에서 공단에 지원한다.

② 공단은 「국민건강증진법」에서 정하는 바에 따라 같은 법에 따른 국민건강증진기금에서 자금을 지원받을 수 있다.

③ 공단은 제1항에 따라 지원된 재원을 다음 각 호의 사업에 사용한다.

1. 가입자 및 피부양자에 대한 보험급여
2. 건강보험사업에 대한 운영비
3. 제75조 및 제110조제4항에 따른 보험료 경감에 대한 지원

④ 공단은 제2항에 따라 지원된 재원을 다음 각 호의 사업에 사용한다.

1. 건강검진 등 건강증진에 관한 사업
2. 가입자와 피부양자의 흡연으로 인한 질병에 대한 보험급여
3. 가입자와 피부양자 중 65세 이상 노인에 대한 보험급여

[법률 제19445호(2023.6.13) 부칙 제2조의 규정에 의하여 이 조는 2027년 12월 31일까지 효력을 가짐]

제109조(외국인 등에 대한 특례) ① 정부는 외국 정부가 사용자인 사업장의 근로자의 건강보험에 관하여는 외국 정부와 한 합의에 따라 이를 따로 정할 수 있다.

② 국내에 체류하는 재외국민 또는 외국인(이하 "국내체류 외국인등"이라 한다)이 적용대상사업장의 근로자, 공무원 또는 교직원이고 제6조제2항 각 호의 어느 하나에 해당하지 아니하면서 다음 각 호의 어느 하나에 해당하는 경우에는 제5조에도 불구하고 직장가입자가 된다.

1. 「주민등록법」 제6조제1항제3호에 따라 등록한 사람
2. 「재외동포의 출입국과 법적 지위에 관한 법률」 제6조에 따라 국내거소신고를 한 사람
3. 「출입국관리법」 제31조에 따라 외국인등록을 한 사람

③ 제2항에 따른 직장가입자에 해당하지 아니하는 국내체류 외국인등이 다음 각 호의 요건을 모두 갖춘 경우에는 제5조에도 불구하고 지역가입자가 된다.

1. 보건복지부령으로 정하는 기간 동안 국내에 거주하였거나 해당 기간 동안 국내에 지속적으로 거주할 것으로 예상할 수 있는 사유로서 보건복지부령으로 정하는 사유에 해당될 것
2. 다음 각 목의 어느 하나에 해당할 것
   가. 제2항제1호 또는 제2호에 해당하는 사람
   나. 「출입국관리법」 제31조에 따라 외국인등록을 한 사람으로서 보건복지부령으로 정하는 체류자격이 있는 사람

④ 제2항 각 호의 어느 하나에 해당하는 국내체류 외국인등이 다음 각 호의 요건을 모두 갖춘 경우에는 제5조에도 불구하고 공단에 신청하면 피부양자가 될 수 있다.

1. 직장가입자와의 관계가 제5조제2항 각 호의 어느 하나에 해당할 것
2. 제5조제3항에 따른 피부양자 자격의 인정 기준에 해당할 것
3. 국내 거주기간 또는 거주사유가 제3항제1호에 따른 기준에 해당할 것. 다만, 직장가입자의 배우자 및 19세 미만 자녀(배우자의 자녀를 포함한다)에 대해서는 그러하지 아니하다.

⑤ 제2항부터 제4항까지의 규정에도 불구하고 다음 각 호에 해당되는 경우에는 가입자 및 피부양자가 될 수 없다.

1. 국내체류가 법률에 위반되는 경우로서 대통령령으로 정하는 사유가 있는 경우

시행령 **제76조(외국인 등의 가입자 및 피부양자 자격취득 제한)** 법 제109조제5항제1호에서 "대통령령으로 정하는 사유"란 다음 각 호의 어느 하나에 해당하는 경우를 말한다.

1. 「출입국관리법」 제25조 및 「재외동포의 출입국과 법적 지위에 관한 법률」 제10조제2항에 따라 체류기간 연장허가를 받지 아니하고 체류하는 경우
2. 「출입국관리법」 제59조제3항에 따라 강제퇴거명령서를 발급받은 경우

2. 국내체류 외국인등이 외국의 법령, 외국의 보험 또는 사용자와의 계약 등에 따라 제41조에 따른 요양급여에 상당하는 의료보장을 받을 수 있어 사용자 또는 가입자가 보건복지부령으로 정하는 바에 따라 가입 제외를 신청한 경우

⑥ 제2항부터 제5항까지의 규정에서 정한 사항 외에 국내체류 외국인등의 가입자 또는 피부양자 자격의 취득 및 상실에 관한 시기 · 절차 등에 필요한 사항은 제5조부터 제11조까지의 규정을 준용한다. 다만, 국내체류 외국인등의 특성을 고려하여 특별히 규정해야 할 사항은 대통령령으로 다르게 정할 수 있다.

시행령 **제76조의2(외국인 등의 가입자 자격취득 시기 등)** ① 국내에 체류하는 재외국민 또는 외국인(이하 "국내체류 외국인등"이라 한다)은 법 제109조제6항 단서에 따라 다음 각 호의 구분에 따른 날에 가입자의 자격을 얻는다.

1. 법 제109조제3항제2호에 해당하는 사람으로서 같은 항 제1호에 따른 기간 동안 국내에 거주한 경우: 해당 기간이 경과한 날
2. 법 제109조제3항제2호에 해당하는 사람으로서 같은 항 제1호에 따라 국내에 지속적으로 거주할 것으로 예상할 수 있는 사유에 해당하는 경우: 국내에 입국한 날
3. 그 밖에 보건복지부장관이 체류자격, 체류기간 및 체류경위 등을 고려하여 그 자격취득 시기를 국내거주 국민과 다르게 정할 필요가 있다고 인정하여 고시하는 경우: 해당 고시에서 정하는 날

② 국내체류 외국인등은 법 제109조제6항 본문에서 준용하는 법 제10조에 따라 같은 조 제1항제1호 · 제4호 및 제5호에 따른 날에 가입자의 자격을 잃는다. 다만, 법 제109조제6항 단서에 따라 다음 각 호의 구분에 따른 날에도 그 자격을 잃는다.

1. 직장가입자: 다음 각 목의 어느 하나에 해당하는 날
   가. 「출입국관리법」 제10조제2항 및 「재외동포의 출입국과 법적 지위에 관한 법률」 제10조제1항에 따른 체류기간이 종료된 날의 다음 날
   나. 「출입국관리법」 제59조제3항에 따른 강제퇴거명령서를 발급받은 날의 다음 날
   다. 법 제109조제5항제2호에 따라 사용자가 직장가입자의 가입 제외를 신청한 날. 다만, 법 제8조제2항에 따라 직장가입자 자격취득 신고를 한 날부터 14일 이내에 가입 제외를 신청한 경우에는 그 자격취득일로 한다.
   라. 그 밖에 보건복지부장관이 체류자격, 체류기간 및 체류경위 등을 고려하여 그 자격상실 시기를 국내거주 국민과 다르게 정할 필요가 있다고 인정하여 고시하는 경우: 해당 고시에서 정하는 날
2. 지역가입자: 다음 각 목의 어느 하나에 해당하는 날
   가. 제1호가목 및 나목에 따른 날
   나. 재외국민 또는 체류기간이 종료되지 아니한 외국인이 출국 후 1개월이 지난 경우: 그 출국한 날의 다음 날
   다. 법 제109조제5항제2호에 따라 지역가입자가 가입 제외를 신청한 날. 다만, 보험료를 납부하지 않은 지역가입자 또는 최초로 보험료를 납부한 날부터 14일이 지나지 않은 지역가입자가 보건복지부장관이 정하여 고시하는 요건을 갖

추고 가입 제외를 신청하는 경우에는 그 자격을 취득한 날로 한다.

라. 그 밖에 보건복지부장관이 체류자격, 체류기간 및 체류경위 등을 고려하여 그 자격상실 시기를 국내 거주 국민과 다르게 정할 필요가 있다고 인정하여 고시하는 경우: 해당 고시에서 정하는 날

시행령 **제76조의3(외국인 등의 피부양자 자격취득 시기 등)** ① 국내체류 외국인등은 법 제109조제6항 단서에 따라 다음 각 호의 구분에 따른 날에 피부양자의 자격을 얻는다.

1. 직장가입자의 자녀(배우자의 자녀를 포함한다)인 「모자보건법」 제2조제4호에 따른 신생아의 경우: 출생한 날
2. 법 제109조제2항 각 호에 따른 주민등록, 국내거소신고 또는 외국인등록(이하 이 조에서 "주민등록등"이라 한다)을 한 날부터 90일 이내에 피부양자 자격취득을 신청한 경우
   가. 피부양자 자격취득 신청일 기준으로 법 제109조제4항 각 호에 따른 요건을 모두 충족한 경우: 해당 주민등록등을 한 날. 다만, 주민등록등을 한 이후에 직장가입이 된 경우에는 해당 직장가입이 된 날로 한다.
   나. 피부양자 자격취득 신청일 기준으로 법 제109조제4항제3호에 따른 요건만을 충족하지 못한 경우: 법 제109조제4항 제3호에 따른 요건을 충족하게 된 날
3. 주민등록등을 한 날부터 90일이 경과하여 피부양자 자격취득을 신청한 경우
   가. 피부양자 자격취득 신청일 기준으로 법 제109조제4항 각 호에 따른 요건을 모두 충족한 경우: 자격취득 신청일. 다만, 주민등록등을 한 이후에 직장가입이 된 경우로서 해당 직장가입이 된 날부터 90일 이내에 피부양자 자격취득을 신청한 경우에는 그 직장가입이 된 날로 한다.
   나. 피부양자 자격취득 신청일 기준으로 법 제109조제4항제3호에 따른 요건만을 충족하지 못한 경우: 법 제109조제4항 제3호에 따른 요건을 충족하게 된 날
4. 그 밖에 보건복지부장관이 체류자격, 체류기간 및 체류경위 등을 고려하여 그 자격취득 시기를 국내거주 국민과 다르게 정할 필요가 있다고 인정하여 고시하는 경우: 해당 고시에서 정하는 날

② 국내체류 외국인등은 법 제109조제6항 본문에서 준용하는 법 제5조에 따라 같은 조 제3항에서 정한 날(사망, 부양자의 직장가입자 자격상실 또는 의료급여를 받는 경우만 해당한다)에 피부양자의 자격을 잃는다. 다만, 법 제109조제6항 단서에 따라 다음 각 호의 어느 하나에 해당하는 날에도 그 자격을 잃는다.

1. 「출입국관리법」 제10조제2항 및 「재외동포의 출입국과 법적 지위에 관한 법률」 제10조제1항에 따른 체류기간이 종료된 날의 다음 날
2. 「출입국관리법」 제59조제3항에 따른 강제퇴거명령서를 발급받은 날의 다음 날
3. 그 밖에 보건복지부장관이 체류자격, 체류기간 및 체류경위 등을 고려하여 그 자격상실 시기를 국내거주 국민과 다르게 정할 필요가 있다고 인정하여 고시하는 경우: 해당 고시에서 정하는 날

제76조의5(외국인 등에 대한 급여제한 체납기간) 법 제109조제10항 전단에서 "대통령령으로 정하는 기간"이란 1개월을 말한다. [본조신설 2025.4.15.]

76조의6(외국인에 대한 급여제한의 예외사유) ① 공단은 법 제109조제11항에 따라 별표 6의2의 체류자격이 있는 지역가입자인 국내체류 외국인이 월별 보험료의 총 체납횟수(이미 납부된 체납보험료는총 체납횟수에서 제외하며, 보험료의 체납기간은 고려하지 않는다)가 3회 미만인 경우에는 보험급여를 실시할 수 있다. [본조신설 2025.4.15.]

② 별표 6의2의 체류자격이 있는 지역가입자인 국내체류 외국인이 법 제109조제10항 전단에 따라 보험급여가 제한되는 기간에 받은 보험급여는 공단이 해당 급여를 받은 사실이 있음을 가입자에게 통지한 날부터 2개월이 지난 날이 속한 달의 납부기한 이내에 체납된 보험료를 완납한 경우에는 보험급여로 인정한다. [본조신설 2025.4.15.]

⑦ 가입자인 국내체류 외국인등이 매월 2일 이후 지역가입자의 자격을 취득하고 그 자격을 취득한 날이 속하는 달에 보건복지부장관이 고시하는 사유로 해당 자격을 상실한 경우에는 제69조제2항 본문에도 불구하고 그 자격을 취득한 날이 속하는 달의 보험료를 부과하여 징수한다.

⑧ 국내체류 외국인등(제9항 단서의 적용을 받는 사람에 한정한다)에 해당하는 지역가입자의 보험료는 제78조제1항 본문에도 불구하고 그 직전 월 25일까지 납부하여야 한다. 다만, 다음 각 호에 해당되는 경우에는 공단이 정하는 바에 따라 납부하여

야 한다.

1. 자격을 취득한 날이 속하는 달의 보험료를 징수하는 경우
2. 매월 26일 이후부터 말일까지의 기간에 자격을 취득한 경우

⑨ 제7항과 제8항에서 정한 사항 외에 가입자인 국내체류 외국인등의 보험료 부과 · 징수에 관한 사항은 제69조부터 제86조까지의 규정을 준용한다. 다만, 대통령령으로 정하는 국내체류 외국인등의 보험료 부과 · 징수에 관한 사항은 그 특성을 고려하여 보건복지부장관이 다르게 정하여 고시할 수 있다.

⑩ 공단은 지역가입자인 국내체류 외국인등(제9항 단서의 적용을 받는 사람에 한정한다)이 대통령령으로 정하는 기간 이상 체납한 경우에는 제53조제3항에도 불구하고 체납일부터 체납한 보험료를 완납할 때까지 보험급여를 하지 아니한다. 이 경우 제53조제3항 각 호 외의 부분 단서 및 같은 조 제5항 · 제6항은 적용하지 아니한다. [개정 2024.10.22.]

⑪ 제10항에도 불구하고 체류자격 및 체류기간 등 국내체류 외국인등의 특성을 고려하여 특별히 규정하여야 할 사항은 대통령령으로 다르게 정할 수 있다. [신설 2024.10.22.]

제110조(실업자에 대한 특례) ① 사용관계가 끝난 사람 중 직장가입자로서의 자격을 유지한 기간이 보건복지부령으로 정하는 기간 동안 통산 1년 이상인 사람은 지역가입자가 된 이후 최초로 제79조에 따라 지역가입자 보험료를 고지받은 날부터 그 납부기한에서 2개월이 지나기 이전까지 공단에 직장가입자로서의 자격을 유지할 것을 신청할 수 있다.

② 제1항에 따라 공단에 신청한 가입자(이하 "임의계속가입자"라 한다)는 제9조에도 불구하고 대통령령으로 정하는 기간 동안 직장가입자의 자격을 유지한다. 다만, 제1항에 따른 신청 후 최초로 내야 할 직장가입자 보험료를 그 납부기한부터 2개월이 지난 날까지 내지 아니한 경우에는 그 자격을 유지할 수 없다.

③ 임의계속가입자의 보수월액은 보수월액보험료가 산정된 최근 12개월간의 보수월액을 평균한 금액으로 한다.

④ 임의계속가입자의 보험료는 보건복지부장관이 정하여 고시하는 바에 따라 그 일부를 경감할 수 있다.

⑤ 임의계속가입자의 보수월액보험료는 제76조제1항 및 제77조제1항제1호에도 불구하고 그 임의계속가입자가 전액을 부담하고 납부한다.

⑥ 임의계속가입자가 보험료를 납부기한까지 내지 아니하는 경우 그 급여제한에 관하여는 제53조제3항 · 제5항 및 제6항을 준용한다. 이 경우 "제69조제5항에 따른 세대단위의 보험료"는 "제110조제5항에 따른 보험료"로 본다.

⑦ 임의계속가입자의 신청 방법 · 절차 등에 필요한 사항은 보건복지부령으로 정한다.

제111조(권한의 위임) 이 법에 따른 보건복지부장관의 권한은 대통령령으로 정하는 바에 따라 그 일부를 특별시장 · 광역시장 · 특별자치시장 · 도지사 또는 특별자치도지사에게 위임할 수 있다.

제112조(업무의 위탁) ① 공단은 대통령령으로 정하는 바에 따라 다음 각 호의 업무를 체신관서, 금융기관 또는 그 밖의 자에게 위탁할 수 있다.

1. 보험료의 수납 또는 보험료납부의 확인에 관한 업무
2. 보험급여비용의 지급에 관한 업무
3. 징수위탁근거법의 위탁에 따라 징수하는 연금보험료, 고용보험료, 산업재해보상보험료, 부담금 및 분담금 등(이하 "징수위탁보험료등"이라 한다)의 수납 또는 그 납부의 확인에 관한 업무

② 공단은 그 업무의 일부를 국가기관, 지방자치단체 또는 다른 법령에 따른 사회보험 업무를 수행하는 법인이나 그 밖의 자에게 위탁할 수 있다. 다만, 보험료와 징수위탁보험료등의 징수 업무는 그러하지 아니하다.

③ 제2항에 따라 공단이 위탁할 수 있는 업무 및 위탁받을 수 있는 자의 범위는 보건복지부령으로 정한다.

제113조(징수위탁보험료등의 배분 및 납입 등) ① 공단은 자신이 징수한 보험료와 그에 따른 징수금 또는 징수위탁보험료등의 금액이 징수하여야 할 총액에 부족한 경우에는 대통령령으로 정하는 기준, 방법에 따라 이를 배분하여 납부 처리하여야 한다. 다만, 납부의무자가 다른 의사를 표시한 때에는 그에 따른다.

② 공단은 징수위탁보험료등을 징수한 때에는 이를 지체 없이 해당 보험별 기금에 납입하여야 한다.

제114조(출연금의 용도 등) ① 공단은 「국민연금법」, 「산업재해보상보험법」, 「고용보험법」 및 「임금채권보장법」에 따라 국민연금기금, 산업재해보상보험 및 예방기금, 고용보험기금 및 임금채권보장기금으로부터 각각 지급받은 출연금을 제14조제1항제11호에 따른 업무에 소요되는 비용에 사용하여야 한다.

② 제1항에 따라 지급받은 출연금의 관리 및 운용 등에 필요한 사항은 대통령령으로 정한다.

제114조의2(벌칙 적용에서 공무원 의제) 제4조제1항에 따른 심의위원회 및 제100조제2항에 따른 건강보험공표심의위원회 위원 중 공무원이 아닌 사람은 「형법」 제127조 및 제129조부터 제132조까지의 규정을 적용할 때에는 공무원으로 본다.

제9장 벌칙

제115조(벌칙) ① 제102조제1호를 위반하여 가입자 및 피부양자의 개인정보를 누설하거나 직무상 목적 외의 용도로 이용 또는 정당한 사유 없이 제3자에게 제공한 자는 5년 이하의 징역 또는 5천만원 이하의 벌금에 처한다.

② 다음 각 호의 어느 하나에 해당하는 자는 3년 이하의 징역 또는 3천만원 이하의 벌금에 처한다.

1. 대행청구단체의 종사자로서 거짓이나 그 밖의 부정한 방법으로 요양급여비용을 청구한 자
2. 제102조제2호를 위반하여 업무를 수행하면서 알게 된 정보를 누설하거나 직무상 목적 외의 용도로 이용 또는 제3자에게 제공한 자

③ 제96조의3제3항을 위반하여 공동이용하는 전산정보자료를 같은 조 제1항에 따른 목적 외의 용도로 이용하거나 활용한 자는 3년 이하의 징역 또는 1천만원 이하의 벌금에 처한다.

④ 거짓이나 그 밖의 부정한 방법으로 보험급여를 받거나 타인으로 하여금 보험급여를 받게 한 사람은 2년 이하의 징역 또는 2천만원 이하의 벌금에 처한다.

⑤ 다음 각 호의 어느 하나에 해당하는 자는 1년 이하의 징역 또는 1천만원 이하의 벌금에 처한다.

1. 제42조의2제1항 및 제3항을 위반하여 선별급여를 제공한 요양기관의 개설자
2. 제47조제7항을 위반하여 대행청구단체가 아닌 자로 하여금 대행하게 한 자
3. 제93조를 위반한 사용자
4. 제98조제2항을 위반한 요양기관의 개설자
5. 삭제

제116조(벌칙) 제97조제2항을 위반하여 보고 또는 서류 제출을 하지 아니한 자, 거짓으로 보고하거나 거짓 서류를 제출한 자, 검사나 질문을 거부 · 방해 또는 기피한 자는 1천만원 이하의 벌금에 처한다.

제117조(벌칙) 제42조제5항을 위반한 자 또는 제49조제2항을 위반하여 요양비 명세서나 요양 명세를 적은 영수증을 내주지 아니한 자는 500만원 이하의 벌금에 처한다.

제118조(양벌 규정) ① 법인의 대표자나 법인 또는 개인의 대리인, 사용인, 그 밖의 종사자가 그 법인 또는 개인의 업무에 관하여 제115조부터 제117조까지의 규정 중 어느 하나에 해당하는 위반행위를 하면 그 행위자를 벌하는 외에 그 법인 또는 개인에게도 해당 조문의 벌금형을 과(科)한다. 다만, 법인 또는 개인이 그 위반행위를 방지하기 위하여 해당 업무에 관하여 상당한 주의와 감독을 게을리하지 아니한 경우에는 그러하지 아니하다.

제119조(과태료) ① 삭제

② 삭제

③ 다음 각 호의 어느 하나에 해당하는 자에게는 500만원 이하의 과태료를 부과한다.

1. 제7조를 위반하여 신고를 하지 아니하거나 거짓으로 신고한 사용자
2. 정당한 사유 없이 제94조제1항을 위반하여 신고 · 서류제출을 하지 아니하거나 거짓으로 신고 · 서류제출을 한 자

3. 정당한 사유 없이 제97조제1항, 제3항, 제4항, 제5항을 위반하여 보고 · 서류제출을 하지 아니하거나 거짓으로 보고 · 서류제출을 한 자
4. 제98조제4항을 위반하여 행정처분을 받은 사실 또는 행정처분절차가 진행 중인 사실을 지체 없이 알리지 아니한 자
5. 정당한 사유 없이 제101조제2항을 위반하여 서류를 제출하지 아니하거나 거짓으로 제출한 자

④ 다음 각 호의 어느 하나에 해당하는 자에게는 100만원 이하의 과태료를 부과한다.

1. 삭제
2. 삭제
3. 제12조제4항을 위반하여 정당한 사유 없이 건강보험증이나 신분증명서로 가입자 또는 피부양자의 본인 여부 및 그 자격을 확인하지 아니하고 요양급여를 실시한 자
4. 제96조의4를 위반하여 서류를 보존하지 아니한 자
5. 제103조에 따른 명령을 위반한 자
6. 제105조를 위반한 자

⑤ 제3항 및 제4항에 따른 과태료는 대통령령으로 정하는 바에 따라 보건복지부장관이 부과 · 징수한다.

전남대학교 임영관 교수

07 지역보건법

학습 길잡이

지역보건법은 1995년을 기점으로 이전의 보건소법이 전문 개정된 법으로, 전국 지방자치단체에 분포된 보건소 및 보건지소의 설치 기준과 이들의 업무를 규정하며, 보건사업의 추진 체계 등 지역 주민의 건강 증진 및 보호를 위해 필요한 내용과 절차를 정해 놓은 법입니다. 이 법은 공중보건의사 또는 공직의료인으로서 보건소나 보건지소에서 일할 때 필요한 법규이며, 민간 의료기관에서 일하거나 치과 병의원을 개원한 치과의사로서도 공공 부문과 민간 부문의 균형과 조화를 위해 이해해야 할 법입니다. 지역사회 보건소 등의 역할과 기능이 지속적으로 강화되고 있어 지역보건법의 중요성도 함께 커지고 있습니다. 최근 개정된 법률에는 보건소장의 자격 요건이 변경되어 보건의료 관련 치과의사의 참여도가 증가할 수 있을 것으로 예상됩니다.

조항의 수는 적지만 출제의 비중이 높아 효율적으로 공부할 수 있는 최고의 법이기도 합니다. 그러나 적은 분량에 많은 문제를 출제하려면 그만큼 출제 내용이 세부적일 수 있으므로 시행령과 시행규칙까지 자세히 살펴봐야 합니다.

학습 목표

1. 지역보건의료에 관한 국가, 시 · 도, 시 · 군 · 구의 의무를 구별하여 설명할 수 있다.
2. 지역보건의료계획의 수립방법을 설명할 수 있다.
3. 지역보건의료계획의 수립주기를 설명할 수 있다.
4. 지역보건의료계획에 포함되어야 할 내용을 나열할 수 있다.
5. 지역보건의료계획의 수립 및 제출 절차를 설명할 수 있다.
6. 지역보건의료계획의 평가주체와 평가주기를 설명할 수 있다.
7. 보건소의 설치기준을 설명할 수 있다.
8. 보건의료원이란 명칭사용의 조건을 설명할 수 있다.
9. 보건소의 업무범위를 나열할 수 있다.
10. 지역보건법이 정하는 보건소 업무로서 구강건강업무를 나열할 수 있다.
11. 보건소 전문인력의 종류를 나열할 수 있다.
12. 보건소 치과의사와 치과위생사 배치정원기준을 설명할 수 있다.
13. 지역보건법이 정하는, 주민의 건강에 영향을 미치는 행위를 나열하고 해당하는 행위를 할 때 취해야 할 조치를 설명할 수 있다.
14. 보건소장의 자격조건을 설명할 수 있다.
15. 보건지소장의 자격조건을 설명할 수 있다.

07 지역보건법

[시행 2025. 6. 21.] [법률 제20445호, 2024. 9. 20., 타법개정]

제1장 총칙

제1조(목적) 이 법은 보건소 등 지역보건의료기관의 설치 · 운영에 관한 사항과 보건의료 관련기관 · 단체와의 연계 · 협력을 통하여 지역보건의료기관의 기능을 효과적으로 수행하는 데 필요한 사항을 규정함으로써 지역보건의료정책을 효율적으로 추진하여 지역주민의 건강 증진에 이바지함을 목적으로 한다.

제2조(정의) 이 법에서 사용하는 용어의 뜻은 다음과 같다.

1. "지역보건의료기관"이란 지역주민의 건강을 증진하고 질병을 예방 · 관리하기 위하여 이 법에 따라 설치 · 운영하는 보건소, 보건의료원, 보건지소 및 건강생활지원센터를 말한다.
2. "지역보건의료서비스"란 지역주민의 건강을 증진하고 질병을 예방 · 관리하기 위하여 지역보건의료기관이 직접 제공하거나 보건의료 관련기관 · 단체를 통하여 제공하는 서비스로서 보건의료인(「보건의료기본법」 제3조제3호에 따른 보건의료인을 말한다. 이하 같다)이 행하는 모든 활동을 말한다.
3. "보건의료 관련기관 · 단체"란 지역사회 내에서 공중(公衆) 또는 특정 다수인을 위하여 지역보건의료서비스를 제공하는 의료기관, 약국, 보건의료인 단체 등을 말한다.

제3조(국가와 지방자치단체의 책무) ① 국가 및 지방자치단체는 지역보건의료에 관한 조사 · 연구, 정보의 수집 · 관리 · 활용 · 보호, 인력의 양성 · 확보 및 고용 안정과 자질 향상 등을 위하여 노력하여야 한다.
② 국가 및 지방자치단체는 지역보건의료 업무의 효율적 추진을 위하여 기술적 · 재정적 지원을 하여야 한다.
③ 국가 및 지방자치단체는 지역주민의 건강 상태에 격차가 발생하지 아니하도록 필요한 방안을 마련하여야 한다.

제4조(지역사회 건강실태조사) ① 질병관리청장과 특별자치시장 · 특별자치도지사 · 시장 · 군수 · 구청장(구청장은 자치구의 구청장을 말하며, 이하 "시장 · 군수 · 구청장"이라 한다)은 지역주민의 건강 상태 및 건강 문제의 원인 등을 파악하기 위하여 매년 지역사회 건강실태조사를 실시하여야 한다.

시행령 제2조(지역사회 건강실태조사의 방법 및 내용) ① 질병관리청장은 보건복지부장관과 협의하여 「지역보건법」(이하 "법"이라 한다) 제4조제1항에 따른 지역사회 건강실태조사(이하 "지역사회 건강실태조사"라 한다)를 매년 지방자치단체의 장에게 협조를 요청하여 실시한다.
② 제1항에 따라 협조 요청을 받은 지방자치단체의 장은 매년 보건소(보건의료원을 포함한다. 이하 같다)를 통하여 지역 주민을 대상으로 지역사회 건강실태조사를 실시하여야 한다. 이 경우 지방자치단체의 장은 지역사회 건강실태조사의 결과를 질병관리청장에게 통보하여야 한다.
③ 지역사회 건강실태조사는 표본조사를 원칙으로 하되, 필요한 경우에는 전수조사를 할 수 있다.
④ 지역사회 건강실태조사의 내용에는 다음 각 호의 사항이 포함되어야 한다.

1. 흡연, 음주 등 건강 관련 생활습관에 관한 사항
2. 건강검진 및 예방접종 등 질병 예방에 관한 사항
3. 질병 및 보건의료서비스 이용 실태에 관한 사항
4. 사고 및 중독에 관한 사항
5. 활동의 제한 및 삶의 질에 관한 사항

6. 그 밖에 지역사회 건강실태조사에 포함되어야 한다고 질병관리청장이 정하는 사항

② 질병관리청장은 제1항에 따라 지역사회 건강실태조사를 실시할 때에는 미리 보건복지부장관과 협의하여야 한다.
③ 제1항에 따른 지역사회 건강실태조사의 방법, 내용 등에 필요한 사항은 대통령령으로 정한다.

제5조(자료 또는 정보의 처리 및 이용 등) ① 보건복지부장관은 지역보건의료기관(「농어촌 등 보건의료를 위한 특별조치법」 제2조제4호에 따른 보건진료소를 포함한다. 이하 이 조에서 같다)의 기능 및 업무를 수행하는 데 필요한 각종 자료 및 정보의 효율적 처리(「개인정보 보호법」 제2조제2호의 처리를 말한다. 이하 이 조에서 같다)를 위하여 지역보건의료정보시스템을 구축 · 운영할 수 있다.

② 보건복지부장관은 제1항에 따른 지역보건의료정보시스템을 구축 · 운영하는 데 필요한 자료로써 다음 각 호의 어느 하나에 해당하는 자료 또는 정보를 처리할 수 있으며, 관계 중앙행정기관, 지방자치단체, 관련 기관 · 단체 · 법인 · 시설 등에 필요한 자료의 제공을 요청할 수 있다. 이 경우 요청을 받은 중앙행정기관, 지방자치단체, 관련 기관 · 단체 · 법인 · 시설 등의 장은 정당한 사유가 없으면 그 요청에 따라야 한다.

1. 제11조제1항제5호에 따른 지역보건의료서비스의 제공에 관한 자료
2. 제19조부터 제21조까지의 규정에 따른 지역보건의료서비스 제공의 신청, 조사 및 실시에 관한 자료
3. 그 밖에 지역보건의료기관의 기능을 수행하는 데 필요한 것으로서 대통령령으로 정하는 자료

③ 누구든지 정당한 접근 권한 없이 또는 허용된 접근 권한을 넘어 지역보건의료정보시스템의 정보를 훼손 · 멸실 · 변경 · 위조 · 유출하거나 검색 · 복제하여서는 아니 된다.

▶ 벌　칙: 5년 이하의 징역 또는 5천만원 이하의 벌금(지역보건의료정보시스템의 정보를 훼손 · 멸실 · 변경 · 위조 또는 유출한 자)
▶ 벌　칙: 3년 이하의 징역 또는 3천만원 이하의 벌금(지역보건의료정보시스템의 정보를 검색 또는 복제한 자)

④ 보건복지부장관은 지역보건의료기관의 기능과 업무 수행에 필요한 각종 자료 및 정보의 효율적 처리를 위하여 제1항에 따른 지역보건의료정보시스템을 다음 각 호의 정보시스템과 전자적으로 연계하여 활용할 수 있다.

1. 「주민등록법」 제30조제1항에 따른 주민등록전산정보자료를 처리하는 정보시스템
2. 「사회보장기본법」 제37조제2항에 따른 사회보장정보시스템
3. 「사회보장급여의 이용 · 제공 및 수급권자 발굴에 관한 법률」 제24조의2제1항에 따른 사회서비스정보시스템
4. 「감염병의 예방 및 관리에 관한 법률」 제33조의4제1항에 따른 예방접종통합관리시스템
5. 「감염병의 예방 및 관리에 관한 법률」 제40조의5제1항에 따른 감염병관리통합정보시스템
6. 「건강검진기본법」 제3조제4호에 따른 건강검진자료를 처리하는 정보시스템
7. 「지방재정법」 제96조의2제1항에 따른 정보시스템
8. 「치매관리법」 제13조의2제1항에 따른 치매정보시스템
9. 그 밖에 대통령령으로 정하는 정보시스템

⑤ 보건복지부장관은 제1항에 따라 지역보건의료정보시스템을 통해 처리하는 자료 또는 정보를 지역주민의 건강 증진 및 질병의 예방 · 관리를 위하여 관계 중앙행정기관의 장과 특별시장 · 광역시장 · 도지사(이하 "시 · 도지사"라 한다) 또는 시장 · 군수 · 구청장에게 제공할 수 있다.

⑥ 시 · 도지사 또는 시장 · 군수 · 구청장은 필요한 경우 제5항에 따라 보건복지부장관으로부터 제공받은 자료 또는 정보를 제19조제2항에 따른 서비스대상자 및 부양의무자의 동의를 받아 제30조제3항에 따른 보건의료 관련기관 · 단체 또는 의료인에게 제공할 수 있다. 이 경우 이용 목적을 고려하여 필요 최소한의 정보를 제공하여야 한다.

⑦ 관계 중앙행정기관의 장, 시 · 도지사 또는 시장 · 군수 · 구청장이 제4항 및 제5항에 따라 지역보건의료정보시스템을 이용하거나 연계하고자 하는 경우에는 지역보건의료정보시스템을 이용하여 처리하고자 하는 자료 또는 정보와 그 범위, 처리 목적 · 방식, 해당 자료 또는 정보의 보유기관 등을 특정하여 보건복지부장관과 미리 협의하여야 한다.

⑧ 제7항에 규정된 사항 외에 지역보건의료정보시스템의 이용 범위 · 방법 및 절차 등은 대통령령으로 정한다.

시행규칙 **제11조(보고 등)** ① 시장 · 군수 · 구청장(특별자치시장 · 특별자치도지사는 제외한다)은 법 제27조에 따라 지역보건의료기관의 설치 · 운영에 관하여 매년 12월 31일 기준으로 별지 제2호서식의 지역보건의료기관 설치 · 운영 현황을 작성하여 다음

해 3월 31일까지 시 · 도지사를 거쳐 보건복지부장관에게 보고하여야 한다.

② 특별자치시장 · 특별자치도지사는 법 제27조에 따라 지역보건의료기관의 설치 · 운영에 관하여 매년 12월 31일 기준으로 별지 제2호서식의 지역보건의료기관 설치 · 운영 현황을 작성하여 다음해 3월 31일까지 보건복지부장관에게 보고하여야 한다.

③ 보건복지부장관은 지역보건의료기관의 설치 · 운영에 관한 지도 · 감독을 위하여 필요한 경우에는 소속 공무원으로 하여금 실태조사를 하게 할 수 있으며 실태조사 결과 부적절하다고 판단되는 경우에는 해당 지방자치단체의 장에게 시정을 요구하여야 한다.

④ 제1항 및 제2항에 따른 보고는 법 제5조에 따른 지역보건의료정보시스템에 입력 및 제출하는 방법으로 할 수 있다.

제6조(지역보건의료심의위원회) ① 지역보건의료에 관한 다음 각 호의 사항을 심의하기 위하여 특별시 · 광역시 · 도(이하 "시 · 도"라 한다) 및 특별자치시 · 특별자치도 · 시 · 군 · 구(구는 자치구를 말하며, 이하 "시 · 군 · 구"라 한다)에 지역보건의료심의위원회(이하 "위원회"라 한다)를 둔다.

1. 지역사회 건강실태조사 등 지역보건의료의 실태조사에 관한 사항
2. 지역보건의료계획 및 연차별 시행계획의 수립 · 시행 및 평가에 관한 사항
3. 지역보건의료계획의 효율적 시행을 위하여 보건의료 관련기관 · 단체, 학교, 직장 등과의 협력이 필요한 사항
4. 그 밖에 지역보건의료시책의 추진을 위하여 필요한 사항

② 위원회는 위원장 1명을 포함한 20명 이내의 위원으로 구성하며, 위원장은 해당 지방자치단체의 부단체장(부단체장이 2명 이상인 지방자치단체에서는 대통령령으로 정하는 부단체장을 말한다)이 된다. 다만, 제4항에 따라 다른 위원회가 위원회의 기능을 대신하는 경우 위원장은 조례로 정한다.

시행령 **제3조(지역보건의료심의위원회의 구성과 운영)** ① 법 제6조제2항 본문에서 "대통령령으로 정하는 부단체장"이란 「지방자치법 시행령」 제71조제2항에 따른 행정부시장이나 행정부지사를 말한다. 이 경우 행정부시장이나 행정부지사가 2명 있는 지방자치단체는 행정(1)부시장이나 행정(1)부지사를 말한다.

② 법 제6조에 따른 지역보건의료심의위원회(이하 "위원회"라 한다)에 출석한 위원에게는 예산의 범위에서 수당과 여비를 지급할 수 있다. 다만, 공무원인 위원이 그 소관 업무와 직접 관련되어 참석하는 경우에는 그러하지 아니하다.

③ 제1항 및 제2항에서 규정한 사항 외에 위원회의 구성과 운영에 필요한 사항은 해당 지방자치단체의 조례로 정한다.

③ 위원회의 위원은 지역주민 대표, 학교보건 관계자, 산업안전 · 보건 관계자, 보건의료 관련기관 · 단체의 임직원 및 관계 공무원 중에서 해당 위원회가 속하는 지방자치단체의 장이 임명하거나 위촉한다.

④ 위원회는 그 기능을 담당하기에 적합한 다른 위원회가 있고 그 위원회의 위원이 제3항에 따른 자격을 갖춘 경우에는 시 · 도 또는 시 · 군 · 구의 조례에 따라 위원회의 기능을 통합하여 운영할 수 있다.

⑤ 제1항부터 제4항까지에서 규정한 사항 외에 위원회의 구성과 운영 등에 필요한 사항은 대통령령으로 정한다.

제2장 지역보건의료계획의 수립·시행

제7조(지역보건의료계획의 수립 등) ① 시 · 도지사 또는 시장 · 군수 · 구청장은 지역주민의 건강 증진을 위하여 다음 각 호의 사항이 포함된 지역보건의료계획을 4년마다 제3항 및 제4항에 따라 수립하여야 한다.

1. 보건의료 수요의 측정
2. 지역보건의료서비스에 관한 장기 · 단기 공급대책
3. 인력 · 조직 · 재정 등 보건의료자원의 조달 및 관리
4. 지역보건의료서비스의 제공을 위한 전달체계 구성 방안
5. 지역보건의료에 관련된 통계의 수집 및 정리

② 시 · 도지사 또는 시장 · 군수 · 구청장은 매년 제1항에 따른 지역보건의료계획에 따라 연차별 시행계획을 수립하여야 한다.

③ 시장 · 군수 · 구청장(특별자치시장 · 특별자치도지사는 제외한다. 이하 이 조에서 같다)은 해당 시 · 군 · 구(특별자치시 · 특

별자치도는 제외한다. 이하 이 조에서 같다) 위원회의 심의를 거쳐 지역보건의료계획(연차별 시행계획을 포함한다. 이하 이 조에서 같다)을 수립한 후 해당 시 · 군 · 구의회에 보고하고 시 · 도지사에게 제출하여야 한다.

④ 특별자치시장 · 특별자치도지사 및 제3항에 따라 관할 시 · 군 · 구의 지역보건의료계획을 받은 시 · 도지사는 해당 위원회의 심의를 거쳐 시 · 도(특별자치시 · 특별자치도를 포함한다. 이하 이 조에서 같다)의 지역보건의료계획을 수립한 후 해당 시 · 도의회에 보고하고 보건복지부장관에게 제출하여야 한다.

⑤ 제3항 및 제4항에 따른 지역보건의료계획은 「사회보장기본법」 제16조에 따른 사회보장 기본계획, 「사회보장급여의 이용 · 제공 및 수급권자 발굴에 관한 법률」에 따른 지역사회보장계획 및 「국민건강증진법」 제4조에 따른 국민건강증진종합계획과 연계되도록 하여야 한다.

⑥ 특별자치시장 · 특별자치도지사, 시 · 도지사 또는 시장 · 군수 · 구청장은 제3항 또는 제4항에 따라 지역보건의료계획을 수립하는 데에 필요하다고 인정하는 경우에는 보건의료 관련기관 · 단체, 학교, 직장 등에 중복 · 유사 사업의 조정 등에 관한 의견을 듣거나 자료의 제공 및 협력을 요청할 수 있다. 이 경우 요청을 받은 해당 기관은 정당한 사유가 없으면 그 요청에 협조하여야 한다.

⑦ 지역보건의료계획의 내용에 관하여 필요하다고 인정하는 경우 보건복지부장관은 특별자치시장 · 특별자치도지사 또는 시 · 도지사에게, 시 · 도지사는 시장 · 군수 · 구청장에게 각각 보건복지부령으로 정하는 바에 따라 그 조정을 권고할 수 있다.

⑧ 제1항부터 제7항까지에서 규정한 사항 외에 지역보건의료계획의 세부 내용, 수립 방법 · 시기 등에 관하여 필요한 사항은 대통령령으로 정한다.

시행령 **제4조(지역보건의료계획의 세부 내용)** ① 시 · 도지사 및 특별자치시장 · 특별자치도지사는 법 제7조제1항에 따라 수립하는 지역보건의료계획(이하 "지역보건의료계획"이라 한다)에 다음 각 호의 내용을 포함시켜야 한다.

1. 지역보건의료계획의 달성 목표
2. 지역현황과 전망
3. 지역보건의료기관과 보건의료 관련기관 · 단체 간의 기능 분담 및 발전 방향
4. 법 제11조에 따른 보건소의 기능 및 업무의 추진계획과 추진현황
5. 지역보건의료기관의 인력 · 시설 등 자원 확충 및 정비 계획
6. 취약계층의 건강관리 및 지역주민의 건강 상태 격차 해소를 위한 추진계획
7. 지역보건의료와 사회복지사업 사이의 연계성 확보 계획
8. 의료기관의 병상(病床)의 수요 · 공급
9. 정신질환 등의 치료를 위한 전문치료시설의 수요 · 공급
10. 특별자치시 · 특별자치도 · 시 · 군 · 구(구는 자치구를 말하며, 이하 "시 · 군 · 구"라 한다) 지역보건의료기관의 설치 · 운영 지원
11. 시 · 군 · 구 지역보건의료기관 인력의 교육훈련
12. 지역보건의료기관과 보건의료 관련기관 · 단체 간의 협력 · 연계
13. 그 밖에 시 · 도지사 및 특별자치시장 · 특별자치도지사가 지역보건의료계획을 수립함에 있어서 필요하다고 인정하는 사항

② 시장 · 군수 · 구청장은 지역보건의료계획에 다음 각 호의 내용을 포함시켜야 한다.

1. 제1항제1호부터 제7호까지의 내용
2. 그 밖에 시장 · 군수 · 구청장이 지역보건의료계획을 수립함에 있어서 필요하다고 인정하는 사항

시행령 **제5조(지역보건의료계획의 수립 방법 등)** ① 시 · 도지사 또는 시장 · 군수 · 구청장은 지역보건의료계획을 수립하기 전에 지역 내 보건의료실태와 지역주민의 보건의료의식 · 행동양상 등에 대하여 조사하고 자료를 수집해야 한다.

② 시 · 도지사 또는 시장 · 군수 · 구청장은 제1항에 따른 지역 내 보건의료실태 조사 결과에 따라 해당 지역에 필요한 사업 계획을 포함하여 지역보건의료계획을 수립하되 국가 또는 특별시 · 광역시 · 도(이하 "시 · 도"라 한다)의 보건의료시책에 맞춰 수립하여야 한다.

③ 시 · 도지사 또는 시장 · 군수 · 구청장은 지역보건의료계획을 수립하는 경우에 그 주요 내용을 시 · 도 또는 시 · 군 · 구의 홈페이지 등에 2주 이상 공고하여 지역주민의 의견을 수렴하여야 한다.

시행령 제6조(지역보건의료계획의 제출 시기 등) ① 시장 · 군수 · 구청장(특별자치시장 · 특별자치도지사는 제외한다. 이하 이 조 및 제7조에서 같다)은 법 제7조제3항에 따라 지역보건의료계획(연차별 시행계획을 포함한다. 이하 이 조에서 같다)을 계획 시행연도 1월 31일까지 시 · 도지사에게 제출하여야 한다.

② 시 · 도지사(특별자치시장 · 특별자치도지사를 포함한다)는 법 제7조제4항에 따라 지역보건의료계획을 계획 시행연도 2월 말일까지 보건복지부장관에게 제출하여야 한다.

③ 시장 · 군수 · 구청장은 지역 내 인구의 급격한 변화 등 예측하지 못한 보건의료환경 변화에 따라 지역보건의료계획을 변경할 필요가 있는 경우에는 시 · 군 · 구(특별자치시 · 특별자치도는 제외한다. 이하 이 조 및 제7조에서 같다) 위원회의 심의를 거쳐 변경한 후 시 · 군 · 구 의회에 변경 사실 및 변경 내용을 보고하고, 시 · 도지사에게 지체 없이 변경 사실 및 변경 내용을 제출하여야 한다.

④ 시 · 도지사(특별자치시장 · 특별자치도지사를 포함한다)는 지역 내 인구의 급격한 변화 등 예측하지 못한 보건의료환경 변화에 따라 지역보건의료계획을 변경할 필요가 있는 경우에는 시 · 도(특별자치시 · 특별자치도를 포함한다. 이하 이 조 및 제7조에서 같다) 위원회의 심의를 거쳐 변경한 후 시 · 도 의회에 변경 사실 및 변경 내용을 보고하고, 보건복지부장관에게 지체 없이 변경 사실 및 변경 내용을 제출하여야 한다.

시행규칙 제2조(지역보건의료계획의 조정 권고) ① 「지역보건법」(이하 "법"이라 한다) 제7조제7항에 따라 같은 조 제1항에 따른 지역보건의료계획(같은 조 제2항에 따른 연차별 시행계획을 포함한다. 이하 이 조에서 같다)의 내용에 대한 조정 권고가 필요한 경우는 다음 각 호의 어느 하나에 해당하는 경우로 한다.

1. 지역보건의료계획의 내용이 관계 법령을 위반한 경우
2. 지역보건의료계획의 내용이 국가 또는 특별시 · 광역시 · 특별자치시 · 특별자치도 · 도의 보건의료정책에 부합하지 아니하는 경우
3. 지방자치단체의 생활권역과 행정구역이 서로 다름에도 불구하고 해당 지방자치단체에서 그 사실을 고려하지 아니한 경우
4. 2개 이상의 지방자치단체에 걸친 광역보건의료행정에 대하여 해당 지방자치단체에서 그 사정을 고려하지 아니한 경우
5. 지방자치단체 간 지역보건의료계획의 내용에 현저한 불균형이 있는 경우

② 보건복지부장관 또는 특별시장 · 광역시장 · 도지사(이하 "시 · 도지사"라 한다)는 법 제7조제7항에 따라 지역보건의료계획의 조정 권고를 하는 경우에는 해당 지방자치단체의 장에게 관련 자료의 제출을 요구할 수 있다.

제8조(지역보건의료계획의 시행) ① 시 · 도지사 또는 시장 · 군수 · 구청장은 지역보건의료계획을 시행할 때에는 제7조제2항에 따라 수립된 연차별 시행계획에 따라 시행하여야 한다.

② 시 · 도지사 또는 시장 · 군수 · 구청장은 지역보건의료계획을 시행하는 데에 필요하다고 인정하는 경우에는 보건의료 관련 기관 · 단체 등에 인력 · 기술 및 재정 지원을 할 수 있다.

제9조(지역보건의료계획 시행 결과의 평가) ① 제8조제1항에 따라 지역보건의료계획을 시행한 때에는 보건복지부장관은 특별자치시 · 특별자치도 또는 시 · 도의 지역보건의료계획의 시행결과를, 시 · 도지사는 시 · 군 · 구(특별자치시 · 특별자치도는 제외한다)의 지역보건의료계획의 시행 결과를 대통령령으로 정하는 바에 따라 각각 평가할 수 있다.

시행령 제7조(지역보건의료계획 시행 결과의 평가) ① 시장 · 군수 · 구청장은 법 제9조제1항에 따른 지역보건의료계획 시행 결과의 평가를 위하여 해당 시 · 군 · 구 지역보건의료계획의 연차별 시행계획에 따른 시행 결과를 매 시행연도 다음 해 1월 31일까지 시 · 도지사에게 제출하여야 한다.

② 시 · 도지사(특별자치시장 · 특별자치도지사를 포함한다)는 법 제9조제1항에 따른 지역보건의료계획 시행 결과의 평가를 위하여 해당 시 · 도 지역보건의료계획의 연차별 시행계획에 따른 시행 결과를 매 시행연도 다음 해 2월 말일까지 보건복지부장관에게 제출하여야 한다.

③ 보건복지부장관 또는 시 · 도지사는 제1항 또는 제2항에 따라 제출받은 지역보건의료계획의 연차별 시행계획에 따른 시행 결과를 평가하려는 경우에는 다음 각 호의 기준에 따라 평가하여야 한다.

1. 지역보건의료계획 내용의 충실성
2. 지역보건의료계획 시행 결과의 목표달성도

3. 보건의료자원의 협력 정도
4. 지역주민의 참여도와 만족도
5. 그 밖에 지역보건의료계획의 연차별 시행계획에 따른 시행 결과를 평가하기 위하여 보건복지부장관이 필요하다고 정하는 기준

④ 보건복지부장관 또는 시·도지사는 제3항에 따라 지역보건의료계획의 연차별 시행계획에 따른 시행 결과를 평가한 경우에는 그 평가 결과를 공표할 수 있다.

② 보건복지부장관 또는 시·도지사는 필요한 경우 제1항에 따른 평가 결과를 제24조에 따른 비용의 보조에 반영할 수 있다.

제3장 지역보건의료기관의 설치·운영

제10조(보건소의 설치) ① 지역주민의 건강을 증진하고 질병을 예방·관리하기 위하여 시·군·구에 1개소의 보건소(보건의료원을 포함한다. 이하 같다)를 설치한다. 다만, 시·군·구의 인구가 30만 명을 초과하는 등 지역주민의 보건의료를 위하여 특별히 필요하다고 인정되는 경우에는 대통령령으로 정하는 기준에 따라 해당 지방자치단체의 조례로 보건소를 추가로 설치할 수 있다.

시행령 **제8조(보건소의 추가 설치)** ① 법 제10조제1항 단서에 따라 보건소를 추가로 설치할 수 있는 경우는 다음 각 호의 어느 하나에 해당하는 경우로 한다.

1. 해당 시·군·구의 인구가 30만명을 초과하는 경우
2. 해당 시·군·구의 「보건의료기본법」에 따른 보건의료기관 현황 등 보건의료 여건과 아동·여성·노인·장애인 등 보건의료 취약계층의 보건의료 수요 등을 고려하여 보건소를 추가로 설치할 필요가 있다고 인정되는 경우

② 법 제10조제1항 단서 및 이 조 제1항에 따라 보건소를 추가로 설치하려는 경우에는 「지방자치법 시행령」 제73조에 따른다. 이 경우 해당 지방자치단체의 장은 보건복지부장관과 미리 협의해야 한다.

② 동일한 시·군·구에 2개 이상의 보건소가 설치되어 있는 경우 해당 지방자치단체의 조례로 정하는 바에 따라 업무를 총괄하는 보건소를 지정하여 운영할 수 있다.

제11조(보건소의 기능 및 업무) ① 보건소는 해당 지방자치단체의 관할 구역에서 다음 각 호의 기능 및 업무를 수행한다.

1. 건강 친화적인 지역사회 여건의 조성
2. 지역보건의료정책의 기획, 조사·연구 및 평가
3. 보건의료인 및 「보건의료기본법」 제3조제4호에 따른 보건의료기관 등에 대한 지도·관리·육성과 국민보건 향상을 위한 지도·관리
4. 보건의료 관련기관·단체, 학교, 직장 등과의 협력체계 구축
5. 지역주민의 건강증진 및 질병예방·관리를 위한 다음 각 목의 지역보건의료서비스의 제공
   가. 국민건강증진·구강건강·영양관리사업 및 보건교육
   나. 감염병의 예방 및 관리
   다. 모성과 영유아의 건강유지·증진
   라. 여성·노인·장애인 등 보건의료 취약계층의 건강유지·증진
   마. 정신건강증진 및 생명존중에 관한 사항
   바. 지역주민에 대한 진료, 건강검진 및 만성질환 등의 질병관리에 관한 사항
   사. 가정 및 사회복지시설 등을 방문하여 행하는 보건의료 및 건강관리사업
   아. 난임의 예방 및 관리

② 보건복지부장관이 지정하여 고시하는 의료취약지의 보건소는 제1항제5호아목 중 대통령령으로 정하는 업무를 수행할 수 있다.

③ 제1항 및 제2항에 따른 보건소 기능 및 업무 등에 관하여 필요한 세부 사항은 대통령령으로 정한다.

시행령 **제9조(보건소의 기능 및 업무의 세부 사항)** ① 법 제11조제1항제2호에 따른 지역보건의료정책의 기획, 조사 · 연구 및 평가의 세부 사항은 다음 각 호와 같다.

1. 지역보건의료계획 등 보건의료 및 건강증진에 관한 중장기 계획 및 실행계획의 수립 · 시행 및 평가에 관한 사항
2. 지역사회 건강실태조사 등 보건의료 및 건강증진에 관한 조사 · 연구에 관한 사항
3. 보건에 관한 실험 또는 검사에 관한 사항

② 법 제11조제1항제3호에 따른 보건의료인 및 「보건의료기본법」 제3조제4호에 따른 보건의료기관 등에 대한 지도 · 관리 · 육성과 국민보건 향상을 위한 지도 · 관리의 세부 사항은 다음 각 호와 같다.

1. 의료인 및 의료기관에 대한 지도 등에 관한 사항
2. 의료기사 · 보건의료정보관리사 및 안경사에 대한 지도 등에 관한 사항
3. 응급의료에 관한 사항
4. 「농어촌 등 보건의료를 위한 특별조치법」에 따른 공중보건의사, 보건진료 전담공무원 및 보건진료소에 대한 지도 등에 관한 사항
5. 약사에 관한 사항과 마약 · 향정신성의약품의 관리에 관한 사항
6. 공중위생 및 식품위생에 관한 사항

③ 법 제11조제2항에서 "대통령령으로 정하는 업무"란 난임시술 주사제 투약에 관한 지원 및 정보 제공을 말한다.

시행령 **제23조(업무의 위탁 및 대행)** ① 법 제30조제3항에 따라 시 · 도지사 또는 시장 · 군수 · 구청장은 다음 각 호의 업무를 보건의료 관련기관 · 단체에 위탁할 수 있다.

1. 법 제4조에 따른 지역사회 건강실태조사에 관한 업무
2. 법 제8조에 따른 지역보건의료계획의 시행에 관한 업무
3. 법 제11조제1항제5호나목에 따른 감염병의 예방 및 관리에 관한 업무
4. 법 제11조제1항제5호바목에 따른 지역주민에 대한 진료, 건강검진 및 만성질환 등 질병관리에 관한 사항 중 전문지식 및 기술이 필요한 진료, 실험 또는 검사 업무
5. 법 제11조제1항제5호사목에 따른 가정 및 사회복지시설 등을 방문하여 행하는 보건의료사업에 관한 업무

② 법 제30조제3항에 따라 시 · 도지사 또는 시장 · 군수 · 구청장은 「의료법」 제2조에 따른 의료인에게 법 제11조제1항제5호바목에 따른 지역주민에 대한 진료, 건강검진 및 만성질환 등 질병관리에 관한 사항 중 전문지식 및 기술이 필요한 진료에 관한 업무를 대행하게 할 수 있다.

③ 시 · 도지사 또는 시장 · 군수 · 구청장은 법 제30조제3항에 따라 제1항 각 호에 따른 업무를 위탁하는 경우 그 수탁자 및 위탁업무 등을 고시해야 한다.

④ 법 제30조제4항에 따른 비용보조, 실비보조, 그 밖의 업무의 위탁 또는 대행에 필요한 사항은 해당 지방자치단체의 조례로 정한다.

⑤ 보건복지부장관은 법 제30조제5항에 따라 지역보건의료정보시스템의 구축 · 운영 등에 관한 업무를 「사회보장급여의 이용 · 제공 및 수급권자 발굴에 관한 법률」 제29조에 따른 한국사회보장정보원이 대행하게 한다.

시행령 **제24조(민감정보 및 고유식별정보의 처리)** ① 보건복지부장관(법 제30조제5항에 따라 보건복지부장관의 업무를 대행하는 자를 포함한다)은 다음 각 호의 사무를 수행하기 위하여 불가피한 경우 「개인정보 보호법 시행령」 제19조제1호, 제2호 또는 제4호에 따른 주민등록번호, 여권번호 또는 외국인등록번호가 포함된 자료를 처리할 수 있다.

1. 법 제5조에 따른 자료 또는 정보의 처리 및 이용 등에 관한 사무
2. 법 제27조에 따른 보고 및 지도 · 감독에 관한 사무

② 지역보건의료기관의 장(법 제30조제3항에 따라 지역보건의료기관의 업무를 위탁받거나 대행하는 자를 포함한다)은 법 제11조에 따른 보건소의 업무에 관한 사무를 수행하기 위하여 불가피한 경우 「개인정보 보호법」 제23조에 따른 건강에 관한 정보, 같은 법 시행령 제19조제1호, 제2호 또는 제4호에 따른 주민등록번호, 여권번호 또는 외국인등록번호가 포함된 자료를 처리할 수 있다.

③ 보건소장은 법 제23조에 따른 건강검진 등의 신고에 관한 사무를 수행하기 위하여 불가피한 경우 「개인정보 보호법 시행령」 제19조제1호, 제2호 또는 제4호에 따른 주민등록번호, 여권번호 또는 외국인등록번호가 포함된 자료를 처리할 수 있다.

시행규칙 **제3조(보건소에서 수행할 수 있는 기능 및 업무의 예시)** 법 제11조제1항 및 「지역보건법 시행령」(이하 "영"이라 한다) 제9조에 따라 보건소(보건의료원을 포함한다. 이하 같다)에서 수행할 수 있는 기능 및 업무의 예시는 별표 1과 같다.

시행규칙 [별표 1]

보건소에서 수행할 수 있는 기능 및 업무의 예시

(제3조 관련)

기능	업무	예시
1. 보건의료인 및 「보건의료기본법」 제3조제4호에 따른 보건의료기관 등에 대한 지도·관리·육성과 국민보건 향상을 위한 지도·관리	가. 의료인 및 의료기관에 대한 지도 등에 관한 사항	1) 의료기관의 개설 및 지도에 관한 사항 가) 의원·치과의원·한의원 및 조산원의 개설신고 수리 나) 부속의료기관의 개설신고 수리 다) 의료기관의 진단용 방사선 발생장치 및 특수의료장비의 설치·운영 신고 수리 라) 의료기관의 폐업·휴업 신고 수리 및 진료기록부 등의 이관·보관 등에 관한 사항 마) 의료기관에서 나오는 세탁물 처리업자에 대한 신고 수리 바) 「의료법」 제28조제1항에 따른 중앙회의 지부 또는 분회 설치에 대한 신고 수리 2) 의료에 관한 지도·감독 및 행정 처분 가) 의료기관의 업무개시 명령 나) 의료기관 또는 의료인에 대한 보고 명령 다) 업무상황·시설 또는 진료기록부·간호기록부 등의 검사 라) 의료시설·장비사용의 제한 또는 금지 처분 마) 의료기관에 대한 업무정지·허가취소·폐쇄 처분 및 과징금 부과 등 바) 의료지도원의 임명
	나. 의료기사·보건의료정보관리사 및 안경사에 대한 지도 등에 관한 사항	1) 치과기공소 및 안경업소의 개설 등록 2) 치과기공소 및 안경업소의 폐업·등록사항 변경 신고 수리 3) 치과기공소 및 안경업소의 개설자에 대한 시정명령 4) 치과기공소 및 안경업소의 영업정지 및 등록취소 등
	다. 응급의료에 관한 사항	1) 환자가 여러 명 발생한 경우 응급의료 및 응급환자 이송 등의 업무에 대한 종사 명령 2) 지역응급의료기관 지정 및 지정취소 3) 당직의료기관 지정 4) 응급의료기관 외의 의료기관 내 응급의료시설 설치·운영신고 수리 5) 구급차 등의 운용자에 대한 운용정지 및 말소등록 요청 6) 구급차 등의 운용상황과 실태점검·시정·정지 명령
	라. 「농어촌 등 보건의료를 위한 특별조치법」에 따른 공중보건의사·보건진료 전담공무원 및 보건진료소에 대한 지도 등에 관한 사항	1) 공중보건의사의 시·군·구안의 근무지역·근무기관·근무시설 변경 및 변경 결과 보고 2) 공중보건의사의 시·군·구 파견근무 명령 3) 공중보건의사에 대한 근무지역의 이탈금지 명령 4) 공중보건의사의 복무에 관한 지도·감독 5) 보건진료소의 설치·운영 6) 보건진료 전담공무원의 근무지역 지정·임용 및 징계 7) 보건진료 전담공무원의 관할구역 이탈금지 명령 8) 보건진료소의 업무에 대한 지도·감독
	마. 약사에 관한 사항과 마약·향정신성의약품의 관리에 관한 사항	1) 약국 및 의약품 관리 가) 약국 개설등록 수리 나) 약국 폐업 또는 휴업, 휴업한 약국의 재개 신고 수리 다) 약국제제 또는 조제실제제의 제조 품목 신고 수리 라) 안전상비의약품 판매자 등록 수리 마) 한약업사 및 의약품 도매상 허가

기능	업무	예시
	마. 약사에 관한 사항과 마약·향정신성 의약품의 관리에 관한 사항	바) 약국 또는 점포 외 장소 의약품 판매 승인 사) 약국개설자, 의약품 판매업자에 대한 보고명령·시설과 서류의 검사 및 의약품의 수거 아) 약국개설자, 의약품 판매업자의 의약품 생산, 업무 개시 명령 자) 약국개설자, 의약품 판매업자의 의약품 회수·폐기 또는 조치 명령 차) 약국개설자, 의약품 판매업자의 시설 개수 명령 또는 사용 금지 명령 카) 약국개설자의 관리자 변경 명령 타) 약국개설자, 의약품 판매업자의 허가·승인·등록 취소 파) 안전상비의약품 판매자 등록 취소 하) 약사감시원 임명 2) 마약류 취급자 및 마약류 관리 가) 대마 취급자의 허가 및 허가증 교부 나) 대마 재배 면적, 생산 현황 및 수량 보고, 폐기 보고 수리 다) 마약류도매업자, 마약류소매업자, 마약류취급의료업자, 마약류관리자, 대마 재배자의 마약류 취급 감시 및 단속 라) 마약류도매업자, 마약류소매업자, 마약류취급의료업자, 마약류관리자, 대마 재배자의 마약류 폐기 및 조치 명령 마) 마약류도매업자, 마약류소매업자, 마약류취급의료업자, 마약류관리자, 대마 재배자에 대한 관리 및 업무 보고 명령 바) 마약류 감시원 및 마약류 명예지도원 운영
	바. 공중위생 및 식품위생에 관한 사항	1) 공중위생영업자 및 해당 시설에 대한 지도·관리 가) 공중위생영업·폐업·승계에 대한 신고 수리 나) 이용사 및 미용사의 면허 등 교부·취소 등 다) 공중위생영업자 및 공중이용시설의 소유자 등에 대한 보고관리 및 출입·검사 라) 공중위생영업자 및 공중위생시설의 소유자 등에 대한 위생지도 및 개선명령 마) 위생관리등급 공표 등 바) 공중위생감시원 임명 등 2) 식품접객업소 등에 관한 지도·관리 가) 위해평가 결과 등에 관한 보고 등 나) 식품위생 영업소 등에 대한 출입·검사·수거 등의 조치 다) 식품 등의 검사·재검사 수행 및 검사결과 등의 통보 라) 식품위생감시원 임명 및 소비자 식품위생감시원 위촉 마) 식품위생 영업의 허가 및 영업 승계 등에 대한 신고 수리 바) 위해식품 및 식품 등의 이물 등에 대한 신고 수리 및 회수조치·보고·품목 제조정지 등 사) 식품 등의 제조·가공업소, 식품접객업소 또는 집단급식소에 대한 위생등급 관리 및 모범업소 지정 등 아) 조리사의 면허 교부 및 취소 등 자) 식품위생업소 등에 대한 시정명령 및 위해식품에 대한 폐기처분 등 차) 위해식품 등의 공표에 관한 사항 카) 식품위생 영업시설 개수명령 등 타) 식품위생 영업의 허가취소 및 식품위생영업소 등의 폐쇄조치 파) 집단급식소 설치·운영에 대한 신고 수리 하) 어린이 기호식품 조리·판매업소 관리 거) 어린이 기호식품 우수판매업소 지정 너) 어린이 기호식품에 대한 안전과 영양공급 등에 대한 교육 및 홍보 더) 어린이 기호식품 조리 또는 진열·판매하는 자에 대한 시정명령
2. 지역주민의 건강증진 및 질병예방·관리를 위한 지역보건의료서비스의 제공	가. 국민건강증진·구강건강·영양관리사업 및 보건교육	1) 국민건강증진 가) 건강증진프로그램의 개발 및 실시 나) 주민건강의 증진에 관한 세부계획의 수립 및 시행 다) 담배자판기 설치 단속 등 금연을 위한 조치 라) 금연구역 관리 마) 질병의 조기발견을 위한 검진 등

기능	업무	예시
2. 지역주민의 건강증진 및 질병예방·관리를 위한 지역보건의료서비스의 제공	가. 국민건강증진·구강건강·영양관리사업 및 보건교육	2) 구강보건 가) 구강건강에 관한 교육사업 나) 수돗물에 대한 불소화사업 다) 충치예방을 위한 치아홈메우기 사업 라) 불소용액 양치사업 3) 영양관리사업 가) 영유아·임산부·수유부·노인·환자 및 성인 등의 영양관리사업 나) 영양 및 식생활 교육·홍보 다) 집단급식시설에 대한 현황 파악 및 급식업무 지도 라) 그 밖에 영양과 식생활개선에 관한 사항 4) 개인 또는 집단에 대한 보건교육 실시 가) 금연·절주·신체활동 등 건강증진에 관한 사항 나) 구강건강에 관한 사항 다) 영양 및 식생활에 관한 사항 라) 만성질환 등 질병의 예방에 관한 사항 마) 공중위생 및 식품위생에 관한 사항 등
	나. 감염병의 예방 및 관리	1) 감염병의 예방·관리 가) 감염병 예방을 위한 교육·홍보 나) 감염병의 신고 수리·보고 다) 관할구역에 거주하는 감염병 환자 또는 의사 환자에 관한 환자 명부의 작성·관리 및 상황 보고 라) 디프테리아·회색질척수염(polio)·백일해·홍역·파상풍·결핵·B형간염 등 기타 보건복지부장관이 지정하는 감염병에 관한 정기·임시 예방접종 실시 마) 예방접종의 공고 및 완료 여부의 확인 바) 예방접종 기록의 보존 및 보고 사) 예방접종 증명서의 교부 아) 감염병관리기관의 지정·관리, 감염병 위기 시 감염병 관리기관의 설치 자) 감염병 환자 등의 파악·관리 및 입원통지 차) 감염병 유행에 대한 방역 조치 및 감염병 예방을 위한 소독 등 카) 소독업 개시·휴업·대행에 대한 신고 접수 및 시정명령·영업정지 등 타) 예방위원의 임명 또는 위촉 2) 후천성면역결핍증 관리 가) 후천성면역결핍증의 진단·검안사실 및 감염인 사망 등에 대한 신고 수리·보고 나) 후천성면역결핍증에 관한 정기 또는 수시검진 다) 후천성면역결핍증에 관한 역학조사 라) 감염인의 전문진료기관 또는 요양시설의 치료 및 요양 권고 마) 후천성면역결핍증검사확인서 발급 바) 감염자관리명부 작성 및 관리 3) 결핵관리 가) 결핵환자 진단·사망 및 시신 검안에 관한 신고 수리 나) 신고된 결핵환자에 대한 검진 및 잠복결핵감염자에 대한 치료 등의 조치 다) 결핵 집단발생이 의심되는 경우 역학조사·검진·치료 등의 조치 라) 결핵조기발견을 위한 결핵검진 마) 신생아 등에 대한 결핵예방접종 실시
	나. 감염병의 예방 및 관리	바) 전염성결핵환자에 대한 접객업 등의 업무종사 정지·금지 명령 및 전염성소실 시 정지·금지 명령 취소 사) 결핵환자에 대한 입원명령 아) 전염성결핵환자 접촉자에 대한 결핵검진 및 관리
	다. 모성과 영유아의 건강유지·증진	1) 임산부의 신고 접수 및 보고 2) 모자보건수첩의 발급 3) 미숙아 등에 대한 등록카드 작성·관리

기능	업무	예시
	다. 모성과 영유아의 건강유지·증진	4) 임산부·영유아·미숙아 등의 건강관리 등 5) 피임약제 등의 보급 6) 산후조리업의 개설·승계·폐업·휴업 및 재개에 대한 신고 접수 7) 산후조리원의 보고·출입·검사 및 시정명령, 폐쇄 등 행정조치 등
	라. 여성·노인·장애인의 건강유지·증진	1) 노인에 대한 건강진단·상담 및 보건교육 2) 홀로 사는 노인에 대한 방문요양서비스 등의 서비스와 안전 확인 등의 보호조치 3) 치매검진 및 치매관리사업 4) 치매상담센터 설치 및 운영 5) 장애인의 검진·재활상담 및 재활서비스 등
	마. 정신건강증진 및 생명존중에 관한 사항	1) 정신건강증진 가) 정신질환자의 발견·상담·진료 및 만성 정신질환자의 관리 나) 정신보건센터 설치 다) 사회복귀시설의 설치·운영 라) 사회복귀시설의 폐지·휴지·재개신고 수리 마) 사회복귀시설 폐쇄 또는 정지 명령 바) 정신질환자의 입원·퇴원 및 통지 등에 관한 사항 사) 정신의료기관 입원환자의 퇴원 또는 처우개선 청구 수리, 기초정신보건심의위원회 회부 및 퇴원 또는 처우개선 조치 명령 2) 생명존중에 관한 사항 가) 자살예방센터 및 자살예방용 긴급전화의 설치·운영 나) 자살위험자 조기 발견, 상담 및 치료 등 지원에 관한 사항 다) 자살예방 상담·교육·홍보 등에 관한 사항
	바. 지역주민에 대한 진료, 건강검진 및 만성질환 등의 질병관리에 관한 사항	1) 일반진료 2) 치과진료 3) 한방진료 4) 만성질환 예방 및 관리 프로그램 개발·운영 5) 희귀난치성질환자 의료비 지원 사업 6) 암환자 의료비 지원 사업

제12조(보건의료원) 보건소 중 「의료법」 제3조제2항제3호가목에 따른 병원의 요건을 갖춘 보건소는 보건의료원이라는 명칭을 사용할 수 있다.

제13조(보건지소의 설치) 지방자치단체는 보건소의 업무수행을 위하여 필요하다고 인정하는 경우에는 대통령령으로 정하는 기준에 따라 해당 지방자치단체의 조례로 보건소의 지소(이하 "보건지소"라 한다)를 설치할 수 있다.

시행령 **제10조(보건지소의 설치)** 법 제13조에 따른 보건지소는 읍 · 면(보건소가 설치된 읍 · 면은 제외한다)마다 1개씩 설치할 수 있다. 다만, 지역주민의 보건의료를 위하여 특별히 필요하다고 인정되는 경우에는 필요한 지역에 보건지소를 설치 · 운영하거나 여러 개의 보건지소를 통합하여 설치 · 운영할 수 있다.

제14조(건강생활지원센터의 설치) 지방자치단체는 보건소의 업무 중에서 특별히 지역주민의 만성질환 예방 및 건강한 생활습관 형성을 지원하는 건강생활지원센터를 대통령령으로 정하는 기준에 따라 해당 지방자치단체의 조례로 설치할 수 있다.

시행령 제11조(건강생활지원센터의 설치) 법 제14조에 따른 건강생활지원센터는 읍 · 면 · 동(보건소가 설치된 읍 · 면 · 동은 제외한다)마다 1개씩 설치할 수 있다.

제15조(지역보건의료기관의 조직) ① 지역보건의료기관의 조직은 대통령령으로 정하는 사항 외에는 「지방자치법」 제125조에 따른다.

② 보건소에 보건소장(보건의료원의 경우에는 원장을 말한다) 1명을 두되, 의사 면허가 있는 사람 중에서 보건소장을 임용한다. 다만, 의사 면허가 있는 사람 중에서 임용하기 어려운 경우에는 「의료법」 제2조제2항에 따른 치과의사 · 한의사 · 조산사,

「간호법」제12조에 따른 간호사, 「약사법」 제2조제2호에 따른 약사 또는 보건소에서 실제로 보건 등과 관련된 업무를 하는 공무원으로서 대통령령으로 정하는 자격을 갖춘 사람[1]을 보건소장으로 임용할 수 있다. [신설 2024.1.2., 개정 2024.9.20.]

시행령 **제12조(지역보건의료기관의 조직 기준)** ① 행정안전부장관은 법 제15조제1항에 따라 지역보건의료기관의 조직 기준을 정하는 경우에 미리 보건복지부장관과 협의하여야 한다.

② 행정안전부장관은 제1항에 따른 지역보건의료기관의 조직 기준을 정하는 경우에 해당 시 · 군 · 구의 인구 규모, 지역 특성, 보건의료 수요 등을 고려하여야 하고, 다른 지방자치단체와의 균형을 유지하도록 합리적으로 정하여야 한다.

③ 지역보건의료기관의 기능과 업무량이 변경될 경우에는 그에 따라 지역보건의료기관의 조직과 정원도 조정하여야 한다.

시행령 **제13조(보건소장)** ① 법 제15조제2항 단서에서 "대통령령으로 정하는 자격을 갖춘 사람"이란 다음 각 호의 구분에 따른 자격을 갖춘 사람을 말한다.[1]

1. 4급 공무원으로 임용하는 경우: 다음 각 목의 구분에 따른 요건을 갖출 것
   가. 치과의사 · 한의사 · 간호사 · 조산사 · 약사 면허 소지자
      1) 보건 · 식품위생 · 의료기술 · 의무 · 약무 · 간호 · 보건진료(이하 "보건등"이라 한다) 분야에서의 근무 · 연구 경력이 4년 이상이면서 치과의사 · 한의사 · 간호사 · 조산사 · 약사 면허를 취득한 이후의 근무 · 연구 경력이 2년 이상인 사람
      2) 보건등 분야에서의 근무 · 연구 경력이 2년 이상이면서 법인 또는 「비영리민간단체 지원법」 제4조에 따라 등록된 비영리민간단체에서 보건소장 직위에 상응하는 직위의 근무 경력이 있는 사람
   나. 보건소에서 실제로 보건 등과 관련된 업무를 하는 공무원
      1) 보건등 분야에서의 근무 경력이 1년 이상이면서 4급 또는 이에 상응하는 공무원(「지방공무원 임용령」 별표 1에 따른 보건등 직렬의 공무원으로 한정한다)으로 근무한 경력이 있는 사람
      2) 보건등 분야에서의 근무 경력이 3년 이상이면서 5급 또는 이에 상응하는 공무원(「지방공무원 임용령」 별표 1에 따른 보건등 직렬의 공무원으로 한정한다)으로 근무한 경력이 있는 사람
      3) 보건등 분야에서의 근무 · 연구 경력이 2년 이상이면서 법인 또는 「비영리민간단체 지원법」 제4조에 따라 등록된 비영리민간단체에서 보건소장 직위에 상응하는 직위의 근무 경력이 있는 사람
2. 5급 공무원으로 임용하는 경우: 다음 각 목의 구분에 따른 요건을 갖출 것
   가. 치과의사 · 한의사 · 간호사 · 조산사 · 약사 면허 소지자
      1) 보건등 분야에서의 근무 · 연구 경력이 2년 이상이면서 치과의사 · 한의사 · 간호사 · 조산사 · 약사 면허를 취득한 이후의 근무 · 연구 경력이 1년 이상인 사람
      2) 보건등 분야에서의 근무 · 연구 경력이 1년 이상이면서 법인 또는 「비영리민간단체 지원법」 제4조에 따라 등록된 비영리민간단체에서 보건소장 직위에 상응하는 직위의 근무 경력이 있는 사람
   나. 보건소에서 실제로 보건 등과 관련된 업무를 하는 공무원
      1) 보건등 분야에서의 근무 경력이 1년 이상이면서 5급 또는 이에 상응하는 공무원(「지방공무원 임용령」 별표 1에 따른 보건등 직렬의 공무원으로 한정한다)으로 근무한 경력이 있는 사람
      2) 보건등 분야에서의 근무 경력이 3년 이상이면서 6급 또는 이에 상응하는 공무원(「지방공무원 임용령」 별표 1에 따른 보건등 직렬의 공무원으로 한정한다)으로 근무한 경력이 있는 사람
      3) 보건등 분야에서의 근무 · 연구 경력이 1년 이상이면서 법인 또는 「비영리민간단체 지원법」 제4조에 따라 등록된 비영리민간단체에서 보건소장 직위에 상응하는 직위의 근무 경력이 있는 사람

② 삭제

③ 보건소장은 시장 · 군수 · 구청장의 지휘 · 감독을 받아 보건소의 업무를 관장하고 소속 공무원을 지휘 · 감독하며, 관할 보건지소, 건강생활지원센터 및 「농어촌 등 보건의료를 위한 특별조치법」 제2조제4호에 따른 보건진료소(이하 "보건진료소"라 한다)의 직원 및 업무에 대하여 지도 · 감독한다.

시행령 **제14조(보건지소장)** ① 보건지소에 보건지소장 1명을 두되, 지방의무직공무원 또는 임기제공무원을 보건지소장으로 임

1) 이전에는 시행령 제 13조상 의사 면허 소지자 또는 보건등 직렬 공무원을 보건소장으로 임용할 수 있었던 것에 비해 자격 요건이 확대되었다.

용한다.

② 보건지소장은 보건소장의 지휘 · 감독을 받아 보건지소의 업무를 관장하고 소속 직원을 지휘 · 감독하며, 보건진료소의 직원 및 업무에 대하여 지도 · 감독한다.

시행령 **제15조(건강생활지원센터장)** ① 건강생활지원센터에 건강생활지원센터장 1명을 두되, 보건등 직렬의 공무원 또는 「보건의료기본법」 제3조제3호에 따른 보건의료인을 건강생활지원센터장으로 임용한다.

② 건강생활지원센터장은 보건소장의 지휘 · 감독을 받아 건강생활지원센터의 업무를 관장하고 소속 직원을 지휘 · 감독한다.

제16조(전문인력의 적정배치 등) ① 지역보건의료기관에는 기관의 장과 해당 기관의 기능을 수행하는 데 필요한 면허 · 자격 또는 전문지식을 가진 인력(이하 "전문인력"이라 한다)을 두어야 한다.

시행령 **제16조(전문인력의 배치 기준)** 법 제16조제1항에 따라 지역보건의료기관에 두어야 하는 전문인력(이하 "전문인력"이라 한다)의 면허 또는 자격의 종류에 따른 최소 배치 기준은 보건복지부령으로 정한다.

시행규칙 **제4조(전문인력의 배치)** ① 영 제16조에 따른 전문인력의 면허 또는 자격의 종류에 따른 최소 배치 기준은 별표 2와 같다.

시행규칙 [별표 2]

전문인력의 면허 또는 자격의 종류에 따른 최소 배치 기준

(제4조제1항 관련)

1. 보건소

(단위: 명)

직종별 \ 구분	특별시의 구	광역시의 구, 인구 50만명 이상인 시의 구 및 인구 30만명 이상인 시	인구 30만명 미만인 시	도농 복합형태의 시	군	보건의료원이 설치된 군
의사	3	3	2	2	1	6
치과의사	1	1	1	1	1	1
한의사	1	1	1	1	1	1
조산사	(1)	(1)	(1)	(1)	(1)	(1)
간호사	18	14	10	14	10	23
약사	3	2	1	1	1	2
임상병리사	4	4	3	4	2	4
방사선사	2	2	2	2	2	3
물리치료사	1	1	1	1	1	2
작업치료사	1	1	1	1	1	2
치과위생사	1	1	1	1	1	1
영양사	1	1	1	1	1	2
간호조무사	(2)	(2)	(2)	(2)	(2)	(6)
보건의료정보관리사	–	–	–	–	–	1
위생사	(3)	(3)	(2)	(2)	(2)	(2)
보건교육사	1	1	1	1	1	1
정신건강전문요원	1	1	1	1	1	1

직종별 \ 구 분	특별시의 구	광역시의 구, 인구 50만명 이상인 시의 구 및 인구 30만명 이상인 시	인구 30만명 미만인 시	도농 복합형태의 시	군	보건의료원이 설치된 군
정보처리기사 및 정보처리기능사	(1)	(1)	(1)	(1)	(1)	(1)
응급구조사	–	–	–	–	(1)	1

비고: 1. 이 기준은 보건소장을 제외한 기준이며, 해당 지방자치단체의 실정에 따라 이 기준을 초과하여 필요한 전문인력을 배치할 수 있다.
2. 의사, 치과의사, 한의사는 공중보건의사를 포함한다.
3. 조산사 및 간호조무사는 간호사 전체 인력의 범위에서 간호사에 갈음하여 배치할 수 있다.
4. 위생사의 기준은 보건소에서 위생 업무를 관장하는 경우에 한정하여 적용한다.
5. 정보처리기사 · 정보처리기능사 및 응급구조사의 기준 중 ( )로 표시된 기준은 해당 시 · 군 · 구의 여건에 따라 조정할 수 있다.
6. 영양사는 인구 5만명 미만의 군(보건의료원이 설치된 군은 제외한다)의 경우에는 해당 군의 여건에 따라 이 기준을 조정하여 배치할 수 있다.

2. 보건지소

(단위: 명)

구 분	의 사	치과의사	한의사	간호사 또는 간호조무사	치과위생사
보건지소	1	1	1	3	1
통합보건지소	1×관할 읍·면수	1×관할 읍·면수	1×관할 읍·면수	3×관할 읍·면수	1×관할 읍·면수

비고: 1. 치과의사 및 한의사는 공중보건의사로서의 치과의사 및 한의사의 인력 사정에 따라 이 기준을 조정하여 배치할 수 있다.
2. 치과위생사는 치과의사의 배치를 고려하여 이 기준을 조정하여 배치할 수 있다.

3. 건강생활지원센터

(단위: 명)

구 분	의사 또는 한의사	간호사 또는 간호조무사	물리치료사 또는 체육지도자	영양사
건강생활지원센터	1	3	1	1

비고: 1. 의사 또는 한의사는 촉탁 등 비상근으로 배치할 수 있다.
2. 건강생활지원센터 사업 규모, 사업 내용 등에 따라 지방자치단체 여건에 맞게 기준을 조정하여 배치할 수 있다.

② 특별자치시장 · 특별자치도지사 · 시장 · 군수 · 구청장(구청장은 자치구의 구청장을 말하며, 이하 "시장 · 군수 · 구청장"이라 한다)은 제1항의 전문인력 최소 배치 기준에 따른 전문인력의 정원을 확보하기 위하여 해당 특별자치시 · 특별자치도 · 시 · 군 · 구(구는 자치구를 말한다)의 직제 및 정원에 관한 규칙에 반영하여야 한다.

③ 시장 · 군수 · 구청장은 특별한 사유가 없으면 지역보건의료기관의 전문인력을 보유 면허 또는 자격과 관련되는 직위에 보직하여야 한다.

② 시 · 도지사(특별자치시장 · 특별자치도지사를 포함한다)는 지역보건의료기관의 전문인력을 적정하게 배치하기 위하여 필요한 경우 「지방공무원법」 제30조의2제2항에 따라 지역보건의료기관 간에 전문인력의 교류를 할 수 있다.

③ 보건복지부장관과 시 · 도지사(특별자치시장 · 특별자치도지사를 포함한다)는 지역보건의료기관의 전문인력의 자질 향상을 위하여 필요한 교육훈련을 시행하여야 한다.

시행령 제18조(전문인력에 대한 교육훈련) ① 보건복지부장관 또는 시 · 도지사(특별자치시장 · 특별자치도지사를 포함한다. 이하 이 조에서 같다)는 법 제16조제3항에 따라 전문인력에 대하여 기본교육훈련과 직무분야별 전문교육훈련을 실시하여야 한다.

② 보건복지부장관 또는 시 · 도지사는 제1항에 따른 교육훈련을 소속 교육훈련기관에서 받게 하거나 다음 각 호의 어느 하나에 해당하는 기관에 위탁하여 받게 할 수 있다.

1. 질병관리청장
2. 다른 행정기관 소속의 교육훈련기관
3. 민간교육기관

시행령 제19조(교육훈련의 대상 및 기간) 법 제16조제3항에 따른 교육훈련 과정별 교육훈련의 대상 및 기간은 다음 각 호의 구분에 따른다.

1. 기본교육훈련: 해당 직급의 공무원으로서 필요한 능력과 자질을 배양할 수 있도록 신규로 임용되는 전문인력을 대상으로 하는 3주 이상의 교육훈련
2. 직무 분야별 전문교육훈련: 보건소에서 현재 담당하고 있거나 담당할 직무 분야에 필요한 전문적인 지식과 기술을 습득할 수 있도록 재직 중인 전문인력을 대상으로 하는 1주 이상의 교육훈련

시행규칙 제5조(전문인력에 대한 교육훈련) ① 시장 · 군수 · 구청장은 신규로 임용되거나 5급 이상 공무원으로 승진 임용된 전문인력에 대해서는 특별한 사유가 없으면 그 직급과 직무분야에 맞는 영 제18조제1항 및 제19조제1호에 따른 기본교육훈련(이하 "기본교육훈련"이라 한다)을 받게 한 후에 보직하여야 한다. 다만, 보건복지부장관이 인정하는 교육훈련기관에서 정해진 과정을 마친 사람은 보직 후에 기본교육훈련을 받게 할 수 있다.

② 시 · 도지사(특별자치시장 · 특별자치도지사를 포함한다)는 영 제18조제2항에 따라 전문인력에 대한 교육훈련을 다른 행정기관 소속의 교육훈련기관 또는 민간교육훈련기관에 위탁하여 받게 한 경우에는 교육훈련비용의 전부 또는 일부를 해당 교육훈련기관에 보조할 수 있다.

③ 전문인력에 대한 교육훈련 과정, 교육훈련 내용, 교육훈련기관의 선정 등에 필요한 사항은 보건복지부장관이 정한다.

④ 보건복지부장관은 지역보건의료기관의 전문인력의 배치 및 운영 실태를 조사할 수 있으며, 그 배치 및 운영이 부적절하다고 판단될 때에는 그 시정을 위하여 시 · 도지사 또는 시장 · 군수 · 구청장에게 권고할 수 있다.

시행령 제20조(전문인력 배치 및 운영 실태 조사) ① 보건복지부장관은 법 제16조제4항에 따라 지역보건의료기관의 전문인력 배치 및 운영 실태를 2년마다 조사하여야 하며, 필요한 경우에는 시 · 도 또는 시 · 군 · 구에 대하여 수시로 조사할 수 있다.

② 보건복지부장관은 제1항에 따른 실태 조사 결과 전문인력의 적절한 배치 및 운영에 필요하다고 판단하는 경우에는 시 · 도지사(특별자치시장 · 특별자치도지사를 포함한다)에게 전문인력의 교류를 권고할 수 있다.

시행규칙 제6조(전문인력의 교류 권고) 영 제20조제2항에 따라 보건복지부장관이 시 · 도지사(특별자치시장 · 특별자치도지사를 포함한다)에게 전문인력의 적절한 배치 및 운영을 위한 전문인력의 교류를 권고할 수 있는 경우는 다음 각 호의 어느 하나에 해당하는 경우로 한다.

1. 전문인력의 균형 있는 배치를 위하여 교류하는 경우
2. 보건소 간의 협조를 위하여 인접 보건소 간에 교류하는 경우
3. 전문인력의 연고지 배치를 위하여 필요한 경우

⑤ 제1항에 따른 전문인력의 배치 및 임용자격 기준과 제3항에 따른 교육훈련의 대상 · 기간 · 평가 및 그 결과 처리 등에 필요한 사항은 대통령령으로 정한다.

시행령 제17조(전문인력의 임용 자격 기준) 전문인력의 임용 자격 기준은 지역보건의료기관의 기능을 수행하는 데 필요한 면허 · 자격 또는 전문지식이 있는 사람으로 하되, 해당 분야의 업무에서 2년 이상 종사한 사람을 우선적으로 임용하여야 한다.

시행령 제21조(전문인력의 결원 보충) 시 · 도지사(특별자치시장 · 특별자치도지사를 포함한다) 또는 시장 · 군수 · 구청장(특별자치시장 · 특별자치도지사는 제외한다)은 지역보건의료기관에 전문인력의 결원이 생겼을 때에는 지체 없이 결원 보충에 필요한

조치를 하여야 한다.

제16조의2(방문건강관리 전담공무원) ① 제11조제1항제5호사목의 방문건강관리사업을 담당하게 하기 위하여 지역보건의료기관에 보건복지부령으로 정하는 전문인력을 방문건강관리 전담공무원으로 둘 수 있다.

② 국가는 제1항에 따른 방문건강관리 전담공무원의 배치에 필요한 비용의 전부 또는 일부를 보조할 수 있다.

시행규칙 **제4조의2(방문건강관리 전담공무원)** ① 법 제16조의2에 따른 방문건강관리 전담공무원은 다음 각 호의 어느 하나에 해당하는 사람으로 한다.

1. 「의료법」 제2조제1항에 따른 의사, 치과의사, 한의사 및 간호사
2. 「의료기사 등에 관한 법률」 제2조제2항제3호, 제4호 및 제6호에 따른 물리치료사, 작업치료사 및 치과위생사
3. 「국민영양관리법」 제15조에 따른 영양사
4. 「약사법」 제2조제2호에 따른 약사 및 한약사
5. 「국민체육진흥법」 제2조제6호에 따른 체육지도자
6. 그 밖에 법 제11조제1항제5호사목에 따른 방문건강관리사업에 관한 전문지식과 경험이 있다고 보건복지부장관이 인정하여 고시하는 사람

② 방문건강관리 전담공무원의 임용 등에 관하여는 「지방공무원 임용령」에서 정하는 바에 따른다.

③ 제1항 및 제2항에서 규정한 사항 외에 방문건강관리 전담공무원 제도 운영에 관하여 필요한 사항은 보건복지부장관이 정한다.

제17조(지역보건의료기관의 시설·장비 등) ① 지역보건의료기관은 보건복지부령으로 정하는 기준에 적합한 시설 · 장비 등을 갖추어야 한다.

② 지역보건의료기관의 장은 지역주민이 지역보건의료기관을 쉽게 알아볼 수 있고 이용하기에 편리하도록 보건복지부령으로 정하는 표시를 하여야 한다.

시행규칙 **제7조(지역보건의료기관의 시설·장비 및 표시)** 법 제17조에 따른 지역보건의료기관의 시설 · 장비 및 표시의 기준은 별표 3과 같다.

시행규칙 [별표 3]

지역보건의료기관의 시설·장비 및 표시 기준

(제7조 관련)

I. 지역보건의료기관의 시설 · 장비 기준

1. 시설기준
   가. 진료실: 일반진료, 치과진료, 한방진료, 만성질환 상담 등 진료에 필요한 시설
   나. 진료지원실: 방사선 촬영, 임상병리검사 등 진료지원에 필요한 시설
   다. 보건사업실: 건강증진 사업, 보건교육 등 보건사업에 필요한 시설
   라. 감염병검사시설: 검체 채취, 검체 보관 등 감염병 검사에 필요한 시설. 다만, 별도의 시설을 설치하지 않더라도 필요 시 가설건축물 등으로 해당 시설을 설치할 수 있는 상태에 있는 경우에도 감염병검사시설을 갖춘 것으로 본다.

2. 장비기준
   가. 진료실: 청진기, 진찰대, 혈압계, 체온계 등 진료에 필요한 장비
   나. 진료지원실: 방사선 촬영 장비, 임상병리검사 장비 등 진료지원에 필요한 장비
   다. 보건사업실: 건강증진 장비, 기초체력측정 장비, 교육용 모형 등 보건사업에 필요한 장비
   라. 감염병검사시설: 검체 채취 장비, 검체 보관용 냉장고 등 감염병 검사에 필요한 장비

Ⅱ. 지역보건의료기관의 표시 기준

지역보건의료기관은 다음의 표지와 함께 해당 지역명을 표시하여야 한다.

〈지역보건의료기관 표지〉

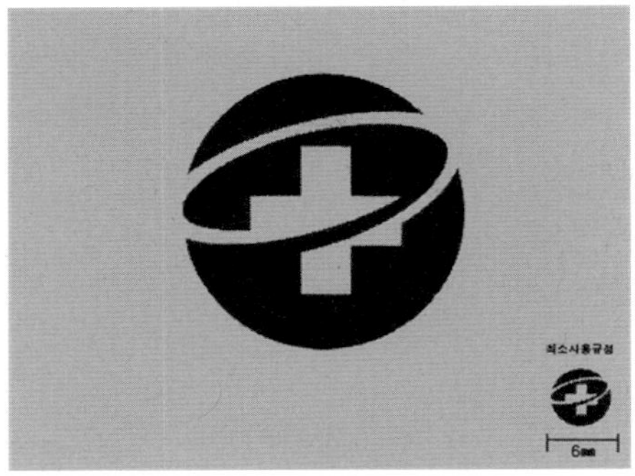

〈표시 예〉

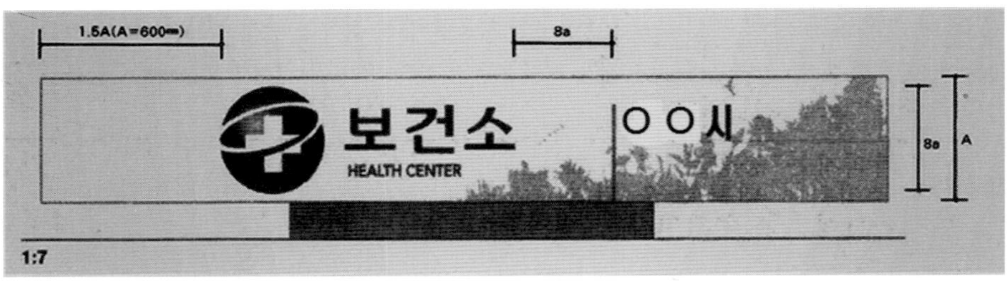

* 색상 No. : 보건그린 PANTONE Color 320 C, 라이트 그린 PANTONE Color 331 C

제18조(시설의 이용) 지역보건의료기관은 보건의료에 관한 실험 또는 검사를 위하여 의사 · 치과의사 · 한의사 · 약사 등에게 그 시설을 이용하게 하거나, 타인의 의뢰를 받아 실험 또는 검사를 할 수 있다.

시행령 **제22조(시설이용의 편의제공 등)** ① 지역보건의료기관의 장은 법 제18조에 따른 지역보건의료기관의 시설 이용, 타인이 의뢰한 실험 또는 검사를 정당한 사유 없이 거부할 수 없으며 편의를 제공하여야 한다.

② 지역보건의료기관의 장은 제1항에 따라 타인의 의뢰를 받아 실험 또는 검사를 하였을 때에는 그 결과를 지체 없이 의뢰인에게 통지하여야 한다.

제18조의2(지역보건의료기관 협의회) ① 지역보건의료기관은 2개 이상의 지방자치단체에 관련된 보건의료사업과 감염병 업무에 공동으로 대응하고, 관계 중앙행정기관 및 지역보건의료기관 상호 간에 소통과 업무의 효율성을 증진하기 위하여 지역보건의료기관 협의회를 구성할 수 있다.

② 지역보건의료기관의 장은 제1항에 따른 협의회를 구성하려면 관계 지역보건의료기관 간의 협의에 따라 규약을 정하여 전국 단위 협의회인 경우에는 보건복지부장관에게, 시 · 도(특별자치시 · 특별자치도를 포함한다) 단위 협의회인 경우에는 특별자치시장 · 특별자치도지사 또는 시 · 도지사에게 이를 보고하여야 한다.

③ 제1항 및 제2항에 따른 협의회의 구성과 운영 등에 필요한 사항은 보건복지부령으로 정한다.

제4장 지역보건의료서비스의 실시

제19조(지역보건의료서비스의 신청) ① 지역보건의료서비스 중 보건복지부령으로 정하는 서비스를 필요로 하는 사람(이하 "서비스대상자"라 한다)과 그 친족, 그 밖의 관계인은 관할 시장 · 군수 · 구청장에게 지역보건의료서비스의 제공(이하 "서비스 제공"이라 한다)을 신청할 수 있다.

② 시장 · 군수 · 구청장이 제1항에 따른 서비스 제공 신청을 받는 경우 제20조에 따라 조사하려 하거나 제출받으려는 자료 또는 정보에 관하여 서비스대상자와 그 서비스대상자의 1촌 직계혈족 및 그 배우자(이하 "부양의무자"라 한다)에게 다음 각 호의 사항을 알리고, 해당 자료 또는 정보의 수집에 관한 동의를 받아야 한다.

1. 법적 근거, 이용 목적 및 범위
2. 이용 방법
3. 보유기간 및 파기방법

③ 서비스 제공의 신청인은 서비스 제공 신청을 철회하는 경우 시장 · 군수 · 구청장에게 조사하거나 제출한 자료 또는 정보의 반환 또는 삭제를 요청할 수 있다. 이 경우 요청을 받은 시장 · 군수 · 구청장은 특별한 사유가 없으면 그 요청에 따라야 한다.

④ 제1항부터 제3항까지의 규정에 따른 서비스 제공의 신청 · 철회 및 고지 · 동의 방법 등에 관하여 필요한 사항은 보건복지부령으로 정한다.

시행규칙 **제8조(지역보건의료서비스 제공의 신청·철회 및 고지·동의)** ① 법 제19조제1항에서 "지역보건의료서비스 중 보건복지부령으로 정하는 서비스"란 소득, 재산, 건강상태 등에 따라 선별하여 제공하는 서비스를 말한다.

② 법 제19조제1항 및 제3항에 따라 지역보건의료서비스의 제공(이하 "서비스 제공"이라 한다)을 신청하거나 철회하려는 자는 지역보건의료서비스 신청서나 철회서(전자문서를 포함한다)에 관련 서류(전자문서를 포함한다)를 첨부하여 시장 · 군수 · 구청장에게 신청하거나 철회하여야 한다. 다만, 첨부하여야 하는 관련 서류 중 「전자정부법」 제36조제1항에 따른 행정정보의 공동이용을 통하여 관련 서류를 확인할 수 있는 경우에는 그 확인으로 첨부서류를 갈음하되, 신청인이 확인에 동의하지 아니하는 경우에는 그 서류를 첨부하여야 한다.

③ 시장 · 군수 · 구청장은 법 제19조제2항에 따라 알리거나 자료 또는 정보의 수집에 관한 동의를 받아야 하는 경우에는 서면 또는 전자적인 방법으로 하여야 한다. 다만, 서면 또는 전자적인 방법으로 알리기 곤란한 경우에는 전화, 담당 공무원의 안내 등의 방법으로 알릴 수 있다.

제20조(신청에 따른 조사) ① 시장 · 군수 · 구청장은 제19조제1항에 따라 서비스 제공 신청을 받으면 서비스대상자와 부양의무자의 인적사항 · 가족관계 · 소득 · 재산 · 사회보장급여 수급이력 · 건강상태 등에 관한 자료 및 정보에 대하여 조사하고 처리할 수 있다. 다만, 서비스대상자와 부양의무자에 대한 조사가 필요하지 아니하거나 그 밖에 대통령령으로 정하는 사유에 해당하는 경우는 제외한다.

② 시장 · 군수 · 구청장은 제1항에 따른 조사에 필요한 자료를 확보하기 위하여 서비스대상자 또는 그 부양의무자에게 필요한 자료 또는 정보의 제출을 요구할 수 있다.

③ 시장 · 군수 · 구청장은 제1항에 따른 조사를 위하여 주민등록전산정보 · 가족관계등록전산정보 · 금융 · 국세 · 지방세, 토지 · 건물 · 건강보험 · 국민연금 · 고용보험 · 산업재해보상보험 · 보훈급여 등 대통령령으로 정하는 관련 전산망 또는 자료를 이용하고자 하는 경우에는 관계 중앙행정기관, 지방자치단체, 관련 기관 · 단체 · 법인 · 시설 등에 협조를 요청할 수 있다. 이 경우 자료의 제출을 요청받은 중앙행정기관, 지방자치단체, 관련 기관 · 단체 · 법인 · 시설 등은 정당한 사유가 없으면 이에 따라야 한다.

④ 시장 · 군수 · 구청장은 제1항의 사항을 확인하기 위하여 필요한 경우 그 권한을 표시하는 증표 및 조사기간, 조사범위, 조사담당자, 관계 법령 등이 기재된 서류를 제시하고 거주지 및 사실 확인에 필요한 관련 장소를 방문할 수 있다.

제21조(서비스 제공의 결정 및 실시) ① 시장 · 군수 · 구청장은 제20조에 따른 조사를 하였을 때에는 예산 상황 등을 고려하여 서비스 제공의 실시 여부를 결정한 후 이를 서면이나 전자문서로 신청인에게 통보하여야 한다.

② 시장 · 군수 · 구청장은 제1항에 따른 서비스 제공의 실시 여부를 결정할 때 제20조제2항부터 제4항까지에 따라 조사한 자료 · 정보의 전부 또는 일부를 통하여 평가한 서비스대상자와 그 부양의무자의 소득 · 재산 수준 및 건강상태가 보건복지부장관이 정하는 기준 이하인 경우에는 관련 조사의 일부를 생략하고 서비스 제공의 실시를 결정할 수 있다.

③ 시장 · 군수 · 구청장은 서비스대상자에게 서비스 제공을 하기로 결정하였을 때에는 서비스 제공기간 등을 계획하여 그 계획에 따라 지역보건의료서비스를 제공하여야 한다.

제22조(정보의 파기) ① 시장 · 군수 · 구청장은 제20조에 따라 조사하거나 제출받은 정보 중 서비스대상자가 아닌 사람의 정보는 5년을 초과하여 보유할 수 없다. 이 경우 시장 · 군수 · 구청장은 정보의 보유기한이 지나면 지체 없이 이를 파기하여야 한다.

② 시장 · 군수 · 구청장은 제1항에 따른 정보가 지역보건의료정보시스템 또는 「사회보장기본법」 제37조제2항에 따른 사회보장정보시스템에 수집되어 있는 경우 보건복지부장관에게 해당 정보의 파기를 요청할 수 있다. 이 경우 보건복지부장관은 지체 없이 이를 파기하여야 한다.

③ 시 · 도지사, 시장 · 군수 · 구청장, 보건의료 관련 기관 · 단체 또는 의료인은 제5조제5항 및 제6항에 따라 제공받은 자료 또는 정보를 5년이 지나면 파기하여야 한다.

▶ 과태료: 3천만원 이하의 과태료(제공받은 정보 또는 자료를 파기하지 아니한 자)

제23조(건강검진 등의 신고) ① 「의료법」 제27조제1항 각 호의 어느 하나에 해당하는 사람이 지역주민 다수를 대상으로 건강검진 또는 순회 진료 등 주민의 건강에 영향을 미치는 행위(이하 "건강검진등"이라 한다)를 하려는 경우에는 보건복지부령으로 정하는 바에 따라 건강검진등을 하려는 지역을 관할하는 보건소장에게 신고하여야 한다.

▶ 과태료: 300만원 이하의 과태료(신고를 하지 아니하거나 거짓으로 신고하고 건강검진 등을 한 자)

② 의료기관이 「의료법」 제33조제1항 각 호의 어느 하나에 해당하는 사유로 의료기관 외의 장소에서 지역주민 다수를 대상으로 건강검진등을 하려는 경우에도 제1항에 따른 신고를 하여야 한다.

▶ 과태료: 300만원 이하의 과태료(신고를 하지 아니하거나 거짓으로 신고하고 건강검진 등을 한 자)

③ 보건소장은 제1항 및 제2항에 따른 신고를 받은 경우에는 그 내용을 검토하여 이 법에 적합하면 신고를 수리하여야 한다.

시행령 제24조(민감정보 및 고유식별정보의 처리) ① 보건복지부장관(법 제30조제5항에 따라 보건복지부장관의 업무를 대행하는 자를 포함한다)은 다음 각 호의 사무를 수행하기 위하여 불가피한 경우 「개인정보 보호법 시행령」 제19조제1호, 제2호 또는 제4호에 따른 주민등록번호, 여권번호 또는 외국인등록번호가 포함된 자료를 처리할 수 있다.

1. 법 제5조에 따른 자료 또는 정보의 처리 및 이용 등에 관한 사무
2. 법 제27조에 따른 보고 및 지도 · 감독에 관한 사무

② 지역보건의료기관의 장(법 제30조제3항에 따라 지역보건의료기관의 업무를 위탁받거나 대행하는 자를 포함한다)은 법 제11조에 따른 보건소의 업무에 관한 사무를 수행하기 위하여 불가피한 경우 「개인정보 보호법」 제23조에 따른 건강에 관한 정보, 같은 법 시행령 제19조제1호, 제2호 또는 제4호에 따른 주민등록번호, 여권번호 또는 외국인등록번호가 포함된 자료를 처리할 수 있다.

③ 보건소장은 법 제23조에 따른 건강검진 등의 신고에 관한 사무를 수행하기 위하여 불가피한 경우 「개인정보 보호법 시행령」 제19조제1호, 제2호 또는 제4호에 따른 주민등록번호, 여권번호 또는 외국인등록번호가 포함된 자료를 처리할 수 있다.

시행규칙 제9조(건강검진 등의 신고) ① 법 제23조에 따른 신고는 건강검진 등을 실시하기 10일 전까지 별지 제1호서식의 건강검진 등 신고서를 관할 보건소장(보건의료원장을 포함한다. 이하 같다)에게 제출하는 방법으로 해야 한다. 이 경우 관할 보건소장은 「전자정부법」 제36조제1항에 따른 행정정보의 공동이용을 통하여 의료기관 개설허가증 또는 의료기관 개설신고증명서(의료기관만 해당한다)와 의사 · 치과의사 또는 한의사 면허증을 확인할 수 있는 경우에는 그 확인으로 첨부자료의 제공을 갈음할 수 있고, 신고인이 자료 확인에 동의하지 않는 경우에는 해당 자료를 첨부하도록 해야 한다.

② 보건소장은 제1항에 따른 건강검진 등 신고서를 제출받은 날부터 7일 이내에 신고의 수리 여부를 신고인에게 통지해야 한다. 이 경우 신고를 수리하는 때에는 별지 제1호의2서식의 건강검진 등 신고확인서를 발급해야 한다.

제5장 보칙

제24조(비용의 보조) ① 국가와 시 · 도는 지역보건의료기관의 설치와 운영에 필요한 비용 및 지역보건의료계획의 시행에 필요한 비용의 일부를 보조할 수 있다.

② 제1항에 따라 보조금을 지급하는 경우 설치비와 부대비에 있어서는 그 3분의 2 이내로 하고, 운영비 및 지역보건의료계획의 시행에 필요한 비용에 있어서는 그 2분의 1 이내로 한다.

제25조(수수료 등) ① 지역보건의료기관은 그 시설을 이용한 자, 실험 또는 검사를 의뢰한 자 또는 진료를 받은 자로부터 수수료 또는 진료비를 징수할 수 있다.

② 제1항에 따른 수수료와 진료비는 보건복지부령으로 정하는 기준에 따라 해당 지방자치단체의 조례로 정한다.

시행규칙 **제10조(수수료 등)** 법 제25조제2항에 따라 지역보건의료기관에서 징수하는 수수료와 진료비는 「국민건강보험법」 제45조제4항에 따라 보건복지부장관이 고시하는 요양급여비용 명세의 기준에 따라 지방자치단체의 조례로 정한다. 다만, 「전자정부법」 제9조2항 및 제3항에 따른 전자민원창구를 통하여 증명서를 발급받는 경우에는 수수료를 면제한다.

제26조(지역보건의료기관의 회계) 지역보건의료기관의 수수료 및 진료비의 수입은 「지방회계법」 제26조에 따른 수입 대체 경비로 직접 지출할 수 있으며, 회계 사무는 해당 지방자치단체의 규칙으로 정하는 바에 따라 간소화할 수 있다.

제27조(자료 제출 등) 보건복지부장관은 지방자치단체에 대하여 보건복지부령으로 정하는 바에 따라 지역보건의료기관의 설치 · 운영에 관한 자료의 제출을 요구하거나 소속 공무원으로 하여금 지역보건의료기관에 대하여 실태조사 등 지도 · 감독을 할 수 있다. [개정 2024.9.20.]

시행규칙 **제11조(자료 제출 등)** ① 법 제27조에 따라 지역보건의료기관의 설치 · 운영에 관한 자료의 제출을 요구받은 시장 · 군수 · 구청장(특별자치시장 · 특별자치도지사는 제외한다)은 매년 12월 31일 기준으로 별지 제2호서식의 지역보건의료기관 설치 · 운영 현황을 작성하여 다음해 3월 31일까지 시 · 도지사를 거쳐 보건복지부장관에게 보고해야 한다. [개정 2025.3.21.]

② 법 제27조에 따라 지역보건의료기관의 설치 · 운영에 관한 자료의 제출을 요구받은 특별자치시장 · 특별자치도지사는 매년 12월 31일 기준으로 별지 제2호서식의 지역보건의료기관 설치 · 운영 현황을 작성하여 다음해 3월 31일까지 보건복지부장관에게 보고해야 한다. [개정 2025.3.21.]

③ 보건복지부장관은 지역보건의료기관의 설치 · 운영에 관한 지도 · 감독을 위하여 필요한 경우에는 소속 공무원으로 하여금 실태조사를 하게 할 수 있으며 실태조사 결과 부적절하다고 판단되는 경우에는 해당 지방자치단체의 장에게 시정을 요구하여야 한다.

④ 제1항 및 제2항에 따른 제출은 제5조에 따른 지역보건의료정보시스템에 입력하는 방법으로 할 수 있다. [개정 2025.3.21.]

제28조(개인정보의 누설금지) 지역보건의료기관(「농어촌 등 보건의료를 위한 특별조치법」 제2조제4호에 따른 보건진료소를 포함한다)의 기능 수행과 관련한 업무에 종사하였거나 종사하고 있는 사람 또는 지역보건의료정보시스템을 구축 · 운영하였거나 구축 · 운영하고 있는 자(제30조제3항 및 제5항에 따라 위탁받거나 대행하는 업무에 종사하거나 종사하였던 자를 포함한다)는 업무상 알게 된 다음 각 호의 정보를 업무 외의 목적으로 사용하거나 다른 사람에게 제공 또는 누설하여서는 아니 된다.

▶ 벌 칙: 5년 이하의 징역 또는 5천만원 이하의 벌금(정보를 누설한 자 및 제공받은 자)

1. 보건의료인이 진료과정(건강검진을 포함한다)에서 알게 된 개인 및 가족의 진료 정보
2. 제5조에 따라 수집 · 관리 · 보유하거나 제공받은 자료 또는 정보
3. 제20조에 따라 조사하거나 제출받은 다음 각 호의 정보
   가. 금융정보(「국민기초생활 보장법」 제21조제3항제1호의 금융정보를 말한다. 이하 같다)
   나. 신용정보 또는 보험정보(「국민기초생활 보장법」 제21조제3항제2호 · 제3호의 신용정보 및 보험정보를 말한다. 이하 같다)
4. 제1호부터 제3호까지에 따른 자료 또는 정보를 제외한 개인정보(「개인정보 보호법」 제2조제1호의 개인정보를 말한다. 이하 같다)

제29조(동일 명칭 사용금지) 이 법에 따른 보건소, 보건의료원, 보건지소 또는 건강생활지원센터가 아닌 자는 각각 보건소, 보건의료원, 보건지소 또는 건강생활지원센터라는 명칭을 사용하지 못한다.

▶ 과태료: 300만원 이하의 과태료(동일명칭을 사용한 자)

제30조(권한의 위임 등) ① 이 법에 따른 보건복지부장관의 권한은 대통령령으로 정하는 바에 따라 그 일부를 시 · 도지사 또는 시장 · 군수 · 구청장에게 위임할 수 있다.

② 이 법에 따른 질병관리청장의 권한은 대통령령으로 정하는 바에 따라 그 일부를 소속 기관의 장에게 위임할 수 있다.

③ 시 · 도지사 또는 시장 · 군수 · 구청장은 이 법에 따른 지역보건의료기관의 기능 수행에 필요한 업무의 일부를 대통령령으로 정하는 바에 따라 보건의료 관련기관 · 단체에 위탁하거나, 「의료법」 제2조에 따른 의료인에게 대행하게 할 수 있다.

④ 시 · 도지사 또는 시장 · 군수 · 구청장은 제3항에 따라 업무를 위탁한 경우에는 그 비용의 전부 또는 일부를 보조할 수 있고, 의료인에게 그 업무의 일부를 대행하게 한 경우에는 그 업무수행에 드는 실비(實費)를 보조할 수 있다.

⑤ 보건복지부장관은 지역보건의료정보시스템의 구축 · 운영 등에 관한 업무를 대통령령으로 정하는 바에 따라 「공공기관의 운영에 관한 법률」 제4조에 따른 공공기관에 대행하게 할 수 있다.

⑥ 보건복지부장관은 제4항에 따라 업무를 대행하게 한 경우에는 예산의 범위에서 그에 필요한 비용을 보조할 수 있다.

시행령 **제23조(업무의 위탁 및 대행)** ① 법 제30조제3항에 따라 시 · 도지사 또는 시장 · 군수 · 구청장은 다음 각 호의 업무를 보건의료 관련기관 · 단체에 위탁할 수 있다.

1. 법 제4조에 따른 지역사회 건강실태조사에 관한 업무
2. 법 제8조에 따른 지역보건의료계획의 시행에 관한 업무
3. 법 제11조제1항제5호나목에 따른 감염병의 예방 및 관리에 관한 업무
4. 법 제11조제1항제5호바목에 따른 지역주민에 대한 진료, 건강검진 및 만성질환 등 질병관리에 관한 사항 중 전문지식 및 기술이 필요한 진료, 실험 또는 검사 업무
5. 법 제11조제1항제5호사목에 따른 가정 및 사회복지시설 등을 방문하여 행하는 보건의료사업에 관한 업무

② 법 제30조제3항에 따라 시 · 도지사 또는 시장 · 군수 · 구청장은 「의료법」 제2조에 따른 의료인에게 법 제11조제1항제5호바목에 따른 지역주민에 대한 진료, 건강검진 및 만성질환 등 질병관리에 관한 사항 중 전문지식 및 기술이 필요한 진료에 관한 업무를 대행하게 할 수 있다.

③ 시 · 도지사 또는 시장 · 군수 · 구청장은 법 제30조제3항에 따라 제1항 각 호에 따른 업무를 위탁하는 경우 그 수탁자 및 위탁 업무 등을 고시해야 한다.

④ 법 제30조제4항에 따른 비용보조, 실비보조, 그 밖의 업무의 위탁 또는 대행에 필요한 사항은 해당 지방자치단체의 조례로 정한다.

⑤ 보건복지부장관은 법 제30조제5항에 따라 지역보건의료정보시스템의 구축 · 운영 등에 관한 업무를 「사회보장급여의 이용 · 제공 및 수급권자 발굴에 관한 법률」 제29조에 따른 한국사회보장정보원이 대행하게 한다.

제31조(「의료법」에 대한 특례) 제12조에 따른 보건의료원은 「의료법」 제3조제2항제3호가목에 따른 병원 또는 같은 항 제1호나목 · 다목에 따른 치과의원 또는 한의원으로 보고, 보건소 · 보건지소 및 건강생활지원센터는 같은 호에 따른 의원 · 치과의원 또는 한의원으로 본다.

제6장 벌칙

제32조(벌칙) ① 다음 각 호의 어느 하나에 해당하는 자는 5년 이하의 징역 또는 5천만원 이하의 벌금에 처한다.

1. 제5조제3항을 위반하여 정당한 접근 권한 없이 또는 허용된 접근 권한을 넘어 지역보건의료정보시스템의 정보를 훼손 · 멸실 · 변경 · 위조 또는 유출한 자
2. 제28조를 위반하여 같은 조 제1호부터 제4호까지의 어느 하나에 해당하는 정보를 사용 · 제공 · 누설한 자 및 그 사정을 알면서도 영리 목적 또는 부정한 목적으로 해당 정보를 제공받은 자

② 삭제

③ 제5조제3항을 위반하여 정당한 접근 권한 없이 또는 허용된 접근 권한을 넘어 지역보건의료정보시스템의 정보를 검색 또는 복제한 자는 3년 이하의 징역 또는 3천만원 이하의 벌금에 처한다.

1. 삭제
2. 삭제

제33조(양벌규정) 법인의 대표자나 법인 또는 개인의 대리인 · 사용인, 그 밖의 종업원이 그 법인 또는 개인의 업무에 관하여 제32조의 위반행위를 하면 그 행위자를 벌하는 외에 그 법인 또는 개인에게도 해당 조문의 벌금형을 과(科)한다. 다만, 법인 또는 개인이 그 위반행위를 방지하기 위하여 해당 업무에 관하여 상당한 주의와 감독을 게을리하지 아니한 경우에는 그러하지 아니하다.

제34조(과태료) ① 제22조제3항을 위반하여 정보 또는 자료를 파기하지 아니한 자에게는 3천만원 이하의 과태료를 부과한다.

② 다음 각 호의 어느 하나에 해당하는 자에게는 300만원 이하의 과태료를 부과한다.

1. 제23조에 따른 신고를 하지 아니하거나 거짓으로 신고하고 건강검진등을 한 자
2. 제29조를 위반하여 동일 명칭을 사용한 자

③ 제1항 및 제2항에 따른 과태료는 해당 지방자치단체의 조례에서 정하는 바에 따라 해당 시장 · 군수 · 구청장이 부과 · 징수한다.

치대, 치전원(이하 치대) 학생들의 무료진료 봉사활동 시 신고의무에 대하여

치대학생들이 학기 중은 물론 방학 등에 특정 지역 주민(지역 초 · 중 · 고등학생 포함) 등에 대하여 치과무료진료활동을 하는 경우, 이 법 제23조, 법 제34조, 시행규칙 제9조 등에 의하여 반드시 「건강검진 등의 신고」를 지역 관할 보건소(보건의료원 포함)에 지역보건법 시행규칙 [별지 제1호서식]에 따라 신고하여야 한다. 신고를 하지 않을 경우에 대한 벌칙조항이 이제까지는 따로 명시되어 있지 않았으나, 2016년 모든 광역자치단체, 지방자치단체가 이 부분에 대하여 과태료 조항을 조례로 공표하여, 시행하고 있음을 명심하여 주의하여야 한다.

특히 1회만 위반하여도 과태료가 100만원에 이르므로, 조심하여야 한다. 참고로 세종특별자치시의 과태료 기준을 소개한다.

[별표] 세종자치특별시 조례969호. 2016.12.20공포

과태료의 부과기준

(제3조 관련)

1. 일반기준

가. 위반행위가 둘 이상일 때에는 각 위반행위에 따라 각각 과태료를 부과한다.

나. 위반행위의 차수에 따른 과태료 부과기준은 최근 1년간 같은 위반행위로 과태료 처분을 받은 경우에 적용한다. 이 경우 기준 적용일은 위반사항에 대한 과태료 처분일과 그 처분 후의 재적발일을 기준으로 한다.

다. 영업(소)의 양도, 상속 또는 법인합병이 있는 경우로서 이전에 해당 영업(소)에 대하여 한 처분(이미 처분기간이 경과한 처분, 처분기간이 진행 중인 처분 등)은 양수인, 상속인 또는 합병 법인에 승계된다.

2. 개별기준

위반행위	근거법령	과태료 부과금액(만원)		
		1차 위반	2차 위반	3차 위반
가. 「지역보건법」 제23조에 따른 신고를 하지 아니하거나 거짓으로 신고하고 다음에 해당하는 행위를 한 경우 1) 「의료법」 제27조제1항 각 호의 어느 하나에 해당하는 사람이 지역주민 다수를 대상으로 건강검진 또는 순회 진료 등 주민의 건강에 영향을 미치는 행위(이하 "건강검진 등"이라 한다)를 한 경우	「지역보건법」 제34조제1항제1호	100	200	300
2) 의료기관이 의료기관 외의 장소에서 지역주민 다수를 대상으로 건강검진 등을 한 경우	「지역보건법」 제34조제1항제1호	100	200	300
나. 「지역보건법」 제29조를 위반하여 이 법에 따른 보건소, 보건의료원, 보건지소 또는 건강생활지원센터라는 명칭을 사용한 경우	「지역보건법」 제34조제1항제2호	100	200	300

■ 지역보건법 시행규칙 [별지 제1호서식]

건강검진 등 신고서

접수번호	접수일	처리기간	3일

신고인	기관(명칭)		요양기관 기호
	소재지		전화번호
	성명 (대표자)	생년월일	면허번호(의사·치과의사·한의사)
	주소		전화번호
	수행 인원 수		

신고 내용	목적	
	일시	장소
	대상	건강검진 등 예상인원 수
	내용	

「지역보건법」 제23조 및 같은 법 시행규칙 제9조에 따라 위와 같이 건강검진 등의 실시를 신고합니다.

년 월 일

신고인 (서명 또는 인)

○○시 · 군 · 구 보건소장 귀하

담당 공무원 확인사항	1. 의료기관 개설허가증 또는 의료기관 개설신고증명서 사본 1부(의료기관만 해당합니다) 2. 의사·치과의사 또는 한의사 면허증 사본 1부	수수료 없음

행정정보 공동이용 동의서
본인은 이 건 업무처리와 관련하여 담당 공무원이 「전자정부법」 제36조제1항에 따른 행정정보의 공동이용을 통하여 위의 담당 공무원 확인사항을 확인하는 것에 동의합니다. * 동의하지 아니하는 경우에는 신고인이 직접 관련 서류를 제출하여야 합니다.
신고인 (서명 또는 인)

210㎜ × 297㎜[백상지(80g/㎡)]

조선대학교 유지원 교수

08 국민건강증진법

학습 길잡이

국민건강증진법은 국민의 건강을 증진함을 목적으로 하며, 보건교육, 질병예방, 영양개선, 구강건강 증진, 절주, 신체활동 장려, 건강관리 및 건강친화제도 등 다양한 국민건강증진사업의 내용을 다루고 있습니다. 구강보건법이 제정되기 이전에 국민건강증진법에 구강보건에 관한 조항이 신설되어 수돗물불소농도조정사업 확대의 발판을 제공한 바 있습니다. 다양한 건강증진사업에 필요한 재원은 국민건강증진기금에서 제공되는데, 현재 시행되는 많은 구강보건사업 역시 국민건강증진기금으로부터 재정적인 지원을 받고 있습니다. 금연에 대한 사회적 관심이 높아짐에 따라 담배부담금이 부여되었고 이를 통해 많은 건강증진사업이 시행되고 있습니다. 또한 알코올이 암과 각종 질병, 알코올 중독을 유발하고, 과도한 음주는 사회 불안을 일으키는 위험 요인이기에 주류 광고기준을 법률로 상향하고, 음주폐해예방위원회를 설치하는 내용이 추가되어 일부 개정이 되었습니다.

국민건강증진법은 주변에서 쉽게 이 법의 적용 사례를 경험할 수 있으므로 실제 생활에서도 유익하게 사용될 수 있는 법입니다.

학습 목표

1. 국민건강증진법에서 정의하는 국민건강증진사업의 종류를 나열할 수 있다.
2. 건강증진계획수립의 주체와 주기를 설명할 수 있다.
3. 국가 및 지자체가 수행하여야 할 건강생활지원 내용을 설명할 수 있다.
4. 보건복지부장관이 광고의 금지를 명할 수 있는 경우를 설명할 수 있다.
5. 국민건강증진법이 규정하는 담배포장 표기 경고문구를 설명할 수 있다.
6. 국민건강증진법이 규정하는 주류포장 표기 경고문구를 설명할 수 있다.
7. 국민건강증진법이 규정하는 금연을 위한 조치를 나열할 수 있다.
8. 금연구역과 흡연구역 설치의 기준을 설명할 수 있다.
9. 보건교육사의 자격요건에 대하여 설명할 수 있다.
10. 영양개선사업의 종류를 나열할 수 있다.
11. 국민영양조사의 조사내용의 종류를 나열할 수 있다.
12. 국민건강증진법이 규정하는 구강건강사업의 종류를 나열할 수 있다.
13. 국민건강증진법에 의하여 보건소장이 행하여야 하는 건강증진사업의 종류를 나열할 수 있다.
14. 국민건강증진기금 부과징수의 방법에 대해 설명할 수 있다.
15. 국민건강증진기금의 사용범위를 나열할 수 있다.
16. 담배광고의 허용범위와 금지범위에 대해 설명할 수 있다.
17. 담배자판기 설치가 허용되는 장소에 대해 나열할 수 있다.
18. 국민건강증진법에 의한 보건교육의 내용을 나열할 수 있다.
19. 주류광고의 제한 · 금지 규정과 음주폐해예방위원회의 기능 및 자문 내용을 나열할 수 있다.
20. 국민건강증진법, 지역보건법 그리고 구강보건법에서 제시한 구강보건사업의 종류와 사업의 시행주체를 비교할 수 있다.

08 국민건강증진법

[시행 2026. 3. 19.] [법률 제20813호, 2025. 3. 18., 타법개정]

제1장 총칙

제1조(목적) 이 법은 국민에게 건강에 대한 가치와 책임의식을 함양하도록 건강에 관한 바른 지식을 보급하고 스스로 건강생활을 실천할 수 있는 여건을 조성함으로써 국민의 건강을 증진함을 목적으로 한다.

제2조(정의) 이 법에서 사용하는 용어의 정의는 다음과 같다.

1. "국민건강증진사업"이라 함은 보건교육, 질병예방, 영양개선, 신체활동장려, 건강관리 및 건강생활의 실천 등을 통하여 국민의 건강을 증진시키는 사업을 말한다.
2. "보건교육"이라 함은 개인 또는 집단으로 하여금 건강에 유익한 행위를 자발적으로 수행하도록 하는 교육을 말한다.
3. "영양개선"이라 함은 개인 또는 집단이 균형된 식생활을 통하여 건강을 개선시키는 것을 말한다.
4. "신체활동장려"란 개인 또는 집단이 일상생활 중 신체의 근육을 활용하여 에너지를 소비하는 모든 활동을 자발적으로 적극 수행하도록 장려하는 것을 말한다.
5. "건강관리"란 개인 또는 집단이 건강에 유익한 행위를 지속적으로 수행함으로써 건강한 상태를 유지하는 것을 말한다.
6. "건강친화제도"란 근로자의 건강증진을 위하여 직장 내 문화 및 환경을 건강친화적으로 조성하고, 근로자가 자신의 건강관리를 적극적으로 수행할 수 있도록 교육, 상담 프로그램 등을 지원하는 것을 말한다.

제3조(책임) ① 국가 및 지방자치단체는 건강에 관한 국민의 관심을 높이고 국민건강을 증진할 책임을 진다.
② 모든 국민은 자신 및 가족의 건강을 증진하도록 노력하여야 하며, 타인의 건강에 해를 끼치는 행위를 하여서는 아니된다.

제3조의2(보건의 날) ① 보건에 대한 국민의 이해와 관심을 높이기 위하여 매년 4월 7일을 보건의 날로 정하며, 보건의 날부터 1주간을 건강주간으로 한다.
② 국가와 지방자치단체는 보건의 날의 취지에 맞는 행사 등 사업을 시행하도록 노력하여야 한다.

제4조(국민건강증진종합계획의 수립) ① 보건복지부장관은 제5조의 규정에 따른 국민건강증진정책심의위원회의 심의를 거쳐 국민건강증진종합계획(이하 "종합계획"이라 한다)을 5년마다 수립하여야 한다. 이 경우 미리 관계중앙행정기관의 장과 협의를 거쳐야 한다.
② 종합계획에 포함되어야 할 사항은 다음과 같다.

1. 국민건강증진의 기본목표 및 추진방향
2. 국민건강증진을 위한 주요 추진과제 및 추진방법
3. 국민건강증진에 관한 인력의 관리 및 소요재원의 조달방안
4. 제22조의 규정에 따른 국민건강증진기금의 운용방안

4의2. 아동 · 여성 · 노인 · 장애인 등 건강취약 집단이나 계층에 대한 건강증진 지원방안

5. 국민건강증진 관련 통계 및 정보의 관리 방안
6. 그 밖에 국민건강증진을 위하여 필요한 사항

시행령 **제2조(국민건강증진종합계획의 수립 등)** ① 보건복지부장관은 「국민건강증진법」(이하 "법"이라 한다) 제4조에 따른 국민건강증진종합계획(이하 "종합계획"이라 한다)의 효율적인 수립을 위하여 미리 종합계획안 작성지침을 작성하여 종합계획이 시행되는 해의 전전년도 12월말까지 관계 중앙행정기관의 장에게 통보하여야 한다.

② 관계 중앙행정기관의 장은 제1항에 따른 종합계획안 작성지침에 따라 소관별 계획안을 작성하여 종합계획이 시행되는 해의 전년도 3월말까지 보건복지부장관에게 제출하고, 보건복지부장관은 이를 종합한 종합계획안을 작성하여 법 제5조에 따른 국민건강증진정책심의위원회의 심의를 거쳐 확정한다.

③ 보건복지부장관은 확정된 종합계획을 관계 중앙행정기관의 장과 특별시장 · 광역시장 · 특별자치시장 · 도지사 · 특별자치도지사(이하 "시 · 도지사"라 한다)에게 통보해야 한다.

제4조의2(실행계획의 수립 등) ① 보건복지부장관, 관계중앙행정기관의 장, 특별시장 · 광역시장 · 특별자치시장 · 도지사 · 특별자치도지사(이하 "시 · 도지사"라 한다) 및 시장 · 군수 · 구청장(자치구의 구청장에 한한다. 이하 같다)은 종합계획을 기초로 하여 소관 주요시책의 실행계획(이하 "실행계획"이라 한다)을 매년 수립 · 시행하여야 한다.

② 국가는 실행계획의 시행에 필요한 비용의 전부 또는 일부를 지방자치단체에 보조할 수 있다.

시행령 **제3조(실행계획의 수립)** ① 특별시장 · 광역시장 · 도지사 · 특별자치도지사(관할 구역 안에 지방자치단체인 시 · 군이 있는 특별자치도의 도지사를 말한다)는 통보된 종합계획에 따라 특별시 · 광역시 · 도 · 특별자치도(관할 구역 안에 지방자치단체인 시 · 군이 있는 특별자치를 말한다)의 매년도 실행계획을 수립하여 이를 시장 · 군수 · 구청장(자치구의 구청장을 말한다. 이하 같다)에게 통보하고, 시장 · 군수 · 구청장은 통보된 실행계획에 따라 시 · 군 · 구(자치구를 말한다)의 실행계획을 수립 · 시행해야 한다.

② 특별자치시장 · 특별자치도지사(관할 구역 안에 지방자치단체인 시 · 군이 있는 특별자치도의 도지사는 제외한다. 이하 제22조 및 제33조에서 같다)는 통보된 종합계획에 따라 특별자치시 · 특별자치도(관할 구역 안에 지방자치단체인 시 · 군이 있는 특별자치도는 제외한다)의 매년도 실행계획을 수립 · 시행해야 한다.

제4조의3(계획수립의 협조) ① 보건복지부장관, 관계중앙행정기관의 장, 시 · 도지사 및 시장 · 군수 · 구청장은 종합계획과 실행계획의 수립 · 시행을 위하여 필요한 때에는 관계 기관 · 단체 등에 대하여 자료 제공 등의 협조를 요청할 수 있다.

② 제1항의 규정에 따른 협조요청을 받은 관계 기관 · 단체 등은 특별한 사유가 없는 한 이에 응하여야 한다.

제5조(국민건강증진정책심의위원회) ① 국민건강증진에 관한 주요사항을 심의하기 위하여 보건복지부에 국민건강증진정책심의위원회(이하 "위원회"라 한다)를 둔다.

② 위원회는 다음 각 호의 사항을 심의한다.

1. 종합계획
2. 제22조의 규정에 따른 국민건강증진기금의 연도별 운용계획안 · 결산 및 평가
3. 2 이상의 중앙행정기관이 관련되는 주요 국민건강증진시책에 관한 사항으로서 관계중앙행정기관의 장이 심의를 요청하는 사항
4. 「국민영양관리법」 제9조에 따른 심의사항

>> **참고 – 국민영양관리법 제9조[국민영양정책 등의 심의]** 위원회는 국민의 영양관리를 위하여 다음 각 호의 사항을 심의한다.
1. 국민영양정책의 목표와 추진방향에 관한 사항
2. 기본계획의 수립에 관한 사항
3. 그 밖에 영양관리를 위하여 위원장이 필요하다고 인정한 사항

5. 다른 법령에서 위원회의 심의를 받도록 한 사항
6. 그 밖에 위원장이 심의에 부치는 사항

시행령 **제4조(국민건강증진정책심의위원회 위원의 임기 및 운영 등)** ① 법 제5조에 따른 국민건강증진정책심의위원회(이하 "위원회"라 한다) 위원의 임기는 2년으로 하되, 연임할 수 있다. 다만, 공무원인 위원의 임기는 그 재직기간으로 한다.

② 위원회의 위원장은 위원회를 대표하고 위원회의 사무를 총괄한다.

③ 위원회의 회의는 재적위원 과반수의 출석으로 개의하고 출석위원 과반수의 찬성으로 의결한다.

④ 위원회는 심의사항을 전문적으로 연구 · 검토하기 위하여 분야별로 전문위원회를 둘 수 있다.

⑤ 이 영에서 정한 것 외에 위원회의 운영에 관하여 필요한 사항은 위원회의 의결을 거쳐 위원장이 정한다.

제5조의2(위원회의 구성과 운영) ① 위원회는 위원장 1인 및 부위원장 1인을 포함한 15인 이내의 위원으로 구성한다.

② 위원장은 보건복지부차관이 되고, 부위원장은 위원장이 공무원이 아닌 위원 중에서 지명한 자가 된다.

③ 위원은 국민건강증진 · 질병관리에 관한 학식과 경험이 풍부한 자, 「소비자기본법」에 따른 소비자단체 및 「비영리민간단체 지원법」에 따른 비영리민간단체가 추천하는 자, 관계공무원 중에서 보건복지부장관이 위촉 또는 지명한다.

시행령 **제4조의2(위원회 위원의 해촉 등)** 보건복지부장관은 법 제5조의2제3항에 따른 위원이 다음 각 호의 어느 하나에 해당하는 경우에는 해당 위원을 해촉(解囑)하거나 지명을 철회할 수 있다.

1. 심신장애로 인하여 직무를 수행할 수 없게 된 경우
2. 직무와 관련된 비위사실이 있는 경우
3. 직무태만, 품위손상이나 그 밖의 사유로 인하여 위원으로 적합하지 아니하다고 인정되는 경우
4. 위원 스스로 직무를 수행하는 것이 곤란하다고 의사를 밝히는 경우

④ 그 밖에 위원회의 구성 · 운영 등에 관하여 필요한 사항은 대통령령으로 정한다.

제5조의3(한국건강증진개발원의 설립 및 운영) ① 보건복지부장관은 제22조에 따른 국민건강증진기금의 효율적인 운영과 국민건강증진사업의 원활한 추진을 위하여 필요한 정책 수립의 지원과 사업평가 등의 업무를 수행할 수 있도록 한국건강증진개발원(이하 이 조에서 "개발원"이라 한다)을 설립한다.

② 개발원은 다음 각 호의 업무를 수행한다.

1. 국민건강증진 정책수립을 위한 자료개발 및 정책분석
2. 종합계획 수립의 지원
3. 위원회의 운영지원
4. 제24조에 따른 기금의 관리 · 운용의 지원 업무
5. 제25조제1항제1호부터 제10호까지의 사업에 관한 업무
6. 국민건강증진사업의 관리, 기술 지원 및 평가
7. 「지역보건법」 제7조부터 제9조까지에 따른 지역보건의료계획에 대한 기술 지원
8. 「지역보건법」 제24조에 따른 보건소의 설치와 운영에 필요한 비용의 보조
9. 국민건강증진과 관련된 연구과제의 기획 및 평가
10. 「농어촌 등 보건의료를 위한 특별조치법」 제2조의 공중보건의사의 효율적 활용을 위한 지원
11. 지역보건사업의 원활한 추진을 위한 지원
12. 그 밖에 국민건강증진과 관련하여 보건복지부장관이 필요하다고 인정한 업무

③ 개발원은 법인으로 하고, 주된 사무소의 소재지에 설립등기를 함으로써 성립한다.

④ 개발원은 다음 각 호를 재원으로 한다.

1. 제22조에 따른 기금
2. 정부출연금
3. 기부금
4. 그 밖의 수입금

⑤ 정부는 개발원의 운영에 필요한 예산을 지급할 수 있다.

⑥ 개발원에 관하여 이 법과 「공공기관의 운영에 관한 법률」에서 정한 사항 외에는 「민법」 중 재단법인에 관한 규정을 준용한다.

제2장 국민건강의 관리

제6조(건강친화 환경 조성 및 건강생활의 지원 등) ① 국가 및 지방자치단체는 건강친화 환경을 조성하고, 국민이 건강생활을 실천할 수 있도록 지원하여야 한다.

② 국가는 혼인과 가정생활을 보호하기 위하여 혼인전에 혼인 당사자의 건강을 확인하도록 권장하여야 한다.

③ 제2항의 규정에 의한 건강확인의 내용 및 절차에 관하여 필요한 사항은 보건복지부령으로 정한다.

시행규칙 **제3조(건강확인의 내용 및 절차)** ① 「국민건강증진법」(이하 "법"이라 한다) 제6조제3항의 규정에 의한 건강확인의 내용은 다음 각 호의 질환으로서 보건복지부장관이 정하는 질환으로 한다.

1. 자녀에게 건강상 현저한 장애를 줄 수 있는 유전성질환
2. 혼인 당사자 또는 그 가족에게 건강상 현저한 장애를 줄 수 있는 전염성질환

② 특별자치시장 · 특별자치도지사 · 시장 · 군수 · 구청장은 혼인하고자 하는 자가 제1항의 규정에 의한 내용을 확인하고자 할 때에는 보건소 또는 시장 · 군수 · 구청장이 지정한 의료기관에서 그 내용을 확인받을 수 있도록 하여야 한다.

③ 제2항의 규정에 의하여 보건소장 또는 의료기관의 장이 혼인하고자 하는 자의 건강을 확인한 경우에는 「의료법」에 의한 진단서에 그 확인내용을 기재하여 교부하여야 한다.

제6조의2(건강친화기업 인증) ① 보건복지부장관은 건강친화 환경의 조성을 촉진하기 위하여 건강친화제도를 모범적으로 운영하고 있는 기업에 대하여 건강친화인증(이하 "인증"이라 한다)을 할 수 있다.

▶ 과태료: 500만원 이하의 과태료(거짓이나 그 밖의 부정한 방법으로 인증을 받은 자)

시행령 **제7조(건강친화기업 인증의 기준)** ① 보건복지부장관은 법 제6조의2제1항에 따라 건강친화인증(이하 "건강친화인증"이라 한다)을 하려는 경우 다음 각 호의 사항을 심사 · 평가해야 한다.

1. 건강친화 환경 조성을 위한 경영의 적극성
2. 직원의 건강증진을 위한 근로 환경 조성
3. 건강친화 프로그램의 수립 및 실시
4. 그 밖에 보건복지부장관이 건강친화 환경의 조성을 촉진하는 데 필요하다고 인정하여 고시하는 사항

② 건강친화인증의 기준 등에 관하여 필요한 세부사항은 보건복지부장관이 정하여 고시한다.

② 인증을 받고자 하는 자는 대통령령으로 정하는 바에 따라 보건복지부장관에게 신청하여야 한다.

시행령 **제8조(건강친화인증의 절차)** ① 법 제6조의2제2항에 따라 건강친화인증을 신청하려는 자는 보건복지부령으로 정하는 건강친화인증 신청서에 다음 각 호의 서류를 첨부하여 보건복지부장관에게 제출해야 한다.

1. 건강친화 환경 조성을 위한 경영계획 및 실적
2. 직원의 건강증진을 위한 근로 환경 조성 실적
3. 건강친화 프로그램의 수립 및 실시 결과
4. 그 밖에 건강친화 환경 조성에 관한 자료

② 보건복지부장관은 제1항에 따른 신청이 제7조에 따른 건강친화인증의 기준에 적합한 경우 신청자에게 보건복지부령으로 정하는 건강친화기업 인증서를 발급해야 한다.

③ 제1항 및 제2항에서 규정한 사항 외에 건강친화인증 절차에 관하여 필요한 세부사항은 보건복지부령으로 정한다.

③ 인증을 받은 기업은 보건복지부령으로 정하는 바에 따라 인증의 표시를 할 수 있다.

시행규칙 **제3조의2(건강친화기업 인증)** ① 영 제8조제1항에 따른 건강친화인증 신청서는 별지 제1호서식에 따른다.

② 영 제8조제2항에 따른 건강친화기업 인증서(이하 "건강친화기업인증서"라 한다)는 별지 제1호의2서식에 따른다.

③ 건강친화기업인증서를 발급받은 자가 다음 각 호에 해당하는 경우에는 별지 제1호의3서식의 건강친화기업인증서 재발급 신청서에 다음 각 호의 구분에 따른 서류를 첨부하여 건강친화기업인증서의 재발급을 신청할 수 있다.

1. 건강친화기업인증서를 잃어버린 경우: 사유서

2. 건강친화기업인증서가 헐어 못쓰게 된 경우: 그 인증서
3. 건강친화기업인증서의 기재사항이 변경된 경우: 변경 사항을 증명하는 서류

④ 법 제6조의2제3항에 따른 건강친화기업 인증(이하 "인증"이라 한다)의 표시는 별표 1과 같다.

시행규칙 [별표 1]

건강친화인증의 표시

(제3조의2제4항 관련)

HEALTH FRIENDLY WORKPLACE
건강친화기업

건강친화기업의 영문 표기 Health Friendly의 이니셜 H와 F의 조합

- H(건강)와 F(친화기업)가 만나 모두의 행복한 웃음(Happy)을 만들어 냄.
- 전체적인 형태는 노동자의 건강한 웃음을 떠올리며 동시에 두 명의 사람이 어깨동무를 하고 창밖의 파란 하늘(행복한 내일)을 바라보고 있는 모습을 표현함.
- 두 개의 직선과 그 직선을 관통하고 포용하는 하나의 곡선은 노동자와 기업 그리고 이 둘을 이어주는 정부의 모습이며 하나가 되어 건강한 대한민국을 만드는 모두의 행복에 대한 의지를 나타냄.

④ 인증을 받지 아니한 기업은 인증표시 또는 이와 유사한 표시를 하여서는 아니 된다.

▶ 과태료: 500만원 이하의 과태료(인증을 받지 아니한 인증표시 또는 이와 유사한 표시를 한 자)

⑤ 국가 및 지방자치단체는 인증을 받은 기업에 대하여 대통령령으로 정하는 바에 따라 행정적 · 재정적 지원을 할 수 있다.

시행령 **제9조(건강친화인증 기업에 대한 지원)** 보건복지부장관과 지방자치단체의 장은 건강친화인증을 받은 기업에 법 제6조의2제5항에 따라 다음 각 호의 사항을 지원할 수 있다.

1. 건강친화기업 홍보
2. 건강친화 관련 시설개선 지원
3. 건강친화 프로그램의 개발 및 보급 지원
4. 건강친화 우수기업 선정 및 포상
5. 그 밖에 보건복지부장관이 건강친화 환경의 조성을 촉진하는 데 필요하다고 인정하는 지원

⑥ 인증의 기준 및 절차는 대통령령으로 정한다.

제6조의3(인증의 유효기간) ① 인증의 유효기간은 인증을 받은 날부터 3년으로 하되, 대통령령으로 정하는 바에 따라 그 기간을 연장할 수 있다.

시행령 **제9조의2(건강친화인증의 유효기간 연장)** 보건복지부장관은 법 제6조의3제1항에 따라 건강친화인증의 유효기간을 연장하려는 경우 제7조에 따른 건강친화인증의 기준에 따라 재심사하여 3년의 범위에서 연장할 수 있다.

시행규칙 **제3조의3(인증의 유효기간 연장 신청)** ① 보건복지부장관은 인증의 유효기간이 끝나기 8개월 전까지 인증을 받은 자에

게 연장의 절차에 관한 사항을 알려야 한다.

② 법 제6조의3제1항 및 영 제9조의2에 따라 인증의 유효기간을 연장하려는 자는 인증의 유효기간이 끝나기 6개월 전까지 별지 제1호서식의 인증 연장 신청서에 영 제8조제1항 각 호의 서류 및 건강친화기업인증서를 첨부하여 보건복지부장관에게 제출해야 한다.

② 제1항에 따른 인증의 연장신청에 필요한 사항은 보건복지부령으로 정한다.

제6조의4(인증의 취소) ① 보건복지부장관은 인증을 받은 기업이 다음 각 호의 어느 하나에 해당하면 보건복지부령으로 정하는 바에 따라 그 인증을 취소할 수 있다. 다만, 제1호에 해당하는 경우에는 인증을 취소하여야 한다.

1. 거짓이나 그 밖의 부정한 방법으로 인증을 받은 경우
2. 제6조의2제6항에 따른 인증기준에 적합하지 아니하게 된 경우

시행규칙 **제3조의4(인증의 취소)** ① 보건복지부장관은 법 제6조의4제1항에 따라 인증을 취소하려는 경우에는 미리 인증을 받은 자에게 취소 사유와 소명자료의 제출기간을 구체적으로 밝혀 취소의 예고통보를 해야 한다.

② 보건복지부장관은 제1항에 따라 취소의 예고통보를 받은 자가 제출기간 내에 소명자료를 제출하지 않은 경우에는 2차로 취소의 예고통보를 해야 한다.

③ 보건복지부장관은 인증을 받은 자가 2차로 예고통보한 소명자료의 제출기간 내에 소명자료를 제출하지 않거나 제출된 소명자료가 이유 없다고 인정되면 인증을 취소한다.

④ 보건복지부장관은 인증을 취소한 때에는 그 사실을 지체 없이 인증을 취소받는 자에게 통보해야 한다.

② 보건복지부장관은 제1항제1호에 따라 인증이 취소된 기업에 대해서는 그 취소된 날부터 3년이 지나지 아니한 경우에는 인증을 하여서는 아니 된다.

③ 보건복지부장관은 제1항에 따라 인증을 취소하고자 하는 경우에는 청문을 실시하여야 한다.

제6조의5(건강도시의 조성 등) ① 국가와 지방자치단체는 지역사회 구성원들의 건강을 실현하도록 시민의 건강을 증진하고 도시의 물리적 · 사회적 환경을 지속적으로 조성 · 개선하는 도시(이하 "건강도시"라 한다)를 이루도록 노력하여야 한다.

② 보건복지부장관은 지방자치단체가 건강도시를 구현할 수 있도록 건강도시지표를 작성하여 보급하여야 한다.

시행규칙 **제3조의5(건강도시지표의 작성 및 보급 등)** ① 법 제6조의5제2항에 따른 건강도시지표(이하 이 조에서 "건강도시지표"라 한다)는 다음 각 호의 사항을 포함한다.

1. 법 제6조의5제1항에 따른 건강도시(이하 이 조에서 "건강도시"라 한다)를 이루기 위해 필요한 정책 기반 조성 현황
2. 건강도시를 구현하기 위한 관계 지방자치단체, 공공기관(「공공기관의 운영에 관한 법률」 제4조에 따른 공공기관을 말한다), 교육기관 및 연구단체 등과의 협력 정도
3. 건강도시 조성 활성화를 위한 지역 주민의 참여 수준
4. 그 밖에 건강도시를 구현하기 위하여 보건복지부장관이 필요하다고 인정하는 사항

② 보건복지부장관은 건강도시지표를 간행물 발간 또는 인터넷 홈페이지 게시 등을 통하여 지방자치단체 및 주민에게 널리 보급해야 한다.

③ 보건복지부장관은 건강도시 조성 활성화를 위하여 지방자치단체에 행정적 · 재정적 지원을 할 수 있다.

④ 그 밖에 건강도시지표의 작성 및 보급 등에 관하여 필요한 사항은 보건복지부령으로 정한다.

제7조(광고의 금지 등) ① 보건복지부장관 또는 시 · 도지사는 국민건강의식을 잘못 이끄는 광고를 한 자에 대하여 그 내용의 변경 등 시정을 요구하거나 금지를 명할 수 있다.

▶ 벌 칙: 100만원 이하의 벌금(정당한 사유없이 광고의 내용변경 또는 금지의 명령을 이행하지 아니한 자)

② 제1항에 따라 보건복지부장관 또는 시 · 도지사가 광고내용의 변경 또는 광고의 금지를 명할 수 있는 광고는 다음 각 호와 같다.

1. 삭제
2. 의학 또는 과학적으로 검증되지 아니한 건강비법 또는 심령술의 광고
3. 그 밖에 건강에 관한 잘못된 정보를 전하는 광고로서 대통령령이 정하는 광고

③ 삭제

④ 제1항의 규정에 의한 광고내용의 기준, 변경 또는 금지절차 기타 필요한 사항은 대통령령으로 정한다.

제8조(금연 및 절주운동 등) ① 국가 및 지방자치단체는 국민에게 담배의 직접흡연 또는 간접흡연과 과다한 음주가 국민건강에 해롭다는 것을 교육 · 홍보하여야 한다.

② 국가 및 지방자치단체는 금연 및 절주에 관한 조사 · 연구를 하는 법인 또는 단체를 지원할 수 있다.

③ 삭제

④ 「주류 면허 등에 관한 법률」에 의하여 주류제조의 면허를 받은 자 또는 주류를 수입하여 판매하는 자는 대통령령이 정하는 주류의 판매용 용기에 과다한 음주는 건강에 해롭다는 내용, 음주운전은 자신과 다른 사람의 생명을 위태롭게 할 수 있다는 내용과 임신 중 음주는 태아의 건강을 해칠 수 있다는 내용의 경고문구 또는 경고그림을 표기하여야 한다. [시행 2026.3.19.]

▶ 벌 칙: 1년 이하의 징역 또는 1천만원 이하의 벌금(경고문구를 표기하지 아니하거나 이와 다른 경고문구를 표기한 자)

시행령 **제13조(경고문구의 표기대상 주류)** 법 제8조제4항에 따라 그 판매용 용기에 과다한 음주는 건강에 해롭다는 내용의 경고문구를 표기해야 하는 주류는 국내에 판매되는 「주세법」에 따른 주류 중 알코올분 1도이상의 음료를 말한다.

시행규칙 **제4조(과음에 관한 경고문구의 표시내용 등)** ① 법 제8조제4항에 따른 경고문구 표기는 과다한 음주가 건강에 해롭다는 사실을 명확하게 알릴 수 있도록 하되, 그 구체적인 표시내용은 보건복지부장관이 정하여 고시한다.

② 제1항에 따른 과음에 대한 경고문구의 표시방법은 별표 1의2와 같다.

시행규칙 [별표 1의2]

과음에 대한 경고문구의 표시방법

(제4조제2항 관련)

1. 표기방법

경고문구는 사각형의 선안에 한글로 "경고 : "라고 표시하고, 보건복지부장관이 정하는 경고문구 중 하나를 선택하여 기재하여야 한다.

2. 글자의 크기 등

가. 경고문구는 판매용 용기에 부착되거나 새겨진 상표 또는 경고문구가 표시된 스티커에 상표면적의 10분의 1 이상에 해당하는 면적의 크기로 표기하여야 한다.

나. 글자의 크기는 상표에 사용된 활자의 크기로 하되, 그 최소크기는 다음과 같다.

(1) 용기의 용량이 300밀리리터 미만인 경우 : 7포인트 이상

(2) 용기의 용량이 300밀리리터 이상인 경우 : 9포인트 이상

3. 색상

경고문구의 색상은 상표도안의 색상과 보색관계에 있는 색상으로서 선명하여야 한다.

4. 글자체

고딕체

5. 표시위치

상표에 표기하는 경우에는 상표의 하단에 표기하여야 하며, 스티커를 사용하는 경우에는 상표밑의 잘 보이는 곳에 표기하여야 한다.

③ 보건복지부장관은 제1항에 따른 경고문구와 제2항에 따른 경고문구의 표시방법을 정하거나 이를 변경하려면 6개월 전에 그 내용을 일간지에 공고하거나 관보에 고시하여야 한다.

④ 다음 각 호의 어느 하나에 해당하는 주류는 제3항에 따른 공고 또는 고시를 한 날부터 1년까지는 종전의 경고문구를 표기하여 판매할 수 있다.

1. 공고 또는 고시 이전에 발주 · 제조 또는 수입된 주류
2. 공고 또는 고시 이후 6월 이내에 제조되거나 수입된 주류

⑤ 삭제

⑥ 제4항에 따른 경고문구 또는 경고그림의 표시내용, 방법 등에 관하여 필요한 사항은 보건복지부령으로 정한다. [시행 2026.3.19]

제8조의2(주류광고의 제한·금지 특례) ① 「주류 면허 등에 관한 법률」에 따라 주류 제조면허나 주류 판매업면허를 받은 자 및 주류를 수입하는 자를 제외하고는 주류에 관한 광고를 하여서는 아니 된다.

② 제1항에 따른 광고 또는 그에 사용되는 광고물은 다음 각 호의 사항을 준수하여야 한다.

1. 음주자에게 주류의 품명 · 종류 및 특징을 알리는 것 외에 주류의 판매촉진을 위하여 경품 및 금품을 제공한다는 내용을 표시하지 아니할 것
2. 직접적 또는 간접적으로 음주를 권장 또는 유도하거나 임산부 또는 미성년자의 인물, 목소리 혹은 음주하는 행위를 묘사하지 아니할 것
3. 운전이나 작업 중에 음주하는 행위를 묘사하지 아니할 것
4. 제8조제4항에 따른 경고문구 또는 경고그림을 광고와 주류의 용기에 표기하여 광고할 것. 다만, 경고문구 또는 경고그림이 표기되어 있지 아니한 부분을 이용하여 광고를 하고자 할 때에는 경고문구 또는 경고그림을 주류의 용기하단에 별도로 표기하여야 한다. [시행 2026.3.19.]
5. 음주가 체력 또는 운동 능력을 향상시킨다거나 질병의 치료 또는 정신건강에 도움이 된다는 표현 등 국민의 건강과 관련하여 검증되지 아니한 내용을 주류광고에 표시하지 아니할 것
6. 그 밖에 대통령령으로 정하는 광고의 기준에 관한 사항

시행령 제10조(주류광고의 기준) 법 제8조의2제2항제6호에서 "대통령령으로 정하는 광고의 기준"이란 별표 1에 따른 기준을 말한다.

시행령 [별표 1]

주류광고의 기준

(제10조 관련)

1. 음주행위를 지나치게 미화하는 표현을 하지 않을 것
2. 알코올분 17도 이상의 주류를 방송광고하지 않을 것
3. 주류의 판매촉진을 위해 광고노래를 사용하지 않을 것
4. 다음 각 목의 어느 하나에 해당하는 방송광고를 하지 않을 것
   가. 「방송법」에 따른 텔레비전방송, 데이터방송, 이동멀티미디어방송 및 「인터넷 멀티미디어 방송사업법」에 따른 인터넷 멀티미디어 방송을 통한 7시부터 22시까지의 방송광고
   나. 「방송법」에 따른 라디오방송을 통한 17시부터 다음 날 8시까지의 방송광고 및 8시부터 17시까지 미성년자를 대상으로 하는 프로그램 전후의 방송광고
5. 「영화 및 비디오물의 진흥에 관한 법률」에 따른 영화상영관에서 같은 법 제29조제2항제1호부터 제3호까지의 규정에 따른 상영등급으로 분류된 영화의 상영 전후에 광고를 상영하지 않을 것
6. 다음 각 목의 시설, 장소나 행사에서 광고를 하지 않을 것

가. 「대중교통의 육성 및 이용촉진에 관한 법률」 제2조제2호에 따른 대중교통수단 또는 같은 조 제3호에 따른 대중교통시설
나. 「택시운송사업의 발전에 관한 법률」 제2조제1호에 따른 택시운송사업에 사용되는 자동차 또는 해당 자동차에 승객을 승차 · 하차시키거나 승객을 태우기 위해 대기하는 장소 또는 구역
다. 「청소년 보호법」 제2조제1호에 따른 청소년을 대상으로 개최하는 행사
7.. 「옥외광고물 등의 관리와 옥외광고산업 진흥에 관한 법률 시행령」 제3조제1호에 따른 벽면 이용 간판 또는 같은 조 제5호에 따른 옥상간판을 이용하여 7시부터 22시까지 동영상 광고를 하지 않을 것. 다만, 「주류 면허 등에 관한 법률」 제3조에 따라 주류 제조면허를 받은 자가 주류 제조장 시설의 간판을 이용하여 자사(自社)의 주류를 광고하는 경우는 제외한다.

③ 보건복지부장관은 「주세법」에 따른 주류의 광고가 제2항 각 호의 기준을 위반한 경우 그 내용의 변경 등 시정을 요구하거나 금지를 명할 수 있다.

▶ 벌 칙: 1년 이하의 징역 또는 1천만원 이하의 벌금(광고내용의 변경 등 명령이나 광고의 금지 명령을 이행하지 아니한 자)

제8조의3(절주문화 조성 및 알코올 남용·의존 관리 등) ① 국가 및 지방자치단체는 절주문화 조성, 음주폐해 예방 및 알코올 남용 · 의존의 예방 및 치료를 위하여 노력하여야 하며, 이를 위한 조사 · 연구 또는 사업을 추진할 수 있다. [시행 2026.1.1.]

② 삭제

시행규칙 **제4조의2(음주폐해예방위원회의 구성 및 운영)** ① 법 제8조의3제2항에 따른 음주폐해예방위원회(이하 이 조에서 "위원회"라 한다)는 위원장과 부위원장 각 1명을 포함하여 15명 이내의 위원으로 구성한다.
② 위원장은 위원 중에서 호선하고, 부위원장은 위원장이 지명한다.
③ 위원회의 위원은 알코올 남용 · 의존의 예방 및 치료 관련 분야에 관한 전문 지식과 경험이 풍부한 사람 중에서 성별을 고려하여 보건복지부장관이 위촉한다.
④ 위원회 위원의 임기는 2년으로 한다. 다만, 위원의 해촉 등으로 인하여 새로 위촉된 위원의 임기는 전임 위원 임기의 남은 기간으로 한다.
⑤ 보건복지부장관은 위원회의 위원이 다음 각 호의 어느 하나에 해당하는 경우에는 해당 위원을 해촉할 수 있다.
1. 심신장애로 인하여 직무를 수행할 수 없게 된 경우
2. 직무와 관련된 비위사실이 있는 경우
3. 직무태만, 품위손상이나 그 밖의 사유로 인하여 위원으로 적합하지 않다고 인정되는 경우
4. 위원 스스로 직무를 수행하는 것이 곤란하다고 의사를 밝히는 경우
⑥ 위원회의 회의는 위원 과반수의 출석으로 개의하고, 출석위원 과반수의 찬성으로 의결한다.
⑦ 제1항부터 제6항까지에서 규정한 사항 외에 위원회의 구성 및 운영에 관하여 필요한 사항은 위원회의 의결을 거쳐 위원장이 정한다.

③ 보건복지부장관은 5년마다 「정신건강증진 및 정신질환자 복지서비스 지원에 관한 법률」 제10조에 따른 실태조사와 연계하여 알코올 남용 · 의존 실태조사를 실시하여야 한다.

제8조의4(금주구역 지정) ① 지방자치단체는 음주폐해 예방과 주민의 건강증진을 위하여 필요하다고 인정하는 경우 조례로 다수인이 모이거나 오고가는 관할구역 안의 일정한 장소를 금주구역으로 지정할 수 있다.

② 제1항에 따라 지정된 금주구역에서는 음주를 하여서는 아니 된다.

▶ 과태료: 10만원 이하의 과태료(금주구역에서 음주를 한 사람)

③ 특별자치시장 · 특별자치도지사 · 시장 · 군수 · 구청장은 제1항에 따라 지정된 금주구역을 알리는 안내표지를 설치하여야 한다. 이 경우 금주구역 안내표지의 설치 방법 등에 필요한 사항은 보건복지부령으로 정한다.

시행규칙 **제5조(금주구역 안내표지의 설치 방법)** 법 제8조의4제3항 전단에 따른 금주구역을 알리는 안내표지를 설치하는 방법은 별표 1의3과 같다.

시행규칙 [별표 1의3]

금주구역을 알리는 안내표지를 설치하는 방법

(제5조 관련)

1. 안내표지 부착 위치

금주구역을 알리는 안내표지는 표지판이나 스티커의 형태로 해당 장소를 이용하는 일반 공중이 잘 볼 수 있도록 건물 담장, 벽면, 보도, 출입구 등에 설치하거나 부착해야 한다.

2. 안내표지 내용

가. 안내표지는 다음의 사항을 포함해야 한다.

1) 금주를 상징하는 그림이나 문자

(예시 1)	(예시 2)	(예시 3)
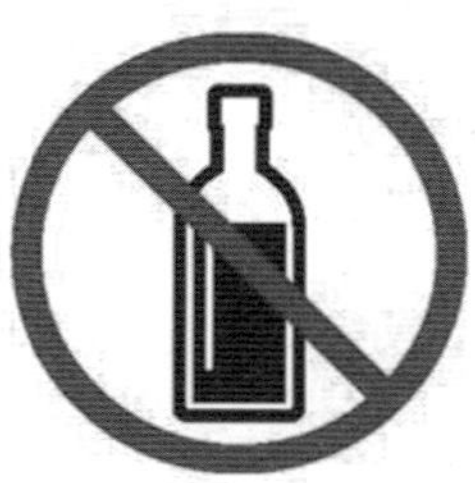	금주구역	금 주

2) 위반시 조치사항

(예시): 이 장소는 금주구역으로서 이 구역에서 음주를 할 수 없습니다. 이를 위반하는 경우에는 「국민건강증진법」 제34조제3항제1호에 따라 10만원 이하의 과태료가 부과됩니다.

나. 지정된 금주구역의 규모나 구조에 따라 안내표지의 크기를 다르게 할 수 있으며, 바탕색 및 글씨 색상 등은 그 내용이 눈에 잘 띄도록 배색하여야 한다.

다. 안내표지의 글자는 한글로 표기하되, 필요한 경우에는 영어나 일본어 또는 중국어 등 외국어를 함께 표기할 수 있다.

라. 필요한 경우 안내표지 하단에 아래 사항을 기재할 수 있다.

: 위반사항을 발견하신 분은 전화번호 ○○○ − ○○○○로 신고해주시기 바랍니다.

제9조(금연을 위한 조치) ① 삭제

② 담배사업법에 의한 지정소매인 기타 담배를 판매하는 자는 대통령령이 정하는 장소 외에서 담배자동판매기를 설치하여 담배를 판매하여서는 아니된다.

▶ 과태료: 500만원 이하의 과태료(대통령령이 정하는 장소 외에서 담배자동판매기를 설치하여 담배를 판매한 자)

시행령 **제15조(담배자동판매기의 설치장소)** ① 법 제9조제2항에 따라 담배자동판매기의 설치가 허용되는 장소는 다음 각 호와 같다.

1. 미성년자등을 보호하는 법령에서 19세 미만의 자의 출입이 금지되어 있는 장소
2. 지정소매인 기타 담배를 판매하는 자가 운영하는 점포 및 영업장의 내부
3. 법 제9조제4항 각 호 외의 부분 후단에 따라 공중이 이용하는 시설 중 흡연자를 위해 설치한 흡연실. 다만, 담배자동판매기를 설치하는 자가 19세 미만의 자에게 담배자동판매기를 이용하지 못하게 할 수 있는 흡연실로 한정한다.

② 제1항의 규정에 불구하고 미성년자등을 보호하는 법령에서 담배자동판매기의 설치를 금지하고 있는 장소에 대하여는 담배자동판매기의 설치를 허용하지 아니한다.

③ 제2항의 규정에 따라 대통령령이 정하는 장소에 담배자동판매기를 설치하여 담배를 판매하는 자는 보건복지부령이 정하는

바에 따라 성인인증장치를 부착하여야 한다.

▶ 과태료: 300만원 이하의 과태료(성인인증장치가 부착되지 아니한 담배자동판매기를 설치하여 담배를 판매한 자)

시행규칙 **제5조의2(성인인증장치)** 법 제9조제3항의 규정에 따라 담배자동판매기에 부착하여야 하는 성인인증장치는 다음 각 호의 1에 해당하는 장치로 한다.

1. 담배자동판매기 이용자의 신분증(주민등록증 또는 운전면허증에 한한다)을 인식하는 방법에 의하여 이용자가 성인임을 인증할 수 있는 장치
2. 담배자동판매기 이용자의 신용카드 · 직불카드 등 금융신용거래를 위한 장치를 이용하여 이용자가 성인임을 인증할 수 있는 장치
3. 그 밖에 이용자가 성인임을 인증할 수 있는 장치로서 보건복지부장관이 정하여 고시하는 장치

④ 다음 각 호의 공중이 이용하는 시설의 소유자 · 점유자 또는 관리자는 해당 시설의 전체를 금연구역으로 지정하고 금연구역을 알리는 표지를 설치하여야 한다. 이 경우 흡연자를 위한 흡연실을 설치할 수 있으며, 금연구역을 알리는 표지와 흡연실을 설치하는 기준 · 방법 등은 보건복지부령으로 정한다.

1. 국회의 청사
2. 정부 및 지방자치단체의 청사
3. 「법원조직법」에 따른 법원과 그 소속 기관의 청사
4. 「공공기관의 운영에 관한 법률」에 따른 공공기관의 청사
5. 「지방공기업법」에 따른 지방공기업의 청사
6. 「유아교육법」 · 「초 · 중등교육법」에 따른 학교[교사(校舍)와 운동장 등 모든 구역을 포함한다]

6의 2. 「대안교육기관에 관한 법률」에 따른 대안교육기관(교사와 운동장 등 모든 구역을 포함한다) [시행 2025.10.2.]

7. 「고등교육법」에 따른 학교의 교사
8. 「의료법」에 따른 의료기관, 「지역보건법」에 따른 보건소 · 보건의료원 · 보건지소
9. 「영유아보육법」에 따른 어린이집
10. 「청소년활동 진흥법」에 따른 청소년수련관, 청소년수련원, 청소년문화의집, 청소년특화시설, 청소년야영장, 유스호스텔, 청소년이용시설 등 청소년활동시설
11. 「도서관법」에 따른 도서관
12. 「어린이놀이시설 안전관리법」에 따른 어린이놀이시설
13. 「학원의 설립 · 운영 및 과외교습에 관한 법률」에 따른 학원 중 학교교과교습학원과 연면적 1천제곱미터 이상의 학원
14. 공항 · 여객부두 · 철도역 · 여객자동차터미널 등 교통 관련 시설의 대기실 · 승강장, 지하보도 및 16인승 이상의 교통수단으로서 여객 또는 화물을 유상으로 운송하는 것
15. 「자동차관리법」에 따른 어린이운송용 승합자동차
16. 연면적 1천제곱미터 이상의 사무용건축물, 공장 및 복합용도의 건축물
17. 「공연법」에 따른 공연장으로서 객석 수 300석 이상의 공연장
18. 「유통산업발전법」에 따라 개설등록된 대규모점포와 같은 법에 따른 상점가 중 지하도에 있는 상점가
19. 「관광진흥법」에 따른 관광숙박업소
20. 「체육시설의 설치 · 이용에 관한 법률」에 따른 체육시설로서 1천명 이상의 관객을 수용할 수 있는 체육시설과 같은 법 제10조에 따른 체육시설업에 해당하는 체육시설로서 실내에 설치된 체육시설
21. 「사회복지사업법」에 따른 사회복지시설
22. 「공중위생관리법」에 따른 목욕장
23. 「게임산업진흥에 관한 법률」에 따른 청소년게임제공업소, 일반게임제공업소, 인터넷컴퓨터게임시설제공업소 및 복합유통게임제공업소
24. 「식품위생법」에 따른 식품접객업 중 영업장의 넓이가 보건복지부령으로 정하는 넓이 이상인 휴게음식점영업소, 일반음

식점영업소 및 제과점영업소와 같은 법에 따른 식품소분 · 판매업 중 보건복지부령으로 정하는 넓이 이상인 실내 휴게공간을 마련하여 운영하는 식품자동판매기 영업소

시행규칙 **제6조(금연구역 등)** ① 법 제9조제4항제24호에 따라 해당 시설의 전체를 금연구역으로 지정하여야 하는 휴게음식점영업소, 일반음식점영업소 및 제과점영업소는 다음 각 호의 구분에 따른 영업소로 한다.

1. 2013년 12월 31일까지: 150제곱미터 이상인 영업소
2. 2014년 1월 1일부터 2014년 12월 31일까지: 100제곱미터 이상인 영업소
3. 2015년 1월 1일부터: 모든 영업소

② 법 제9조제4항제24호에 따라 해당 시설의 전체를 금연구역으로 지정하여야 하는 식품자동판매기 영업소는 다음 각 호의 구분에 따른 영업소로 한다.

1. 2018년 12월 31일까지: 실내 휴게공간의 넓이가 75제곱미터 이상인 영업소
2. 2019년 1월 1일부터: 실내 휴게공간이 있는 모든 영업소

25. 「청소년보호법」에 따른 만화대여업소
26. 그 밖에 보건복지부령으로 정하는 시설 또는 기관

시행규칙 **제6조(금연구역 등)** ③ 법 제9조제4항제26호에서 "보건복지부령으로 정하는 시설 또는 기관"이란 「도로법」 제2조제2호가목에 따른 휴게시설 중 고속국도에 설치한 휴게시설(주유소, 충전소 및 교통 · 관광안내소를 포함한다) 및 그 부속시설(지붕이 없는 건물 복도나 통로, 계단을 포함한다)을 말한다.

⑤ 특별자치시장 · 특별자치도지사 · 시장 · 군수 · 구청장은 「주택법」 제2조제3호에 따른 공동주택의 거주 세대 중 2분의 1 이상이 그 공동주택의 복도, 계단, 엘리베이터 및 지하주차장의 전부 또는 일부를 금연구역으로 지정하여 줄 것을 신청하면 그 구역을 금연구역으로 지정하고, 금연구역임을 알리는 안내표지를 설치하여야 한다. 이 경우 금연구역 지정 절차 및 금연구역 안내표지 설치 방법 등은 보건복지부령으로 정한다.

시행규칙 **제6조의2(공동주택 금연구역의 지정)** ① 법 제9조제5항 전단에 따라 「주택법」 제2조제3호에 따른 공동주택(이하 "공동주택"이라 한다)의 복도 등에 대하여 금연구역의 지정을 받으려는 경우에는 별지 제1호의4서식의 공동주택 금연구역 지정 신청서(전자문서로 된 신청서를 포함한다)에 다음 각 호의 서류(전자문서를 포함한다)를 첨부하여 특별자치시장 · 특별자치도지사 · 시장 · 군수 · 구청장에게 제출하여야 한다. 이 경우 제2호에 따른 서류는 금연구역의 지정 신청일 전 3개월 이내에 동의한 것만 해당한다.

1. 해당 공동주택의 세대주 명부에 관한 서류
2. 별지 제1호의5서식의 금연구역 지정 동의서 또는 공동주택 세대주 2분의 1 이상이 금연구역 지정에 동의함을 입증하는 서류(공동주택의 복도 · 계단 · 엘리베이터 또는 지하주차장의 구분에 따라 동의한 서류를 말한다)
3. 해당 공동주택의 도면에 관한 서류
4. 해당 공동주택의 복도 · 계단 · 엘리베이터 또는 지하주차장의 내역에 관한 서류
5. 그 밖에 보건복지부장관이 공동주택 금연구역 지정을 위하여 필요하다고 인정하여 고시하는 서류

② 특별자치시장 · 특별자치도지사 · 시장 · 군수 · 구청장은 제1항에 따른 금역구역의 지정 신청을 받은 경우에는 세대주 동의에 대한 진위 여부를 확인하여야 한다.

③ 특별자치시장 · 특별자치도지사 · 시장 · 군수 · 구청장은 제1항에 따른 금연구역의 지정 검토를 위하여 필요한 경우에는 그 신청인에 대하여 제출 서류의 보완 또는 추가 서류의 제출 등을 명할 수 있다.

④ 특별자치시장 · 특별자치도지사 · 시장 · 군수 · 구청장은 법 제9조제5항 전단에 따라 금연구역을 지정한 경우에는 특별자치시 · 특별자치도 · 시 · 군 · 구의 인터넷 홈페이지와 해당 공동주택의 인터넷 홈페이지(인터넷 홈페이지가 있는 경우만 해당한다) 및 게시판에 다음 각 호의 사항을 공고하여야 한다.

1. 해당 공동주택의 명칭 및 소재지
2. 금연구역 지정 번호
3. 금연구역 지정 범위

4. 금연구역 지정 시행일

⑤ 제1항부터 제4항까지의 규정에 따른 금연구역 지정 신청, 지정 검토 또는 지정 공고 등에 필요한 세부사항은 보건복지부장관이 정하여 고시한다.

⑥ 공동주택의 금연구역 지정 해제에 관하여는 제1항부터 제4항까지의 규정을 준용한다.

시행규칙 **제6조의3(공동주택 금연구역 안내표지)** ① 특별자치시장 · 특별자치도지사 · 시장 · 군수 · 구청장은 법 제9조제5항 전단에 따라 금연구역을 지정한 경우에는 해당 공동주택의 출입구 및 금연구역 지정 시설의 출입구 등 보건복지부장관이 정하여 고시하는 장소에 금연구역 안내표지를 설치하여야 한다.

② 제1항에 따른 금연구역 안내표지에는 다음 각 호의 사항이 포함되어야 한다.

1. 금연을 상징하는 그림 또는 문자
2. 금연구역에서 흡연한 경우 법 제34조제3항에 따라 과태료 부과대상이 된다는 사실
3. 위반사항에 대한 신고전화번호
4. 그 밖에 금연구역의 안내를 위하여 보건복지부장관이 필요하다고 인정하는 사항

③ 제1항 및 제2항에 따른 금연구역 안내표지의 설치장소 및 안내내용에 필요한 세부사항은 보건복지부장관이 정하여 고시한다.

⑥ 특별자치시장 · 특별자치도지사 · 시장 · 군수 · 구청장은 흡연으로 인한 피해 방지와 주민의 건강 증진을 위하여 다음 각 호에 해당하는 장소를 금연구역으로 지정하고, 금연구역임을 알리는 안내표지를 설치하여야 한다. 이 경우 금연구역 안내표지 설치 방법 등에 필요한 사항은 보건복지부령으로 정한다.

시행규칙 **제6조(금연구역 등)** ④ 법 제9조제4항 후단 및 제6항 후단에 따른 금연구역을 알리는 표지와 흡연실을 설치하는 기준 · 방법은 별표 2와 같다.

시행규칙 [별표 2]

금연구역을 알리는 표지와 흡연실을 설치하는 기준·방법

(제6조제4항 관련)

1. 금연구역을 알리는 표지 설치 방법

가. 표지 부착

1) 법 제9조제4항 각 호의 어느 하나에 해당하는 시설의 소유자 · 점유자 또는 관리자는 해당 시설 전체가 금연구역임을 나타내는 표지판 또는 스티커를 달거나 부착하여야 한다.

2) 법 제9조제6항에 따라 금연구역을 지정한 특별자치시장 · 특별자치도지사 · 시장 · 군수 · 구청장은 지정된 장소가 금연구역임을 나타내는 표지판 또는 스티커를 설치하거나 부착하여야 한다.

3) 법 제9조제4항에 따른 해당 시설의 표지판 또는 스티커는 해당 시설을 이용하는 자가 잘 볼 수 있도록 건물 출입구에 부착하여야 하며, 그 외 계단, 화장실 등 주요 위치에 부착한다.

4) 법 제9조제6항에 따른 금연구역의 표지판 또는 스티커는 해당 구역을 이용하는 일반 공중이 잘 볼 수 있도록 건물 담장, 벽면, 보도(步道) 등에 설치하거나 부착하여야 한다.

5) 표지판 또는 스티커는 법 제9조제4항에 따른 해당 시설의 소유자 · 점유자 · 관리자 또는 법 제9조제6항에 따른 특별자치시장 · 특별자치도지사 · 시장 · 군수 · 구청장이 제작하여 부착하여야 한다. 다만, 보건복지부장관, 시 · 도지사 또는 시장 · 군수 · 구청장이 표지판 또는 스티커를 제공하는 경우에는 이를 부착할 수 있다.

나. 표지 내용

1) 각 목에 따른 표지판 또는 스티커에는 다음 사항이 포함되어야 한다.

가) 금연을 상징하는 그림 또는 문자

(예시 1)

금연건물
금연시설
금 연

나) 위반시 조치사항

(예시)

이 건물 또는 시설은 전체가 금연구역으로, 지정된 장소 외에서는 담배를 피울 수 없습니다. 이를 위반할 경우, 「국민건강증진법」에 따라 10만원 이하의 과태료가 부과됩니다.

2) 건물 또는 시설의 규모나 구조에 따라 표지판 또는 스티커의 크기를 다르게 할 수 있으며, 바탕색 및 글씨 색상 등은 그 내용이 눈에 잘 띄도록 배색하여야 한다.

3) 표지판 또는 스티커의 글자는 한글로 표기하되, 필요한 경우에는 영어, 일본어, 중국어 등 외국어를 함께 표기할 수 있다.

4) 필요한 경우 표지판 또는 스티커 하단에 아래 사항을 추가로 표시할 수 있다.

: 위반사항을 발견하신 분은 전화번호 ○○○ – ○○○○로 신고해주시기 바랍니다.

2. 흡연실을 설치하는 기준 및 방법

가. 흡연실의 설치 위치

1) 법 제9조제4항제6호, 제8호, 제9호, 제10호, 제11호, 제12호 및 제15호에 해당하는 시설의 소유자 · 점유자 또는 관리자가 흡연실을 설치하는 경우에는 의료기관 등의 이용자 및 어린이 · 청소년의 간접흡연 피해를 예방하기 위해 실외에 흡연실을 설치하여야 한다. 이 경우 흡연실은 옥상에 설치하거나 각 시설의 출입구로부터 10미터 이상의 거리에 설치하여야 한다.

2) 법 제9조제4항 각 호의 어느 하나에 해당하는 시설 중 1)에 따른 시설 외 시설의 소유자 · 점유자 또는 관리자는 가급적 실외에 흡연실을 설치하되, 부득이한 경우 건물 내에 흡연실을 설치할 수 있다.

나. 흡연실의 표지 부착

1) 건물 내에 흡연실을 설치한 경우 해당 시설의 소유자 · 점유자 또는 관리자는 시설 전체가 금연구역이라는 표시와 함께 해당 시설을 이용하는 자가 잘 볼 수 있는 위치에 아래 예시와 같이 흡연실임을 나타내는 표지판을 달거나 부착하여야 한다.

흡 연 실

(예시)

2) 건물 또는 시설의 규모나 구조에 따라 표지판 또는 스티커의 크기를 다르게 할 수 있으며, 바탕색 및 글씨 색상 등은 그 내용이 눈에 잘 띄도록 배색하여야 한다.

3) 표지판 또는 스티커의 글자는 한글로 표기하되, 필요한 경우에는 영어, 일본어, 중국어 등 외국어를 함께 표기할 수 있다.

4) 실외에 흡연실을 설치하는 경우 흡연이 가능한 영역을 명확히 알 수 있도록 그 경계를 표시하거나, 표지판을 달거나 부착하여야 한다.

다. 흡연실의 설치 방법

1) 실외에 흡연실을 설치하는 경우 자연 환기가 가능하도록 하고, 부득이한 경우에는 별도로 환기시설을 설치하여야 한다. 이 경우 해당 흡연실을 덮을 수 있는 지붕 및 바람막이 등을 설치할 수 있다.

> 2) 건물 내에 흡연실을 설치하는 경우 해당 시설의 규모나 특성 및 이용자 중 흡연자 수 등을 고려하여 담배 연기가 실내로 유입되지 않도록 실내와 완전히 차단된 밀폐 공간으로 하여야 한다. 이 경우 공동으로 이용하는 시설인 사무실, 화장실, 복도, 계단 등의 공간을 흡연실로 사용하여서는 아니 된다.
> 3) 건물 내 흡연실에는 흡연실의 연기를 실외로 배출할 수 있도록 환풍기 등 환기시설을 설치하여야 한다.
> 4) 흡연실에 재떨이 등 흡연을 위한 시설 외에 개인용 컴퓨터 또는 탁자 등 영업에 사용되는 시설 또는 설비를 설치하여서는 아니 된다.

1. 「유아교육법」에 따른 유치원 시설의 경계선으로부터 30미터 이내의 구역(일반 공중의 통행 · 이용 등에 제공된 구역을 말한다)
2. 「영유아보육법」에 따른 어린이집 시설의 경계선으로부터 30미터 이내의 구역(일반 공중의 통행 · 이용 등에 제공된 구역을 말한다)
3. 「초 · 중등교육법」에 따른 학교 시설의 경계선으로부터 30미터 이내의 구역(일반 공중의 통행 · 이용 등에 제공된 구역을 말한다)

⑦ 지방자치단체는 흡연으로 인한 피해 방지와 주민의 건강 증진을 위하여 필요하다고 인정하는 경우 조례로 다수인이 모이거나 오고가는 관할 구역 안의 일정한 장소를 금연구역으로 지정할 수 있다.

⑧ 누구든지 제4항부터 제7항까지의 규정에 따라 지정된 금연구역에서 흡연하여서는 아니 된다.

▶ 과태료: 10만원 이하의 과태료(금연구역에서 흡연을 한 사람)

⑨ 특별자치시장 · 특별자치도지사 · 시장 · 군수 · 구청장은 제4항 각 호에 따른 시설의 소유자 · 점유자 또는 관리자가 다음 각 호의 어느 하나에 해당하면 일정한 기간을 정하여 그 시정을 명할 수 있다.

▶ 과태료: 500만원 이하의 과태료(시정명령을 따르지 아니한 자)

1. 제4항 전단을 위반하여 금연구역을 지정하지 아니하거나 금연구역을 알리는 표지를 설치하지 아니한 경우
2. 제4항 후단에 따른 금연구역을 알리는 표지 또는 흡연실의 설치 기준 · 방법 등을 위반한 경우

제9조의2(담배에 관한 경고문구 등 표시) ① 「담배사업법」에 따른 담배의 제조자 또는 수입판매업자(이하 "제조자등"이라 한다)는 담배갑포장지 앞면 · 뒷면 · 옆면 및 대통령령으로 정하는 광고(판매촉진 활동을 포함한다. 이하 같다)에 다음 각 호의 내용을 인쇄하여 표기하여야 한다. 다만, 제1호의 표기는 담배갑포장지에 한정하되 앞면과 뒷면에 하여야 한다.

1. 흡연의 폐해를 나타내는 내용의 경고그림(사진을 포함한다. 이하 같다)
2. 흡연이 폐암 등 질병의 원인이 될 수 있다는 내용 및 다른 사람의 건강을 위협할 수 있다는 내용의 경고문구
3. 타르 흡입량은 흡연자의 흡연습관에 따라 다르다는 내용의 경고문구
4. 담배에 포함된 다음 각 목의 발암성물질
   가. 나프틸아민
   나. 니켈
   다. 벤젠
   라. 비닐 크롤라이드
   마. 비소
   바. 카드뮴
5. 보건복지부령으로 정하는 금연상담전화의 전화번호

시행규칙 **제6조의4(금연상담전화 전화번호)** 법 제9조의2제1항제5호에서 "보건복지부령으로 정하는 금연상담전화의 전화번호"란 1544 − 9030을 말한다.

시행령 **제16조의3(담배광고에 대한 경고문구등의 표기내용 및 표기방법)** ① 법 제9조의2제1항 각 호 외의 부분 본문에서 "대통령령으로 정하는 광고"란 다음 각 호의 광고(판매촉진 활동을 포함한다. 이하 같다)를 말한다.

1. 법 제9조의4제1항제1호에 따라 지정소매인의 영업소 내부에 전시(展示) 또는 부착하는 표시판, 포스터, 스티커(붙임딱

지) 및 보건복지부령으로 정하는 광고물에 의한 광고

2. 법 제9조의4제1항제2호에 따라 잡지에 게재하는 광고

② 법 제9조의2제1항 각 호 외의 부분 본문 및 같은 조 제3항에 따라 담배광고에 표기하는 경고문구의 표기내용은 다음 각 호의 구분에 따른다. 이 경우 경고문구의 구체적 표기내용은 보건복지부장관이 정하여 고시한다.

1. 담배(제16조의2제1항 각 호에 해당하는 담배는 제외한다)의 경우: 흡연이 건강에 해롭다는 사실, 흡연이 다른 사람의 건강을 위협할 수 있다는 사실 및 타르 흡입량은 흡연자의 흡연습관에 따라 다르다는 사실 등을 명확하게 알릴 수 있을 것
2. 제16조의2제1항 각 호에 해당하는 담배의 경우: 흡연이 니코틴 의존 및 중독을 유발시킬 수 있다는 사실 등을 명확하게 알릴 수 있을 것

③ 보건복지부장관은 제2항 각 호 외의 부분 후단에 따라 경고문구의 구체적 표기내용을 고시하는 경우에는 그 시행에 6개월 이상의 유예기간을 두어야 한다.

④ 법 제9조의2제1항 각 호 외의 부분 본문 및 같은 조 제3항에 따라 담배광고에 표기하는 경고문구 · 발암성물질 및 금연상담전화의 전화번호(이하 "경고문구등"이라 한다)의 표기방법은 별표 1의3과 같다.

시행령 [별표 1의3]

담배광고에 대한 경고문구등의 표기방법

(제16조의3제4항 관련)

1. 위치

담배광고의 하단 중앙에 경고문구등을 표기한다.

2. 형태

경고문구등은 사각형의 테두리 안에 표기하되, 테두리 크기는 다음의 기준에 따른다. 다만, 담배광고의 면적이 다음 표에 해당하지 않는 경우에는 표준광고면적에 대한 테두리의 크기에 비례하여 소비자가 명확히 잘 볼 수 있는 크기로 하여야 한다.

(단위: 밀리미터)

표준광고면적	테두리의 크기
B4 초과(257×364 초과)	112×25 초과
B4(257×364)	112×25
A4(210×297)	94×20
B5(182×257)	80×17.5
A5(148×210)	62×15
A5 미만(148×210 미만)	62×15 미만

3. 글자체

경고문구등에 사용되는 글자체는 고딕체로 표기한다.

4. 색상

경고문구등에 사용되는 색상은 담배광고의 도안 색상과 보색 대비로 선명하게 표기한다.

비 고

1. 위 표의 제2호에 따른 사각형의 테두리는 두께 2 밀리미터의 검정색 선으로 만들어야 한다.
2. 위 표의 제2호에 따른 사각형의 테두리 안에는 경고문구등 외의 다른 그림이나 문구 등을 표기해서는 안 된다.

⑤ 제4항에 따른 경고문구등의 표기방법을 변경하는 경우에는 그 시행에 6개월 이상의 유예기간을 두어야 한다.

시행규칙 **제6조의6(광고내용의 사실 여부에 대한 검증 신청)** 영 제16조의3제2항에 따라 담배 광고내용의 사실 여부에 대한 검증을 신청하려는 자는 별지 제1호의6서식의 담배광고 검증 신청서에 담배광고안과 광고내용을 증명할 수 있는 자료를 첨부하여 보건복지부장관에게 제출해야 한다.

② 제1항에 따른 경고그림과 경고문구는 담배갑포장지의 경우 그 넓이의 100분의 50 이상에 해당하는 크기로 표기하여야 한다. 이 경우 경고그림은 담배갑포장지 앞면, 뒷면 각각의 넓이의 100분의 30 이상에 해당하는 크기로 하여야 한다.

③ 제1항 및 제2항에서 정한 사항 외의 경고그림 및 경고문구 등의 내용과 표기 방법 · 형태 등의 구체적인 사항은 대통령령으로 정한다. 다만, 경고그림은 사실적 근거를 바탕으로 하고, 지나치게 혐오감을 주지 아니하여야 한다.

시행령 **제16조(담배갑포장지에 대한 경고그림등의 표기내용 및 표기방법)** ① 법 제9조의2제1항 및 제3항에 따라 다음 각 호의 담배의 담배갑포장지에 표기하는 경고그림 및 경고문구의 표기내용은 법 제9조의2제1항제1호부터 제3호까지의 내용을 명확하게 알릴 수 있어야 한다.

1. 제27조의2제1호의 궐련
2. 제27조의2제3호의 파이프담배
3. 제27조의2제4호의 엽궐련
4. 제27조의2제5호의 각련
5. 제27조의2제7호의 냄새 맡는 담배

② 제1항에 따른 경고그림 및 경고문구의 구체적 표기내용은 보건복지부장관이 정하여 고시한다. 이 경우 보건복지부장관은 그 표기내용의 사용기준 및 사용방법 등 그 사용에 필요한 세부사항을 함께 고시할 수 있다.

③ 보건복지부장관은 제2항에 따라 경고그림 및 경고문구의 구체적 표기내용을 고시하는 경우에는 다음 각 호의 구분에 따른다. 이 경우 해당 고시의 시행에 6개월 이상의 유예기간을 두어야 한다.

1. 정기 고시: 10개 이하의 경고그림 및 경고문구를 24개월 마다 고시한다.
2. 수시 고시: 경고그림 및 경고문구의 표기내용을 새로 정하거나 변경하는 경우에는 수시로 고시한다.

④ 법 제9조의2제1항 및 제3항에 따라 이 조 제1항 각 호의 담배의 담배갑포장지에 표기하는 경고그림 · 경고문구 · 발암성물질 및 금연상담전화의 전화번호(이하 "경고그림등"이라 한다)의 표기방법은 별표 1의2와 같다.

시행령 [별표 1의2]

담배갑포장지에 대한 경고그림등의 표기방법

(제16조제4항 및 제16조의2제3항 관련)

1. 위치

가. 담배갑포장지의 앞면 · 뒷면에 경고그림등을 표기하되, 상단에 표기한다.

나. 담배갑포장지의 옆면에 경고문구를 표기하되, 옆면 넓이의 100분의 30 이상의 크기로 표기한다.

2. 형태

경고그림등은 사각형의 테두리 안에 표기한다. 다만, 담배 제품의 모양이 원통형으로 되어있는 등 불가피한 사유가 있는 경우에는 적절한 형태의 테두리 안에 표기한다.

3. 글자체

경고그림등에 사용되는 글자는 고딕체로 표기한다.

4. 색상

경고그림등에 사용되는 색상은 그 포장지와 보색 대비로 선명하게 표기한다. 다만, 경고그림의 색상은 보건복지부장관이 정하여 고시하는 경고그림의 색상을 그대로 표기한다.

비 고
1. 위 표의 제2호에 따른 사각형의 테두리는 두께 2 밀리미터의 검정색 선으로 만들어야 한다.
2. 위 표의 제2호에 따른 사각형의 테두리 안에는 경고그림등 외의 다른 그림, 문구 등을 표기해서는 안 된다.

⑤ 제4항에 따른 경고그림등의 표기방법을 변경하는 경우에는 그 시행에 6개월 이상의 유예기간을 두어야 한다.

⑥ 「담배사업법」에 따른 담배(제1항 각 호의 담배를 말한다)의 제조자 또는 수입판매업자(이하 "제조자등"이라 한다)는 다음 각 호의 어느 하나에 해당하는 담배에 대해서는 제3항에 따른 고시 또는 제5항에 따른 변경이 있는 날부터 1년까지는 종전의 내용과 방법에 따른 경고그림등을 표기하여 판매할 수 있다.

1. 고시 또는 변경 이전에 발주 · 제조 또는 수입된 담배
2. 고시 또는 변경 이후 6개월 이내에 제조되거나 수입된 담배

⑦ 제1항부터 제6항까지에서 규정한 사항 외에 경고그림등의 표기내용 및 표기방법 등에 필요한 세부사항은 보건복지부령으로 정한다.

④ 제1항부터 제3항까지의 규정에도 불구하고 전자담배 등 대통령령으로 정하는 담배에 제조자등이 표기하여야 할 경고그림 및 경고문구 등의 내용과 그 표기 방법 · 형태 등은 대통령령으로 따로 정한다.

▶ 벌 칙: 1년 이하의 징역 또는 1천만원 이하의 벌금(제9조의2를 위반하여 경고그림 · 경고문구 · 발암성물질 · 금연상담전화번호를 표기하지 아니하거나 이와 다른 경고그림 · 경고문구 · 발암성물질 · 금연상담전화번호를 표기한 자)

시행령 **제16조의2(전자담배 등에 대한 경고그림등의 표기내용 및 표기방법)** ① 법 제9조의2제4항에서 "전자담배 등 대통령령으로 정하는 담배"란 다음 각 호의 담배를 말한다.

1. 제27조의2제2호의 전자담배
2. 제27조의2제6호의 씹는 담배
3. 제27조의2제8호의 물담배
4. 제27조의2제9호의 머금는 담배

② 법 제9조의2제4항에 따라 이 조 제1항 각 호에 해당하는 담배의 담배갑포장지에 표기하는 경고그림 및 경고문구의 표기내용은 흡연의 폐해, 흡연이 니코틴 의존 및 중독을 유발시킬 수 있다는 사실과 담배 특성에 따른 다음 각 호의 구분에 따른 사실 등을 명확하게 알릴 수 있어야 한다.

1. 제27조의2제2호의 전자담배: 담배 특이 니트로사민(tobacco specific nitrosamines), 포름알데히드(formaldehyde) 등이 포함되어 있다는 내용
2. 제27조의2제6호의 씹는 담배 및 제27조의2제9호의 머금는 담배: 구강암 등 질병의 원인이 될 수 있다는 내용
3. 제27조의2제8호의 물담배: 타르 검출 등 궐련과 동일한 위험성이 있다는 내용과 사용 방법에 따라 결핵 등 호흡기 질환에 감염될 위험성이 있다는 내용

③ 법 제9조의2제4항에 따라 이 조 제1항 각 호에 해당하는 담배의 담배갑포장지에 표기하는 경고그림등(발암성물질은 제외한다. 이하 이 조에서 같다)의 표기방법은 별표 1의2와 같다.

④ 제1항 각 호에 해당하는 담배의 담배갑포장지에 표기하는 경고그림등의 표기내용, 표기방법 및 시행유예 등에 관하여는 제16조제2항, 제3항 및 제5항부터 제7항까지의 규정을 준용한다.

시행령 **제16조의4(광고내용의 검증 방법 및 절차 등)** ① 보건복지부장관은 담배 광고에 국민의 건강과 관련하여 검증되지 아니한 내용이 포함되어 있다고 인정되면 해당 광고내용의 사실 여부에 대한 검증을 실시할 수 있다.

② 제조자등은 담배 광고를 실시하기 전에 보건복지부령으로 정하는 바에 따라 보건복지부장관에게 해당 광고내용의 사실 여부에 대한 검증을 신청할 수 있다.

③ 보건복지부장관은 제1항 또는 제2항에 따라 광고내용의 사실 여부에 대한 검증을 실시하기 위하여 필요한 경우에는 제조자등에게 관련 자료의 제출을 요청할 수 있고, 제출된 자료에 대하여 조사 · 확인을 할 수 있다.

④ 보건복지부장관은 제1항 또는 제2항에 따라 광고내용의 사실 여부에 대한 검증을 실시한 경우에는 그 결과를 제조자등에게 서면으로 통보하여야 한다.

제9조의3(가향물질 함유 표시 제한) 제조자등은 담배에 연초 외의 식품이나 향기가 나는 물질(이하 "가향물질"이라 한다)을 포함하는 경우 이를 표시하는 문구나 그림 · 사진을 제품의 포장이나 광고에 사용하여서는 아니 된다.

▶ 과태료: 500만원 이하의 과태료(가향물질을 표시하는 문구나 그림 · 사진을 제품의 포장이나 광고에 사용한 자)

제9조의4(담배에 관한 광고의 금지 또는 제한) ① 담배에 관한 광고는 다음 각 호의 방법에 한하여 할 수 있다.

1. 지정소매인의 영업소 내부에서 보건복지부령으로 정하는 광고물을 전시(展示) 또는 부착하는 행위. 다만, 영업소 외부에 그 광고내용이 보이게 전시 또는 부착하는 경우에는 그러하지 아니하다.
2. 품종군별로 연간 10회 이내(1회당 2쪽 이내)에서 잡지[「잡지 등 정기간행물의 진흥에 관한 법률」에 따라 등록 또는 신고되어 주 1회 이하 정기적으로 발행되는 제책(製冊)된 정기간행물 및 「신문 등의 진흥에 관한 법률」에 따라 등록된 주 1회 이하 정기적으로 발행되는 신문과 「출판문화산업 진흥법」에 따른 외국간행물로서 동일한 제호로 연 1회 이상 정기적으로 발행되는 것(이하 "외국정기간행물"이라 한다)을 말하며, 여성 또는 청소년을 대상으로 하는 것은 제외한다]에 광고를 게재하는 행위. 다만, 보건복지부령으로 정하는 판매부수 이하로 국내에서 판매되는 외국정기간행물로서 외국문자로만 쓰여져 있는 잡지인 경우에는 광고게재의 제한을 받지 아니한다.
3. 사회 · 문화 · 음악 · 체육 등의 행사(여성 또는 청소년을 대상으로 하는 행사는 제외한다)를 후원하는 행위. 이 경우 후원하는 자의 명칭을 사용하는 외에 제품광고를 하여서는 아니 된다.
4. 국제선의 항공기 및 여객선, 그 밖에 보건복지부령으로 정하는 장소 안에서 하는 광고

시행규칙 **제7조(담배에 관한 광고)** ① 법 제9조의4제1항제1호 본문 및 영 제16조제1호에서 "보건복지부령으로 정하는 광고물"이란 표시판, 스티커 및 포스터를 말한다.

② 법 제9조의4제1항제2호 본문에서 "여성 또는 청소년을 대상으로 하는 것"이란 잡지의 명칭, 내용, 독자, 그 밖의 그 성격을 고려할 때 여성 또는 청소년이 주로 구독하는 것을 말한다.

③ 법 제9조의4제1항제2호 단서에서 "보건복지부령으로 정하는 판매부수"란 판매부수 1만부를 말한다.

④ 법 제9조의4제1항제3호에서 "여성 또는 청소년을 대상으로 하는 행사"란 행사의 목적, 내용, 참가자, 관람자, 청중, 그 밖의 그 성격을 고려할 때 주로 여성 또는 청소년을 대상으로 하는 행사를 말한다.

② 제조자등은 제1항에 따른 광고를 「담배사업법」에 따른 도매업자 또는 지정소매인으로 하여금 하게 할 수 있다. 이 경우 도매업자 또는 지정소매인이 한 광고는 제조자등이 한 광고로 본다.

③ 제1항에 따른 광고 또는 그에 사용되는 광고물은 다음 각 호의 사항을 준수하여야 한다.

1. 흡연자에게 담배의 품명 · 종류 및 특징을 알리는 정도를 넘지 아니할 것
2. 비흡연자에게 직접적 또는 간접적으로 흡연을 권장 또는 유도하거나 여성 또는 청소년의 인물을 묘사하지 아니할 것
3. 제9조의2에 따라 표기하는 흡연 경고문구의 내용 및 취지에 반하는 내용 또는 형태가 아닐 것
4. 국민의 건강과 관련하여 검증되지 아니한 내용을 표시하지 아니할 것. 이 경우 광고내용의 사실 여부에 대한 검증 방법 · 절차 등 필요한 사항은 대통령령으로 정한다.

④ 제조자등은 담배에 관한 광고가 제1항 및 제3항에 위배되지 아니하도록 자율적으로 규제하여야 한다.

⑤ 보건복지부장관은 문화체육관광부장관에게 제1항 또는 제3항을 위반한 광고가 게재된 외국정기간행물의 수입업자에 대하여 시정조치 등을 할 것을 요청할 수 있다.

▶ 벌 칙: 1년 이하의 징역 또는 1천만원 이하의 벌금(제9조의4를 위반하여 담배에 관한 광고를 한 자)

제9조의5(금연지도원) ① 시 · 도지사 또는 시장 · 군수 · 구청장은 금연을 위한 조치를 위하여 대통령령으로 정하는 자격이 있는 사람 중에서 금연지도원을 위촉할 수 있다.

② 금연지도원의 직무는 다음 각 호와 같다.

1. 금연구역의 시설기준 이행 상태 점검
2. 금연구역에서의 흡연행위 감시 및 계도
3. 금연을 위한 조치를 위반한 경우 관할 행정관청에 신고하거나 그에 관한 자료 제공

4. 그 밖에 금연 환경 조성에 관한 사항으로서 대통령령으로 정하는 사항

③ 금연지도원은 제2항의 직무를 단독으로 수행하려면 미리 시 · 도지사 또는 시장 · 군수 · 구청장의 승인을 받아야 하며, 시 · 도지사 또는 시장 · 군수 · 구청장은 승인서를 교부하여야 한다.

④ 금연지도원이 제2항에 따른 직무를 단독으로 수행하는 때에는 승인서와 신분을 표시하는 증표를 지니고 이를 관계인에게 내보여야 한다.

⑤ 제1항에 따라 금연지도원을 위촉한 시 · 도지사 또는 시장 · 군수 · 구청장은 금연지도원이 그 직무를 수행하기 전에 직무 수행에 필요한 교육을 실시하여야 한다.

⑥ 금연지도원은 제2항에 따른 직무를 수행하는 경우 그 권한을 남용하여서는 아니 된다.

⑦ 시 · 도지사 또는 시장 · 군수 · 구청장은 금연지도원이 다음 각 호의 어느 하나에 해당하면 그 금연지도원을 해촉하여야 한다.

1. 제1항에 따라 대통령령으로 정한 자격을 상실한 경우
2. 제2항에 따른 직무와 관련하여 부정한 행위를 하거나 그 권한을 남용한 경우
3. 그 밖에 개인사정, 질병이나 부상 등의 사유로 직무 수행이 어렵게 된 경우

⑧ 금연지도원의 직무범위 및 교육, 그 밖에 필요한 사항은 대통령령으로 정한다.

시행령 **제16조의5(금연지도원의 자격 등)** ① 법 제9조의5제1항에서 "대통령령으로 정하는 자격이 있는 사람"이란 다음 각 호의 어느 하나에 해당하는 사람을 말한다.

1. 「민법」 제32조에 따른 비영리법인 또는 「비영리민간단체 지원법」 제4조에 따라 등록된 비영리민간단체에 소속된 사람으로서 해당 법인 또는 단체의 장이 추천하는 사람
2. 시 · 도지사 또는 시장 · 군수 · 구청장이 정하는 건강 · 금연 등 보건정책 관련 교육과정을 4시간 이상 이수한 사람

② 법 제9조의5제2항제4호에서 "대통령령으로 정하는 사항"이란 다음 각 호의 업무를 말한다.

1. 지역사회 금연홍보 및 금연교육 지원 업무
2. 지역사회 금연 환경 조성을 위한 지도 업무

③ 법 제9조의5제2항에 따른 금연지도원의 직무범위는 별표 1의4와 같다.

④ 시 · 도지사 또는 시장 · 군수 · 구청장은 법 제9조의5제5항에 따라 금연지도원에 대하여 금연 관련 법령, 금연의 필요성, 금연지도원의 자세 등에 대한 교육을 실시하여야 한다. 이 경우 시 · 도지사 또는 시장 · 군수 · 구청장은 효율적인 교육을 위하여 금연지도원에 대한 합동교육을 실시할 수 있다.

⑤ 시 · 도지사 또는 시장 · 군수 · 구청장은 금연지도원의 활동을 지원하기 위하여 예산의 범위에서 수당을 지급할 수 있다.

⑥ 제1항부터 제5항까지에서 규정한 사항 외에 금연지도원 제도 운영에 필요한 사항은 해당 지방자치단체의 조례로 정한다.

제10조(건강생활실천협의회) ① 시 · 도지사 및 시장 · 군수 · 구청장은 건강생활의 실천운동을 추진하기 위하여 지역사회의 주민 · 단체 또는 공공기관이 참여하는 건강생활실천협의회를 구성하여야 한다.

② 제1항의 규정에 의한 건강생활실천협의회의 조직 및 운영에 관하여 필요한 사항은 지방자치단체의 조례로 정한다.

제11조(보건교육의 관장) 보건복지부장관은 국민의 보건교육에 관하여 관계중앙행정기관의 장과 협의하여 이를 총괄한다.

제12조(보건교육의 실시 등) ① 국가 및 지방자치단체는 모든 국민이 올바른 보건의료의 이용과 건강한 생활습관을 실천할 수 있도록 그 대상이 되는 개인 또는 집단의 특성 · 건강상태 · 건강의식수준 등에 따라 적절한 보건교육을 실시한다.

② 국가 또는 지방자치단체는 국민건강증진사업관련 법인 또는 단체 등이 보건교육을 실시할 경우 이에 필요한 지원을 할 수 있다.

③ 보건복지부장관, 시 · 도지사 및 시장 · 군수 · 구청장은 제2항의 규정에 의하여 보건교육을 실시하는 국민건강증진사업관련 법인 또는 단체 등에 대하여 보건교육의 계획 및 그 결과에 관한 자료를 요청할 수 있다.

④ 제1항의 규정에 의한 보건교육의 내용은 대통령령으로 정한다.

시행령 **제17조(보건교육의 내용)** 법 제12조에 따른 보건교육에는 다음 각 호의 사항이 포함되어야 한다.

1. 금연 · 절주 등 건강생활의 실천에 관한 사항
2. 만성퇴행성질환 등 질병의 예방에 관한 사항
3. 영양 및 식생활에 관한 사항
4. 구강건강에 관한 사항
5. 공중위생에 관한 사항
6. 건강증진을 위한 체육활동에 관한 사항
7. 그 밖에 건강증진사업에 관한 사항

제12조의2(보건교육사자격증의 교부 등) ① 보건복지부장관은 국민건강증진 및 보건교육에 관한 전문지식을 가진 자에게 보건교육사의 자격증을 교부할 수 있다.

② 다음 각 호의 1에 해당하는 자는 보건교육사가 될 수 없다.

1. 피성년후견인
2. 삭제
3. 금고 이상의 실형의 선고를 받고 그 집행이 종료되지 아니하거나 그 집행을 받지 아니하기로 확정되지 아니한 자
4. 법률 또는 법원의 판결에 의하여 자격이 상실 또는 정지된 자

③ 제1항의 규정에 의한 보건교육사의 등급은 1급 내지 3급으로 하고, 등급별 자격기준 및 자격증의 교부절차 등에 관하여 필요한 사항은 대통령령으로 정한다.

④ 보건교육사 1급의 자격증을 교부받고자 하는 자는 국가시험에 합격하여야 한다.

⑤ 보건복지부장관은 제1항의 규정에 의하여 보건교육사의 자격증을 교부하는 때에는 보건복지부령이 정하는 바에 의하여 수수료를 징수할 수 있다.

⑥ 제1항에 따라 자격증을 교부받은 사람은 다른 사람에게 그 자격증을 빌려주어서는 아니 되고, 누구든지 그 자격증을 빌려서는 아니 된다.

▶ 벌 칙: 1년 이하의 징역 또는 1천만원 이하의 벌금(다른 사람에게 자격증을 빌려주거나 빌린 자)

⑦ 누구든지 제6항에 따라 금지된 행위를 알선하여서는 아니 된다.

▶ 벌 칙: 1년 이하의 징역 또는 1천만원 이하의 벌금(자격증을 빌려주거나 빌리는 것을 알선한 자)

제12조의3(국가시험) ① 제12조의2제4항의 규정에 의한 국가시험은 보건복지부장관이 시행한다. 다만, 보건복지부장관은 국가시험의 관리를 대통령령이 정하는 바에 의하여 「한국보건의료인국가시험원법」에 따른 한국보건의료인국가시험원에 위탁할 수 있다.

② 보건복지부장관은 제1항 단서의 규정에 의하여 국가시험의 관리를 위탁한 때에는 그에 소요되는 비용을 예산의 범위안에서 보조할 수 있다.

③ 보건복지부장관(제1항 단서의 규정에 의하여 국가시험의 관리를 위탁받은 기관을 포함한다)은 보건복지부령이 정하는 금액을 응시수수료로 징수할 수 있다.

④ 시험과목 · 응시자격 등 자격시험의 실시에 관하여 필요한 사항은 대통령령으로 정한다.

제12조의4(보건교육사의 채용) 국가 및 지방자치단체는 대통령령이 정하는 국민건강증진사업관련 법인 또는 단체 등에 대하여 보건교육사를 그 종사자로 채용하도록 권장하여야 한다.

제12조의5(보건교육사의 자격취소) 보건복지부장관은 보건교육사가 제12조의2제6항을 위반하여 다른 사람에게 자격증을 빌려준 경우에는 그 자격을 취소하여야 한다.

제12조의6(청문) 보건복지부장관은 제12조의5에 따라 자격을 취소하려는 경우에는 청문을 하여야 한다.

제13조(보건교육의 평가) ① 보건복지부장관은 정기적으로 국민의 보건교육의 성과에 관하여 평가를 하여야 한다.

② 제1항의 규정에 의한 평가의 방법 및 내용은 보건복지부령으로 정한다.

시행규칙 제8조(보건교육의 평가방법 및 내용) ① 보건복지부장관이 법 제13조의 규정에 의하여 국민의 보건교육의 성과에 관한 평가를 할 때에는 세부계획 및 그 추진실적에 기초하여 평가하여야 한다.

② 보건복지부장관은 필요하다고 인정하는 경우에는 제1항의 규정에 의한 평가외에 다음 각 호의 사항을 조사하여 평가할 수 있다.

1. 건강에 관한 지식 · 태도 및 실천
2. 주민의 질병 · 부상 유무 등 건강상태

③ 영 제17조제7호에서 "기타 건강증진사업에 관한 사항"이라 함은 「산업안전보건법」에 의한 산업보건에 관한 사항 기타 국민의 건강을 증진시키는 사업에 관한 사항을 말한다.

제14조(보건교육의 개발 등) 보건복지부장관은 정부출연연구기관등의설립 · 운영및육성에관한법률에 의한 한국보건사회연구원으로 하여금 보건교육에 관한 정보 · 자료의 수집 · 개발 및 조사, 그 교육의 평가 기타 필요한 업무를 행하게 할 수 있다.

제15조(영양개선) ① 국가 및 지방자치단체는 국민의 영양상태를 조사하여 국민의 영양개선방안을 강구하고 영양에 관한 지도를 실시하여야 한다.

② 국가 및 지방자치단체는 국민의 영양개선을 위하여 다음 각 호의 사업을 행한다.

1. 영양교육사업
2. 영양개선에 관한 조사 · 연구사업
3. 기타 영양개선에 관하여 보건복지부령이 정하는 사업

시행규칙 제9조(영양개선사업) 법 제15조제2항제3호에서 "보건복지부령이 정하는 사업"이라 함은 다음 각 호의 사업을 말한다.

1. 국민의 영양상태에 관한 평가사업
2. 지역사회의 영양개선사업

제16조(국민건강영양조사 등) ① 질병관리청장은 국민의 건강상태 · 식품섭취 · 식생활조사 등 국민의 건강과 영양에 관한 조사(이하 "국민건강영양조사"라 한다)를 정기적으로 실시한다.

시행령 제19조(국민건강영양조사의 주기) 법 제16조제1항에 따른 국민건강영양조사(이하 "국민건강영양조사"라 한다)는 매년 실시한다.

② 특별시 · 광역시 및 도에는 국민건강영양조사와 영양에 관한 지도업무를 행하게 하기 위한 공무원을 두어야 한다.

③ 국민건강영양조사를 행하는 공무원은 그 권한을 나타내는 증표를 관계인에게 내보여야 한다.

④ 국민건강영양조사의 내용 및 방법, 그 밖에 국민건강영양조사와 영양에 관한 지도에 관하여 필요한 사항은 대통령령으로 정한다.

시행령 제20조(조사대상) ① 질병관리청장은 보건복지부장관과 협의하여 매년 구역과 기준을 정하여 선정한 가구 및 그 가구원에 대하여 국민건강영양조사를 실시한다.

② 질병관리청장은 보건복지부장관과 협의하여 노인 · 임산부등 특히 건강 및 영양 개선이 필요하다고 판단되는 사람에 대해서는 따로 조사기간을 정하여 국민건강영양조사를 실시할 수 있다.

③ 질병관리청장 또는 질병관리청장의 요청을 받은 시 · 도지사는 제1항에 따라 조사대상으로 선정된 가구와 제2항에 따라 조사대상이 된 사람에게 이를 통지해야 한다.

시행령 제21조(조사항목) ① 국민건강영양조사는 건강조사와 영양조사로 구분하여 실시한다.

② 건강조사는 국민의 건강 수준을 파악하기 위하여 다음 각 호의 사항에 대하여 실시한다.

1. 가구에 관한 사항
2. 건강상태에 관한 사항
3. 건강행태에 관한 사항

③ 영양조사는 국민의 영양 수준을 파악하기 위하여 다음 각 호의 사항에 대하여 실시한다.

1. 식품섭취에 관한 사항
2. 식생활에 관한 사항

④ 제2항 및 제3항에 따른 조사사항의 세부내용은 보건복지부령으로 정한다.

시행령 **제22조(국민영양조사원 및 영양지도원)** ① 질병관리청장은 국민건강영양조사를 담당하는 사람(이하 "국민건강영양조사원"이라 한다)으로 건강조사원 및 영양조사원을 두어야 한다. 이 경우 건강조사원 및 영양조사원은 다음 각 호의 구분에 따른 요건을 충족해야 한다.

1. 건강조사원: 다음 각 목의 어느 하나에 해당할 것
   가. 「의료법」 제2조제1항에 따른 의료인
   나. 「약사법」 제2조제2호에 따른 약사 또는 한약사
   다. 「의료기사 등에 관한 법률」제2조제1항에 따른 의료기사
   라. 「고등교육법」 제2조에 따른 학교에서 보건의료 관련 학과 또는 학부를 졸업한 사람(졸업 예정인 사람을 포함한다) 또는 이와 같은 수준 이상의 학력이 있다고 인정되는 사람 [개정 2024.11.26.]
2. 영양조사원: 다음 각 목의 어느 하나에 해당할 것
   가. 「국민영양관리법」 제15조에 따른 영양사(이하 "영양사"라 한다)
   나. 「고등교육법」 제2조에 따른 학교에서 식품영양 관련 학과 또는 학부를 졸업한 사람(졸업 예정인 사람을 포함한다) 또는 이와 같은 수준 이상의 학력이 있다고 인정되는 사람 [개정 2024.11.26.]

② 특별자치시장 · 특별자치도지사 · 시장 · 군수 · 구청장은 법 제15조 및 법 제16조의 영양개선사업을 수행하기 위한 국민영양지도를 담당하는 사람(이하 “영양지도원”이라 한다)을 두어야 하며 그 영양지도원은 영양사의 자격을 가진 사람으로 임명한다. 다만, 영양사의 자격을 가진 사람이 없는 경우에는 「의료법」 제2조제1항에 따른 의사 또는 「간호법」 제2조제1호에 따른 간호사의 자격을 가진 사람 중에서 임명할 수 있다.

③ 국민건강영양조사원 및 영양지도원의 직무에 관하여 필요한 사항은 보건복지부령으로 정한다.

④ 질병관리청장 또는 특별자치시장 · 특별자치도지사 · 시장 · 군수 · 구청장은 국민건강영양조사원 또는 영양지도원의 원활한 업무 수행을 위하여 필요하다고 인정하는 경우에는 그 업무 지원을 위한 구체적 조치를 마련 · 시행할 수 있다.

제16조의2(신체활동장려사업의 계획 수립·시행) 국가 및 지방자치단체는 신체활동장려에 관한 사업 계획을 수립 · 시행하여야 한다.

제16조의3(신체활동장려사업) ① 국가 및 지방자치단체는 국민의 건강증진을 위하여 신체활동을 장려할 수 있도록 다음 각 호의 사업을 한다.

1. 신체활동장려에 관한 교육사업
2. 신체활동장려에 관한 조사 · 연구사업
3. 그 밖에 신체활동장려를 위하여 대통령령으로 정하는 사업

시행령 **제22조의2(신체활동장려사업)** 법 제16조의3제1항제3호에서 “대통령령으로 정하는 사업”이란 다음 각 호의 사업을 말한다.

1. 신체활동증진 프로그램의 개발 및 운영 사업
2. 체육시설이나 공원시설 등 신체활동장려를 위한 기반시설 마련 사업
3. 신체활동장려에 관한 홍보사업
4. 그 밖에 보건복지부장관이 신체활동장려를 위해 필요하다고 인정하는 사업

시행규칙 **제17조의2(신체활동장려사업)** ① 법 제16조의3제1항제1호에 따른 신체활동장려에 관한 교육사업은 영 · 유아, 아동, 청소년, 중 · 장년, 노인 등 생애주기별 특성에 맞는 신체활동이 이루어질 수 있는 내용으로 구성한다.

② 법 제16조의3제1항제2호에 따른 신체활동장려에 관한 조사 · 연구사업은 국민건강영양조사와 함께 실시할 수 있다.

③ 영 제22조의2제1호에 따른 신체활동증진 프로그램의 개발 및 운영 사업은 직장, 학교 등 생활 환경을 고려하여 수립한다.

④ 제1항부터 제3항까지에서 규정한 사항 외에 신체활동장려사업의 구체적 내용 · 기준 및 방법은 보건복지부장관이 정할 수 있다.

② 제1항 각 호의 사업 내용 · 기준 및 방법은 보건복지부령으로 정한다.

제17조(구강건강사업의 계획수립·시행) 국가 및 지방자치단체는 구강건강에 관한 사업의 계획을 수립 · 시행하여야 한다.

제18조(구강건강사업) ① 국가 및 지방자치단체는 국민의 구강질환의 예방과 구강건강의 증진을 위하여 다음 각 호의 사업을 행한다.

1. 구강건강에 관한 교육사업
2. 수돗물불소농도조정사업
3. 구강건강에 관한 조사 · 연구사업
4. 아동 · 노인 · 장애인 · 임산부 등 건강취약계층을 위한 구강건강증진사업
5. 기타 구강건강의 증진을 위하여 대통령령으로 정하는 사업

시행령 **제23조(구강건강사업)** 법 제18조제1항제4호에서 "대통령령이 정하는 사업"이란 다음 각 호의 사업을 말한다.

1. 충치예방을 위한 치아홈메우기사업
2. 불소용액양치사업
3. 구강건강의 증진을 위하여 보건복지부령이 정하는 사업

② 제1항 각 호의 사업내용 · 기준 및 방법은 보건복지부령으로 정한다.

시행규칙 **제18조(구강건강사업의 내용 등)** ① 시 · 도지사 또는 시장 · 군수 · 구청장은 법 제18조의 규정에 의하여 구강건강실태를 조사하여 지역주민의 구강건강증진을 위한 사업을 시행하여야 한다.

② 시 · 도지사 또는 시장 · 군수 · 구청장이 수돗물에 대한 불소농도조정사업을 시행하고자 할 때에는 미리 보건복지부장관과 협의하여야 한다.

③ 수돗물에 대한 불소농도조정사업 · 불소용액양치사업 등 구강건강사업의 관리기준 및 운영방법은 보건복지부장관이 정한다.

제19조(건강증진사업 등) ① 국가 및 지방자치단체는 국민건강증진사업에 필요한 요원 및 시설을 확보하고, 그 시설의 이용에 필요한 시책을 강구하여야 한다.

② 특별자치시장 · 특별자치도지사 · 시장 · 군수 · 구청장은 지역주민의 건강증진을 위하여 보건복지부령이 정하는 바에 의하여 보건소장으로 하여금 다음 각 호의 사업을 하게 할 수 있다.

1. 보건교육 및 건강상담
2. 영양관리
3. 신체활동장려
4. 구강건강의 관리
5. 질병의 조기발견을 위한 검진 및 처방
6. 지역사회의 보건문제에 관한 조사 · 연구
7. 기타 건강교실의 운영 등 건강증진사업에 관한 사항

③ 보건소장이 제2항의 규정에 의하여 제2항제1호 내지 제5호의 업무를 행한 때에는 이용자의 개인별 건강상태를 기록하여 유지 · 관리하여야 한다.

④ 건강증진사업에 필요한 시설 · 운영에 관하여는 보건복지부령으로 정한다.

시행규칙 **제19조(건강증진사업의 실시 등)** ① 법 제19조에 따라 건강증진사업을 행하는 특별자치시장 · 특별자치도지사 · 시장 · 군수 · 구청장은 보건교육 · 영양관리 · 신체활동장려 · 구강건강관리 · 건강검진 등에 필요한 인력을 확보해야 한다.

② 보건복지부장관은 법 제4조에 따른 기본시책과 건강증진사업 실시지역의 생활여건 등을 고려하여 법 제19조제2항에 따라 보건소장이 행하는 건강증진사업을 단계적으로 실시하게 할 수 있다.

③ 법 제19조제4항에 따라 건강증진사업을 행하는 보건소장은 다음 각 호의 시설 및 장비를 확보하여 지역주민에 대한 건강증진 사업을 수행해야 한다.

1. 시청각교육실 및 시청각교육장비
2. 건강검진실 및 건강검진에 필요한 장비
3. 신체활동지도실 및 신체활동지도에 필요한 장비
4. 영양관리 · 구강건강사업 등 건강증진사업에 필요한 시설 및 장비

④ 법 제19조제3항에 따라 보건소장이 개인별 건강상태를 기록한 때에는 보건복지부장관이 정하는 바에 따라 이를 유지 · 관리해야 한다.

제19조의2(시·도건강증진사업지원단 설치 및 운영 등) ① 시 · 도지사는 실행계획의 수립 및 제19조에 따른 건강증진사업의 효율적인 업무 수행을 지원하기 위하여 시 · 도건강증진사업지원단(이하 "지원단"이라 한다)을 설치 · 운영할 수 있다.

② 시 · 도지사는 제1항에 따른 지원단 운영을 건강증진사업에 관한 전문성이 있다고 인정하는 법인 또는 단체에 위탁할 수 있다. 이 경우 시 · 도지사는 그 운영에 필요한 경비의 전부 또는 일부를 지원할 수 있다.

③ 제1항 및 제2항에서 규정한 사항 외에 지원단의 설치 · 운영 및 위탁 등에 관하여 필요한 사항은 보건복지부령으로 정한다.

시행규칙 **제19조의2(시·도건강증진사업지원단의 운영 등)** ① 법 제19조의2제1항에 따른 시 · 도건강증진사업지원단(이하 이 조에서 "지원단"이라 한다)의 업무는 다음 각 호와 같다.

1. 영 제3조에 따른 시 · 도 및 시 · 군 · 구 실행계획의 수립 · 시행 지원
2. 관할 지역 내 건강증진사업 수행에 대한 기술 지원
3. 관할 지역 내 민 · 관 건강증진 협력 사업 수행
4. 관할 지역 내 건강증진사업에 대한 성과 관리 지원
5. 그 밖에 관할 지역주민의 건강증진을 위하여 필요한 사항

② 시 · 도지사는 법 제19조의2제2항에 따라 지원단의 운영을 다음 각 호의 어느 하나에 해당하는 법인 또는 단체에 위탁할 수 있다.

1. 「공공기관의 운영에 관한 법률」 제4조제1항에 따른 공공기관
2. 「비영리민간단체 지원법」 제4조에 따라 등록된 비영리민간단체
3. 「고등교육법」제2조에 따른 학교
4. 「의료법」 제3조제2항제3호에 따른 병원급 의료기관
5. 「민법」 제32조에 따라 설립된 비영리법인
6. 그 밖에 보건복지부장관이 건강증진사업에 관한 전문성이 있다고 인정하는 법인 또는 단체

③ 시 · 도지사는 지원단의 운영을 위탁하려면 미리 위탁의 절차 및 방법 등을 7일 이상 공고해야 한다.

④ 지원단의 운영을 위탁받으려는 자는 다음 각 호의 서류(전자문서를 포함한다)를 시 · 도지사에게 제출해야 한다.

1. 사업계획서 및 예산서
2. 건강증진 업무 수행 실적에 관한 자료
3. 고유번호증 사본(사업자등록증이 없는 경우에 한정한다)

⑤ 제4항에 따른 신청을 받은 시 · 도지사는 「전자정부법」 제36조제1항에 따른 행정정보의 공동이용을 통하여 다음 각 호의 서류를 확인해야 한다. 다만, 제2호의 경우 위탁을 받으려는 자가 그 확인에 동의하지 않는 경우에는 해당 서류의 사본을 첨부하도록 해야 한다.

1. 법인 등기사항증명서(법인인 경우만 해당한다)
2. 사업자등록증

⑥ 제1항부터 제5항까지에서 규정한 사항 외에 지원단의 운영 및 운영의 위탁 등에 필요한 사항은 지방자치단체의 조례로 정한다.

제20조(검진) 국가는 건강증진을 위하여 필요한 경우에 보건복지부령이 정하는 바에 의하여 국민에 대하여 건강검진을 실시할 수 있다.

시행규칙 **제20조(건강검진)** ① 법 제20조의 규정에 의하여 국가가 건강검진을 실시하는 경우에는 특별자치시장 · 특별자치도지사 · 시장 · 군수 · 구청장으로 하여금 보건소장이 이를 실시하도록 하여야 한다. 다만, 필요한 경우에는 영 제32조제2항제2호[1] 또는 제3호[2]의 기관에 위탁하여 실시하게 할 수 있다.

② 제1항의 규정에 의한 건강검진은 연령별 · 대상별로 검진항목을 정하여 실시하여야 한다.

제21조(검진결과의 공개금지) 제20조의 규정에 의하여 건강검진을 한 자 또는 검진기관에 근무하는 자는 국민의 건강증진사업의 수행을 위하여 불가피한 경우를 제외하고는 정당한 사유없이 검진결과를 공개하여서는 아니된다.

▶ 벌 칙: 3년 이하의 징역 또는 3천만원 이하의 벌금(정당한 사유 없이 건강검진의 결과를 공개한 자)

제3장 국민건강증진기금

제22조(기금의 설치 등) ① 보건복지부장관은 국민건강증진사업의 원활한 추진에 필요한 재원을 확보하기 위하여 국민건강증진기금(이하 "기금"이라 한다)을 설치한다.

② 기금은 다음 각 호의 재원으로 조성한다.

1. 제23조제1항의 규정에 의한 부담금
2. 기금의 운용 수익금

제**23조(국민건강증진부담금의 부과·징수 등)** ① 보건복지부장관은 「지방세법」 제47조제4호 및 제6호에 따른 제조자 및 수입판매업자가 판매하는 같은 조 제1호에 따른 담배(같은 법 제54조에 따라 담배소비세가 면제되는 것, 같은 법 제63조제1항제1호 및 제2호에 따라 담배소비세액이 공제 또는 환급되는 것은 제외한다. 이하 이 조 및 제23조의2에서 같다)에 다음 각 호의 구분에 따른 부담금(이하 "부담금"이라 한다)을 부과 · 징수한다.

1. 궐련: 20개비당 841원
2. 전자담배
   가. 니코틴 용액을 사용하는 경우: 1밀리리터당 525원
   나. 연초 및 연초 고형물을 사용하는 경우:
   1) 궐련형: 20개비당 750원
   2) 기타 유형: 1그램당 73원
3. 파이프담배: 1그램당 30.2원
4. 엽궐련(葉卷煙): 1그램당 85.8원
5. 각련(刻煙): 1그램당 30.2원
6. 씹는 담배: 1그램당 34.4원
7. 냄새 맡는 담배: 1그램당 21.4원
8. 물담배: 1그램당 1050.1원
9. 머금는 담배: 1그램당 534.5원

② 제1항에 따른 제조자 및 수입판매업자는 매월 1일부터 말일까지 제조장 또는 보세구역에서 반출된 담배의 수량과 산출된 부담금의 내역에 관한 자료를 다음 달 15일까지 보건복지부장관에게 제출하여야 한다.

▶ 과태료: 500만원 이하의 과태료(자료를 제출하지 아니하거나 허위의 자료를 제출한 자)

③ 보건복지부장관은 제2항에 따른 자료를 제출 받은 때에는 그 날부터 5일 이내에 부담금의 금액과 납부기한 등을 명시하여 해당 제조자 및 수입판매업자에게 납부고지를 하여야 한다.

④ 제1항에 따른 제조자 및 수입판매업자는 제3항에 따른 납부고지를 받은 때에는 납부고지를 받은 달의 말일까지 이를 납부

1) 「의료법」에 의한 종합병원 및 병원(치과병원 및 한방병원을 포함)
2) 보건복지부장관이 정하여 고시하는 보건교육 관련 법인 또는 단체

하여야 한다.

⑤ 보건복지부장관은 부담금을 납부하여야 할 자가 제4항의 규정에 의한 납부기한 이내에 부담금을 내지 아니하는 경우 납부기한이 지난 후 10일 이내에 30일 이상의 기간을 정하여 독촉장을 발부하여야 하며, 체납된 부담금에 대해서는 「국세기본법」제47조의4를 준용하여 가산금을 징수한다.

⑥ 보건복지부장관은 제5항의 규정에 의하여 독촉을 받은 자가 그 기간 이내에 부담금과 가산금을 납부하지 아니한 때에는 국세체납처분의 예에 의하여 이를 징수한다.

⑦ 제1항에 따른 담배의 구분에 관하여는 담배의 성질과 모양, 제조과정 등을 기준으로 하여 대통령령으로 정한다.

제23조의2(부담금의 납부담보) ① 보건복지부장관은 부담금의 납부 보전을 위하여 대통령령이 정하는 바에 따라 제23조제1항에 따른 제조자 및 수입판매업자에게 담보의 제공을 요구할 수 있다.

② 보건복지부장관은 제1항에 따라 담보제공의 요구를 받은 제조자 및 수입판매업자가 담보를 제공하지 아니하거나 요구분의 일부만을 제공한 경우 특별시장 · 광역시장 · 특별자치시장 · 특별자치도지사 · 시장 · 군수 및 세관장에게 담배의 반출금지를 요구할 수 있다.

③ 제2항에 따라 담배의 반출금지 요구를 받은 특별시장 · 광역시장 · 특별자치시장 · 특별자치도지사 · 시장 · 군수 및 세관장은 이에 응하여야 한다.

제23조의3(부담금 부과·징수의 협조) ① 보건복지부장관은 부담금의 부과 · 징수와 관련하여 필요한 경우에는 중앙행정기관 · 지방자치단체 그 밖의 관계 기관 · 단체 등에 대하여 자료제출 등의 협조를 요청할 수 있다.

② 제1항의 규정에 따른 협조요청을 받은 중앙행정기관 · 지방자치단체 그 밖의 관계 기관 · 단체 등은 특별한 사유가 없는 한 이에 응하여야 한다.

③ 제1항과 제2항의 규정에 따라 보건복지부장관에게 제출되는 자료에 대하여는 사용료 · 수수료 등을 면제한다.

제24조(기금의 관리·운용) ① 기금은 보건복지부장관이 관리 · 운용한다.

② 보건복지부장관은 기금의 운용성과 및 재정상태를 명확히 하기 위하여 대통령령이 정하는 바에 의하여 회계처리하여야 한다.

③ 기금의 관리 · 운용 기타 필요한 사항은 대통령령으로 정한다.

제25조(기금의 사용 등) ① 기금은 다음 각 호의 사업에 사용한다.

1. 금연교육 및 광고, 흡연피해 예방 및 흡연피해자 지원, 절주교육 및 광고, 음주폐해 예방 등 국민건강관리사업 [시행 2026.1.1.]
2. 건강생활의 지원사업
3. 보건교육 및 그 자료의 개발
4. 보건통계의 작성 · 보급과 보건의료관련 조사 · 연구 및 개발에 관한 사업
5. 질병의 예방 · 검진 · 관리 및 암의 치료를 위한 사업
6. 국민영양관리사업
7. 신체활동장려사업
8. 구강건강관리사업
9. 시 · 도지사 및 시장 · 군수 구청장이 행하는 건강증진사업
10. 공공보건의료 및 건강증진을 위한 시설 · 장비의 확충
11. 기금의 관리 · 운용에 필요한 경비
12. 그밖에 국민건강증진사업에 소요되는 경비로서 대통령령이 정하는 사업

시행령 **제30조(기금의 사용)** 법 제25조제1항제12호에서 “대통령령이 정하는 사업”이란 다음 각 호의 사업을 말한다.

1. 만성퇴행성질환의 관리사업

2. 법 제27조의 규정에 의한 지도 · 훈련사업
3. 건강증진을 위한 신체활동 지원사업
4. 금연지도원 제도 운영 등 지역사회 금연 환경 조성 사업
5. 건강친화인증 기업 지원 사업
6. 절주문화 조성 사업

② 보건복지부장관은 기금을 제1항 각 호의 사업에 사용함에 있어서 아동 · 청소년 · 여성 · 노인 · 장애인 등에 대하여 특별히 배려 · 지원할 수 있다.

③ 보건복지부장관은 기금을 제1항 각 호의 사업에 사용함에 있어서 필요한 경우에는 보조금으로 교부할 수 있다.

>> **참고 - 국민건강보험법 제108조[보험재정에 대한 정부지원]** (일부 발췌)

② 공단(국민건강보험공단)은 「국민건강증진법」에서 정하는 바에 따라 같은 법에 따른 국민건강증진기금에서 자금을 지원받을 수 있다.

④ 공단은 제2항에 따라 지원된 재원을 다음 각 호의 사업에 사용한다.
1. 건강검진 등 건강증진에 관한 사업
2. 가입자와 피부양자의 흡연으로 인한 질병에 대한 보험급여
3. 가입자와 피부양자 중 65세 이상 노인에 대한 보험급여

[법률 제11141호(2011.12.31) 부칙 제2조의 규정에 의하여 이 조는 2022년 12월 31일까지 유효함]

제4장 보칙

제26조(비용의 보조) 국가 또는 지방자치단체는 매 회계년도마다 예산의 범위 안에서 건강증진사업의 수행에 필요한 비용의 일부를 부담하거나 이를 수행하는 법인 또는 단체에 보조할 수 있다.

제27조(지도·훈련) 보건복지부장관 또는 질병관리청장은 보건교육을 담당하거나 국민건강영양조사 및 영양에 관한 지도를 담당하는 공무원 또는 보건복지부령으로 정하는 단체 및 공공기관에서 종사하는 담당자의 자질향상을 위하여 필요한 지도와 훈련을 할 수 있다.

② 제1항에 따른 훈련에 관하여 필요한 사항은 보건복지부령으로 정한다.

제28조(보고·검사) ① 보건복지부장관, 시 · 도지사 및 시장 · 군수 · 구청장은 필요하다고 인정하는 때에는 제7조제1항, 제8조제4항, 제8조의2, 제9조제2항부터 제4항까지, 제9조의2, 제9조의4 또는 제23조제1항의 규정에 해당하는 자에 대하여 당해업무에 관한 보고를 명하거나 관계공무원으로 하여금 그의 사업소 또는 사업장에 출입하여 장부 · 서류 기타의 물건을 검사하게 할 수 있다.

▶ 과태료: 300만원 이하의 과태료(보고를 하지 아니하거나 허위로 보고한 자와 관계공무원의 검사를 거부 · 방해 또는 기피한 자)

② 제1항의 규정에 의하여 검사를 하는 공무원은 그 권한을 나타내는 증표를 관계인에게 내보여야 한다.

제29조(권한의 위임·위탁) ① 이 법에 따른 보건복지부장관의 권한은 대통령령으로 정하는 바에 따라 그 일부를 시 · 도지사에게 위임할 수 있다.

시행령 **제31조(권한의 위임)** ① 법 제29조제1항에 따라 보건복지부장관은 다음 각 호의 사항을 시 · 도지사에게 위임한다.

1. 법 제7조에 따른 광고내용의 변경 · 금지명령 또는 관련 법령에 따른 시정의 요청(신문 · 잡지의 경우에는 관할지역에 발행소의 소재지가 있는 것에 한정하되 「신문 등의 진흥에 관한 법률」 제9조제1항제9호에 따라 주된 보급지역이 전국으로 등록된 것은 제외하며, 광고방송의 경우에는 관할지역의 주민을 주된 대상으로 하여 제작되어 방송되는 것에 한정하며, 그 밖의 광고의 경우에는 관할지역에 설치되거나 주로 배포되는 것에 한정한다)
2. 법 제9조의4에 따른 담배에 관한 광고의 금지 또는 제한(관할지역에서 행해지는 광고에 한정하며, 잡지에 게재하는 광고

는 제외한다)

② 질병관리청장은 법 제29조제3항에 따라 다음 각 호의 권한을 질병대응센터장에게 위임한다.

1. 법 제16조제1항 및 이 영 제20조에 따라 실시하는 국민건강영양조사의 수행
2. 제22조에 따른 국민건강영양조사원의 채용 및 운영

② 보건복지부장관은 이 법에 따른 업무의 일부를 대통령령으로 정하는 바에 따라 건강증진사업을 행하는 법인 또는 단체에 위탁할 수 있다.

③ 이 법에 따른 질병관리청장의 권한은 대통령령으로 정하는 바에 따라 그 일부를 소속기관의 장에게 위임할 수 있다.

제30조(수수료) ① 지방자치단체의 장은 건강증진사업에 소요되는 경비 중 일부에 대하여 그 이용자로부터 조례가 정하는 바에 의하여 수수료를 징수할 수 있다.

② 제1항의 규정에 의하여 수수료를 징수하는 경우 지방자치단체의 장은 노인, 장애인, 생활보호법에 의한 생활 보호대상자 등에 대하여 수수료를 감면하여야 한다.

제5장 벌칙

제31조(벌칙) 제21조를 위반하여 정당한 사유 없이 건강검진의 결과를 공개한 자는 3년 이하의 징역 또는 3천만원 이하의 벌금에 처한다.

제31조의2(벌칙) 다음 각 호의 어느 하나에 해당하는 자는 1년 이하의 징역 또는 1천만원 이하의 벌금에 처한다.

1. 정당한 사유 없이 제8조의2제3항에 따른 광고내용의 변경 등 명령이나 광고의 금지 명령을 이행하지 아니한 자
2. 제8조제4항을 위반하여 경고문구 또는 경고그림을 표기하지 아니하거나 이와 다른 경고문구 또는 경고그림을 표기한 자 [시행 2026.3.19.]
3. 제9조의2를 위반하여 경고그림 · 경고문구 · 발암성물질 · 금연상담전화번호를 표기하지 아니하거나 이와 다른 경고그림 · 경고문구 · 발암성물질 · 금연상담전화번호를 표기한 자
4. 제9조의4를 위반하여 담배에 관한 광고를 한 자
5. 제12조의2제6항을 위반하여 다른 사람에게 자격증을 빌려주거나 빌린 자
6. 제12조의2제7항을 위반하여 자격증을 빌려주거나 빌리는 것을 알선한 자

제32조(벌칙) 제7조[광고의 금지 등]제1항의 규정에 위반하여 정당한 사유없이 광고의 내용변경 또는 금지의 명령을 이행하지 아니한 자는 100만원 이하의 벌금에 처한다.

제33조(양벌규정) 법인의 대표자나 법인 또는 개인의 대리인, 사용인 그 밖의 종업원이 그 법인 또는 개인의 업무에 관하여 제31조, 제31조의2 또는 제32조의 위반행위를 하면 그 행위자를 벌하는 외에 그 법인 또는 개인에게도 해당 조문의 벌금형을 과(科)한다. 다만, 법인 또는 개인이 그 위반행위를 방지하기 위하여 해당 업무에 관하여 상당한 주의와 감독을 게을리하지 아니한 경우에는 그러하지 아니하다.

제34조(과태료) ① 다음 각 호의 어느 하나에 해당하는 자에게는 500만원 이하의 과태료를 부과한다.

1. 거짓이나 그 밖의 부정한 방법으로 제6조의2제1항에 따른 인증을 받은 자

1의2. 제6조의2제4항을 위반하여 인증표시 또는 이와 유사한 표시를 한 자

1의3. 제9조[금연을 위한 조치]제2항의 규정에 위반하여 담배자동판매기를 설치하여 담배를 판매한 자

2. 제9조제9항에 따른 시정명령을 따르지 아니한 자
3. 제9조의3을 위반하여 가향물질을 표시하는 문구나 그림 · 사진을 제품의 포장이나 광고에 사용한 자
4. 제23조제2항의 규정에 위반하여 자료를 제출하지 아니하거나 허위의 자료를 제출한 자

② 다음 각 호의 1에 해당하는 자는 300만원 이하의 과태료에 처한다.

1.제9조제3항의 규정에 위반하여 성인인증장치가 부착되지 아니한 담배자동판매기를 설치하여 담배를 판매한 자

2. 삭제

3. 제28조의 규정에 의한 보고를 하지 아니하거나 허위로 보고한 자와 관계공무원의 검사를 거부 · 방해 또는 기피한 자

③ 다음 각 호의 어느 하나에 해당하는 자에게는 10만원 이하의 과태료를 부과한다.

1. 제8조의4제2항을 위반하여 금주구역에서 음주를 한 사람

2. 제9조제8항을 위반하여 금연구역에서 흡연을 한 사람

④ 제1항부터 제3항까지의 규정에 따른 과태료는 대통령령으로 정하는 바에 따라 보건복지부장관, 시 · 도지사 또는 시장 · 군수 · 구청장이 부과 · 징수한다.

⑤ 제3항에도 불구하고 과태료 납부 대상자가 대통령령으로 정하는 바에 따라 일정 교육 또는 금연지원 서비스를 받은 경우 시 · 도지사 또는 시장 · 군수 · 구청장은 과태료를 감면할 수 있다.

시행령 **제34조(과태료 감면의 기준 및 절차)** ① 법 제34조제5항에 따라 과태료를 감면받으려는 사람은 보건복지부장관이 정하는 바에 따라 다음 각 호의 어느 하나에 해당하는 교육 또는 금연지원 서비스를 받아야 한다.

1. 법 제12조제1항 · 제2항에 따른 보건교육(흡연의 폐해, 금연의 필요성 등에 관한 교육으로 한정한다) 또는 법 제25조제1항제1호에 따른 국민건강관리사업으로 실시하는 금연교육

2. 법 제25조제1항제1호에 따른 국민건강관리사업으로 실시하는 금연치료 및 금연상담 등 금연지원 서비스

② 법 제34조제5항에 따라 과태료를 감면받으려는 사람은 해당 과태료에 대한 의견 제출 기한까지 보건복지부령으로 정하는 교육 및 금연지원 서비스 신청서를 시 · 도지사 또는 시장 · 군수 · 구청장에게 제출해야 한다. 이 경우 교육과 금연지원 서비스를 중복하여 신청할 수 없다.

③ 시 · 도지사 또는 시장 · 군수 · 구청장은 과태료 납부 대상자가 제2항에 따라 교육 및 금연지원 서비스를 신청한 경우에는 다음 각 호의 구분에 따른 기간 동안 과태료의 부과를 유예할 수 있다.

1. 제1항제1호에 따른 교육을 신청한 경우: 교육을 신청한 날부터 1개월

2. 제1항제2호에 따른 금연지원 서비스를 신청한 경우: 금연지원 서비스를 신청한 날부터 6개월

④ 법 제34조제5항에 따라 시 · 도지사 또는 시장 · 군수 · 구청장은 제3항에 따라 과태료의 부과를 유예받은 사람이 그 유예기간 이내에 보건복지부령으로 정하는 과태료 감면 신청서에 제1항에 따른 교육 또는 금연지원 서비스를 받았음을 증명하는 자료를 첨부하여 제출하는 경우에는 다음 각 호의 구분에 따른 기준에 따라 과태료를 감면할 수 있다. 다만, 과태료를 체납하고 있는 사람 또는 최근 2년간 법 제34조제5항에 따라 과태료를 2회 이상 감면받은 사람에 대해서는 과태료를 감면할 수 없다.

1. 제1항제1호에 따른 교육을 받은 경우: 100분의 50 감경

2. 제1항제2호에 따른 금연지원 서비스를 받은 경우: 전액 면제

⑤ 제4항제1호에 따른 과태료의 감경은 「질서위반행위규제법」 제18조에 따른 자진납부자에 대한 과태료의 감경과 중복하여 적용하지 않는다.

⑥ 시 · 도지사 또는 시장 · 군수 · 구청장은 제3항에 따라 과태료의 부과를 유예받은 사람이 그 유예기간 이내에 제4항에 따른 자료를 제출하지 않은 경우에는 지체 없이 법 제34조제3항에 따라 과태료를 부과해야 한다.

⑦ 시 · 도지사 또는 시장 · 군수 · 구청장은 제3항에 따라 과태료의 부과를 유예받은 사람이 그 유예기간 동안 법 제9조제8항을 위반하여 금연구역에서 흡연을 한 사실이 적발된 경우에는 지체 없이 법 제34조제3항에 따라 과태료를 부과해야 한다.

시행규칙 **제22조의2(과태료 감면 신청서 등)** ① 영 제34조제2항에 따른 교육 및 금연지원 서비스 신청서는 별지 제15호서식에 따른다.

② 영 제34조제4항에 따른 과태료 감면 신청서는 별지 제16호서식에 따른다.

서울대학교 한동헌 교수

09 감염병의 예방 및 관리에 관한 법률

학습 길잡이

감염병의 예방 및 관리에 관한 법률은 약칭 '감염병예방법'이라고 하며 전신은 전염병예방법과 기생충질환예방법입니다. 전염병예방법은 1954년에 제정되었고 기생충질환예방법은 1966년에 제정되었는데, 이후 두 법률은 일부개정과 타법개정을 거듭해오다가 2009년 12월에 기생충질환예방법이 폐지되고 '감염병의 예방 및 관리에 관한 법률'이란 법 제명으로 통합되었습니다. 통합되면서 종전에 사용해왔던 '전염병'이라는 용어는 전염성질환과 사람들 사이에 전파되지 않는 비전염성 감염질환을 모두 포함하는 '감염병'으로 변경되었고 감시 및 관리 대상이 확대되었습니다. 이후로도 이 법은 거의 해마다 개정이 되고 있는데, 특히 2018년 3월 일부개정에서는 전통적으로 질환의 특성별 '군(群)'별로 구분되어 있는 감염병 분류체계가 감염병의 심각도 · 전파력 · 격리수준. · 신고시기 등을 중심으로 한 '급(級)'별 분류체계로 개편된 점, '제11조 의사 등의 신고' 조항에서 의사, 한의사 외에 치과의사가 추가된 점, 정기예방접종의 명칭이 필수예방접종으로 변경된 점 등이 유의할 만합니다.

한편 2019년부터 시작된 COVID 19 pandemic으로 인하여 긴급한 대응을 위한 '감염병예방법'의 개정이 빈번히 이루어지고 있으므로, 교과서 수록 후 변화상황도 유의하게 주시하여 주십시오.

학습 목표

1. 감염병의 예방 및 관리에 관한 법률이 정하는 감염병의 분류체계와 분류기준을 나열할 수 있다.
2. 제1급감염병을 나열할 수 있다.
3. 제2급감염병을 나열할 수 있다.
4. 제3급감염병을 나열할 수 있다.
5. 제4급감염병을 나열할 수 있다.
6. 감염병환자, 감염병의사환자, 감염병병원체보유자 및 감염병의심자를 구분하여 정의할 수 있다.
7. 표본감시 · 역학조사의 개념과 요건을 설명할 수 있다.
8. 감염병예방을 위한 국가 및 지방자치단체의 책무를 나열할 수 있다.
9. 감염병환자나 시체, 예방접종 후 이상반응자를 발견하였을 경우, 신고의무자와 신고기한, 신고체계를 설명할 수 있다.
10. 고위험병원체의 검사, 보존관리 및 이동 시 취해야 할 절차를 설명할 수 있다.
14. 정기예방접종대상 감염병을 나열할 수 있다.
15. 예방접종의 공고와 시행, 후처리 등의 절차를 설명할 수 있다.
16. 감염병관리기관의 종류를 나열할 수 있다.
17. 감염병환자 등의 관리, 감염병에 관한 강제처분에 대해 설명할 수 있다.
18. 감염병환자로서 업무종사의 제한을 받는 직종을 나열할 수 있다.
19. 감염병의 예방조치를 나열할 수 있다.
20. 방역관, 역학조사관, 검역위원, 예방위원을 구분하여 그 역할과 배치단위를 설명할 수 있다.
21. 예방접종으로 피해가 발생하였을 때 국가보상의 방법에 대해 설명할 수 있다.

>> **참고 - [질병관리청]** http://www.cdc.go.kr
법정 감염병을 포함한 전수 및 표본감시 감염병 등 주요 감염병에 대한 기본 정보, 감염병 관리 지침, 감염병 관련 연보 등의 유용한 자료와 서비스를 제공하고 있다.

09 감염병의 예방 및 관리에 관한 법률

[시행 2025. 10. 2.] [법률 제20873호, 2025. 4. 1., 일부개정]

제1장 총칙

제1조(목적) 이 법은 국민 건강에 위해(危害)가 되는 감염병의 발생과 유행을 방지하고, 그 예방 및 관리를 위하여 필요한 사항을 규정함으로써 국민 건강의 증진 및 유지에 이바지함을 목적으로 한다.

제2조(정의) 이 법에서 사용하는 용어의 뜻은 다음과 같다.

1. "감염병"이란 제1급감염병, 제2급감염병, 제3급감염병, 제4급감염병, 기생충감염병, 세계보건기구 감시대상 감염병, 생물테러감염병, 성매개감염병, 인수(人獸)공통감염병 및 의료관련감염병을 말한다.
2. "제1급감염병"이란 생물테러감염병 또는 치명률이 높거나 집단 발생의 우려가 커서 발생 또는 유행 즉시 신고하여야 하고, 음압격리와 같은 높은 수준의 격리가 필요한 감염병으로서 다음 각 목의 감염병을 말한다. 다만, 갑작스러운 국내 유입 또는 유행이 예견되어 긴급한 예방 · 관리가 필요하여 질병관리청장이 보건복지부장관과 협의하여 지정하는 감염병을 포함한다.
   가. 에볼라바이러스병
   나. 마버그열
   다. 라싸열
   라. 크리미안콩고출혈열
   마. 남아메리카출혈열
   바. 리프트밸리열
   사. 두창
   아. 페스트
   자. 탄저
   차. 보툴리눔독소증
   카. 야토병
   타. 신종감염병증후군
   파. 중증급성호흡기증후군(SARS)
   하. 중동호흡기증후군(MERS)
   거. 동물인플루엔자 인체감염증
   너. 신종인플루엔자
   더. 디프테리아
3. "제2급감염병"이란 전파가능성을 고려하여 발생 또는 유행 시 24시간 이내에 신고하여야 하고, 격리가 필요한 다음 각 목의 감염병을 말한다. 다만, 갑작스러운 국내 유입 또는 유행이 예견되어 긴급한 예방 · 관리가 필요하여 질병관리청장이 보건복지부장관과 협의하여 지정하는 감염병을 포함한다.
   가. 결핵(結核)
   나. 수두(水痘)
   다. 홍역(紅疫)
   라. 콜레라
   마. 장티푸스
   바. 파라티푸스
   사. 세균성이질
   아. 장출혈성대장균감염증
   자. A형간염
   차. 백일해(百日咳)
   카. 유행성이하선염(流行性耳下腺炎)
   타. 풍진(風疹)
   파. 폴리오
   하. 수막구균 감염증
   거. b형헤모필루스인플루엔자
   너. 폐렴구균 감염증
   더. 한센병
   러. 성홍열
   머. 반코마이신내성황색포도알균(VRSA) 감염증
   버. 카바페넴내성장내세균목(CRE) 감염증
   서. E형간염

4. "제3급감염병"이란 그 발생을 계속 감시할 필요가 있어 발생 또는 유행 시 24시간 이내에 신고하여야 하는 다음 각 목의 감염병을 말한다. 다만, 갑작스러운 국내 유입 또는 유행이 예견되어 긴급한 예방 · 관리가 필요하여 질병관리청장이 보건복지부장관과 협의하여 지정하는 감염병을 포함한다.
   가. 파상풍(破傷風)
   나. B형간염
   다. 일본뇌염
   라. C형간염
   마. 말라리아
   바. 레지오넬라증
   사. 비브리오패혈증
   아. 발진티푸스
   자. 발진열(發疹熱)
   차. 쯔쯔가무시증
   카. 렙토스피라증
   타. 브루셀라증
   파. 공수병(恐水病)
   하. 신증후군출혈열(腎症侯群出血熱)
   거. 후천성면역결핍증(AIDS)
   너. 크로이츠펠트-야콥병(CJD) 및 변종크로이츠펠트-야콥병(vCJD)
   더. 황열
   러. 뎅기열
   머. 큐열(Q熱)
   버. 웨스트나일열
   서. 라임병
   어. 진드기매개뇌염
   저. 유비저(類鼻疽)
   처. 치쿤구니야열
   커. 중증열성혈소판감소증후군(SFTS)
   터. 지카바이러스 감염증
   퍼. 매독(梅毒)
5. "제4급감염병"이란 제1급감염병부터 제3급감염병까지의 감염병 외에 유행 여부를 조사하기 위하여 표본감시 활동이 필요한 다음 각 목의 감염병을 말한다. 다만, 질병관리청장이 지정하는 감염병을 포함한다.
   가. 인플루엔자
   나. 삭제
   다. 회충증
   라. 편충증
   마. 요충증
   바. 간흡충증
   사. 폐흡충증
   아. 장흡충증
   자. 수족구병
   차. 임질
   카. 클라미디아감염증
   타. 연성하감
   파. 성기단순포진
   하. 첨규콘딜롬
   거. 반코마이신내성장알균(VRE) 감염증
   너. 메티실린내성황색포도알균(MRSA) 감염증
   더. 다제내성녹농균(MRPA) 감염증
   러. 다제내성아시네토박터바우마니균(MRAB) 감염증
   머. 장관감염증
   버. 급성호흡기감염증
   서. 해외유입기생충감염증
   어. 엔테로바이러스감염증
   저. 사람유두종바이러스 감염증
6. "기생충감염병"이란 기생충에 감염되어 발생하는 감염병 중 질병관리청장이 고시하는 감염병을 말한다.
7. 삭제
8. "세계보건기구 감시대상 감염병"이란 세계보건기구가 국제공중보건의 비상사태에 대비하기 위하여 감시대상으로 정한 질환으로서 질병관리청장이 고시하는 감염병을 말한다.
9. "생물테러감염병"이란 고의 또는 테러 등을 목적으로 이용된 병원체에 의하여 발생된 감염병 중 질병관리청장이 고시하는 감염병을 말한다.
10. "성매개감염병"이란 성 접촉을 통하여 전파되는 감염병 중 질병관리청장이 고시하는 감염병을 말한다.
11. "인수공통감염병"이란 동물과 사람 간에 서로 전파되는 병원체에 의하여 발생되는 감염병 중 질병관리청장이 고시하는 감염병을 말한다.
12. "의료관련감염병"이란 환자나 임산부 등이 의료행위를 적용받는 과정에서 발생한 감염병으로서 감시활동이 필요하여 질병관리청장이 고시하는 감염병을 말한다.

13. “감염병환자”란 감염병의 병원체가 인체에 침입하여 증상을 나타내는 사람으로서 제11조제6항의 진단 기준에 따른 의사, 치과의사 또는 한의사의 진단이나 제16조의2에 따른 감염병병원체 확인기관의 실험실 검사를 통하여 확인된 사람을 말한다.
14. “감염병의사환자”란 감염병병원체가 인체에 침입한 것으로 의심이 되나 감염병환자로 확인되기 전 단계에 있는 사람을 말한다.
15. “병원체보유자”란 임상적인 증상은 없으나 감염병병원체를 보유하고 있는 사람을 말한다.

15의2. “감염병의심자”란 다음 각 목의 어느 하나에 해당하는 사람을 말한다.

가. 감염병환자, 감염병의사환자 및 병원체보유자(이하 “감염병환자등”이라 한다)와 접촉하거나 접촉이 의심되는 사람(이하 “접촉자”라 한다)

나. 「검역법」 제2조제7호 및 제8호에 따른 검역관리지역 또는 중점검역관리지역에 체류하거나 그 지역을 경유한 사람으로서 감염이 우려되는 사람

다. 감염병병원체 등 위험요인에 노출되어 감염이 우려되는 사람

16. “감시”란 감염병 발생과 관련된 자료, 감염병병원체 · 매개체에 대한 자료를 체계적이고 지속적으로 수집, 분석 및 해석하고 그 결과를 제때에 필요한 사람에게 배포하여 감염병 예방 및 관리에 사용하도록 하는 일체의 과정을 말한다.

16의2. “표본감시”란 감염병 중 감염병환자의 발생빈도가 높아 전수조사가 어렵고 중증도가 비교적 낮은 감염병의 발생에 대하여 감시기관을 지정하여 정기적이고 지속적인 의과학적 감시를 실시하는 것을 말한다.

17. “역학조사”란 감염병환자등이 발생한 경우 감염병의 차단과 확산 방지 등을 위하여 감염병환자등의 발생 규모를 파악하고 감염원을 추적하는 등의 활동과 감염병 예방접종 후 이상반응 사례가 발생한 경우나 감염병 여부가 불분명하나 그 발병원인을 조사할 필요가 있는 사례가 발생한 경우 그 원인을 규명하기 위하여 하는 활동을 말한다.
18. “예방접종 후 이상반응”이란 예방접종 후 그 접종으로 인하여 발생할 수 있는 모든 증상 또는 질병으로서 해당 예방접종과 시간적 관련성이 있는 것을 말한다.
19. “고위험병원체”란 생물테러의 목적으로 이용되거나 사고 등에 의하여 외부에 유출될 경우 국민 건강에 심각한 위험을 초래할 수 있는 감염병병원체로서 보건복지부령으로 정하는 것을 말한다.
20. “관리대상 해외 신종감염병”이란 기존 감염병의 변이 및 변종 또는 기존에 알려지지 아니한 새로운 병원체에 의해 발생하여 국제적으로 보건문제를 야기하고 국내 유입에 대비하여야 하는 감염병으로서 질병관리청장이 보건복지부장관과 협의하여 지정하는 것을 말한다.
21. “의료 · 방역 물품”이란 「약사법」 제2조에 따른 의약품 · 의약외품, 「의료기기법」 제2조에 따른 의료기기 등 의료 및 방역에 필요한 물품 및 장비로서 질병관리청장이 지정하는 것을 말한다.

제3조(다른 법률과의 관계) 감염병의 예방 및 관리에 관하여는 다른 법률에 특별한 규정이 있는 경우를 제외하고는 이 법에 따른다.

제4조(국가 및 지방자치단체의 책무) ① 국가 및 지방자치단체는 감염병환자등의 인간으로서의 존엄과 가치를 존중하고 그 기본적 권리를 보호하며, 법률에 따르지 아니하고는 취업 제한 등의 불이익을 주어서는 아니 된다.

② 국가 및 지방자치단체는 감염병의 예방 및 관리를 위하여 다음 각 호의 사업을 수행하여야 한다.

1. 감염병의 예방 및 방역대책
2. 감염병환자등의 진료 및 보호
3. 감염병 예방을 위한 예방접종계획의 수립 및 시행
4. 감염병에 관한 교육 및 홍보
5. 감염병에 관한 정보의 수집 · 분석 및 제공
6. 감염병에 관한 조사 · 연구
7. 감염병병원체(감염병병원체 확인을 위한 혈액, 체액 및 조직 등 검체를 포함한다) 수집 · 검사 · 보존 · 관리 및 약제내성 감시(藥劑耐性 監視)

8. 감염병 예방 및 관리 등을 위한 전문인력의 양성
8의2. 감염병 예방 및 관리 등의 업무를 수행한 전문인력의 보호
9. 감염병 관리정보 교류 등을 위한 국제협력
10. 감염병의 치료 및 예방을 위한 의료 · 방역 물품의 비축
11. 감염병 예방 및 관리사업의 평가
12. 기후변화, 저출산 · 고령화 등 인구변동 요인에 따른 감염병 발생조사 · 연구 및 예방대책 수립
13. 한센병의 예방 및 진료 업무를 수행하는 법인 또는 단체에 대한 지원
14. 감염병 예방 및 관리를 위한 정보시스템의 구축 및 운영
15. 해외 신종감염병의 국내 유입에 대비한 계획 준비, 교육 및 훈련
16. 해외 신종감염병 발생 동향의 지속적 파악, 위험성 평가 및 관리대상 해외 신종감염병의 지정
17. 관리대상 해외 신종감염병에 대한 병원체 등 정보 수집, 특성 분석, 연구를 통한 예방과 대응체계 마련, 보고서 발간 및 지침(매뉴얼을 포함한다) 고시

③ 국가 · 지방자치단체(교육감을 포함한다)는 감염병의 효율적 치료 및 확산방지를 위하여 질병의 정보, 발생 및 전파 상황을 공유하고 상호 협력하여야 한다.

④ 국가 및 지방자치단체는 「의료법」에 따른 의료기관 및 의료인단체(「간호법」 제18조에 따른 간호사중앙회를 포함한다)와 감염병의 발생 감시 · 예방을 위하여 관련 정보를 공유하여야 한다.

제5조(의료인 등의 책무와 권리) ① 「의료법」에 따른 의료인 및 의료기관의 장 등은 감염병 환자의 진료에 관한 정보를 제공받을 권리가 있고, 감염병 환자의 진단 및 치료 등으로 인하여 발생한 피해에 대하여 보상받을 수 있다.

② 「의료법」에 따른 의료인 및 의료기관의 장 등은 감염병 환자의 진단 · 관리 · 치료 등에 최선을 다하여야 하며, 보건복지부장관, 질병관리청장 또는 지방자치단체의 장의 행정명령에 적극 협조하여야 한다.

③ 「의료법」에 따른 의료인 및 의료기관의 장 등은 국가와 지방자치단체가 수행하는 감염병의 발생 감시와 예방 · 관리 및 역학조사 업무에 적극 협조하여야 한다.

제6조(국민의 권리와 의무) ① 국민은 감염병으로 격리 및 치료 등을 받은 경우 이로 인한 피해를 보상받을 수 있다.

② 국민은 감염병 발생 상황, 감염병 예방 및 관리 등에 관한 정보와 대응방법을 알 권리가 있고, 국가와 지방자치단체는 신속하게 정보를 공개하여야 한다.

③ 국민은 의료기관에서 이 법에 따른 감염병에 대한 진단 및 치료를 받을 권리가 있고, 국가와 지방자치단체는 이에 소요되는 비용을 부담하여야 한다.

④ 국민은 치료 및 격리조치 등 국가와 지방자치단체의 감염병 예방 및 관리를 위한 활동에 적극 협조하여야 한다.

제2장 기본계획 및 사업

제7조(감염병 예방 및 관리 계획의 수립 등) ① 질병관리청장은 보건복지부장관과 협의하여 감염병의 예방 및 관리에 관한 기본계획(이하 "기본계획"이라 한다)을 5년마다 수립 · 시행하여야 한다.

② 기본계획에는 다음 각 호의 사항이 포함되어야 한다.

1. 감염병 예방 · 관리의 기본목표 및 추진방향
2의2. 감염병 대비 의료 · 방역 물품의 비축 및 관리에 관한 사항
3. 감염병 전문인력의 양성 방안
3의2. 「의료법」 제3조제2항 각 호에 따른 의료기관 종별 감염병 위기대응역량의 강화 방안
4. 감염병 통계 및 정보통신기술 등을 활용한 감염병 정보의 관리 방안
5. 감염병 관련 정보의 의료기관 간 공유 방안

6. 그 밖에 감염병의 예방 및 관리에 필요한 사항

③ 특별시장 · 광역시장 · 특별자치시장 · 도지사 · 특별자치도지사(이하 “시 · 도지사”라 한다)와 시장 · 군수 · 구청장(자치구의 구청장을 말한다. 이하 같다)은 기본계획에 따라 시행계획을 수립 · 시행하여야 한다.

④ 질병관리청장, 시 · 도지사 또는 시장 · 군수 · 구청장은 기본계획이나 제3항에 따른 시행계획의 수립 · 시행에 필요한 자료의 제공 등을 관계 행정기관 또는 단체에 요청할 수 있다.

⑤ 제4항에 따라 요청받은 관계 행정기관 또는 단체는 특별한 사유가 없으면 이에 따라야 한다.

제8조(감염병관리사업지원기구의 운영) ① 질병관리청장 및 시 · 도지사는 제7조에 따른 기본계획 및 시행계획의 시행과 국제협력 등의 업무를 지원하기 위하여 민간전문가 등으로 구성된 감염병관리사업지원기구를 둘 수 있다.

② 국가 및 지방자치단체는 감염병관리사업지원기구의 운영 등에 필요한 예산을 지원할 수 있다.

③ 제1항 및 제2항에 따른 감염병관리사업지원기구의 설치 · 운영 및 지원 등에 필요한 사항은 대통령령으로 정한다.

제8조의2(감염병병원) ① 국가는 감염병의 연구 · 예방, 전문가 양성 및 교육, 환자의 진료 및 치료 등을 위한 시설, 인력 및 연구능력을 갖춘 중앙감염병전문병원을 설립하거나 지정하여 운영한다.

시행령 **제1조의3(감염병전문병원의 지정 등)** ① 법 제8조의2제1항에 따른 감염병전문병원(이하 “중앙감염병병원”이라 한다)으로 지정받을 수 있는 의료기관(「의료법」 제3조에 따른 의료기관을 말한다. 이하 “의료기관”이라 한다)은 「의료법」 제3조의3 또는 제3조의4에 따른 종합병원 또는 상급종합병원으로서 보건복지부장관이 정하여 고시하는 의료기관으로 한다.

② 중앙감염병병원의 지정기준은 별표 1과 같다.

③ 보건복지부장관은 중앙감염병병원을 지정하는 경우에는 그 지정기준 또는 업무수행 등에 필요한 조건을 붙일 수 있다.

④ 보건복지부장관은 제1항 및 제2항에 따른 중앙감염병전문병원 및 권역별 감염병전문병원의 효율적인 의료 자원 관리와 감염병 정보의 수집 · 분석 · 활용을 위하여 의료자원정보시스템을 구축 · 운영할 수 있다. 이 경우 의료자원정보시스템은 제40조의5에 따른 감염병관리통합정보시스템과 연계할 수 있다. [신설 2025. 4. 1.]

⑤ 국가는 제1항에 따른 중앙감염병전문병원의 업무에 관한 자문 등을 수행하기 위하여 중앙감염병전문병원에 감염병임상위원회를 설치할 수 있다. [신설 2023. 8. 16., 2025. 4. 1.]

⑥ 제1항 및 제2항에 따른 중앙감염병전문병원 또는 권역별 감염병전문병원을 설립하거나 지정하여 운영하는 데 필요한 절차, 방법, 지원내용과 제4항에 따른 의료자원정보시스템 구축 · 운영 등에 필요한 사항은 대통령령으로 정한다. [개정 2023. 8. 16., 2025. 4. 1.]

[본조신설 2015. 12. 29.] [시행일: 2025. 10. 2.] 제8조의2

제8조의3(내성균 관리대책) ① 보건복지부장관은 내성균 발생 예방 및 확산 방지 등을 위하여 제9조에 따른 감염병관리위원회의 심의를 거쳐 내성균 관리대책을 5년마다 수립 · 추진하여야 한다.

② 내성균 관리대책에는 정책목표 및 방향, 진료환경 개선 등 내성균 확산 방지를 위한 사항 및 감시체계 강화에 관한 사항, 그 밖에 내성균 관리대책에 필요하다고 인정되는 사항이 포함되어야 한다.

③ 내성균 관리대책의 수립 절차 등에 관하여 필요한 사항은 대통령령으로 정한다.

제8조의4(업무의 협조) ① 보건복지부장관은 내성균 관리대책의 수립 · 시행을 위하여 관계 공무원 또는 관계 전문가의 의견을 듣거나 관계 기관 및 단체 등에 필요한 자료제출 등 협조를 요청할 수 있다.

② 보건복지부장관은 내성균 관리대책의 작성을 위하여 관계 중앙행정기관의 장에게 내성균 관리대책의 정책목표 및 방향과 관련한 자료 또는 의견의 제출 등 필요한 협조를 요청할 수 있다.

③ 제1항 및 제2항에 따른 협조 요청을 받은 자는 정당한 사유가 없으면 이에 따라야 한다.

제8조의5(긴급상황실) ① 질병관리청장은 감염병 정보의 수집 · 전파, 상황관리, 감염병이 유입되거나 유행하는 긴급한 경우의 초동조치 및 지휘 등의 업무를 수행하기 위하여 상시 긴급상황실을 설치 · 운영하여야 한다.

② 제1항에 따른 긴급상황실의 설치 · 운영에 필요한 사항은 대통령령으로 정한다.

제8조의6(감염병 연구개발 지원 등) ① 질병관리청장은 감염병에 관한 조사 · 연구를 위하여 감염병 연구개발 기획 및 치료제 · 백신 등의 연구개발에 관한 사업을 추진할 수 있다. 이 경우 질병관리청장은 예산의 범위에서 연구개발사업을 하는 기관 또는 단체에 그 연구에 드는 비용을 충당할 자금을 출연금으로 지급할 수 있다.

② 질병관리청장은 제1항에 따른 조사 · 연구를 위하여 보건복지부령으로 「국가연구개발혁신법」 제2조제4호에 따른 전문기관을 지정 또는 해제한다.

③ 제1항에 따른 출연금의 지급 · 사용 · 관리 및 제2항에 따른 전문기관의 지정 · 운영 등에 관하여 필요한 사항은 「보건의료기술 진흥법」을 준용한다.

④ 질병관리청장은 감염병 치료제 · 백신 개발 관련 연구기관 · 대학 및 기업 등의 의뢰를 받아 보건복지부령으로 정하는 바에 따라 감염병 치료제 · 백신 개발에 관한 시험 · 분석을 할 수 있다.

⑤ 제4항에 따라 시험 · 분석을 의뢰하는 자는 보건복지부령으로 정하는 바에 따라 수수료를 내야 한다.

제9조(감염병관리위원회) ① 감염병의 예방 및 관리에 관한 주요 시책을 심의하기 위하여 질병관리청에 감염병관리위원회(이하 "위원회"라 한다)를 둔다.

② 위원회는 다음 각 호의 사항을 심의한다.

1. 기본계획의 수립
2. 감염병 관련 의료 제공
3. 감염병에 관한 조사 및 연구
4. 감염병의 예방 · 관리 등에 관한 지식 보급 및 감염병환자등의 인권 증진
5. 제20조에 따른 해부명령에 관한 사항
6. 제32조제3항에 따른 예방접종의 실시기준과 방법에 관한 사항

6의2. 제33조의2제1항에 따라 제24조의 필수예방접종 및 제25조의 임시예방접종에 사용되는 의약품(이하 "필수예방접종약품등"이라 한다)의 사전 비축 및 장기 구매에 관한 사항

6의3. 제33조의2제2항에 따른 필수예방접종약품등의 공급의 우선순위 등 분배기준, 그 밖에 필요한 사항의 결정

7. 제34조에 따른 감염병 위기관리대책의 수립 및 시행
8. 제40조제1항 및 제2항에 따른 예방 · 치료 의료 · 방역 물품의 사전 비축, 장기 구매 및 생산에 관한 사항

8의2. 제40조의2에 따른 의료 · 방역 물품(「약사법」에 따른 의약품 및 「의료기기법」에 따른 의료기기로 한정한다) 공급의 우선순위 등 분배기준, 그 밖에 필요한 사항의 결정

8의3. 제40조의6에 따른 개발 중인 백신 또는 의약품의 구매 및 공급에 필요한 계약에 관한 사항

9. 제71조에 따른 예방접종 등으로 인한 피해에 대한 국가보상에 관한 사항
10. 내성균 관리대책에 관한 사항
11. 그 밖에 감염병의 예방 및 관리에 관한 사항으로서 위원장이 위원회의 회의에 부치는 사항

제10조(위원회의 구성) ① 위원회는 위원장 1명과 부위원장 1명을 포함하여 30명 이내의 위원으로 구성한다.

② 위원장은 질병관리청장이 되고, 부위원장은 위원 중에서 위원장이 지명하며, 위원은 다음 각 호의 어느 하나에 해당하는 사람 중에서 위원장이 임명하거나 위촉하는 사람으로 한다. 이 경우 공무원이 아닌 위원이 전체 위원의 과반수가 되도록 하여야 한다.

1. 감염병의 예방 또는 관리 업무를 담당하는 공무원
2. 감염병 또는 감염관리를 전공한 의료인
3. 감염병과 관련된 전문지식을 소유한 사람
4. 「지방자치법」 제182조에 따른 시 · 도지사협의체가 추천하는 사람
5. 「비영리민간단체 지원법」 제2조에 따른 비영리민간단체가 추천하는 사람
6. 그 밖에 감염병에 관한 지식과 경험이 풍부한 사람

③ 위원회의 업무를 효율적으로 수행하기 위하여 위원회의 위원과 외부 전문가로 구성되는 분야별 전문위원회를 둘 수 있다.

시행령 **제7조(전문위원회의 구성)** ① 법 제10조제3항에 따라 위원회에 다음 각 호의 분야별 전문위원회를 둔다.

1. 예방접종 전문위원회
2. 예방접종피해보상 전문위원회
3. 후천성면역결핍증 전문위원회
4. 결핵 전문위원회
5. 역학조사 전문위원회
6. 인수(人獸)공통감염 전문위원회

6의2. 의료관련감염 전문위원회

7. 감염병 위기관리 전문위원회

7의2. 감염병 진단분석 전문위원회

8. 감염병 연구기획 전문위원회
9. 항생제 내성(耐性) 전문위원회
10. 검역 전문위원회

② 전문위원회는 각각 위원장 1명을 포함한 25명 이내의 위원으로 구성한다.

③ 전문위원회 위원장은 위원회 위원 중에서 위원회의 위원장이 임명한다.

④ 전문위원회 위원은 위원회 위원 중에서 위원회 위원장이 임명하거나 관련 학회와 단체 또는 위원회 위원의 추천을 받아 위원회의 위원장이 위촉한다.

④ 제1항부터 제3항까지에서 규정한 사항 외에 위원회 및 전문위원회의 구성 · 운영 등에 관하여 필요한 사항은 대통령령으로 정한다.

제3장 신고 및 보고

제11조(의사 등의 신고) ① 의사, 치과의사 또는 한의사는 다음 각 호의 어느 하나에 해당하는 사실(제16조제6항에 따라 표본감시 대상이 되는 제4급감염병으로 인한 경우는 제외한다)이 있으면 소속 의료기관의 장에게 보고하여야 하고, 해당 환자와 그 동거인에게 질병관리청장이 정하는 감염 방지 방법 등을 지도하여야 한다. 다만, 의료기관에 소속되지 아니한 의사, 치과의사 또는 한의사는 그 사실을 관할 보건소장에게 신고하여야 한다.

1. 감염병환자등을 진단하거나 그 사체를 검안(檢案)한 경우
2. 예방접종 후 이상반응자를 진단하거나 그 사체를 검안한 경우
3. 감염병환자등이 제1급감염병부터 제3급감염병까지에 해당하는 감염병으로 사망한 경우
4. 감염병환자로 의심되는 사람이 감염병병원체 검사를 거부하는 경우

② 제16조의2에 따른 감염병병원체 확인기관의 소속 직원은 실험실 검사 등을 통하여 보건복지부령으로 정하는 감염병환자등을 발견한 경우 그 사실을 그 기관의 장에게 보고하여야 한다.

③ 제1항 및 제2항에 따라 보고를 받은 의료기관의 장 및 제16조의2에 따른 감염병병원체 확인기관의 장은 제1급감염병의 경우에는 즉시, 제2급감염병 및 제3급감염병의 경우에는 24시간 이내에, 제4급감염병의 경우에는 7일 이내에 질병관리청장 또는 관할 보건소장에게 신고하여야 한다.

④ 육군, 해군, 공군 또는 국방부 직할 부대에 소속된 군의관은 제1항 각 호의 어느 하나에 해당하는 사실(제16조제6항에 따라 표본감시 대상이 되는 제4급감염병으로 인한 경우는 제외한다)이 있으면 소속 부대장에게 보고하여야 하고, 보고를 받은 소속 부대장은 제1급감염병의 경우에는 즉시, 제2급감염병 및 제3급감염병의 경우에는 24시간 이내에 관할 보건소장에게 신고하여야 한다.

⑤ 제16조제1항에 따른 감염병 표본감시기관은 제16조제6항에 따라 표본감시 대상이 되는 제4급감염병으로 인하여 제1항제1호 또는 제3호에 해당하는 사실이 있으면 보건복지부령으로 정하는 바에 따라 질병관리청장 또는 관할 보건소장에게 신고하여야 한다.

⑥ 제1항부터 제5항까지의 규정에 따른 감염병환자등의 진단 기준, 신고의 방법 및 절차 등에 관하여 필요한 사항은 보건복지부령으로 정한다.

▶ 벌 칙: 500만원 이하의 벌금

① 제1급감염병 및 제2급감염병에 대하여 제11조에 따른 보고 또는 신고 의무를 위반하거나 거짓으로 보고 또는 신고한 의사, 치과의사, 한의사, 군의관, 의료기관의 장 또는 감염병병원체 확인기관의 장

② 제1급감염병 및 제2급감염병에 대하여 제11조에 따른 의사, 치과의사, 한의사, 군의관, 의료기관의 장 또는 감염병병원체 확인기관의 장의 보고 또는 신고를 방해한 자

▶ 벌 칙: 300만원 이하의 벌금

① 제3급감염병 및 제4급감염병에 대하여 제11조에 따른 보고 또는 신고 의무를 위반하거나 거짓으로 보고 또는 신고한 의사, 치과의사, 한의사, 군의관, 의료기관의 장, 감염병병원체 확인기관의 장 또는 감염병 표본감시기관

② 제3급감염병 및 제4급감염병에 대하여 제11조에 따른 의사, 치과의사, 한의사, 군의관, 의료기관의 장, 감염병병원체 확인기관의 장 또는 감염병 표본감시기관의 보고 또는 신고를 방해한 자

시행규칙 **제6조(의사 등의 감염병 발생신고)** ① 법 제11조제1항 각 호 외의 부분 단서, 제3항 및 제4항에 따라 같은 조 제1항제1호, 제3호 및 제4호에 해당하는 사실을 신고하려는 의사, 치과의사, 한의사, 의료기관의 장 또는 소속 부대장은 별지 제1호의3서식의 감염병 발생 · 사망(검안) 신고서(전자문서로 된 신고서를 포함한다)를 질병관리청장에게 정보시스템을 이용하여 제출하거나 감염병환자, 감염병의사환자 또는 병원체보유자(이하 "감염병환자등"이라 한다) 또는 신고인의 소재지를 관할하는 보건소장에게 정보시스템 또는 팩스를 이용하여 제출해야 한다. 다만, 제1급감염병의 경우에는 신고서를 제출하기 전에 질병관리청장 또는 관할 보건소장에게 구두, 전화 등의 방법으로 알려야 한다.

1. 삭제
2. 삭제

② 법 제11조제3항에 따라 신고를 하려는 감염병병원체확인기관의 장은 별지 제1호의5서식의 병원체 검사결과 신고서(전자문서로 된 신고서를 포함한다)를 질병관리청장에게 정보시스템을 이용하여 제출하거나 해당 감염병병원체 확인을 의뢰한 기관의 소재지를 관할하는 보건소장에게 정보시스템 또는 팩스를 이용하여 제출해야 한다. 다만, 제1급감염병의 경우에는 신고서를 제출하기 전에 질병관리청장 또는 관할 보건소장에게 구두, 전화 등의 방법으로 알려야 한다.

③ 법 제11조제2항 및 제3항에 따라 보고 및 신고를 해야 하는 감염병은 제1급감염병부터 제3급감염병까지로 한다.

④ 법 제11조제5항에 따라 같은 조 제1항제1호 및 제3호에 해당하는 사실을 신고하려는 감염병 표본감시기관은 질병관리청장이 정하는 표본감시기관용 신고서(전자문서로 된 신고서를 포함한다)를 질병관리청장이나 감염병환자등 또는 표본감시기관의 소재지를 관할하는 보건소장에게 정보시스템 또는 팩스를 이용하여 제출해야 한다.

⑤ 법 제11조제6항에 따른 감염병환자등의 진단 기준은 별표 2와 같으며, 그 밖의 세부 사항은 질병관리청장이 정하여 고시한다.

제12조(그 밖의 신고의무자) ① 다음 각 호의 어느 하나에 해당하는 사람은 제1급감염병부터 제3급감염병까지에 해당하는 감염병 중 보건복지부령으로 정하는 감염병이 발생한 경우에는 의사, 치과의사 또는 한의사의 진단이나 검안을 요구하거나 해당 주소지를 관할하는 보건소장에게 신고하여야 한다.

▶ 벌 칙: 200만원 이하의 벌금(신고를 게을리한 자, 세대주, 관리인 등으로 하여금 신고를 하지 아니하도록 한 자)

1. 일반가정에서는 세대를 같이하는 세대주. 다만, 세대주가 부재 중인 경우에는 그 세대원
2. 학교, 사회복지시설, 병원, 관공서, 회사, 공연장, 예배장소, 선박 · 항공기 · 열차 등 운송수단, 각종 사무소 · 사업소, 음식점, 숙박업소 또는 그 밖에 여러 사람이 모이는 장소로서 보건복지부령으로 정하는 장소의 관리인, 경영자 또는 대표자
3. 「약사법」에 따른 약사 · 한약사 및 약국개설자

시행규칙 **제8조(그 밖의 신고대상 감염병)** ① 제12조제1항 각 호 외의 부분 중에서 "보건복지부령으로 정하는 감염병"이란 다음 각 호의 감염병을 말한다.

1. 결핵
2. 홍역
3. 콜레라
4. 장티푸스
5. 파라티푸스
6. 세균성이질
7. 장출혈성대장균감염증
8. A형간염

② 법 제12조제1항제2호에서 "보건복지부령으로 정하는 장소"란 다음 각 호의 장소를 말한다.

1. 「모자보건법」 제2조제10호에 따른 산후조리원
2. 「공중위생관리법」 제2조에 따른 목욕장업소, 이용업소, 미용업소

② 제1항에 따른 신고의무자가 아니더라도 감염병환자등 또는 감염병으로 인한 사망자로 의심되는 사람을 발견하면 보건소장에게 알려야 한다.

③ 제1항에 따른 신고의 방법과 기간 및 제2항에 따른 통보의 방법과 절차 등에 관하여 필요한 사항은 보건복지부령으로 정한다.

시행규칙 **제9조(그 밖의 신고의무자의 신고)** 법 제12조제1항 및 제2항에 따라 그 밖의 신고의무자는 다음 각 호의 사항을 서면, 구두(口頭), 전보, 전화 또는 컴퓨터통신의 방법으로 보건소장에게 지체 없이 신고하거나 알려야 한다.

1. 신고인의 성명, 주소와 감염병환자등 또는 사망자와의 관계
2. 감염병환자등 또는 사망자의 성명, 주소 및 직업
3. 감염병환자등 또는 사망자의 주요 증상 및 발병일

제13조(보건소장 등의 보고 등) ① 제11조 및 제12조에 따라 신고를 받은 보건소장은 그 내용을 관할 특별자치시장 · 특별자치도지사 또는 시장 · 군수 · 구청장에게 보고하여야 하며, 보고를 받은 특별자치시장 · 특별자치도지사는 질병관리청장에게, 시장 · 군수 · 구청장은 질병관리청장 및 시 · 도지사에게 각각 보고하여야 한다.

② 제1항에 따라 보고를 받은 질병관리청장, 시 · 도지사 또는 시장 · 군수 · 구청장은 제11조제1항제4호에 해당하는 사람(제1급감염병 환자로 의심되는 경우에 한정한다)에 대하여 감염병병원체 검사를 하게 할 수 있다.

▶ 벌 칙: 300만원 이하의 벌금(감염병병원체 검사를 거부한 자)

③ 제1항에 따른 보고의 방법 및 절차 등에 관하여 필요한 사항은 보건복지부령으로 정한다.

제14조(인수공통감염병의 통보) ① 「가축전염병 예방법」 제11조제1항제2호에 따라 신고를 받은 국립가축방역기관장, 신고대상 가축의 소재지를 관할하는 시장 · 군수 · 구청장 또는 시 · 도 가축방역기관의 장은 같은 법에 따른 가축전염병 중 다음 각 호의 어느 하나에 해당하는 감염병의 경우에는 즉시 질병관리청장에게 통보하여야 한다.

1. 탄저
2. 고병원성조류인플루엔자
3. 광견병
4. 그 밖에 대통령령으로 정하는 인수공통감염병[1)]

② 제1항에 따른 통보를 받은 질병관리청장은 감염병의 예방 및 확산 방지를 위하여 이 법에 따른 적절한 조치를 취하여야 한다.

③ 제1항에 따른 신고 또는 통보를 받은 행정기관의 장은 신고자의 요청이 있는 때에는 신고자의 신원을 외부에 공개하여서는 아니 된다.

④ 제1항에 따른 통보의 방법 및 절차 등에 관하여 필요한 사항은 보건복지부령으로 정한다.

1) 동물인플루엔자를 말함.

제15조(감염병환자등의 파악 및 관리) 보건소장은 관할구역에 거주하는 감염병환자등에 관하여 제11조 및 제12조에 따른 신고를 받았을 때에는 보건복지부령으로 정하는 바에 따라 기록하고 그 명부(전자문서를 포함한다)를 관리하여야 한다.

시행규칙 **제12조(감염병환자등의 명부 작성 및 관리)** ① 보건소장은 법 제15조에 따라 별지 제4호서식의 감염병환자등의 명부를 작성하고 이를 3년간 보관하여야 한다.

② 보건소장은 법 제15조에 따라 별지 제5호서식의 예방접종 후 이상반응자의 명부를 작성하고 이를 10년간 보관하여야 한다.

제4장 감염병감시 및 역학조사 등

제16조(감염병 표본감시 등) ① 질병관리청장은 감염병의 표본감시를 위하여 질병의 특성과 지역을 고려하여 「보건의료기본법」에 따른 보건의료기관이나 그 밖의 기관 또는 단체를 감염병 표본감시기관으로 지정할 수 있다.

② 질병관리청장, 시 · 도지사 또는 시장 · 군수 · 구청장은 제1항에 따라 지정받은 감염병 표본감시기관(이하 "표본감시기관"이라 한다)의 장에게 감염병의 표본감시와 관련하여 필요한 자료의 제출을 요구하거나 감염병의 예방 · 관리에 필요한 협조를 요청할 수 있다. 이 경우 표본감시기관은 특별한 사유가 없으면 이에 따라야 한다.

③ 질병관리청장, 시 · 도지사 또는 시장 · 군수 · 구청장은 제2항에 따라 수집한 정보 중 국민 건강에 관한 중요한 정보를 관련 기관 · 단체 · 시설 또는 국민들에게 제공하여야 한다.

④ 질병관리청장, 시 · 도지사 또는 시장 · 군수 · 구청장은 표본감시활동에 필요한 경비를 표본감시기관에 지원할 수 있다.

⑤ 질병관리청장은 표본감시기관이 다음 각 호의 어느 하나에 해당하는 경우에는 그 지정을 취소할 수 있다.

1. 제2항에 따른 자료 제출 요구 또는 협조 요청에 따르지 아니하는 경우
2. 폐업 등으로 감염병 표본감시 업무를 수행할 수 없는 경우
3. 그 밖에 감염병 표본감시 업무를 게을리하는 등 보건복지부령으로 정하는 경우

⑥ 제1항에 따른 표본감시의 대상이 되는 감염병은 제4급감염병으로 하고, 표본감시기관의 지정 및 지정취소의 사유 등에 관하여 필요한 사항은 보건복지부령으로 정한다.

⑦ 질병관리청장은 감염병이 발생하거나 유행할 가능성이 있어 관련 정보를 확보할 긴급한 필요가 있다고 인정하는 경우 「공공기관의 운영에 관한 법률」에 따른 공공기관 중 대통령령으로 정하는 공공기관의 장에게 정보 제공을 요구할 수 있다. 이 경우 정보 제공을 요구받은 기관의 장은 정당한 사유가 없는 한 이에 따라야 한다.

시행령 **제10조(공공기관)** 법 제16조제7항 전단에서 "대통령령으로 정하는 공공기관"이란 「국민건강보험법」에 따른 건강보험심사평가원 및 국민건강보험공단을 말한다.

시행령 **제11조(제공 정보의 내용)** 법 제16조제7항에 따라 요구할 수 있는 정보의 내용에는 다음 각 호의 사항이 포함될 수 있다.

1. 감염병환자, 감염병의사환자 또는 병원체보유자(이하 "감염병환자등"이라 한다)의 성명 · 주민등록번호 · 성별 · 주소 · 전화번호 · 직업 · 감염병명 · 발병일 및 진단일
2. 감염병환자등을 진단한 의료기관의 명칭 · 주소지 · 전화번호 및 의사 이름

⑧ 제7항에 따라 제공되는 정보의 내용, 절차 및 정보의 취급에 필요한 사항은 대통령령으로 정한다.

제16조의2(감염병병원체 확인기관) ① 다음 각 호의 기관(이하 "감염병병원체 확인기관"이라 한다)은 실험실 검사 등을 통하여 감염병병원체를 확인할 수 있다.

1. 질병관리청
2. 질병대응센터
3. 「보건환경연구원법」 제2조에 따른 보건환경연구원
4. 「지역보건법」 제10조에 따른 보건소
5. 「의료법」 제3조에 따른 의료기관 중 진단검사의학과 전문의가 상근(常勤)하는 기관

6. 「고등교육법」 제4조에 따라 설립된 의과대학 중 진단검사의학과가 개설된 의과대학
7. 「결핵예방법」 제21조에 따라 설립된 대한결핵협회(결핵환자의 병원체를 확인하는 경우만 해당한다)
8. 「민법」 제32조에 따라 한센병환자 등의 치료 · 재활을 지원할 목적으로 설립된 기관(한센병환자의 병원체를 확인하는 경우만 해당한다)
9. 인체에서 채취한 검사물에 대한 검사를 국가, 지방자치단체, 의료기관 등으로부터 위탁받아 처리하는 기관 중 진단검사의학과 전문의가 상근하는 기관

② 질병관리청장은 감염병병원체 확인의 정확성 · 신뢰성을 확보하기 위하여 감염병병원체 확인기관의 실험실 검사능력을 평가하고 관리할 수 있다.

③ 제2항에 따른 감염병병원체 확인기관의 실험실 검사능력 평가 및 관리에 관한 방법, 절차 등에 관하여 필요한 사항은 보건복지부령으로 정한다.

제17조(실태조사) ① 질병관리청장, 시 · 도지사 및 시장 · 군수 · 구청장은 감염병의 예방 및 관리에 관한 정책을 효과적으로 수립 · 시행하기 위하여 다음 각 호의 구분에 따라 실태조사를 실시하고, 그 결과를 공표하여야 한다. [시행 2025.7.31.]

1. 감염병 및 내성균 발생 등에 대한 실태조사: 질병관리청장 또는 시 · 도지사
2. 의료기관의 감염관리 현황에 대한 실태조사: 질병관리청장, 시 · 도지사 또는 시장 · 군수 · 구청장

② 질병관리청장, 시 · 도지사 또는 시장 · 군수 · 구청장은 제1항에 따른 조사를 위하여 의료기관 등 관계 기관 · 법인 및 단체의 장에게 필요한 자료의 제출 또는 의견의 진술을 요청할 수 있다. 이 경우 요청을 받은 자는 정당한 사유가 없으면 이에 협조하여야 한다.

③ 제1항에 따른 실태조사에 포함되어야 할 사항과 실태조사의 시기, 방법, 절차 및 공표 등에 관하여 필요한 사항은 보건복지부령으로 정한다. [시행 2025.7.31.]

제18조(역학조사) ① 질병관리청장, 시 · 도지사 또는 시장 · 군수 · 구청장은 감염병이 발생하여 유행할 우려가 있거나, 감염병 여부가 불분명하나 발병원인을 조사할 필요가 있다고 인정하면 지체 없이 역학조사를 하여야 하고, 그 결과에 관한 정보를 필요한 범위 에서 해당 의료기관에 제공하여야 한다. 다만, 지역확산 방지 등을 위하여 필요한 경우 다른 의료기관에 제공하여야 한다.

시행령 **제12조(역학조사의 내용)** ① 법 제18조제1항에 따른 역학조사에 포함되어야 하는 내용은 다음 각 호와 같다.

1. 감염병환자등 및 감염병의심자의 인적 사항
2. 감염병환자등의 발병일 및 발병 장소
3. 감염병의 감염원인 및 감염경로
4. 감염병환자등 및 감염병의심자에 관한 진료기록
5. 그 밖에 감염병의 원인 규명과 관련된 사항

시행령 **제13조(역학조사의 시기)** 법 제18조제1항 및 제29조에 따른 역학조사는 다음 각 호의 구분에 따라 해당 사유가 발생하면 실시한다.

1. 질병관리청장이 역학조사를 하여야 하는 경우
   가. 둘 이상의 시 · 도"에서 역학조사가 동시에 필요한 경우
   나. 감염병 발생 및 유행 여부 또는 예방접종 후 이상반응에 관한 조사가 긴급히 필요한 경우
   다. 시 · 도지사의 역학조사가 불충분하였거나 불가능하다고 판단되는 경우
2. 시 · 도지사 또는 시장 · 군수 · 구청장(자치구의 구청장을 말한다. 이하 같다)이 역학조사를 하여야 하는 경우
   가. 관할 지역에서 감염병이 발생하여 유행할 우려가 있는 경우
   나. 관할 지역 밖에서 감염병이 발생하여 유행할 우려가 있는 경우로서 그 감염병이 관할구역과 역학적 연관성이 있다고 의심되는 경우
   다. 관할 지역에서 예방접종 후 이상반응 사례가 발생하여 그 원인 규명을 위한 조사가 필요한 경우

시행령 **제14조(역학조사의 방법)** 법 제18조제1항 및 제29조에 따른 역학조사의 방법은 별표 1의3과 같다.

② 질병관리청장, 시ㆍ도지사 또는 시장ㆍ군수ㆍ구청장은 역학조사를 하기 위하여 역학조사반을 각각 설치하여야 한다.

③ 누구든지 질병관리청장, 시ㆍ도지사 또는 시장ㆍ군수ㆍ구청장이 실시하는 역학조사에서 다음 각 호의 행위를 하여서는 아니 된다.

▶ 벌 칙: 2년 이하의 징역 또는 2천만원 이하의 벌금

▶ 가중처벌: 단체나 다중(多衆)의 위력(威力)을 통하여 조직적ㆍ계획적으로 죄를 범한 경우 그 죄에서 정한 형의 2분의 1까지 가중

1. 정당한 사유 없이 역학조사를 거부ㆍ방해 또는 회피하는 행위
2. 거짓으로 진술하거나 거짓 자료를 제출하는 행위
3. 고의적으로 사실을 누락ㆍ은폐하는 행위

④ 제1항에 따른 역학조사의 내용과 시기ㆍ방법 및 제2항에 따른 역학조사반의 구성ㆍ임무 등에 관하여 필요한 사항은 대통령령으로 정한다.[2)]

제18조의2(역학조사의 요청) ①「의료법」에 따른 의료인 또는 의료기관의 장은 감염병 또는 알 수 없는 원인으로 인한 질병이 발생하였거나 발생할 것이 우려되는 경우 질병관리청장 시ㆍ도지사 또는 시장ㆍ군수ㆍ구청장에게 제18조에 따른 역학조사를 실시할 것을 요청할 수 있다. [시행 2025.7.31.]

② 제1항에 따른 요청을 받은 질병관리청장, 시ㆍ도지사 또는 시장ㆍ군수ㆍ구청장은 역학조사의 실시 여부 및 그 사유 등을 지체 없이 해당 의료인 또는 의료기관 개설자에게 통지하여야 한다.

③ 제1항에 따른 역학조사 실시 요청 및 제2항에 따른 통지의 방법ㆍ절차 등 필요한 사항은 보건복지부령으로 정한다. [시행 2025.7.31.]

제18조의3(역학조사인력의 양성) ① 질병관리청장은 제60조의2에 따른 역학조사관 또는 수습역학조사관에 대하여 정기적으로 역학조사에 관한 교육ㆍ훈련을 실시할 수 있다.

② 제1항에 따른 대상별 교육ㆍ훈련 과정 및 그 밖에 필요한 사항은 보건복지부령으로 정한다.

제18조의4(자료제출 요구 등) ① 질병관리청장, 시ㆍ도지사 또는 시장ㆍ군수ㆍ구청장은 제18조에 따른 역학조사 등을 효율적으로 시행하기 위하여 관계 중앙행정기관의 장, 대통령령으로 정하는 기관ㆍ단체 등에 대하여 역학조사에 필요한 자료제출을 요구할 수 있다.

② 질병관리청장 또는 시ㆍ도지사는 감염병과 관련하여「재난 및 안전관리 기본법」제38조제2항에 따른 주의 이상의 위기경보가 발령된 경우에는 제18조에 따른 역학조사를 효율적으로 시행하기 위하여 법인ㆍ단체ㆍ개인 등에 대하여 역학조사에 필요한 자료제출을 요구할 수 있다.

③ 질병관리청장은 제18조에 따른 역학조사를 실시하는 경우 필요에 따라 관계 중앙행정기관의 장에게 인력 파견 등 필요한 지원을 요청할 수 있다.

④ 제1항 및 제2항에 따른 자료제출 요구 및 제3항에 따른 지원 요청 등을 받은 자는 특별한 사정이 없으면 이에 따라야 한다.

▶ 벌 칙: 1년 이하의 징역 또는 2천만원 이하의 벌금(자료제출 요구를 받고 이를 거부ㆍ방해ㆍ회피하거나, 거짓자료를 제출하거나 또는 고의적으로 사실을 누락ㆍ은폐한 자)

⑤ 제1항 및 제2항에 따른 자료제출 요구 및 제3항에 따른 지원 요청 등의 범위와 방법 등에 관하여 필요한 사항은 대통령령으로 정한다. [시행 2025.7.31.]

제18조의5(감염병 교육의 실시) ① 국가기관의 장 및 지방자치단체의 장은 소속 공무원 및 직원 등에 대하여 감염병의 예방ㆍ관리 및 위기 대응을 위한 교육(이하 "감염병 교육"이라 한다)을 연 1회 이상 실시하고, 그 결과를 질병관리청장에게 제출하여야 한다.

②「공공기관의 운영에 관한 법률」제4조에 따른 공공기관의 장은 소속된 임직원 및 종사자에게 감염병 교육을 실시할 수 있다.

③ 질병관리청장은 제1항 및 제2항에 따른 감염병 교육을 효과적으로 실시하기 위하여 관련 교육과정을 개발하여 보급하여야

2) 역학조사는 1차적으로는 관할 시도지사 또는 시군구청장이 시행하는데, 2개 이상 지역에 걸쳐 있거나 1차적 조사가 미흡하거나 긴급한 역학조사가 필요하면 질병관리청이 수행함.

한다.

④ 제1항 및 제2항에 따른 감염병 교육의 대상과 범위, 내용 및 방법, 제3항에 따른 교육과정 개발 및 보급 등에 필요한 사항은 대통령령으로 정한다. [시행 2024.9.15.]

제19조(건강진단) 성매개감염병의 예방을 위하여 종사자의 건강진단이 필요한 직업[3]으로 보건복지부령으로 정하는 직업에 종사하는 사람과 성매개감염병에 감염되어 그 전염을 매개할 상당한 우려가 있다고 특별자치시장 · 특별자치도지사 또는 시장 · 군수 · 구청장이 인정한 사람은 보건복지부령으로 정하는 바에 따라 성매개감염병에 관한 건강진단을 받아야 한다.

제20조(해부명령) ① 질병관리청장은 국민 건강에 중대한 위협을 미칠 우려가 있는 감염병으로 사망한 것으로 의심이 되어 시체를 해부(解剖)하지 아니하고는 감염병 여부의 진단과 사망의 원인규명을 할 수 없다고 인정하면 그 시체의 해부를 명할 수 있다.

② 제1항에 따라 해부를 하려면 미리 「장사 등에 관한 법률」 제2조제16호에 따른 연고자(같은 호 각 목에 규정된 선순위자가 없는 경우에는 그 다음 순위자를 말한다. 이하 "연고자"라 한다)의 동의를 받아야 한다. 다만, 소재불명 및 연락두절 등 미리 연고자의 동의를 받기 어려운 특별한 사정이 있고 해부가 늦어질 경우 감염병 예방과 국민 건강의 보호라는 목적을 달성하기 어렵다고 판단되는 경우에는 연고자의 동의를 받지 아니하고 해부를 명할 수 있다.

③ 질병관리청장은 감염병 전문의, 해부학, 병리학 또는 법의학을 전공한 사람을 해부를 담당하는 의사로 지정하여 해부를 하여야 한다.

④ 제3항에 따른 해부는 사망자가 걸린 것으로 의심되는 감염병의 종류별로 질병관리청장이 정하여 고시한 생물학적 안전 등급을 갖춘 시설에서 실시하여야 한다.

⑤ 제3항에 따른 해부를 담당하는 의사의 지정, 감염병 종류별로 갖추어야 할 시설의 기준, 해당 시체의 관리 등에 관하여 필요한 사항은 보건복지부령으로 정한다.[4]

▶ 벌 칙: 200만원 이하의 벌금(제20조에 따른 해부명령을 거부한 자)

제20조의2(시신의 장사방법 등) ① 질병관리청장은 감염병환자등이 사망한 경우(사망 후 감염병병원체를 보유하였던 것으로 확인된 사람을 포함한다) 감염병의 차단과 확산 방지 등을 위하여 필요한 범위에서 그 시신의 장사방법 등을 제한할 수 있다.

② 질병관리청장은 제1항에 따른 제한을 하려는 경우 연고자에게 해당 조치의 필요성 및 구체적인 방법 · 절차 등을 미리 설명하여야 한다.

③ 질병관리청장은 화장시설의 설치 · 관리자에게 제1항에 따른 조치에 협조하여 줄 것을 요청할 수 있으며, 요청을 받은 화장시설의 설치 · 관리자는 이에 적극 협조하여야 한다.

④ 제1항에 따른 제한의 대상 · 방법 · 절차 등 필요한 사항은 보건복지부령으로 정한다.

제5장 고위험병원체

제21조(고위험병원체의 분리, 분양·이동 및 이동신고) ① 감염병환자, 식품, 동식물, 그 밖의 환경 등으로부터 고위험병원체를 분리한 자는 지체 없이 고위험병원체의 명칭, 분리된 검체명, 분리 일자 등을 질병관리청장에게 신고하여야 한다.

▶ 벌 칙: 2년 이하의 징역 또는 2천만원 이하의 벌금(신고를 하지 아니하거나 거짓으로 신고한 자)

② 고위험병원체를 분양 · 이동받으려는 자는 사전에 고위험병원체의 명칭, 분양 및 이동계획 등을 질병관리청장에게 신고하여야 한다.

▶ 벌 칙: 2년 이하의 징역 또는 2천만원 이하의 벌금(신고를 하지 아니하거나 거짓으로 신고한 자)

③ 고위험병원체를 이동하려는 자는 사전에 고위험병원체의 명칭과 이동계획 등을 질병관리청장에게 신고하여야 한다.

---

3) 후천성면역결핍증예방법의 정기 건강진단 필요 직업 종사자와 동일합니다. 적용되는 보건복지부령은 "성매개감염병 및 후천성면역결핍증 건강진단규칙"임.

4) 시행규칙에는 이러한 해부시설 규정으로 CJD 나 vCJD 로 인한 사망자가 의심될 경우의 안전관리를 강조하고 있음.

▶ 벌 칙: 2년 이하의 징역 또는 2천만원 이하의 벌금(신고를 하지 아니하거나 거짓으로 신고한 자)

④ 질병관리청장은 제1항부터 제3항까지의 신고를 받은 경우 그 내용을 검토하여 이 법에 적합하면 신고를 수리하여야 한다.

⑤ 질병관리청장은 제1항에 따라 고위험병원체의 분리신고를 받은 경우 현장조사를 실시할 수 있다.

▶ 벌 칙: 2년 이하의 징역 또는 2천만원 이하의 벌금(현장조사를 정당한 사유 없이 거부 · 방해 또는 기피한 자)

⑥ 고위험병원체를 보유 · 관리하는 자는 매년 고위험병원체 보유현황에 대한 기록을 작성하여 질병관리청장에게 제출하여야 한다.[5)]

⑦ 제1항부터 제3항까지에 따른 신고 및 제6항에 따른 기록 작성 · 제출의 방법 및 절차 등에 관하여 필요한 사항은 보건복지부령으로 정한다.

제22조(고위험병원체의 반입 허가 등) ① 감염병의 진단 및 학술 연구 등을 목적으로 고위험병원체를 국내로 반입하려는 자는 다음 각 호의 요건을 갖추어 질병관리청장의 허가를 받아야 한다.

▶ 벌 칙: 5년 이하의 징역 또는 5천만원 이하의 벌금(고위험병원체의 반입 허가를 받지 아니하고 반입한 자)

1. 제23조제1항에 따른 고위험병원체 취급시설을 설치 · 운영하거나 고위험병원체 취급시설을 설치 · 운영하고 있는 자와 고위험병원체 취급시설을 사용하는 계약을 체결할 것
2. 고위험병원체의 안전한 수송 및 비상조치 계획을 수립할 것
3. 보건복지부령으로 정하는 요건을 갖춘 고위험병원체 전담관리자를 둘 것

② 제1항에 따라 허가받은 사항을 변경하려는 자는 질병관리청장의 허가를 받아야 한다. 다만, 대통령령으로 정하는 경미한 사항을 변경하려는 경우에는 질병관리청장에게 신고하여야 한다.

▶ 벌 칙: 5년 이하의 징역 또는 5천만원 이하의 벌금(고위험병원체의 변경 허가를 받지 아니한 자)

③ 제1항에 따라 고위험병원체의 반입 허가를 받은 자가 해당 고위험병원체를 인수하여 이동하려면 대통령령으로 정하는 바에 따라 그 인수 장소를 지정하고 제21조제1항에 따라 이동계획을 질병관리청장에게 미리 신고하여야 한다. 이 경우 질병관리청장은 그 내용을 검토하여 이 법에 적합하면 신고를 수리하여야 한다.

▶ 벌 칙: 2년 이하의 징역 또는 2천만원 이하의 벌금(신고를 하지 아니하거나 거짓으로 신고한 자)

④ 질병관리청장은 제1항에 따라 허가를 받은 자가 다음 각 호의 어느 하나에 해당하는 경우에는 그 허가를 취소할 수 있다. 다만, 제1호 또는 제2호에 해당하는 경우에는 그 허가를 취소하여야 한다.

1. 속임수나 그 밖의 부정한 방법으로 허가를 받은 경우
2. 허가를 받은 날부터 1년 이내에 제3항에 따른 인수 신고를 하지 않은 경우
3. 제1항의 요건을 충족하지 못하는 경우

⑤ 제1항부터 제4항까지의 규정에 따른 허가, 신고 또는 허가 취소의 방법과 절차 등에 관하여 필요한 사항은 보건복지부령으로 정한다.

제23조(고위험병원체의 안전관리 등) ① 고위험병원체를 검사, 보유, 관리 및 이동하려는 자는 그 검사, 보유, 관리 및 이동에 필요한 시설(이하 "고위험병원체 취급시설"이라 한다)을 설치 · 운영하거나 고위험병원체 취급시설을 설치 · 운영하고 있는 자와 고위험병원체 취급시설을 사용하는 계약을 체결하여야 한다.

② 고위험병원체 취급시설을 설치 · 운영하려는 자는 고위험병원체 취급시설의 안전관리 등급별로 질병관리청장의 허가를 받거나 질병관리청장에게 신고하여야 한다. 이 경우 고위험병원체 취급시설을 설치 · 운영하려는 자가 둘 이상인 경우에는 공동으로 허가를 받거나 신고하여야 한다.

▶ 벌 칙: 3년 이하의 징역 또는 3천만원 이하의 벌금(허가를 받지 아니한 자)

▶ 벌 칙: 2년 이하의 징역 또는 2천만원 이하의 벌금(신고를 하지 아니하고 고위험병원체 취급시설을 설치 · 운영한 자)

③ 제2항에 따라 허가를 받은 자는 허가받은 사항을 변경하려면 변경허가를 받아야 한다. 다만, 대통령령으로 정하는 경미한 사항을 변경하려면 변경신고를 하여야 한다.

▶ 벌 칙: 3년 이하의 징역 또는 3천만원 이하의 벌금(변경허가를 받지 아니하고 고위험병원체 취급시설을 설치 · 운영한 자)

---

5) 고위험병원체 분리신고서 또는 이동신고서를 미리 질병관리청장에게 제출하여야 함.

▶ 과태료: 1천만원 이하의 과태료(단서를 위반한 자)

④ 제2항에 따라 신고한 자는 신고한 사항을 변경하려면 변경신고를 하여야 한다.

▶ 과태료: 1천만원 이하의 과태료(변경신고를 하지 아니한 자)

⑤ 제2항에 따라 허가를 받거나 신고한 자는 고위험병원체 취급시설을 폐쇄하는 경우 그 내용을 질병관리청장에게 신고하여야 한다.

▶ 과태료: 1천만원 이하의 과태료(신고를 하지 아니한 자)

⑥ 질병관리청장은 제2항, 제4항 및 제5항에 따른 신고를 받은 경우 그 내용을 검토하여 이 법에 적합하면 신고를 수리하여야 한다.

⑦ 제2항에 따라 허가를 받거나 신고한 자는 고위험병원체 취급시설의 안전관리 등급에 따라 대통령령으로 정하는 안전관리 준수사항을 지켜야 한다.

⑧ 질병관리청장은 고위험병원체를 검사, 보유, 관리 및 이동하는 자가 제7항에 따른 안전관리 준수사항 및 제9항에 따른 허가 및 신고 기준을 지키고 있는지 여부 등을 점검할 수 있다.

▶ 벌 칙: 2년 이하의 징역 또는 2천만원 이하의 벌금(안전관리 점검을 거부 · 방해 또는 기피한 자)

⑨ 제1항부터 제5항까지의 규정에 따른 고위험병원체 취급시설의 안전관리 등급, 설치 · 운영 허가 및 신고의 기준과 절차, 폐쇄 신고의 기준과 절차 등에 필요한 사항은 대통령령으로 정한다.

제23조의2(고위험병원체 취급시설의 허가취소 등) ① 질병관리청장은 제23조제2항에 따라 고위험병원체 취급시설 설치 · 운영의 허가를 받거나 신고를 한 자가 다음 각 호의 어느 하나에 해당하는 경우에는 그 허가를 취소하거나 고위험병원체 취급시설의 폐쇄를 명하거나 1년 이내의 기간을 정하여 그 시설의 운영을 정지하도록 명할 수 있다. 다만, 제1호에 해당하는 경우에는 허가를 취소하거나 고위험병원체 취급시설의 폐쇄를 명하여야 한다.

▶ 벌 칙: 2년 이하의 징역 또는 2천만원 이하의 벌금(고위험병원체 취급시설의 폐쇄명령 또는 운영정지명령을 위반한 자)

1. 속임수나 그 밖의 부정한 방법으로 허가를 받거나 신고한 경우
2. 제23조제3항 또는 제4항에 따른 변경허가를 받지 아니하거나 변경신고를 하지 아니하고 허가 내용 또는 신고 내용을 변경한 경우
3. 제23조제7항에 따른 안전관리 준수사항을 지키지 아니한 경우
4. 제23조제9항에 따른 허가 또는 신고의 기준에 미달한 경우

② 제1항에 따라 허가가 취소되거나 고위험병원체 취급시설의 폐쇄명령을 받은 자는 보유하고 있는 고위험병원체를 90일 이내에 폐기하고 그 결과를 질병관리청장에게 보고하여야 한다. 다만, 질병관리청장은 본문에 따라 고위험병원체를 폐기 및 보고하여야 하는 자가 천재지변 등 부득이한 사유로 기한 내에 처리할 수 없어 기한의 연장을 요청하는 경우에는 90일의 범위에서 그 기한을 연장할 수 있다.

③ 제1항에 따라 허가가 취소되거나 고위험병원체 취급시설의 폐쇄명령을 받은 자가 보유하고 있는 고위험병원체를 제2항의 기한 이내에 폐기 및 보고하지 아니하는 경우에는 질병관리청장은 해당 고위험병원체를 폐기할 수 있다.

④ 제2항 및 제3항에 따른 고위험병원체의 폐기 방법 및 절차 등에 필요한 사항은 보건복지부령으로 정한다.

제23조의3(생물테러감염병병원체의 보유허가 등) ① 감염병의 진단 및 학술연구 등을 목적으로 생물테러감염병을 일으키는 병원체 중 보건복지부령으로 정하는 병원체(이하 "생물테러감염병병원체"라 한다)를 보유하고자 하는 자는 사전에 질병관리청장의 허가를 받아야 한다. 다만, 감염병의사환자로부터 생물테러감염병병원체를 분리한 후 보유하는 경우 등 대통령령으로 정하는 부득이한 사정으로 사전에 허가를 받을 수 없는 경우에는 보유 즉시 허가를 받아야 한다.

▶ 벌 칙: 5년 이하의 징역 또는 5천만원 이하의 벌금(보유허가를 받지 아니하고 생물테러감염병병원체를 보유한 자)

② 제22조제1항에 따라 국내반입허가를 받은 경우에는 제1항에 따른 허가를 받은 것으로 본다.

③ 제1항에 따라 허가받은 사항을 변경하고자 하는 경우에는 질병관리청장의 변경허가를 받아야 한다. 다만, 고위험병원체를 취급하는 사람의 변경 등 대통령령으로 정하는 경미한 사항을 변경하려는 경우에는 질병관리청장에게 변경신고를 하여야 한다.

▶ 벌 칙: 3년 이하의 징역 또는 3천만원 이하의 벌금(변경허가를 받지 아니한 자)

▶ 과태료: 1천만원 이하의 과태료(단서에 따른 변경신고를 하지 아니한 자)

④ 질병관리청장은 제1항에 따라 생물테러감염병병원체의 보유허가를 받은 자가 속임수나 그 밖의 부정한 방법으로 허가를 받은 경우에는 그 허가를 취소하여야 한다.

⑤ 제1항부터 제4항까지의 규정에 따른 허가, 변경허가, 변경신고 또는 허가취소의 방법 및 절차 등에 관하여 필요한 사항은 보건복지부령으로 정한다.

제23조의4(고위험병원체의 취급 기준) ① 고위험병원체는 다음 각 호의 어느 하나에 해당하는 사람만 취급할 수 있다.

▶ 벌 칙: 1년 이하의 징역 또는 2천만원 이하의 벌금(고위험병원체를 취급한 자)

1. 「고등교육법」 제2조제4호에 따른 전문대학 이상의 대학에서 보건의료 또는 생물 관련 분야를 전공하고 졸업한 사람 또는 이와 동등한 학력을 가진 사람
2. 「고등교육법」 제2조제4호에 따른 전문대학 이상의 대학을 졸업한 사람 또는 이와 동등 이상의 학력을 가진 사람으로서 보건의료 또는 생물 관련 분야 외의 분야를 전공하고 2년 이상의 보건의료 또는 생물 관련 분야의 경력이 있는 사람
3. 「초 · 중등교육법」 제2조제3호에 따른 고등학교 · 고등기술학교를 졸업한 사람 또는 이와 동등 이상의 학력을 가진 사람으로서 4년 이상의 보건의료 또는 생물 관련 분야의 경력이 있는 사람

② 누구든지 제1항 각 호의 어느 하나에 해당하지 아니하는 사람에게 고위험병원체를 취급하도록 하여서는 아니 된다.

▶ 벌 칙: 1년 이하의 징역 또는 2천만원 이하의 벌금(고위험병원체를 취급하게 한 자)

③ 제1항 각 호의 학력 및 경력에 관한 구체적인 사항은 보건복지부령으로 정한다.

제23조의5(고위험병원체 취급 교육) ① 고위험병원체를 취급하는 사람은 고위험병원체의 안전한 취급을 위하여 매년 필요한 교육을 받아야 한다.

② 질병관리청장은 제1항에 따른 교육을 보건복지부령으로 정하는 전문 기관 또는 단체에 위탁할 수 있다.

③ 제1항 및 제2항에 따른 교육 및 교육의 위탁 등에 필요한 사항은 보건복지부령으로 정한다.

제6장 예방접종

제24조(필수예방접종) ① 특별자치시장 · 특별자치도지사 또는 시장 · 군수 · 구청장은 다음 각 호의 질병에 대하여 관할 보건소를 통하여 필수예방접종(이하 "필수예방접종"이라 한다)을 실시하여야 한다.

1. 디프테리아
2. 폴리오
3. 백일해
4. 홍역
5. 파상풍
6. 결핵
7. B형간염
8. 유행성이하선염
9. 풍진
10. 수두
11. 일본뇌염
12. b형헤모필루스인플루엔자
13. 폐렴구균
14. 인플루엔자
15. A형간염
16. 사람유두종바이러스 감염증
17. 그룹 A형 로타바이러스 감염증
18. 그 밖에 질병관리청장이 감염병의 예방을 위하여 필요하다고 인정하여 지정하는 감염병

② 특별자치시장 · 특별자치도지사 또는 시장 · 군수 · 구청장은 제1항에 따른 필수예방접종업무를 대통령령으로 정하는 바에 따라 관할구역 안에 있는 「의료법」에 따른 의료기관에 위탁할 수 있다.

③ 특별자치시장 · 특별자치도지사 또는 시장 · 군수 · 구청장은 필수예방접종 대상 아동 부모(아동의 법정대리인을 포함한다)에게 보건복지부령으로 정하는 바에 따라 필수예방접종을 사전에 알려야 한다. 이 경우 「개인정보 보호법」 제24조에 따른 고유식별정보를 처리할 수 있다.

제25조(임시예방접종) ① 특별자치시장 · 특별자치도지사 또는 시장 · 군수 · 구청장은 다음 각 호의 어느 하나에 해당하면 관할 보건소를 통하여 임시예방접종(이하 "임시예방접종"이라 한다)을 하여야 한다.

1. 질병관리청장이 감염병 예방을 위하여 특별자치시장 · 특별자치도지사 또는 시장 · 군수 · 구청장에게 예방접종을 실시할 것을 요청한 경우
2. 특별자치시장 · 특별자치도지사 또는 시장 · 군수 · 구청장이 감염병 예방을 위하여 예방접종이 필요하다고 인정하는 경우

② 제1항에 따른 임시예방접종업무의 위탁에 관하여는 제24조제2항을 준용한다.

제26조(예방접종의 공고) 특별자치시장 · 특별자치도지사 또는 시장 · 군수 · 구청장은 임시예방접종을 할 경우에는 예방접종의 일시 및 장소, 예방접종의 종류, 예방접종을 받을 사람의 범위를 정하여 미리 인터넷 홈페이지에 공고하여야 한다. 다만, 제32조제3항에 따른 예방접종의 실시기준 등이 변경될 경우에는 그 변경 사항을 미리 인터넷 홈페이지에 공고하여야 한다.

제26조의2(예방접종 내역의 사전확인) ① 보건소장 및 제24조제2항(제25조제2항에서 준용하는 경우를 포함한다)에 따라 예방접종업무를 위탁받은 의료기관의 장은 예방접종을 하기 전에 대통령령으로 정하는 바에 따라 예방접종을 받으려는 사람 본인 또는 법정대리인의 동의를 받아 해당 예방접종을 받으려는 사람의 예방접종 내역을 확인하여야 한다. 다만, 예방접종을 받으려는 사람 또는 법정대리인의 동의를 받지 못한 경우에는 그러하지 아니하다.

② 제1항 본문에 따라 예방접종을 확인하는 경우 제33조의4에 따른 예방접종통합관리시스템을 활용하여 그 내역을 확인할 수 있다.

제27조(예방접종증명서) ① 질병관리청장, 특별자치시장 · 특별자치도지사 또는 시장 · 군수 · 구청장은 필수예방접종 또는 임시예방접종을 받은 사람 본인 또는 법정대리인에게 보건복지부령으로 정하는 바에 따라 예방접종증명서를 발급하여야 한다.

② 특별자치시장 · 특별자치도지사 또는 시장 · 군수 · 구청장이 아닌 자가 이 법에 따른 예방접종을 한 때에는 질병관리청장, 특별자치시장 · 특별자치도지사 또는 시장 · 군수 · 구청장은 보건복지부령으로 정하는 바에 따라 해당 예방접종을 한 자로 하여금 예방접종증명서를 발급하게 할 수 있다.

③ 제1항 및 제2항에 따른 예방접종증명서는 전자문서를 이용하여 발급할 수 있다.

▶ 벌 칙: 200만원 이하의 벌금(제27조에 따른 예방접종증명서를 거짓으로 발급한 자)

제28조(예방접종 기록의 보존 및 보고 등) ① 특별자치시장 · 특별자치도지사 또는 시장 · 군수 · 구청장은 필수예방접종 및 임시예방접종을 하거나, 제2항에 따라 보고를 받은 경우에는 보건복지부령으로 정하는 바에 따라 예방접종에 관한 기록을 작성 · 보관하여야 하고, 특별자치시장 · 특별자치도지사는 질병관리청장에게, 시장 · 군수 · 구청장은 질병관리청장 및 시 · 도지사에게 그 내용을 각각 보고하여야 한다.

② 특별자치시장 · 특별자치도지사 또는 시장 · 군수 · 구청장이 아닌 자가 이 법에 따른 예방접종을 하면 보건복지부령으로 정하는 바에 따라 특별자치시장 · 특별자치도지사 또는 시장 · 군수 · 구청장에게 보고하여야 한다.

▶ 과태료: 1백만원 이하의 과태료(보고를 하지 아니하거나 거짓으로 보고한 자)

제29조(예방접종에 관한 역학조사) 질병관리청장, 시 · 도지사 또는 시장 · 군수 · 구청장은 다음 각 호의 구분에 따라 조사를 실시하고, 예방접종 후 이상반응 사례가 발생하면 그 원인을 밝히기 위하여 제18조에 따라 역학조사를 하여야 한다.

▶ 벌 칙: 200만원 이하의 벌금(역학조사를 거부 · 방해 또는 기피한 자)

1. 질병관리청장: 예방접종의 효과 및 예방접종 후 이상반응에 관한 조사
2. 시 · 도지사 또는 시장 · 군수 · 구청장: 예방접종 후 이상반응에 관한 조사

시행령 **제12조(역학조사의 내용)** ② 법 제29조에 따른 역학조사에 포함되어야 하는 내용은 다음 각 호와 같다.

1. 예방접종 후 이상반응자의 인적 사항
2. 예방접종기관, 접종일시 및 접종내용
3. 예방접종 후 이상반응에 관한 진료기록
4. 예방접종약에 관한 사항

5. 그 밖에 예방접종 후 이상반응의 원인 규명과 관련된 사항

제29조의2(예방접종 후 이상반응에 대한 검사) ① 「의료법」에 따른 의료인 및 의료기관의 장은 필수예방접종 또는 임시예방접종 후 혈소판감소성 혈전증 등 보건복지부령으로 정하는 이상반응이 나타나거나 의심되는 사람을 발견한 경우에는 질병관리청장에게 이상반응에 대한 검사를 의뢰할 수 있다.

시행규칙 **제23조의2(예방접종 후 이상반응에 대한 검사)** 법 제29조의2제1항에서 "보건복지부령으로 정하는 이상반응"이란 혈소판감소성 혈전증을 말한다.

② 제1항에 따라 의뢰받은 질병관리청장은 검사를 실시하여야 한다.
③ 제1항 및 제2항에 따른 검사항목, 검사의뢰 방법 및 절차, 검사방법은 질병관리청장이 정한다.

제30조(예방접종피해조사반) ① 제71조제1항 및 제2항에 규정된 예방접종으로 인한 질병 · 장애 · 사망의 원인 규명 및 피해 보상 등을 조사하고 제72조제1항에 따른 제3자의 고의 또는 과실 유무를 조사하기 위하여 질병관리청에 예방접종피해조사반을 둔다.
② 제1항에 따른 예방접종피해조사반의 설치 및 운영 등에 관하여 필요한 사항은 대통령령으로 정한다.

제31조(예방접종 완료 여부의 확인) ① 특별자치시장 · 특별자치도지사 또는 시장 · 군수 · 구청장은 초등학교와 중학교의 장에게 「학교보건법」 제10조에 따른 예방접종 완료 여부에 대한 검사 기록을 제출하도록 요청할 수 있다.
② 특별자치시장 · 특별자치도지사 또는 시장 · 군수 · 구청장은 「유아교육법」에 따른 유치원의 장과 「영유아보육법」에 따른 어린이집의 원장에게 보건복지부령으로 정하는 바에 따라 영유아의 예방접종 여부를 확인하도록 요청할 수 있다.
③ 특별자치시장 · 특별자치도지사 또는 시장 · 군수 · 구청장은 제1항에 따른 제출 기록 및 제2항에 따른 확인 결과를 확인하여 예방접종을 끝내지 못한 영유아, 학생 등이 있으면 그 영유아 또는 학생 등에게 예방접종을 하여야 한다.

제32조(예방접종의 실시주간 및 실시기준 등) ① 질병관리청장은 국민의 예방접종에 대한 관심을 높여 감염병에 대한 예방접종을 활성화하기 위하여 예방접종주간을 설정할 수 있다.
② 누구든지 거짓이나 그 밖의 부정한 방법으로 예방접종을 받아서는 아니 된다.
③ 예방접종의 실시기준과 방법[6] 등에 관하여 필요한 사항은 보건복지부령으로 정한다.

제32조의2(예방접종 휴가) ① 사업주는 이 법에 따른 예방접종을 받은 근로자에게 유급휴가를 줄 수 있다. 이 경우 국가 및 지방자치단체는 필요한 경우 사업주에게 해당 유급휴가를 위한 비용을 지원할 수 있다.
② 국가 및 지방자치단체는 「고용보험법」 제2조제1호에 따른 피보험자 등 대통령령으로 정하는 사람으로서 제1항에 따른 유급휴가를 사용하지 못하는 경우 그 비용을 지원할 수 있다.
③ 제1항 및 제2항에 따른 예방접종 및 비용의 지원 범위, 신청 · 지원 절차 등에 필요한 사항은 대통령령으로 정한다.

시행령 **제21조의2(예방접종 휴가 비용지원 대상 등)** ① 법 제32조의2제1항에 따른 유급휴가를 위한 비용지원 및 같은 조 제2항에 따른 유급휴가 미사용에 따른 비용지원을 위해서는 다음 각 호의 요건을 모두 충족해야 한다.

1. 제1급감염병의 유행으로 인해 「재난 및 안전관리 기본법」 제38조제2항에 따른 심각 단계의 위기경보가 발령되었을 것
2. 제2항에 따른 사업주가 법 제25조에 따른 임시예방접종을 받은 소속 근로자에게 유급휴가를 주었거나 제3항에 해당하는 사람이 법 제25조에 따른 임시예방접종을 받고 유급휴가를 사용하지 못하였을 것

② 법 제32조의2제1항 후단에 따른 비용지원 대상은 상시 4명 이하의 근로자를 사용하는 사업주로 한다.
③ 법 제32조의2제2항에 따른 비용지원 대상은 다음 각 호의 어느 하나에 해당하는 사람으로 한다.

1. 「고용보험법」 제2조제1호가목에 따른 예술인 중 「고용보험 및 산업재해보상보험의 보험료징수 등에 관한 법률」(이하 "고용산재보험료징수법"이라 한다) 제48조의2제8항제3호에서 준용하는 고용산재보험료징수법 제21조에 따라 고용보험료의 지원을 받는 사람

6) 예방접종 전문위원회의 심의를 거쳐 보건복지부장관이 고시

2. 「고용보험법」 제2조제1호가목에 따른 노무제공자 중 고용산재보험료징수법 제48조의3제8항제3호에서 준용하는 고용산재보험료징수법 제21조에 따라 고용보험료의 지원을 받는 사람

④ 제2항에 따른 유급휴가를 위한 비용지원의 범위 및 제3항에 따른 유급휴가 미사용에 따른 비용지원의 범위는 1일의 유급휴가에 상당하는 비용으로 한정한다. 다만, 예방접종일 다음 날이 근무일 또는 노무제공일이 아닌 경우에는 비용을 지원하지 않는다.

⑤ 비용지원 금액의 기준은 질병관리청장이 기획재정부장관과 협의하여 고시한다.

시행령 **제21조의3(예방접종 휴가 비용지원 절차)** ① 법 제32조의2제1항 후단에 따라 비용을 지원받으려는 사업주는 보건복지부령으로 정하는 신청서(전자문서로 된 신청서를 포함한다)에 다음 각 호의 서류(전자문서로 된 서류를 포함한다)를 첨부하여 특별자치시장 · 특별자치도지사 또는 시장 · 군수 · 구청장에게 제출해야 한다.

1. 근로자가 예방접종을 받은 사실 및 예방접종을 받은 다음 날이 근무일임을 확인할 수 있는 서류
2. 근로자가 예방접종을 받은 다음 날 재직하고 있는 사실을 증명하는 서류
3. 근로자에게 유급휴가를 준 사실을 증명하는 서류
4. 그 밖에 질병관리청장이 유급휴가를 위한 비용지원을 위하여 필요하다고 인정하는 서류

② 법 제32조의2제2항에 따라 비용을 지원받으려는 예술인 또는 노무제공자는 보건복지부령으로 정하는 신청서(전자문서로 된 신청서를 포함한다)에 다음 각 호의 서류(전자문서로 된 서류를 포함한다)를 첨부하여 특별자치시장 · 특별자치도지사 또는 시장 · 군수 · 구청장에게 제출해야 한다.

1. 예술인 또는 노무제공자가 예방접종을 받은 사실 및 예방접종을 받은 다음 날이 노무제공일임을 확인할 수 있는 서류
2. 다음 각 목의 어느 하나에 해당하는 서류
   가. 예술인이 고용산재보험료징수법 제48조의2제8항제3호에서 준용하는 고용산재보험료징수법 제21조에 따라 고용보험료의 지원을 받은 사실을 확인할 수 있는 서류
   나. 노무제공자가 고용산재보험료징수법 제48조의3제8항제3호에서 준용하는 고용산재보험료징수법 제21조에 따라 고용보험료의 지원을 받은 사실을 확인할 수 있는 서류
3. 그 밖에 질병관리청장이 유급휴가 미사용에 따른 비용지원을 위하여 필요하다고 인정하는 서류

③ 특별자치시장 · 특별자치도지사 또는 시장 · 군수 · 구청장은 제1항에 따른 신청서를 제출받은 경우에는 「전자정부법」 제36조제1항에 따라 행정정보의 공동이용을 통하여 사업자등록증명(주민등록번호가 제외된 사업자등록증명을 말한다. 이하 같다)을 확인해야 한다. 다만, 사업주가 확인에 동의하지 않는 경우에는 해당 서류를 첨부하도록 해야 한다.

④ 제1항 또는 제2항에 따른 신청서를 제출받은 특별자치시장 · 특별자치도지사 또는 시장 · 군수 · 구청장은 비용지원 여부를 결정한 후 해당 신청자에게 서면으로 알려야 한다.

⑤ 제1항부터 제4항까지에서 규정한 사항 외에 유급휴가를 위한 비용지원 및 유급휴가 미사용에 따른 비용지원의 신청절차 및 결과통보에 필요한 사항은 보건복지부령으로 정한다.

제33조(예방접종약품의 계획 생산) ① 질병관리청장은 예방접종약품의 국내 공급이 부족하다고 판단되는 경우 등 보건복지부령으로 정하는 경우에는 예산의 범위에서 감염병의 예방접종에 필요한 수량의 예방접종약품을 미리 계산하여 「약사법」 제31조에 따른 의약품 제조업자(이하 "의약품 제조업자"라 한다)에게 생산하게 할 수 있으며, 예방접종약품을 연구하는 자 등을 지원할 수 있다.

② 질병관리청장은 보건복지부령으로 정하는 바에 따라 제1항에 따른 예방접종약품의 생산에 드는 비용의 전부 또는 일부를 해당 의약품 제조업자에게 미리 지급할 수 있다.

제33조의2(필수예방접종약품등의 비축 등) ① 질병관리청장은 제24조에 따른 필수예방접종 및 제25조에 따른 임시예방접종이 원활하게 이루어질 수 있도록 하기 위하여 필요한 필수예방접종약품등을 위원회의 심의를 거쳐 미리 비축하거나 장기 구매를 위한 계약을 미리 할 수 있다.

② 질병관리청장은 제1항에 따라 비축한 필수예방접종약품등의 공급의 우선순위 등 분배기준, 그 밖에 필요한 사항을 위원회의 심의를 거쳐 정할 수 있다.

제33조의3(필수예방접종약품등의 생산 계획 등의 보고) 「약사법」 제31조 및 같은 법 제42조에 따른 품목허가를 받거나 신고를 한 자 중 필수예방접종의약품등을 생산 · 수입하거나 하려는 자는 보건복지부령으로 정하는 바에 따라 필수예방접종약품등의 생산 · 수입 계획(계획의 변경을 포함한다) 및 실적을 질병관리청장에게 보고하여야 한다.

▶ 과태료: 1백만원 이하의 과태료(보고를 하지 아니하거나 거짓으로 보고한 자)

제33조의4(예방접종통합관리시스템의 구축·운영 등) ① 질병관리청장은 예방접종업무에 필요한 각종 자료 또는 정보의 효율적 처리와 기록 · 관리업무의 전산화를 위하여 예방접종통합관리시스템(이하 "통합관리시스템"이라 한다)을 구축 · 운영하여야 한다.

② 질병관리청장은 통합관리시스템을 구축 · 운영하기 위하여 다음 각 호의 자료를 수집 · 관리 · 보유할 수 있으며, 관련 기관 및 단체에 필요한 자료의 제공을 요청할 수 있다. 이 경우 자료의 제공을 요청받은 기관 및 단체는 정당한 사유가 없으면 이에 따라야 한다.

1. 예방접종 대상자의 인적사항(「개인정보 보호법」 제24조에 따른 고유식별정보 등 대통령령으로 정하는 개인정보를 포함한다)
2. 예방접종을 받은 사람의 이름, 접종명, 접종일시 등 예방접종 실시 내역
3. 예방접종 위탁 의료기관 개설 정보, 제11조 및 제13조에 따른 예방접종 후 이상반응 신고 · 보고 내용, 제29조에 따른 예방접종에 관한 역학조사 내용, 제71조에 따른 예방접종 피해보상 신청 내용 등 그 밖에 예방접종업무를 하는 데에 필요한 자료로서 대통령령으로 정하는 자료

③ 보건소장 및 제24조제2항(제25조제2항에서 준용하는 경우를 포함한다)에 따라 예방접종업무를 위탁받은 의료기관의 장은 이 법에 따른 예방접종을 하면 제2항제2호의 정보를 대통령령으로 정하는 바에 따라 통합관리시스템에 입력하여야 한다.

④ 질병관리청장은 대통령령으로 정하는 바에 따라 통합관리시스템을 활용하여 예방접종 대상 아동 부모에게 자녀의 예방접종 내역을 제공하거나 예방접종증명서 발급을 지원할 수 있다. 이 경우 예방접종 내역 제공 또는 예방접종증명서 발급의 적정성을 확인하기 위하여 법원행정처장에게 「가족관계의 등록 등에 관한 법률」 제11조에 따른 등록전산정보자료를 요청할 수 있으며, 법원행정처장은 정당한 사유가 없으면 이에 따라야 한다.

⑤ 통합관리시스템은 예방접종업무와 관련된 다음 각 호의 정보시스템과 전자적으로 연계하여 활용할 수 있다.

1. 「초 · 중등교육법」 제30조의4에 따른 교육정보시스템
2. 「유아교육법」 제19조의2에 따른 유아교육정보시스템
3. 「민원 처리에 관한 법률」 제12조의2제3항에 따른 통합전자민원창구 등 그 밖에 보건복지부령으로 정하는 정보시스템

⑥ 제1항부터 제5항까지의 정보의 보호 및 관리에 관한 사항은 이 법에서 규정된 것을 제외하고는 「개인정보 보호법」의 규정에 따른다.

제7장 감염 전파의 차단 조치

제34조(감염병 위기관리대책의 수립·시행) ① 보건복지부장관 및 질병관리청장은 감염병의 확산 또는 해외 신종감염병의 국내 유입으로 인한 재난상황에 대처하기 위하여 위원회의 심의를 거쳐 감염병 위기관리대책(이하 "감염병 위기관리대책"이라 한다)을 수립 · 시행하여야 한다.

시행령 제22조(감염병 위기관리대책 수립 절차 등) ① 보건복지부장관 및 질병관리청장은 법 제34조제1항에 따라 감염병 위기관리대책을 수립하기 위하여 관계 행정기관, 지방자치단체 및 「공공기관의 운영에 관한 법률」 제4조에 따른 공공기관 등에 자료의 제출을 요청할 수 있다.

② 보건복지부장관 및 질병관리청장은 법 제34조제1항에 따라 수립한 감염병 위기관리대책을 관계 중앙행정기관의 장에게 통보하여야 한다.

② 감염병 위기관리대책에는 다음 각 호의 사항이 포함되어야 한다.

1. 재난상황 발생 및 해외 신종감염병 유입에 대한 대응체계 및 기관별 역할
2. 재난 및 위기상황의 판단, 위기경보 결정 및 관리체계
3. 감염병위기 시 동원하여야 할 의료인 등 전문인력, 시설, 의료기관의 명부 작성
4. 의료 · 방역 물품의 비축방안 및 조달방안
5. 재난 및 위기상황별 국민행동요령, 동원 대상 인력, 시설, 기관에 대한 교육 및 도상연습, 제1급감염병 등 긴급한 대처가 필요한 감염병에 대한 위기대응 등 실제 상황대비 훈련

5의2. 감염취약계층에 대한 유형별 보호조치 방안 및 사회복지시설의 유형별 · 전파상황별 대응방안

6. 그 밖에 재난상황 및 위기상황 극복을 위하여 필요하다고 보건복지부장관 및 질병관리청장이 인정하는 사항

③ 보건복지부장관 및 질병관리청장은 감염병 위기관리대책에 따른 정기적인 훈련을 실시하여야 한다.

④ 감염병 위기관리대책의 수립 및 시행 등에 필요한 사항은 대통령령으로 정한다.

제34조의2(감염병위기 시 정보공개) ① 질병관리청장, 시 · 도지사 및 시장 · 군수 · 구청장은 국민의 건강에 위해가 되는 감염병 확산으로 인하여 「재난 및 안전관리 기본법」 제38조제2항에 따른 주의 이상의 위기경보가 발령되면 감염병 환자의 이동경로, 이동수단, 진료의료기관 및 접촉자 현황, 감염병의 지역별 · 연령대별 발생 및 검사 현황 등 국민들이 감염병 예방을 위하여 알아야 하는 정보를 정보통신망 게재 또는 보도자료 배포 등의 방법으로 신속히 공개하여야 한다. 다만, 성별, 나이, 그 밖에 감염병 예방과 관계없다고 판단되는 정보로서 대통령령으로 정하는 정보는 제외하여야 한다.

시행령 **제22조의2(감염병위기 시 공개 제외 정보)** ① 법 제34조의2제1항에서 "대통령령으로 정하는 정보"란 다음 각 호의 정보를 말한다.

1. 성명
2. 읍 · 면 · 동 단위 이하의 거주지 주소
3. 그 밖에 질병관리청장이 감염병별 특성을 고려하여 감염병의 예방과 관계없다고 정하는 정보

② 질병관리청장은 제1항제3호에 따라 감염병의 예방과 관계없는 정보를 정한 경우에는 그 내용을 질병관리청의 인터넷 홈페이지에 게재하고, 시 · 도지사 및 시장 · 군수 · 구청장에게 알려야 한다.

② 질병관리청장, 시 · 도지사 및 시장 · 군수 · 구청장은 제1항에 따라 공개한 정보가 그 공개목적의 달성 등으로 공개될 필요가 없어진 때에는 지체 없이 그 공개된 정보를 삭제하여야 한다.

③ 누구든지 제1항에 따라 공개된 사항이 다음 각 호의 어느 하나에 해당하는 경우에는 질병관리청장, 시 · 도지사 또는 시장 · 군수 · 구청장에게 서면이나 말로 또는 정보통신망을 이용하여 이의신청을 할 수 있다.

1. 공개된 사항이 사실과 다른 경우
2. 공개된 사항에 관하여 의견이 있는 경우

④ 질병관리청장, 시 · 도지사 또는 시장 · 군수 · 구청장은 제3항에 따라 신청한 이의가 상당한 이유가 있다고 인정하는 경우에는 지체 없이 공개된 정보의 정정 등 필요한 조치를 하여야 한다.

⑤ 제1항부터 제3항까지에 따른 정보공개 및 삭제와 이의신청의 범위, 절차 및 방법 등에 관하여 필요한 사항은 보건복지부령으로 정한다.

제35조(시·도별 감염병 위기관리대책의 수립 등) ① 질병관리청장은 제34조제1항에 따라 수립한 감염병 위기관리대책을 시 · 도지사에게 알려야 한다.

② 시 · 도지사는 제1항에 따라 통보된 감염병 위기관리대책에 따라 특별시 · 광역시 · 특별자치시 · 도 · 특별자치도(이하 "시 · 도"라 한다)별 감염병 위기관리대책을 수립 · 시행하여야 한다.

제35조의2(재난 시 의료인에 대한 거짓 진술 등의 금지) 누구든지 감염병에 관하여 「재난 및 안전관리 기본법」 제38조제2항에 따른 주의 이상의 예보 또는 경보가 발령된 후에는 의료인에 대하여 의료기관 내원(內院)이력 및 진료이력 등 감염 여부 확인에 필요한 사실에 관하여 거짓 진술, 거짓 자료를 제출하거나 고의적으로 사실을 누락 · 은폐하여서는 아니 된다.

▶ 과태료: 1천만원 이하의 과태료(거짓 진술, 거짓 자료를 제출하거나 고의적으로 사실을 누락 · 은폐한 자)

제36조(감염병관리기관의 지정 등) ① 보건복지부장관, 질병관리청장 또는 시 · 도지사는 보건복지부령으로 정하는 바에 따라 「의료법」 제3조에 따른 의료기관을 감염병관리기관으로 지정하여야 한다.

② 시장 · 군수 · 구청장은 보건복지부령으로 정하는 바에 따라 「의료법」에 따른 의료기관을 감염병관리기관으로 지정할 수 있다.

③ 제1항 및 제2항에 따라 지정받은 의료기관(이하 "감염병관리기관"이라 한다)의 장은 감염병을 예방하고 감염병환자등을 진료하는 시설(이하 "감염병관리시설"이라 한다)을 설치하여야 한다. 이 경우 보건복지부령으로 정하는 일정규모 이상의 감염병관리기관에는 감염병의 전파를 막기 위하여 전실(前室) 및 음압시설(陰壓施設) 등을 갖춘 1인 병실을 보건복지부령으로 정하는 기준에 따라 설치하여야 한다.

④ 보건복지부장관, 질병관리청장, 시 · 도지사 또는 시장 · 군수 · 구청장은 감염병관리시설의 설치 및 운영에 드는 비용을 감염병관리기관에 지원하여야 한다.

⑤ 감염병관리기관이 아닌 의료기관이 감염병관리시설을 설치 · 운영하려면 보건복지부령으로 정하는 바에 따라 특별자치시장 · 특별자치도지사 또는 시장 · 군수 · 구청장에게 신고하여야 한다. 이 경우 특별자치시장 · 특별자치도지사 또는 시장 · 군수 · 구청장은 그 내용을 검토하여 이 법에 적합하면 신고를 수리하여야 한다.

⑥ 보건복지부장관, 질병관리청장, 시 · 도지사 또는 시장 · 군수 · 구청장은 감염병 발생 등 긴급상황 발생 시 감염병관리기관에 진료개시 등 필요한 사항을 지시할 수 있다.

제37조(감염병위기 시 감염병관리기관의 설치 등) ① 보건복지부장관, 질병관리청장, 시 · 도지사 또는 시장 · 군수 · 구청장은 감염병환자가 대량으로 발생하거나 제36조에 따라 지정된 감염병관리기관만으로 감염병환자등을 모두 수용하기 어려운 경우에는 다음 각 호의 조치를 취할 수 있다.

1. 제36조에 따라 지정된 감염병관리기관이 아닌 의료기관을 일정 기간 동안 감염병관리기관으로 지정
2. 격리소 · 요양소 또는 진료소의 설치 · 운영

② 제1항제1호에 따라 지정된 감염병관리기관의 장은 보건복지부령으로 정하는 바에 따라 감염병관리시설을 설치하여야 한다.

③ 보건복지부장관, 질병관리청장, 시 · 도지사 또는 시장 · 군수 · 구청장은 제2항에 따른 시설의 설치 및 운영에 드는 비용을 감염병관리기관에 지원하여야 한다.

④ 제1항제1호에 따라 지정된 감염병관리기관의 장은 정당한 사유없이 제2항의 명령을 거부할 수 없다.

▶ 벌　칙: 300만원 이하의 벌금(감염병관리시설을 설치하지 아니한 자)

⑤ 보건복지부장관, 질병관리청장, 시 · 도지사 또는 시장 · 군수 · 구청장은 감염병 발생 등 긴급상황 발생 시 감염병관리기관에 진료개시 등 필요한 사항을 지시할 수 있다.

제38조(감염병환자등의 입소 거부 금지) 감염병관리기관은 정당한 사유 없이 감염병환자등의 입소(入所)를 거부할 수 없다.

제39조(감염병관리시설 등의 설치 및 관리방법) 감염병관리시설 및 제37조에 따른 격리소 · 요양소 또는 진료소의 설치 및 관리방법 등에 관하여 필요한 사항은 보건복지부령으로 정한다.

제39조의2(감염병관리시설 평가) 질병관리청장, 시 · 도지사 및 시장 · 군수 · 구청장은 감염병관리시설을 정기적으로 평가하고 그 결과를 시설의 감독 · 지원 등에 반영할 수 있다. 이 경우 평가의 방법, 절차, 시기 및 감독 · 지원의 내용 등은 보건복지부령으로 정한다.

제39조의3(감염병의심자 격리시설 지정) ① 시 · 도지사 또는 시장 · 군수 · 구청장은 감염병 발생 또는 유행 시 감염병환자등의 접촉자를 격리하기 위한 시설(이하 "감염병의심자 격리시설"이라 한다)을 지정하여야 한다. 다만, 「의료법」 제3조에 따른 의료기관은 감염병의심자 격리시설로 지정할 수 없다. [시행 2025.7.31.]

② 질병관리청장 또는 시 · 도지사는 감염병의심자가 대량으로 발생하거나 제1항에 따라 지정된 감염병의심자 격리시설만으로 감염병의심자를 모두 수용하기 어려운 경우에는 제1항에 따라 감염병의심자 격리시설로 지정되지 아니한 시설을 일정기간

동안 감염병의심자 격리시설로 지정할 수 있다.

③ 제1항 및 제2항에 따른 감염병의심자 격리시설의 지정 및 관리 방법 등에 필요한 사항은 보건복지부령으로 정한다.

제40조(생물테러감염병 등에 대비한 의료·방역 물품의 비축) ① 질병관리청장은 생물테러감염병 및 그 밖의 감염병의 대유행이 우려되면 위원회의 심의를 거쳐 예방 · 치료 의료 · 방역 물품의 품목을 정하여 미리 비축하거나 장기 구매를 위한 계약을 미리 할 수 있다.

② 질병관리청장은 「약사법」 제31조제2항[7]에도 불구하고 생물테러감염병이나 그 밖의 감염병의 대유행이 우려되면 예방 · 치료 의약품을 정하여 의약품 제조업자에게 생산하게 할 수 있다.

③ 질병관리청장은 제2항에 따른 예방 · 치료 의약품의 효과와 이상반응에 관하여 조사하고, 이상반응 사례가 발생하면 제18조에 따라 역학조사를 하여야 한다.

제40조의2(감염병 대비 의료·방역 물품 공급의 우선순위 등 분배기준) 질병관리청장은 생물테러감염병이나 그 밖의 감염병의 대유행에 대비하여 제40조제1항 및 제2항에 따라 비축하거나 의료 · 방역 물품(「약사법」에 따른 의약품 및 「의료기기법」에 따른 의료기기로 한정한다) 의약품 공급의 우선순위 등 분배기준, 그 밖에 필요한 사항을 위원회의 심의를 거쳐 정할 수 있다. 이 경우 분배기준을 정할 때에는 다음 각 호의 어느 하나에 해당하는 지역에 의료 · 방역 물품이 우선 분배될 수 있도록 노력하여야 한다.

1. 감염병 확산으로 인하여 「재난 및 안전관리 기본법」 제60조에 따른 특별재난지역으로 선포된 지역
2. 감염병이 급속히 확산하거나 확산될 우려가 있는 지역으로서 치료병상 현황, 환자 중증도 등을 고려하여 질병관리청장이 정하는 지역

제40조의3(수출금지 등) ① 보건복지부장관은 제1급감염병의 유행으로 그 예방 · 방역 및 치료에 필요한 의료 · 방역 물품 중 보건복지부령으로 정하는 물품의 급격한 가격상승 또는 공급부족으로 국민건강을 현저하게 저해할 우려가 있을 때에는 그 물품의 수출이나 국외 반출을 금지할 수 있다.

▶ 벌 칙: 5년 이하의 징역 또는 5천만원 이하의 벌금(의료 · 방역 물품을 수출하거나 국외로 반출한 자)

② 보건복지부장관은 제1항에 따른 금지를 하려면 미리 관계 중앙행정기관의 장과 협의하여야 하고, 금지 기간을 미리 정하여 공표하여야 한다.

제40조의4(지방자치단체의 감염병 대비 의료·방역 물품의 비축) 시 · 도지사 또는 시장 · 군수 · 구청장은 감염병의 확산 또는 해외 신종감염병의 국내 유입으로 인한 재난상황에 대처하기 위하여 감염병 대비 의료 · 방역 물품을 비축 · 관리하고, 재난상황 발생 시 이를 지급하는 등 필요한 조치를 취할 수 있다.

제40조의5(감염병관리통합정보시스템) ① 질병관리청장은 감염병의 예방 · 관리 · 치료 업무에 필요한 각종 자료 또는 정보의 효율적 처리와 기록 · 관리 업무의 전산화를 위하여 감염병환자등, 「의료법」에 따른 의료인, 의약품 및 장비 등을 관리하는 감염병관리통합정보시스템(이하 "감염병정보시스템"이라 한다)을 구축 · 운영할 수 있다.

② 질병관리청장은 감염병정보시스템을 구축 · 운영하기 위하여 다음 각 호의 자료를 수집 · 관리 · 보유 및 처리할 수 있으며, 관련 기관 및 단체에 필요한 자료의 입력 또는 제출을 요청할 수 있다. 이 경우 자료의 입력 또는 제출을 요청받은 기관 및 단체는 정당한 사유가 없으면 이에 따라야 한다.

1. 감염병환자등의 인적사항(「개인정보 보호법」 제24조에 따른 고유식별정보 등 대통령령으로 정하는 개인정보를 포함한다)
2. 감염병 치료내용, 그 밖에 감염병환자등에 대한 예방 · 관리 · 치료 업무에 필요한 자료로서 대통령령으로 정하는 자료

③ 감염병정보시스템은 다음 각 호의 정보시스템과 전자적으로 연계하여 활용할 수 있다. 이 경우 연계를 통하여 수집할 수 있는 자료 또는 정보는 감염병환자등에 대한 예방 · 관리 · 치료 업무를 위한 것으로 한정한다.

1. 「주민등록법」 제28조제1항에 따른 주민등록전산정보를 처리하는 정보시스템

---

7) 의약품 제조업자가 제조 또는 판매할 때에 거쳐야 하는 식품의약품안전처의 허가절차를 규정한 조항임. 긴급한 생산이 필요할 때를 대비하여 필요절차를 우회할 수 있는 여지를 열어두기 위함임.

2. 「지역보건법」 제5조제1항에 따른 지역보건의료정보시스템
3. 「식품안전기본법」 제24조의2에 따른 통합식품안전정보망
4. 「가축전염병 예방법」 제3조의3에 따른 국가가축방역통합정보시스템
5. 「재난관리자원의 관리 등에 관한 법률」 제46조에 따른 재난관리자원 통합관리시스템
6. 「결핵예방법」 제7조제2항에 따른 결핵통합관리시스템
7. 그 밖에 대통령령으로 정하는 정보시스템

④ 제1항에서 제3항까지의 규정에 따른 정보의 보호 및 관리에 관한 사항은 이 법에서 규정된 것을 제외하고는 「개인정보 보호법」 및 「공공기관의 정보공개에 관한 법률」을 따른다.

⑤ 감염병정보시스템의 구축 · 운영 및 감염병 관련 정보의 요청 방법 등에 관하여 필요한 사항은 보건복지부령으로 정한다.

제40조의6(생물테러감염병 등에 대비한 개발 중인 백신 및 치료제 구매 특례) ① 질병관리청장은 생물테러감염병 및 그 밖의 감염병의 대유행에 대하여 기존의 백신이나 의약품으로 대처하기 어렵다고 판단되는 경우 「국가를 당사자로 하는 계약에 관한 법률」에도 불구하고 위원회의 심의를 거쳐 개발 중인 백신이나 의약품의 구매 및 공급에 필요한 계약을 할 수 있다.

② 공무원이 제1항에 따른 계약 및 계약 이행과 관련된 업무를 적극적으로 처리한 결과에 대하여 그의 행위에 고의나 중대한 과실이 없는 경우에는 「국가공무원법」 등 관계법령에 따른 징계 또는 문책 등 책임을 묻지 아니한다.

③ 제1항에 따른 계약의 대상 및 절차, 그 밖에 필요한 사항은 질병관리청장이 기획재정부장관과 협의하여 정한다.

제41조(감염병환자등의 관리) ① 감염병 중 특히 전파 위험이 높은 감염병으로서 제1급감염병 및 질병관리청장이 고시한 감염병에 걸린 감염병환자등은 감염병관리기관, 중앙감염병전문병원, 권역별 감염병전문병원 및 감염병관리시설을 갖춘 의료기관(이하 "감염병관리기관등"이라 한다)에서 입원치료를 받아야 한다.

▶ 벌 칙: 1년 이하의 징역 또는 1천만원 이하의 벌금(입원치료를 받지 아니한 자)

▶ 가중처벌: 고의 또는 중과실로 타인에게 감염병을 전파시킨 경우 형의 2분의 1까지 가중

② 질병관리청장, 시 · 도지사 또는 시장 · 군수 · 구청장은 다음 각 호의 어느 하나에 해당하는 사람에게 자가(自家)치료, 제37조제1항제2호에 따라 설치 · 운영하는 시설에서의 치료(이하 "시설치료"라 한다) 또는 의료기관 입원치료를 하게 할 수 있다.

▶ 벌 칙: 1년 이하의 징역 또는 1천만원 이하의 벌금(자가치료 또는 시설치료 및 의료기관 입원치료를 거부한 자)

▶ 가중처벌: 고의 또는 중과실로 타인에게 감염병을 전파시킨 경우 형의 2분의 1까지 가중

1. 제1항에도 불구하고 의사가 자가치료 또는 시설치료가 가능하다고 판단하는 사람
2. 제1항에 따른 입원치료 대상자가 아닌 사람
3. 감염병의심자

③ 보건복지부장관, 질병관리청장, 시 · 도지사 또는 시장 · 군수 · 구청장은 다음 각 호의 어느 하나에 해당하는 경우 제1항 또는 제2항에 따라 치료 중인 사람을 다른 감염병관리기관등이나 감염병관리기관등이 아닌 의료기관으로 전원(轉院)하거나, 자가 또는 제37조제1항제2호에 따라 설치 · 운영하는 시설로 이송(이하 "전원등"이라 한다)하여 치료받게 할 수 있다.

▶ 과태료: 100만원 이하의 과태료(전원등의 조치를 거부한 자)

1. 중증도의 변경이 있는 경우
2. 의사가 입원치료의 필요성이 없다고 판단하는 경우
3. 격리병상이 부족한 경우 등 질병관리청장이 전원등의 조치가 필요하다고 인정하는 경우

④ 감염병환자등은 제3항에 따른 조치를 따라야 하며, 정당한 사유 없이 이를 거부할 경우 치료에 드는 비용은 본인이 부담한다.

⑤ 제1항 및 제2항에 따른 입원치료, 자가치료, 시설치료의 방법 및 절차, 제3항에 따른 전원등의 방법 및 절차 등에 관하여 필요한 사항은 대통령령으로 정한다.

시행령 **제23조의2(전원등의 방법 및 절차)** ① 법 제41조제1항에 따른 감염병관리기관등(이하 "감염병관리기관등"이라 한다)의 장, 감염병관리기관등이 아닌 의료기관의 장 또는 법 제37조제1항제2호에 따라 설치 · 운영하는 시설(이하 이 조에서 "시설"이

라 한다)의 장은 법 제41조제3항 각 호의 어느 하나에 해당하는 경우 관할 특별자치시장 · 특별자치도지사 · 시장 · 군수 · 구청장에게 같은 조 제1항 또는 제2항에 따라 해당 기관에서 치료 중인 사람에 대한 같은 조 제3항에 따른 전원(轉院) 또는 이송(이하 "전원등"이라 한다)의 조치를 요청할 수 있다.

② 특별자치시장 · 특별자치도지사 · 시장 · 군수 · 구청장은 다음 각 호의 어느 하나에 해당하는 경우 관할구역 내에서 전원등의 조치를 할 수 있다.

1. 제1항에 따라 전원등의 조치를 요청받은 경우
2. 법 제41조제3항 각 호의 어느 하나에 해당하는 경우로서 관할구역 내에서 자가치료 중인 사람에 대해 전원등의 조치가 필요하다고 인정되는 경우

③ 시장 · 군수 · 구청장은 관할구역 내의 격리병상 및 시설이 부족하여 제2항에 따른 전원등의 조치를 하기 어려울 때에는 해당 시 · 군 · 구를 관할하는 시 · 도지사에게 전원등의 조치를 요청할 수 있다.

④ 시 · 도지사는 제3항에 따라 전원등의 조치를 요청받은 경우 관할구역 내에서 시 · 군 · 구 간 전원등의 조치를 할 수 있다.

⑤ 감염병관리기관등의 장, 감염병관리기관등이 아닌 의료기관의 장, 시설의 장 또는 시 · 도지사는 다음 각 호의 구분에 따라 보건복지부장관 또는 질병관리청장에게 전원등의 조치를 요청할 수 있다.

1. 감염병관리기관등의 장, 감염병관리기관등이 아닌 의료기관의 장 또는 시설의 장: 제1항에도 불구하고 시 · 도 간 전원등의 조치가 긴급히 필요한 경우
2. 시 · 도지사: 관할구역 내의 격리병상 및 시설이 부족하여 제4항에 따른 전원등의 조치를 하기 어려운 경우

⑥ 보건복지부장관 또는 질병관리청장은 제5항에 따라 전원등의 조치를 요청받은 경우 시 · 도 간 전원등의 조치를 할 수 있다.

⑦ 특별자치시장 · 특별자치도지사 · 시장 · 군수 · 구청장은 관할구역에 주소를 둔 사람에 대해 제2항, 제4항 또는 제6항에 따라 전원등의 조치가 결정된 때에는 전원등 대상자와 그 보호자에게 입원 · 격리 장소의 변경 사항을 명시한 입원 · 격리통지서를 보내야 한다.

⑧ 감염병관리기관등의 장, 감염병관리기관등이 아닌 의료기관의 장 또는 시설의 장은 해당 기관에서 치료 중인 사람이 다른 의료기관 또는 시설로 전원되거나 이송되는 경우에는 해당 의료기관 또는 시설에 의무기록 등 치료에 필요한 정보를 제공해야 한다.

⑨ 제1항부터 제8항까지에서 규정한 사항 외에 전원등에 필요한 사항은 질병관리청장이 정하여 고시한다.

제41조의2(사업주의 협조의무) ① 사업주는 근로자가 이 법에 따라 입원 또는 격리되는 경우 「근로기준법」 제60조 외에 그 입원 또는 격리기간 동안 유급휴가를 줄 수 있다. 이 경우 사업주가 국가로부터 유급휴가를 위한 비용을 지원 받을 때에는 유급휴가를 주어야 한다.

② 사업주는 제1항에 따른 유급휴가를 이유로 해고나 그 밖의 불리한 처우를 하여서는 아니 되며, 유급휴가 기간에는 그 근로자를 해고하지 못한다. 다만, 사업을 계속할 수 없는 경우에는 그러하지 아니하다.

③ 국가는 제1항에 따른 유급휴가를 위한 비용을 지원할 수 있다.

시행령 **제23조의3(유급휴가 비용 지원 등)** ① 법 제41조의2제3항에 따라 사업주에게 주는 유급휴가 지원비용은 질병관리청장이 기획재정부장관과 협의하여 고시하는 금액에 근로자가 법에 따라 입원 또는 격리된 기간을 곱한 금액으로 한다.

② 법 제41조의2제3항에 따라 비용을 지원받으려는 사업주는 보건복지부령으로 정하는 신청서(전자문서로 된 신청서를 포함한다)에 다음 각 호의 서류(전자문서로 된 서류를 포함한다)를 첨부하여 질병관리청장에게 제출하여야 한다.

1. 근로자가 입원 또는 격리된 사실과 기간을 확인할 수 있는 서류
2. 재직증명서 등 근로자가 계속 재직하고 있는 사실을 증명하는 서류
3. 보수명세서 등 근로자에게 유급휴가를 준 사실을 증명하는 서류
4. 그 밖에 질병관리청장이 유급휴가 비용지원을 위하여 특히 필요하다고 인정하는 서류

③ 질병관리청장은 제2항에 따른 신청서를 제출받은 경우에는 「전자정부법」 제36조제1항에 따라 행정정보의 공동이용을 통하여 사업자등록증명을 확인하여야 한다. 다만, 사업주가 확인에 동의하지 아니하는 경우에는 그 서류를 첨부하도록 하여야 한다.

④ 질병관리청장은 제2항에 따른 신청서를 제출받은 경우에는 유급휴가 비용지원 여부와 지원금액을 결정한 후 해당 사업주에게 서면으로 알려야 한다.

⑤ 제2항부터 제4항까지에서 규정한 사항 외에 유급휴가 비용지원의 신청절차 및 결과통보 등에 필요한 사항은 보건복지부령으로 정한다.

④ 제3항에 따른 비용의 지원 범위 및 신청 · 지원 절차 등 필요한 사항은 대통령령으로 정한다.

제42조(감염병에 관한 강제처분) ① 질병관리청장, 시 · 도지사 또는 시장 · 군수 · 구청장은 해당 공무원으로 하여금 다음 각 호의 어느 하나에 해당하는 감염병환자등이 있다고 인정되는 주거시설, 선박 · 항공기 · 열차 등 운송수단 또는 그 밖의 장소에 들어가 필요한 조사나 진찰을 하게 할 수 있으며, 그 진찰 결과 감염병환자등으로 인정될 때에는 동행하여 치료받게 하거나 입원시킬 수 있다.[8)]

▶ 벌 칙: 1년 이하의 징역 또는 1천만원 이하의 벌금(입원 또는 격리 조치를 거부한 자)

▶ 가중처벌: 고의 또는 중과실로 타인에게 감염병을 전파시킨 경우 형의 2분의 1까지 가중

1. 제1급감염병
2. 제2급감염병 중 결핵, 홍역, 콜레라, 장티푸스, 파라티푸스, 세균성이질, 장출혈성대장균감염증, A형간염, 수막구균 감염증, 폴리오, 성홍열 또는 질병관리청장이 정하는 감염병
3. 삭제
4. 제3급감염병 중 질병관리청장이 정하는 감염병
5. 세계보건기구 감시대상 감염병
6. 삭제

② 질병관리청장, 시 · 도지사 또는 시장 · 군수 · 구청장은 제1급감염병이 발생한 경우 해당 공무원으로 하여금 감염병의심자에게 다음 각 호의 조치를 하게 할 수 있다. 이 경우 해당 공무원은 감염병 증상 유무를 확인하기 위하여 필요한 조사나 진찰을 할 수 있다.

1. 자가(自家) 또는 시설에 격리

▶ 벌 칙: 1년 이하의 징역 또는 1천만원 이하의 벌금(입원 또는 격리 조치를 거부한 자)

▶ 가중처벌: 고의 또는 중과실로 타인에게 감염병을 전파시킨 경우 형의 2분의 1까지 가중

1의2. 제1호에 따른 격리에 필요한 이동수단의 제한

2. 유선 · 무선 통신, 정보통신기술을 활용한 기기 등을 이용한 감염병의 증상 유무 확인이나 위치정보의 수집. 이 경우 위치정보의 수집은 제1호에 따라 격리된 사람으로 한정한다.
3. 감염 여부 검사

③ 질병관리청장, 시 · 도지사 또는 시장 · 군수 · 구청장은 제2항에 따른 조사나 진찰 결과 감염병환자등으로 인정된 사람에 대해서는 해당 공무원과 동행하여 치료받게 하거나 입원시킬 수 있다.

▶ 벌 칙: 1년 이하의 징역 또는 1천만원 이하의 벌금(입원 또는 격리 조치를 거부한 자)

▶ 가중처벌: 고의 또는 중과실로 타인에게 감염병을 전파시킨 경우 형의 2분의 1까지 가중

④ 질병관리청장, 시 · 도지사 또는 시장 · 군수 · 구청장은 제1항 · 제2항에 따른 조사 · 진찰이나 제13조제2항에 따른 검사를 거부하는 사람(이하 이 조에서 "조사거부자"라 한다)에 대해서는 해당 공무원으로 하여금 감염병관리기관에 동행하여 필요한 조사나 진찰을 받게 하여야 한다.

⑤ 제1항부터 제4항까지에 따라 조사 · 진찰 · 격리 · 치료 또는 입원 조치를 하거나 동행하는 공무원은 그 권한을 증명하는 증표를 지니고 이를 관계인에게 보여주어야 한다.

⑥ 질병관리청장, 시 · 도지사 또는 시장 · 군수 · 구청장은 제2항부터 제4항까지 및 제7항에 따른 조사 · 진찰 · 격리 · 치료 또는 입원 조치를 위하여 필요한 경우에는 관할 경찰서장에게 협조를 요청할 수 있다. 이 경우 요청을 받은 관할 경찰서장은

---

8) 제46조와 같이 건강진단이나 예방접종을 받으라는 통지서 발부가 아닌, 강제로 문을 열고 들어가 강제진찰할 수 있는 법적 근거로서 강력한 처분이 가능하게 하는 경우를 규정한 것임. 2군과 3군 감염병 중 일부 감염병만이 이 범주에 들어감을 유의할 것.

정당한 사유가 없으면 이에 따라야 한다.

⑦ 질병관리청장, 시 · 도지사 또는 시장 · 군수 · 구청장은 조사거부자를 자가 또는 감염병관리시설에 격리할 수 있으며, 제4항에 따른 조사 · 진찰 결과 감염병환자등으로 인정될 때에는 감염병관리시설에서 치료받게 하거나 입원시켜야 한다.

▶ 벌 칙: 1년 이하의 징역 또는 1천만원 이하의 벌금(입원 또는 격리 조치를 거부한 자)

▶ 가중처벌: 고의 또는 중과실로 타인에게 감염병을 전파시킨 경우 형의 2분의 1까지 가중

⑧ 질병관리청장, 시 · 도지사 또는 시장 · 군수 · 구청장은 감염병의심자 또는 조사거부자가 감염병환자등이 아닌 것으로 인정되면 제2항 또는 제7항에 따른 격리 조치를 즉시 해제하여야 한다.

⑨ 질병관리청장, 시 · 도지사 또는 시장 · 군수 · 구청장은 제7항에 따라 조사거부자를 치료 · 입원시킨 경우 그 사실을 조사거부자의 보호자에게 통지하여야 한다. 이 경우 통지의 방법 · 절차 등에 관하여 필요한 사항은 제43조를 준용한다.

⑩ 제8항에도 불구하고 정당한 사유 없이 격리 조치가 해제되지 아니하는 경우 감염병의심자 및 조사거부자는 구제청구를 할 수 있으며, 그 절차 및 방법 등에 대해서는 「인신보호법」을 준용한다. 이 경우 "감염병의심자 및 조사거부자"는 "피수용자"로, 격리 조치를 명한 "질병관리청장, 시 · 도지사 또는 시장 · 군수 · 구청장"은 "수용자"로 본다(다만, 「인신보호법」 제6조제1항제3호는 적용을 제외한다).

⑪ 제1항부터 제4항까지 및 제7항에 따라 조사 · 진찰 · 격리 · 치료를 하는 기관의 지정 기준, 제2항에 따른 감염병의심자에 대한 격리나 증상여부 확인 방법 등 필요한 사항은 대통령령으로 정한다.

▶ 벌 칙: 300만원 이하의 벌금(강제처분에 따르지 아니한 자. 단, 제42조제1항 · 제2항제1호 · 제3항 및 제7항에 따른 입원 또는 격리 조치를 거부한 자는 제외)

⑫ 제2항제2호에 따라 수집된 위치정보의 저장 · 보호 · 이용 및 파기 등에 관한 사항은 「위치정보의 보호 및 이용 등에 관한 법률」을 따른다.

제43조(감염병환자등의 입원 통지) ① 질병관리청장, 시 · 도지사 또는 시장 · 군수 · 구청장은 감염병환자등이 제41조에 따른 입원치료가 필요한 경우에는 그 사실을 입원치료 대상자와 그 보호자에게 통지하여야 한다.

② 제1항에 따른 통지의 방법 · 절차 등에 관하여 필요한 사항은 보건복지부령으로 정한다.

제43조의2(격리자에 대한 격리 통지) ① 질병관리청장, 시 · 도지사 또는 시장 · 군수 · 구청장은 제42조제2항 · 제3항 및 제7항, 제47조제3호 또는 제49조제1항제14호에 따른 입원 또는 격리 조치를 할 때에는 그 사실을 입원 또는 격리 대상자와 그 보호자에게 통지하여야 한다.

② 제1항에 따른 통지의 방법 · 절차 등에 관하여 필요한 사항은 보건복지부령으로 정한다.

제44조(수감 중인 환자의 관리) 교도소장은 수감자로서 감염병에 감염된 자에게 감염병의 전파를 차단하기 위한 조치와 적절한 의료를 제공하여야 한다.

제45조(업무 종사의 일시 제한) ① 감염병환자등은 보건복지부령으로 정하는 바에 따라 업무의 성질상 일반인과 접촉하는 일이 많은 직업[9]에 종사할 수 없고, 누구든지 감염병환자등을 그러한 직업에 고용할 수 없다.

▶ 벌 칙: 300만원 이하의 벌금

시행규칙 **제33조(업무 종사의 일시 제한)** ① 법 제45조제1항에 따라 일시적으로 업무 종사의 제한을 받는 감염병환자등은 다음 각 호의 감염병에 해당하는 감염병환자등으로 하고, 그 제한 기간은 감염력이 소멸되는 날까지로 한다.

1. 콜레라
2. 장티푸스
3. 파라티푸스
4. 세균성이질
5. 장출혈성대장균감염증

9) 식품위생법에 따른 '집단급식소'나 '식품접객업'이 이에 해당함. 식품접객업이란 휴게음식점, 일반음식점, 단란주점, 유흥주점, 위탁급식업소, 제과점 등을 통칭함.

6. A형간염

② 법 제45조제1항에 따라 업무 종사의 제한을 받는 업종은 다음 각 호와 같다.

1. 「식품위생법」 제2조제12호에 따른 집단급식소
2. 「식품위생법」 제36제1항제3호 따른 식품접객업

② 제19조에 따른 성매개감염병에 관한 건강진단을 받아야 할 자가 건강진단을 받지 아니한 때에는 같은 조에 따른 직업에 종사할 수 없으며 해당 영업을 영위하는 자는 건강진단을 받지 아니한 자를 그 영업에 종사하게 하여서는 아니 된다.

▶ 벌 칙: 200만원 이하의 벌금(성매개감염병에 관한 건강진단을 받지 아니한 자를 영업에 종사하게 한 자)

제46조(건강진단 및 예방접종 등의 조치) 질병관리청장[10], 시 · 도지사 또는 시장 · 군수 · 구청장은 보건복지부령으로 정하는 바에 따라 다음 각 호의 어느 하나에 해당하는 사람에게 건강진단을 받거나 감염병 예방에 필요한 예방접종을 받게 하는 등의 조치[11]를 할 수 있다.

▶ 벌 칙: 200만원 이하의 벌금(건강진단을 거부하거나 기피한 자)

1. 감염병환자등의 가족 또는 그 동거인
2. 감염병 발생지역에 거주하는 사람 또는 그 지역에 출입하는 사람으로서 감염병에 감염되었을 것으로 의심되는 사람
3. 감염병환자등과 접촉하여 감염병에 감염되었을 것으로 의심되는 사람

제47조(감염병 유행에 대한 방역 조치) 질병관리청장, 시 · 도지사 또는 시장 · 군수 · 구청장은 감염병이 유행하면 감염병 전파를 막기 위하여 다음 각 호에 해당하는 모든 조치를 하거나 그에 필요한 일부 조치를 하여야 한다.

▶ 벌 칙: 300만원 이하의 벌금(제3호는 제외)

1. 감염병환자등이 있는 장소나 감염병병원체에 오염되었다고 인정되는 장소에 대한 다음 각 목의 조치
   가. 일시적 폐쇄
   나. 일반 공중의 출입금지
   다. 해당 장소 내 이동제한
   라. 그 밖에 통행차단을 위하여 필요한 조치
2. 의료기관에 대한 업무 정지
3. 감염병의심자를 적당한 장소에 일정한 기간 입원 또는 격리시키는 것

▶ 벌 칙: 1년 이하의 징역 또는 1천만원 이하의 벌금(입원 또는 격리 조치를 위반한 자)

▶ 가중처벌: 고의 또는 중과실로 타인에게 감염병을 전파시킨 경우 형의 2분의 1까지 가중

4. 감염병병원체에 오염되었거나 오염되었다고 의심되는 물건을 사용 · 접수 · 이동하거나 버리는 행위 또는 해당 물건의 세척을 금지하거나 태우거나 폐기처분하는 것
5. 감염병병원체에 오염된 장소에 대한 소독이나 그 밖에 필요한 조치를 명하는 것
6. 일정한 장소에서 세탁하는 것을 막거나 오물을 일정한 장소에서 처리하도록 명하는 것

제48조(오염장소 등의 소독 조치) ① 육군 · 해군 · 공군 소속 부대의 장, 국방부직할부대의 장 및 제12조제1항[12] 각 호의 어느 하나에 해당하는 사람은 감염병환자등이 발생한 장소나 감염병병원체에 오염되었다고 의심되는 장소에 대하여 의사, 한의사 또는 관계 공무원의 지시에 따라 소독이나 그 밖에 필요한 조치를 하여야 한다.

② 제1항에 따른 소독 등의 조치에 관하여 필요한 사항은 보건복지부령[13]으로 정한다.

---

10) 제46조, 제47조, 제49조 공히 법률개정 전에는 자치단체장에게만 국한되어 있던 권한과 의무주체에 질병관리청장을 삽입함.
11) '건강진단(예방접종) 명령서'의 발급
12) '감염병 신고의무자 규정조항
13) 감염병별 소독의 대상과 소독방법의 종류를 시행규칙에 규정하고 있음.

제8장 예방 조치

제49조(감염병의 예방 조치) ① 질병관리청장, 시·도지사 또는 시장·군수·구청장은 감염병을 예방하기 위하여 다음 각 호에 해당하는 모든 조치를 하거나 그에 필요한 일부 조치를 하여야 하며, 보건복지부장관은 감염병을 예방하기 위하여 제2호, 제2호의2부터 제2호의4까지, 제12호 및 제12호의2에 해당하는 조치를 할 수 있다.

▶ 벌 칙: 300만원 이하의 벌금(제2호의2부터 제2호의4까지 및 제3호 중 건강진단에 관한 사항과 제14호는 제외)

1. 관할 지역에 대한 교통의 전부 또는 일부를 차단하는 것
2. 흥행, 집회, 제례 또는 그 밖의 여러 사람의 집합을 제한하거나 금지하는 것

2의2. 감염병 전파의 위험성이 있는 장소 또는 시설의 관리자·운영자 및 이용자 등에 대하여 출입자 명단 작성, 마스크 착용 등 방역지침의 준수를 명하는 것

▶ 과태료: 300백만원 이하의 과태료(조치를 따르지 아니한 관리자·운영자)

▶ 과태료: 10만원 이하의 과태료(조치를 따르지 아니한 이용자)

2의3. 버스·열차·선박·항공기 등 감염병 전파가 우려되는 운송수단의 이용자에 대하여 마스크 착용 등 방역지침의 준수를 명하는 것

▶ 과태료: 10만원 이하의 과태료(조치를 따르지 아니한 이용자)

2의4. 감염병 전파가 우려되어 지역 및 기간을 정하여 마스크 착용 등 방역지침 준수를 명하는 것

▶ 과태료: 10만원 이하의 과태료(조치를 따르지 아니한 자)

3. 건강진단, 시체 검안 또는 해부를 실시하는 것

▶ 벌 칙: 200만원 이하의 벌금(건강진단을 거부하거나 기피한 자, 시체 검안 또는 해부를 실시하는 것은 제외)

4. 감염병 전파의 위험성이 있는 음식물의 판매·수령을 금지하거나 그 음식물의 폐기나 그 밖에 필요한 처분을 명하는 것
5. 인수공통감염병 예방을 위하여 살처분(殺處分)에 참여한 사람 또는 인수공통감염병에 드러난 사람 등에 대한 예방조치를 명하는 것
6. 감염병 전파의 매개가 되는 물건의 소지·이동을 제한·금지하거나 그 물건에 대하여 폐기, 소각 또는 그 밖에 필요한 처분을 명하는 것
7. 선박·항공기·열차 등 운송 수단, 사업장 또는 그 밖에 여러 사람이 모이는 장소에 의사를 배치하거나 감염병 예방에 필요한 시설의 설치를 명하는 것
8. 공중위생에 관계있는 시설 또는 장소에 대한 소독이나 그 밖에 필요한 조치를 명하거나 상수도·하수도·우물·쓰레기장·화장실의 신설·개조·변경·폐지 또는 사용을 금지하는 것
9. 쥐, 위생해충 또는 그 밖의 감염병 매개동물의 구제(驅除) 또는 구제시설의 설치를 명하는 것
10. 일정한 장소에서의 어로(漁撈)·수영 또는 일정한 우물의 사용을 제한하거나 금지하는 것
11. 감염병 매개의 중간 숙주가 되는 동물류의 포획 또는 생식을 금지하는 것
12. 감염병 유행기간 중 의료인·의료업자 및 그 밖에 필요한 의료관계요원을 동원하는 것

12의2. 감염병 유행기간 중 의료기관 병상, 연수원·숙박시설 등 시설을 동원하는 것

13. 감염병병원체에 오염되었거나 오염되었을 것으로 의심되는 시설 또는 장소에 대한 소독이나 그 밖에 필요한 조치를 명하는 것
14. 감염병의심자를 적당한 장소에 일정한 기간 입원 또는 격리시키는 것

▶ 벌 칙: 1년 이하의 징역 또는 1천만원 이하의 벌금(입원 또는 격리 조치를 위반한 자)

▶ 가중처벌: 고의 또는 중과실로 타인에게 감염병을 전파시킨 경우 형의 2분의 1까지 가중

② 시·도지사 또는 시장·군수·구청장은 제1항제8호 및 제10호에 따라 식수를 사용하지 못하게 하려면 그 사용금지기간 동안 별도로 식수를 공급하여야 하며, 제1항제1호·제2호·제6호·제8호·제10호 및 제11호에 따른 조치를 하려면 그 사실을 주민에게 미리 알려야 한다.

③ 시·도지사 또는 시장·군수·구청장은 제1항제2호의2의 조치를 따르지 아니한 관리자·운영자에게 해당 장소나 시설의

폐쇄를 명하거나 3개월 이내의 기간을 정하여 운영의 중단을 명할 수 있다. 다만, 운영중단 명령을 받은 자가 그 운영중단기간 중에 운영을 계속한 경우에는 해당 장소나 시설의 폐쇄를 명하여야 한다.

④ 제3항에 따라 장소나 시설의 폐쇄 또는 운영 중단 명령을 받은 관리자 · 운영자는 정당한 사유가 없으면 이에 따라야 한다.

▶ 벌 칙: 2년 이하의 징역 또는 2천만원 이하의 벌금(정당한 사유 없이 폐쇄 명령에 따르지 아니한 자)

⑤ 시 · 도지사 또는 시장 · 군수 · 구청장은 제3항에 따른 폐쇄 명령에도 불구하고 관리자 · 운영자가 그 운영을 계속하는 경우에는 관계 공무원에게 해당 장소나 시설을 폐쇄하기 위한 다음 각 호의 조치를 하게 할 수 있다.

1. 해당 장소나 시설의 간판이나 그 밖의 표지판의 제거
2. 해당 장소나 시설이 제3항에 따라 폐쇄된 장소나 시설임을 알리는 게시물 등의 부착

⑥ 제3항에 따른 장소나 시설의 폐쇄를 명한 시 · 도지사 또는 시장 · 군수 · 구청장은 위기경보 또는 방역지침의 변경으로 장소 또는 시설 폐쇄의 필요성이 없어진 경우, 「재난 및 안전관리 기본법」 제11조의 지역위원회 심의를 거쳐 폐쇄 중단 여부를 결정할 수 있다.

⑦ 제3항에 따른 행정처분의 기준은 그 위반행위의 종류와 위반 정도 등을 고려하여 보건복지부령으로 정한다.

제49조의2(감염취약계층의 보호 조치) ① 보건복지부장관, 시 · 도지사 또는 시장 · 군수 · 구청장은 호흡기와 관련된 감염병으로부터 저소득층과 사회복지시설을 이용하는 어린이, 노인, 장애인 및 기타 보건복지부령으로 정하는 대상(이하 "감염취약계층"이라 한다)을 보호하기 위하여 「재난 및 안전관리 기본법」 제38조제2항에 따른 주의 이상의 위기경보가 발령된 경우 감염취약계층에게 의료 · 방역 물품(「약사법」에 따른 의약외품으로 한정한다) 지급 등 필요한 조치를 취할 수 있다.

② 질병관리청장, 시 · 도지사 또는 시장 · 군수 · 구청장은 「재난 및 안전관리 기본법」 제38조제2항에 따른 주의 이상의 위기경보가 발령된 경우 감염취약계층이 이용하는 「사회복지사업법」 제2조제4호의 사회복지시설에 대하여 소독이나 그 밖에 필요한 조치를 명할 수 있다.

③ 제1항에 따른 감염병의 종류, 감염취약계층의 범위 및 지급절차 등에 관하여 필요한 사항은 보건복지부령으로 정한다.

제49조의3(의료인, 환자 및 의료기관 보호를 위한 한시적 비대면 진료) ① 의료업에 종사하는 의료인(「의료법」 제2조에 따른 의료인 중 의사 · 치과의사 · 한의사만 해당한다. 이하 이 조에서 같다)은 감염병과 관련하여 「재난 및 안전관리 기본법」 제38조제2항에 따른 심각 단계 이상의 위기경보가 발령된 때에는 환자, 의료인 및 의료기관 등을 감염의 위험에서 보호하기 위하여 필요하다고 인정하는 경우 「의료법」 제33조제1항에도 불구하고 보건복지부장관이 정하는 범위에서 유선 · 무선 · 화상통신, 컴퓨터 등 정보통신기술을 활용하여 의료기관 외부에 있는 환자에게 건강 또는 질병의 지속적 관찰, 진단, 상담 및 처방을 할 수 있다.

② 보건복지부장관은 위원회의 심의를 거쳐 제1항에 따른 한시적 비대면 진료의 지역, 기간 등 범위를 결정한다.

제50조(그 밖의 감염병 예방 조치) ① 육군 · 해군 · 공군 소속 부대의 장, 국방부직할부대의 장 및 제12조제1항제2호[14]에 해당하는 사람은 감염병환자등이 발생하였거나 발생할 우려가 있으면 소독이나 그 밖에 필요한 조치를 하여야 하고, 특별자치시장 · 특별자치도지사 또는 시장 · 군수 · 구청장과 협의하여 감염병 예방에 필요한 추가 조치를 하여야 한다.

② 교육부장관 또는 교육감은 감염병 발생 등을 이유로 「학교보건법」 제2조제2호의 학교에 대하여 「초 · 중등교육법」 제64조에 따른 휴업 또는 휴교를 명령하거나 「유아교육법」 제31조에 따른 휴업 또는 휴원을 명령할 경우 질병관리청장과 협의하여야 한다.

제51조(소독 의무) ① 특별자치시장 · 특별자치도지사 또는 시장 · 군수 · 구청장은 감염병을 예방하기 위하여 청소나 소독을 실시하거나 쥐, 위생해충 등의 구제조치(이하 "소독"이라 한다)를 하여야 한다. 이 경우 소독은 사람의 건강과 자연에 유해한 영향을 최소화하여 안전하게 실시하여야 한다.

② 제1항에 따른 소독의 기준과 방법은 보건복지부령으로 정한다.

③ 공동주택, 숙박업소 등 여러 사람이 거주하거나 이용하는 시설 중 대통령령으로 정하는 시설을 관리 · 운영하는 자는 보건복

---

14)감염병 신고의무자 중 여러 사람이 모이는 장소의 관리인, 경영자 또는 대표자

지부령으로 정하는 바에 따라 감염병 예방에 필요한 소독을 하여야 한다.

▶ 과태료: 1백만원 이하의 과태료(소독을 하지 아니한 자)

④ 제3항에 따라 소독을 하여야 하는 시설의 관리 · 운영자는 제52조제1항에 따라 소독업의 신고를 한 자에게 소독하게 하여야 한다. 다만, 「공동주택관리법」 제2조제1항제15호에 따른 주택관리업자가 제52조제1항에 따른 소독장비를 갖추었을 때에는 그가 관리하는 공동주택은 직접 소독할 수 있다.

제52조(소독업의 신고 등) ① 소독을 업으로 하려는 자(제51조제4항 단서에 따른 주택관리업자는 제외한다)는 보건복지부령으로 정하는 시설 · 장비 및 인력을 갖추어 특별자치시장 · 특별자치도지사 또는 시장 · 군수 · 구청장에게 신고하여야 한다. 신고한 사항을 변경하려는 경우에도 또한 같다.

▶ 벌 칙: 300만원 이하의 벌금(소독업 신고를 하지 아니하거나 거짓이나 그 밖의 부정한 방법으로 신고하고 소독업을 영위한 자)

② 특별자치시장 · 특별자치도지사 또는 시장 · 군수 · 구청장은 제1항에 따른 신고를 받은 경우 그 내용을 검토하여 이 법에 적합하면 신고를 수리하여야 한다.

③ 특별자치시장 · 특별자치도지사 또는 시장 · 군수 · 구청장은 제1항에 따라 소독업의 신고를 한 자(이하 "소독업자"라 한다)가 다음 각 호의 어느 하나에 해당하면 소독업 신고가 취소된 것으로 본다.

1. 「부가가치세법」 제8조제8항에 따라 관할 세무서장에게 폐업 신고를 한 경우
2. 「부가가치세법」 제8조제9항에 따라 관할 세무서장이 사업자등록을 말소한 경우
3. 제53조제1항에 따른 휴업이나 폐업 신고를 하지 아니하고 소독업에 필요한 시설 등이 없어진 상태가 6개월 이상 계속된 경우

④ 특별자치시장 · 특별자치도지사 또는 시장 · 군수 · 구청장은 제3항에 따른 소독업 신고가 취소된 것으로 보기 위하여 필요한 경우 관할 세무서장에게 소독업자의 폐업 여부에 대한 정보 제공을 요청할 수 있다. 이 경우 요청을 받은 관할 세무서장은 「전자정부법」 제36조제1항에 따라 소독업자의 폐업 여부에 대한 정보를 제공하여야 한다.

제53조(소독업의 휴업 등의 신고) ① 소독업자가 그 영업을 30일 이상 휴업하거나 폐업하려면 보건복지부령으로 정하는 바에 따라 특별자치시장 · 특별자치도지사 또는 시장 · 군수 · 구청장에게 신고하여야 한다.

▶ 과태료: 1백만원 이하의 과태료(휴업 · 폐업 신고를 하지 아니한 자)

② 소독업자가 휴업한 후 재개업을 하려면 보건복지부령으로 정하는 바에 따라 특별자치시장 · 특별자치도지사 또는 시장 · 군수 · 구청장에게 신고하여야 한다. 이 경우 특별자치시장 · 특별자치도지사 또는 시장 · 군수 · 구청장은 그 내용을 검토하여 이 법에 적합하면 신고를 수리하여야 한다.

▶ 과태료: 1백만원 이하의 과태료(재개업 신고를 하지 아니한 자)

제54조(소독의 실시 등) ① 소독업자는 보건복지부령으로 정하는 기준과 방법에 따라 소독하여야 한다.

▶ 벌 칙: 300만원 이하의 벌금(기준과 방법에 따라 소독하지 아니한 자)

② 소독업자가 소독하였을 때에는 보건복지부령으로 정하는 바에 따라 그 소독에 관한 사항을 기록 · 보존하여야 한다.

▶ 과태료: 1백만원 이하의 과태료(소독에 관한 사항을 기록 · 보존하지 아니하거나 거짓으로 기록한 자)

제55조(소독업자 등에 대한 교육) ① 소독업자(법인인 경우에는 그 대표자를 말한다. 이하 이 조에서 같다)는 소독에 관한 교육을 받아야 한다.

② 소독업자는 소독업무 종사자에게 소독에 관한 교육을 받게 하여야 한다.[15)]

③ 제1항 및 제2항에 따른 교육의 내용과 방법, 교육시간, 교육비 부담 등에 관하여 필요한 사항은 보건복지부령으로 정한다.

제56조(소독업무의 대행) 특별자치시장 · 특별자치도지사 또는 시장 · 군수 · 구청장은 제47조제5호[16)], 제48조제1항[17)], 제49조

15)소독업자는 소독업신고 후 6개월 이내에 교육을 받게 되어 있고, 소독업무종사자는 소독업 종사 후 6개월 이내에 교육을 받음은 물론 그 후에는 직전의 교육이 종료된 날부터 3년 이내에 1회 이상 보수교육을 받게 되어 있음.

16)병원체에 오염된 장소에 대한 소독 및 필요조치

17)군대의 부대장 및 신고의무자가 환자발생장소나 오염의심장소에 대해 취하여야 할 조치

제1항제8호[18] · 제9호[19] · 제13호[20], 제50조[21] 및 제51조제1항[22] · 제3항[23]에 따라 소독을 실시하여야 할 경우에는 그 소독업무를 소독업자가 대행하게 할 수 있다.

제57조(서류제출 및 검사 등) ① 특별자치시장 · 특별자치도지사 또는 시장 · 군수 · 구청장은 소속 공무원으로 하여금 소독업자에게 소독의 실시에 관한 관계 서류의 제출을 요구하게 하거나 검사 또는 질문을 하게 할 수 있다.

② 제1항에 따라 서류제출을 요구하거나 검사 또는 질문을 하려는 소속 공무원은 그 권한을 표시하는 증표를 지니고 이를 관계인에게 보여주어야 한다.

제58조(시정명령) 특별자치시장 · 특별자치도지사 또는 시장 · 군수 · 구청장은 소독업자가 다음 각 호의 어느 하나에 해당하면 1개월 이상의 기간을 정하여 그 위반 사항을 시정하도록 명하여야 한다.

1. 제52조제1항에 따른 시설 · 장비 및 인력 기준을 갖추지 못한 경우
2. 제55조제1항에 따른 교육을 받지 아니하거나 소독업무 종사자에게 같은 조 제2항에 따른 교육을 받게 하지 아니한 경우

제59조(영업정지 등) ① 특별자치시장 · 특별자치도지사 또는 시장 · 군수 · 구청장은 소독업자가 다음 각 호의 어느 하나에 해당하면 영업소의 폐쇄를 명하거나 6개월 이내의 기간을 정하여 영업의 정지를 명할 수 있다. 다만, 제5호에 해당하는 경우에는 영업소의 폐쇄를 명하여야 한다.

1. 제52조제1항 후단에 따른 변경 신고를 하지 아니하거나 제53조제1항 및 제2항에 따른 휴업, 폐업 또는 재개업 신고를 하지 아니한 경우
2. 제54조제1항에 따른 소독의 기준과 방법에 따르지 아니하고 소독을 실시하거나 같은 조 제2항을 위반하여 소독실시 사항을 기록 · 보존하지 아니한 경우
3. 제57조에 따른 관계 서류의 제출 요구에 따르지 아니하거나 소속 공무원의 검사 및 질문을 거부 · 방해 또는 기피한 경우
4. 제58조에 따른 시정명령에 따르지 아니한 경우
5. 영업정지기간 중에 소독업을 한 경우

② 특별자치시장 · 특별자치도지사 또는 시장 · 군수 · 구청장은 제1항에 따른 영업소의 폐쇄명령을 받고도 계속하여 영업을 하거나 제52조제1항에 따른 신고를 하지 아니하고 소독업을 하는 경우에는 관계 공무원에게 해당 영업소를 폐쇄하기 위한 다음 각 호의 조치를 하게 할 수 있다.

1. 해당 영업소의 간판이나 그 밖의 영업표지 등의 제거 · 삭제
2. 해당 영업소가 적법한 영업소가 아님을 알리는 게시물 등의 부착

③ 제1항에 따른 행정처분의 기준은 그 위반행위의 종류와 위반 정도 등을 고려하여 보건복지부령으로 정한다.

제9장 방역관, 역학조사관, 검역위원 및 예방위원 등

제60조(방역관) ① 질병관리청장 및 시 · 도지사는 감염병 예방 및 방역에 관한 업무를 담당하는 방역관을 소속 공무원 중에서 임명한다. 다만, 감염병 예방 및 방역에 관한 업무를 처리하기 위하여 필요한 경우에는 시장 · 군수 · 구청장이 방역관을 소속 공무원 중에서 임명할 수 있다.

② 방역관은 제4조제2항제1호부터 제7호까지의 업무를 담당한다. 다만, 질병관리청 소속 방역관은 같은 항 제8호[24]의 업무도

---

18) 공중위생시설 또는 장소의 소독과 필요조치, 상하수도 화장실 사용금지 등
19) 쥐, 해충, 감염병 매개동물의 구제 또는 구제시설설치
20) 오염건물의 소독 및 필요조치
21) 군대 부대장의 환자발생 또는 발생우려시의 필요조치
22) 특별자치도지사 또는 시군구청장이 행하는 소독 및 필요조치
23) 공동주책, 숙박업소 등 다중 이용시설 관리운영자의 소독조치
24) 제1호부터 제7호란 감염병의 예방, 환자진료, 예방접종, 교육, 정보수집, 조사연구, 병원체검사 등등의 국가 및 지방자치단체 책무에 관한 것이며 제8호는 "감염병예방을 위한 전문인력의 양성"임.

담당한다.

③ 방역관은 감염병의 국내 유입 또는 유행이 예견되어 긴급한 대처가 필요한 경우 제4조제2항제1호 및 제2호에 따른 업무를 수행하기 위하여 통행의 제한 및 주민의 대피, 감염병의 매개가 되는 음식물 · 물건 등의 폐기 · 소각, 의료인 등 감염병 관리 인력에 대한 임무부여 및 방역물자의 배치 등 감염병 발생지역의 현장에 대한 조치권한을 가진다.

④ 감염병 발생지역을 관할하는 「국가경찰과 자치경찰의 조직 및 운영에 관한 법률」 제12조 및 제13조에 따른 경찰관서 및 「소방기본법」 제3조에 따른 소방관서의 장, 「지역보건법」 제10조에 따른 보건소의 장 등 관계 공무원 및 그 지역 내의 법인 · 단체 · 개인은 정당한 사유가 없으면 제3항에 따른 방역관의 조치에 협조하여야 한다.

▶ 벌 칙: 2년 이하의 징역 또는 2천만원 이하의 벌금(공무원은 제외)

⑤ 제1항부터 제4항까지 규정한 사항 외에 방역관의 자격 · 직무 · 조치권한의 범위 등에 관하여 필요한 사항은 대통령령으로 정한다.

제60조의2(역학조사관) ① 감염병 역학조사에 관한 사무를 처리하기 위하여 질병관리청 소속 공무원으로 100명 이상, 시 · 도 소속 공무원으로 각각 2명 이상의 역학조사관을 두어야 한다. 이 경우 시 · 도 역학조사관 중 1명 이상은 「의료법」 제2조제1항에 따른 의료인 중 의사로 임명하여야 한다.

② 시장 · 군수 · 구청장은 역학조사에 관한 사무를 처리하기 위하여 필요한 경우 소속 공무원으로 역학조사관을 둘 수 있다. 다만, 인구수 등을 고려하여 보건복지부령으로 정하는 기준을 충족하는 시 · 군 · 구의 장은 소속 공무원으로 1명 이상의 역학조사관을 두어야 한다.

③ 제1항 및 제2항에 따른 역학조사관은 다음 각 호의 어느 하나에 해당하는 사람으로서 제18조의3에 따른 역학조사 교육 · 훈련 과정을 이수한 사람 중에서 임명한다.

1. 방역, 역학조사 또는 예방접종 업무를 담당하는 공무원
2. 「의료법」 제2조제1항에 따른 의료인
3. 그 밖에 「약사법」 제2조제2호에 따른 약사, 「수의사법」 제2조제1호에 따른 수의사 등 감염병 · 역학 관련 분야의 전문가

④ 질병관리청장, 시 · 도지사 또는 시장 · 군수 · 구청장은 소속 공무원을 역학조사관으로 임명하기 위하여 제18조의3에 따른 역학조사 교육 · 훈련 과정을 이수하도록 하여야 할 경우 해당 공무원을 수습역학조사관으로 임명하여야 한다.

⑤ 역학조사관은 감염병의 확산이 예견되는 긴급한 상황으로서 즉시 조치를 취하지 아니하면 감염병이 확산되어 공중위생에 심각한 위해를 가할 것으로 우려되는 경우 일시적으로 제47조제1호 각 목의 조치를 할 수 있다. 다만, 수습역학조사관은 방역관 또는 역학조사관의 지휘를 받는 경우에 한정하여 일시적으로 제47조제1호 각 목의 조치를 할 수 있다.

⑥ 「국가경찰과 자치경찰의 조직 및 운영에 관한 법률」 제12조 및 제13조에 따른 경찰관서 및 「소방기본법」 제3조에 따른 소방관서의 장, 「지역보건법」 제10조에 따른 보건소의 장 등 관계 공무원은 정당한 사유가 없으면 제5항에 따른 역학조사관 및 수습역학조사관의 조치에 협조하여야 한다.

⑦ 역학조사관 및 수습역학조사관은 제5항에 따른 조치를 한 경우 즉시 질병관리청장, 시 · 도지사 또는 시장 · 군수 · 구청장에게 보고하여야 한다.

⑧ 질병관리청장, 시 · 도지사 또는 시장 · 군수 · 구청장은 제1항 · 제2항 및 제4항에 따라 임명된 역학조사관 및 수습역학조사관에게 예산의 범위에서 직무 수행에 필요한 비용 등을 지원할 수 있다.

⑨ 제1항부터 제8항까지 규정한 사항 외에 역학조사관 및 수습역학조사관의 자격 · 직무 · 권한 · 비용지원 등에 관하여 필요한 사항은 대통령령으로 정한다.

제60조의3(한시적 종사명령) ① 질병관리청장, 시 · 도지사 또는 시장 · 군수 · 구청장은 감염병의 유입 또는 유행이 우려되거나 이미 발생한 경우 기간을 정하여 「의료법」 제2조제1항의 의료인에게 제36조 및 제37조에 따라 감염병관리기관으로 지정된 의료기관 또는 제8조의2에 따라 설립되거나 지정된 중앙감염병전문병원 또는 권역별 감염병전문병원에서 방역업무에 종사하도록 명할 수 있다. [시행 2025.7.31.]

시행령 **제26조의2(의료인에 대한 방역업무 종사명령)** ① 질병관리청장 또는 시 · 도지사 또는 시장 · 군수 · 구청장은 법 제60조의3제1항에 따라 방역업무 종사명령을 하는 경우에는 방역업무 종사명령서를 발급해야 한다. 이 경우 해당 명령서에는 방

역업무 종사기관, 종사기간 및 종사업무 등이 포함되어야 한다. [개정 2025.6.2.]

② 법 제60조의3제1항에 따른 방역업무 종사기간은 30일 이내로 한다. 다만, 본인이 사전에 서면으로 동의하는 경우에는 그 기간을 달리 정할 수 있다.

③ 질병관리청장, 시 · 도지사 또는 시장 · 군수 · 구청장은 제2항에 따른 방역업무 종사기간을 연장하는 경우에는 해당 종사기간이 만료되기 전에 본인의 동의를 받아야 한다. 이 경우 그 연장기간은 30일을 초과할 수 없되, 본인이 동의하는 경우에는 그 연장기간을 달리 정할 수 있다. [개정 2025.6.2.]

④ 질병관리청장, 시 · 도지사 또는 시장 · 군수 · 구청장은 제3항에 따라 방역업무 종사기간을 연장하는 경우에는 방역업무 종사명령서를 새로 발급하여야 한다. [개정 2025.6.2.]

② 질병관리청장, 시 · 도지사 또는 시장 · 군수 · 구청장은 감염병이 유입되거나 유행하는 긴급한 경우 제60조의2제3항제2호 또는 제3호에 해당하는 자를 기간을 정하여 방역관으로 임명하여 방역업무를 수행하게 할 수 있다.

시행령 **제26조의3(방역관 등의 임명)** ① 질병관리청장, 시 · 도지사 또는 시장 · 군수 · 구청장은 법 제60조의3제2항에 따라 방역관을 임명하는 경우에는 임명장을 발급해야 한다. 이 경우 해당 임명장에는 직무수행기간이 포함되어야 한다.

② 질병관리청장, 시 · 도지사 또는 시장 · 군수 · 구청장은 법 제60조의3제3항에 따라 역학조사관을 임명하는 때에는 임명장을 발급해야 한다. 이 경우 해당 임명장에는 직무수행기간이 포함되어야 한다.

③ 방역관 또는 역학조사관의 직무수행기간, 직무수행기간 연장 및 직무수행기간 연장에 따른 임명장의 발급 등에 관하여는 제26조의2제2항부터 제4항까지의 규정을 준용한다.

③ 질병관리청장, 시 · 도지사 또는 시장 · 군수 · 구청장은 감염병의 유입 또는 유행으로 역학조사인력이 부족한 경우 제60조의2제3항제2호 또는 제3호에 해당하는 자를 기간을 정하여 역학조사관으로 임명하여 역학조사에 관한 직무를 수행하게 할 수 있다.

④ 제2항 또는 제3항에 따라 질병관리청장, 시 · 도지사 또는 시장 · 군수 · 구청장이 임명한 방역관 또는 역학조사관은 「국가공무원법」 제26조의5에 따른 임기제공무원으로 임용된 것으로 본다.

⑤ 제1항에 따른 종사명령 및 제2항 · 제3항에 따른 임명의 기간 · 절차 등 필요한 사항은 대통령령으로 정한다.

제61조(검역위원) ① 시 · 도지사는 감염병을 예방하기 위하여 필요하면 검역위원을 두고 검역에 관한 사무를 담당하게 하며, 특별히 필요하면 운송수단 등을 검역하게 할 수 있다.

② 검역위원은 제1항에 따른 사무나 검역을 수행하기 위하여 운송수단 등에 무상으로 승선하거나 승차할 수 있다.

③ 제1항에 따른 검역위원의 임명 및 직무 등에 관하여 필요한 사항은 보건복지부령으로 정한다.

제62조(예방위원) ① 특별자치시장 · 특별자치도지사 또는 시장 · 군수 · 구청장은 감염병이 유행하거나 유행할 우려가 있으면 특별자치시 · 특별자치도 또는 시 · 군 · 구(자치구를 말한다. 이하 같다)에 감염병 예방 사무를 담당하는 예방위원을 둘 수 있다.

② 제1항에 따른 예방위원은 무보수로 한다. 다만, 특별자치시 · 특별자치도 또는 시 · 군 · 구의 인구 2만명당 1명의 비율로 유급위원을 둘 수 있다.

③ 제1항에 따른 예방위원의 임명 및 직무 등에 관하여 필요한 사항은 보건복지부령으로 정한다.

제63조(한국건강관리협회) ① 제2조제6호에 따른 기생충감염병에 관한 조사 · 연구 등 예방사업을 수행하기 위하여 한국건강관리협회(이하 "협회"라 한다)를 둔다.

② 협회는 법인으로 한다.

③ 협회에 관하여는 이 법에서 정한 사항 외에는 「민법」 중 사단법인에 관한 규정을 준용한다.

제63조의2(국가첨단백신개발센터의 설립) ① 감염병을 치료하고 예방하기 위한 치료제 및 백신의 연구개발 촉진에 관한 업무를 수행하기 위하여 국가첨단백신개발센터(이하 "첨단백신센터"라 한다)를 둔다.

시행령 **제26조의4(국가첨단백신개발센터 운영 등)** ① 법 제63조의2제1항에 따른 국가첨단백신개발센터(이하 "첨단백신센터"라 한다)의 장(이하 "센터장"이라 한다)은 정관에서 정하는 바에 따라 질병관리청장이 임명한다.

② 센터장은 매 회계연도 시작 전까지 다음 연도의 사업계획서와 수입 · 지출예산서를 이사회의 의결을 거쳐 질병관리청장에게 제출해야 한다. 이를 변경하려는 경우에도 같다.

③ 제1항 및 제2항에서 규정한 사항 외에 첨단백신센터의 운영 등에 필요한 사항은 정관으로 정한다.

[본조신설 2025.6.2.]

② 첨단백신센터는 법인으로 한다.

③ 첨단백신센터의 정관에는 다음 각 호의 사항을 기재하여야 한다.

1. 명칭
2. 목적
3. 주된 사무소가 있는 곳
4. 자산에 관한 사항
5. 임직원에 관한 사항
6. 이사회에 관한 사항
7. 업무와 그 집행에 관한 사항
8. 회계에 관한 사항
9. 공고에 관한 사항
10. 정관의 변경에 관한 사항
11. 그 밖에 첨단백신센터의 운영에 관한 사항

④ 첨단백신센터가 정관의 기재사항을 변경하는 경우에는 질병관리청장의 인가를 받아야 한다.

⑤ 첨단백신센터에 관하여 이 법에서 규정한 사항 외에는 「민법」 중 재단법인에 관한 규정을 준용한다.

⑥ 제1항에 따른 첨단백신센터의 운영 등에 필요한 사항은 대통령령으로 정한다.

[본조신설 2024.12.20.]

제63조의3(첨단백신센터의 사업) ① 첨단백신센터는 다음 각 호의 사업을 수행한다.

1. 감염병의 치료제 · 백신 후보물질 발굴 및 연구개발
2. 감염병의 치료제 · 백신 비임상시료 생산
3. 감염병의 치료제 · 백신 항원 보존, 자원화, 분양 및 통합관리
4. 기타 대통령령으로 정하는 업무

시행령 **제26조의5(첨단백신센터의 업무)** 법 제63조의3제1항제4호에서 "대통령령으로 정하는 업무"란 다음 각 호의 업무를 말한다.

1. 인공지능을 활용한 감염병 치료제 · 백신 개발 지원 업무
2. 감염병 치료제 · 백신 개발을 위한 시험 · 분석의 지원 업무

[본조신설 2025.6.2.]

② 첨단백신센터는 제1항 각 호의 사업에 관하여 수수료와 그 밖의 실비를 징수할 수 있다. 이 경우 수수료와 실비 징수의 방법 및 절차는 보건복지부령으로 정한다.

③ 질병관리청장은 첨단백신센터가 제1항 각 호에 따른 사업을 하는 경우 행정적 · 재정적 지원을 할 수 있다.

[본조신설 2024.12.20.]

제10장 경비

제64조(특별자치시·특별자치도와 시·군·구가 부담할 경비 부담할 경비) 다음 각 호의 경비는 특별자치시 · 특별자치도와 시 · 군 · 구가 부담한다.

1. 제4조제2항제13호에 따른 한센병의 예방 및 진료 업무를 수행하는 법인 또는 단체에 대한 지원 경비의 일부
2. 제24조제1항 및 제25조제1항에 따른 예방접종[25]에 드는 경비
3. 제24조제2항 및 제25조제2항에 따라 의료기관이 예방접종을 하는 데 드는 경비의 전부 또는 일부
4. 제36조에 따라 특별자치시장 · 특별자치도지사 또는 시장 · 군수 · 구청장이 지정한 감염병관리기관의 감염병관리시설의 설치 · 운영에 드는 경비
5. 제37조에 따라 특별자치시장 · 특별자치도지사 또는 시장 · 군수 · 구청장이 설치한 격리소 · 요양소 또는 진료소 및 같은 조에 따라 지정된 감염병관리기관의 감염병관리시설 설치 · 운영에 드는 경비

5의2. 제39조의3에 따라 시장 · 군수 · 구청장이 지정한 감염병의심자 격리시설의 설치 · 운영에 드는 경비 [시행 2025.7.31.]

6. 제47조제1호 및 제3호에 따른 교통 차단 또는 입원으로 인하여 생업이 어려운 사람에 대한 「국민기초생활 보장법」 제2조제6호에 따른 최저보장수준 지원
7. 제47조, 제48조, 제49조제1항제8호 · 제9호 · 제13호 및 제51조제1항에 따라 특별자치시 · 특별자치도와 시 · 군 · 구에서 실시하는 소독이나 그 밖의 조치에 드는 경비
8. 제49조제1항제7호 및 제12호에 따라 특별자치시장 · 특별자치도지사 또는 시장 · 군수 · 구청장이 의사를 배치하거나 의료인 · 의료업자 · 의료관계요원 등을 동원하는 데 드는 수당 · 치료비 또는 조제료

8의2. 제49조제1항제12호의2에 따라 특별자치시장 · 특별자치도지사 또는 시장 · 군수 · 구청장이 동원한 의료기관 병상, 연수원 · 숙박시설 등 시설의 운영비 등 경비

9. 제49조제2항에 따른 식수 공급에 드는 경비

9의2. 제60조의3제1항부터 제3항까지에 따라 시장 · 군수 · 구청장이 의료인 등을 방역업무에 종사하게 하는 데 드는 수당 등 경비 [시행 2025.7.31.]

10. 제62조에 따른 예방위원의 배치에 드는 경비

10의2. 제70조의6제1항에 따라 특별자치시장 · 특별자치도지사 또는 시장 · 군수 · 구청장이 실시하는 심리지원에 드는 경비

10의3. 제70조의6제2항에 따라 특별자치시장 · 특별자치도지사 또는 시장 · 군수 · 구청장이 위탁하여 관계 전문기관이 심리지원을 실시하는 데 드는 경비

11. 그 밖에 이 법에 따라 특별자치시 · 특별자치도와 시 · 군 · 구가 실시하는 감염병 예방 사무에 필요한 경비

제65조(시·도가 부담할 경비) 다음 각 호의 경비는 시 · 도가 부담한다.

1. 제4조제2항제13호에 따른 한센병의 예방 및 진료 업무를 수행하는 법인 또는 단체에 대한 지원 경비의 일부

1의2. 제35조제2항에 따른 시 · 도의 위기대응 훈련에 드는 경비

2. 제36조에 따라 시 · 도지사가 지정한 감염병 관리기관의 감염병 관리시설의 설치 · 운영에 드는 경비
3. 제37조에 따른 시 · 도지사가 설치한 격리소 · 요양소 또는 진료소 및 같은 조에 따라 지정된 감염병관리기관의 감염병관리시설 설치 · 운영에 드는 경비

3의2. 제39조의3에 따라 시 · 도지사가 지정한 감염병의심자 격리시설의 설치 · 운영에 드는 경비

4. 제41조 및 제42조에 따라 내국인 감염병환자등의 입원치료, 조사, 진찰 등에 드는 경비
5. 제46조에 따른 건강진단, 예방접종[26] 등에 드는 경비
6. 제49조제1항제1호에 따른 교통 차단으로 생업이 어려운 자에 대한 「국민기초생활 보장법」 제2조제6호에 따른 최저보장수준 지원

---

25) 다중에게 행하는 정기예방접종 및 임시예방접종

26) 환자 가족 등 감염병에 감염되기 쉬운 특정 사람에 대한 예방접종

6의2. 제49조제1항제12호에 따라 시 · 도지사가 의료인 · 의료업자 · 의료관계요원 등을 동원하는 데 드는 수당 · 치료비 또는 조제료

6의3. 제49조제1항제12호의2에 따라 시 · 도지사가 동원한 의료기관 병상, 연수원 · 숙박시설 등 시설의 운영비 등 경비

7. 제49조제2항에 따른 식수 공급에 드는 경비

7의2. 제60조의3제1항 및 제3항에 따라 시 · 도지사가 의료인 등을 방역업무에 종사하게 하는 데 드는 수당 등 경비

7의2. 제60조의3제1항부터 제3항까지에 따라 시 · 도지사가 의료인 등을 방역업무에 종사하게 하는 데 드는 수당 등 경비 [시행 2025.7.31.]

8. 제61조에 따른 검역위원의 배치에 드는 경비

8의2. 제70조의6제1항에 따라 시 · 도지사가 실시하는 심리지원에 드는 경비

8의3. 제70조의6제2항에 따라 시 · 도지사가 위탁하여 관계 전문기관이 심리지원을 실시하는 데 드는 경비

9. 그 밖에 이 법에 따라 시 · 도가 실시하는 감염병 예방 사무에 필요한 경비

제66조(시·도가 보조할 경비) 시 · 도(특별자치시 · 특별자치도는 제외한다)는 제64조에 따라 시 · 군 · 구가 부담할 경비에 관하여 대통령령으로 정하는 바에 따라 보조하여야 한다.

시행령 **제27조(시·도의 보조 비율)** 법 제66조에 따른 시 · 도[특별자치시 및 특별자치도(관할 구역 안에 지방자치단체인 시 · 군이 없는 특별자치도를 말한다)는 제외한다]의 경비 보조액은 시 · 군 · 구가 부담하는 금액의 3분의 2로 한다.

제67조(국고 부담 경비) 다음 각 호의 경비는 국가가 부담한다.

1. 제4조제2항제2호에 따른 감염병환자등의 진료 및 보호에 드는 경비
2. 제4조제2항제4호에 따른 감염병 교육 및 홍보를 위한 경비
3. 제4조제2항제8호에 따른 감염병 예방을 위한 전문인력의 양성에 드는 경비
4. 제16조제4항에 따른 표본감시활동에 드는 경비

4의2. 제18조의3에 따른 교육 · 훈련에 드는 경비

5. 제20조에 따른 해부에 필요한 시체의 운송과 해부 후 처리에 드는 경비

5의2. 제20조의2에 따라 시신의 장사를 치르는 데 드는 경비

6. 제33조에 따른 예방접종약품의 생산 및 연구 등에 드는 경비

6의2. 제33조의2제1항에 따른 필수예방접종약품등의 비축에 드는 경비

6의3. 제34조제2항제5호에 따른 국가의 위기대응 훈련에 드는 경비

6의4. 제36조제1항에 따라 보건복지부장관 또는 질병관리청장이 지정한 감염병관리기관의 감염병관리시설의 설치 · 운영에 드는 경비

7. 제37조에 따라 보건복지부장관 및 질병관리청장이 설치한 격리소 · 요양소 또는 진료소 및 같은 조에 따라 지정된 감염병 관리기관의 감염병 관리시설 설치 · 운영에 드는 경비

7의2. 제39조의3에 따라 질병관리청장이 지정한 감염병의심자 격리시설의 설치 · 운영에 드는 경비

8. 제40조제1항에 따라 위원회의 심의를 거친 품목의 비축 또는 장기구매를 위한 계약에 드는 경비
9. 삭제

9의2. 제49조제1항제12호에 따라 국가가 의료인 · 의료업자 · 의료관계요원 등을 동원하는 데 드는 수당 · 치료비 또는 조제료

9의3. 제49조제1항제12호의2에 따라 국가가 동원한 의료기관 병상, 연수원 · 숙박시설 등 시설의 운영비 등 경비

9의4. 제60조의3제1항부터 제3항까지에 따라 국가가 의료인 등을 방역업무에 종사하게 하는 데 드는 수당 등 경비

9의5. 제70조의6제1항에 따라 국가가 실시하는 심리지원에 드는 경비

9의6. 제70조의6제2항에 따라 국가가 위탁하여 관계 전문기관이 심리지원을 실시하는 데 드는 경비

10. 제71조에 따른 예방접종 등으로 인한 피해보상을 위한 경비

제68조(국가가 보조할 경비) 국가는 다음 각 호의 경비를 보조하여야 한다.

1. 제4조제2항제13호에 따른 한센병의 예방 및 진료 업무를 수행하는 법인 또는 단체에 대한 지원 경비의 일부[27]
2. 제65조 및 제66조에 따라 시·도가 부담할 경비의 2분의 1 이상

제69조(본인으로부터 징수할 수 있는 경비) 특별자치시장·특별자치도지사 또는 시장·군수·구청장은 보건복지부령으로 정하는 바에 따라 제41조 및 제42조[28]에 따른 입원치료비 외에 본인의 지병이나 본인에게 새로 발병한 질환 등으로 입원, 진찰, 검사 및 치료 등에 드는 경비를 본인이나 그 보호자로부터 징수할 수 있다.

시행규칙 **제45조(본인으로부터 징수할 수 있는 경비)** 법 제69조에 따라 본인이나 그 보호자로부터 징수할 수 있는 경비는 다음 각 호와 같다.

1. 진찰비, 치료비, 검사료
2. 수술비
3. 입원료
4. 그 밖에 진료에 든 경비

제69조의2(외국인의 비용 부담) 질병관리청장은 국제관례 또는 상호주의 원칙 등을 고려하여 외국인인 감염병환자등 및 감염병의심자에 대한 다음 각 호의 경비를 본인에게 전부 또는 일부 부담하게 할 수 있다. 다만, 국내에서 감염병에 감염된 것으로 확인된 외국인에 대해서는 그러하지 아니하다.

1. 제41조에 따른 치료비
2. 제42조에 따른 조사·진찰·치료·입원 및 격리에 드는 경비

제70조(손실보상) ① 보건복지부장관, 시·도지사 및 시장·군수·구청장은 다음 각 호의 어느 하나에 해당하는 손실을 입은 자에게 제70조의2의 손실보상심의위원회의 심의·의결에 따라 그 손실을 보상하여야 한다.

1. 제36조 및 제37조에 따른 감염병관리기관의 지정 또는 격리소 등의 설치·운영으로 발생한 손실

1의2. 제39조의3에 따른 감염병의심자 격리시설의 설치·운영으로 발생한 손실

2. 이 법에 따른 조치에 따라 감염병환자, 감염병의사환자 등을 진료한 의료기관의 손실
3. 이 법에 따른 의료기관의 폐쇄 또는 업무 정지 등으로 의료기관에 발생한 손실
4. 제47조제1호, 제4호 및 제5호, 제48조제1항, 제49조제1항제4호, 제6호부터 제10호까지, 제12호, 제12호의2 및 제13호에 따른 조치로 인하여 발생한 손실
5. 감염병환자등이 발생·경유하거나 질병관리청장, 시·도지사 또는 시장·군수·구청장이 그 사실을 공개하여 발생한 「국민건강보험법」 제42조에 따른 요양기관의 손실로서 제1호부터 제4호까지의 손실에 준하고, 제70조의2에 따른 손실보상심의위원회가 심의·의결하는 손실

② 제1항에 따른 손실보상금을 받으려는 자는 보건복지부령으로 정하는 바에 따라 손실보상 청구서에 관련 서류를 첨부하여 보건복지부장관, 시·도지사 또는 시장·군수·구청장에게 청구하여야 한다.

③ 제1항에 따른 보상액을 산정함에 있어 손실을 입은 자가 이 법 또는 관련 법령에 따른 조치의무를 위반하여 그 손실을 발생시켰거나 확대시킨 경우에는 보상금을 지급하지 아니하거나 보상금을 감액하여 지급할 수 있다.

④ 제1항에 따른 보상의 대상·범위와 보상액의 산정, 제3항에 따른 지급 제외 및 감액의 기준 등에 관하여 필요한 사항은 대통령령으로 정한다.

제70조의2(손실보상심의위원회) ① 제70조에 따른 손실보상에 관한 사항을 심의·의결하기 위하여 보건복지부 및 시·도에 손실보상심의위원회(이하 "심의위원회"라 한다)를 둔다.

② 위원회는 위원장 2인을 포함한 20인 이내의 위원으로 구성하되, 보건복지부에 설치된 심의위원회의 위원장은 보건복지부차

27) 경비보조는 국가가 시도부담 경비의 1/2을, 시도가 시군구 부담경비의 2/3을 지급하게 되어 있어, 시군구, 시도 국가별로 무엇을 지원하는지를 명확하게 구분하기 어려움. 단, 전문인력의 양성이나 표본감시활동 등 국가만의 책무가 있으므로, 국고부담경비를 익히는 것이 유리함.
28) 전파위험이 높은 감염병 환자의 입원 및 강제처분

관과 민간위원이 공동으로 되며, 시 · 도에 설치된 심의위원회의 위원장은 부시장 또는 부지사와 민간위원이 공동으로 된다.

③ 심의위원회 위원은 관련 분야에 대한 학식과 경험이 풍부한 사람과 관계 공무원 중에서 대통령령으로 정하는 바에 따라 보건복지부장관 또는 시 · 도지사가 임명하거나 위촉한다.

④ 심의위원회는 제1항에 따른 심의 · 의결을 위하여 필요한 경우 관계자에게 출석 또는 자료의 제출 등을 요구할 수 있다.

⑤ 그 밖의 심의위원회의 구성과 운영 등에 관하여 필요한 사항은 대통령령으로 정한다.

제70조의3(보건의료인력 등에 대한 재정적 지원) ① 질병관리청장, 시 · 도지사 및 시장 · 군수 · 구청장은 이 법에 따른 감염병의 발생 감시, 예방 · 관리 및 역학조사업무에 조력한 의료인, 의료기관 개설자 또는 약사에 대하여 예산의 범위에서 재정적 지원을 할 수 있다.

시행령 **제28조의4(보건의료인력 등에 대한 지원 등)** ① 질병관리청장, 시 · 도지사 또는 시장 · 군수 · 구청장은 법 제70조의3제1항에 따라 감염병의 발생 감시, 예방 · 관리 또는 역학조사업무에 조력한 의료인, 의료기관 개설자 또는 약사에게 수당 및 여비 등의 비용을 지원할 수 있다.

② 질병관리청장, 시 · 도지사 및 시장 · 군수 · 구청장은 법 제70조의3제2항에 따라 감염병의 발생 감시, 예방 · 방역 · 검사 · 치료 · 관리 및 역학조사 업무에 조력한 보건의료인력 및 보건의료기관 종사자에게 수당 및 여비 등의 비용을 지원할 수 있다.

③ 제1항 또는 제2항에 따른 지원을 받으려는 자는 감염병의 발생 감시, 예방 · 방역 · 검사 · 치료 · 관리 및 역학조사업무에 조력한 사실을 증명하는 자료를 첨부하여 질병관리청장, 시 · 도지사 또는 시장 · 군수 · 구청장에게 신청하여야 한다.

④ 제3항에 따른 지원 신청을 받은 질병관리청장, 시 · 도지사 또는 시장 · 군수 · 구청장은 지원여부, 지원항목 및 지원금액 등을 결정하고, 그 사실을 신청인에게 알려야 한다.

② 질병관리청장, 시 · 도지사 및 시장 · 군수 · 구청장은 감염병 확산으로 인하여 「재난 및 안전관리 기본법」 제38조제2항에 따른 심각 단계 이상의 위기경보가 발령되는 경우 이 법에 따른 감염병의 발생 감시, 예방 · 방역 · 검사 · 치료 · 관리 및 역학조사 업무에 조력한 보건의료인력 및 보건의료기관 종사자(「보건의료인력지원법」 제2조제3호에 따른 보건의료인력 및 같은 조 제4호에 따른 보건의료기관 종사자를 말한다)에 대하여 예산의 범위에서 재정적 지원을 할 수 있다.

③ 제1항 및 제2항에 따른 지원 내용, 절차, 방법 등 지원에 필요한 사항은 대통령령으로 정한다.

제70조의4(감염병환자등에 대한 생활지원) ① 질병관리청장, 시 · 도지사 및 시장 · 군수 · 구청장은 이 법에 따라 입원 또는 격리된 사람에 대하여 예산의 범위에서 치료비, 생활지원 및 그 밖의 재정적 지원을 할 수 있다.

시행령 **제28조의5(감염병환자등에 대한 생활지원 등)** 질병관리청장, 시 · 도지사 또는 시장 · 군수 · 구청장은 법 제70조의4제1항에 따라 다음 각 호의 지원을 할 수 있다. 다만, 법 제41조의2제1항에 따라 유급휴가를 받은 경우에는 제2호에 따른 지원을 하지 아니한다.

1. 치료비 및 입원비: 본인이 부담하는 치료비 및 입원비. 다만, 「국민건강보험법」에 따른 요양급여의 대상에서 제외되는 비용 등 질병관리청장이 정하는 비용은 제외한다.
2. 생활지원비: 질병관리청장이 기획재정부장관과 협의하여 고시하는 금액

② 시 · 도지사 및 시장 · 군수 · 구청장은 제1항에 따른 사람 및 제70조의3제1항에 따른 의료인이 입원 또는 격리조치, 감염병의 발생 감시, 예방 · 관리 및 역학조사업무에 조력 등으로 자녀에 대한 돌봄 공백이 발생한 경우 「아이돌봄 지원법」에 따른 아이돌봄서비스를 제공하는 등 필요한 조치를 하여야 한다.

③ 제1항 및 제2항에 따른 지원 · 제공을 위하여 필요한 사항은 대통령령으로 정한다.

제70조의5(손실보상금의 긴급지원) 보건복지부장관, 시 · 도지사 및 시장 · 군수 · 구청장은 심의위원회의 심의 · 의결에 따라 제70조제1항 각 호의 어느 하나에 해당하는 손실을 입은 자로서 경제적 어려움으로 자금의 긴급한 지원이 필요한 자에게 제70조제1항에 따른 손실보상금의 일부를 우선 지급할 수 있다.

제70조의6(심리지원) ① 보건복지부장관, 시 · 도지사 또는 시장 · 군수 · 구청장은 감염병환자등과 그 가족, 감염병의심자, 감염병 대응 의료인, 그 밖의 현장대응인력에 대하여 「정신건강증진 및 정신질환자 복지서비스 지원에 관한 법률」 제15조의2에 따른 심리지원(이하 "심리지원"이라 한다)을 할 수 있다.

② 보건복지부장관, 시 · 도지사 또는 시장 · 군수 · 구청장은 심리지원을 「정신건강증진 및 정신질환자 복지서비스 지원에 관한 법률」 제15조의2에 따른 국가트라우마센터 또는 대통령령으로 정하는 관계 전문기관에 위임 또는 위탁할 수 있다.

③ 제1항에 따른 현장대응인력의 범위와 제1항 및 제2항에 따른 심리지원에 관하여 필요한 사항은 대통령령으로 정한다.

제71조(예방접종 등에 따른 피해의 국가보상) ① 국가는 제24조 및 제25조에 따라 예방접종을 받은 사람 또는 제40조제2항에 따라 생산된 예방 · 치료 의약품을 투여받은 사람이 그 예방접종 또는 예방 · 치료 의약품으로 인하여 질병에 걸리거나 장애인이 되거나 사망하였을 때에는 대통령령으로 정하는 기준과 절차에 따라 다음 각 호의 구분에 따른 보상을 하여야 한다.

1. 질병으로 진료를 받은 사람: 진료비 전액 및 정액 간병비
2. 장애인이 된 사람: 일시보상금
3. 사망한 사람: 대통령령으로 정하는 유족에 대한 일시보상금 및 장제비

② 제1항에 따라 보상받을 수 있는 질병, 장애 또는 사망은 예방접종약품의 이상이나 예방접종 행위자 및 예방 · 치료 의약품 투여자 등의 과실 유무에 관계없이 해당 예방접종 또는 예방 · 치료 의약품을 투여받은 것으로 인하여 발생한 피해로서 질병관리청장이 인정하는 경우로 한다.

③ 질병관리청장은 제1항에 따른 보상청구가 있은 날부터 120일 이내에 제2항에 따른 질병, 장애 또는 사망에 해당하는지를 결정하여야 한다. 이 경우 미리 위원회의 의견을 들어야 한다.

④ 제1항에 따른 보상의 청구, 제3항에 따른 결정의 방법과 절차 등에 관하여 필요한 사항은 대통령령으로 정한다.

제72조(손해배상청구권과의 관계 등) ① 국가는 예방접종약품의 이상이나 예방접종 행위자, 예방 · 치료 의약품의 투여자 등 제3자의 고의 또는 과실로 인하여 제71조에 따른 피해보상을 하였을 때에는 보상액의 범위에서 보상을 받은 사람이 제3자에 대하여 가지는 손해배상청구권을 대위한다.

② 예방접종을 받은 자, 예방 · 치료 의약품을 투여받은 자 또는 제71조제1항제3호에 따른 유족이 제3자로부터 손해배상을 받았을 때에는 국가는 그 배상액의 범위에서 제71조에 따른 보상금을 지급하지 아니하며, 보상금을 잘못 지급하였을 때에는 해당 금액을 국세 징수의 예에 따라 징수할 수 있다.

제72조의2(손해배상청구권) 보건복지부장관, 질병관리청장, 시 · 도지사 및 시장 · 군수 · 구청장은 이 법을 위반하여 감염병을 확산시키거나 확산 위험성을 증대시킨 자에 대하여 입원치료비, 격리비, 진단검사비, 손실보상금 등 이 법에 따른 예방 및 관리 등을 위하여 지출된 비용에 대해 손해배상을 청구할 권리를 갖는다.

제73조(국가보상을 받을 권리의 양도 등 금지) 제70조 및 제71조에 따라 보상받을 권리는 양도하거나 압류할 수 없다.

제11장 보칙

제74조(비밀누설의 금지) 이 법에 따라 건강진단, 입원.치료, 진단 등 감염병 관련 업무에 종사하는 자 또는 종사하였던 자는 그 업무상 알게 된 비밀을 다른 사람에게 누설하거나 업무목적 외의 용도로 사용하여서는 아니 된다.

▶ 벌 칙: 3년 이하의 징역 또는 3천만원 이하의 벌금(업무상 알게 된 비밀을 누설하거나 업무목적 외의 용도로 사용한 자)

제74조의2(자료의 제공 요청 및 검사) ① 질병관리청장, 시 · 도지사 또는 시장 · 군수 · 구청장은 감염병관리기관의 장 등에게 감염병관리시설, 제37조에 따른 격리소 · 요양소 또는 진료소, 제39조의3에 따른 감염병의심자 격리시설의 설치 및 운영에 관한 자료의 제공을 요청할 수 있으며, 소속 공무원으로 하여금 해당 시설에 출입하여 관계 서류나 시설 · 장비 등을 검사하게 하거나 관계인에게 질문을 하게 할 수 있다.

▶ 벌 칙: 200만원 이하의 벌금(자료 제공 요청에 따르지 아니하거나 거짓 자료를 제공한 자, 검사나 질문을 거부 · 방해 또는 기피한 자)

② 제1항에 따라 출입 · 검사를 행하는 공무원은 그 권한을 표시하는 증표를 지니고 이를 관계인에게 제시하여야 한다.

제75조(청문) 시 · 도지사 또는 시장 · 군수 · 구청장은 다음 각 호의 어느 하나에 해당하는 처분을 하려면 청문을 실시하여야 한다.

1. 제49조제3항에 따른 장소나 시설의 폐쇄 명령
2. 제59조제1항에 따른 영업소[29]의 폐쇄 명령

제76조(위임 및 위탁) ① 이 법에 따른 보건복지부장관의 권한 또는 업무는 대통령령으로 정하는 바에 따라 그 일부를 질병관리청장 또는 시 · 도지사에게 위임하거나 관련 기관 또는 관련 단체에 위탁할 수 있다.

② 이 법에 따른 질병관리청장의 권한 또는 업무는 대통령령으로 정하는 바에 따라 그 일부를 시 · 도지사에게 위임하거나 관련 기관 또는 관련 단체에 위탁할 수 있다.

제76조의2(정보 제공 요청 및 정보 확인 등) ① 질병관리청장 또는 시 · 도지사는 감염병 예방 · 관리 및 감염 전파의 차단을 위하여 필요한 경우 관계 중앙행정기관(그 소속기관 및 책임운영기관을 포함한다)의 장, 지방자치단체의 장(「지방교육자치에 관한 법률」 제18조에 따른 교육감을 포함한다), 「공공기관의 운영에 관한 법률」 제4조에 따른 공공기관, 의료기관 및 약국, 법인 · 단체 · 개인에 대하여 감염병환자등, 감염병의심자 및 예방접종을 받은 자에 관한 다음 각 호의 정보 제공을 요청할 수 있으며, 요청을 받은 자는 이에 따라야 한다.

▶ 벌 칙: 1년 이하의 징역 또는 2천만원 이하의 벌금(질병관리청장 또는 시 · 도지사의 요청을 거부하거나 거짓자료를 제공한 의료기관 및 약국, 법인 · 단체 · 개인)

1. 성명, 「주민등록법」 제7조의2제1항에 따른 주민등록번호, 주소 및 전화번호(휴대전화번호를 포함한다) 등 인적사항
2. 「의료법」 제17조에 따른 처방전 및 같은 법 제22조에 따른 진료기록부등
3. 「국민건강보험법」 제5조에 따른 가입자 및 피부양자 또는 「의료급여법」 제3조에 따른 수급권자에 관한 정보 중 장애중증도, 장애유형, 소득분위 등 감염병 예방 · 관리를 위하여 필요한 정보로서 대통령령으로 정하는 정보
4. 진료이력, 투약정보, 상병내역 등 「국민건강보험법」 제47조에 따른 요양급여비용의 청구와 지급에 관한 정보 및 「의료급여법」 제11조에 따른 급여비용의 청구와 지급에 관한 정보로서 대통령령으로 정하는 정보
5. 질병관리청장이 정하는 기간의 출입국관리기록
6. 그 밖에 이동경로를 파악하기 위하여 대통령령으로 정하는 정보

② 질병관리청장, 시 · 도지사 또는 시장 · 군수 · 구청장은 감염병 예방 · 관리 및 감염 전파의 차단을 위하여 필요한 경우 감염병환자등 및 감염병의심자의 위치정보를 국가경찰과 자치경찰의 조직 및 운영에 관한 법률」에 따른 경찰청, 시 · 도경찰청 및 경찰서(이하 이 조에서 "경찰관서"라 한다)의 장에게 요청할 수 있다. 이 경우 질병관리청장, 시 · 도지사 또는 시장 · 군수 · 구청장의 요청을 받은 경찰관서의 장은 「위치정보의 보호 및 이용 등에 관한 법률」 제15조 및 「통신비밀보호법」 제3조에도 불구하고 「위치정보의 보호 및 이용 등에 관한 법률」 제5조제7항에 따른 개인위치정보사업자, 「전기통신사업법」 제2조제8호에 따른 전기통신사업자에게 감염병환자등 및 감염병의심자의 위치정보를 요청할 수 있고, 요청을 받은 위치정보사업자와 전기통신사업자는 정당한 사유가 없으면 이에 따라야 한다.

▶ 벌 칙: 1년 이하의 징역 또는 2천만원 이하의 벌금(후단을 위반하여 경찰관서의 장의 요청을 거부하거나 거짓자료를 제공한 자)

③ 질병관리청장은 제1항 및 제2항에 따라 수집한 정보를 관련 중앙행정기관의 장, 지방자치단체의 장, 국민건강보험공단 이사장, 건강보험심사평가원 원장, 「보건의료기본법」 제3조제4호의 보건의료기관(이하 "보건의료기관"이라 한다) 및 그 밖의 단체 등에게 제공할 수 있다. 이 경우 보건의료기관 등에 제공하는 정보는 감염병 예방 · 관리 및 감염 전파의 차단을 위하여 해당 기관의 업무에 관련된 정보로 한정한다.

④ 질병관리청장은 감염병 예방 · 관리 및 감염 전파의 차단을 위하여 필요한 경우 제3항 전단에도 불구하고 다음 각 호의 정보시스템을 활용하여 보건의료기관에 제1항제5호에 따른 정보 및 같은 항 제6호에 따른 이동경로 정보를 제공하여야 한다.

---

29) 소독업 영업소

이 경우 보건의료기관에 제공하는 정보는 해당 기관의 업무에 관련된 정보로 한정한다.

1. 국민건강보험공단의 정보시스템
2. 건강보험심사평가원의 정보시스템
3. 감염병의 국내 유입 및 확산 방지를 위하여 질병관리청장이 필요하다고 인정하여 지정하는 기관의 정보시스템

⑤ 의료인, 약사 및 보건의료기관의 장은 의료행위를 하거나 의약품을 처방 · 조제하는 경우 제4항 각 호의 어느 하나에 해당하는 정보시스템을 통하여 같은 항에 따라 제공된 정보를 확인하여야 한다.

⑥ 제3항 및 제4항에 따라 정보를 제공받은 자는 이 법에 따른 감염병 관련 업무 이외의 목적으로 정보를 사용할 수 없으며, 업무 종료 시 지체 없이 파기하고 질병관리청장에게 통보하여야 한다.

▶ 벌 칙: 2년 이하의 징역 또는 2천만원 이하의 벌금(위반한 자)

⑦ 질병관리청장, 시 · 도지사 또는 시장 · 군수 · 구청장은 제1항 및 제2항에 따라 수집된 정보의 주체(이하 "정보주체"라 한다)에게 다음 각 호의 사실을 통지하여야 한다.

1. 감염병 예방 · 관리 및 감염 전파의 차단을 위하여 필요한 정보가 수집되었다는 사실
2. 제1호의 정보가 다른 기관에 제공되었을 경우 그 사실
3. 제2호의 경우에도 이 법에 따른 감염병 관련 업무 이외의 목적으로 정보를 사용할 수 없으며, 업무 종료 시 지체 없이 파기된다는 사실

⑧ 제3항 및 제4항에 따라 정보를 제공받은 자가 이 법의 규정을 위반하여 해당 정보를 처리한 경우에는 「개인정보 보호법」에 따른다.

⑨ 제3항에 따른 정보 제공의 대상 · 범위 및 제7항에 따른 통지의 방법 등에 관하여 필요한 사항은 보건복지부령으로 정한다.

제76조의3(개인정보처리 보고서 작성 및 공개) ① 질병관리청장은 제76조의2제7항에 따른 정보주체에 대한 통지 등 개인정보처리에 관한 보고서(이하 "개인정보처리 보고서"라 한다)를 매년 작성하여야 한다.

② 시 · 도지사 또는 시장 · 군수 · 구청장은 제76조의2제7항에 따른 정보주체에 대한 통지 관련 자료를 질병관리청장에게 제출하여야 한다.

③ 질병관리청장은 제1항에 따라 작성된 개인정보처리 보고서를 보건복지부령으로 정하는 바에 따라 다음 연도 상반기까지 질병관리청의 인터넷 홈페이지에 공개하여야 한다.

④ 개인정보처리 보고서의 작성 및 자료제출에 필요한 사항은 보건복지부령으로 정한다.

제76조의4(감염병 정보의 분석 및 연구) ① 질병관리청장은 감염병 예방 · 관리 및 감염 전파의 차단을 위하여 필요한 경우 다음 각 호의 정보를 분석하거나 감염병 관련 연구에 이용할 수 있다.

1. 제11조제5항에 따른 신고 및 제13조에 따른 보고를 통하여 수집한 정보
2. 제18조에 따른 역학조사 정보
3. 제28조의 예방접종 기록 정보
4. 제29조의 예방접종에 관한 역학조사 정보
5. 제76조의2제1항 및 제2항에 따라 제공받은 정보
6. 그 밖에 감염병 예방 · 관리 및 감염 전파의 차단을 위하여 필요한 정보로서 질병관리청장이 정하는 정보

② 질병관리청장이 제1항에 따라 개인정보를 이용하는 경우에는 「개인정보 보호법」 제2조제1호의2에 따른 가명처리(이하 이 조에서 "가명처리"라 한다)를 하여야 한다. 다만, 다음 각 호의 어느 하나에 해당하는 경우에는 그러하지 아니하다.

1. 병상배정 등 긴급한 조치가 필요하여 가명처리를 할 시간적 여유가 없는 경우
2. 예방접종 후 이상반응 대응, 감염병 후유증 관리, 감염취약계층 지원 등 가명처리한 개인정보로는 원활한 업무 수행이 어려운 경우

③ 제1항에 따라 개인정보를 이용하는 경우에는 그 법적 근거, 목적 및 범위 등에 관하여 필요한 사항을 「개인정보 보호법」 제18조제4항에 따라 관보 또는 인터넷 홈페이지 등에 게재하여야 한다. 다만, 제2항 각 호 외의 부분 본문에 따라 가명처리하여 이용하는 경우에는 그러하지 아니하다.

제76조의5(준용규정) 제42조제6항은 제41조제1항, 제47조제3호, 제49조제1항제14호에 따른 입원 또는 격리에 관하여도 준용한다.

제76조의6(벌칙 적용에서 공무원 의제) 다음 각 호의 어느 하나에 해당하는 사람은 「형법」 제127조 및 제129조부터 제132조까지의 규정을 적용할 때에는 공무원으로 본다. [개정 2024.12.20.]

1. 첨단백신센터에 근무하는 임직원 신설 2024.12.20.
2. 심의위원회 위원 중 공무원이 아닌 사람 신설 2024.12.20.

제12장 벌칙

제77조(벌칙) 다음 각 호의 어느 하나에 해당하는 자는 5년 이하의 징역 또는 5천만원 이하의 벌금에 처한다.

1. 제22조제1항 또는 제2항을 위반하여 고위험병원체의 반입 허가를 받지 아니하고 반입한 자
2. 제23조의3제1항을 위반하여 보유허가를 받지 아니하고 생물테러감염병병원체를 보유한 자
3. 제40조의3제1항을 위반하여 의료 · 방역 물품을 수출하거나 국외로 반출한 자

제78조(벌칙) 다음 각 호의 어느 하나에 해당하는 자는 3년 이하의 징역 또는 3천만원 이하의 벌금에 처한다.

1. 제23조제2항에 따른 허가를 받지 아니하거나 같은 조 제3항 본문에 따른 변경허가를 받지 아니하고 고위험병원체 취급시설을 설치 · 운영한 자
2. 제23조의3제3항에 따른 변경허가를 받지 아니한 자
3. 제74조를 위반하여 업무상 알게 된 비밀을 누설하거나 업무목적 외의 용도로 사용한 자

제79조(벌칙) 다음 각 호의 어느 하나에 해당하는 자는 2년 이하의 징역 또는 2천만원 이하의 벌금에 처한다.

1. 제18조제3항을 위반[30]한 자
2. 제21조제1항부터 제3항까지 또는 제22조제3항에 따른 신고[31]를 하지 아니하거나 거짓으로 신고한 자

2의2. 제21조제5항에 따른 현장조사를 정당한 사유 없이 거부 · 방해 또는 기피한 자

2의3. 제23조제2항에 따른 신고를 하지 아니하고 고위험병원체 취급시설을 설치 · 운영한 자

3. 제23조제8항에 따른 안전관리 점검을 거부 · 방해 또는 기피한 자

3의2. 제23조의2에 따른 고위험병원체 취급시설의 폐쇄명령 또는 운영정지명령을 위반한 자

3의3. 제49조제4항을 위반하여 정당한 사유 없이 폐쇄 명령에 따르지 아니한 자

4. 제60조제4항을 위반한 자(다만, 공무원은 제외한다)[32]
5. 제76조의2제6항[33]을 위반한 자

제79조의2(벌칙) 다음 각 호의 어느 하나에 해당하는 자는 1년 이하의 징역 또는 2천만원 이하의 벌금에 처한다.

1. 제18조의4제4항을 위반하여 같은 조 제2항에 따른 질병관리청장 또는 시 · 도지사의 자료제출 요구를 받고 이를 거부 · 방해 · 회피하거나, 거짓자료를 제출하거나 또는 고의적으로 사실을 누락 · 은폐한 자
2. 제23조의4제1항을 위반하여 고위험병원체를 취급한 자
3. 제23조의4제2항을 위반하여 고위험병원체를 취급하게 한 자
4. 제76조의2제1항을 위반하여 질병관리청장 또는 시 · 도지사의 요청을 거부하거나 거짓자료를 제공한 의료기관 및 약국, 법인 · 단체 · 개인

---

30) 역학조사 거부 · 방해 · 회피, 거짓진술, 사실누락v은폐
31) 고위험병원체 분리 및 이동신고 등
32) 감염병 발생지역 내 법인 · 단체 · 개인의 협조 의무 위반
33) 감염병 환자 등 감염이 우려되는 사람의 이동경로 파악을 위한 정보제공 요청 호응 위반

5. 제76조의2제2항 후단을 위반하여 경찰관서의 장의 요청을 거부하거나 거짓자료를 제공한 자

제79조의3(벌칙) 다음 각 호의 어느 하나에 해당하는 자는 1년 이하의 징역 또는 1천만원 이하의 벌금에 처한다.

1. 제41조제1항을 위반하여 입원치료를 받지 아니한 자
2. 삭제
3. 제41조제2항을 위반하여 자가치료 또는 시설치료 및 의료기관 입원치료를 거부한 자
4. 제42조제1항 · 제2항제1호 · 제3항 또는 제7항에 따른 입원 또는 격리 조치를 거부한 자
5. 제47조제3호 또는 제49조제1항제14호에 따른 입원 또는 격리 조치를 위반한 자

제79조의4(벌칙) 다음 각 호의 어느 하나에 해당하는 자는 500만원 이하의 벌금에 처한다.

1. 제1급감염병 및 제2급감염병에 대하여 제11조에 따른 보고 또는 신고 의무를 위반하거나 거짓으로 보고 또는 신고한 의사, 치과의사, 한의사, 군의관, 의료기관의 장 또는 감염병병원체 확인기관의 장
2. 제1급감염병 및 제2급감염병에 대하여 제11조에 따른 의사, 치과의사, 한의사, 군의관, 의료기관의 장 또는 감염병병원체 확인기관의 장의 보고 또는 신고를 방해한 자

제80조(벌칙) 다음 각 호의 어느 하나에 해당하는 자는 300만원 이하의 벌금에 처한다.

1. 제3급감염병 및 제4급감염병에 대하여 제11조에 따른 보고 또는 신고 의무를 위반하거나 거짓으로 보고 또는 신고한 의사, 치과의사, 한의사, 군의관, 의료기관의 장, 감염병병원체 확인기관의 장 또는 감염병 표본감시기관
2. 제3급감염병 및 제4급감염병에 대하여 제11조에 따른 의사, 치과의사, 한의사, 군의관, 의료기관의 장, 감염병병원체 확인기관의 장 또는 감염병 표본감시기관의 보고 또는 신고를 방해한 자

2의2. 제13조제2항에 따른 감염병병원체 검사를 거부한 자

3. 제37조제4항을 위반하여 감염병관리시설을 설치하지 아니한 자
4. 삭제
5. 제42조에 따른 강제처분에 따르지 아니한 자(제42조제1항 · 제2항제1호 · 제3항 및 제7항에 따른 입원 또는 격리 조치를 거부한 자는 제외한다)
6. 제45조를 위반하여 일반인과 접촉하는 일이 많은 직업에 종사한 자 또는 감염병환자등을 그러한 직업에 고용한 자
7. 제47조(같은 조 제3호는 제외한다) 또는 제49조제1항(같은 항 제2호의2부터 제2호의4까지 및 제3호 중 건강진단에 관한 사항과 같은 항 제14호는 제외한다)에 따른 조치에 위반한 자
8. 제52조제1항에 따른 소독업 신고를 하지 아니하거나 거짓이나 그 밖의 부정한 방법으로 신고하고 소독업을 영위한 자
9. 제54조제1항에 따른 기준과 방법에 따라 소독하지 아니한 자

제81조(벌칙) 다음 각 호의 어느 하나에 해당하는 자는 200만원 이하의 벌금에 처한다.

1. 삭제
2. 삭제
3. 제12조제1항에 따른 신고를 게을리한 자
4. 세대주, 관리인 등으로 하여금 제12조제1항에 따른 신고를 하지 아니하도록 한 자
5. 삭제
6. 제20조에 따른 해부명령을 거부한 자
7. 제27조에 따른 예방접종증명서를 거짓으로 발급한 자
8. 제29조를 위반하여 역학조사를 거부 · 방해 또는 기피한 자

8의2. 제32조제2항을 위반하여 거짓이나 그 밖의 부정한 방법으로 예방접종을 받은 사람

9. 제45조제2항을 위반하여 성매개감염병에 관한 건강진단을 받지 아니한 자를 영업에 종사하게 한 자
10. 제46조 또는 제49조제1항제3호에 따른 건강진단을 거부하거나 기피한 자

11. 정당한 사유 없이 제74조의2제1항에 따른 자료 제공 요청에 따르지 아니하거나 거짓 자료를 제공한 자, 검사나 질문을 거부 · 방해 또는 기피한 자

제81조의2(형의 가중처벌) ① 단체나 다중(多衆)의 위력(威力)을 통하여 조직적 · 계획적으로 제79조제1호의 죄를 범한 경우 그 죄에서 정한 형의 2분의 1까지 가중한다.

② 제79조의3 각 호의 죄를 범하여 고의 또는 중과실로 타인에게 감염병을 전파시킨 경우 그 죄에서 정한 형의 2분의 1까지 가중한다.

제82조(양벌규정) 법인의 대표자나 법인 또는 개인의 대리인, 사용인, 그 밖의 종업원이 그 법인 또는 개인의 업무에 관하여 제77조부터 제81조까지의 어느 하나에 해당하는 위반행위를 하면 그 행위자를 벌하는 외에 그 법인 또는 개인에게도 해당 조문의 벌금형을 과(科)한다. 다만, 법인 또는 개인이 그 위반행위를 방지하기 위하여 해당 업무에 관하여 상당한 주의와 감독을 게을리하지 아니한 경우에는 그러하지 아니하다.

제83조(과태료) ① 다음 각 호의 어느 하나에 해당하는 자에게는 1천만원 이하의 과태료를 부과한다.

1. 제23조제3항 단서 또는 같은 조 제4항에 따른 변경신고를 하지 아니한 자
2. 제23조제5항에 따른 신고를 하지 아니한 자
3. 제23조의3제3항 단서에 따른 변경신고를 하지 아니한 자
4. 제35조의2를 위반하여 거짓 진술, 거짓 자료를 제출하거나 고의적으로 사실을 누락 · 은폐한 자

② 제49조제1항제2호의2의 조치를 따르지 아니한 관리자 · 운영자에게는 300만원 이하의 과태료를 부과한다.

③ 다음 각 호의 어느 하나에 해당하는 자에게는 100만원 이하의 과태료를 부과한다.

1. 제28조제2항에 따른 보고를 하지 아니하거나 거짓으로 보고한 자
2. 제33조의3에 따른 보고를 하지 아니하거나 거짓으로 보고한 자

2의2. 제41조제3항에 따른 전원등의 조치를 거부한 자

3. 제51조제3항에 따른 소독을 하지 아니한 자
4. 제53조제1항 및 제2항에 따른 휴업 · 폐업 또는 재개업 신고를 하지 아니한 자
5. 제54조제2항에 따른 소독에 관한 사항을 기록 · 보존하지 아니하거나 거짓으로 기록한 자

④ 다음 각 호의 어느 하나에 해당하는 자에게는 10만원 이하의 과태료를 부과한다.

1. 제49조제1항제2호의2 또는 제2호의3의 조치를 따르지 아니한 이용자
2. 제49조제1항제2호의4의 조치를 따르지 아니한 자

⑤ 제1항부터 제4항까지에 따른 과태료는 대통령령으로 정하는 바에 따라 보건복지부장관, 질병관리청장, 관할 시 · 도지사 또는 시장 · 군수 · 구청장이 부과 · 징수한다.

경희대학교 류재인 교수

10 후천성면역결핍증 예방법

학습 길잡이

후천성면역결핍증 예방법은 1987년 11월 28일, ① 후천성면역결핍증에 감염된 자의 보호 · 관리와 동 질병의 전파방지를 위한 신속한 조치를 위하여 감염자를 진단한 의사 또는 의료기관등은 관할보건소장에게 이를 즉시 신고하도록 함. ② 후천성면역결핍증의 예방을 위하여 공중과 접촉이 많은 업소에 종사하는 자에 대하여는 후천성면역결핍증에 관한 수시 또는 정기검진을 받도록 하고, 영업자는 감염자나 검진을 받지 아니한 자를 그 영업소에 종사할 수 없도록 함. ③ 후천성면역결핍증의 전파를 방지하기 위하여 혈액원에서 채혈되는 혈액과 수입혈액제제에 대하여는 인간면역결핍바이러스의 감염 여부를 검사하도록 하고, 검사를 받지 아니하거나 검사결과 인간면역결핍바이러스에 감염된 것으로 나타난 혈액 및 수입혈액제제에 대하여는 이를 유통 · 판매하거나 사용할 수 없도록 함. ④ 후천성면역결핍증의 전파방지 및 감염자의 보호 · 치료를 위하여 감염자중 대통령령이 정하는 자에 대하여는 보호시설에서 보호 및 치료를 받도록 함. ⑤ 후천성면역결핍증의 감염자는 타인에 대한 감염의 예방조치 없이 전파매개행위를 할 수 없도록 함을 목적으로 제정되었습니다. 이후 7차례 일부개정을 통하여 현재에 이르고 있습니다.

이 법은 기본적으로 후천성면역결핍증이 감염병의 하나이면서도 그 영향력과 사회적 파장 때문에 독립된 법으로 제정되었다고 이해하여야 합니다. 따라서 후천성면역결핍증 예방법은 감염병의 예방 및 관리에 관한 법률의 규정들과 여러 모로 흡사하고 중첩됩니다.

학습 목표

1. 후천성면역결핍증 감염인 및 환자를 구별하여 설명할 수 있다.
2. 후천성면역결핍증 감염자를 진단하거나 사체를 검안하였을 때 신고의무자와 신고절차에 대해 설명할 수 있다.
3. 후천성면역결핍증 정기검진 또는 수시검진의 대상자를 설명할 수 있다.
4. 사람을 대상으로 한 검진이 아니면서 후천성면역결핍증 감염 여부를 검사하여야 하는 경우를 나열할 수 있다.
5. 후천성면역결핍증 감염인에 대하여 치료를 권고하거나 치료를 강제할 수 있는 경우를 설명할 수 있다.
6. 후천성면역결핍증 전파매개행위 금지의 중요성을 설명할 수 있다.

10 후천성면역결핍증 예방법

[시행 2020. 9. 12.] [법률 제17472호, 2020. 8. 11., 타법개정]

제1장 총칙

제1조(목적) 이 법은 후천성면역결핍증의 예방 · 관리와 그 감염인의 보호 · 지원에 필요한 사항을 정함으로써 국민건강의 보호에 이바지함을 목적으로 한다.

제2조(정의) 이 법에서 사용하는 용어의 뜻은 다음과 같다.

1. "감염인"이란 인체면역결핍바이러스에 감염된 사람을 말한다.
2. "후천성면역결핍증환자"란 감염인 중 대통령령으로 정하는 후천성면역결핍증 특유의 임상증상이 나타난 사람을 말한다.

시행령 제2조(임상증상) 「후천성면역결핍증 예방법」(이하 "법"이라 한다) 제2조제2호에서 "대통령령으로 정하는 후천성면역결핍증 특유의 임상증상"이란 세포면역기능에 결함이 있고, 주폐포자충폐렴(住肺胞子蟲肺炎), 결핵 등의 기회감염 또는 기회질환이 있는 경우를 말한다.

제3조(국가·지방자치단체 및 국민의 의무) ① 국가와 지방자치단체는 후천성면역결핍증의 예방 · 관리와 감염인의 보호 · 지원을 위한 대책을 수립 · 시행하고 감염인에 대한 차별 및 편견의 방지와 후천성면역결핍증의 예방을 위한 교육과 홍보를 하여야 한다.

② 국가와 지방자치단체는 국제사회와 협력하여 후천성면역결핍증의 예방과 치료를 위한 활동에 이바지하여야 한다.

③ 국민은 후천성면역결핍증에 관한 올바른 지식을 가지고 예방을 위한 주의를 하여야 하며, 국가나 지방자치단체가 이 법에 따라 하는 조치에 적극 협력하여야 한다.

④ 제1항부터 제3항까지의 경우에 국가 · 지방자치단체 및 국민은 감염인의 인간으로서의 존엄과 가치를 존중하고 그 기본적 권리를 보호하며, 이 법에서 정한 사항 외의 불이익을 주거나 차별대우를 하여서는 아니 된다.

⑤ 사용자는 근로자가 감염인이라는 이유로 근로관계에 있어서 법률에서 정한 사항 외의 불이익을 주거나 차별대우를 하여서는 아니 된다.

제4조 삭제

제2장 신고 및 보고

제5조(의사 또는 의료기관 등의 신고) ① 감염인을 진단하거나 감염인의 사체를 검안한 의사 또는 의료기관은 보건복지부령으로 정하는 바에 따라 24시간 이내에 진단 · 검안 사실을 관할 보건소장에게 신고하고, 감염인과 그 배우자(사실혼 관계에 있는 사람을 포함한다. 이하 같다) 및 성 접촉자에게 후천성면역결핍증의 전파 방지에 필요한 사항을 알리고 이를 준수하도록 지도하여야 한다. 이 경우 가능하면 감염인의 의사(意思)를 참고하여야 한다.

▶ 벌 칙: 1년 이하의 징역 또는 1천만원 이하의 벌금(신고를 하지 아니하거나 거짓으로 신고를 한 자)

시행규칙 **제2조(의사 또는 의료기관 등의 신고)** ① 「후천성면역결핍증 예방법」(이하 "법"이라 한다) 제5조제1항에 따라 감염인을 진단하거나 감염인의 사체를 검안한 의사 또는 의료기관은 진단 또는 검안한 때부터 24시간 이내에 다음 각 호의 사항을 별지 제1호서식(전자문서를 포함한다)에 따라 보건소장에게 신고해야 한다.

1. 감염인에 대한 진단방법, 주요 증상 및 주요 감염경로
2. 감염인에 대한 진단 및 초진연월일
3. 검사물번호
4. 감염인의 사망 및 검안연월일과 검안 내용(사체를 검안한 경우로 한정한다)
5. 진단한 의사의 성명과 그가 종사하는 의료기관의 주소 및 명칭

② 법 제5조제2항에 따라 학술연구 또는 혈액 및 혈액제제에 대한 검사에 의하여 감염인을 발견한 자나 해당 연구 또는 검사를 실시한 기관의 장은 발견한 때부터 24시간 이내에 다음 각 호의 사항을 별지 제1호의2서식(전자문서를 포함한다)에 따라 질병관리청장에게 신고해야 한다.

1. 연구 또는 검사의 방법 및 연구 또는 검사연월일
2. 연구 또는 검사자의 성명과 그가 종사하는 기관의 주소 및 명칭
3. 감염인에 관한 사항

③ 법 제5조제3항에 따라 감염인이 사망한 경우 이를 처리한 의사 또는 의료기관은 처리한 때부터 24시간 이내에 다음 각 호의 사항을 별지 제1호서식(전자문서를 포함한다)에 따라 관할 보건소장에게 신고해야 한다.

1. 사망자의 성명 · 주민등록번호 및 주소
2. 사망연월일 및 사망 전의 주요증상
3. 사망 전 감염인을 진단한 의료기관의 명칭 및 소재지와 진단한 의사의 성명

④ 삭제

② 학술연구 또는 제9조에 따른 혈액 및 혈액제제(血液製劑)에 대한 검사에 의하여 감염인을 발견한 사람이나 해당 연구 또는 검사를 한 기관의 장은 보건복지부령으로 정하는 바에 따라 24시간 이내에 질병관리청장에게 신고하여야 한다.

▶ 벌 칙: 1년 이하의 징역 또는 1천만원 이하의 벌금(신고를 하지 아니하거나 거짓으로 신고를 한 자)

③ 감염인이 사망한 경우 이를 처리한 의사 또는 의료기관은 보건복지부령으로 정하는 바에 따라 24시간 이내에 관할 보건소장에게 신고하여야 한다.

▶ 벌 칙: 1년 이하의 징역 또는 1천만원 이하의 벌금(신고를 하지 아니하거나 거짓으로 신고를 한 자)

④ 제1항 및 제3항에 따라 신고를 받은 보건소장은 특별자치시장 · 특별자치도지사 · 시장 · 군수 또는 구청장(자치구의 구청장을 말한다. 이하 같다)에게 이를 보고하여야 하고, 보고를 받은 특별자치시장 · 특별자치도지사는 질병관리청장에게, 시장 · 군수 · 구청장은 특별시장 · 광역시장 또는 도지사를 거쳐 질병관리청장에게 이를 보고하여야 한다.

제6조 삭제

제7조(비밀 누설 금지) 다음 각 호의 어느 하나에 해당하는 사람은 이 법 또는 이 법에 따른 명령이나 다른 법령에서 정하고 있는 경우 또는 본인의 동의가 있는 경우를 제외하고는 재직 중에는 물론 퇴직 후에도 감염인에 대하여 업무상 알게 된 비밀을 누설하여서는 아니 된다.

▶ 벌 칙: 3년 이하의 징역 또는 3천만원 이하의 벌금(비밀을 누설한 사람)

1. 국가 또는 지방자치단체에서 후천성면역결핍증의 예방 · 관리와 감염인의 보호 · 지원에 관한 사무에 종사하는 사람
2. 감염인의 진단 · 검안 · 진료 및 간호에 참여한 사람
3. 감염인에 관한 기록을 유지 · 관리하는 사람

시행령 **제27조(민감정보 및 고유식별정보의 처리)** 질병관리청장, 시 · 도지사 및 시장 · 군수 · 구청장(해당 권한이 위임 · 위탁된 경우에는 그 권한을 위임 · 위탁받은 자를 포함한다)이나 보건소장, 의사 또는 의료기관은 다음 각 호의 사무를 수행하기 위하여 불가피한 경우 「개인정보 보호법」 제23조에 따른 건강에 관한 정보나 같은 법 시행령 제19조에 따른 주민등록번호, 여권번호, 운전면허의 면허번호 또는 외국인등록번호가 포함된 자료를 처리할 수 있다.

1. 법 제5조에 따른 감염인의 진단 · 검안 또는 사망의 신고 및 보고에 관한 사무
2. 법 제8조에 따른 후천성면역결핍증의 검진에 관한 사무

3. 법 제10조에 따른 역학조사에 관한 사무
4. 법 제12조에 따른 후천성면역결핍증 검진결과의 증명서 발급에 관한 사무
5. 제14조에 따른 후천성면역결핍증 예방 · 관리 정보시스템의 구축 · 운영에 관한 사무

제3장 검진

제8조(검진) ① 질병관리청장, 특별시장 · 광역시장 · 특별자치시장 · 도지사 또는 특별자치도지사(이하 "시 · 도지사"라 한다), 시장 · 군수 · 구청장은 공중(公衆)과 접촉이 많은 업소에 종사하는 사람으로서 제2항에 따른 검진 대상이 되는 사람에 대하여 후천성면역결핍증에 관한 정기검진 또는 수시검진을 하여야 한다.

▶ 벌 칙: 1년 이하의 징역 또는 1천만원 이하의 벌금(제8조에 따른 검진에 응하지 아니한 사람)

시행령 제11조(정기검진) 법 제8조제1항에 따른 정기검진은 6개월 간격으로 1년에 2회 실시한다.

② 질병관리청장, 시 · 도지사, 시장 · 군수 · 구청장은 후천성면역결핍증에 감염되었다고 판단되는 충분한 사유가 있는 사람 또는 후천성면역결핍증에 감염되기 쉬운 환경에 있는 사람으로서 다음 각 호의 어느 하나에 해당하는 사람에 대하여 후천성면역결핍증에 관한 검진을 할 수 있다.

1. 감염인의 배우자 및 성 접촉자
2. 그 밖에 후천성면역결핍증의 예방을 위하여 검진이 필요하다고 질병관리청장이 인정하는 사람

시행령 제12조(검진통지) ① 질병관리청장이나 특별시장 · 광역시장 · 특별자치시장 · 도지사 또는 특별자치도지사(이하 "시 · 도지사"라 한다) 또는 시장 · 군수 · 구청장(자치구의 구청장을 말한다. 이하 같다)이 법 제8조제1항에 따라 수시검진을 실시할 때와 법 제8조제2항에 따라 검진을 실시할 때에는 검진대상자에게 검진받을 것을 검진기일 5일전까지 통지하여야 한다.

② 제1항의 규정에 의하여 검진통지를 받은 검진대상자는 부득이한 사유로 인하여 검진을 받을 수 없는 경우에는 그 사유를 명시하여 검진통지를 한 행정기관의 장에게 검진기일의 연기를 신청할 수 있다.

③ 제2항의 규정에 의하여 검진기일의 연기신청을 받은 행정기관의 장은 이를 심사한 후 정당한 사유가 있다고 인정될 경우에는 다시 검진기일을 정하여 검진을 받을 것을 통지하여야 한다.

④ 검진통지등 검진에 관하여 필요한 사항은 보건복지부령으로 정한다.

③ 해외에서 입국하는 외국인 중 대통령령으로 정하는 장기체류자는 입국 전 1개월 이내에 발급받은 후천성면역결핍증 음성확인서를 질병관리청장에게 보여주어야 한다. 이를 보여주지 못하는 경우에는 입국 후 72시간 이내에 검진을 받아야 한다.

시행령 제10조(검진대상자) ① 삭제

② 법 제8조제3항 전단에서 "대통령령으로 정하는 장기체류자"란 「출입국관리법」 제16조에 따른 재난상륙허가의 대상자로서 질병관리청장이 후천성면역결핍증의 예방을 위하여 필요하다고 인정하는 사람을 말한다. 다만, 배우자를 동반하는 사람은 제외한다.

③ 법 제8조제3항에 따른 후천성면역결핍증 음성확인서(이하 "검사음성확인서"라 한다)는 각국의 공공검사기관이나 의료기관에서 영문으로 발급한 것이어야 한다.

시행령 제10조의2(관계부처의 협조) 제10조제2항에 따른 외국인의 입국시 검사음성확인서의 소지여부확인과 미소지자에 대한 검진의 원활한 수행을 위하여 법무부장관은 다음 각 호에서 정하는 바에 따라 협조하여야 한다.

1. 제10조제2항에 따른 외국인에 대하여 입국사증 발급의 결정을 통보할 때에는 검사음성확인서를 소지하고 입국하여야 하고 검사음성확인서를 소지하지 아니하고 입국하는 경우에는 입국후 72시간이내에 검진을 받아야 함을 고지한다.
2. 제10조제2항에 따른 외국인에 대하여 입국심사를 할 때, 거류신고를 접수할 때, 체류자격을 변경할 때 또는 상륙허가를 할 때에 검사음성확인서의 소지여부를 확인하고, 이를 소지하지 아니한 자가 있을 경우에는 미소지자의 국적 · 성명 · 연령 · 성별 · 체류지등을 체류지 관할보건소장에게 통지한다. 다만, 재난상륙허가대상자의 경우에는 관할검역소장에게 통지한다.

④ 후천성면역결핍증에 관한 검진을 하는 자는 검진 전에 검진 대상자에게 이름 · 주민등록번호 · 주소 등을 밝히지 아니하거나 가명을 사용하여 검진(이하 "익명검진"이라 한다)할 수 있다는 사실을 알려 주어야 하고, 익명검진을 신청하는 경우에도 검진을 하여야 한다.

⑤ 제4항에 따른 검진을 하는 자는 검진 결과 감염인으로 밝혀진 사람이 있는 경우에는 보건복지부령으로 정하는 바에 따라 관할 보건소장에게 신고하여야 한다. 이 경우 감염인의 정보는 익명으로 관리하여야 한다.

시행규칙 **제7조(검진절차 및 신고 등)** ① 법 제8조에 따른 검진을 목적으로 혈액검사를 실시하는 기관(이하 "검사기관"이라 한다)은 별지 제4호서식의 후천성면역결핍증 검사대장 또는 별지 제5호서식의 후천성면역결핍증 익명검사대장 및 검사결과(전자문서를 포함한다)를 작성 · 보관하여야 한다.

② 검사기관은 검사 결과 감염이 의심되는 검사물을 발견한 때에는 다음 각 호의 어느 하나에 해당하는 자(이하 "확인검사기관의 장"이라 한다)에게 검사를 의뢰하여 확인검사를 받아야 한다.

1. 질병관리청장
2. 「보건환경연구원법」 제2조에 따른 보건환경연구원의 장
3. 「의료법」 제3조에 따른 의료기관 중 진단검사의학과 전문의가 상근(常勤)하는 의료기관의 장
4. 「고등교육법」 제4조에 따라 설립된 의과대학 중 진단검사의학과가 개설된 의과대학의 장
5. 질병관리청장이 지정 · 고시하는 확인검사기관의 장

③ 법 제8조제4항에 따라 익명검진을 실시한 자는 검진결과 감염인으로 밝혀진 자가 있는 경우 밝혀진 때부터 24시간 이내에 다음 각 호의 사항을 별지 제5호의2서식(전자문서를 포함한다)에 따라 보건소장에게 신고해야 한다. 이 경우 감염인의 정보는 익명으로 관리해야 한다.

1. 감염인의 성별
2. 확인진단일
3. 검사물번호
4. 검진의사의 성명과 검진기관의 주소 및 명칭

④ 제3항에 따라 신고를 받은 보건소장은 별지 제5호의2서식에 따라 특별자치도지사 · 시장 · 군수 또는 구청장에게 이를 보고하여야 하고, 보고를 받은 특별자치도지사는 질병관리청장에게, 시장 · 군수 · 구청장은 특별시장 · 광역시장 또는 도지사를 경유하여 질병관리청장에게 이를 보고하여야 한다.

시행규칙 **제9조(확인검사)** 확인검사기관의 장은 제7조제2항 및 제8조제1항의 규정에 의하여 검사기관 또는 의료기관등으로부터 후천성면역결핍증 감염여부의 확인검사를 의뢰받은 때에는 지체없이 검사를 실시하고 검사결과를 의뢰기관에 통지하며, 감염사실을 발견한 때에는 즉시 질병관리청장에게 보고하여야 한다.

제8조의2(검진 결과의 통보) ① 후천성면역결핍증에 관한 검진을 한 자는 검진 대상자 본인 외의 사람에게 검진 결과를 통보할 수 없다. 다만, 검진 대상자가 군(軍), 교정시설 등 공동생활자인 경우에는 해당 기관의 장에게 통보하고, 미성년자, 심신미약자, 심신상실자인 경우에는 그 법정대리인에게 통보한다.

▶ 벌 칙: 1년 이하의 징역 또는 1천만원 이하의 벌금(검진 결과를 통보한 자)

② 제1항에 따른 검진 결과 통보의 경우 감염인으로 판정을 받은 사람에게는 면접통보 등 검진 결과의 비밀이 유지될 수 있는 방법으로 하여야 한다.

▶ 벌 칙: 1년 이하의 징역 또는 1천만원 이하의 벌금(검진 결과를 통보한 자)

③ 사업주는 근로자에게 후천성면역결핍증에 관한 검진결과서를 제출하도록 요구할 수 없다.

▶ 벌 칙: 1년 이하의 징역 또는 1천만원 이하의 벌금(검진결과서 제출을 요구한 자)

제9조(혈액·장기·조직 등의 검사) ① 「혈액관리법」 제2조제3호의 혈액원(血液院)과 같은 조 제8호의 혈액제제[혈액과 혈장(血漿)을 포함한다. 이하 같다]를 수입하는 자는 해당 혈액원에서 채혈된 혈액이나 수입 혈액제제에 대하여 보건복지부령으로 정하는 바에 따라 인체면역결핍바이러스의 감염 여부를 검사하여야 한다. 다만, 인체면역결핍바이러스에 감염되어 있지 아니하다는 해당 제품 수출국가의 증명서류가 첨부되어 있는 수입 혈액제제로서 질병관리청장이 그 검사가 필요 없다고 인정하

는 경우에는 그러하지 아니하다.

▶ 벌 칙: 3년 이하의 징역 또는 3천만원 이하의 벌금(검사를 하지 아니한 자)

② 의사 또는 의료기관은 다음 각 호의 어느 하나에 해당하는 행위를 하기 전에 보건복지부령으로 정하는 바에 따라 인체면역결핍바이러스의 감염 여부를 검사하여야 한다.

▶ 벌 칙: 3년 이하의 징역 또는 3천만원 이하의 벌금(검사를 하지 아니한 자)

1. 장기(인공장기를 포함한다. 이하 같다) · 조직의 이식
2. 정액의 제공
3. 그 밖에 인체면역결핍바이러스 감염의 위험이 있는 매개체(이하 "매개체"라 한다)의 사용

③ 제1항과 제2항에 따른 검사를 받지 아니하거나 검사를 한 결과 인체면역결핍바이러스에 감염된 것으로 나타난 혈액 · 수입 혈액제제 · 장기 · 조직 · 정액 · 매개체는 이를 유통 · 판매하거나 사용하여서는 아니 된다.[1)]

▶ 벌 칙: 3년 이하의 징역(혈액 · 수입 혈액제제 · 장기 · 조직 · 정액 또는 매개체를 유통 · 판매하거나 사용한 사람)

시행규칙 **제8조(혈액·장기·조직등의 검사)** ① 법 제9조의 규정에 의하여 혈액원은 채혈된 모든 혈액에 대하여, 의사 또는 의료기관은 장기 · 조직 및 정액 기타 매개체에 대하여 각각 후천성면역결핍증 감염여부를 검사하고 감염이 의심되는 혈액 · 장기 · 조직 · 정액 및 매개체에 대하여는 확인검사기관의 장에게 검사를 의뢰하여 확인검사를 받아야 한다.

② 수입혈액제제 또는 원료혈액제제를 수입하는 자가 법 제9조제1항 단서의 규정에 해당하는 서류를 첨부하지 아니하고 당해 제품을 수입한 때에는 통관 이전에 식품의약품안전처장의 검사를 받아야 한다.

제10조(역학조사) 질병관리청장, 시 · 도지사, 시장 · 군수 · 구청장은 감염인 및 감염이 의심되는 충분한 사유가 있는 사람에 대하여 후천성면역결핍증에 관한 검진이나 전파 경로의 파악 등을 위한 역학조사를 할 수 있다.

▶ 벌 칙: 1년 이하의 징역 또는 1천만원 이하의 벌금(역학조사에 응하지 아니한 사람)

제11조(증표 제시) 제8조에 따른 검진 및 제10조에 따른 역학조사를 하는 사람은 그 권한을 나타내는 증표를 지니고 이를 관계인에게 보여주어야 한다.

제12조(증명서 발급) 제8조에 따른 검진 및 제10조에 따른 역학조사를 받은 사람에게는 보건복지부령으로 정하는 바에 따라 그 결과를 나타내는 증명서를 발급하여야 한다.

시행규칙 **제11조(증명서 발급)** ① 법 제8조에 따라 검진대상자가 검진을 받을 경우, 검진을 실시한 검사기관의 장은 본인의 요구가 있을 경우 별지 제7호서식의 후천성면역결핍증 검사확인서를 발급하여야 한다.

② 외국에 여행하고자 하는 자가 국제간에 검진 사실의 확인을 받고자 하는 경우에는 검진을 실시한 검사기관의 장은 별지 제7호서식의 후천성면역결핍증 검사확인서를 발급한다.

제4장 감염인의 보호·지원

제13조(전문진료기관 등의 설치) ① 질병관리청장은 후천성면역결핍증의 예방 · 관리와 그 감염인의 보호 · 지원 또는 치료를 위하여 필요한 전문진료기관 또는 연구기관을 설치 · 운영할 수 있다.

② 제1항에 따른 전문진료기관 또는 연구기관의 설치 및 운영에 필요한 사항은 대통령령으로 정한다.

시행령 **제13조(전문진료기관등의 시설기준)** ① 법 제13조에 따른 연구기관은 후천성면역결핍증의 예방 · 관리 및 진료에 관한 연구를 수행할 수 있는 충분한 시설 · 능력을 갖추어야 한다.

② 법 제13조에 따른 전문진료기관의 시설은 「의료법」 제36조에 따른 병원의 시설기준에 적합한 시설을 갖추어야 한다. 다만, 검진만을 하는 경우에는 그러하지 아니하다.

시행령 **제14조(후천성면역결핍증 예방·관리 정보시스템의 구축·운영)** 질병관리청장은 후천성면역결핍증의 예방 · 관리에 필요한

1) 벌금형 없이 3년 이하의 징역형에 처해지는 중형이 내려지는 범법임.

자료와 정보의 효율적인 처리 및 관리를 위하여 후천성면역결핍증 예방 · 관리 정보시스템을 구축 · 운영할 수 있다.

시행령 **제22조(감염인에 대한 보호 및 지원)** 질병관리청장 또는 시 · 도지사는 감염인의 보호 및 지원을 위하여 필요한 조치를 할 수 있다.

제14조(치료 권고) 질병관리청장, 시 · 도지사 또는 시장 · 군수 · 구청장은 인체면역결핍바이러스의 전염을 방지하기 위하여 감염인 중 다른 사람에게 감염시킬 우려가 있는 사람 등 다음 각 호로 정하는 감염인에게 제13조에 따른 전문진료기관 또는 제16조에 따른 요양시설에서 치료를 받거나 요양을 하도록 권고할 수 있다.

1. 검진 결과 감염인으로 판명된 사람으로서 검진을 받아야 할 업소에 종사하거나 종사할 가능성이 높은 감염인
2. 주의 능력과 주위 환경 등으로 보아 다른 사람에게 감염시킬 우려가 있다고 인정되는 감염인
3. 생계유지 능력이 없고, 다른 사람에 의하여 부양 또는 보호를 받고 있지 아니한 감염인

제14조의2 삭제

제15조(치료 및 보호조치 등) ① 질병관리청장, 시 · 도지사 또는 시장 · 군수 · 구청장은 제14조에 따른 치료 권고에 따르지 아니하는 감염인 중 감염인의 주의 능력과 주위 환경 등으로 보아 다른 사람에게 감염시킬 우려가 높다고 인정되는 감염인에 대하여는 치료 및 보호조치를 강제할 수 있다.

▶ 벌 칙: 1년 이하의 징역 또는 1천만원 이하의 벌금(치료 및 보호조치에 응하지 아니한 사람)

② 제1항에 따라 강제할 경우 이를 집행하는 사람은 그 권한을 나타내는 증표를 지니고 이를 관계인에게 보여주어야 한다.

제16조(요양시설 등의 설치·운영) ① 질병관리청장 또는 시 · 도지사는 감염인의 요양 및 치료 등을 위한 시설(이하 "요양시설"이라 한다)과 감염인에 대한 정보 제공, 상담 및 자활 등을 위한 시설(이하 "쉼터"라 한다)을 설치 · 운영할 수 있다.

② 요양시설 및 쉼터의 설치 · 운영에 필요한 사항은 보건복지부령으로 정한다.

제17조 삭제

제17조의2(예방치료기술의 확보 등) ① 질병관리청장은 후천성면역결핍증의 예방과 치료를 위한 의약품 및 기술을 확보하기 위하여 노력하여야 한다.

② 질병관리청장은 제1항에 따른 의약품 및 기술 확보를 위한 연구 사업을 지원할 수 있다.

제18조(취업의 제한) ① 감염인은 제8조제1항에 따라 그 종사자가 정기검진을 받아야 하는 업소에 종사할 수 없다.

▶ 벌 칙: 1년 이하의 징역 또는 1천만원 이하의 벌금(취업이 제한되는 업소에 종사한 사람)

② 제8조제1항에 따른 업소를 경영하는 자는 감염인 또는 검진을 받지 아니한 사람을 그 업소에 종사하게 하여서는 아니 된다.

▶ 벌 칙: 3년 이하의 징역 또는 3천만원 이하의 벌금(감염인을 해당 업소에 종사하도록 한 자)

▶ 벌 칙: 1년 이하의 징역 또는 1천만원 이하의 벌금(검진을 받지 아니한 사람을 해당 업소에 종사하도록 한 자)

제19조(전파매개행위의 금지) 감염인은 혈액 또는 체액을 통하여 다른 사람에게 전파매개행위를 하여서는 아니 된다.[2)]

▶ 벌 칙: 3년 이하의 징역(전파매개행위를 한 사람)

제5장 보칙

제20조(부양가족의 보호) 특별자치시장 · 특별자치도지사 · 시장 · 군수 또는 구청장은 감염인 중 그 부양가족의 생계유지가 곤란하다고 인정할 때에는 대통령령으로 정하는 바에 따라 그 부양가족의 생활보호에 필요한 조치를 하여야 한다.

시행령 **제24조(감염인이 속한 가구의 생활보장)** 특별자치시장 · 특별자치도지사 · 시장 · 군수 또는 구청장(「국민기초생활 보장법」 제7조제1항제4호의 교육급여의 경우에는 특별시 · 광역시 · 특별자치시 · 도 · 특별자치도의 교육감을 말한다)은 법 제20조에

2) 벌금형 없이 3년 이하의 징역형에 처해지는 중형이 내려지는 범법임.

따라 감염인이 속한 가구의 소득인정액이 「국민기초생활 보장법」 제2조제11호에 따른 기준 중위소득의 100분의 50 이하인 경우에는 감염인과 그 부양가족을 같은 법 제8조의2제2항제8호에 해당하는 경우로 보아 같은 법 제7조제1항 각 호에 따른 급여를 실시하여야 한다.

제21조(협조 의무) ① 질병관리청장은 후천성면역결핍증의 예방 · 관리와 그 감염인의 보호 · 지원에 필요한 협조를 관계 기관의 장에게 요구할 수 있다.

② 제1항에 따른 요구를 받은 기관의 장은 적극적으로 이에 협조하여야 하며 정당한 사유 없이 그 요구를 거부할 수 없다.

제22조(비용 부담) 다음 각 호의 어느 하나에 해당하는 비용은 대통령령으로 정하는 바에 따라 국가 또는 지방자치단체가 부담하거나 그 전부 또는 일부를 보조한다.

1. 제8조에 따른 검진 비용
2. 제10조에 따른 역학조사 비용
3. 제13조에 따른 전문진료기관 또는 연구기관의 설치 · 운영 비용
4. 제13조에 따른 전문진료기관에서의 진료 비용
5. 제20조에 따른 생활보호 비용
6. 제23조제2항에 따라 위탁받은 단체 또는 기관의 후천성면역결핍증 예방을 위한 교육과 홍보 비용
7. 제23조제3항에 따라 위탁받은 단체 또는 기관의 요양시설 및 쉼터의 설치 · 운영 비용

시행령 제25조(비용부담) 법 제22조에 따른 비용부담은 다음과 같이 한다.

1. 법 제22조제3호의 규정에 의한 연구기관 또는 전문진료기관의 설치 · 운영비용은 국가가 이를 부담한다.
2. 법 제22조제1호 · 제2호 및 제4호의 규정에 의한 검진비용, 역학조사비용 및 전문진료기관에서의 진료비용은 당해업무를 국가기관이 행할 경우에는 국가에서 이를 부담하고, 지방자치단체가 행할 경우에는 국가가 당해 지방자치단체에 그 비용의 2분의1을 보조한다.
3. 법 제22조제5호에 따른 생활보호비용의 부담비율은 「국민기초생활 보장법」에서 정하는 바에 의한다.
4. 법 제22조제6호의 규정에 의한 홍보 및 교육비용과 동조제7호의 규정에 의한 요양시설 및 쉼터의 설치 · 운영비용은 국가 또는 지방자치단체가 그 전부 또는 일부를 보조한다.

제23조(권한의 위임·위탁) ① 이 법에 따른 질병관리청장의 권한은 그 일부를 대통령령으로 정하는 바에 따라 시 · 도지사 또는 국립검역소장에게 위임할 수 있다.

② 질병관리청장 또는 지방자치단체의 장은 대통령령으로 정하는 바에 따라 제3조제1항에 따른 예방을 위한 교육과 홍보를 민간단체 또는 관계 전문기관에 위탁할 수 있다.

③ 질병관리청장 또는 시 · 도지사는 대통령령으로 정하는 바에 따라 요양시설 및 쉼터의 설치 · 운영을 민간단체 또는 관계 전문기관에 위탁할 수 있다.

시행령 제26조(업무의 위탁) ① 질병관리청장 또는 시 · 도지사는 법 제23조제2항의 규정에 의하여 법 제3조제1항의 규정에 의한 예방을 위한 홍보 및 교육 업무를 질병관리청장 또는 시 · 도지사가 지정하는 후천성면역결핍증 관련단체 또는 종교단체에 위탁한다.

② 질병관리청장 또는 시 · 도지사는 법 제23조제3항에 따라 법 제16조제1항에 따른 요양시설과 쉼터의 설치 · 운영에 관한 업무를 질병관리청장 또는 시 · 도지사가 지정하는 후천성면역결핍증 관련단체 · 종교단체 또는 관계전문기관에 위탁한다.

③ 질병관리청장 또는 시 · 도지사는 제1항 및 제2항에 따라 지정된 단체 및 관계전문기관을 관보 또는 특별시 · 광역시 · 특별자치시 · 도 또는 특별자치도의 공보에 고시하여야 한다.

제24조 삭제

제6장 벌칙

제25조(벌칙) 다음 각 호의 어느 하나에 해당하는 사람은 3년 이하의 징역에 처한다.

1. 제9조제3항을 위반하여 혈액 · 수입 혈액제제 · 장기 · 조직 · 정액 또는 매개체를 유통 · 판매하거나 사용한 사람
2. 제19조를 위반하여 전파매개행위를 한 사람

제26조(벌칙) 다음 각 호의 어느 하나에 해당하는 자는 3년 이하의 징역 또는 3천만원 이하의 벌금에 처한다.

1. 제7조를 위반하여 비밀을 누설한 사람
2. 제9조제1항 또는 제2항을 위반하여 검사를 하지 아니한 자
3. 제18조제2항을 위반하여 감염인을 해당 업소에 종사하도록 한 자

제27조(벌칙) 다음 각 호의 어느 하나에 해당하는 자는 1년 이하의 징역 또는 1천만원 이하의 벌금에 처한다.

1. 제5조를 위반하여 신고를 하지 아니하거나 거짓으로 신고를 한 자
2. 제8조에 따른 검진 또는 제10조에 따른 역학조사에 응하지 아니한 사람
3. 제8조의2제1항 및 제2항을 위반하여 검진 결과를 통보하거나 같은 조 제3항을 위반하여 검진결과서 제출을 요구한 자
4. 제15조제1항에 따른 치료 및 보호조치에 응하지 아니한 사람
5. 제18조제1항을 위반하여 취업이 제한되는 업소에 종사한 사람 또는 같은 조 제2항을 위반하여 검진을 받지 아니한 사람을 해당 업소에 종사하도록 한 자

제28조(양벌규정) 법인의 대표자나 법인 또는 개인의 대리인, 사용인, 그 밖의 종업원이 그 법인 또는 개인의 업무에 관하여 제26조 또는 제27조의 위반행위를 하면 그 행위자를 벌하는 외에 그 법인 또는 개인에게도 해당 조문의 벌금형을 과(科)하고, 제25조제1호의 위반행위를 하면 그 행위자를 벌하는 외에 그 법인 또는 개인을 3천만원 이하의 벌금에 처한다. 다만, 법인 또는 개인이 그 위반행위를 방지하기 위하여 해당 업무에 관하여 상당한 주의와 감독을 게을리하지 아니한 경우에는 그러하지 아니하다.

경북대학교 최연희 교수

11 검역법

학습 길잡이

검역법(檢疫法, Quarantine Act)의 연혁을 살펴보면, 해공항검역법(海空港檢疫法)이 1954년 2월 2일 제정, 시행된 이래 1963년 이 법의 제명을 검역법으로 개칭하였고, 2007년 및 2009년에 전부 개정되었다. 이 법은 우리나라로 들어오거나 외국으로 나가는 사람, 운송수단(선박, 항공기, 열차 또는 자동차) 및 화물의 검역하는 절차와 감염병을 예방하기 위한 조치에 관한 사항을 규정하여 국내외로 감염병이 번지는 것을 방지함으로써 국민의 건강을 유지 · 보호하는 것을 목적으로 하여, 검역감염병 발생상황 등에 대한 국민의 알 권리, 국민이 검역감염병으로 격리 등을 받을 경우 피해 보상을 받을 권리, 검역염감염병 확산을 막기 위해 국가 등의 시책에 협력할 국민의 의무를 명시하였다. 또한 운송수단별 특성에 맞게 검역활동이 효율적으로 이루어질 수 있도록 검역조사에 관한 사항을 항공기, 선박, 육로로 구분하여 정하였고, 검역감염병 전파 방지 등을 위하여 공항, 항만, 철도역 및 국경에 국립검역소를 설치 · 운영하고, 질병관리청장은 권역별 거점검역소를 운영할 수 있도록 하였다.

2016년 검역감염병의 종류에 중동 호흡기 증후군(MERS)을 추가하였고, 검역의 실효성 확보를 위하여 감염병이 유행하는 오염지역을 방문한 입국자에게는 오염지역 방문사실을 신고하도록 의무화하였고, 보건복지부장관이 국내에 입국하는 선박 또는 항공기를 운용하는 자에게 탑승자의 인적사항 · 여행경로 등 승객예약자료를 열람 또는 제출받을 수 있도록 하는 등 검역관리를 강화하였다. 2020년에는 전파력이 강한 코로나바이러스감염증-19가 전 세계적으로 확산됨에 따라 해외 신종감염병의 국내 유입을 방지하기 위하여 국가가 적극적으로 대처하고자, 보건복지부장관이 법무부장관에게 출입국의 금지 또는 정지를 요청할 수 있는 대상을 확대하였고, 검역환경이 항만에서 공항으로, 선박 · 물류에서 항공기 · 승객으로, 세균성감염병에서 바이러스감염병으로 변화하고 있는 현실 등을 고려하여 검역의 전문성 · 효율성을 높이고, 검역제도의 실효성을 확보할 수 있도록 검역체계를 개선하였다. 2021년에는 신종 감염병(코로나바이러스감염증-19) 유행이 전 세계적 문제로 대두됨에 따라 해외에서 발생하는 감염병 유입을 입국단계에서 차단하는 검역이 중요하므로, 입국자뿐 아니라 출국자도 감염병 예방정보를 제공받을 수 있도록 해외감염병신고센터의 설치가능 장소의 범위를 확대하고 각 공항 · 항만의 특성과 여건에 맞게 설치하도록 일부개정하였다.

학습자는 검역법의 변천 과정과 주요 내용들을 이해하고, 최근 개정된 규정들을 확인하여 이 법과 관련된 전반적인 내용을 체계적으로 정리하는 것이 필요하다.

학습 목표

1. 검역법의 목적, 정의를 설명할 수 있다.
2. 검역감염병의 종류를 나열할 수 있다.
3. 검역감염병이 국내외로 번지는 것을 막기 위한 국가의 책무와 국민의 권리와 의무를 나열할 수 있다.
4. 검역장소와 시각에 대하여 설명할 수 있다.
5. 검역조사의 대상에 대하여 나열할 수 있다.
6. 검역조사, 신고의무 및 조치, 항공기 및 선박 검역 조사에 대하여 나열할 수 있다.
7. 국제공인예방접종과 기관의 지정에 대하여 설명할 수 있다.

11 검역법

[시행 2024. 5. 21.] [법률 제20323호, 2024. 2. 20., 일부개정]

제1장 총칙

제1조(목적) 이 법은 우리나라로 들어오거나 외국으로 나가는 사람, 운송수단 및 화물을 검역(檢疫)하는 절차와 감염병을 예방하기 위한 조치에 관한 사항을 규정하여 국내외로 감염병이 번지는 것을 방지함으로써 국민의 건강을 유지·보호하는 것을 목적으로 한다.

제2조(정의) 이 법에서 사용하는 용어의 뜻은 다음과 같다.

1. "검역감염병"이란 다음 각 목의 어느 하나에 해당하는 것을 말한다.
   가. 콜레라
   나. 페스트
   다. 황열
   라. 중증 급성호흡기 증후군(SARS)
   마. 동물인플루엔자 인체감염증
   바. 신종인플루엔자
   사. 중동 호흡기 증후군(MERS)
   아. 에볼라바이러스병
   자. 가목에서 아목까지의 것 외의 감염병으로서 외국에서 발생하여 국내로 들어올 우려가 있거나 우리나라에서 발생하여 외국으로 번질 우려가 있어 질병관리청장이 긴급 검역조치가 필요하다고 인정하여 고시하는 감염병
2. "운송수단"이란 선박, 항공기, 열차 또는 자동차를 말한다.

2의2. "운송수단의 장"이란 운송수단을 운행·조종하는 사람이나 운행·조종의 책임자 또는 운송수단의 소유자를 말한다.

3. "검역감염병 환자"란 검역감염병 병원체가 인체에 침입하여 증상을 나타내는 사람으로서 의사, 치과의사 또는 한의사의 진단 및 검사를 통하여 확인된 사람을 말한다.
4. "검역감염병 의사환자"란 검역감염병 병원체가 인체에 침입한 것으로 의심되나 검역감염병 환자로 확인되기 전 단계에 있는 사람을 말한다.
5. "검역감염병 접촉자"란 검역감염병 환자, 검역감염병 의사환자 및 병원체 보유자(이하 "검역감염병 환자등"이라 한다)와 접촉하거나 접촉이 의심되는 사람을 말한다.
6. "감염병 매개체"란 공중보건에 위해한 감염성 병원체를 전파할 수 있는 설치류나 해충으로서 보건복지부령으로 정하는 것을 말한다.

   시행규칙 **제1조의2(감염병 매개체의 범위)** 「검역법」(이하 "법"이라 한다) 제2조제6호에서 "보건복지부령으로 정하는 것"이란 쥐, 모기, 그 밖에 공중보건에 위해한 감염성 병원체를 전파할 수 있는 설치류나 해충으로서 질병관리청장이 정하여 고시하는 것을 말한다.

7. "검역관리지역"이란 검역감염병이 유행하거나 유행할 우려가 있어 국내로 유입될 가능성이 있는 지역으로서 제5조에 따라 지정된 지역을 말한다.
8. "중점검역관리지역"이란 검역관리지역 중 유행하거나 유행할 우려가 있는 검역감염병이 치명적이고 감염력이 높아 집중적인 검역이 필요한 지역으로서 제5조에 따라 지정된 지역을 말한다.

제3조(국가의 책무) ① 국가는 검역 업무를 수행할 때에 검역 대상자의 인권을 보호하여야 한다.
② 국가는 검역감염병이 국내외로 번지는 것에 신속하게 대처하기 위한 대응 방안을 수립하여야 한다.
③ 삭제

제3조의2(국민의 권리와 의무) ① 국민은 검역감염병 발생상황, 예방 및 관리 등에 대한 정보와 대응 방법을 알 권리가 있다.
② 국민은 검역감염병으로 격리 등을 받은 경우 이로 인한 피해를 보상받을 수 있다.
③ 국민은 검역감염병이 국내외로 번지는 것을 막기 위한 국가와 지방자치단체의 시책에 적극 협력하여야 한다.

제4조(다른 법률과의 관계) 검역 관련 업무에 관하여는 다른 법률에 특별한 규정이 있는 경우 외에는 이 법에 따른다.

제4조의2(검역관리 기본계획의 수립·시행 등) ① 질병관리청장은 검역전문위원회(「감염병의 예방 및 관리에 관한 법률」 제9조 및 제10조제3항에 따라 감염병관리위원회에 설치한 검역 분야 전문위원회를 말한다. 이하 같다)의 심의를 거쳐 검역관리 기본계획(이하 "기본계획"이라 한다)을 5년마다 수립 · 시행하여야 한다.
② 기본계획은 다음 각 호의 사항을 포함하여야 한다.
1. 검역 기본목표와 추진방향
2. 검역 사업계획과 추진방법
3. 검역 통계 및 정보의 관리 방안
4. 제30조에 따른 검역공무원의 교육과 역량강화 방안
5. 그 밖에 검역관리에 필요한 사항

③ 검역소장은 제1항의 기본계획에 따라 소관별로 연도별 시행계획을 수립 · 시행하여야 한다.
④ 질병관리청장과 검역소장은 기본계획이나 시행계획의 수립 · 시행에 필요한 자료의 제공을 관계 행정기관 또는 단체에 요청할 수 있다.
⑤ 제4항에 따라 요청받은 관계 행정기관 또는 단체는 특별한 사유가 없으면 이에 따라야 한다.

제5조(검역관리지역등의 지정 및 해제) ① 질병관리청장은 검역전문위원회의 심의를 거쳐 검역관리지역 및 중점검역관리지역(이하 "검역관리지역등"이라 한다)을 지정 또는 해제할 수 있다.
② 제1항에 따른 검역관리지역등의 지정 · 해제 기준 및 절차 등에 관하여 필요한 사항은 보건복지부령으로 정한다.

시행규칙 **제2조(검역관리지역등의 지정 절차 등)** ① 질병관리청장은 법 제5조에 따라 다음 각 호의 어느 하나에 해당하는 지역을 검역관리지역 및 중점검역관리지역(이하 "검역관리지역등"이라 한다)으로 지정할 수 있다.
1. 세계보건기구(WHO)가 「국제보건규칙(IHR)」에 따라 검역감염병 발생 정보를 제공한 국가 또는 지역
2. 검역감염병이 유행하거나 유행할 우려가 있어 국내로 검역감염병을 유입 · 확산시킬 가능성이 있는 국가 또는 지역
3. 치명적이고 감염력이 높은 검역감염병이 발생하거나 발생할 우려가 있어 집중적인 검역이 필요한 국가 또는 지역

② 질병관리청장은 제1항에 따라 지정한 검역관리지역등의 지정 사유가 소멸되었을 때에는 그 지정을 해제해야 한다.
③ 질병관리청장은 제1항 또는 제2항에 따라 검역관리지역등을 지정하거나 지정 해제한 경우에는 질병관리청 인터넷 홈페이지에 그 사실을 게시해야 한다.

제5조의2 삭제

제2장 검역조사

제6조(검역조사의 대상 등) ① 다음 각 호의 어느 하나에 해당하는 사람과 운송수단 및 화물(운송수단 내의 컨테이너, 운송수단 내 비치용품, 소모용품 및 개인 소지 물품을 포함한다. 이하 같다)은 제12조에 따른 검역조사를 받아야 한다.
▶ 벌 칙: 1년 이하의 징역 또는 1천만원 이하의 벌금(검역조사를 받지 아니하고 우리나라로 들어오거나 외국으로 나간 사람, 운송수단의

장, 화물의 소유자 또는 관리자)

1. 우리나라로 들어오거나 외국으로 나가는 승객, 승무원 등 모든 사람(이하 "출입국자"라 한다), 운송수단 및 보건복지부령으로 정하는 화물

시행규칙 **제2조의2(검역조사 대상 화물의 범위)** 법 제6조제1항제1호에서 "보건복지부령으로 정하는 화물"이란 다음 각 호의 화물을 말한다. 다만, 운송수단의 탱크에 실린 기체류 및 액체류 화물은 제외한다.

1. 감염병 매개체의 서식이 확인되거나 의심되는 운송수단 내 화물
2. 검역감염병 환자, 검역감염병 의사환자 및 병원체 보유자(이하 "검역감염병 환자등"이라 한다)로 확인되거나 의심되는 사람이 소지한 물품
3. 그 밖에 검역소장이 검역조사를 할 필요가 있다고 인정하는 화물

2. 범죄의 예방, 수사 업무나 피의자 체포 업무 수행 등 대통령령으로 정하는 사유로 제1호에 해당하는 운송수단과 접촉한 사람과 운송수단 및 화물

시행령 **제2조(검역조사의 대상)** 「검역법」(이하 "법"이라 한다) 제6조제1항제2호에서 "범죄의 예방, 수사 업무나 피의자 체포 업무 수행 등 대통령령으로 정하는 사유"란 다음 각 호의 경우를 말한다.

1. 범죄의 예방, 수사 업무나 피의자 체포 업무 수행을 위한 경우
2. 긴급 위난(危難) 시의 구조를 위한 경우

② 제1항에 따른 검역조사를 받지 아니한 운송수단과 사람 및 화물은 검역 절차가 끝나기 전에는 우리나라로 들어오거나 외국으로 나갈 수 없다.

③ 제1항과 제2항에도 불구하고 검역감염병 환자등과 사망자가 없는 운송수단으로서 다음 각 호의 어느 하나에 해당하는 운송수단은 대통령령으로 정하는 바에 따라 검역조사의 전부 또는 일부를 생략할 수 있다.

시행령 **제3조(검역조사의 생략)** ① 법 제6조제3항에 따라 검역감염병 환자, 검역감염병 의사환자 및 병원체 보유자(이하 "검역감염병 환자등"이라 한다)와 사망자가 없는 운송수단으로서 다음 각 호의 운송수단에 대해서는 법 제12조제1항에 따른 검역조사를 전부 생략할 수 있다.

1. 법 제6조제3항제1호, 제3호 및 제5호의 운송수단
2. 법 제6조제3항제2호의 운송수단 중 화물과 사람을 내리지 않는 운송수단

② 법 제6조제3항에 따라 검역감염병 환자등과 사망자가 없는 운송수단으로서 다음 각 호의 운송수단에 대해서는 법 제12조제1항제1호, 제3호 및 제4호의 사항에 대한 검역조사를 생략할 수 있다.

1. 법 제6조제3항제2호의 운송수단 중 화물은 내리지 않으나 사람을 내리는 운송수단
2. 법 제6조제3항제4호의 운송수단

③ 법 제6조제3항에 따라 검역조사의 전부 또는 일부를 생략받으려는 운송수단의 장은 같은 항 제1호에 해당하는 경우를 제외하고는 보건복지부령으로 정하는 검역조사 생략 신청서를 국립검역소장(이하 "검역소장"이라 한다)에게 제출해야 한다.

1. 외국으로 나가는 운송수단으로서 질병관리청장이 우리나라에서 검역감염병이 발생하여 국외로 번질 우려가 없다고 인정하는 운송수단(출입국자 및 화물을 포함한다)
2. 연료나 자재 및 생활필수품 등을 공급받을 목적으로 우리나라에 일시 머무르는 운송수단 중 보건복지부령으로 정하는 운송수단

시행규칙 **제3조(검역조사의 생략 등)** ① 법 제6조제3항제2호에서 "보건복지부령으로 정하는 운송수단"이란 다음 각 호의 어느 하나의 사유로 우리나라에 일시 머무르는 운송수단을 말한다.

1. 급유 또는 급수를 위한 경우
2. 운행에 필요한 물품을 공급받기 위한 경우
3. 도착 또는 출발 증명서를 받기 위한 경우
4. 운송수단을 수리하기 위한 경우

5. 태풍 등 기상악화의 경우

② 「검역법 시행령」 제3조제3항에 따른 검역조사 생략 신청서는 별지 제1호서식과 같다. 다만, 선박의 경우에는 별지 제2호서식의 외항선 입항 · 출항 통보서로 갈음할 수 있다.

③ 삭제

3. 군용(軍用) 운송수단으로서 해당 운송수단의 장이 운송수단 안에 검역감염병 환자등과 감염병 매개체가 없다는 사실을 통보한 군용 운송수단
4. 「남북교류협력에 관한 법률」 제23조제2항에 따른 통일부장관이 요청하는 운송수단(이 경우 검역조사 또는 그 절차의 일부를 생략할 수 있다)
5. 관계 중앙행정기관의 장이 검역조사의 생략을 요청하는 운송수단으로서 질병관리청장이 인정하는 운송수단

제7조 삭제

제8조 삭제

제9조(검역 통보) ① 제6조에 따른 검역조사의 대상이 되는 운송수단의 장은 해당 운송수단이 검역 장소에 접근하였을 때에는 해당 검역 장소를 관할하는 검역소장에게 검역감염병 환자등의 유무와 위생 상태 등 보건복지부령으로 정하는 사항을 보건복지부령으로 정하는 바에 따라 통보하여야 한다. 다만, 운송수단이 긴급한 위난을 피하기 위하여 부득이하게 검역 장소가 아닌 곳에 도착한 경우에는 그 도착장소와 가장 가까운 검역구역을 관할하는 검역소장에게 통보하여야 한다.

시행규칙 **제4조(검역 통보)** 운송수단의 장은 법 제9조제1항에 따라 검역소장에게 검역 통보를 할 때에는 다음 각 호의 구분에 따른 서류를 제출해야 한다.

1. 선박: 별지 제2호서식의 외항선 입항 · 출항 통보서
2. 항공기: 별지 제3호서식의 항공기 도착(출발) 통보서
3. 열차 · 자동차: 별지 제4호서식의 열차 · 자동차 도착(출발) 통보서

② 제1항 단서에 따른 통보를 받은 검역소장은 운송수단의 장에게 검역감염병 환자등에 대한 조치 등 필요한 조치를 하도록 지시할 수 있으며, 지시를 받은 운송수단의 장은 그 지시에 따라야 한다.

③ 제1항에도 불구하고 나포(拿捕), 귀순 및 조난 등으로 들어오는 경우에는 조사 관련 기관의 장이 통보할 수 있다.

④ 운송수단의 장 또는 조사 관련 기관의 장은 제1항 및 제3항에 따른 통보 이후 변경사항이 발생하면 즉시 그 내용을 검역소장에게 알려야 한다.

⑤ 제1항부터 제4항까지의 통보 방법 및 절차 등에 관하여 필요한 사항은 보건복지부령으로 정한다.

▶ 과태료: 500만원 이하의 과태료(검역 통보를 하지 아니하거나 거짓으로 통보한 운송수단의 장)

제10조(검역 장소) ① 질병관리청장은 관계 중앙행정기관의 장과 협의하여 검역 장소를 정한다.

② 검역을 받으려는 출입국자 및 운송수단은 검역 장소에 도착하여 검역조사를 받아야 한다. 다만, 검역 장소에서 검역조사를 받기 어렵거나 검역조사가 완료되기 어려운 경우 보건복지부령으로 정하는 검역구역에서 검역조사를 받을 수 있다.

③ 제2항에도 불구하고 다음 각 호의 어느 하나에 해당하는 경우는 검역소장이 정하는 장소에서 검역조사를 받을 수 있다.

1. 나포, 귀순, 조난 및 응급환자 발생 등 부득이한 경우
2. 날씨나 그 밖의 부득이한 사유로 보건복지부령으로 정하는 경우

④ 삭제

시행규칙 **제5조(검역 장소 등)** ① 법 제10조제1항에 따른 검역 장소는 별표 1[1]과 같다.

② 법 제10조제2항 단서에서 "보건복지부령으로 정하는 검역구역"이란 「질병관리청과 그 소속기관 직제 시행규칙」 제23조제5항에 따른 검역구역을 말한다.

1) 별표 1은 국내 8개 국제공항과 28개 국제항의 검역 장소 범위를 동경과 북위로 표시하고 있음.

③ 법 제10조제3항제2호에서 "보건복지부령으로 정하는 경우"란 다음 각 호의 경우를 말한다.

1. 날씨가 나빠 검역 장소에서 검역을 하기 어려운 경우
2. 조수(潮水) 간만(干滿)의 차 또는 파고(波高)로 검역 장소에서 검역을 하기 어려운 경우
3. 운송수단이 고장 등으로 검역 장소에 정박 · 착륙 또는 도착할 수 없는 경우
4. 검역관이 검역 장소로 이동할 수단이 없어 검역 장소에서 검역을 하기 어려운 경우
5. 삭제
6. 삭제
7. 화물의 긴급 하역(荷役) 등 선박이 도착하는 즉시 신속한 검역이 필요한 경우
8. 그 밖에 제1호부터 제7호까지의 경우에 준하는 부득이한 사유가 있다고 검역소장이 인정하는 경우

>> 참고 - 「질병관리청과 그 소속기관 직제 시행규칙」 [보건복지부령 제694호, 2019. 12. 31., 일부개정]

제23조(국립검역소) ⑤ 검역소의 검역항 및 검역구역은 별표 2와 같다.

* 별표 2는 국내 국제공항과 국제항의 검역 장소 범위를 동경과 북위로 표시하고 있음.

제11조(검역 시각) ① 삭제

② 검역소장은 제6조에 따른 검역조사의 대상이 검역 장소에 도착하는 즉시 검역조사를 하여야 한다. 다만, 즉시 검역조사를 하지 못하는 보건복지부령으로 정하는 부득이한 사유가 있는 경우에는 검역 장소에 대기하거나 격리할 것을 조건으로 승객, 승무원 및 화물을 내리게 할 수 있다.

시행규칙 **제5조의2(즉시 검역조사의 예외)** 법 제11조제2항 단서에서 "보건복지부령으로 정하는 부득이한 사유"란 다음 각 호의 사유를 말한다.

1. 기상악화, 천재지변 등으로 정상적인 검역조사의 수행이 불가능한 경우
2. 운송수단의 장이 운송수단 및 승객의 안전상 이유 등으로 검역조사의 연기를 요청한 경우
3. 그 밖에 검역소장이 검역공무원의 안전상 이유 등으로 즉시 검역조사를 하기 어렵다고 인정하는 경우

③ 외국으로 나가는 운송수단의 장은 검역소장에게 출발 예정 시각을 통보하여야 한다.

④ 검역소장은 제3항에 따라 통보받은 출발 예정 시각 전에 검역조사를 마쳐야 한다.

제12조(검역조사) ① 검역소장은 다음 각 호의 사항에 대하여 검역조사를 한다. 다만, 자동차의 경우에는 제2호 외의 사항을 생략할 수 있다.

1. 운송수단 및 화물의 보건 · 위생 상태에 대한 경과(經過)와 현황
2. 출입국자의 검역감염병 감염 · 위험요인 여부 및 예방관리에 관한 사항
3. 운송수단의 식품 보관 상태
4. 감염병 매개체의 서식 유무와 번식 상태

② 육로를 통하여 들어오는 출입국자는 출입하기 전에 검역구역이나 보건복지부령으로 정하는 장소에서 검역조사를 받아야 한다.

시행규칙 **제5조(검역 장소 등)** ④ 법 제12조제2항에 따라 검역조사를 받아야 하는 장소는 「남북교류협력에 관한 법률」 제2조제1호에 따른 출입장소로 한다.

>> 참고 - 「남북교류협력에 관한 법률」 [법률 제17564호, 2020. 12. 8., 일부개정]

제2조(정의) 이 법에서 사용하는 용어의 뜻은 다음과 같다.

1. "출입장소"란 군사분계선 이북지역(이하 "북한"이라 한다)으로 가거나 북한으로부터 들어올 수 있는 군사분계선 이남지역(이하 "남한"이라 한다)의 항구, 비행장, 그 밖의 장소로서 대통령령으로 정하는 곳을 말한다.

>> 참고 - 「남북교류협력에 관한 법률 시행령」 [대통령령 제32528호, 2022. 3. 8., 타법개정]

제2조(출입장소) ① 「남북교류협력에 관한 법률」(이하 "법"이라 한다) 제2조제1호에서 "대통령령으로 정하는 곳"이란 다음 각 호의 장

소를 말한다.

1. 판문점
2. 경기도 파주시 장단면 도라산리에 소재한 경의선 열차운행사무소 및 차량운행사무소
3. 강원도 고성군 현내면 사천리에 소재한 동해선 열차운행사무소 및 차량운행사무소
4. 「출입국관리법 시행령」 제98조제1항제1호에 따른 국제공항
5. 「개항질서법 시행령」 제2조제1항에 따른 개항
6. 그 밖에 남북교류 · 협력의 촉진을 위하여 필요하다고 인정하여 통일부장관이 지정하는 곳

② 통일부장관은 제1항제6호에 따라 지정하려는 경우 미리 관계 행정기관의 장과 협의하여야 한다.

③ 검역소장은 제1항에 따른 검역조사를 하기 위하여 출입국자와 운송수단의 장에게 필요한 서류를 제출(제29조의2에 따른 검역정보시스템을 통한 서류 제출을 포함한다)하거나 제시하도록 요구할 수 있으며, 필요한 사항을 질문하거나 검사 · 조사할 수 있다.

▶ 벌 칙: 1년 이하의 징역 또는 1천만원 이하의 벌금(서류의 제출 또는 제시 요구를 거부 · 방해 · 기피하거나 거짓 서류를 제출 또는 제시한 자)

시행규칙 **제6조(검역조사 등)** ① 검역소장은 법 제12조제3항에 따라 검역조사를 하기 위해 출입국자에게 정보통신기기를 활용하여 필요한 서류를 제출하도록 할 수 있다.

② 검역소장은 법 제12조제3항에 따라 검역조사를 하기 위해 출입국자와 운송수단의 장에게 다음 각 호의 서류를 제시하도록 요구할 수 있다.

1. 항해일지 · 항공일지 또는 운행일지
2. 「국제보건규칙」에 따라 작성된 선박위생관리 증명서 또는 선박위생관리 면제증명서
3. 그 밖에 여권 등 검역소장이 검역조사를 하기 위해 제시하도록 요구하는 서류

③ 검역소장은 운송수단에 탑승하여 법 제12조제1항에 따른 검역조사를 완료한 경우에는 질병관리청장이 정하는 바에 따라 검역조사서를 작성 · 보관해야 한다.

④ 삭제

⑤ 삭제

④ 검역소장은 검역업무를 신속하고 정확하게 수행하기 위하여 정보화기기, 영상정보처리기기, 전자감지기 등 장비를 활용할 수 있다.

⑤ 제1항부터 제4항까지의 규정에 따른 검역조사의 방법과 절차 등에 관하여 필요한 사항은 보건복지부령으로 정한다.

제12조의2(신고의무 및 조치 등) ① 다음 각 호의 어느 하나에 해당하는 사람은 해당 검역관리지역 또는 중점검역관리지역을 출발한 후 제17조제3항에 따른 검역감염병의 최대 잠복기간이 경과하지 아니한 경우 그 사실을 보건복지부령으로 정하는 바에 따라 검역소장에게 건강 상태 등을 신고하여야 한다.

▶ 과태료: 1천만원 이하의 과태료(신고를 하지 아니하거나 허위로 신고한 자)

1. 검역관리지역에 체류하거나 그 지역을 경유하여 국내에 입국하는 사람 중 검역감염병을 의심할 수 있는 증상이 있는 사람
2. 중점검역관리지역에 체류하거나 그 지역을 경유하여 국내에 입국하는 사람

시행규칙 **제6조의2(신고의무 및 조치 등)** ① 법 제12조의2제1항에 따라 검역관리지역등에 체류하거나 그 지역을 경유한 사실 및 건강 상태 등을 신고하려는 사람은 별지 제4호의2서식의 검역관리지역등 체류 · 경유 신고서를 검역소장에게 제출해야 한다.

② 제1항에도 불구하고 다음 각 호의 어느 하나에 해당하는 경우에는 제1항에 따른 신고서를 제출한 것으로 본다.

1. 제6조의4제1항제3호, 제6조의5제1항제2호에 따라 별지 제7호서식의 건강상태 질문서를 검역소장에게 제출한 경우
2. 선박에 의사를 승무시킨 경우로서 선장이 제6조의5제1항제1호에 따라 별지 제6호서식의 승무원 및 승객 명부를 검역소장에게 제출한 경우

② 질병관리청장은 제1항 각 호의 어느 하나에 해당하는 사람이 건강 상태 등을 신고할 수 있도록 공항, 항만 및 육로의 입국장

등 보건복지부령으로 정하는 장소에 해외감염병신고센터를 설치하여야 한다.

③ 검역소장은 검역감염병의 전파가 우려될 경우에는 제1항에 따라 신고하는 사람에게 다음 각 호의 조치를 할 수 있다.

▶ 과태료: 500만원 이하의 과태료(조치에 따르지 아니한 자)

1. 여행지역과 시기에 관한 정보의 요구
2. 검역감염병 관련 건강 상태에 관한 정보의 요구
3. 예방접종을 증명할 수 있는 서류의 요구
4. 검역감염병의 감염 여부를 파악하기 위한 검사 또는 검진
5. 그 밖에 검역감염병의 전파를 방지하기 위하여 필요한 조치로서 보건복지부령으로 정하는 조치

시행규칙 **제6조의3(해외감염병신고센터의 설치·운영 등)** ① 검역소장은 법 제12조의2제2항에 따라 해당 검역소의 규모, 검역 장소, 검역 대상 등을 고려하여 다음 각 호의 어느 하나에 해당하는 장소에 해외감염병신고센터를 설치해야 한다.

1. 공항, 항만 및 육로의 입국장 또는 출국장
2. 그 밖에 관할 검역구역의 특성 및 출입국자의 접근성 등을 고려하여 검역소장이 적절하다고 인정하는 장소

② 법 제12조의2제2항에 따른 해외감염병신고센터는 해외 감염병 발생정보 및 감염병 예방정보 제공 등의 업무를 수행할 수 있다.

③ 제1항 및 제2항에서 규정한 사항 외에 법 제12조의2제2항에 따른 해외감염병신고센터의 설치 및 운영에 필요한 사항은 질병관리청장이 정한다.

④ 법 제12조의2제3항제5호에서 "보건복지부령으로 정하는 조치"란 검역관리지역등에서 접촉한 사람 및 동물 · 식물에 대한 정보의 요구를 말한다.

④ 검역감염병이 국내에서 발생하여 외국으로 전파될 위험이 있는 경우, 외국으로 나가는 사람 중 검역감염병을 의심할 수 있는 증상이 있는 사람은 제2항에 따른 해외감염병신고센터에 건강 상태 등을 신고하여야 한다. 이 경우, 검역소장은 건강 상태 등을 신고한 자에 대하여 제3항 각 호의 조치를 실시할 수 있다.

⑤ 제1항 및 제4항에 따른 신고 절차 · 방법 및 제2항에 따른 해외감염병신고센터 설치 · 운영 등에 필요한 사항은 보건복지부령으로 정한다.

제12조의3(항공기 검역조사) ① 항공기 검역조사를 받으려는 운송수단의 장은 보건복지부령으로 정하는 바에 따라 검역조사에 필요한 서류를 검역소장에게 제출하여야 한다.

② 검역소장은 제1항에 따라 제출한 서류를 심사하여 검역감염병이 국내에 전파될 우려가 없다고 판단한 경우에는 서류 심사로 검역조사를 할 수 있다. 다만, 검역감염병의 전파 위험이 큰 경우 등 보건복지부령으로 정하는 경우에는 탑승하여 검역조사를 하여야 한다.

③ 제1항에 따른 서류 제출 및 제2항 본문에 따른 서류 심사에 의한 검역조사는 전산시스템을 이용하여 처리할 수 있다.

④ 제1항에 따라 제출한 서류 정보가 사실과 다른 것으로 확인된 경우에는 보건복지부령으로 정하는 바에 따라 재검역 등 필요한 조치를 하여야 한다.

시행규칙 **제6조의4(항공기 검역조사)** ① 법 제12조의3제1항에 따라 항공기 검역조사를 받으려는 운송수단의 장은 다음 각 호의 서류를 검역소장에게 제출해야 한다.

1. 별지 제5호서식의 항공기 보건상태 신고서
2. 별지 제6호서식의 승무원 및 승객 명부
3. 별지 제7호서식의 건강상태 질문서(출입국자가 직접 작성하여 제출하되, 직접 작성할 수 없는 부득이한 사유가 있는 경우에는 해당 출입국자의 법정대리인 또는 운송수단의 장이 대신 작성하여 제출할 수 있다)
4. 그 밖에 검역소장이 검역조사를 하기 위해 요구하는 서류

② 법 제12조의3제2항 단서에서 "검역감염병의 전파 위험이 큰 경우 등 보건복지부령으로 정하는 경우"란 다음 각 호의 경우를 말한다.

1. 다음 각 목의 내용으로 제4조제2호 또는 이 조 제1항에 따라 검역소장에게 통보하거나 서류를 제출한 경우
   가. 항공기 내 검역감염병 환자등이 발생했거나 발생이 의심되는 경우
   나. 항공기 내 사망자가 발생한 경우
   다. 항공기 내 감염병 매개체가 서식하거나 서식한 흔적을 발견한 경우
2. 그 밖에 검역감염병의 전파 위험이 큰 경우로서 탑승하여 검역조사를 할 필요가 있다고 검역소장이 인정하는 경우

③ 법 제12조의3제4항에 따른 재검역은 법 제12조제1항 각 호의 사항에 대하여 실시한다.

제12조의4(선박 검역조사) ① 선박 검역조사를 받으려는 운송수단의 장은 보건복지부령으로 정하는 바에 따라 검역조사에 필요한 서류를 검역소장에게 제출하여야 한다. 이 경우 운송수단의 장은 검역 장소에 도착하여 선박에 노란색 기(旗)를 달거나 노란색 전조등을 켜는 등 검역 표시를 하여야 한다.

② 검역소장은 제12조제3항에 따라 운송수단의 장에게 서류의 제출을 요구할 때에는 「해운법」 제33조에 따라 등록한 해운대리점의 대표자로 하여금 운송수단이 도착하기 전까지 관련 서류를 제출하거나 제시하도록 요구할 수 있다.

③ 검역소장은 제1항에 따라 제출한 서류를 심사하여 검역감염병이 국내에 전파될 우려가 없다고 판단한 경우에는 서류 심사로 검역조사를 할 수 있다. 다만, 검역감염병의 전파 위험이 큰 경우 등 보건복지부령으로 정하는 경우에는 승선하여 검역조사를 하여야 한다.

④ 제1항에 따른 서류 제출 및 제3항 본문에 따른 서류 심사에 의한 검역조사는 전산시스템을 이용하여 처리할 수 있다.

⑤ 검역소장은 제1항에 따라 제출한 서류의 사실 확인 및 보건위생관리를 위하여 보건복지부령으로 정하는 바에 따라 대상 선박을 선정하여 검역조사 이후에 보건위생조사를 실시할 수 있다.

⑥ 제1항에 따라 제출한 서류정보가 사실과 다른 것으로 확인된 경우에는 보건복지부령으로 정하는 바에 따라 재검역 등 필요한 조치를 하여야 한다.

시행규칙 **제6조의5(선박 검역조사)** ① 법 제12조의4제1항에 따라 선박 검역조사를 받으려는 운송수단의 장은 다음 각 호의 서류를 검역소장에게 제출해야 한다.

1. 별지 제6호서식의 승무원 및 승객 명부
2. 별지 제7호서식의 건강상태 질문서(출입국자가 직접 작성하여 제출하되, 직접 작성할 수 없는 부득이한 사유가 있는 경우에는 해당 출입국자의 법정대리인 또는 운송수단의 장이 대신 작성하여 제출할 수 있다)
3. 별지 제8호서식의 선박 보건상태 신고서
4. 그 밖에 검역소장이 검역조사를 하기 위해 요구하는 서류

② 법 제12조의4제3항 단서에서 "검역감염병의 전파 위험이 큰 경우 등 보건복지부령으로 정하는 경우"란 다음 각 호의 경우를 말한다.

1. 다음 각 목의 내용으로 제4조제1호 또는 이 조 제1항에 따라 검역소장에게 통보하거나 서류를 제출한 경우
   가. 선박 내 검역감염병 환자등이 발생했거나 발생이 의심되는 경우
   나. 선박 내 사망자가 발생한 경우
   다. 선박 내 감염병 매개체가 서식하거나 서식한 흔적을 발견한 경우
2. 중점검역관리지역에서 출항한 후 제14조의3에 따른 검역감염병의 최대 잠복기간이 경과하지 않은 경우
3. 입항 전 검역관리지역에서 검역감염병의 최대 잠복기간 이내에 선원 교대가 있었던 경우
4. 「국제보건규칙」에 따라 작성된 선박위생관리 증명서나 선박위생관리 면제증명서를 소지하지 않거나 그 유효기간이 지난 후 입항한 경우 또는 이전 출항지의 검역소장의 조치사항을 이행하지 않은 경우
5. 그 밖에 검역감염병의 전파 위험이 큰 경우로서 승선하여 검역조사를 할 필요가 있다고 검역소장이 인정하는 경우

③ 검역소장은 검역 조사를 완료한 선박 중 검역관리지역등의 경유 여부 등 질병관리청장이 정하는 기준에 해당하는 선박에 대해 법 제12조의4제5항에 따라 보건위생조사를 실시할 수 있다.

④ 법 제12조의4제6항에 따른 재검역은 법 제12조제1항 각 호의 사항에 대하여 실시한다.

제12조의5(육로 검역조사) ① 육로를 통하여 들어오는 출입국자 및 운송수단은 보건복지부령으로 정하는 바에 따라 검역조사를 받아야 한다.

② 질병관리청장은 육로를 통하여 들어오는 출입국자 및 운송수단에 대하여 통일부장관이 「남북교류협력에 관한 법률」 제23조제2항 단서에 따른 협의를 요청할 때에는 보건복지부령으로 정하는 바에 따라 제9조제1항에 따른 검역통보 절차의 일부를 생략할 수 있다.

시행규칙 **제6조의6(육로 검역조사)** ① 육로를 통해 들어오는 출입국자 또는 운송수단의 장은 법 제12조의5제1항에 따라 다음 각 호에 따른 서류를 제출해야 한다.

1. 별지 제6호서식의 승무원 및 승객 명부
2. 별지 제9호서식의 열차 · 자동차 보건상태 신고서
3. 별지 제10호서식의 개인검역신고서
4. 그 밖에 검역소장이 검역조사를 하기 위해 요구하는 서류

② 질병관리청장은 법 제12조의5제2항에 따른 검역통보 절차의 일부 생략 대상에 대하여 제4조제3호에 따른 열차 · 자동차 도착(출발) 통보서의 제출을 생략하도록 할 수 있다.

제13조(검역 전의 승선·탑승) ① 검역조사를 받아야 할 운송수단에 검역조사가 완료되어 검역증이 발급되기 전에는 제30조에 따른 검역공무원이 아닌 사람은 승선하거나 탑승할 수 없다. 다만, 미리 보건복지부령으로 정하는 바에 따라 검역소장의 허가를 받은 경우에는 그러하지 아니한다.

▶ 과태료: 500만원 이하의 과태료(검역 전에 승선하거나 탑승한 자)

② 검역소장의 허가를 받지 아니하고 승선하거나 탑승한 사람은 검역조사를 받아야 하며, 제1항 단서에 따라 검역소장의 허가를 받아 승선하거나 탑승한 사람이 검역감염병 증상이 있거나 검역감염병 환자등과 접촉한 경우 즉시 검역소장에게 신고를 하여야 한다.

③ 검역소장은 제2항에 따른 신고를 받은 경우 신고한 자에 대해 즉시 검역조사를 실시하여야 한다.

④ 제3항에 따른 검역조사의 방법은 보건복지부령으로 정한다.

시행규칙 **제7조(검역 전 승선·탑승의 허가 등)** ① 법 제13조제1항 단서에 따라 검역증이 발급되기 전에 도선(導船) 등 부득이한 사유로 승선 · 탑승하기 위하여 검역소장의 허가를 받으려는 사람은 별지 제11호서식에 따른 검역 전 승선 · 탑승 허가 신청서를 검역소장에게 제출하여야 한다.

② 제1항에도 불구하고 다음 각 호의 경우에는 검역소장의 허가를 받은 것으로 본다.

1. 긴급한 위기 · 위난으로부터 구조하기 위한 경우
2. 범죄의 예방 · 수사 또는 피의자의 체포에 관한 업무를 수행하는 경우

③ 검역소장은 법 제13조제3항에 따라 같은 조 제2항에 따른 신고를 받은 경우 신고한 자에 대해 즉시 법 제12조제1항제2호의 사항에 대한 검역조사를 실시해야 한다.

제14조 삭제

제15조(검역조치) ① 질병관리청장은 검역감염병 유입과 전파를 차단하기 위하여 검역감염병에 감염되었거나 감염된 것으로 의심되는 사람, 검역감염병 병원체에 오염되었거나 오염된 것으로 의심되거나 감염병 매개체가 서식하는 것으로 의심되는 운송수단이나 화물에 대하여 다음 각 호의 전부 또는 일부의 조치를 할 수 있다.

▶ 벌 칙: 1년 이하의 징역 또는 1천만원 이하의 벌금(검역소장의 조치에 따르지 아니한 자)

1. 검역감염병 환자등을 감시하거나 격리시키는 것
2. 검역감염병 접촉자 또는 보건복지부령으로 정하는 검역감염병 위험요인에 노출된 사람(이하 "검역감염병 위험요인에 노출된 사람"이라 한다)을 감시하거나 격리시키는 것

시행규칙 **제10조(검역감염병 위험요인에 노출된 사람의 범위)** 법 제15조제1항제2호에서 "보건복지부령으로 정하는 검역감염병 위험요인에 노출된 사람"이란 다음 각 호의 사람을 말한다.

1. 검역감염병 환자등과 같은 운송수단에 탑승한 사람
2. 검역감염병 환자등과 같은 공간에 감염우려가 있는 시간에 있었던 사람

3. 검역감염병 병원체에 오염되었거나 오염된 것으로 의심되는 화물을 소독 또는 폐기하거나 옮기지 못하게 하는 것
4. 검역감염병 병원체에 오염되었거나 오염된 것으로 의심되는 곳을 소독하거나 사용을 금지 또는 제한하는 것
4의2. 검역감염병 병원체 오염 여부를 확인할 필요가 있다고 인정되는 운송수단 및 화물을 검사하는 것
5. 삭제
6. 감염병 매개체가 서식하거나 서식하는 것으로 의심되는 운송수단과 화물을 소독하고 감염병 매개체를 없애도록 운송수단의 장이나 화물의 소유자 또는 관리자에게 명하는 것

시행규칙 **제11조(소독 명령)** ① 검역소장은 법 제15조제1항제3호, 제4호 및 제6호에 따라 운송수단의 장이나 화물의 소유자 또는 관리자에게 운송수단 및 화물을 소독하고 감염병 매개체를 없애도록 명령할 때에는 별지 제13호서식에 따른 소독 시행명령서를 발급해야 한다.
② 제1항에 따라 운송수단의 장이나 화물의 소유자 또는 관리자가 소독 등의 조치를 할 때에는 별표 2의 소독기준에 따라야 한다.

7. 검역감염병의 감염 여부를 확인할 필요가 있다고 인정되는 사람을 진찰하거나 검사하는 것
8. 검역감염병의 예방이 필요한 사람에게 예방접종을 하는 것

시행규칙 **제11조의2(예방접종)** ① 검역소장은 법 제15조제1항제8호에 따라 검역감염병의 예방이 필요한 사람에게 예방접종을 할 때에는 다음 각 호의 사항을 준수해야 한다.
1. 예방접종에 필요한 의약품을 안전하게 보관할 수 있는 장비로서 질병관리청장이 정하는 장비를 갖출 것
2. 예방접종 이상반응에 대비하기 위한 의약품 및 장비로서 질병관리청장이 정하는 의약품 및 장비를 갖출 것

② 삭제
③ 제1항제6호에 따른 명령을 받은 운송수단의 장이나 화물의 소유자 또는 관리자는 보건복지부령으로 정하는 자격이 있는 자에게 소독 등의 업무를 대신하게 하고 그 결과를 검역소장에게 제출하여 검역소장의 확인을 받아야 한다.
▶ 벌 칙: 500만원 이하의 벌금(소독 실시 등의 명령을 이행하지 아니하거나 그 실시 결과에 대하여 검역소장에게 제출하여 확인을 받지 아니한 자)

시행규칙 **제12조(소독업무대행자의 자격 등)** ① 법 제15조제3항, 제27조제2항 또는 제28조제5항에 따라 소독 등의 업무를 할 수 있는 자(이하 "소독업무대행자"라 한다)는 「감염병의 예방 및 관리에 관한 법률」 제52조에 따라 소독업의 신고를 한 자로서 다음 각 호의 인력과 장비를 모두 갖추어야 한다.
1. 「화학물질관리법」 제32조, 같은 법 시행령 제12조 및 같은 법 시행규칙 제34조에 따른 유해화학물질관리자의 자격이 있는 사람 1명
2. 가스측정기 및 가스방독면 등 가스소독에 필요한 장비
② 소독업무대행자는 소독을 하기 전에 별지 제14호서식에 따른 소독 실시 계획서를 검역소장에게 제출하여야 한다. 다만, 항공기 및 열차 · 자동차의 경우에는 검역소장의 판단에 따라 그 계획서의 제출을 생략할 수 있다.
③ 검역소장은 소독업무대행자의 자격기준 유지 및 소독 등의 업무 수행에 관하여 지도 · 감독을 하여야 한다.
④ 소독업무대행자는 소독을 완료하면 별지 제15호서식에 따른 소독결과 보고서를 검역소장에게 제출하여야 한다.

④ 질병관리청장이 제1항에 따른 적절한 조치를 시행할 수 없는 경우에는 운송수단의 장에게 그 이유를 알리고 회항 또는 지정하는 장소로 이동할 것을 지시할 수 있다. 이 경우 해당 운송수단의 장은 그 지시에 따라야 한다.
▶ 벌 칙: 500만원 이하의 벌금(이동 지시를 거부한 운송수단의 장)
⑤ 질병관리청장은 제1항에 따른 검역조치를 할 때에 필요한 경우 대통령령으로 정하는 바에 따라 관계 기관에 협조를 요청할 수 있으며, 그 요청을 받은 관계 기관의 장은 부득이한 사유가 없으면 협조하여야 한다. 이 경우 질병관리청장은 제29조의2에 따른 검역정보시스템을 통하여 관계 기관에 협조를 요청할 수 있다.

시행령 **제4조(검역조치 시 협조의 요청)** 질병관리청장은 법 제15조제5항에 따라 관계 기관에 다음 각 호의 사항에 대한 협조를 요청할 수 있다.

1. 법 제15조제1항에 따른 검역조치 시 선박에 승선하기 위한 감시정(監視艇)의 사용
2. 법 제15조제1항제1호 및 제2호에 따른 감시 또는 격리 대상자를 이송하기 위한 구급차 등 이송수단의 사용
3. 법 제16조제2항에 따른 임시 격리시설을 설치하기 위한 장소의 확보
4. 「의료법」 제2조에 따른 의료인 및 그 밖에 검역조치를 위해 필요한 인력의 지원
5. 그 밖에 질병관리청장이 법 제15조제1항에 따른 검역조치를 위해 관계 기관의 협조가 필요하다고 인정하는 사항

제16조(검역감염병 환자등의 격리) ① 질병관리청장은 제15조제1항제1호에 따라 검역감염병 환자등을 다음 각 호의 어느 하나에 해당하는 시설에 격리한다. 다만, 사람 간 전파가능성이 낮은 경우 등 질병관리청장이 정하는 경우는 격리 대상에서 제외할 수 있다.

▶ 벌 칙: 1년 이하의 징역 또는 1천만원 이하의 벌금(격리조치에 따르지 아니한 자)

1. 검역소에서 관리하는 격리시설로서 질병관리청장이 지정한 시설
2. 「감염병의 예방 및 관리에 관한 법률」 제36조 또는 제37조에 따른 감염병관리기관, 격리소 · 요양소 또는 진료소
3. 자가(自家)
4. 「감염병의 예방 및 관리에 관한 법률」 제8조의2에 따른 감염병전문병원
5. 국내에 거주지가 없는 경우 질병관리청장이 지정하는 시설 또는 장소

시행규칙 **제13조(검역감염병 환자등의 격리 통지)** 검역소장은 법 제16조제1항에 따라 검역감염병 환자등을 격리했을 때에는 같은 조 제6항에 따라 격리 대상자 및 격리 대상자의 가족, 보호자 또는 격리 대상자가 지정한 사람에게 별지 제16호서식의 격리통지서를 보내야 한다. 이 경우 격리통지서는 정보통신기기를 활용하여 보낼 수 있다.

② 질병관리청장은 검역감염병 환자등이 많이 발생하여 제1항에 따른 격리시설이나 감염병관리기관 등이 부족한 경우에는 보건복지부령으로 정하는 바에 따라 임시 격리시설을 설치 · 운영할 수 있다.

시행규칙 **제14조(임시 격리시설의 설치·운영)** 법 제16조제2항에 따라 질병대응센터장은 다음 각 호의 시설에 임시 격리시설을 설치 · 운영할 수 있다.

1. 검역소 내의 별도로 구획된 시설
2. 검역감염병 환자등이 발생한 운송수단
3. 국제공항 및 국제여객터미널 등 검역구역 내에 관계 행정기관의 장과 협의하여 지정하는 시설
4. 간이 진료시설 설치와 격리가 가능한 숙박시설로서 관계 행정기관의 장 및 특별시장 · 광역시장 · 특별자치시장 · 도지사 · 특별자치도지사 또는 시장 · 군수 · 구청장(자치구의 구청장을 말한다) 등과 협의하여 지정하는 시설

③ 질병관리청장은 제1항에 따른 격리조치(이송을 포함한다)를 할 때에 필요하면 특별시장 · 광역시장 · 특별자치시장 · 도지사 · 특별자치도지사(이하 "시 · 도지사"라 한다) 또는 시장 · 군수 · 구청장(자치구의 구청장을 말한다. 이하 같다)에게 협조를 요청할 수 있다. 이 경우 시 · 도지사 또는 시장 · 군수 · 구청장은 특별한 사유가 없으면 협조하여야 한다.

④ 검역감염병 환자등의 격리 기간은 검역감염병 환자등의 감염력이 없어질 때까지로 하고, 격리기간이 지나면 즉시 해제하여야 한다.

⑤ 제4항에 따른 격리 기간 동안 격리된 사람은 검역소장의 허가를 받지 아니하고는 다른 사람과 접촉할 수 없다.

▶ 과태료: 500만원 이하의 과태료(격리 기간 동안 다른 사람과 접촉한 격리 대상자)

시행규칙 **제14조의2(격리 기간 동안 다른 사람과의 접촉)** ① 법 제16조제5항에 따라 격리된 사람이 다른 사람을 접촉하려는 경우나 다른 사람이 격리된 사람을 접촉하려는 경우에는 별지 제16호의2서식에 따른 접촉 허가 신청서를 검역소장에게 제출하여야 한다.

② 제1항에 따른 허가 신청을 받은 검역소장은 해당 검역감염병의 특성과 허가 신청인의 상태 등을 고려하여 지체 없이 허가 여부를 결정하고 이를 허가 신청인에게 통지하여야 한다.

⑥ 검역소장은 검역감염병 환자등을 격리하였을 때에는 보건복지부령으로 정하는 바에 따라 격리 사실을 격리 대상자 및 격리 대상자의 가족, 보호자 또는 격리 대상자가 지정한 사람에게 알려야 한다.

제17조(검역감염병 접촉자에 대한 감시 등) ① 질병관리청장은 제15조제1항제2호에 따라 검역감염병 접촉자 또는 검역감염병 위험요인에 노출된 사람이 입국 후 거주하거나 체류하는 지역의 특별자치도지사 · 시장 · 군수 · 구청장에게 건강 상태를 감시하거나 「감염병의 예방 및 관리에 관한 법률」 제49조제1항에 따라 격리시킬 것을 요청할 수 있다.

▶ 벌 칙: 1년 이하의 징역 또는 1천만원 이하의 벌금(격리조치에 따르지 아니한 자)

② 특별자치도지사 · 시장 · 군수 · 구청장은 제1항에 따라 감시하는 동안 검역감염병 접촉자 또는 검역감염병 위험요인에 노출된 사람이 검역감염병 환자등으로 확인된 경우에는 지체 없이 격리 등 필요한 조치를 하고 즉시 그 사실을 질병관리청장에게 보고하여야 한다.

③ 제1항에 따른 감시 또는 격리 기간은 보건복지부령으로 정하는 해당 검역감염병의 최대 잠복기간을 초과할 수 없다.

시행규칙 **제14조의3(검역감염병의 최대 잠복기간)** 법 제17조제3항에 따른 검역감염병의 최대 잠복기간은 다음 각 호의 구분에 따른다.

1. 콜레라: 5일
2. 페스트: 6일
3. 황열: 6일
4. 중증 급성호흡기 증후군(SARS): 10일
5. 동물인플루엔자 인체감염증: 10일
6. 중동 호흡기 증후군(MERS): 14일
7. 에볼라바이러스병: 21일
8. 법 제2조제1호바목 및 자목에 해당하는 검역감염병: 법 제4조의2제1항에 따른 검역전문위원회에서 정하는 최대 잠복기간

제18조(격리시설 등에서 물품 반출의 금지) 제16조에 따른 격리시설과 임시 격리시설에서 사용하거나 보관 중인 물품은 검역소장의 허락을 받지 아니하고 반출하여서는 아니 된다.

▶ 벌 칙: 500만원 이하의 벌금(격리시설과 임시 격리시설에서 사용하거나 보관 중인 물품을 검역소장의 허락을 받지 아니하고 반출한 자)

제19조(오염운송수단 등의 이동금지 등의 조치) ① 질병관리청장은 검역감염병에 감염되었거나 감염이 의심되는 승객, 승무원 및 도보출입자, 검역감염병 병원체에 오염되었거나 오염이 의심되는 운송수단 및 화물(이하 이 조에서 "오염운송수단등"이라 한다)에 대하여는 검역소장이 지정하는 장소에서 검역감염병 유무에 관한 검사, 소독 및 물건의 폐기 등의 조치가 끝날 때까지 보건복지부령으로 정하는 바에 따라 이동금지 등의 조치를 할 수 있다. 이 경우 검역소장의 허가를 받지 아니하고는 오염운송수단등에 접촉하거나 탑승할 수 없다.

▶ 벌 칙: 500만원 이하의 벌금(이동금지 등의 조치에 따르지 아니한 자)

시행규칙 **제15조(오염운송수단 등의 이동금지 등의 조치)** ① 법 제19조제1항에 따라 검역소장이 이동금지 등의 조치를 할 때에는 운송수단의 장 또는 그 소유자에게 별지 제17호서식에 따른 오염운송수단 등의 이동금지 등의 통보서로 알려야 한다.

② 검역소장은 검역감염병이 국내로 번질 우려가 없다고 인정되는 다음 각 호의 경우에는 제1항에 따른 조치를 지체 없이 해제하고 이를 운송수단의 장 또는 그 소유자에게 알려야 한다.

1. 검역감염병 검사 결과 이상이 없다고 판명된 경우
2. 제12조제4항에 따라 소독 결과 보고서를 제출한 경우
3. 「폐기물관리법」 제13조에 따라 물건의 폐기를 완료한 경우
4. 그 밖에 법 제19조제1항의 조치사항을 이행하였다고 검역소장이 인정한 경우

② 검역소장은 오염운송수단등에 대한 조치를 하여 검역감염병이 국내로 번질 우려가 없다고 인정되면 그 이동금지 등의 조치를 해제하여야 한다. 이 경우 이동금지 등의 조치를 해제하기 위한 인정 기준은 보건복지부령으로 정한다.

제20조(검역감염병 외의 감염병에 대한 예방조치) 검역소장은 검역조사에서 다음 각 호를 발견한 경우에는 보건복지부령으로 정하는 바에 따라 진찰, 검사, 소독 및 그 밖에 필요한 예방조치를 할 수 있다.

1. 검역감염병 외의 감염병 환자
2. 검역감염병 외의 감염병 의사환자
3. 검역감염병 외의 감염병으로 죽은 사람의 시체
4. 검역감염병 외의 감염병 병원체에 오염되었거나 오염되었을 가능성이 있는 운송수단

시행규칙 **제16조(검역감염병 외의 감염병에 대한 예방조치)** 법 제20조에 따라 검역소장은 해당 검역감염병 외의 감염병 환자 및 감염병 의사환자의 거주지 관할 특별시 · 광역시 · 특별자치시 · 도 · 특별자치도에 통보하여 진찰, 검사, 소독 및 그 밖에 필요한 예방조치를 하도록 하고, 해당 운송수단의 장에게는 감염 방지 방법 등을 지도할 수 있다.

제21조(소독이 필요한 화물의 보관) 검역소장은 운송수단의 화물선적 목록에 적힌 화물 중 소독할 필요가 있다고 인정되는 화물은 다른 화물과 접촉되지 아니하게 따로 보관할 것을 해당 세관장에게 요구할 수 있다.

제22조(검역증) 검역소장은 검역조사 결과 출입국자, 운송수단 또는 화물에 의하여 검역감염병이 국내외로 번질 우려가 없는 등 이상이 없는 것으로 인정되면 출입국자 또는 운송수단의 장이 요구하는 경우 보건복지부령으로 정하는 바에 따라 검역증을 내주어야 한다.

제23조(조건부 검역증) ① 검역소장은 검역조사 결과 검역소독 등을 실시할 것을 조건으로 운송수단의 장에게 조건부 검역증을 내줄 수 있다.

② 검역소장은 조건부 검역증을 받은 운송수단의 장이 해당 조건을 이행하였을 때에는 그 운송수단의 장에게 검역증을 내주어야 한다. 이 경우 운송수단의 장은 종전에 발급받은 조건부 검역증을 폐기하여야 한다.

③ 검역소장은 운송수단의 장이 제1항에 따른 조건부 검역증에 제시된 조건을 이행하지 아니하면 이동금지 등의 조치를 할 수 있다.

④ 검역소장은 제1항에 따른 조건부 검역증을 받은 운송수단의 장이 운송수단에 대한 조건을 이행하는 것이 곤란하다고 판단될 경우에는 운송수단의 장에게 그 이유를 밝히고 보건복지부령으로 정하는 바에 따라 검역소장이 지정하는 장소로 이동할 것을 지시할 수 있다. 이 경우 해당 운송수단의 장은 그 지시에 따라야 한다.

▶ 벌 칙: 500만원 이하의 벌금(이동 지시를 거부한 운송수단의 장)

시행규칙 **제18조(이동의 지시)** 법 제23조제4항에 따라 검역소장이 운송수단의 장에게 이동하도록 지시하는 경우에는 별지 제20호서식에 따른 이동 지시서로 한다.

제24조(출입국의 금지 또는 정지 요청) 질병관리청장은 공중보건상 큰 위해를 끼칠 염려가 있다고 인정되는 다음 각 호에 해당하는 사람에 대하여는 법무부장관에게 출국 또는 입국의 금지 또는 정지를 요청할 수 있다. 다만, 입국의 금지 또는 정지의 요청은 외국인의 경우에만 해당한다.

1. 검역감염병 환자등
2. 검역감염병 접촉자
3. 검역감염병 위험요인에 노출된 사람
4. 검역관리지역등에서 입국하거나 이 지역을 경유하여 입국하는 사람

제25조(시체 등의 반입 및 조사) ① 국내로 시체를 반입하려는 자는 검역감염병으로 인한 사망 여부를 확인하기 위하여 보건복지부령으로 정하는 바에 따라 필요한 서류를 제출하거나 제시하여야 한다.

시행규칙 **제19조(시체 반입에 필요한 서류)** 법 제25조제1항에 따라 시체를 반입하려는 자는 다음 각 호의 서류를 검역소장에게 제출하여야 한다.

1. 사망진단서 또는 시체검안서
2. 방부처리 증명서류(검역감염병으로 사망한 경우만 해당한다)

3. 항공화물운송장 사본 또는 선하증권(船荷證券) 사본
4. 그 밖에 검역소장이 검역감염병으로 인한 사망 여부를 확인하기 위하여 제출을 요구하는 서류

② 검역소장은 검역감염병으로 죽은 사람의 시체, 유골 및 유물로서, 방부처리(防腐處理) 후 불침투성(不浸透性) 관(棺)에 밀봉되어 있지 아니하거나 화장조치(火葬措置)가 되어 있지 아니한 것에 대하여는 국내 반입을 허용하지 아니한다.

③ 운송수단의 운행 중 발생한 시체는 보건복지부령으로 정하는 바에 따라 검역조사를 받아야 한다.

시행규칙 **제20조(운행 중 발생한 시체에 대한 검역조사)** ① 법 제25조제3항에 따라 운송수단의 장은 운행 중 발생한 시체에 대하여 별지 제21호서식에 따른 사망경위서를 검역소장에게 제출해야 한다.

② 검역소장은 운송수단의 운행 중 발생한 시체가 검역감염병에 감염된 것으로 의심되는 경우에는 법 제15조에 따른 검역조치를 할 수 있다.

④ 검역소장은 제1항 또는 제3항에 따른 조사 결과 해당 시체의 사인을 확인할 수 없거나 검역감염병에 감염된 것으로 의심되는 시체의 경우에는 검사를 위해 해부를 명할 수 있으며, 필요한 경우 관계기관에 협조를 요청할 수 있다. 이 경우 해부의 방법 및 절차 등에 관하여는 「감염병의 예방 및 관리에 관한 법률」 제20조를 준용하며, "질병관리청장"은 "검역소장"으로 본다.

⑤ 검역소장은 검역감염병 환자등이 사망한 경우나 사망 후 사망한 사람이 검역감염병병원체를 보유하였던 것으로 확인된 경우 검역감염병의 차단과 확산 방지 등을 위하여 필요한 범위에서 그 시신의 장사방법 등을 제한할 수 있다. 이 경우 그 방법 및 절차 등에 관하여는 「감염병의 예방 및 관리에 관한 법률」 제20조의2를 준용하며, "질병관리청장"은 "검역소장"으로 본다.

제26조 삭제

제27조(선박위생 증명서 등의 발급 등) ① 검역소장은 선장 또는 선박의 소유자가 선박위생 증명서 발급을 신청하면 그 선박에 대하여 검역감염병 병원체의 오염 여부와 감염병 매개체 유무 등에 관한 조사를 하고, 그 결과 해당 선박에 검역감염병 병원체의 오염 의심이 없고 감염병 매개체가 서식하지 아니한 경우에는 6개월간 유효한 선박위생관리 면제증명서를 내준다.

시행규칙 **제21조(선박위생 증명서의 발급)** ① 법 제27조제1항에 따라 선장 또는 선박의 소유자가 선박위생 증명서 발급을 신청할 때에는 검역소장에게 별지 제22호서식에 따른 신청서와 별지 제23호서식에 따른 신청서 부표를 제출해야 한다.

② 검역소장은 제1항에 따른 조사 결과 해당 선박에 검역감염병 병원체의 오염이 의심되거나 감염병 매개체의 서식이 의심되면 보건복지부령으로 정하는 자격이 있는 자에게 소독을 하게 하거나 감염병 매개체를 없애도록 한 후 6개월간 유효한 선박위생관리 증명서를 내준다.

③ 검역소장은 제15조제1항제6호에 따른 조치명령을 받아 같은 조 제3항에 따라 소독하거나 감염병 매개체를 없앤 선장 또는 선박의 소유자가 명령 이행에 대한 증명서 발급을 신청하면 6개월간 유효한 선박위생관리 증명서를 내준다.

④ 검역소장은 선박이 선적지(船籍地)로 돌아가거나 제12조와 제15조에 따른 검역조사 및 검역조치를 이행할 수 없는 특별한 사유가 있는 경우에는 제1항에 따른 선박위생관리 면제증명서 및 제2항 · 제3항에 따른 선박위생관리 증명서의 유효기간을 1개월의 범위에서 연장할 수 있다.

⑤ 검역소장은 제1항부터 제3항까지의 규정에 따라 발급된 증명서의 유효기간이 지난 선박이나 그 증명서를 지니지 아니하고 도착한 선박 또는 그 증명서에 재검사가 필요한 것으로 기재되어 있는 선박에 대하여는 제12조에 따른 검역조사를 하여야 한다.

⑥ 제1항에 따른 조사의 내용 및 선박위생관리 증명서와 선박위생관리 면제증명서의 신청 절차와 발급 방법 등에 관하여 필요한 사항은 보건복지부령으로 정한다.

제28조(그 밖의 증명서 발급) ① 검역소장은 운송수단의 장이 감염병 매개체 구제증명서(驅除證明書) 발급을 신청하면 해당 운송수단에 대하여 보건복지부령으로 정하는 바에 따라 해당 운송수단의 감염병 매개체 구제 여부를 확인하고 그 증명서를 내

주어야 한다.

② 검역소장은 물품을 수출하려는 사람이 다음 각 호에 해당하는 증명서의 발급을 신청하면 그에 해당하는 검역감염병에 대한 예방조치를 하거나 하였는지 확인하고 보건복지부령으로 정하는 바에 따라 해당 증명서를 내주어야 한다.

1. 물품에 대한 소독증명확인서: 검역감염병의 유무에 관한 검사, 소독 및 감염병 매개체를 없애는 일
2. 물품에 대한 병원체 검사증명서: 검역감염병 병원체의 유무에 관한 세균 · 바이러스 검사 실시

③ 검역소장은 승객 및 승무원 등 외국으로 나가는 사람이 병원체 검사증명서의 발급을 신청하면 검역감염병 감염 여부와 검역감염병 병원체의 유무에 관한 검사를 실시하고 보건복지부령으로 정하는 바에 따라 해당 증명서를 내주어야 한다.

1. 삭제
2. 삭제

④ 제1항부터 제3항까지의 규정에 따른 증명서 외의 증명서의 발급 신청 및 그에 따른 예방조치 내용과 증명서 발급 절차에 관하여 필요한 사항은 보건복지부령[2]으로 정한다.

⑤ 제1항과 제2항에 따른 소독 및 감염병 매개체를 없애는 일은 보건복지부령[시행규칙 제12조(소독업무대행자의 자격 등): 법 제15조 3항 삽입 참조]으로 정하는 자격이 있는 자가 하여야 한다.

시행규칙 **제22조(그 밖의 증명서 발급)** ① 법 제28조에 따른 증명서의 발급을 신청하려는 자는 별지 제22호서식에 따른 신청서를 검역소장에게 제출해야 한다. 다만, 선박의 경우에는 별지 제23호서식에 따른 신청서 부표도 함께 제출해야 한다.

② 제1항에 따른 증명서는 다음 각 호의 서식을 따른다.

1. 법 제28조제1항에 따른 감염병 매개체 구제증명서: 별지 제26호서식
2. 법 제28조제2항제1호에 따른 물품에 대한 소독증명확인서: 별지 제27호서식
3. 법 제28조제2항제2호에 따른 물품에 대한 병원체 검사증명서: 별지 제28호서식
4. 법 제28조제3항에 따른 병원체 검사증명서: 별지 제29호서식
5. 법 제28조제4항에 따른 운송수단별 소독증명서: 별지 제30호서식

제28조의2(국제공인예방접종) ① 질병관리청장은 외국으로 나가는 사람의 요청이 있을 경우에는 검역감염병의 예방접종을 실시하고 국제공인예방접종증명서를 내주어야 한다.

② 질병관리청장은 검역감염병의 예방접종 후 이상반응에 대비하여 관련 응급처치 비상품을 구비하여야 한다.

③ 제28조의3의 국제공인예방접종기관의 장은 검역감염병의 예방접종을 수행한 경우 예방접종증명서를 발급하여야 하며, 검역소장은 예방접종증명서의 사실을 확인한 후 국제공인예방접종증명서를 발급한다.

④ 제1항 및 제3항에 따른 국제공인예방접종증명서의 발급 절차와 제2항에 따른 이상반응 관리 등에 필요한 사항은 보건복지부령으로 정한다.

시행규칙 **제23조(국제공인예방접종증명서의 발급 등)** ① 법 제28조의2제1항에 따라 국제공인예방접종증명서의 발급을 요청하려는 사람은 별지 제31호서식에 따른 국제공인예방접종증명서 발급신청서를 검역소장에게 제출해야 한다.

② 제1항에 따라 발급 요청을 받은 검역소장은 예방접종을 한 후 별지 제32호서식에 따른 국제공인예방접종증명서를 발급한다. 다만, 요청인이 「감염병의 예방 및 관리에 관한 법률」에 따른 예방접종을 받았거나 제24조제1항에 따른 국제공인예방접종지정기관에서 예방접종을 받고 「감염병의 예방 및 관리에 관한 법률 시행규칙」 제22조에 따른 예방접종증명서나 국제공인 예방접종지정기관의 장으로부터 발급받은 별지 제33호서식에 따른 예방접종증명서를 제출한 경우에는 그 사실을 확인한 후 증명서를 발급한다.

③ 제2항에 따라 국제공인예방접종증명서를 발급한 검역소장은 별지 제34호서식에 따른 국제공인예방접종증명서 발급 처리부에 접종 상황을 기록하고 준영구로 보관해야 한다.

④ 제1항부터 제3항까지에서 규정한 사항 외에 법 제28조의2제1항 및 제3항에 따른 국제공인예방접종증명서의 발급에 필요한 사항은 질병관리청장이 정한다.

⑤ 검역소장은 법 제28조의2제2항에 따른 응급처치 비상품의 유효기간 및 작동 여부를 정기적으로 점검해야 한다.

2) 시행규칙 제22조(그 밖의 증명서 발급)에서 관련 서식을 규정하고 있음.

⑥ 제5항에서 규정한 사항 외에 응급처치 비상품의 종류, 응급처치의 방법 등 검역감염병의 예방접종 후 이상반응의 관리에 필요한 사항은 질병관리청장이 정한다.

제28조의3(국제공인예방접종지정기관의 지정 등) ① 질병관리청장은 다음 각 호의 어느 하나에 해당하는 기관 중에서 국제공인예방접종을 실시할 수 있는 기관(이하 "국제공인예방접종지정기관"이라 한다)을 지정할 수 있다. 이 경우 질병관리청장은 이를 공고하여야 한다.

1. 「의료법」 제3조에 따른 의료기관
2. 의무실이 설치되어 있고 의사가 항상 근무하는 국가 및 지방자치단체의 기관, 「공공기관의 운영에 관한 법률」에 따른 공공기관

② 질병관리청장은 국제공인예방접종지정기관이 다음 각 호의 어느 하나에 해당하는 경우에는 그 지정을 취소할 수 있다.

1. 최근 3년간 검역감염병에 대한 예방접종 실적이 없는 경우
2. 검역감염병 예방접종과 관련하여 이 법이나 의료 관계 법령을 위반한 경우

③ 제1항 및 제2항에서 규정한 사항 외에 국제공인예방접종지정기관의 지정 및 지정취소의 기준 · 절차 등에 필요한 사항은 보건복지부령으로 정한다.

시행규칙 **제24조(국제공인예방접종지정기관의 지정 및 지정취소)** ① 법 제28조의3제1항에 따라 국제공인예방접종을 실시할 수 있는 기관(이하 "국제공인예방접종지정기관"이라 한다)으로 지정받으려는 자(이하 이 조에서 "신청인"이라 한다)는 별지 제35호서식의 국제공인예방접종지정기관 지정신청서에 예방접종을 담당할 의사의 이력서를 첨부하여 질병관리청장에게 제출해야 한다.

② 법 제28조의3제3항에 따른 국제공인예방접종지정기관의 지정기준은 다음 각 호와 같다.

1. 예방접종에 필요한 의약품을 안전하게 보관할 수 있는 장비로서 질병관리청장이 정하는 장비를 갖출 것
2. 예방접종 이상반응에 대비하기 위한 의약품 및 장비로서 질병관리청장이 정하는 의약품 및 장비를 갖출 것
3. 국제공인예방접종지정기관의 지정이 취소된 기관의 경우에는 그 지정이 취소된 날부터 1년이 경과될 것

③ 질병관리청장은 신청인이 제2항에 따른 지정기준에 맞는지를 검토한 후 지정 여부를 신청인에게 문서로 통지하여야 한다.

④ 질병관리청장이 법 제34조의2에 따른 청문 절차를 거쳐 국제공인예방접종지정기관의 지정을 취소하는 경우에는 그 사유를 명시하여 해당 국제공인예방접종지정기관에 문서로 통지하여야 한다.

⑤ 제1항부터 제4항까지에서 규정한 사항 외에 국제공인예방접종지정기관의 지정에 필요한 세부적인 사항은 질병관리청장이 정한다.

제29조(검역구역의 보건위생관리) ① 질병관리청장은 검역감염병이나 검역감염병 외의 감염병이 유행하거나 유행할 우려가 있다고 인정하면 보건복지부령으로 정하는 바에 따라 검역구역 내 운송수단, 시설, 건물, 물품 및 그 밖의 장소와 그 관계인에 대하여 보건위생관리에 필요한 다음 각 호의 조치를 하거나 필요한 지시를 할 수 있다.

▶ 과태료: 500만원 이하의 과태료(조치나 지시에 따르지 아니한 자)

1. 검역감염병 및 검역감염병 외의 감염병에 관한 역학조사(疫學調査)
2. 살충 · 살균을 위한 소독과 감염병 매개체를 없애는 일
3. 검역감염병 보균자 및 검역감염병 외의 감염병 보균자 색출 검사와 예방접종
4. 운송수단에 실리는 식재료, 식품 및 식수검사
5. 어패류와 식품을 다루는 사람에 대한 위생지도와 교육 · 홍보
6. 검역구역 안의 감염병 매개체의 서식 분포 등에 대한 조사
7. 선박의 균형을 유지하기 위하여 선박에 실은 물에 대한 조사
8. 그 밖에 질병관리청장이 검역감염병 및 검역감염병 외의 감염병을 예방하기 위하여 필요하다고 인정하는 사항

시행규칙 **제25조의2(검역구역의 보건위생관리)** ① 검역소장은 법 제29조제1항제4호, 제5호 및 제7호의 조치를 하려는 경우에는 조치 대상자에게 미리 그 조치의 내용 및 일시를 알려야 한다.

② 제1항에서 정한 사항 외에 법 제29조제1항 각 호의 조치의 방법 및 절차에 관한 사항은 질병관리청장이 정한다.

② 질병관리청장은 제1항에 따른 조치와 지시를 할 때에 필요하면 관계 기관이나 관계인에게 협조를 요청할 수 있으며, 그 요청을 받은 관계 기관의 장이나 관계인은 부득이한 사유가 없으면 협조하여야 한다.

제29조의2(검역정보시스템의 구축·운영) ① 질병관리청장은 검역감염병에 감염되었거나 감염되었을 것으로 우려되는 사람과 오염 우려가 있는 운송수단을 신속히 확인하는 등 효율적 검역업무의 수행을 위하여 검역대상자 등의 정보를 전자적으로 처리할 수 있는 검역정보시스템을 구축 · 운영할 수 있다.

② 질병관리청장은 검역 업무를 위하여 다음 각 호의 정보시스템을 통하여 검역과 관련된 정보를 관계 기관의 장에게 요청할 수 있다. 이 경우 관계 기관의 장은 정당한 사유가 없으면 이에 따라야 한다.

1. 「약사법」 제23조의3제1항에 따른 의약품안전사용정보시스템
2. 「여권법」 제8조제2항에 따른 여권정보통합관리시스템
3. 「출입국관리법」에 따른 출입국관리정보를 처리하는 정보시스템
4. 「관세법」 제327조에 따른 국가관세종합정보망
5. 그 밖에 보건복지부령으로 정하는 정보시스템

③ 질병관리청장은 검역감염병 전파 방지 등 검역업무를 위하여 제1항에 따른 시스템을 다음 각 호의 정보시스템과 전자적으로 연계하여 활용할 수 있다. 이 경우 연계를 통하여 수집 · 제공할 수 있는 정보는 입국정보, 건강상태 등 대통령령으로 정한다.

1. 「감염병의 예방 및 관리에 관한 법률」 제33조의4에 따른 예방접종통합관리시스템
2. 「감염병의 예방 및 관리에 관한 법률」 제40조의5에 따른 감염병관리통합정보시스템
3. 그 밖에 보건복지부령으로 정하는 정보시스템

시행령 **제4조의2(정보시스템 간 연계를 통하여 수집·제공할 수 있는 정보의 범위)** 법 제29조의2제3항 후단에 따라 수집 · 제공할 수 있는 정보의 범위는 다음 각 호와 같다.

1. 검역대상자의 입국정보에 관한 사항
2. 검역대상자의 건강상태에 관한 사항
3. 검역대상자의 예방접종 실시 내역에 관한 사항
4. 검역대상자에 대한 역학조사 결과에 관한 사항
5. 그 밖에 검역감염병의 예방 및 관리 등을 위하여 질병관리청장이 필요하다고 인정하는 사항

④ 질병관리청장은 제1항에 따른 시스템을 통하여 운영하는 정보를 효율적인 검역 업무의 수행 이외의 목적에는 활용할 수 없으며, 사생활의 비밀을 침해하지 아니하도록 관리하여야 한다.

⑤ 제1항부터 제3항까지의 정보의 보호 및 관리에 관한 사항은 이 법에서 규정된 것을 제외하고는 「개인정보 보호법」의 규정을 따른다.

⑥ 제1항부터 제3항까지에 따른 시스템의 구축 · 운영 등에 필요한 사항은 보건복지부령으로 정한다.

시행규칙 **제25조의3(검역정보시스템의 구축·운영)** ① 질병관리청장은 법 제29조의2에 따른 검역정보시스템(이하 “검역정보시스템”이라 한다)을 운영하기 위하여 필요한 경우에는 표준화된 서식과 표준전자문서를 개발하여야 한다. 이 경우 표준화된 서식과 표준전자문서는 그 규격을 기존 종이문서의 서식과 달리하거나 서명 및 기명날인을 생략할 수 있다.

② 질병관리청장은 다음 각 호의 업무에 대해서는 검역정보시스템을 통하여 처리할 수 있도록 필요한 조치를 할 수 있다.

1. 제3조에 따른 검역조사 생략 신청 및 심사 결과 통보
2. 제4조에 따른 검역 통보
3. 제6조의4제1항제1호 · 제2호, 제6조의5제1항제1호 · 제3호 및 제6조의6제1항제1호 · 제2호에 따른 승무원 및 승객 명부와 보건상태 신고서 제출
4. 제17조에 따른 검역증 발급
5. 제21조제1항에 따른 신청서 및 신청서 부표 제출
6. 제22조제1항에 따른 신청서 및 신청서 부표 제출

7. 제23조제3항에 따른 국제공인 예방접종증명서의 발급 기록 보관 및 열람
9. 법 제29조의4제1항에 따른 승객예약자료의 열람 및 제출
10. 법 제29조의5에 따른 자료 · 정보의 제출

③ 검역소장은 운송수단의 소유회사 또는 「해운법」 제33조에 따라 등록한 해운대리점으로 하여금 제2항 각 호(제7호 및 제10호는 제외한다)의 사항에 관하여 운송수단의 장을 대행하게 할 수 있다. 이 경우 검역소장은 대행한 자를 거쳐 결과를 통보할 수 있다.

④ 법 제29조의2제2항제5호에서 “보건복지부령으로 정하는 정보시스템”이란 다음 각 호의 정보시스템을 말한다. 1. 「선박의 입항 및 출항 등에 관한 법률」 제50조제1항에 따른 항만운영정보시스템 2. 「전기통신사업법」 제2조제8호에 따른 전기통신사업자가 전기통신역무를 제공하기 위해 사용하는 시스템 3. 그 밖에 질병관리청장이 검역 업무의 효율적 운영을 위해 필요하다고 인정하는 정보시스템

제2장의2 자료제출 요청 등

제29조의3 삭제

제29조의4(승객예약자료의 요청) ① 질병관리청장은 다음 각 호의 업무를 수행하기 위하여 필요한 경우에는 운송수단의 장에게 운송수단의 장이 보유하고 있는 승객예약자료를 정보통신망을 통하여 열람할 수 있도록 하거나 지체 없이 문서(전자문서를 포함한다)로 제출할 것을 요청할 수 있다.

▶ 과태료: 1천만원 이하의 과태료(승객예약자료 제공 요청에 불응하거나 거짓 자료를 제출한 자)

1. 검역감염병 발생국가에서 입국하거나 검역감염병 발생국가를 경유하여 입국한 것으로 의심되는 사람에 대한 검역업무
2. 검역감염병에 감염되었거나 감염되었을 것으로 우려되는 사람이 출국 또는 입국하는 경우의 검역업무
3. 제12조에 따른 검역조사 업무
4. 제12조의2제3항에 따른 조치 업무

시행령 **제5조(승객예약자료의 관리)** ① 질병관리청장은 법 제29조의4제1항에 따라 승객예약자료를 제출받은 경우 다음 각 호의 조치를 해야 한다.

1. 승객예약자료에 접근할 수 있는 사람 및 그 권한을 분명히 할 것
2. 승객예약자료에 대해서는 물리적 잠금장치(전자문서의 경우에는 보안프로그램을 말한다)를 설치할 것

② 질병관리청장은 법 제29조의4제1항에 따라 제출받은 승객예약자료를 그 제출받은 날부터 2개월 동안 보관해야 한다.

③ 질병관리청장은 제2항에 따른 승객예약자료의 보존기한이 지났을 때에는 보존기한이 지난 날부터 7일 이내에 다음 각 호의 구분에 따라 해당 승객예약자료를 삭제하거나 파기해야 한다.

1. 전자문서로 되어 있는 승객예약자료: 복구 또는 재생이 불가능한 방법으로 영구 삭제할 것
2. 제1호를 제외한 승객예약자료: 파쇄 또는 소각의 방법으로 파기할 것

② 제1항에 따른 요청을 받은 운송수단의 장은 정당한 사유가 없으면 이에 따라야 한다.

③ 제1항에 따라 열람하거나 제출받을 수 있는 자료의 범위는 다음 각 호로 한정한다.

1. 성명, 국적, 생년월일, 여권번호 및 예약번호
2. 주소 및 전화번호
3. 운송수단의 편명, 입항일시
4. 예약 및 탑승수속 시점
5. 탑승권 번호 · 좌석번호 · 발권일 · 발권장소
6. 여행경로 및 여행사
7. 가족, 단체여행객 등 동반탑승자 및 동반탑승자의 좌석번호

8. 수하물에 관한 자료

④ 제1항에 따라 제공받은 승객예약자료의 보관방법, 보존기한, 파기 등에 관하여 필요한 사항은 대통령령으로 정한다.

제29조의5(관계 기관의 협조) 질병관리청장은 검역감염병의 예방 · 관리를 위하여 검역감염병에 감염되었거나 감염되었을 것으로 우려되는 사람의 주민등록번호, 출입국관리기록, 여행자 휴대품 신고내용 및 금융정보, 그 밖의 긴급하게 필요한 자료 · 정보로서 대통령령으로 정하는 자료 · 정보를 다음 각 호의 어느 하나에 해당하는 관계 중앙행정기관의 장(그 소속기관 및 책임운영기관의 장을 포함한다. 이하 이 조에서 같다)에게 요청할 수 있다. 이 경우 요청을 받은 관계 중앙행정기관의 장은 정당한 사유가 없으면 이에 따라야 한다.

1. 외교부장관
2. 법무부장관
3. 행정안전부장관
4. 국토교통부장관
5. 금융위원회위원장
6. 관세청장
7. 그 밖에 대통령령으로 정하는 중앙행정기관의 장

시행령 **제6조(관계 기관의 협조)** ① 법 제29조의5 각 호 외의 부분 전단에서 "대통령령으로 정하는 자료 · 정보"란 다음 각 호의 자료 · 정보를 말한다.

1. 「관세법」 제241조제2항제1호에 따른 휴대품 또는 별송품에 관한 신고 정보
2. 「여권법」 제7조제1항에 따른 여권 수록 정보
3. 「재외동포의 출입국과 법적 지위에 관한 법률」 제6조에 따른 외국국적동포의 국내거소신고 정보
4. 「주민등록법」 제7조의2제1항에 따른 주민등록번호와 같은 법 제10조제1항 또는 제10조의2제1항에 따라 신고한 주소 정보
5. 「출입국관리법」 제12조제1항에 따른 외국인 입국심사 정보 및 같은 법 제32조에 따른 외국인등록 정보

② 법 제29조의5제7호에서 "대통령령으로 정하는 중앙행정기관의 장"이란 해양수산부장관을 말한다.

제29조의6(안내·교육) ① 「공항시설법」 제2조제3호에 따른 공항 또는 「항만법」 제2조제1호에 따른 항만 등의 시설관리자는 보건복지부령으로 정하는 바에 따라 검역관리지역등의 위치, 그 지역에서 발생하고 있는 검역감염병의 종류 및 예방방법, 검역감염병에 감염되었거나 감염이 의심되는 경우 조치방법 등에 관하여 시설을 이용하는 자에게 안내하여야 한다.

▶ 과태료: 500만원 이하의 과태료(정당한 사유 없이 요청에 응하지 아니한 자)

시행규칙 **제25조의4(검역관리지역등의 안내)** ① 「공항시설법」 제2조제3호에 따른 공항 또는 「항만법」 제2조제1호에 따른 항만 등의 시설관리자(이하 "시설관리자"라 한다)가 법 제29조의6제1항에 따라 검역관리지역등에 대한 검역 관련 정보를 안내하는 경우에는 다음 각 호의 방법에 따른다.

1. 해당 시설의 이용자가 알아보기 쉬운 형태(영상물을 포함한다)로 눈에 잘 띄는 장소에 게시할 것
2. 해당 시설의 이용자가 알아듣기 용이한 방법으로 방송할 것

② 검역소장은 법 제29조의6제1항에 따른 시설관리자의 안내 업무를 위하여 필요하다고 인정하는 경우에는 해당 시설관리자에게 구체적인 검역 관련 정보를 제공할 수 있다.

② 검역소장은 검역관리지역등에 대한 안내와 검역감염병의 예방에 관한 교육 등이 필요한 경우 운송수단의 장에게 출입국자를 대상으로 다음 각 호의 사항에 관하여 안내 및 교육을 실시하도록 요청하여야 한다. 이 경우 검역소장은 운송수단의 장에게 실시할 안내 및 교육의 구체적인 내용을 영상물 등 시각적인 매체의 형태를 포함하여 제공하여야 하고, 요청을 받은 운송수단의 장은 정당한 사유가 없으면 이에 따라야 한다.

1. 검역관리지역등의 위치
2. 검역관리지역등에서 발생하고 있는 검역감염병의 종류, 그 위험성 및 예방방법
3. 검역감염병에 감염되었거나 감염이 의심되는 경우 조치방법

4. 건강 상태 신고 및 발열여부 검사에 관한 사항
5. 제12조의2에 따른 신고의 절차 · 방법 등에 관한 사항
6. 그 밖에 검역소장이 필요하다고 인정하여 안내 및 교육을 요청하는 사항

제29조의7(검역소의 설치) ① 검역감염병이 국내외로 전파되는 것을 방지하고 국민의 건강을 안전하게 보호하기 위하여 공항, 항만, 철도역 및 국경에 국립검역소(이하 "검역소"라 한다)를 설치하여 운영한다.
② 질병관리청장은 대통령령으로 정하는 기준에 따라 권역별 거점검역소를 운영할 수 있다.

제29조의8(검역소의 기능 및 업무) 검역소는 다음 각 호의 기능 및 업무를 수행한다.
1. 검역감염병의 국내유입 및 국외전파를 방지하기 위한 검역
2. 입국자 중 감염병 증상이 있는 자의 역학조사
3. 검역감염병 환자등 및 검역감염병 접촉자의 격리, 진단검사
4. 검역구역의 보건위생관리
5. 검역감염병의 예방교육 및 홍보
6. 그 밖에 검역과 관련하여 보건복지부령으로 정하는 업무

시행규칙 **제25조의5(검역소의 업무)** 법 제29조의8제6호에서 "보건복지부령으로 정하는 업무"란 다음 각 호의 업무를 말한다.
1. 검역 통계 및 검역 정보의 관리
2. 검역소 내 격리에 필요한 시설의 운영
3. 검역 업무 관계 기관과의 대내외 협력

제29조의9(검역소 시설·장비 등) 검역소는 보건복지부령으로 정하는 기준에 적합한 시설 · 장비 등을 갖추어야 한다.

시행규칙 **제25조의6(검역소의 시설·장비)** 검역소는 법 제29조의9에 따라 다음 각 호의 시설 · 장비를 갖추어야 한다.
1. 법 제15조제1항제1호 및 제2호에 따른 감시 및 격리에 필요한 시설
2. 영상정보처리기기, 전자감지기 등 검역 업무의 수행에 필요한 장비

제3장 검역공무원

제30조(검역공무원) ① 이 법에 규정한 직무를 수행하기 위하여 검역소에 검역소장, 검역관 및 그 밖의 공무원(이하 "검역공무원"이라 한다)을 둔다.

시행규칙 **제26조(검역공무원의 자격 등)** ① 법 제30조제1항에 따른 검역관은 의무직 · 보건직 · 약무직 · 간호직 또는 의료기술직 공무원으로서 질병관리청장이 정한 검역 관련 전문교육을 이수한 사람이어야 한다.
② 법 제30조제1항에 따른 그 밖의 공무원 중 검역관의 업무를 지원 또는 보조하는 공무원은 검역소장이 실시하는 검역 관련 기본교육을 이수한 사람이어야 한다.

② 질병관리청장은 검역공무원에 대하여 정기적으로 업무수행에 관한 교육 · 훈련을 실시하여야 한다.
③ 검역공무원의 자격 등에 관하여 필요한 사항은 보건복지부령으로 정한다.

제31조(검역공무원의 권한) ① 검역공무원은 이 법에 규정된 직무를 수행하기 위하여 검역 대상이 되는 운송수단과 그 밖에 필요한 장소에 출입할 수 있으며, 운송수단의 운행과 관련된 서류나 시설 · 장비 등을 검사 · 조사할 수 있다.
② 검역공무원은 출입국자와 운송수단의 장에게 검역조사를 위한 질문이나 그 밖에 필요한 자료를 제출하거나 제시하도록 요구할 수 있다.

제32조(검역선 등의 운용) ① 검역소장은 검역 사무를 수행하기 위하여 검역선(檢疫船), 검역차량 등을 운용할 수 있으며, 이에 필요한 세부 사항은 보건복지부령으로 정한다.

시행규칙 **제27조(검역차량의 운용)** ① 법 제32조제1항에 따른 검역차량 중 환자 후송 등 긴급한 검역조치를 대비하여 운용하는 차량의 경우에는 「구급차의 기준 및 응급환자 이송업의 시설 등 기준에 관한 규칙」 제2조 및 제6조에 따른 구급자동차의 형태 및 내부장치에 관한 기준을 준수해야 한다.

② 제1항에서 규정한 사항 외에 검역차량의 운용에 필요한 세부사항은 질병관리청장이 정한다.

>> 참고 - 「구급차의 기준 및 응급환자이송업의 시설 등 기준에 관한 규칙」 [보건복지부령 제9호, 1995. 7. 31., 제정], [건설교통부령 제25호, 1995. 7. 31., 제정]

제2조(구급차의 형태 등) ① 구급자동차(이하 "구급차"라 한다)는 「자동차관리법」 제3조에 따른 승합자동차 또는 화물자동차로서 지붕구조의 덮개가 있어야 한다.

② 구급차에는 간이침대 또는 보조 들것에 누운 상태의 환자를 쉽게 실을 수 있는 충분한 크기의 문이 있어야 한다.

제6조(내부장치) 구급차의 내부에 갖추어야 할 장치의 기준은 별표 2와 같다.

② 검역소장은 환자가 발생한 경우 등 긴급한 검역조치가 필요한 경우에는 관계 기관의 장에게 검역 업무의 수행에 필요한 검역선 등을 제공하도록 요청할 수 있으며, 그 요청을 받은 관계 기관의 장은 부득이한 사유가 없으면 요청에 따라야 한다.

제33조(검역공무원의 제복 등) ① 검역공무원은 이 법에 규정된 직무를 수행할 때에는 제복을 입어야 하며, 권한을 표시하는 증표를 지니고 관계인이 요구하면 보여주어야 한다.

② 제1항에 따른 검역공무원의 복제(服制) 및 증표에 관한 사항은 보건복지부령[3]으로 정한다.

제4장 보칙

제34조(수수료의 징수) 질병관리청장은 다음 각 호의 조치를 한 경우에는 운송수단의 장, 화물의 소유자 또는 관리자 및 승객 · 승무원 등으로부터 보건복지부령으로 정하는 바에 따라 수수료를 받을 수 있다.

1. 제15조제1항제3호, 제4호, 제4호의2, 제7호 및 제8호에 따른 조치를 한 경우

1의2. 제25조제4항에 따른 조치를 한 경우

2. 제27조, 제28조 및 제28조의2에 따른 조치를 하거나 그에 대한 증명서를 발급한 경우

시행규칙 **제29조(수수료의 징수)** ① 법 제34조에 따른 수수료는 별표 3의 수수료 징수기준에 따른다.

② 제1항에 따른 수수료는 수입인지로 내거나 정보통신망을 이용하여 전자화폐 · 전자결제 등의 방법으로 내야 한다.

③ 다음 각 호의 어느 하나에 해당하는 사람에게는 별표 3의 수수료 징수기준 중 예방접종에 관한 수수료를 면제할 수 있다.

1. 「해외이주법」 제4조제2호에 따른 무연고이주자 및 「국제입양에 관한 법률」 제7조제1항제1호에 따른 양자 [개정 2025.5.14]
2. 「출입국관리법」 제46조에 따라 강제퇴거되는 사람
3. 「아동복지법」 제52조제1항제1호부터 제5호까지에 따른 아동복지시설에 수용된 아동으로서 외국의 정부 또는 단체와의 문화교류를 위하여 출국하는 사람

제34조의2(청문) 질병관리청장은 제28조의3에 따라 국제공인예방접종지정기관의 지정을 취소하려는 경우에는 청문을 하여야 한다.

제35조(비용 부담) 제16조 및 제17조의 격리 및 감시에 드는 경비는 국가가 부담한다.

제36조(질병관리조직의 설치·운영) 질병관리청장은 검역 사무와 다른 법률에서 정하는 사무를 맡기기 위하여 「정부조직법」 제3조와 제4조에도 불구하고 대통령령으로 정하는 바에 따라 질병관리조직을 설치 · 운영할 수 있다.

3) 시행규칙 제28조(검역공무원의 증표)에서 관련 서식을 규정하고 있음.

제37조(권한의 위임) 이 법에 따른 질병관리청장의 권한은 대통령령으로 정하는 바에 따라 그 일부를 소속 기관의 장에게 위임할 수 있다.

시행령 제7조(권한의 위임) ① 질병관리청장은 법 제37조에 따라 다음 각 호의 권한을 질병대응센터장에게 위임한다.

1. 법 제15조제1항제4호의2 및 제7호에 따른 검사, 같은 조 제5항에 따른 협조의 요청
2. 법 제16조제2항에 따른 임시 격리시설의 설치·운영
3. 법 제29조제1항제3호에 따른 보균자 색출 검사, 같은 항 제4호에 따른 식재료·식품 및 식수검사, 같은 항 제6호 및 제7호에 따른 조사, 같은 조 제2항에 따른 협조의 요청
4. 법 제34조제1호에 따른 수수료의 징수(질병대응센터장에게 위임된 사무에 대한 수수료의 징수로 한정한다)

② 질병관리청장은 법 제37조에 따라 다음 각 호의 권한을 검역소장에게 위임한다.

1. 법 제12조의2제2항에 따른 해외감염병신고센터의 설치
2. 법 제15조제1항제1호부터 제4호까지 및 제6호에 따른 검역조치, 같은 항 제7호에 따른 진찰, 같은 항 제8호에 따른 예방접종 및 같은 조 제5항에 따른 협조의 요청

2의2. 법 제15조제4항 전단에 따른 회항 또는 이동 지시

3. 법 제16조제1항에 따른 격리조치(이송을 포함한다) 및 같은 조 제3항에 따른 협조의 요청
4. 법 제17조제1항에 따른 건강 상태 감시 또는 격리의 요청
5. 법 제19조제1항에 따른 승객, 승무원, 도보출입자, 운송수단 및 화물에 대한 이동금지 등의 조치
6. 법 제28조의2제1항에 따른 검역감염병 예방접종의 실시 및 국제공인예방접종증명서의 발급, 같은 조 제2항에 따른 응급처치 비상품의 구비
7. 법 제29조제1항제1호·제2호·제5호 및 제8호에 따른 보건위생관리 조치, 같은 항 제3호에 따른 예방접종 및 같은 조 제2항에 따른 협조의 요청
8. 법 제34조에 따른 수수료의 징수(검역소장에게 위임된 사무에 대한 수수료의 징수로 한정한다)

시행령 제8조(민감정보 및 고유식별정보의 처리) 질병관리청장(법 제37조에 따라 질병관리청장의 권한을 위임받은 자를 포함한다) 및 검역소장은 다음 각 호의 사무를 수행하기 위하여 불가피한 경우 「개인정보 보호법」 제23조에 따른 건강에 관한 정보, 같은 법 시행령 제19조제1호·제2호 또는 제4호에 따른 주민등록번호·여권번호 또는 외국인등록번호가 포함된 자료를 처리할 수 있다. 다만, 제10호의 사무의 경우에는 「개인정보 보호법」 제23조에 따른 건강에 관한 정보는 제외한다.

1. 검역관리지역 및 중점검역관리지역에 체류하거나 경유한 사람의 검역조치에 관한 사무
2. 법 제12조 및 제12조의3부터 제12조의5까지의 규정에 따른 검역조사에 관한 사무
3. 법 제12조의2제3항에 따른 조치에 관한 사무
4. 법 제15조에 따른 검역조치에 관한 사무
5. 법 제20조에 따른 검역감염병 외의 감염병에 대한 예방조치에 관한 사무
6. 법 제25조에 따른 시체 등의 반입 및 조사에 관한 사무
7. 법 제28조에 따른 증명서의 발급 신청 접수 및 발급 사무
8. 법 제28조의2에 따른 국제공인예방접종증명서의 발급 사무
9. 법 제29조에 따른 검역구역의 보건위생관리에 관한 사무
10. 법 제29조의4에 따른 승객예약자료의 열람·제출 요청 및 관리에 관한 사무
11. 법 제29조의5에 따른 자료·정보의 요청 및 관리에 관한 사무

제38조(비밀누설 금지) 검역조사 등 검역 관련 업무에 종사하거나 종사하였던 사람은 제12조에 따른 검역조사, 제12조의2에 따른 조치, 제12조의3에 따른 항공기 검역조사, 제12조의4에 따른 선박 검역조사, 제12조의5에 따른 육로에서의 검역조사, 제29조의2에 따른 검역정보시스템의 구축·운영, 제29조의4에 따른 승객예약자료 제공 요청 및 제29조의5에 따른 협조 요청 등에서 업무상 알게 된 비밀을 다른 사람에게 누설하여서는 아니 된다.

▶ 벌 칙: 1년 이하의 징역 또는 1천만원 이하의 벌금(업무상 알게 된 비밀을 다른 사람에게 누설한 자)

제5장 벌칙

제39조(벌칙) ① 다음 각 호의 어느 하나에 해당하는 자는 1년 이하의 징역 또는 1천만원 이하의 벌금에 처한다.

1. 제6조제1항에 따른 검역조사를 받지 아니하고 우리나라로 들어오거나 외국으로 나간 사람, 운송수단의 장, 화물의 소유자 또는 관리자
2. 제12조제3항에 따른 서류의 제출 또는 제시 요구를 거부 · 방해 · 기피하거나 거짓 서류를 제출 또는 제시한 자
3. 제15조제1항에 따른 질병관리청장의 조치에 따르지 아니한 자
4. 제16조제1항 및 제17조제1항에 따른 격리조치에 따르지 아니한 자
5. 제38조를 위반하여 업무상 알게 된 비밀을 다른 사람에게 누설한 자

② 다음 각 호의 어느 하나에 해당하는 자는 500만원 이하의 벌금에 처한다.

1. 제15조제3항을 위반하여 소독 실시 등의 명령을 이행하지 아니하거나 그 실시 결과에 대하여 검역소장에게 제출하여 확인을 받지 아니한 자
2. 제15조제4항 또는 제23조제4항에 따른 이동 지시를 거부한 운송수단의 장
3. 제18조를 위반하여 격리시설과 임시 격리시설에서 사용하거나 보관 중인 물품을 검역소장의 허락을 받지 아니하고 반출한 자
4. 제19조제1항에 따른 이동금지 등의 조치에 따르지 아니한 자

제40조(양벌규정) 법인의 대표자나 법인 또는 개인의 대리인, 사용인, 그 밖의 종업원이 그 법인 또는 개인의 업무에 관하여 제39조의 위반행위를 하면 그 행위자를 벌하는 외에 그 법인 또는 개인에게도 해당 조문의 벌금형을 과(科)한다. 다만, 법인 또는 개인이 그 위반행위를 방지하기 위하여 해당 업무에 관하여 상당한 주의와 감독을 게을리하지 아니한 경우에는 그러하지 아니하다.

제41조(과태료) ① 다음 각 호의 어느 하나에 해당하는 자에게는 1천만원 이하의 과태료를 부과한다.

1. 제12조의2제1항을 위반하여 신고를 하지 아니하거나 허위로 신고한 자
2. 제29조의4에 따른 승객예약자료 제공 요청에 불응하거나 거짓 자료를 제출한 자

② 다음 각 호의 어느 하나에 해당하는 자에게는 500만원 이하의 과태료를 부과한다.

1. 삭제
2. 제9조에 따른 검역 통보를 하지 아니하거나 거짓으로 통보 운송수단의 장

2의2. 제12조의2제3항에 따른 조치에 따르지 아니한 자

3. 제13조를 위반하여 검역 전에 승선하거나 탑승한 자
4. 제16조제5항을 위반하여 격리 기간 동안 다른 사람과 접촉한 격리 대상자
5. 삭제
6. 제29조제1항에 따른 조치나 지시에 따르지 아니한 자
7. 제29조의6제2항을 위반하여 정당한 사유 없이 요청에 응하지 아니한 자

③ 제1항 및 제2항에 따른 과태료는 대통령령으로 정하는 바에 따라 검역소장이 부과 · 징수한다.

시행령 **제9조(과태료의 부과기준)** 법 제41조에 따른 과태료의 부과기준은 별표와 같다.

시행령 [별표]

과태료의 부과기준

(제9조 관련)

1. 일반기준

가. 부과권자는 다음의 어느 하나에 해당하는 경우에는 제2호의 개별기준에 따른 과태료 금액의 2분의 1 범위에서 그 금액을 줄일 수 있다. 다만, 과태료를 체납하고 있는 위반행위자에 대해서는 그렇지 않다.

1) 위반행위가 사소한 부주의나 오류로 발생한 것이 인정되는 경우

2) 위반의 내용 · 정도가 경미하다고 인정되는 경우

3) 위반행위자가 법 위반상태를 시정하거나 해소하기 위하여 노력한 것이 인정되는 경우

4) 그 밖에 위반행위의 정도, 위반행위의 동기와 그 결과 등을 고려하여 과태료 금액을 줄일 필요가 있다고 인정되는 경우

나. 부과권자는 다음의 어느 하나에 해당하는 경우에는 제2호의 개별기준에 따른 과태료 금액의 2분의 1 범위에서 그 금액을 늘려 부과할 수 있다. 다만, 늘려 부과하는 경우에도 법 제41조제1항 및 제2항에 따른 과태료 금액의 상한을 넘을 수 없다.

1) 위반의 내용 및 정도가 중대하여 이로 인한 피해가 크다고 인정되는 경우

2) 그 밖에 위반행위의 정도, 위반행위의 동기와 그 결과 등을 고려하여 과태료 금액을 늘릴 필요가 있다고 인정되는 경우

2. 개별기준

위반행위	근거 법조문	과태료 금액 (단위: 만원)
가. 운송수단의 장이 법 제9조에 따른 검역 통보를 하지 않거나 거짓으로 통보한 경우	법 제41조제2항제2호	200
나. 법 제12조의2제1항을 위반하여 신고를 하지 않거나 허위로 신고한 경우	법 제41조제1항제1호	700
다. 법 제12조의2제3항에 따른 조치에 따르지 않은 경우	법 제41조제2항제2호의2	200
라. 법 제13조를 위반하여 검역 전에 승선하거나 탑승한 경우	법 제41조제2항제3호	100
마. 격리 대상자가 법 제16조제5항을 위반하여 격리 기간 동안 다른 사람과 접촉한 경우	법 제41조제2항제4호	100
바. 법 제29조제1항에 따른 조치나 지시에 따르지 않은 경우	법 제41조제2항제6호	100
사. 법 제29조의4에 따른 승객예약자료 제공 요청에 불응하거나 거짓 자료를 제출한 경우	법 제41조제1항제2호	700
아. 운송수단의 장이 법 제29조의6제2항을 위반하여 정당한 사유 없이 안내 및 교육 실시 요청에 응하지 않은 경우	법 제41조제2항제7호	200

서울대학교 박희경 교수

12 마약류 관리에 관한 법률

학습 길잡이

마약류를 규제하는 국내 법률로는 「마약류관리에관한법률」을 포함하여 「마약류불법거래방지에관한특례법」, 「특정범죄가중처벌등에관한법률」, 「형법」 등이 있습니다. 이 중 「마약류관리에관한법률」은 행정규제기본법에 의한 규제정비계획에 따라 마약법(1957년 제정), 향정신성의약품관리법(1979년 제정) 및 대마관리법(1976년 제정)으로 구분 · 시행되고 있던 마약류관계 법률을 「마약류관리에관한법률」로 2000년 1월에 통합하여 제정된 것입니다. 「마약류관리에관한법률」은 마약류의 합법적인 제조, 거래 및 판매와 관련하여 마약류취급자 등이 의료용 및 과학용 마약류에 대한 적정관리를 위한 의무이행을 강제하고 있고 또한 합법거래 통로에서의 불법적인 유출방지와 원료물질의 불법전용을 방지하는데 그 목적이 있습니다.

일반적으로 사용하는 마약(麻藥 narcotics)이란 용어는 무감각을 의미하는 그리스어(narkotikos)에서 유래된 것으로 수면 및 혼미를 야기하여 통증을 완화시키는 물질을 말하며, 대뇌 중 오피오이드 수용체에 특이적으로 결합하며 의료용으로는 주로 진통제, 마취제 등으로 사용되나, 비교적 쉽게 신체적 · 정신적 의존성을 강하게 나타내기 때문에 남용되기 쉽고 그 결과로서 사회적으로 중대한 해독을 끼치는 약물을 의미합니다.

법적으로 사용하는 마약류는 「마약류관리에 관한 법률」에 규정된 법률 용어로서, 마약, 향정신성의약품 및 대마로 정의됩니다. 마약류는 이를 오용 또는 남용할 경우 개인 및 사회에 심각한 문제를 야기할 수 있기 때문에 관련 법률을 통해 사용을 엄격하게 규제하고 있고 위반하는 경우 형사 제재를 가함으로써 법의 준수를 강제하고 있습니다. 이 법률에서는 원천적으로 마약 또는 향정신성의약품을 소지, 소유, 사용, 운반, 관리, 수입, 수출, 제조, 조제, 투약, 수수, 매매 또는 유인 · 권유를 하거나 제공하는 행위를 금하고 있으며, 허가 또는 지정 받은 마약류취급자만 취급할 수 있도록 하고 있습니다. 허가 받지 않은 마약류의 취급, 특히 매매, 수출입, 매매의 알선은 광범위한 마약 피해자를 양산하는 범죄 행위이므로 처벌의 수위가 타 법률에 비해 매우 높습니다.

이 법률을 이해하기 위하여 특히 마약류, 마약, 향정신성의약품, 대마의 정의와 마약류취급자의 정의를 이해하고 구별할 수 있어야 하며, 마약류취급자의 허가 또는 지정 사항, 및 마약류취급자 간의 마약 또는 향정신성의약품의 유통가능 경로를 파악하는 것이 중요합니다.

학습 목표

1. 마약류를 정의할 수 있다.
2. 마약류취급자를 정의할 수 있다.
3. 마약류취급자를 종류별로 자격요건을 설명할 수 있다.
4. 마약류와 관련된 금지된 행위의 종류를 설명할 수 있다.
5. 마약류취급자의 종류별 허가권자 또는 지정권자를 설명할 수 있다.
6. 마약류 관리를 위한 각종 서류의 보관기간을 설명할 수 있다.
7. 사고마약을 정의하고 처리방법을 설명할 수 있다.
8. 마약류의 저장방법을 설명할 수 있다.
9. 마약류의 봉함방법과 봉함대상에 대해 설명할 수 있다.
10. 마약류의 수입 또는 제조로부터 최종 소비까지 마약류의 유통 가능 경로를 설명할 수 있다.

>> **용어**

- **오용**(Misuse): 의도적이 아니지만 적절한 용도로 사용하지 못하고 잘못 사용하여 피해를 보게 되는 것을 말한다. 예를 들면, 소화불량을 치료하기 위하여 항생제를 사용하여 오히려 증상을 악화시키는 경우가 그 예이다
- **남용**(Abuse): 의도적으로 약물을 다른 목적을 위해 사용하는 것이다. 원래 약물이란 한 가지 이상의 효과를 가지고 있어서 원래의 치료적 목적을 달성하더라도 부작용이 많이 존재하고 있다. 원래의 목적이 아니라 부작용을 경험하기 위하여 일부러 사용하는 경우가 바로 약물남용이다. 예를 들면, 접착제, 본드, 감기약인 러미라 등을 원래의 목적을 위해 사용하는 것이 아니라 일시적으로 기분을 좋게 하기 위하여 사용하는 경우들을 말한다. 이런 경우 약물에 대한 내성이 생겨 점차 약물의 양을 늘려가게 되고 나중에는 이를 끊지 못하고 지속적으로 사용하게 되는 의존의 상태에 빠지게 된다.
- **의존**(Dependence): 마약류 및 약물을 지속적, 주기적으로 사용한 결과, 정신적 · 신체적 변화를 일으켜 사용자가 마약류 및 약물 사용을 중단하거나 조절하는 것이 어렵게 된 상태
- **중독**(Addiction): 약물사용에 대한 강박적 집착, 일단 사용하기 시작하면 끝을 보고야 마는 조절불능, 해로운 결과가 있으리라는 것을 알면서도 강박적으로 사용하는 상태를 말하며 아주 심한 심리적 · 육체적 의존상태라 말할 수 있다.

>> 마약류통합관리시스템 www.nims.or.kr

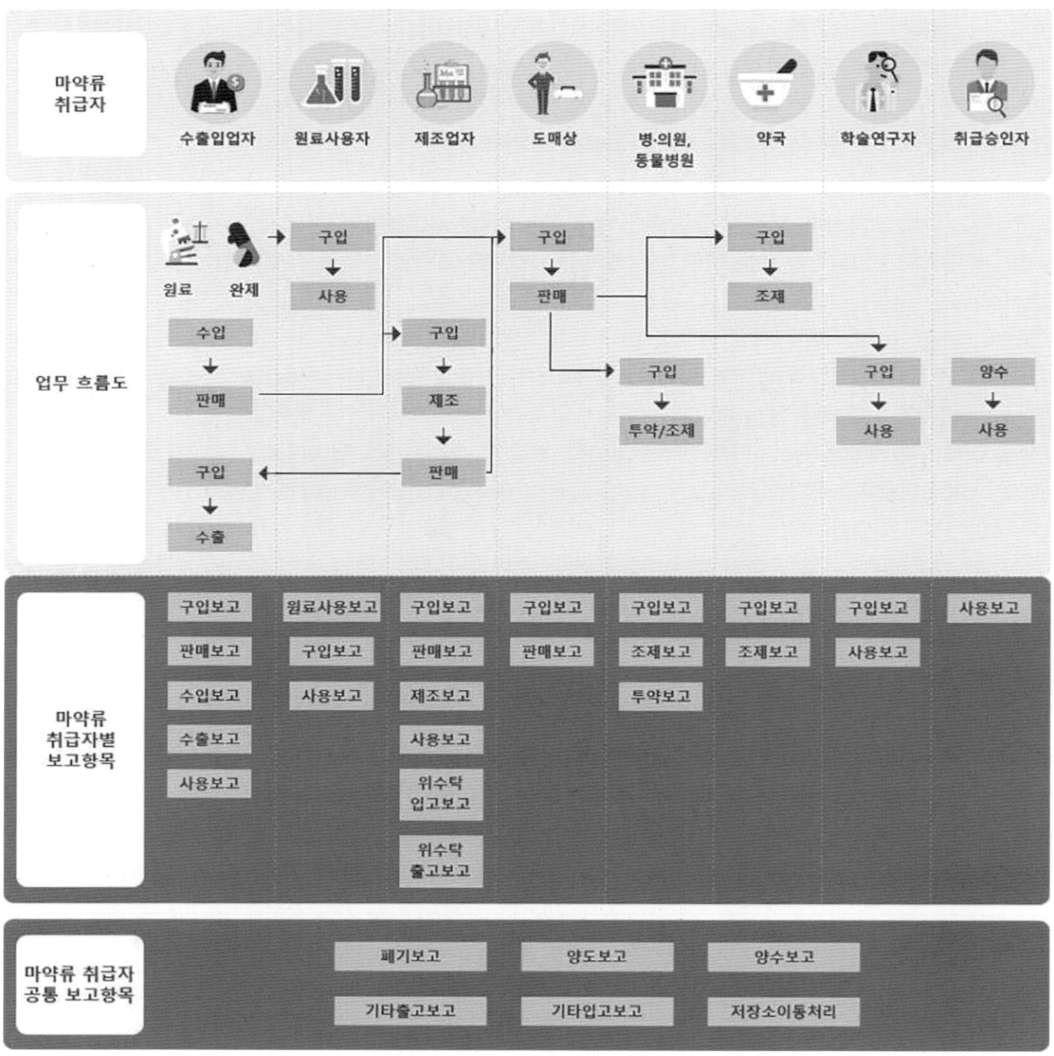

12 마약류 관리에 관한 법률

[시행 2025. 10. 2.] [법률 제20878호, 2025. 4. 1., 일부개정]

제1장 총칙

제1조(목적) 이 법은 마약 · 향정신성의약품(向精神性醫藥品) · 대마(大麻) 및 원료물질의 취급 · 관리를 적정하게 하고, 마약류 중독에 대한 치료 · 예방 등을 위하여 필요한 사항을 규정함으로써 그 오용 또는 남용으로 인한 보건상의 위해(危害)를 방지하여 국민보건 향상과 건강한 사회 조성에 이바지함을 목적으로 한다.

제2조(정의) 이 법에서 사용하는 용어의 뜻은 다음과 같다.

1. "마약류"란 마약 · 향정신성의약품 및 대마를 말한다.
2. "마약"이란 다음 각 목의 어느 하나에 해당하는 것을 말한다.
   가. 양귀비: 양귀비과(科)의 파파베르 솜니페룸 엘(Papaver somniferum L.), 파파베르 세티게룸 디시(Papa- ver setigerum DC.) 또는 파파베르 브락테아툼(Papaver bracteatum)
   나. 아편: 양귀비의 액즙(液汁)이 응결(凝結)된 것과 이를 가공한 것. 다만, 의약품으로 가공한 것은 제외한다.
   다. 코카 잎[엽]: 코카 관목[(灌木): 에리드록시론속(속)의 모든 식물을 말한다]의 잎. 다만, 엑고닌 · 코카인 및 엑고닌 알칼로이드 성분이 모두 제거된 잎은 제외한다.
   라. 양귀비, 아편 또는 코카 잎에서 추출되는 모든 알카로이드 및 그와 동일한 화학적 합성품으로서 대통령령으로 정하는 것

시행령 제2조제1항 관련 [별표 1]
Cocaine, Heroin, Hydrocodone, Hydromorphone, Morphine, Oxycodone, Thebaine, Codeine, Dihydrocodeine을 포함한 35종

   마. 가목부터 라목까지에 규정된 것 외에 그와 동일하게 남용되거나 해독(害毒) 작용을 일으킬 우려가 있는 화학적 합성품으로서 대통령령으로 정하는 것

시행령 제2조제2항 관련 [별표 2]
Fentanyl, Levorphanol, Methadone, Pethidine, Phenazocine, Properidine, Alfentanil, Propoxyphene, Sufentanil을 포함한 109종

   바. 가목부터 마목까지에 열거된 것을 함유하는 혼합물질 또는 혼합제제. 다만, 다른 약물이나 물질과 혼합되어 가목부터 마목까지에 열거된 것으로 다시 제조하거나 제제(製劑)할 수 없고, 그것에 의하여 신체적 또는 정신적 의존성을 일으키지 아니하는 것으로서 총리령으로 정하는 것[이하 "한외마약"(限外麻藥)이라 한다]은 제외한다.
3. "향정신성의약품"이란 인간의 중추신경계에 작용하는 것으로서 이를 오용하거나 남용할 경우 인체에 심각한 위해가 있다고 인정되는 다음 각 목의 어느 하나에 해당하는 것으로서 대통령령으로 정하는 것을 말한다.
   가. 오용하거나 남용할 우려가 심하고 의료용으로 쓰이지 아니하며 안전성이 결여되어 있는 것으로서 이를 오용하거나 남용할 경우 심한 신체적 또는 정신적 의존성을 일으키는 약물 또는 이를 함유하는 물질

(시행령 제2조제3항 관련) [별표 3]
중추신경을 흥분 또는 억제하는 작용을 하여 황홀감을 느끼게 하고 환각을 일으키게 하는 물질인 환각제(Hallucinogens)로서 Dimethyltryptamine(DMT), Lysergic Acid Diethylamide(LSD), Mescaline, Psilocybin, Psilocyn, Phencyclidine analogues, 4-Methylamphetamine(4-MA)를 포함한 147종

   나. 오용하거나 남용할 우려가 심하고 매우 제한된 의료용으로만 쓰이는 것으로서 이를 오용하거나 남용할 경우 심한 신

체적 또는 정신적 의존성을 일으키는 약물 또는 이를 함유하는 물질

시행령 제2조제3항 관련 [별표 4]
중추신경을 흥분시키는 작용을 하는 각성제(Stimulants)를 주로 하여 Amphetamine, Methamphetamine, Hydroxyamphetamine, Methylphenidate, Phencyclidine, Secobarbital, Ketamine, Dimethylamphetamine, Zolazepam을 포함한 44종

다. 가목과 나목에 규정된 것보다 오용하거나 남용할 우려가 상대적으로 적고 의료용으로 쓰이는 것으로서 이를 오용하거나 남용할 경우 그리 심하지 아니한 신체적 의존성을 일으키거나 심한 정신적 의존성을 일으키는 약물 또는 이를 함유하는 물질

시행령 제2조제3항 관련 [별표 5]
중추신경을 억제하는 작용을 하는 진정수면제(Sedatives and Hypnotics)를 주로 하여 Barbital, Pentobarbital, Phenobarbital, Thiopental, Pentazocine, Buprenorphine, Flunitrazepam을 포함한 61종

라. 다목에 규정된 것보다 오용하거나 남용할 우려가 상대적으로 적고 의료용으로 쓰이는 것으로서 이를 오용하거나 남용할 경우 다목에 규정된 것보다 신체적 또는 정신적 의존성을 일으킬 우려가 적은 약물 또는 이를 함유하는 물질

시행령 제2조제3항 관련 [별표 6]
중추신경을 억제하지만 진정수면제보다는 상대적으로 작용이 약한 신경안정제(Tranquilizers)를 주로 하여 Alprazolam, Chloral hydrate, Clonazepam, Diazepam, Fenfluramine, Lorazepam, Midazolam, Triazolam, Zolpidem, Nalbuphine, Dextromethorphan, Carisoprodol, Propofol, Phenazepam을 포함한 82종

마. 가목부터 라목까지에 열거된 것을 함유하는 혼합물질 또는 혼합제제. 다만, 다른 약물 또는 물질과 혼합되어 가목부터 라목까지에 열거된 것으로 다시 제조하거나 제제할 수 없고, 그것에 의하여 신체적 또는 정신적 의존성을 일으키지 아니하는 것으로서 총리령으로 정하는 것은 제외한다.

시행령 제2조제3항 관련 [별표 7]
별표 3부터 별표 6까지에서 열거한 것을 함유하는 혼합물질 또는 혼합제제. 다만, 법 제2조제3호마목 단서에 따라 총리령으로 정하는 것은 제외한다.

4. "대마"란 다음 각 목의 어느 하나에 해당하는 것을 말한다. 다만, 대마초[칸나비스 사티바 엘(Cannabis sativa L)을 말한다. 이하 같다]의 종자(種子) · 뿌리 및 성숙한 대마초의 줄기와 그 제품은 제외한다.
   가. 대마초와 그 수지(樹脂)
   나. 대마초 또는 그 수지를 원료로 하여 제조된 모든 제품
   다. 가목 또는 나목에 규정된 것과 동일한 화학적 합성품으로서 대통령령으로 정하는 것

시행령 제2조제4항 관련 [별표 7의2]
Cannabinol, Δ9-Tetrahydrocannabinol, Cannabidiol의 3종

   라. 가목부터 다목까지에 규정된 것을 함유하는 혼합물질 또는 혼합제제
5. "마약류취급자"란 다음 가목부터 사목까지의 어느 하나에 해당하는 자로서 이 법에 따라 허가 또는 지정을 받은 자와 아목 및 자목에 해당하는 자를 말한다.
   가. 마약류수출입업자: 마약 또는 향정신성의약품의 수출입을 업(業)으로 하는 자
   나. 마약류제조업자: 마약 또는 향정신성의약품의 제조[제제 및 소분(小分)을 포함한다. 이하 같다]를 업으로 하는 자
   다. 마약류원료사용자: 한외마약 또는 의약품을 제조할 때 마약 또는 향정신성의약품을 원료로 사용하는 자
   라. 대마재배자: 섬유 또는 종자를 채취할 목적으로 대마초를 재배하는 자
   마. 마약류도매업자: 마약류소매업자, 마약류취급의료업자, 마약류관리자 또는 마약류취급학술연구자에게 마약 또는 향정신성의약품을 판매하는 것을 업으로 하는 자

바. 마약류관리자: 「의료법」에 따른 의료기관(이하 "의료기관"이라 한다)에 종사하는 약사로서 그 의료기관에서 환자에게 투약하거나 투약하기 위하여 제공하는 마약 또는 향정신성의약품을 조제 · 수수(授受)하고 관리하는 책임을 진 자

사. 마약류취급학술연구자: 학술연구를 위하여 마약 또는 향정신성의약품을 사용하거나, 대마초를 재배하거나 대마를 수입하여 사용하는 자

아. 마약류소매업자: 「약사법」에 따라 등록한 약국개설자로서 마약류취급의료업자의 처방전에 따라 마약 또는 향정신성의약품을 조제하여 판매하는 것을 업으로 하는 자

자. 마약류취급의료업자: 의료기관에서 의료에 종사하는 의사 · 치과의사 · 한의사 또는 「수의사법」에 따라 동물 진료에 종사하는 수의사로서 의료나 동물 진료를 목적으로 마약 또는 향정신성의약품을 투약하거나 투약하기 위하여 제공하거나 마약 또는 향정신성의약품을 기재한 처방전을 발급하는 자

6. "원료물질"이란 마약류가 아닌 물질 중 마약 또는 향정신성의약품의 제조에 사용되는 물질로서 대통령령으로 정하는 것을 말한다.
7. "원료물질취급자"란 원료물질의 제조 · 수출입 · 매매에 종사하거나 이를 사용하는 자를 말한다.
8. "군수용마약류"란 국방부 및 그 직할 기관과 육군 · 해군 · 공군에서 관리하는 마약류를 말한다.
9. "치료보호"란 마약류 중독자의 마약류에 대한 정신적 · 신체적 의존성을 극복시키고 재발을 예방하여 건강한 사회인으로 복귀시키기 위한 입원 치료와 통원(通院) 치료를 말한다.

제2조의2(국가 등의 책임) ① 국가와 지방자치단체는 국민이 마약류 등을 남용하는 것을 예방하고, 마약류 중독자에 대한 치료보호와 사회복귀 촉진을 위하여 연구 · 조사 등 필요한 조치를 하고 재원 등을 마련하여야 한다.

② 국가와 지방자치단체는 「청소년 보호법」 제2조제1호의 청소년을 대상으로 한 마약류 중독 예방 교육(이하 "청소년 마약중독 예방교육"이라 한다)을 실시하여야 한다.

③ 국가와 지방자치단체는 국민보건 향상과 건강한 사회 조성을 위하여 마약류 중독 등의 폐해 예방을 위한 홍보 · 교육 · 연구 등 필요한 조치를 하여야 한다.

④ 국가와 지방자치단체는 치료보호 또는 치료감호(「치료감호 등에 관한 법률」 제2조제1항제2호에 따른 치료감호대상자에 관한 경우로 한정한다)가 종료된 사람의 사회복귀 및 재활을 위한 사후관리체계를 구축하여야 한다. [신설 2024.10.22.]

⑤ 국민은 마약류 중독자에 대하여 치료의 대상으로 인식하고 건강한 사회구성원으로 자립할 수 있도록 협조하여야 한다.

제2조의3(마약류관리기본계획) ① 관계 중앙행정기관의 장은 5년마다 소관 마약류 관리에 관한 계획을 수립하여 국무총리에게 제출하여야 한다.

② 국무총리는 제1항에 따라 제출받은 관계 중앙행정기관의 마약류 관리에 관한 계획을 종합하여 제2조의4에 따른 마약류대책협의회의 협의 · 조정을 거쳐 마약류관리기본계획(이하 "기본계획"이라 한다)을 수립한 후 관계 중앙행정기관의 장에게 통보하여야 한다.

③ 기본계획에는 다음 각 호의 사항이 포함되어야 한다. [시행일: 2025. 10. 2.]

1. 마약류 관리와 오남용 예방 및 마약류 중독자 관리에 관한 기본목표 및 추진방향 [개정 2025.4.1.]
2. 마약류 관리와 오남용 예방 및 마약류 중독자 관리에 관한 추진계획 및 추진방법 [개정 2025.4.1.]
3. 마약류 관리와 오남용 예방 및 마약류 중독자 관리에 관한 관계 기관 및 단체의 역할과 협조에 필요한 사항 [개정 2025.4.1.]
4. 그 밖에 마약류 관리와 오남용 예방 및 마약류 중독자 관리의 체계적 · 효율적 수행을 위하여 필요한 사항 [개정 2025.4.1.]

④ 관계 중앙행정기관의 장은 기본계획에 따라 매년 연도별 시행계획을 수립하여 국무총리에게 제출하고, 국무총리는 제출받은 관계 중앙행정기관의 시행계획을 종합하여 제2조의4에 따른 마약류대책협의회의 협의 · 조정을 거쳐 연도별 시행계획(이하 "시행계획"이라 한다)을 수립한 후 관계 중앙행정기관의 장에게 통보하여야 한다.

⑤ 국무총리 및 관계 중앙행정기관의 장은 기본계획이나 시행계획을 수립하고 추진하기 위하여 필요한 경우에는 관계 기관 및

단체의 장 등에게 자료의 제공 등을 요청할 수 있다. 이 경우 관계 기관이나 단체의 장 등은 특별한 사유가 없으면 이에 따라야 한다.

⑥ 그 밖에 기본계획 및 시행계획의 수립 · 시행에 필요한 사항은 대통령령으로 정한다.

제2조의4(마약류대책협의회) ① 마약류의 오남용을 방지하고 마약류 문제에 대응하기 위하여 국무총리 소속으로 마약류대책협의회(이하 "협의회"라 한다)를 둔다.

② 협의회는 다음 각 호의 사항을 협의 · 조정한다.

1. 기본계획과 시행계획의 수립 · 추진에 관한 사항
2. 마약류 관련 국내외 정보의 공유 및 관리, 국제협력 · 수사 · 단속 · 치료 · 재활 · 교육 · 홍보 등을 위한 관계 기관 및 단체의 협조에 관한 사항
3. 그 밖에 마약류와 관련하여 관계 기관 및 단체의 협의 · 조정이 필요한 사항

③ 협의회는 의장 1인을 포함한 20인 이내의 위원으로 구성한다.

④ 협의회의 의장은 국무조정실장으로 하고, 위원은 다음 각 호의 사람으로 한다. 이 경우 복수의 차관 · 차장 또는 상임위원이 있는 기관은 해당 기관의 장이 지명하는 차관 · 차장 또는 상임위원으로 한다.

1. 기획재정부차관 · 교육부차관 · 외교부차관 · 법무부차관 · 행정안전부차관 · 보건복지부차관 · 방송통신위원회상임위원 · 국가정보원차장 · 식품의약품안전처차장 · 대검찰청차장검사 · 관세청차장 · 경찰청차장 · 해양경찰청차장 및 국무조정실 사회조정실장
2. 그 밖에 대통령령으로 정하는 중앙행정기관의 고위공무원단에 속하는 공무원
3. 마약류와 관련하여 학계 · 언론계 · 기관 · 단체에 종사하는 등 마약류 관련 분야에 관한 학식과 경험이 풍부한 사람 중에서 의장이 위촉하는 사람

⑤ 협의회에 간사 2명을 둔다. 이 경우 간사는 국무조정실 및 식품의약품안전처 소속 고위공무원단에 속하는 공무원 중에서 의장이 지명하는 사람이 된다.

⑥ 협의회의 업무를 효율적으로 지원하기 위하여 협의회에 분과위원회 및 실무협의회를 둘 수 있다.

⑦ 협의회와 제6항에 따른 분과위원회 및 실무협의회의 구성 및 운영 등에 필요한 사항은 대통령령으로 정한다.

제2조의5(마약류 사건보도 권고기준 수립 및 준수 협조요청) ① 식품의약품안전처장은 마약류 사건보도로 인한 마약류사범 발생을 방지하기 위하여 대통령령으로 정하는 관계 중앙행정기관의 장과 협의하여 언론의 마약류 사건보도에 대한 권고기준을 수립하고 그 이행확보 방안을 마련하여야 한다.

② 식품의약품안전처장은 방송 · 신문 · 잡지 및 인터넷신문 등 언론에 대하여 제1항에 따른 마약류 사건보도에 대한 권고기준을 준수하도록 협조를 요청할 수 있다. 이 경우 언론은 협조요청을 적극 이행하도록 노력하여야 한다.

제2조의6(청소년 마약중독예방교육과 학교교육의 연계) ① 국가와 지방자치단체는 청소년 마약중독예방교육과 「교육기본법」에 따른 학교교육을 연계할 수 있도록 교육 콘텐츠 개발 등 필요한 시책을 대통령령으로 정하는 바에 따라 수립 · 시행하여야 한다.

② 국가와 지방자치단체는 제1항에 따른 시책을 수립할 때에는 미리 관계 기관과 협의하여야 하며, 전문가의 의견을 들어야 한다.

③ 제2항에 따른 협의를 요청받은 관계 기관은 특별한 사유가 없으면 이에 따라야 한다.

제3조(일반 행위의 금지) 누구든지 다음 각 호의 어느 하나에 해당하는 행위를 하여서는 아니 된다.

1. 이 법에 따르지 아니한 마약류의 사용
2. 마약의 원료가 되는 식물을 재배하거나 그 성분을 함유하는 원료 · 종자 · 종묘(種苗)를 소지, 소유, 관리, 수출입, 수수, 매매 또는 매매의 유인 · 권유 · 알선을 하거나 그 성분을 추출하는 행위. 다만, 대통령령으로 정하는 바에 따라 식품의약품안전처장의 승인을 받은 경우는 제외한다. [개정 2025.4.1.]

3. 헤로인, 그 염류(鹽類) 또는 이를 함유하는 것을 소지, 소유, 관리, 수입, 제조, 매매, 매매의 유인 · 권유 · 알선, 수수, 운반, 사용, 투약하거나 투약하기 위하여 제공하는 행위. 다만, 대통령령으로 정하는 바에 따라 식품의약품안전처장의 승인을 받은 경우는 제외한다. [개정 2025.4.1.]
4. 마약 또는 향정신성의약품을 제조할 목적으로 원료물질을 제조, 수출입, 매매, 매매의 유인 · 권유 · 알선, 수수, 소지, 소유 또는 사용하는 행위. 다만, 대통령령으로 정하는 바에 따라 식품의약품안전처장의 승인을 받은 경우는 제외한다. [개정 2025.4.1.]
5. 제2조제3호가목의 향정신성의약품 또는 이를 함유하는 향정신성의약품을 소지, 소유, 사용, 관리, 수출입, 제조, 매매, 매매의 유인 · 권유 · 알선 또는 수수하는 행위. 다만, 대통령령으로 정하는 바에 따라 식품의약품안전처장의 승인을 받은 경우는 제외한다. [개정 2025.4.1.]
6. 제2조제3호가목의 향정신성의약품의 원료가 되는 식물 또는 버섯류에서 그 성분을 추출하거나 그 식물 또는 버섯류를 수출입, 매매, 매매의 유인 · 권유 · 알선, 수수, 흡연 또는 섭취하거나 흡연 또는 섭취할 목적으로 그 식물 또는 버섯류를 소지 · 소유하는 행위. 다만, 대통령령으로 정하는 바에 따라 식품의약품안전처장의 승인을 받은 경우는 제외한다. [개정 2025.4.1.]
7. 대마를 수출입 · 제조 · 매매하거나 매매를 유인 · 권유 · 알선하는 행위. 다만, 공무, 학술연구 또는 의료 목적을 위하여 대통령령으로 정하는 바에 따라 식품의약품안전처장의 승인을 받은 경우는 제외한다. [개정 2025.4.1.]
8. 삭제
9. 삭제
10. 다음 각 목의 어느 하나에 해당하는 행위
    가. 대마 또는 대마초 종자의 껍질을 흡연 또는 섭취하는 행위(제7호 단서에 따라 의료 목적으로 섭취하는 행위는 제외한다)
    나. 가목의 행위를 할 목적으로 대마, 대마초 종자 또는 대마초 종자의 껍질을 소지하는 행위
    다. 가목 또는 나목의 행위를 하려 한다는 정(情)을 알면서 대마초 종자나 대마초 종자의 껍질을 매매하거나 매매를 알선하는 행위
11. 제4조제1항 또는 제1호부터 제10호까지의 규정에서 금지한 행위를 하기 위한 장소 · 시설 · 장비 · 자금 또는 운반 수단을 타인에게 제공하는 행위
12. 다음 각 목의 어느 하나에 해당하는 규정에서 금지하는 행위에 관한 정보를 타인에게 알리거나 제시하는 행위. 다만 마약류 오남용 예방교육 등 공익적 목적인 경우는 제외한다. [개정 2025.4.1.]
    가. 제1호부터 제11호까지의 규정
    나. 제4조제1항 또는 제3항
    다. 제5조제1항 또는 제2항
    라. 제5조의2제5항
13. 타인에게 마약류의 투약, 흡연 또는 섭취를 유인 또는 권유하는 행위. 다만, 제18조제2항제1호 또는 제21조제2항에 따라 허가를 받은 마약 또는 향정신성의약품은 제외한다. [신설 2025.4.1.]

시행령 **제3조(일반 행위 금지의 예외)** ① 법 제3조제2호 단서, 제3호 단서 또는 제4호 단서에 따라 식품의약품안전처장으로부터 마약 또는 원료물질 등의 취급에 관한 승인을 받을 수 있는 경우는 다음 각 호와 같다.

1. 마약류취급학술연구자가 학술연구를 위하여 필요한 양만 취급하려는 경우
2. 공무상 필요에 따라 취급하려는 경우
3. 마약류제조업자 또는 「약사법」에 따른 의약품제조업자가 향정신성의약품의 품목허가를 받기 위한 시험제품을 제조하기 위하여 원료물질을 취급하려는 경우
4. 「대외무역법」 제2조제3호에 따른 무역거래자가 물품매도확약서를 발행하여 구매의 알선행위를 하는 경우
5. 제1호부터 제4호까지에 준하는 경우로서 마약 또는 원료물질 등을 취급할 필요가 있다고 식품의약품안전처장이 인정하는 경우

② 법 제3조제5호 단서 또는 제6호 단서에 따라 식품의약품안전처장으로부터 향정신성의약품 등의 취급에 관한 승인을 받을 수

있는 경우는 다음 각 호와 같다.

1. 마약류취급학술연구자가 학술연구를 위하여 필요한 양만 취급하려는 경우
2. 공무상 필요에 따라 취급하려는 경우
3. 마약류제조업자가 시험용으로 향정신성의약품을 필요로 하는 경우
4. 「대외무역법」 제2조제3호에 따른 무역거래자가 물품매도확약서를 발행하여 구매의 알선행위를 하는 경우
5. 제1호부터 제4호까지에 준하는 경우로서 향정신성의약품 등을 취급할 필요가 있다고 식품의약품안전처장이 인정하는 경우

③ 법 제3조제7호 단서에 따라 식품의약품안전처장으로부터 대마를 수출입 · 제조[제제(製劑) 및 소분(小分)을 포함한다. 이하 같다] · 매매하거나 매매를 알선하는 행위를 승인받을 수 있는 경우는 다음 각 호와 같다.

1. 공무상 마약류를 취급하는 공무원이 공무상 필요한 경우
2. 마약류취급학술연구자가 학술연구를 위하여 필요한 경우
3. 「약사법」 제91조에 따른 한국희귀 · 필수의약품센터(이하 이 조에서 "센터"라 한다)가 다음 각 목의 어느 하나에 해당하는 대마를 수입 · 매매하는 경우
   가. 「약사법」 제91조제1항제3호에 따라 국민 보건상 긴급하게 도입할 필요가 있다고 식품의약품안전처장이 인정하는 의약품으로서의 대마
   나. 국내에 대체 가능한 의약품이 없어 환자가 센터에 수입하여 판매할 것을 요청하는 의약품으로서의 대마
4. 환자가 질병의 치료를 위하여 제3호에 따라 센터가 수입하는 의약품으로서의 대마가 필요한 경우
5. 환자가 자가치료를 목적으로 의약품으로서의 대마를 휴대하고 출입국하는 경우

④ 제1항부터 제3항까지의 규정에 따른 승인신청에 필요한 사항은 총리령으로 정한다.

제4조(마약류취급자가 아닌 자의 마약류 취급 금지) ① 마약류취급자가 아니면 다음 각 호의 어느 하나에 해당하는 행위를 하여서는 아니 된다.

1. 마약 또는 향정신성의약품을 소지, 소유, 사용, 운반, 관리, 수입, 수출, 제조, 조제, 투약, 수수, 매매, 매매의 유인 · 권유 · 알선 또는 제공하는 행위 [개정 2025.4.1.]
2. 대마를 재배 · 소지 · 소유 · 수수 · 운반 · 보관 또는 사용하는 행위
3. 마약 또는 향정신성의약품을 기재한 처방전을 발급하는 행위
4. 한외마약을 제조하는 행위

② 제1항에도 불구하고 다음 각 호의 어느 하나에 해당하는 경우에는 마약류취급자가 아닌 자도 마약류를 취급할 수 있다.

1. 이 법에 따라 마약 또는 향정신성의약품을 마약류취급의료업자로부터 투약받아 소지하는 경우
2. 이 법에 따라 마약 또는 향정신성의약품을 마약류소매업자로부터 구입하거나 양수(讓受)하여 소지하는 경우
3. 이 법에 따라 마약류취급자를 위하여 마약류를 운반 · 보관 · 소지 또는 관리하는 경우
4. 공무상(公務上) 마약류를 압류 · 수거 또는 몰수하여 관리하는 경우
5. 제13조에 따라 마약류 취급 자격 상실자 등이 마약류취급자에게 그 마약류를 인계하기 전까지 소지하는 경우
6. 제3조제7호 단서에 따라 의료 목적으로 사용하기 위하여 대마를 운반 · 보관 또는 소지하는 경우
7. 그 밖에 총리령으로 정하는 바에 따라 식품의약품안전처장의 승인을 받은 경우

시행규칙 **제5조(마약류취급자가 아닌 자의 마약류 취급)** ① 법 제4조제2항제7호에 따라 마약류취급자가 아닌 자가 마약류를 취급할 수 있는 경우는 다음 각 호의 어느 하나와 같다.

1. 의약품제조업자 등이 마약 · 향정신성의약품 또는 한외마약의 품목허가를 받기 위한 임상연구나 시제품을 제조하기 위하여 취급하는 경우

1의2. 법 제2조제3호마목 단서에 해당하는 제제가 포함된 의약품의 품목허가를 받거나 품목신고를 하기 위한 임상연구나 시제품을 제조하기 위하여 취급하는 경우

2. 의약품제조업자 등이 품질관리를 목적으로 취급하는 경우

2의2. 의약품을 분류 · 포장하는 기계 · 기구 등을 제작하는 자가 시제품을 제작하거나 제품의 성능을 시험하기 위하여

향정신성의약품을 취급하는 경우

3. 공무수행 또는 공무수행을 보조하기 위하여 부득이 마약류 취급을 필요로 하는 경우
4. 「대외무역법」에 의한 외국의 수출자의 위임을 받은 무역거래자가 물품매도확약서를 발행하여 마약류의 구매의 알선행위를 하는 경우
5. 도핑(doping) 검사 및 그 검사를 위한 시험을 목적으로 마약류 취급을 필요로 하는 경우
6. 자가치료를 목적으로 마약 또는 향정신성의약품을 휴대하고 출입국하는 경우

6의2. 국내에 대체치료수단이 없어 자가치료를 목적으로 한국희귀 · 필수의약품센터를 통하여 수입된 마약 또는 향정신성의약품을 취급하는 경우

7. 의료봉사 단체 또는 의료기관 등이 해외 의료봉사 · 원조 · 지원을 위하여 취급하는 경우
8. 「항공안전법」에 따른 구급의료용품 탑재 등 식품의약품안전처장이 필요하다고 인정하여 공고하는 경우

② 마약류취급자가 아닌 자가 제1항 각 호의 어느 하나에 해당되어 마약류 취급승인을 받으려는 경우에는 별지 제3호서식에 의한 신청서(전자문서로 된 신청서를 포함한다)에 다음 각 호의 구분에 따른 서류(전자문서를 포함한다)를 첨부하여 식품의약품안전처장에게 제출하여야 한다.

1. 제1항제1호, 제1호의2, 제2호, 제2호의2, 제3호부터 제5호까지 및 제8호에 해당하는 경우
   가. 해당 자격을 증명하는 서류 사본
   나. 취급계획서
2. 제1항제6호에 해당하는 경우
   가. 출입국을 증명하는 서류 사본(식품의약품안전처장이 「전자정부법」 제36조제1항에 따른 행정정보의 공동이용을 통하여 첨부서류에 대한 정보를 확인할 수 있는 경우에는 그 확인으로 첨부서류를 갈음하되, 신청인이 확인에 동의하지 않는 경우에는 이를 제출하여야 한다)
   나. 휴대약품명, 휴대약품의 수량, 체류기간, 출입국의 목적 등을 기재한 서류
   다. 국내외 의료기관의 의사가 발행한 진단서 또는 입국자의 경우 반출하려는 국가의 정부에서 발행한 자가치료 목적의 마약 또는 향정신성의약품 반출승인서

2의2. 제1항제6호의2에 해당하는 경우: 국내 의료기관의 해당 질환 전문의가 발행한 다음 각 목의 서류
   가. 진단서
   나. 진료기록
   다. 국내 대체치료수단이 없다고 판단한 의학적 소견서

3. 제1항제7호에 해당하는 경우: 해외 의료봉사 · 원조 또는 지원 목적임을 증명하는 서류로서 취급하려는 마약 또는 향정신성의약품의 품명, 수량 등이 기재된 해당 국가의 정부 또는 그 밖에 권한이 있는 기관이 발행한 서류

③ 마약류취급자는 이 법에 따르지 아니하고는 마약류를 취급하여서는 아니 된다. 다만, 대통령령으로 정하는 바에 따라 식품의약품안전처장의 승인을 받은 경우에는 그러하지 아니하다.

④ 제2항제3호에 따라 대마를 운반 · 보관 또는 소지하려는 자는 특별자치시장 · 시장(「제주특별자치도 설치 및 국제자유도시 조성을 위한 특별법」에 따른 행정시장을 포함한다. 이하 같다) · 군수 또는 구청장(자치구의 구청장을 말한다. 이하 같다)에게 신고하여야 한다. 이 경우 특별자치시장 · 시장 · 군수 또는 구청장은 그 신고 받은 내용을 검토하여 이 법에 적합하면 신고를 수리하여야 한다.

⑤ 제4항 전단에 따른 신고 절차 및 대마의 운반 · 보관 또는 소지 방법에 관하여 필요한 사항은 총리령으로 정한다.

제5조(마약류 취급의 제한) ① 마약류취급자는 그 업무 외의 목적을 위하여 제4조제1항 각 호에 규정된 행위를 하여서는 아니 된다.

② 이 법에 따라 마약류 또는 임시마약류를 소지 · 소유 · 운반 또는 관리하는 자는 다른 목적을 위하여 이를 사용하여서는 아니 된다.

③ 식품의약품안전처장은 공익을 위하여 필요하다고 인정하는 때에는 다음 각 호의 어느 하나에 해당하는 경우 마약류(대마는 제외한다) 또는 임시마약류의 수입 · 수출 · 제조 · 판매 또는 사용을 금지 또는 제한하거나 그 밖의 필요한 조치를 할 수 있다.

1. 국내의 수요량 및 보유량을 고려하여 마약 또는 향정신성의약품을 제조 · 수입 또는 수출할 필요가 없다고 인정하는 경우
2. 이미 제조 또는 수입된 품종 또는 품목의 마약 또는 향정신성의약품과 동일한 품종 또는 품목의 마약 또는 향정신성의약품을 국내의 수급여건 등을 고려하여 다른 제조업자 또는 수입업자가 제조 또는 수입할 필요가 없다고 인정하는 경우
3. 마약류 품목허가증에 기재된 용량 이상의 마약 또는 향정신성의약품을 남용하였다고 인정하는 경우
4. 마약 또는 향정신성의약품에 대한 신체적 · 정신적 의존성을 야기하게 할 염려가 있을 정도로 마약 또는 향정신성의약품을 장기 또는 계속 투약하거나 투약하기 위하여 제공하는 경우
5. 그 밖에 대통령령으로 정하는 경우

제5조의2(임시마약류 지정 등) ① 식품의약품안전처장은 마약류가 아닌 물질 · 약물 · 제제 · 제품 등(이하 이 조에서 "물질등"이라 한다) 중 오용 또는 남용으로 인한 보건상의 위해가 우려되어 긴급히 마약류에 준하여 취급 · 관리할 필요가 있다고 인정하는 물질등을 임시마약류로 지정할 수 있다. 이 경우 임시마약류는 다음 각 호에서 정하는 바와 같이 구분하여 지정한다.

1. 1군 임시마약류: 중추신경계에 작용하거나 마약류와 구조적 · 효과적 유사성을 지닌 물질로서 의존성을 유발하는 등 신체적 · 정신적 위해를 끼칠 가능성이 높은 물질
2. 2군 임시마약류: 의존성을 유발하는 등 신체적 · 정신적 위해를 끼칠 가능성이 있는 물질

② 제1항에도 불구하고 다음 각 호의 어느 하나에 해당하는 의약품은 임시마약류의 지정 대상에서 제외한다.

1. 「약사법」 제31조제2항 및 제3항에 따라 식품의약품안전처장으로부터 의약품 품목허가를 받거나 품목신고를 한 의약품
2. 「약사법」 제34조제1항에 따라 식품의약품안전처장으로부터 승인을 받은 임상시험용 의약품

③ 식품의약품안전처장이 임시마약류를 지정하려는 때에는 미리 대통령령으로 정하는 관계 기관과의 협의를 거쳐 다음 각 호의 사항을 1개월 이상 관보 및 인터넷 홈페이지에 예고하여야 하고, 임시마약류를 지정한 때에는 다음 제1호부터 제3호까지 및 제5호의 사항을 관보 및 인터넷 홈페이지에 공고하여야 한다.

1. 임시마약류의 지정 사유
2. 임시마약류의 명칭
3. 1군 임시마약류 또는 2군 임시마약류의 구분
4. 임시마약류 지정의 예고 기간 등 임시마약류의 지정 예고에 관한 사항
5. 임시마약류 지정 기간 등 임시마약류의 지정에 관한 사항

④ 제3항에 따라 지정 전에 예고한 임시마약류(이하 "예고임시마약류"라 한다)에 대한 효력은 임시마약류로 예고한 날부터 임시마약류 지정 공고 전날까지로 하며, 예고임시마약류를 임시마약류로 지정하려는 때에는 3년의 범위에서 기간을 정하여 지정하여야 한다. 다만, 마약류 지정을 검토할 필요가 있는 임시마약류에 대하여는 그 지정기간이 끝나기 전에 제3항에 따라 예고하여 임시마약류로 다시 지정할 수 있다.

⑤ 누구든지 예고임시마약류 또는 임시마약류에 대하여 다음 각 호의 어느 하나에 해당하는 행위를 하여서는 아니 된다.

1. 재배 · 추출 · 제조 · 수출입하거나 그러할 목적으로 소지 · 소유
2. 매매 · 매매의 유인 · 권유 · 알선 · 수수 · 제공하거나 그러할 목적으로 소지 · 소유
3. 소지 · 소유 · 사용 · 운반 · 관리 · 투약 · 보관
4. 1군 또는 2군 임시마약류와 관련된 금지행위를 하기 위한 장소 · 시설 · 장비 · 자금 또는 운반 수단을 타인에게 제공

⑥ 제5항에도 불구하고 다음 각 호의 어느 하나에 해당하는 경우에는 예고임시마약류 또는 임시마약류를 취급할 수 있다.

1. 공무상 예고임시마약류 또는 임시마약류를 압류 · 수거 또는 몰수하여 관리하는 경우
2. 그 밖에 공무상 마약류를 취급하는 공무원 또는 마약류취급학술연구자가 대통령령으로 정하는 바에 따라 식품의약품안전처장의 승인을 받아 예고임시마약류 또는 임시마약류를 취급하는 경우

시행령 **제5조의3(예고임시마약류 또는 임시마약류의 취급승인)** 법 제5조의2제6항제2호에 따라 공무상 마약류를 취급하는

공무원 또는 마약류취급학술연구자가 예고임시마약류 또는 임시마약류를 취급하려는 경우에는 총리령으로 정하는 바에 따라 식품의약품안전처장의 승인을 받아야 한다.

제5조의3(마약류안전관리심의위원회) ① 다음 각 호의 사항을 심의하기 위하여 식품의약품안전처에 마약류안전관리심의위원회(이하 "심의위원회"라 한다)를 둔다.

1. 마약류의 오남용 방지를 위한 조치기준에 관한 사항
2. 마약류의 안전사용 기준에 관한 사항
3. 제11조의2제1항에 따른 마약류 통합정보의 제공 및 활용에 관한 사항
4. 그 밖에 식품의약품안전처장이 필요하다고 인정하는 사항

② 심의위원회는 위원장 1명을 포함하여 30명 이내의 위원으로 구성하며, 위원장은 식품의약품안전처 차장이 된다.

③ 위원은 다음 각 호의 어느 하나에 해당하는 사람 중에서 식품의약품안전처장이 임명하거나 위촉한다.

1. 마약류의 안전관리, 범죄수사 등의 업무를 담당하는 공무원
2. 마약류의 오남용 방지 분야의 전문지식을 가진 사람
3. 「비영리민간단체 지원법」 제2조에 따른 비영리민간단체가 추천하는 사람
4. 그 밖에 마약류 안전관리 또는 관련 법률에 관한 학식과 경험이 풍부한 사람

④ 그 밖에 심의위원회의 운영 등에 필요한 사항은 대통령령으로 정한다.

제2장 허가 등

제6조(마약류취급자의 허가 등) ① 마약류취급자가 되려는 다음 각 호의 어느 하나에 해당하는 자로서 총리령으로 정하는 바에 따라 제1호 · 제2호 및 제4호에 해당하는 자는 식품의약품안전처장의 허가를 받아야 하고, 제3호 및 제5호에 해당하는 자는 특별자치시장 · 시장 · 군수 또는 구청장의 허가를 받아야 한다. 허가받은 사항을 변경할 때에도 또한 같다.

▶ 벌 칙: 거짓이나 그 밖의 부정한 방법으로 허가 또는 변경허가를 받은 자
① 단순: 5년 이하의 징역 또는 5천만원 이하의 벌금
② 상습적: 그 죄에 대하여 정하는 형의 2분의 1까지 가중

1. 마약류수출입업자: 「약사법」에 따른 수입자로서 식품의약품안전처장에게 의약품 품목허가를 받거나 품목신고를 한 자
2. 마약류제조업자 및 마약류원료사용자: 「약사법」에 따라 의약품제조업의 허가를 받은 자
3. 마약류도매업자: 「약사법」에 따라 등록된 약국개설자 또는 의약품 도매상의 허가를 받은 자
4. 마약류취급학술연구자: 연구기관 및 학술기관 등에서 학술연구를 위하여 마약류의 사용을 필요로 하는 자
5. 대마재배자: 「농업 · 농촌 및 식품산업 기본법」 제3조제2호에 따른 농업인으로서 섬유나 종자를 채취할 목적으로 대마초를 재배하려는 자

② 마약류관리자가 되려면 마약류취급의료업자가 있는 의료기관에 종사하는 약사로서 총리령으로 정하는 바에 따라 특별자치시장 · 시장 · 군수 또는 구청장의 지정을 받아야 한다. 지정받은 사항을 변경할 때에도 또한 같다.

③ 다음 각 호의 어느 하나에 해당하는 사람은 마약류수출입업자, 마약류취급학술연구자 또는 대마재배자로 허가를 받을 수 없다.

1. 피성년후견인, 피한정후견인 또는 미성년자
2. 「정신건강증진 및 정신질환자 복지서비스 지원에 관한 법률」 제3조제1호에 따른 정신질환자(정신건강의학과 전문의가 마약류에 관한 업무를 담당하는 것이 적합하다고 인정한 사람은 제외한다) 또는 마약류 중독자
3. 이 법이나 「약사법」 · 「의료법」 · 「보건범죄 단속에 관한 특별조치법」 또는 그 밖에 마약류 관련 법률을 위반한 죄를 범하여 금고 이상의 실형을 선고받고 그 집행이 끝나거나(집행이 끝난 것으로 보는 경우를 포함한다) 집행이 면제된 날부터 3년이 지나지 아니한 사람 [개정 2024.10.22.]
4. 제3호의 죄를 범하여 금고 이상의 형의 집행유예를 선고받고 그 유예기간 중에 있는 사람

④ 제44조에 따라 마약류취급자의 허가 취소처분을 받고 2년이 지나지 아니한 자 또는 지정 취소처분을 받고 1년이 지나지 아니한 자에 대하여는 제1항이나 제2항에 따른 허가 또는 지정을 할 수 없다. 다만, 제3항제1호에 해당하여 허가 또는 지정이 취소된 경우는 제외한다.

제6조의2(원료물질의 수출입업 또는 제조업의 허가) ① 대통령령으로 정하는 원료물질의 수출입 또는 제조를 업으로 하려는 자는 총리령으로 정하는 바에 따라 식품의약품안전처장의 허가를 받아야 한다. 허가받은 사항을 변경할 때에도 또한 같다.

② 제6조제3항 각 호의 어느 하나에 해당하는 사람은 원료물질의 수출입업자 또는 제조업자로 허가받을 수 없다.

③ 원료물질의 수출입 또는 제조를 업으로 하려는 자의 허가 제한에 관하여는 제6조제4항을 준용한다.

제7조(허가증 등의 발급과 등재) ① 제6조제1항 · 제2항이나 제6조의2제1항에 따라 허가 또는 지정을 하는 식품의약품안전처장, 특별자치시장 · 시장 · 군수 또는 구청장(이하 "허가관청"이라 한다)은 총리령으로 정하는 바에 따라 마약류취급자나 원료물질의 수출입업 또는 제조업 허가를 받은 자(이하 "원료물질수출입업자등"이라 한다) 명부(名簿)에 그 내용을 기록하고 허가증 또는 지정서를 발급하여야 한다. 허가 또는 지정한 사항을 변경할 때에도 또한 같다.

시행규칙 **제14조(명부등재사항)** 법 제7조제1항의 규정에 의하여 마약류취급자 또는 원료물질수출입업자등 명부에 등재하여야 하는 사항은 다음 각 호와 같다.

1. 허가의 경우
   가. 허가업소의 명칭 및 소재지
   나. 마약류취급자 또는 원료물질수출입업자등의 성명 및 주민등록번호(법인인 경우에는 그 대표자의 성명 및 주민등록번호)
   다. 허가종별 및 허가조건
   라. 허가번호 및 등재연월일
   마. 재배장소(대마재배자에 한한다)
2. 지정의 경우
   가. 의료기관의 명칭 및 소재지
   나. 의료기관개설자의 성명 및 주민등록번호(법인인 경우에는 그 대표자의 성명 및 주민등록번호)
   다. 마약류관리자의 성명 및 약사면허번호
   라. 지정조건
   마. 지정번호 및 등재연월일

② 제6조제1항 · 제2항이나 제6조의2제1항에 따라 허가 또는 지정받은 자가 그 허가증 또는 지정서를 잃어버렸거나 못쓰게 된 경우에는 총리령으로 정하는 바에 따라 재발급받아야 한다.

시행규칙 **제15조(허가증 또는 지정서의 재교부 신청)** ① 법 제7조제2항의 규정에 의하여 허가증 또는 지정서를 재교부 받고자 하는 자는 그 사유가 발생한 날부터 20일 이내에 별지 제11호서식에 따른 신청서(전자문서로 된 신청서를 포함한다)에 허가증 또는 지정서를 첨부(허가증 또는 지정서를 못쓰게 된 경우로 한정한다)하여 당해 허가관청에 제출하여야 한다.

② 제1항의 규정에 의하여 허가증 또는 지정서의 재교부를 받은 후 잃어버린 허가증 또는 지정서를 발견한 때에는 지체없이 이를 당해 허가관청에 반납하여야 한다.

③ 삭제

제8조(허가증 등의 양도 금지와 폐업 등의 신고 등) ① 마약류취급자는 그 허가증 또는 지정서를 타인에게 빌려주거나 양도(讓渡)하여서는 아니 된다.

② 마약류취급자나 원료물질수출입업자등이 마약류의 취급 또는 원료물질의 수출입 · 제조에 관한 업무를 폐업 또는 휴업하거나 그 휴업한 업무를 다시 시작(이하 "폐업등"이라 한다)하려는 경우에는 총리령으로 정하는 바에 따라 해당 허가관청에 그 사실을 신고하여야 한다. 다만, 다음 각 호에 따라 폐업등을 신고한 경우에는 본문에 따라 폐업등을 신고한 것으로 본다.

1. 의료기관 개설자인 마약류취급의료업자가 「의료법」 제40조에 따라 의료업의 폐업등을 신고한 경우

2. 마약류소매업자가 「약사법」 제22조에 따라 약국의 폐업등을 신고한 경우

③ 마약류취급자나 원료물질수출입업자등이 다음 각 호의 어느 하나에 해당하게 되었을 때에는 각 호의 구분에 따른 자는 총리령으로 정하는 바에 따라 해당 허가관청에 그 사실 및 소지 마약류 또는 원료물질의 품명, 수량 등 총리령으로 정하는 사항을 신고하여야 한다.

1. 사망한 경우: 상속인(상속인이 분명하지 아니한 경우에는 그 상속재산의 관리인을 말한다. 이하 같다)
2. 피성년후견인 또는 피한정후견인이 된 경우: 후견인(後見人)
3. 법인이 해산한 경우: 청산인(淸算人)
4. 학술연구를 마친 경우: 마약류취급학술연구자

시행규칙 **제16조(폐업 등의 신고)** ② 법 제8조제3항의 규정에 따라 마약류취급자 또는 원료물질수출입업자등의 상속인(상속인이 분명하지 아니한 경우에는 그 상속재산의 관리인을 말한다), 후견인 또는 청산인은 마약류취급자 또는 원료물질수출입업자등이 사망 또는 제한능력자가 되거나 법인이 해산한 때에, 마약류취급학술연구자는 학술연구를 종료한 때에 그 사실이 발생한 날부터 20일 이내에 별지 제13호서식의 신고서(전자문서로 된 신고서를 포함한다)를 허가관청에 제출하여야 한다.

④ 허가관청의 장은 제2항 각 호 외의 부분 본문 또는 제3항에 따른 신고를 받은 경우에는 그 내용을 검토하여 이 법에 적합하면 신고를 수리하여야 한다.

⑤ 제1항을 위반하였거나 제2항에 따른 폐업신고 또는 제3항에 따른 신고를 수리한 경우에는 해당 허가 또는 지정은 그 효력을 상실한다.

시행규칙 **제17조(허가증 등의 반납 등)** ① 법 제8조제5항 및 법 제44조에 따라 마약류취급자 또는 원료물질수출입업자등이 허가 또는 지정의 효력 상실 또는 취소처분을 받았거나, 그 업무의 정지처분을 받은 때에는 그 효력이 상실되거나 그 처분을 받은 날부터 20일 이내에 마약류취급자 또는 원료물질수출입업자등의 허가증 또는 지정서를 해당 허가관청에 반납하여야 한다.

⑥ 허가관청은 제5항에 따라 마약류취급자 또는 원료물질수출입업자등의 허가 또는 지정의 효력이 상실되었거나 제44조에 따라 마약류취급자 또는 원료물질수출입업자등의 허가 또는 지정의 취소처분을 하거나 업무의 정지처분을 하였을 때에는 총리령으로 정하는 바에 따라 마약류취급자 또는 원료물질수출입업자등 명부에 그 사항을 기록하여야 한다.

시행규칙 **제17조(허가증 등의 반납 등)** ② 법 제8조제6항에 따라 해당 허가관청은 마약류취급자 또는 원료물질수출입업자등의 허가 또는 지정의 효력이 상실되었거나 마약류취급자 또는 원료물질수출입업자등의 허가 또는 지정을 취소하거나 그 업무의 정지를 한 때에는 마약류취급자 또는 원료물질수출입업자등 명부에 해당 처분에 관한 사항을 적어 넣어야 한다.

>> 참고 – 마약류취급자의 허가 및 지정

마약류취급자	허가 및 지정 관청	허가/지정	재지정
수출입업자 제조업자 원료사용자 학술연구자	식품의약품안전처장	허가	2년 후
도매업자	특별자치시장 · 시장 · 군수 또는 구청장		
대마재배자	특별자치시장 · 시장 · 군수 또는 구청장		
마약류관리자	특별자치시장 · 시장 · 군수 또는 구청장	지정	1년 후
의료업자 소매업자	–	–	–

제3장 마약류의 관리

제9조(수수 등의 제한) ① 마약류취급자 또는 마약류취급승인자(제3조제2호부터 제7호까지 또는 제4조제2항제7호에 따라 마약류 취급의 승인을 받은 자를 말한다. 이하 같다)는 마약류취급자 또는 마약류취급승인자가 아닌 자로부터 마약류를 양수할 수 없다. 다만, 제13조에 따라 허가관청의 승인을 받은 경우에는 그러하지 아니하다.

② 마약류취급자 또는 마약류취급승인자는 이 법에서 정한 경우 외에는 마약류를 양도할 수 없다. 다만, 다음 각 호의 어느 하나에 해당하는 경우에는 그러하지 아니하다.

1. 다음 각 목의 어느 하나에 해당하여 식품의약품안전처장의 승인을 받은 경우
   가. 품목허가가 취소되어 소지 · 소유 또는 관리하는 마약 및 향정신성의약품을 다른 마약류취급자에게 양도하려는 경우
   나. 마약류취급학술연구자, 마약류취급승인자(제57조의2제2호에 해당하는 자는 제외한다) 또는 제4조제3항 단서에 따라 승인을 받은 마약류취급자에게 마약류를 양도하려는 경우
2. 소유 또는 관리하던 마약 및 향정신성의약품을 사용중단 등의 사유로 원소유자 등인 마약류취급자 · 마약류취급승인자 또는 외국의 원소유자 등에게 반품하려는 경우
3. 「약사법」 제91조에 따른 한국희귀 · 필수의약품센터가 제57조의2제2호에 해당하는 마약류취급승인자에게 마약류를 양도하려는 경우

③ 마약류제조업자, 마약류원료사용자 또는 마약류취급학술연구자가 다른 마약류제조업자, 마약류원료사용자 또는 마약류취급학술연구자에게 마약류(제제는 제외한다)를 양도하려면 총리령으로 정하는 바에 따라 식품의약품안전처장의 승인을 받아야 한다.

제10조 삭제

제11조(마약류 취급의 보고) ① 마약류취급자 또는 마약류취급승인자는 수출입 · 제조 · 판매 · 양수 · 양도 · 구입 · 사용 · 폐기 · 조제 · 투약하거나 투약하기 위하여 제공 또는 학술연구를 위하여 사용한 마약 또는 향정신성의약품의 품명 · 수량 · 취급연월일 · 구입처 · 재고량 · 일련번호와 상대방(마약 또는 향정신성의약품의 조제 또는 투약의 대상이 동물인 경우에는 그 소유자 또는 관리자를 말한다)의 성명 등에 관한 사항을 식품의약품안전처장에게 보고하여야 한다. 이 경우 마약류취급자 또는 마약류취급승인자가 마약류 취급의 상대방일 때에는 취급범위, 허가 · 승인번호 및 허가 · 취급승인일을 함께 보고하여야 한다.

② 마약류취급의료업자와 마약류소매업자는 제1항에서 정한 사항 외에 다음 각 호의 사항을 식품의약품안전처장에게 보고하여야 한다.

1. 마약 또는 향정신성의약품을 조제 또는 투약 받거나 투약하기 위하여 제공받은 환자의 주민등록번호(외국인인 경우에는 여권번호 또는 외국인 등록번호를 말한다. 이하 같다) 및 「통계법」 제22조제1항 전단에 따라 작성 · 고시된 한국표준질병 · 사인분류에 따른 질병분류기호(마약 또는 향정신성의약품의 조제 또는 투약의 대상이 동물인 경우에는 그 종류, 질병명과 소유자 또는 관리자의 주민등록번호를 말한다)
2. 마약 또는 향정신성의약품을 투약하거나 투약하기 위하여 제공하거나 제32조제2항에 따라 이를 기재한 처방전을 발급한 자의 업소명칭, 성명 및 면허번호

③ 마약류관리자가 있는 의료기관의 경우 그 의료기관에서 마약류취급의료업자 또는 마약류관리자가 투약하거나 투약하기 위하여 제공하는 마약 또는 향정신성의약품에 대하여는 제1항과 제2항에도 불구하고 해당 마약류관리자가 식품의약품안전처장에게 보고하여야 한다.

④ 제2항에도 불구하고 마약류취급의료업자 또는 마약류소매업자가 조제 · 투약보고를 하는 경우로서 다음 각 호의 어느 하나에 해당하는 경우에는 해당 정보를 식품의약품안전처장에게 보고하지 아니할 수 있다.

1. 처방전에 질병분류기호 또는 질병명이 기재되지 아니한 경우: 해당 질병분류기호 또는 질병명(마약류소매업자에 한정한다)

2. 수의사가 동물진료를 목적으로 마약 또는 향정신성의약품의 투약을 동물병원 내에서 완료한 경우: 해당 동물의 소유자 또는 관리자의 주민등록번호
3. 국가안전보장에 관련된 정보 및 보안을 위하여 처방전을 공개할 수 없는 경우: 해당 환자 또는 처방의사의 성명이나 환자의 주민등록번호

⑤ 제1항부터 제3항까지의 규정에 따른 보고사항을 변경하고자 하는 때에는 변경보고를 하여야 한다.
⑥ 제1항부터 제3항까지의 규정에 따른 보고 대상 · 절차 · 시기 등 및 제5항에 따른 변경보고 등에 필요한 사항은 총리령으로 정한다.

제11조의2(마약류통합정보관리센터) ① 식품의약품안전처장은 제11조에 따라 보고받거나 제13조제2항에 따라 통지받은 정보(이하 "마약류 통합정보"라 한다) 등을 효과적으로 관리하기 위하여 대통령령으로 정하는 바에 따라 관계 전문기관을 마약류통합정보관리센터(이하 "통합정보센터"라 한다)로 지정하여 다음 각 호의 업무를 위탁할 수 있다.
1. 마약류 통합정보의 수집 · 조사 · 이용 및 제공에 관한 사항
2. 마약류 통합정보 관리를 위한 계획의 수립 및 시행에 관한 사항
3. 제11조에 따른 마약류 취급 보고에 관한 교육 및 홍보에 관한 사항
4. 마약류 통합정보의 표준화 및 활용에 관한 연구 · 조사 및 교육에 관한 사항
5. 제11조의3에 따른 마약류통합관리시스템의 구축 및 운영에 관한 사항
6. 제11조의3에 따른 마약류통합관리시스템과의 연계 사용을 위한 외부 소프트웨어의 기능 검사 및 결과 공개에 관한 사항
7. 그 밖에 마약류의 통합정보 관리에 관하여 총리령으로 정하는 사항

시행령 제8조(마약류통합정보관리센터의 지정 등) ① 식품의약품안전처장은 법 제11조의2제1항에 따라 「약사법」 제68조의3제1항에 따른 한국의약품안전관리원(이하 "한국의약품안전관리원"이라 한다)을 마약류통합정보관리센터(이하 "통합정보센터"라 한다)로 지정하고, 법 제11조의2제1항 각 호의 업무를 위탁한다.
② 통합정보센터의 장은 매 회계연도 시작 전까지 다음 연도의 사업계획서와 다음 각 호의 서류를 첨부한 예산서를 이사회에서 의결한 후 식품의약품안전처장의 승인을 받아야 한다. 사업계획서와 예산서를 변경하는 경우에도 또한 같다.
1. 추정재무상태표
2. 추정손익계산서
3. 자금의 수입 · 지출 계획서

② 통합정보센터의 장은 국가, 지방자치단체, 공공기관, 마약류취급자 및 마약류취급승인자 등을 대상으로 보고받은 정보의 진위 여부를 확인하는 등 제1항에 따른 업무를 수행하거나 마약류 오남용을 분석하는 데 필요한 경우에 한하여 그 업무와 관련성이 있는 「주민등록법」 제30조제1항에 따른 주민등록전산정보자료, 「가족관계의 등록 등에 관한 법률」 제11조제4항에 따른 전산정보자료, 출입국관리기록, 진료기록, 의약품공급기록 등의 자료로서 대통령령으로 정하는 자료[개인정보(「개인정보 보호법」 제2조제1호에 따른 개인정보를 말한다. 이하 같다)를 포함한다]를 제공하도록 요청할 수 있다. 이 경우 요청을 받은 자는 정당한 사유가 없으면 이에 따라야 하며, 통합정보센터의 장에게 제공하는 자료에 대하여는 사용료 또는 수수료 등을 면제한다.
③ 식품의약품안전처장과 통합정보센터의 장은 제11조에 따라 보고된 정보나 제2항에 따라 제공받은 자료와 정보를 철저히 관리하여야 한다.
④ 식품의약품안전처장은 통합정보센터의 장에게 마약 또는 향정신성의약품의 취급 및 관리 현황 등에 대하여 보고하게 할 수 있다.
⑤ 식품의약품안전처장은 통합정보센터의 운영 등에 사용되는 비용의 전부 또는 일부를 지원할 수 있다.
⑥ 제1항제6호에 따른 외부 소프트웨어의 기능 검사에 필요한 구체적인 방법 및 기준은 식품의약품안전처장이 정하여 고시한다.
⑦ 그 밖에 통합정보센터의 운영 등에 필요한 사항은 대통령령으로 정한다.

제11조의3(마약류통합관리시스템의 구축 · 운영 및 연계) ① 식품의약품안전처장은 마약류 통합정보 등을 효과적으로 관리하기 위하여 마약류통합관리시스템(이하 "마약류통합관리시스템"이라 한다)을 구축 · 운영하여야 한다.

② 마약류취급의료업자 및 마약류소매업자는 의료기관 및 약국에서 사용하는 소프트웨어와 마약류통합관리시스템의 연계를 위하여 식품의약품안전처장에게 해당 소프트웨어의 연계를 신청하여야 한다. 이 경우 의료기관 및 약국에 소프트웨어를 공급하는 「소프트웨어 진흥법」에 따른 소프트웨어사업자가 마약류취급의료업자 및 마약류소매업자를 대신하여 연계를 신청할 수 있다. [신설 2025. 3. 18.]

③ 식품의약품안전처장은 소프트웨어 연계를 위하여 필요한 경우 마약류취급의료업자, 마약류소매업자 또는 「소프트웨어 진흥법」에 따른 소프트웨어사업자에게 행정적 · 기술적 지원을 할 수 있다. [신설 2025. 3. 18.]

④ 마약류통합관리시스템의 구축 · 운영 · 연계 및 지원에 필요한 사항은 대통령령으로 정한다. [개정 2025. 3. 18.]

제11조의4(마약류 통합정보의 제공 등) ① 식품의약품안전처장 및 통합정보센터의 장은 마약류의 오남용 방지 및 안전한 취급 · 관리를 위하여 마약류 통합정보(개인정보는 제외한다)를 대통령령으로 정하는 행정기관 및 공공기관에 제공할 수 있다.

② 식품의약품안전처장 및 통합정보센터의 장은 마약류 통합정보 및 제11조의2제2항에 따라 제공받은 자료를 제3자에게 제공해서는 아니 된다. 다만, 다음 각 호의 어느 하나에 해당하는 경우에는 대통령령으로 정하는 바에 따라 마약류 통합정보를 제공할 수 있다.

1. 특별시장 · 광역시장 · 특별자치시장 · 도지사 또는 특별자치도지사(이하 "시 · 도지사"라 한다) 또는 시장 · 군수 · 구청장이 제41조에 따른 마약류의 취급 감시 등 안전관리 업무 수행을 위하여 필요한 경우
2. 검찰, 경찰, 그 밖의 수사기관이 법원이 발부한 압수 · 수색영장에 따라 범죄수사에 관련된 자료제공을 요구하는 경우
3. 마약류취급의료업자가 마약 또는 향정신성의약품의 과다 · 중복 처방 등 오남용을 방지하기 위하여 투약내역(일자, 약품정보, 수량을 말한다. 이하 같다)을 요청(전자적 방법을 통한 요청을 포함한다)하는 경우. 이 경우 마약류취급의료업자는 환자에게 열람요청 사실을 사전에 알려야 한다.
4. 그 밖에 식품의약품안전처장이 공익목적을 위하여 정보제공이 필요하다고 인정하는 경우. 이 경우 심의위원회의 심의를 거쳐야 한다.

③ 제2항에 따라 정보를 제공받은 자는 해당 정보를 요구 또는 요청한 목적이 달성된 때에는 지체 없이 파기하여야 한다.

제11조의5(마약류 통합정보의 가공 및 활용) 식품의약품안전처장 및 통합정보센터의 장은 마약류 오남용으로 인한 보건상의 위해를 방지할 목적으로 다음 각 호의 어느 하나에 해당하는 경우에 한정하여 대통령령으로 정하는 바에 따라 마약류 통합정보(개인정보는 제외한다)를 가공하여 활용할 수 있다.

1. 관련 행정기관 또는 공공기관 등에 마약류 오남용에 관한 통계 자료 등을 제공하여 관련 정책 수립 및 집행에 활용하도록 하는 경우
2. 마약류소매업자 또는 마약류취급의료업자에게 마약류 오남용 사례 및 통계 자료 등을 제공하여 과다 처방을 억제하도록 하기 위한 경우. 이 경우 자료제공의 내용 및 대상 등에 관하여는 심의위원회의 심의를 거쳐야 한다.
3. 마약류 오남용 관련 연구, 조사 및 교육 등을 위하여 마약류 오남용 관련 통계 자료 등을 제공하거나 공개하는 경우
4. 그 밖에 식품의약품안전처장이 공익목적을 위하여 가공 및 활용이 필요하다고 인정하는 경우

제11조의6(취급정보의 목적 외 이용·제공 제한) 식품의약품안전처 및 통합정보센터에 종사하는 사람이나 종사하였던 사람, 마약류통합관리시스템을 구축 · 운영하기 위한 용역 · 연구 · 조사를 수행하는 사람이나 수행하였던 사람, 제11조의4 또는 제11조의5에 따라 마약류 통합정보를 제공받은 사람은 업무상 알게 된 마약류 통합정보와 관련하여 다음 각 호의 행위를 하여서는 아니 된다.

1. 개인정보를 업무상 목적 외의 용도로 이용하거나 제3자에게 제공하는 행위
2. 개인정보를 제외한 정보를 업무상 목적 외의 용도로 이용하거나 제3자에게 제공하는 행위

제12조(사고 마약류 등의 처리) ① 마약류취급자 또는 마약류취급승인자는 소지하고 있는 마약류에 대하여 다음 각 호의 어느

하나에 해당하는 사유가 발생하면 총리령으로 정하는 바에 따라 해당 허가관청(마약류취급의료업자의 경우에는 해당 의료기관의 개설허가나 신고관청을 말하며, 마약류소매업자의 경우에는 약국 개설 등록관청을 말한다. 이하 같다)에 지체 없이 그 사유를 보고하여야 한다.

1. 재해로 인한 상실(喪失)
2. 분실 또는 도난
3. 변질 · 부패 또는 파손

② 마약류취급자 또는 마약류취급승인자가 소지하고 있는 마약류를 다음 각 호의 어느 하나에 해당하는 사유로 폐기하려는 경우에는 총리령으로 정하는 바에 따라 폐기하여야 한다.

1. 제1항제3호에 해당하는 사유
2. 유효기한 또는 사용기한의 경과
3. 유효기한 또는 사용기한이 지나지 아니하였으나 재고관리 또는 보관을 하기에 곤란한 사유

시행규칙 제23조(사고마약류 등의 처리) ① 마약류취급자 또는 마약류취급승인자가 법 제12조제1항에 따라 사고마약류의 보고를 하려는 경우에는 그 사유가 발생한 것을 안 날부터 5일 이내에 별지 제25호서식에 따른 보고서(전자문서로 된 보고서를 포함한다)에 그 사실을 증명하는 서류(전자문서를 포함한다)를 첨부하여 지방식품의약품안전청장, 특별시장 · 광역시장 · 특별자치시장 · 도지사 또는 특별자치도지사(이하 "시 · 도지사"라 한다) 또는 시장 · 군수 · 구청장에게 제출해야 한다. 다만, 법 제12조제1항제3호의 사유가 발생하여 보고하는 경우에는 그 사실을 증명하는 서류를 첨부하지 않는다.

② 제1항의 규정에 의하여 사고마약류의 보고를 받은 지방식품의약품안전처장, 시 · 도지사 또는 시장 · 군수 · 구청장은 이를 식품의약품안전처장에게 보고하여야 한다.

③ 제1항의 사실을 증명하는 서류(전자문서를 포함한다)는 다음 각 호의 기관에서 발급하는 서류에 한한다.

1. 법 제12조제1항제1호의 사유: 관할 시 · 도지사
2. 법 제12조제1항제2호의 사유: 수사기관

④ 마약류취급자 또는 마약류취급승인자는 법 제12조제2항 각 호에 해당하는 사고마약류 등을 폐기하려는 때에는 별지 제26호서식에 따른 신청서(전자문서로 된 신청서를 포함한다)를 지방식품의약품안전청장, 시 · 도지사 또는 시장 · 군수 · 구청장에게 제출하여야 한다.

⑤ 제4항에 따른 폐기신청을 받은 지방식품의약품안전청장, 시 · 도지사 또는 시장 · 군수 · 구청장은 당해 폐기처분대상 마약류가 법 제12조제2항 각 호에 해당하는지 여부 등을 관계 공무원 입회하에 확인한 후 이를 영 제21조 각 호의 어느 하나에 해당하는 폐기방법에 따라 폐기처분하여야 한다.

⑥ 제5항에 따라 마약류를 폐기처분한 지방식품의약품안전처장, 시 · 도지사 또는 시장 · 군수 · 구청장은 별지 제27호서식에 따른 보고서(전자문서로 된 보고서를 포함한다)를 지체없이 식품의약품안전처장에게 제출하여야 한다.

제13조(자격 상실자의 마약류 처분) ① 마약류취급자(마약류관리자는 제외한다)가 제8조 및 제44조에 따라 마약류취급자 자격을 상실한 경우에는 해당 마약류취급자 · 상속인 · 후견인 · 청산인 및 합병 후 존속하거나 신설된 법인은 보유하고 있는 마약류를 총리령으로 정하는 바에 따라 해당 허가관청의 승인을 받아 마약류취급자에게 양도하여야 한다. 다만, 그 상속인이나 법인이 마약류취급자인 경우에는 해당 허가관청의 승인을 받아 이를 양도하지 아니할 수 있으며, 대마재배자의 상속인이나 그 상속 재산의 관리인 · 후견인 또는 법인이 대마재배자가 되려고 신고하는 경우에는 해당 연도에 한정하여 제6조제1항제5호에 따른 허가를 받은 것으로 본다.

② 제1항에 따라 마약 또는 향정신성의약품의 양도 등을 승인한 허가관청은 승인에 관한 사항을 총리령으로 정하는 바에 따라 식품의약품안전처장에게 알려야 한다.

③ 특별자치시장 · 시장 · 군수 또는 구청장은 제1항 단서에 따른 신고를 받은 경우에는 그 내용을 검토하여 이 법에 적합하면 신고를 수리하여야 한다.

제14조(광고) ① 제3조제12호에도 불구하고 마약류제조업자 · 마약류수출입업자는 제18조 또는 제21조에 따라 품목허가를 받

은 마약 또는 향정신성의약품을 의학 · 약학 · 수의학에 관한 전문가 등을 대상으로 하는 매체 또는 수단에 의한 경우에 한정하여 광고할 수 있다.

② 제1항에 따른 광고의 매체 또는 수단은 다음 각 호와 같다.

1. 의학 · 약학 · 수의학에 관한 사항을 전문적으로 취급하는 신문 또는 잡지
2. 제품설명회. 이 경우 설명 내용에는 부작용 등 사용 시 주의사항에 관한 정보가 포함되어야 한다.

③ 제1항에 따라 마약 또는 향정신성의약품에 관한 정보를 널리 알리거나 제시하는 기준은 총리령으로 정한다.

제15조(마약류의 저장) 마약류취급자, 마약류취급승인자 또는 제4조제2항제3호부터 제5호까지 및 제5조의2제5항 각 호에 따라 마약류나 예고임시마약류 또는 임시마약류를 취급하는 자는 그 보관 · 소지 또는 관리하는 마약류나 예고임시마약류 또는 임시마약류를 총리령으로 정하는 바에 따라 다른 의약품과 구별하여 저장하여야 한다. 이 경우 마약은 잠금장치가 되어 있는 견고한 장소에 저장하여야 한다.

시행규칙 **제26조(마약류의 저장)** 법 제15조에 따른 마약류, 예고임시마약류 또는 임시마약류의 저장기준은 다음 각 호와 같다.

1. 마약류, 예고임시마약류 또는 임시마약류의 저장장소(대마의 저장장소를 제외한다)는 마약류취급자, 마약류취급승인자 또는 법 제4조제2항제3호부터 제5호까지 및 법 제5조의2제6항 각 호에 따라 마약류, 예고임시마약류 또는 임시마약류를 취급하는 자의 업소 또는 사무소(법 제57조 및 「약사법 시행규칙」 제37조제2항에 따라 마약류의 보관 · 배송 등의 업무를 위탁받은 마약류도매업자의 업소 또는 사무소를 포함한다)안에 있어야 하고, 마약류, 예고임시마약류 또는 임시마약류저장시설은 일반인이 쉽게 발견할 수 없는 장소에 설치하되 이동할 수 없도록 설치할 것
2. 마약은 이중으로 잠금장치가 설치된 철제금고(철제와 동등 이상의 견고한 재질로 만들어진 금고를 포함한다)에 저장할 것
3. 향정신성의약품, 예고임시마약류 또는 임시마약류는 잠금장치가 설치된 장소에 저장할 것. 다만, 마약류소매업자 · 마약류취급의료업자 또는 마약류관리자가 원활한 조제를 목적으로 업무시간중 조제대에 비치하는 향정신성의약품은 제외한다.
4. 대마의 저장장소에는 대마를 반출 · 반입하는 경우를 제외하고는 잠금장치를 설치하고 다른 사람의 출입을 제한하는 조치를 취할 것

제16조(봉함) ① 다음 각 호의 어느 하나에 해당하는 자가 마약류를 판매하거나 수출 또는 양도할 때에는 그 용기나 포장을 봉함(封緘)하여야 한다. 이 경우 봉함은 그 봉함을 뜯지 아니하고서는 용기나 포장을 개봉할 수 없고, 개봉한 후에는 쉽게 원상으로 회복시킬 수 없도록 하여야 한다.

1. 마약류수출입업자
2. 마약류제조업자
3. 마약류원료사용자
4. 마약류취급학술연구자
5. 마약류취급승인자

② 마약류취급자 · 마약류취급승인자는 제1항에 따라 봉함을 하지 아니한 마약류를 수수하지 못한다. 다만, 다음 각 호의 어느 하나에 해당하는 경우에는 그러하지 아니하다.

1. 마약류취급자가 제9조제2항제3호에 따라 소유 또는 관리하던 마약 또는 향정신성의약품을 원소유자 등 마약류취급자에게 반품하려는 경우
2. 제13조에 따라 보유하고 있는 마약류를 마약류취급자에게 양도하는 경우 등 대통령령으로 정하는 사유로 식품의약품안전처장의 승인을 받은 경우

제17조(용기 등의 기재사항) ① 마약, 향정신성의약품 및 한외마약의 용기 · 포장 또는 첨부 문서에는 총리령으로 정하는 사항을 기재하여야 한다.

② 마약 및 향정신성의약품의 용기 · 포장 및 첨부 문서에는 총리령으로 정하는 바에 따라 붉은색으로 표시된 "마약" 또는 "향정신성"이라는 문자를 다른 문자 · 기사 · 그림 또는 도안보다 쉽게 볼 수 있는 부분에 표시하여야 한다.

제4장 마약류취급자

제18조(마약류 수출입의 허가 등) ① 마약류수출입업자가 아니면 마약 또는 향정신성의약품을 수출입하지 못한다.
② 마약류수출입업자가 마약 또는 향정신성의약품을 수출입하려면 총리령으로 정하는 바에 따라 다음 각 호의 허가 또는 승인을 받아야 한다.
  1. 품목마다 식품의약품안전처장의 허가를 받을 것. 허가받은 사항을 변경할 때에도 같다.
  2. 수출입할 때마다 식품의약품안전처장의 승인을 받을 것. 승인받은 사항을 변경할 때에도 같다.
③ 식품의약품안전처장은 제2항에 따른 허가신청에 대하여 심사 결과 적합한 것으로 인정된 경우에는 이를 허가하여야 한다.
④ 제2항의 경우 제44조에 따라 품목 허가의 취소처분을 받고 1년이 지나지 아니한 자에 대하여는 해당 품목의 허가를 하지 못한다. 다만, 제6조제3항제1호에 해당하여 품목 허가가 취소된 경우는 제외한다.

제19조 삭제

제20조(수입한 마약 등의 판매) 마약류수출입업자는 수입한 마약 또는 향정신성의약품을 마약류제조업자, 마약류원료사용자 및 마약류도매업자 외의 자에게 판매하지 못한다.

제21조(마약류 제조의 허가 등) ① 마약류제조업자가 아니면 마약 및 향정신성의약품을 제조하지 못한다.
② 마약류제조업자가 마약 또는 향정신성의약품을 제조하려면 총리령으로 정하는 바에 따라 품목마다 식품의약품안전처장의 허가를 받아야 한다. 허가받은 사항을 변경할 때에도 또한 같다.
③ 제2항의 경우에는 제18조제3항 및 제4항을 준용한다.

제22조(제조한 마약 등의 판매) ① 마약류제조업자는 제조한 마약을 마약류도매업자 외의 자에게 판매하여서는 아니 된다.
② 마약류제조업자가 제조한 향정신성의약품은 마약류수출입업자, 마약류도매업자, 마약류소매업자 또는 마약류취급의료업자 외의 자에게 판매하여서는 아니 된다.

제23조 삭제

제24조(마약류 원료 사용의 허가 등) ① 마약류원료사용자가 아니면 마약 또는 향정신성의약품을 원료로 사용한 한외마약 또는 의약품을 제조하지 못한다.
② 마약류원료사용자가 한외마약을 제조하려면 총리령으로 정하는 바에 따라 품목마다 식품의약품안전처장의 허가를 받아야 한다. 허가받은 사항을 변경할 때에도 또한 같다.
③ 제2항의 경우에는 제18조제3항 및 제4항을 준용한다.

제25조 삭제

제26조(마약류의 도매) ① 마약류도매업자는 그 영업소가 있는 특별시 · 광역시 · 특별자치시 · 도 또는 특별자치도 내의 마약류소매업자, 마약류취급의료업자, 마약류관리자 또는 마약류취급학술연구자 외의 자에게 마약을 판매하여서는 아니 된다. 다만, 해당 허가관청의 승인을 받아 판매하는 경우에는 그러하지 아니하다.
② 마약류도매업자는 마약류취급학술연구자, 마약류도매업자, 마약류소매업자, 마약류취급의료업자 또는 마약류관리자 외의 자에게 향정신성의약품을 판매하여서는 아니 된다. 다만, 해당 허가관청의 승인을 받아 판매하는 경우에는 그러하지 아니하다.

제27조 삭제

제28조(마약류의 소매) ① 마약류소매업자가 아니면 마약류취급의료업자가 발급한 마약 또는 향정신성의약품을 기재한 처방전에 따라 조제한 마약 또는 향정신성의약품을 판매하지 못한다. 다만, 마약류취급의료업자가 「약사법」에 따라 자신이 직접 조

제할 수 있는 경우는 제외한다.

② 마약류소매업자는 그 조제한 처방전을 2년간 보존하여야 한다.

③ 마약류소매업자는 「전자거래기본법」 제2조제5호에 따른 전자거래를 통한 마약 또는 향정신성의약품의 판매를 하여서는 아니 된다.

④ 마약류소매업자는 다음 각 호의 어느 하나에 해당하는 경우에는 조제를 거부할 수 있다. 다만, 처방전을 발행한 마약류취급의료업자에게 전화 및 팩스를 이용하거나 「정보통신망 이용촉진 및 정보보호 등에 관한 법률」 제2조제1항제1호에 따른 정보통신망을 통하여 다음 각 호에 해당하지 아니함을 확인한 경우에는 그러하지 아니하다.

1. 제4조제1항제3호를 위반하여 마약류취급의료업자가 아닌 자가 발급한 처방전으로 의심되는 경우
2. 제32조제2항에 따른 기재사항의 전부 또는 일부가 기입되어 있지 아니하거나 기재사항을 거짓으로 기입한 것으로 의심되는 처방전의 경우

제29조 삭제

제30조(마약류 투약 등) ① 마약류취급의료업자가 아니면 의료나 동물 진료를 목적으로 마약 또는 향정신성의약품을 투약하거나 투약하기 위하여 제공하거나 마약 또는 향정신성의약품을 기재한 처방전을 발급하여서는 아니 된다.

② 마약류취급의료업자는 중독성 · 의존성을 현저하게 유발하여 신체적 · 정신적으로 중대한 위해를 끼칠 우려가 있는 총리령으로 정하는 마약 또는 향정신성의약품을 자신에게 투약하거나 자신을 위하여 해당 마약 또는 향정신성의약품을 기재한 처방전을 발급하여서는 아니 된다. [신설 2024. 2. 6.]

③ 마약류취급의료업자는 대통령령으로 정하는 마약 또는 향정신성의약품을 기재한 처방전을 발급하는 경우에는 제11조의4제2항제3호에 따라 식품의약품안전처장 및 통합정보센터의 장에게 투약내역의 제공을 요청하여 확인하여야 한다. 다만, 긴급한 사유가 있거나 오남용 우려가 없는 경우 등 대통령령으로 정하는 경우에는 그러하지 아니하다. [신설 2023. 6. 13., 2024. 2. 6., 2025. 3. 18.] [시행일: 2025. 9. 19.]

1. 긴급한 사유가 있는 경우
2. 암환자의 통증을 완화하기 위한 경우
3. 제1호 및 제2호에 준하는 경우로서 대통령령으로 정하는 경우
4. 그 밖에 투약내역을 확인하지 아니하고 처방전을 발급하여야 할 부득이한 사유가 있는 경우로서 대통령령으로 정하는 경우

④ 마약류취급의료업자는 제11조의4제2항제3호에 따라 투약내역을 확인한 결과 마약 또는 향정신성의약품의 과다 · 중복 처방 등 오남용이 우려되는 경우에는 처방 또는 투약을 하지 아니할 수 있다.

시행령 **제11조(마약의 투약 등)** ① 법 제30조제1항에 따라 마약류취급의료업자는 의료나 동물 진료를 목적으로 마약을 투약하기 위하여 제공하려는 경우에는 마약을 조제하여 제공하여야 한다. [개정 2024. 5. 28.]

② 법 제30조제2항 본문에서 "대통령령으로 정하는 마약 또는 향정신성의약품"이란 별표 2 제27호에 따른 펜타닐(Fentanyl)과 그 염류(내용고형제와 외용제제의 형태만 해당한다)를 말한다. [신설 2024. 5. 28., 2025. 2. 6.]

③ 법 제30조제2항 단서에서 "긴급한 사유가 있거나 오남용 우려가 없는 경우 등 대통령령으로 정하는 경우"란 다음 각 호의 어느 하나에 해당하는 경우를 말한다.

1. 긴급한 사유가 있는 경우
2. 오남용 우려가 없는 경우
3. 암환자의 통증을 완화하기 위한 경우
4. 그 밖에 투약내역을 확인하지 않고 처방전을 발급해야 할 부득이한 사유가 있다고 식품의약품안전처장이 인정하는 경우

제31조 삭제

제32조(처방전의 기재) ① 마약류취급의료업자는 처방전에 따르지 아니하고는 마약 또는 향정신성의약품을 투약하거나 투약하기 위하여 제공하여서는 아니 된다. 다만, 다음 각 호의 어느 하나에 해당하는 경우에는 그러하지 아니하다.

1. 「약사법」에 따라 자신이 직접 조제할 수 있는 마약류취급의료업자가 진료기록부에 그가 사용하려는 마약 또는 향정신성의약품의 품명과 수량을 적고 이를 직접 투약하거나 투약하기 위하여 제공하는 경우
2. 「수의사법」에 따라 수의사가 진료부에 사용하려는 마약 또는 향정신성의약품의 품명과 수량을 적고 이를 동물에게 직접 투약하거나 투약하기 위하여 제공하는 경우

② 마약류취급의료업자가 마약 또는 향정신성의약품을 기재한 처방전을 발급할 때에는 그 처방전에 발급자의 업소 소재지, 상호 또는 명칭, 면허번호와 환자나 동물의 소유자 · 관리자의 성명 및 주민등록번호를 기입하여 서명 또는 날인하여야 한다.

③ 제1항과 제2항에 따른 처방전 또는 진료기록부(「전자서명법」에 따른 전자서명이 기재된 전자문서를 포함한다)는 2년간 보존하여야 한다.

제33조(마약류관리자) ① 4명 이상의 마약류취급의료업자가 의료에 종사하는 의료기관의 대표자는 그 의료기관에 마약류관리자를 두어야 한다. 다만, 향정신성의약품만을 취급하는 의료기관의 경우에는 그러하지 아니하다.

② 제1항의 마약류관리자가 다음 각 호의 어느 하나에 해당하는 경우에는 해당 의료기관의 대표자는 다른 마약류관리자(다른 마약류관리자가 없는 경우에는 후임 마약류관리자가 결정될 때까지 그 의료기관에 종사하는 마약류취급의료업자)에게 관리 중인 마약류를 인계하게 하고 그 이유를 해당 허가관청에 신고하여야 한다.

1. 제8조제5항에 따라 마약류관리자 지정의 효력이 상실된 경우
2. 제44조에 따라 마약류취급자의 지정이 취소되거나 업무정지처분을 받은 경우

제34조(마약 등의 관리) 마약류관리자가 있는 의료기관이 마약 및 향정신성의약품을 관리할 때에는 그 마약류관리자가 해당 의료기관에서 투약하거나 투약하기 위하여 제공할 목적으로 구입 또는 관리하는 마약 및 향정신성의약품이 아니면 이를 투약하거나 투약하기 위하여 제공하지 못한다.

제35조(마약류취급학술연구자) ① 마약류취급학술연구자가 아니면 마약류를 학술연구의 목적에 사용하지 못한다.

② 마약류취급학술연구자가 대마초를 재배하거나 대마를 수입하여 학술연구에 사용하였을 때에는 총리령으로 정하는 바에 따라 그 사용(대마초 재배 현황을 포함한다) 및 연구에 관한 장부를 작성하고, 그 내용을 식품의약품안전처장에게 보고하여야 한다.

▶ 벌 칙: 1년 이하의 징역 또는 1천만원 이하의 벌금(장부를 작성하지 아니하거나 거짓으로 작성하거나 보고한 자)

▶ 과태료: 5백만원 이하의 과태료(보고를 하지 아니한 자)

③ 마약류취급학술연구자가 마약 또는 향정신성의약품을 학술연구에 사용하였을 때에는 총리령으로 정하는 바에 따라 그 연구에 관한 장부를 작성하여야 한다.

④ 마약류취급학술연구자는 제2항과 제3항에 따라 작성한 장부를 2년간 보존하여야 한다.

제36조(대마재배자의 보고) ① 대마재배자는 총리령으로 정하는 바에 따라 대마초의 재배 면적과 생산 현황 및 수량을 특별자치시장 · 시장 · 군수 또는 구청장에게 보고하여야 한다.

② 대마재배자는 그가 재배한 대마초 중 그 종자 · 뿌리 및 성숙한 줄기를 제외하고는 이를 소각(燒却) · 매몰하거나 그 밖에 그 유출을 방지할 수 있는 방법으로 폐기하고 그 결과를 총리령으로 정하는 바에 따라 특별자치시장 · 시장 · 군수 또는 구청장에게 보고하여야 한다.

제37조(허가 등의 제한) 허가관청은 제6조, 제18조, 제21조 및 제24조에 따른 허가 또는 지정을 할 때에 마약류의 오용이나 남용으로 인하여 국민보건에 위해를 끼칠 우려가 있다고 인정하는 경우에는 특정 지역 또는 특정 품목을 한정하여 허가 또는 지정을 하지 아니할 수 있다. 이 경우 특정 지역 또는 특정 품목에 관한 사항은 미리 공고하여야 한다.

제38조(마약류취급자의 관리의무) ① 마약류제조업자 또는 마약류원료사용자는 그 업무에 종사하는 종업원의 지도 · 감독과 품질관리, 그 밖에 마약 · 향정신성의약품 및 한외마약에 관한 업무에 대하여 총리령으로 정하는 사항을 준수하여야 한다.

② 마약류취급자는 변질 · 부패 · 오염 또는 파손되었거나 사용기간 또는 유효기간이 지난 마약류를 판매하거나 사용하여서는 아니 된다.

③ 마약류취급자가 그 업무에 종사할 때에는 의료용 마약류의 도난 및 유출을 방지하기 위하여 대통령령으로 정하는 사항을 준수하여야 한다.

시행령 **제12조의2(마약류취급자의 준수사항)** 법 제38조제3항에 따라 마약류취급자는 다음 각 호의 사항을 준수하여야 한다.

1. 마약류취급자가 보관 · 소지 또는 관리하는 의료용 마약류의 입고 · 출고 및 사용에 대한 기록을 작성하고 2년간 보관할 것. 다만, 법 제11조에 따라 마약류취급자가 보관 · 소지 또는 관리하는 의료용 마약류의 입고 · 출고 및 사용에 대하여 식품의약품안전처장에게 보고한 경우는 제외한다.
2. 의료용 마약류의 저장시설에는 마약류취급자 또는 마약류취급자가 지정한 종업원 외의 사람을 출입시켜서는 아니 되며, 저장시설을 주 1회 이상 점검하여 점검부를 작성 · 비치하고 이를 2년간 보존할 것
3. 종업원에 대한 지도 · 감독을 철저히 하여 의료용 마약류의 도난사고가 발생하지 아니하도록 할 것

제5장 마약류 중독자

제39조(마약 사용의 금지) 마약류취급의료업자는 마약 중독자에게 그 중독 증상을 완화시키거나 치료하기 위하여 다음 각 호의 어느 하나에 해당하는 행위를 하여서는 아니 된다. 다만, 제40조에 따른 치료보호기관에서 보건복지부장관 또는 시 · 도지사의 허가를 받은 경우에는 그러하지 아니하다.

1. 마약을 투약하는 행위
2. 마약을 투약하기 위하여 제공하는 행위
3. 마약을 기재한 처방전을 발급하는 행위

시행령 **제13조(마약 중독자에 대한 마약 사용)** 법 제39조 각 호 외의 부분 단서에 따른 마약의 투약은 법 제40조제1항에 따른 치료보호기관의 장이 중독자의 증상을 고려하여 특히 필요하다고 인정하는 경우로서 보건복지부령으로 정하는 바에 따라 보건복지부장관 또는 특별시장 · 광역시장 · 특별자치시장 · 도지사 또는 특별자치도지사(이하 "시 · 도지사"라 한다)의 허가를 받은 경우로 한정한다.

제40조(마약류 중독자의 치료보호) ① 보건복지부장관 또는 시 · 도지사는 마약류 사용자의 마약류 중독 여부를 판별하거나 마약류 중독자로 판명된 사람을 치료보호하기 위하여 치료보호기관을 설치 · 운영하거나 지정할 수 있다.

② 제1항에 따른 치료보호기관은 다음 각 호의 시설 및 인력을 갖추어야 한다. 이 경우 국가와 지방자치단체는 예산의 범위에서 다음 각 호의 시설 및 인력을 갖추는 데에 드는 비용의 전부 또는 일부를 지원할 수 있다. [개정 2024. 2. 6., 2024. 10. 22.]

1. 마약류 사용 여부 감정을 위한 소변, 모발 등 생체시료를 분석할 수 있는 기기 및 장비
2. 마약류 중독 여부 판별을 위하여 정신건강의학과 전문의의 의학적 판단 등에 필요한 보조적 검사장비
3. 정신건강의학과 전문의 및 「정신건강증진 및 정신질환자 복지서비스 지원에 관한 법률」 제17조제1항에 따른 정신건강전문요원
4. 그 밖에 대통령령으로 정하는 마약류 중독자 치료보호에 필요한 시설 및 장비

③ 시 · 도지사가 제1항에 따라 치료보호기관을 설치 · 운영하거나 지정한 경우에는 이를 보건복지부장관에게 통보하여야 한다. [시행 2025.2.7.]

④ 보건복지부장관 또는 시 · 도지사는 제1항에 따라 지정한 치료보호기관이 제2항 각 호의 시설 및 인력을 갖추었는지 여부와 치료보호 실적 등을 3년마다 평가하여 치료보호기관으로 재지정할 수 있다. [시행 2025.2.7.]

⑤ 보건복지부장관 또는 시 · 도지사는 제1항 또는 제4항에 따라 지정하거나 재지정한 치료보호기관이 다음 각 호의 어느 하나에 해당하는 경우에는 그 지정 또는 재지정을 취소할 수 있다. 다만, 제1호에 해당하는 경우에는 그 지정 또는 재지정을 취소하여야 한다. [시행 2025.2.7.]

1. 거짓이나 그 밖의 부정한 방법으로 지정 또는 재지정을 받은 경우

2. 지정 또는 재지정의 취소를 요청하는 경우
3. 제4항에 따른 평가 결과 제2항 각 호의 시설 및 인력을 갖추지 못한 것으로 확인된 경우

⑥ 보건복지부장관은 제1항에 따른 치료보호기관에 종사하는 인력의 전문성 향상을 위하여 제7항에 따른 판별검사 및 치료보호를 위한 전문교육을 개발 · 운영하여야 하며, 이를 대통령령으로 정하는 전문기관에 위탁할 수 있다. [시행 2025.2.7.〉

⑦ 보건복지부장관 또는 시 · 도지사는 마약류 사용자에 대하여 제1항에 따른 치료보호기관에서 마약류 중독 여부의 판별검사를 받게 하거나 마약류 중독자로 판명된 사람에 대하여 치료보호를 받게 할 수 있다. 이 경우 판별검사 기간은 1개월 이내로 하고, 치료보호 기간은 12개월 이내로 한다. [시행 2025.2.7.]

⑧ 보건복지부장관 또는 시 · 도지사는 제7항에 따른 판별검사 또는 치료보호를 하려면 치료보호심사위원회의 심의를 거쳐야 한다. [시행 2025.2.7.]

⑨ 제8항에 따른 판별검사 및 치료보호에 관한 사항을 심의하기 위하여 보건복지부에 중앙치료보호심사위원회를 두고, 특별시, 광역시, 특별자치시, 도 및 특별자치도에 지방치료보호심사위원회를 둔다. [시행 2025.2.7.]

⑩ 중앙치료보호심사위원회 및 지방치료보호심사위원회의 심의 내용에 관한 사항은 다음 각 호에 따른다. [시행 2025.2.7.]
1. 중앙치료보호심사위원회는 다음 각 목의 사항을 심의한다.
   가. 마약류 중독자 치료보호의 기본방향에 관한 사항
   나. 판별검사의 기준에 관한 사항
   다. 보건복지부장관이 설치 · 운영하거나 지정한 치료보호기관에서의 치료보호 및 판별검사에 관한 사항
   라. 마약류 중독자의 치료보호 시작 · 종료와 치료보호기간 연장에 관한 사항
   마. 그 밖에 마약류 중독자의 치료보호 및 판별검사에 관하여 보건복지부장관이 필요하다고 인정하는 사항
2. 지방치료보호심사위원회는 다음 각 목의 사항을 심의한다.
   가. 시 · 도지사가 설치 · 운영하거나 지정한 치료보호기관에서의 치료보호 및 판별검사에 관한 사항
   나. 마약류 중독자의 치료보호 시작 · 종료와 치료보호기간 연장에 관한 사항
   다. 그 밖에 마약류 중독자의 치료보호 및 판별검사에 관하여 시 · 도지사가 필요하다고 인정하는 사항

⑪ 국가 및 지방자치단체는 제7항에 따른 판별검사 및 치료보호에 드는 비용을 부담한다. [시행 2025.2.7.]

⑫ 제1항부터 제11항까지에 따른 치료보호기관의 설치 · 운영 및 지정 · 재지정, 판별검사 및 치료보호, 치료보호심사위원회의 구성 · 운영 · 직무 등에 관하여 필요한 사항은 대통령령으로 정한다. [시행 2025.2.7.]

제40조의2(형벌과 수강명령 등의 병과) ① 법원은 제3조, 제4조 또는 제5조를 위반하여 마약류를 투약, 흡연 또는 섭취한 사람(이하 이 조에서 "마약류사범"이라 한다)에 대하여 형의 선고를 유예하는 경우에는 1년 동안 보호관찰을 받을 것을 명할 수 있다.

② 법원은 마약류사범에 대하여 유죄판결(선고유예는 제외한다)을 선고하거나 약식명령을 고지하는 경우에는 200시간의 범위에서 재범예방에 필요한 교육의 수강명령(이하 "수강명령"이라 한다) 또는 재활교육 프로그램의 이수명령(이하 "이수명령"이라 한다)을 병과(倂科)하여야 한다. 다만, 수강명령 또는 이수명령을 부과할 수 없는 특별한 사정이 있는 경우에는 그러하지 아니하다.

③ 수강명령은 형의 집행을 유예하는 경우에 그 집행유예기간 내에서 병과하고, 이수명령은 벌금 이상의 형을 선고하거나 약식명령을 고지하는 경우에 병과한다.

④ 법원이 마약류사범에 대하여 형의 집행을 유예하는 경우에는 수강명령 외에 그 집행유예기간 내에서 보호관찰 또는 사회봉사 중 하나 이상의 처분을 병과할 수 있다.

⑤ 수강명령 또는 이수명령은 형의 집행을 유예하는 경우에는 그 집행유예기간 내에, 벌금형을 선고하거나 약식명령을 고지하는 경우에는 형 확정일부터 6개월 이내에, 징역형 이상의 실형(實刑)을 선고하는 경우에는 형기 내에 각각 집행한다.

⑥ 수강명령 또는 이수명령이 형의 집행유예 또는 벌금형과 병과된 경우에는 보호관찰소의 장이 집행하고, 징역형 이상의 실형과 병과된 경우에는 교정시설의 장이 집행한다. 다만, 징역형 이상의 실형과 병과된 이수명령을 모두 이행하기 전에 석방 또는 가석방되거나 미결구금일수 산입 등의 사유로 형을 집행할 수 없게 된 경우에는 보호관찰소의 장이 남은 이수명령을 집

행한다.

⑦ 수강명령 또는 이수명령은 다음 각 호의 내용으로 한다.

1. 마약류사범 행동의 진단 · 상담
2. 마약류 폐해에 대한 이해를 위한 교육
3. 그 밖에 마약류사범의 재범예방을 위하여 필요한 사항

⑧ 보호관찰소의 장 또는 교정시설의 장은 수강명령 또는 이수명령의 집행에 관한 업무를 제51조의6에 따른 한국마약퇴치운동본부에 위탁할 수 있다.

⑨ 형벌과 병과하는 보호관찰, 사회봉사, 수강명령 및 이수명령에 관하여 이 법에서 규정한 사항 외에는 「보호관찰 등에 관한 법률」을 준용한다.

제40조의3(판결 전 조사) ① 법원은 제3조, 제4조 또는 제5조를 위반하여 마약류를 투약, 흡연 또는 섭취한 피고인에 대하여 제40조의2에 따른 보호관찰, 사회봉사, 수강명령 또는 이수명령을 부과하기 위하여 필요하다고 인정하면 그 법원의 소재지 또는 피고인의 주거지를 관할하는 보호관찰소의 장에게 피고인의 신체적 · 심리적 특성 및 상태, 성장배경, 가정환경, 직업, 생활환경, 교우관계, 범행동기, 마약류 중독여부, 병력(病歷), 재범위험성 등 피고인에 관한 사항의 조사를 요구할 수 있다.

② 제1항의 요구를 받은 보호관찰소의 장은 지체 없이 이를 조사하여 서면으로 해당 법원에 알려야 한다. 이 경우 필요하다고 인정하면 피고인이나 그 밖의 관계인을 소환하여 심문하거나 소속 보호관찰관에게 필요한 사항을 조사하게 할 수 있다.

③ 법원은 제1항의 요구를 받은 보호관찰소의 장에게 조사진행상황에 관한 보고를 요구할 수 있다.

제6장 감독과 단속

제41조(출입·검사와 수거) ① 식품의약품안전처장(대통령령으로 정하는 그 소속 기관의 장을 포함한다), 시 · 도지사 또는 시장 · 군수 · 구청장은 마약류, 임시마약류 및 원료물질의 취급을 감시하고 단속할 필요가 있다고 인정하면 관계 공무원으로 하여금 마약류취급자, 마약류취급승인자, 제5조의2제6항에 따라 임시마약류를 취급하는 자 및 원료물질취급자에 대하여 해당 업소나 공장 · 창고, 대마초 재배지, 약국, 조제 장소, 그 밖에 마약류, 임시마약류 및 원료물질에 관계 있는 장소에 출입하여 다음 각 호의 업무를 하게 할 수 있다.

> **시행령** **제13조의2(출입·검사와 수거)** 법 제41조제1항 각 호 외의 부분에서 "대통령령으로 정하는 그 소속 기관의 장"이란 지방식품의약품안전청장을 말한다.

1. 해당 업소 등의 구조 · 설비 · 업무현황, 기록한 서류와 의약품, 그 밖의 물건에 대한 검사
2. 관계인에 대한 질문
3. 마약류 · 임시마약류 · 원료물질 및 이와 관계가 있다고 인정되는 약품과 물건을 총리령으로 정하는 바에 따른 수거. 이 경우 시험용으로 필요한 최소 분량으로 한정한다.

② 식품의약품안전처장은 통합정보센터의 감독에 필요하다고 인정하는 경우에는 통합정보센터의 장에게 그 업무 및 재산에 관한 보고 또는 자료의 제출을 명하거나 소속 공무원으로 하여금 현장 출입 또는 서류검사를 하게 하는 등 필요한 조치를 할 수 있다.

③ 제1항 또는 제2항에 따라 출입 · 검사 또는 수거하는 공무원은 그 권한을 표시하는 증표를 지니고 이를 관계인에게 보여주어야 한다.

제42조(폐기 명령 등) ① 식품의약품안전처장, 시 · 도지사 또는 시장 · 군수 · 구청장은 제12조에 따라 보고된 마약류나 제13조에 따른 승인을 받지 못한 마약류 및 제16조, 제17조, 제18조, 제21조 또는 제24조를 위반하여 제조 · 판매 · 저장 또는 수입한 향정신성의약품이나 불량한 향정신성의약품 등을 공중위생상의 위해의 발생을 방지할 수 있는 방법으로 폐기하거나 필요한 조치를 마약류취급자 및 마약류취급승인자에게 명할 수 있다.

② 식품의약품안전처장, 시 · 도지사 또는 시장 · 군수 · 구청장은 다음 각 호의 어느 하나에 해당하는 경우에는 관계 공무원으로 하여금 해당 물품을 폐기 또는 압류하거나 그 밖에 필요한 조치를 하게 할 수 있다.

제43조(업무 보고 등) 식품의약품안전처장, 시 · 도지사 또는 시장 · 군수 · 구청장은 마약류취급자, 마약류취급승인자 및 원료물질취급자에 대하여 그 업무에 관하여 필요한 사항을 보고하게 하거나, 관계 장부 · 서류나 그 밖의 물건을 제출할 것을 명할 수 있다.

제44조(허가 등의 취소와 업무정지) ① 마약류취급자, 마약류취급승인자 또는 원료물질수출입업자등이 다음 각 호의 어느 하나에 해당하는 경우에는 해당 허가관청은 이 법에 따른 허가(품목허가를 포함한다), 지정 또는 승인을 취소하거나 1년의 범위에서 그 업무 또는 마약류 및 원료물질 취급의 전부 또는 일부의 정지를 명할 수 있다. 다만, 국민보건에 위해를 끼쳤거나 끼칠 우려가 있는 마약, 향정신성의약품 또는 한외마약의 경우에는 그 취급자에게 책임질 사유가 없고 그 약품의 성분 · 처방 등을 변경함으로써 그 허가 목적을 달성할 수 있다고 인정되는 경우에는 그 변경만을 명할 수 있다.

1. 업무 또는 마약류 및 원료물질 취급의 전부 또는 일부의 정지를 명하는 경우
   가. 제5조제1항 및 제2항에 따른 마약류 취급 제한 규정을 위반한 경우
   나. 제5조제3항의 조치를 위반한 때
   다. 제6조제1항 각 호 외의 부분 후단 및 같은 조 제2항 후단에 따른 변경허가 또는 변경지정을 받지 아니한 경우
   라. 제6조의2제1항 후단에 따른 변경허가를 받지 아니한 경우
   마. 제7조제2항에 따른 허가증 또는 지정서를 재발급받지 아니한 경우
   바. 제9조제2항 및 제3항을 위반하여 마약류를 양도한 경우
   사. 삭제
   아. 삭제
   자. 제11조를 위반하여 보고하지 아니하거나 거짓으로 보고한 경우
   차. 제12조를 위반하여 보고하지 아니하거나 사고 마약류 등을 폐기한 경우
   카. 제14조를 위반하여 마약류를 광고한 경우
   타. 제15조를 위반하여 마약류를 저장한 경우
   파. 제16조를 위반하여 마약류를 봉함하지 아니하거나 봉함하지 아니한 마약류를 수수한 경우
   하. 제17조를 위반하여 기재를 하지 아니하거나 거짓으로 기재한 경우
   거. 삭제
   너. 제20조 · 제22조 및 제26조를 위반하여 판매한 경우
   더. 제32조를 위반하여 처방전에 따르지 아니하고 투약 등을 하거나 처방전을 거짓으로 기재한 경우 및 처방전을 작성 · 비치 · 보존하지 아니한 경우
   러. 제33조를 위반하여 마약류관리자를 두지 아니한 경우
   머. 제35조제2항부터 제4항까지의 규정을 위반하여 기록 · 보존을 하지 아니하거나 거짓으로 기록한 경우
   버. 대마재배자가 정당한 사유 없이 2년간 계속하여 대마초를 재배하지 아니한 경우
   서. 제38조에 따른 마약류취급자의 관리의무를 위반한 경우
   어. 제41조에 따른 관계 공무원의 검사 · 질문 · 수거를 거부 · 방해하거나 기피한 경우
   저. 제50조를 위반하여 마약류취급자 또는 원료물질수출입업자등이 교육을 받지 아니한 경우
   처. 제51조제1항을 위반하여 원료물질의 수출입 승인을 받지 아니하고 수출입한 경우나 승인받은 내용과 다르게 수출입한 경우
   커. 제51조제2항을 위반하여 원료물질의 제조, 수출입, 수수 또는 매매에 대한 기록을 작성 · 보존하지 아니하거나 거짓으로 기록한 경우
   터. 제51조제2항에 따른 원료물질의 수출입, 수수 또는 매매에 대한 기록 작성의 의무를 회피할 목적으로 소량으로 나누어 원료물질을 거래한 경우

퍼. 제51조제3항에 따른 신고를 하지 아니한 경우
허. 제18조제2항제2호에 따른 수출입 승인 또는 변경승인을 받지 아니한 경우
2. 허가(품목허가를 포함한다), 지정 또는 승인을 취소하는 경우
가. 제6조제3항 각 호의 결격사유에 해당한 경우
나. 제18조제2항제1호 · 제21조제2항 및 제24조제2항에 따른 허가 또는 변경허가를 받지 아니한 경우
다. 제1호가목 · 파목 · 어목 또는 제9조제2항을 2회 이상 위반한 경우
라. 제1호자목 · 차목 · 러목 · 허목 또는 제9조제3항을 3회 이상 위반한 경우
마. 마약의 유효성분 함량이나 제제할 때 발생하는 마약의 손실률(損失率) 등에 대하여 총리령으로 정하는 기준을 3회 이상 위반한 경우
바. 마약류취급자가 제6조제1항 또는 제2항에 따른 마약류취급자가 되기 위하여 필요한 약사 등의 자격을 상실하거나 「약사법」에 따른 의약품제조업, 의약품 도매상 등의 허가가 취소 등이 된 경우
사. 원료물질수출입업자등이 「부가가치세법」 제8조에 따라 관할 세무서장에게 폐업신고를 하거나 관할 세무서장이 사업자등록을 말소한 경우
아. 거짓이나 그 밖의 부정한 방법으로 제3조제2호부터 제7호까지의 규정, 제4조제2항제7호 또는 같은 조 제3항에 따른 승인을 받은 경우
자. 거짓이나 그 밖의 부정한 방법으로 제6조제1항 또는 제6조의2제1항에 따른 허가 또는 변경허가를 받은 경우
차. 거짓이나 그 밖의 부정한 방법으로 제18조제2항제1호, 제21조제2항 또는 제24조제2항에 따른 허가 또는 변경허가를 받은 경우
카. 업무정지기간 중에 업무를 한 경우

② 제1항에 따른 행정처분의 기준은 총리령으로 정한다.
③ 식품의약품안전처장은 제1항제2호사목의 사유로 허가를 취소하기 위하여 필요한 경우에는 관할 세무서장에게 원료물질수출입업자등의 폐업 여부에 대한 정보의 제공을 요청할 수 있다. 이 경우 요청을 받은 관할 세무서장은 특별한 사유가 없으면 「전자정부법」 제36조제1항에 따라 영업자의 폐업 여부에 대한 정보를 제공하여야 한다.
④ 허가관청은 마약류취급의료업자 및 마약류소매업자에 대하여 제1항에 따른 처분을 한 경우에는 그 사실을 「국민건강보험법」에 따른 건강보험심사평가원과 국민건강보험공단에 알려야 한다.

제44조의2(위반사항의 통보) ① 수사기관의 장은 다음 각 호의 영업소를 운영하는 자(실질적 운영자를 포함한다)가 그 영업소 운영과 관련하여 제3조제11호를 위반(교사와 방조를 포함한다)한 경우에 해당 영업의 허가, 신고 또는 등록을 관할하는 특별자치시장 · 시장 · 군수 또는 구청장에게 통보하여야 한다.
1. 「식품위생법」 제36조제1항제3호에 따른 식품접객업 중 주류를 조리 · 판매하는 영업으로서 대통령령으로 정하는 영업
2. 「공중위생관리법」 제2조제1항제2호에 따른 숙박업
3. 「음악산업진흥에 관한 법률」 제2조제13호에 따른 노래연습장업

② 제1항에 따른 통보 절차 등에 필요한 사항은 총리령으로 정한다.

제45조(청문) 허가관청은 제44조제1항에 따라 마약류취급자 또는 원료물질수출입업자등의 허가 또는 지정을 취소하려면 청문을 하여야 한다.

제46조(과징금처분) ① 허가관청은 마약류취급자 또는 원료물질수출입업자등에 대하여 제44조제1항에 따른 업무정지처분을 하게 되는 경우에는 대통령령으로 정하는 바에 따라 업무정지처분을 갈음하여 2억원 이하의 과징금을 부과할 수 있다. 이 경우 과징금 부과는 업무정지처분으로 인하여 국민보건에 큰 위해를 가져오거나 가져올 우려가 있는 경우로 한정하며, 3회를 초과하여 부과할 수 없다.
② 제1항에 따른 과징금을 부과하는 위반행위의 종류, 위반정도 등에 따른 과징금의 금액과 그 밖에 필요한 사항은 대통령령으로 정한다.

③ 허가관청은 제1항에 따른 과징금을 부과하기 위하여 필요한 경우에는 다음 각 호의 사항을 적은 문서로 관할 세무관서의 장에게 과세 정보의 제공을 요청할 수 있다.

1. 납세자의 인적사항
2. 과세 정보의 사용 목적
3. 과징금 부과기준이 되는 매출금액

④ 허가관청은 제1항에 따른 과징금을 기한까지 내지 아니하면 대통령령으로 정하는 바에 따라 제1항에 따른 과징금 부과처분을 취소하고 제44조제1항에 따른 업무정지처분을 하거나 국세 체납처분의 예 또는 「지방행정제재 · 부과금의 징수 등에 관한 법률」에 따라 징수한다. 다만, 폐업 등으로 제44조제1항에 따른 업무정지처분을 할 수 없는 경우에는 국세 체납처분의 예 또는 「지방행정제재 · 부과금의 징수 등에 관한 법률」에 따라 징수한다.

⑤ 허가관청은 제4항에 따라 체납된 과징금의 징수를 위하여 필요한 경우에는 다음 각 호의 어느 하나에 해당하는 자료의 제공을 해당 각 호의 자에게 각각 요청할 수 있다. 이 경우 요청을 받은 자는 정당한 사유가 없으면 이에 따라야 한다.

1. 「건축법」 제38조에 따른 건축물대장 등본: 특별자치시장 · 특별자치도지사 · 시장(「제주특별자치도 설치 및 국제자유도시 조성을 위한 특별법」에 따른 행정시장을 제외한다) · 군수 또는 구청장
2. 「공간정보의 구축 및 관리 등에 관한 법률」 제71조에 따른 토지대장 등본: 국토교통부장관
3. 「자동차관리법」 제7조에 따른 자동차등록원부 등본: 시 · 도지사

제47조(부정 마약류의 처분) 식품의약품안전처장은 이 법이나 그 밖의 마약류에 관한 법령을 위반하여 소지, 소유, 사용, 관리, 재배, 수출입, 제조, 매매, 매매의 알선, 수수, 투약 또는 투약하기 위하여 제공하거나 조제 또는 연구에 사용하는 마약류, 예고임시마약류 및 임시마약류에 대하여는 압류나 그 밖에 필요한 처분을 할 수 있다.

제48조(마약류 감시원) ① 제41조제1항 및 제42조제2항에 따른 관계 공무원의 직무와 그 밖에 마약류와 원료물질에 관한 감시 업무를 하게 하기 위하여 식품의약품안전처와 그 소속 기관, 특별시 · 광역시 · 특별자치시 · 도 · 특별자치도 및 시 · 군 · 구(자치구만 해당한다. 이하 같다)에 마약류 감시원을 둔다.

② 마약류 감시원의 자격, 직무 범위, 그 밖에 필요한 사항은 대통령령으로 정한다.

제49조 삭제

제50조(마약류취급자와 원료물질수출입업자등의 교육) ① 마약류취급자(대마재배자는 제외한다) 또는 원료물질수출입업자등은 식품의약품안전처장 또는 시 · 도지사가 하는 마약류 또는 원료물질 관리에 관한 교육을 받아야 한다.

② 제1항에 따른 마약류 또는 원료물질 관리에 관한 교육의 방법 · 횟수 및 내용 등에 필요한 사항은 총리령으로 정한다.

제51조(원료물질의 관리) ① 원료물질을 수출입하는 자는 수출입할 때마다 식품의약품안전처장의 승인을 받아야 한다.

② 원료물질을 제조하거나 수출입 · 수수 또는 매매하는 자는 제조, 수출입 · 수수 또는 매매(이하 이 조에서 "거래"라 한다)에 대한 기록을 작성하고 이를 2년간 보존하여야 한다. 다만, 다음 각 호의 어느 하나에 해당하는 경우는 제외한다.

1. 「약사법」에 따라 제조 · 거래에 대한 기록을 작성 · 보존하고 있는 제조 · 거래의 경우
2. 「화학물질관리법」에 따라 제조 · 거래에 대한 기록을 작성 · 보존하고 있는 제조 · 거래의 경우
3. 원료물질을 대통령령으로 정하는 농도 이하로 함유하는 원료물질 복합제를 제조 · 거래하는 경우
4. 통상적인 사업 수행을 위한 합법적인 거래로서 대통령령으로 정하는 거래의 경우
5. 대통령령으로 정하는 수량 이하로 거래하는 경우

③ 원료물질취급자는 다음 각 호의 어느 하나에 해당하는 경우에는 그 사실을 법무부장관이나 식품의약품안전처장에게 지체 없이 신고하여야 한다.

1. 원료물질의 구매 목적이 불확실하거나 마약 및 향정신성의약품의 불법 제조에 사용될 우려가 있는 거래의 경우
2. 대통령령으로 정하는 수량 이상의 원료물질의 도난 또는 소재불명, 그 밖의 사고가 발생한 경우

④ 제3항에 따라 법무부장관이나 식품의약품안전처장에게 신고한 원료물

질취급자나 신고를 받은 공무원은 그 사항에 대하여 비밀을 유지하여야 한다.
⑤ 제1항의 승인을 받아야 할 원료물질의 종류와 승인절차에 관하여 필요한 사항은 대통령령으로 정한다.
⑥ 제2항과 제3항에 따른 제조 · 거래 기록의 작성 · 보존 및 신고에 필요한 사항은 총리령으로 정한다.
⑦ 원료물질수출입업자등은 국제협력에 필요한 경우 등 총리령으로 정하는 사유가 있어 식품의약품안전처장이 요구하는 경우에는 제조 · 거래에 관한 사항을 지체 없이 보고하여야 한다.

제6장의2 마약류 중독 예방 등

제51조의2(마약류 오남용 예방 및 사회재활사업) ① 식품의약품안전처장은 마약류의 오남용을 예방하고 마약류 중독자의 사회복귀와 일상생활의 유지 · 보호를 지원하기 위하여 다음 각 호의 업무를 수행한다. [개정 2025. 4. 1.]
1. 마약류 오남용 예방을 위한 교육 · 상담 및 홍보
2. 마약류 중독자의 사회복귀를 지원하고 재범방지 · 회복 및 사회복귀 이후 정상적인 일상생활의 유지를 위하여 필요한 보호 · 교육 · 상담 · 홍보 등 사업(이하 "사회재활사업" 이라 한다)
3. 사회재활사업 관련 인력의 양성 및 활용
4. 그 밖에 마약류 오남용 예방 및 사회재활사업을 위하여 식품의약품안전처장이 필요하다고 인정하는 업무

시행령 **제20조의2(마약류 오남용 예방 및 사회재활사업)** 식품의약품안전처장은 법 제51조의2제1항에 따른 마약류 오남용 예방 및 마약류 중독자 사회복귀 지원 업무를 효율적으로 추진하기 위하여 다음 각 호의 업무를 수행할 수 있다.
1. 마약류 오남용 예방 및 마약류 중독자의 사회복귀 지원을 위한 전문인력 인증제도의 운영
2. 마약류 오남용 예방 및 마약류 중독자의 사회복귀 지원을 위한 전문인력 양성과정 개발 및 보급
3. 마약류 오남용 예방 및 마약류 중독자의 사회복귀 지원 전문인력 양성 우수사례 발굴
4. 마약류 오남용 예방 및 마약류 중독자의 사회복귀 지원을 위한 기반 마련, 프로그램 개발 및 보급
5. 마약류 오남용 예방 및 마약류 중독자의 사회복귀 지원을 위한 정보체계의 구축 · 운영
6. 마약류 중독 인식개선 및 사회재활사업의 홍보
7. 마약류 중독자 재활센터의 설치 · 운영의 지원
8. 마약류 중독자 대상 재활시설 입소 지원

② 식품의약품안전처장은 제1항에 따른 마약류 오남용 예방 및 사회재활사업을 위하여 불가피한 경우에는 관계 기관 및 단체의 장 등에게 다음 각 호의 자료 또는 정보의 제공을 요청할 수 있고, 제공받은 자료 또는 정보를 처리(「개인정보 보호법」 제2조제2호의 처리를 말한다)할 수 있다.
1. 주민등록번호, 여권번호 또는 외국인등록번호
2. 「형의 실효 등에 관한 법률」 제2조제5호에 따른 범죄경력자료로서 이 법에 관한 정보
3. 제40조에 따른 치료보호기관의 치료보호 관련 정보로서 건강에 관한 정보
4. 제40조의2에 따른 수강명령 또는 이수명령의 이행실적
5. 이 법을 위반하여 「형사소송법」 제247조에 따라 검사의 조건부 기소유예 처분을 받은 사람의 교육 이수실적

③ 제2항 각 호의 자료 또는 정보의 제공을 요청받은 관계 기관 및 단체의 장은 특별한 사유가 없으면 그 요청에 따라야 한다.
④ 식품의약품안전처장은 마약류 중독자를 체계적 · 효율적으로 보호하고 지원하기 위한 시스템(이하 "마약류중독자관리시스템"이라 한다)을 구축 · 운영하여야 하고, 이를 위하여 제2항 각 호의 자료 또는 정보를 연계하여 활용할 수 있다. [신설 2025.4.1.]
⑤ 마약류중독자관리시스템을 구축 · 운영하기 위한 용역 · 연구 · 조사를 수행하는 사람이나 수행하였던 사람 및 제7항에 따라 제2항 각 호의 자료 또는 정보를 제공받은 사람은 업무상 알게 된 정보와 관련하여 다음 각 호의 행위를 하여서는 아니 된다. [신설 2025.4.1.]

1. 개인정보를 업무상 목적 외의 용도로 이용하거나 제3자에게 제공하는 행위
2. 개인정보를 제외한 정보를 업무상 목적 외의 용도로 이용하거나 제3자에게 제공하는 행위

⑥ 제1항에 따른 인력의 양성 · 활용과 사회재활사업, 제2항에 따른 자료 또는 정보의 제공요청 및 처리 등에 필요한 사항은 대통령령으로 정한다.

⑦ 식품의약품안전처장은 제1항 · 제2항 · 제4항에 따른 업무의 전부 또는 일부를 대통령령으로 정하는 관계 기관 또는 단체에 위탁하고 이에 필요한 재정적 지원을 할 수 있다. [개정 2025.4.1.]

시행령 제20조의4(마약류 오남용 예방 및 사회재활사업의 위탁) ① 법 제51조의2제5항에서 "대통령령으로 정하는 관계 기관 또는 단체"란 다음 각 호의 기관 또는 단체를 말한다.

1. 법 제51조의6제1항에 따른 한국마약퇴치운동본부(이하 "한국마약퇴치운동본부"라 한다)
2. 한국의약품안전관리원
3. 그 밖에 마약류 분야에 전문성이 있다고 식품의약품안전처장이 인정하는 기관 또는 단체

② 식품의약품안전처장은 법 제51조의2제5항에 따라 업무를 위탁하는 경우에는 위탁업무의 내용과 수탁기관을 고시해야 한다.

제51조의3(마약퇴치의 날) ① 마약류 등의 오남용에 대한 사회적 경각심을 높이고 마약류에 관한 범죄를 예방하기 위하여 매년 6월 26일을 마약퇴치의 날로 정한다.

② 국가와 지방자치단체는 마약퇴치의 날의 취지에 적합한 행사와 교육 · 홍보사업을 실시할 수 있다.

③ 제2항에 따른 마약퇴치의 날 행사 및 교육 · 홍보사업에 필요한 사항은 대통령령으로 정한다.

시행령 제20조의5(마약퇴치의 날 행사 등) ① 국가와 지방자치단체는 법 제51조의3제2항에 따른 마약퇴치의 날 기념행사를 주간이나 월간으로 정하여 실시할 수 있다.

② 국가와 지방자치단체는 법 제51조의3제2항에 따른 마약퇴치의 날 기념행사를 실시할 경우 마약퇴치에 이바지한 공이 매우 큰 개인이나 단체를 마약퇴치유공자로 선정하여 포상할 수 있다.

제51조의4(실태조사) ① 보건복지부장관과 식품의약품안전처장은 이 법의 적절한 시행을 위하여 마약류 사용 · 중독 · 확산 및 예방 · 치료 · 재활 · 시설 현황 등에 대한 실태조사를 3년마다 실시하여야 한다.

② 제1항에 따른 조사의 방법과 내용 등에 관한 사항은 보건복지부령 또는 총리령으로 정한다.

제51조의5(마약류 명예지도원) ① 마약류의 오용 · 남용을 방지하고 홍보 · 계몽 등을 하기 위하여 식품의약품안전처, 특별시 · 광역시 · 특별자치시 · 도 · 특별자치도 및 시 · 군 · 구에 마약류 명예지도원을 둘 수 있다.

② 마약류 명예지도원의 자격, 업무 범위, 그 밖에 필요한 사항은 대통령령으로 정한다.

제51조의6(한국마약퇴치운동본부의 설립) ① 마약류에 대한 다음 각 호의 사업을 수행하기 위하여 한국마약퇴치운동본부를 둔다.

1. 마약류의 폐해에 대한 대국민 홍보 · 계몽 및 교육 사업
2. 마약류 중독자의 사회복귀를 위한 사회복지 사업
3. 마약류 관련 예방교육을 위한 자료의 개발 및 보급
4. 마약류 중독자 재활 및 예방 관련 전문인력의 양성 지원
5. 그 밖에 식품의약품안전처장이 필요하다고 인정하는 불법 마약류 및 약물 오용 · 남용 퇴치와 관련된 사업

② 한국마약퇴치운동본부는 법인으로 한다.

③ 한국마약퇴치운동본부는 정관으로 정하는 바에 따라 필요한 곳에 지부를 둘 수 있다.

④ 한국마약퇴치운동본부에 관하여 이 법에서 규정한 것을 제외하고는 「민법」 중 재단법인에 관한 규정을 준용한다.

⑤ 식품의약품안전처장과 지방자치단체의 장은 예산의 범위에서 한국마약퇴치운동본부에 대하여 운영과 제1항에 따른 사업에 필요한 경비를 지원할 수 있다.

⑥ 한국마약퇴치운동본부의 운영 등에 필요한 사항은 대통령령으로 정한다.

>> **참고 - 한국마약퇴치운동본부** http://www.drugfree.or.kr/
한국마약퇴치운동본부는 1992년 창립된 이래 마약류 및 약물 남용 예방 종합사업을 펼치고 있는 국내 유일의 민간단체이다. 마약퇴치운동본부의 인터넷 홈페이지는 마약류 퇴치를 위한 종합정보 사이트이며, 마약류 관리에 관한 법률의 학습에 도움이 될 수 있는 마약류에 관한 풍부한 정보와 자료를 제공하고 있다.

제51조의7(하수역학 마약류 사용 행태조사) ① 식품의약품안전처장은 「하수도법」 제2조제9호에 따른 공공하수처리시설 등에서 하수를 채집하여 마약류 사용 행태를 추정 · 분석하기 위한 조사(이하 "하수역학 마약류 사용 행태조사"라 한다)를 매년 실시한다. [개정 2025.4.1]

② 식품의약품안전처장은 하수역학 마약류 사용 행태조사를 하는 경우 지방자치단체의 장에게 필요한 자료의 제출을 요청할 수 있다. 이 경우 요청을 받은 지방자치단체의 장은 특별한 사유가 없으면 이에 따라야 한다.

③ 식품의약품안전처장은 하수역학 마약류 사용 행태조사의 실시에 관한 업무를 대통령령으로 정하는 관계 기관 또는 단체에 위탁할 수 있다. 이 경우 식품의약품안전처장은 위탁받은 기관 또는 단체에 예산의 범위에서 필요한 경비의 전부 또는 일부를 지원할 수 있다. [신설 2025. 4. 1.]

④ 하수역학 마약류 사용 행태조사의 내용 및 방법 등에 필요한 사항은 대통령령으로 정한다.

제7장 보칙

제52조(마약류 관계 자료의 수집) 보건복지부장관과 식품의약품안전처장은 정부 각 기관으로부터 이 법이나 그 밖의 마약류 관계 법령의 시행에 관한 사항을 수집하며, 마약류에 대하여 필요한 사항에 관하여 그 자료의 제출을 요구할 수 있다.

제52조의2(유해성 평가) 식품의약품안전처장은 마약류의 적정한 지정을 위하여 임시마약류 및 그 밖에 이에 준하는 것으로서 대통령령으로 정하는 물질에 대하여 신체적 또는 정신적 의존성, 독성 등 유해성 평가를 하여야 한다.

시행령 제20조의3(유해성 평가 대상 물질) 법 제52조의2에서 "대통령령으로 정하는 물질"이란 다음 각 호의 어느 하나에 해당하는 물질을 말한다.

1. 마약류 또는 임시마약류와 구조적 · 효과적 유사성이 있는 물질로서 보건상 위해가 우려되는 물질
2. 오용 또는 남용으로 인한 신체적 · 정신적 위해를 끼칠 가능성이 있는 물질

제52조의3(국제협력) 식품의약품안전처장은 마약류 · 원료물질의 안전관리, 오남용 예방 및 사회재활사업을 위하여 국제기구 및 국외 관계기관 등과 정보교환 등 국제협력에 노력하여야 한다.

제53조(몰수 마약류의 처분방법 등) ① 이 법이나 그 밖의 법령에서 정하는 바에 따라 몰수된 마약류는 시 · 도지사에게 인계하여야 한다.

② 시 · 도지사는 제1항의 마약류를 인수하였을 때에는 이를 폐기하거나 그 밖에 필요한 처분을 하여야 한다.

③ 제2항의 처분에 필요한 사항은 대통령령으로 정한다.

시행령 제21조(몰수 마약류의 폐기방법) 시 · 도지사는 법 제53조제2항에 따라 몰수 마약류를 폐기하는 경우에는 다음 각 호의 방법으로 하여야 한다.

1. 가연성이 있는 마약류는 보건위생상 위해(危害)가 발생할 우려가 없는 장소에서 태워버릴 것
2. 중화 · 가수분해 · 산화 · 환원 · 희석 또는 그 밖의 방법으로 마약류가 아닌 것으로 변화시킬 것
3. 제1호 또는 제2호의 방법으로 마약류를 폐기할 수 없는 경우에는 지하수를 오염시킬 우려가 없는 지하 1미터 이상의 땅 속에 파묻거나, 해수면 위에 떠오를 우려가 없는 방법으로 바닷물 속에 가라앉히거나, 그 밖에 보건위생상 위해가 발생할 우려가 없는 방법으로 처리할 것

시행령 제22조(몰수 마약류의 처분) ① 법 제53조제2항에 따른 "필요한 처분"은 다음 각 호의 어느 하나에 해당하는 경우로서 시 · 도지사가 몰수 마약류를 이에 제공할 필요가 있다고 인정하여 실시하는 처분으로 한다.

1. 마약류취급학술연구자가 연구용으로 필요한 양만 쓰려는 경우
2. 공무상 시험용으로 쓰려는 경우
3. 몰수 마약류를 법에 따라 제조 또는 수입 등이 된 마약류로 재활용하려는 경우

② 제1항제1호 및 제2호에 따라 마약류를 제공받으려는 자는 총리령으로 정하는 바에 따라 신청서를 시ㆍ도지사에게 제출하여야 한다.

③ 제1항제3호에 따라 마약류를 재활용하려는 시ㆍ도지사는 그 양수인을 지정하여야 한다.

④ 제3항에 따라 양수인으로 지정되어 몰수 마약류를 양수하려는 자는 시ㆍ도지사가 정하는 가액(價額)을 해당 지방자치단체의 수입증지로 내야 한다. 다만, 시ㆍ도지사는 정보통신망을 이용하여 전자화폐ㆍ전자결제 등의 방법으로 내게 할 수 있다.

제53조의2(가정 내 의료용 마약류 수거·폐기 사업 실시 등) ① 식품의약품안전처장 또는 시ㆍ도지사는 가정 내 의료용 마약류의 오남용을 예방하기 위하여 가정에서 사용하고 남은 의료용 마약류의 수거ㆍ폐기를 위한 사업을 실시할 수 있다.

② 식품의약품안전처장은 제1항에 따른 사업에 참여하는 개인ㆍ기관ㆍ단체 또는 법인 등에 예산의 범위에서 사업 수행에 필요한 비용을 지원할 수 있다.

③ 제1항에 따른 사업에 참여하는 개인ㆍ기관ㆍ단체 또는 법인의 선정 기준ㆍ절차, 사업 수행 방법, 비용 지원 등에 관하여 필요한 사항은 대통령령으로 정한다.

제54조(보상금) 이 법이나 그 밖의 법령에서 규정하는 마약류에 관한 범죄가 발각되기 전에 그 범죄를 수사기관에 신고 또는 고발하거나 검거한 사람에게는 대통령령으로 정하는 바에 따라 보상금을 지급한다. 다만, 공무원이 그 직무와 관련하여 신고 또는 고발하거나 검거한 경우에는 보상금을 지급하지 아니한다.

제55조(수수료) 다음 각 호의 어느 하나에 해당하는 자는 총리령으로 정하는 바에 따라 수수료를 내야 한다.

1. 이 법에 따른 허가 또는 지정을 받으려는 자
2. 이 법에 따른 허가 또는 지정 사항을 변경하려는 자
3. 이 법에 따른 허가증 또는 지정서를 재발급받으려는 자

제56조(권한의 위임) 이 법에 따른 식품의약품안전처장의 권한은 대통령령으로 정하는 바에 따라 그 일부를 소속 기관의 장 또는 시ㆍ도지사에게 위임할 수 있으며, 이 법에 따른 시ㆍ도지사의 권한은 대통령령으로 정하는 바에 따라 그 일부를 시장ㆍ군수ㆍ구청장에게 위임할 수 있다.

제56조의2(군수용 마약류의 취급에 관한 특례) ① 이 법의 규정에도 불구하고 군수용 마약류의 소지ㆍ관리, 조제ㆍ투약ㆍ수수, 학술연구를 위한 사용 또는 마약류를 기재한 처방전의 발급에 관하여는 이를 국방부장관 소관으로 한다.

② 제1항에 따른 군수용 마약류의 취급에 필요한 사항은 국방부령으로 정한다.

제57조(다른 법률의 적용) 마약 및 향정신성의약품의 제조ㆍ관리 등에 관하여 이 법에 규정된 것을 제외하고는 「약사법」을 적용한다.

제57조의2(적용의 일부 제외) 다음 각 호의 어느 하나에 해당하는 마약류취급승인자에 관하여는 제11조, 제15조 및 제44조를 적용하지 아니한다.

1. 자가치료를 목적으로 마약 또는 향정신성의약품을 휴대하고 출입국하기 위하여 승인을 받은 경우
2. 「약사법」 제91조에 따른 한국희귀ㆍ필수의약품센터를 통하여 수입된 마약류를 취급하기 위하여 승인받은 경우

제8장 벌칙

제58조(벌칙) ① 다음 각 호의 어느 하나에 해당하는 자는 무기 또는 5년 이상의 징역에 처한다.

1. 제3조제2호 · 제3호, 제4조제1항, 제18조제1항 또는 제21조제1항을 위반하여 마약을 수출입 · 제조 · 매매하거나 매매를 유인 · 권유 · 알선한 자 또는 그러할 목적으로 소지 · 소유한 자 [개정 2025.4.1]
2. 제3조제4호를 위반하여 마약 또는 향정신성의약품을 제조할 목적으로 그 원료가 되는 물질을 제조 · 수출입하거나 그러할 목적으로 소지 · 소유한 자
3. 제3조제5호를 위반하여 제2조제3호가목에 해당하는 향정신성의약품 또는 그 물질을 함유하는 향정신성의약품을 제조 · 수출입 · 매매 · 매매의 유인 · 권유 · 알선 또는 수수하거나 그러할 목적으로 소지 · 소유한 자 [개정 2025.4.1]
4. 제3조제6호를 위반하여 제2조제3호가목에 해당하는 향정신성의약품의 원료가 되는 식물 또는 버섯류에서 그 성분을 추출한 자 또는 그 식물 또는 버섯류를 수출입하거나 수출입할 목적으로 소지 · 소유한 자
5. 제3조제7호를 위반하여 대마를 수입하거나 수출한 자 또는 그러할 목적으로 대마를 소지 · 소유한 자
6. 제4조제1항을 위반하여 제2조제3호나목에 해당하는 향정신성의약품 또는 그 물질을 함유하는 향정신성의약품을 제조 또는 수출입하거나 그러할 목적으로 소지 · 소유한 자
7. 제4조제1항 또는 제5조의2제5항을 위반하여 미성년자에게 마약을 수수 · 조제 · 투약 · 제공한 자 또는 향정신성의약품이나 임시마약류를 매매 · 수수 · 조제 · 투약 · 제공한 자
8. 1군 임시마약류에 대하여 제5조의2제5항제1호 또는 제2호를 위반한 자

② 영리를 목적으로 하거나 상습적으로 제1항의 행위를 한 자는 사형 · 무기 또는 10년 이상의 징역에 처한다.
③ 제1항과 제2항에 규정된 죄의 미수범은 처벌한다.
④ 제1항(제7호는 제외한다) 및 제2항에 규정된 죄를 범할 목적으로 예비(豫備) 또는 음모한 자는 10년 이하의 징역에 처한다.

제58조의2(벌칙) ① 제3조제10호 또는 제4조제1항을 위반하여 미성년자에게 대마를 수수 · 제공하거나 대마 또는 대마초 종자의 껍질을 흡연 또는 섭취하게 한 자는 2년 이상의 유기징역에 처한다.
② 상습적으로 제1항의 죄를 범한 자는 3년 이상의 유기징역에 처한다.
③ 제1항 및 제2항에 규정된 죄의 미수범은 처벌한다.

제59조(벌칙) ① 다음 각 호의 어느 하나에 해당하는 자는 1년 이상의 유기징역에 처한다.

1. 제3조제2호를 위반하여 수출입 · 매매 또는 제조할 목적으로 마약의 원료가 되는 식물을 재배하거나 그 성분을 함유하는 원료 · 종자 · 종묘를 소지 · 소유한 자
2. 제3조제2호를 위반하여 마약의 성분을 함유하는 원료 · 종자 · 종묘를 관리 · 수수하거나 그 성분을 추출하는 행위를 한 자
3. 제3조제3호를 위반하여 헤로인이나 그 염류 또는 이를 함유하는 것을 소지 · 소유 · 관리 · 수수 · 운반 · 사용 또는 투약하거나 투약하기 위하여 제공하는 행위를 한 자
4. 제3조제4호를 위반하여 마약 또는 향정신성의약품을 제조할 목적으로 그 원료가 되는 물질을 매매하거나 매매를 유인 · 권유 · 알선하거나 수수한 자 또는 그러할 목적으로 소지 · 소유 또는 사용한 자 [개정 2025.4.1]
5. 제3조제5호를 위반하여 제2조제3호가목에 해당하는 향정신성의약품 또는 그 물질을 함유하는 향정신성의약품을 소지 · 소유 · 사용 · 관리한 자
6. 제3조제6호를 위반하여 제2조제3호가목에 해당하는 향정신성의약품의 원료가 되는 식물 또는 버섯류를 매매하거나 매매를 유인 · 권유 · 알선하거나 수수한 자 또는 그러할 목적으로 소지 · 소유한 자
7. 제3조제7호를 위반하여 대마를 제조하거나 매매 · 매매의 유인 · 권유 · 알선을 한 자 또는 그러할 목적으로 대마를 소지 · 소유한 자 [개정 2025.4.1]
8. 삭제
9. 제4조제1항을 위반하여 마약을 소지 · 소유 · 관리 또는 수수하거나 제24조제1항을 위반하여 한외마약을 제조한 자

10. 제4조제1항을 위반하여 제2조제3호다목에 해당하는 향정신성의약품 또는 그 물질을 함유하는 향정신성의약품을 제조 또는 수출입하거나 그러할 목적으로 소지 · 소유한 자
11. 제4조제1항을 위반하여 대마의 수출 · 매매 또는 제조할 목적으로 대마초를 재배한 자
12. 제4조제3항을 위반하여 마약류(대마는 제외한다)를 취급한 자
13. 1군 임시마약류에 대하여 제5조의2제5항제3호를 위반한 자
14. 제18조제1항 · 제21조제1항 또는 제24조제1항을 위반하여 향정신성의약품을 수출입 또는 제조하거나 의약품을 제조한 자

② 상습적으로 제1항의 죄를 범한 자는 3년 이상의 유기징역에 처한다.
③ 제1항(제5호 및 제13호는 제외한다) 및 제2항에 규정된 죄의 미수범은 처벌한다.
④ 제1항제7호의 죄를 범할 목적으로 예비 또는 음모한 자는 10년 이하의 징역에 처한다.

제60조(벌칙) ① 다음 각 호의 어느 하나에 해당하는 자는 10년 이하의 징역 또는 1억원 이하의 벌금에 처한다.

1. 제3조제1호를 위반하여 마약 또는 제2조제3호가목에 해당하는 향정신성의약품을 사용하거나 제3조제11호를 위반하여 마약 또는 제2조제3호가목에 해당하는 향정신성의약품과 관련된 금지된 행위를 하기 위한 장소 · 시설 · 장비 · 자금 또는 운반 수단을 타인에게 제공한 자
2. 제4조제1항을 위반하여 제2조제3호나목 및 다목에 해당하는 향정신성의약품 또는 그 물질을 함유하는 향정신성의약품을 매매, 매매의 알선, 수수, 소지, 소유, 사용, 관리, 조제, 투약, 제공한 자 또는 향정신성의약품을 기재한 처방전을 발급한 자
3. 제4조제1항을 위반하여 제2조제3호라목에 해당하는 향정신성의약품 또는 그 물질을 함유하는 향정신성의약품을 제조 또는 수출입하거나 그러할 목적으로 소지 · 소유한 자
4. 제5조제1항 · 제2항, 제9조제1항, 제28조제1항, 제30조제1항 · 제2항, 제35조제1항 또는 제39조를 위반하여 마약을 취급하거나 그 처방전을 발급한 자 [시행 2025.2.7.]
5. 1군 임시마약류에 대하여 제5조의2제5항제4호를 위반한 자
6. 2군 임시마약류에 대하여 제5조의2제5항제1호를 위반한 자

② 상습적으로 제1항의 죄를 범한 자는 그 죄에 대하여 정하는 형의 2분의 1까지 가중(加重)한다.
③ 제1항과 제2항에 규정된 죄의 미수범은 처벌한다.

제61조(벌칙) ① 다음 각 호의 어느 하나에 해당하는 자는 5년 이하의 징역 또는 5천만원 이하의 벌금에 처한다.

1. 제3조제1호를 위반하여 향정신성의약품(제2조제3호가목에 해당하는 향정신성의약품은 제외한다) 또는 대마를 사용하거나 제3조제11호를 위반하여 향정신성의약품(제2조제3호가목에 해당하는 향정신성의약품은 제외한다) 및 대마와 관련된 금지된 행위를 하기 위한 장소 · 시설 · 장비 · 자금 또는 운반 수단을 타인에게 제공한 자
2. 제3조제2호를 위반하여 마약의 원료가 되는 식물을 재배하거나 그 성분을 함유하는 원료 · 종자 · 종묘를 소지 · 소유한 자

2의2. 거짓이나 그 밖의 부정한 방법으로 제3조제2호부터 제7호까지의 규정, 제4조제2항제7호 또는 같은 조 제3항에 따른 승인을 받은 자

3. 제3조제6호를 위반하여 제2조제3호가목에 해당하는 향정신성의약품의 원료가 되는 식물 또는 버섯류를 흡연 · 섭취하거나 그러할 목적으로 소지 · 소유한 자 또는 다른 사람에게 흡연 · 섭취하게 할 목적으로 소지 · 소유한 자
4. 제3조제10호를 위반하여 다음 각 목의 어느 하나에 해당하는 행위를 한 자
   가. 대마 또는 대마초 종자의 껍질을 흡연하거나 섭취한 자
   나. 가목의 행위를 할 목적으로 대마, 대마초 종자 또는 대마초 종자의 껍질을 소지하고 있는 자
   다. 가목 또는 나목의 행위를 하려 한다는 정을 알면서 대마초 종자나 대마초 종자의 껍질을 매매하거나 매매를 알선한 자

5. 제4조제1항을 위반하여 제2조제3호라목에 해당하는 향정신성의약품 또는 그 물질을 함유하는 향정신성의약품을 매매, 매매의 알선, 수수, 소지, 소유, 사용, 관리, 조제, 투약, 제공한 자 또는 향정신성의약품을 기재한 처방전을 발급한 자
6. 제4조제1항을 위반하여 대마를 재배 · 소지 · 소유 · 수수 · 운반 · 보관하거나 이를 사용한 자
7. 제5조제1항 · 제2항, 제9조제1항 또는 제35조제1항을 위반하여 향정신성의약품, 대마 또는 임시마약류를 취급하거나 그 처방전을 발급한 자 [시행 2025.2.7.]
8. 2군 임시마약류에 대하여 제5조의2제5항제2호부터 제4호까지의 규정을 위반한 자
8의2. 거짓이나 그 밖의 부정한 방법으로 제6조제1항, 제6조의2제1항, 제18조제2항제1호, 제21조제2항 또는 제24조제2항에 따른 허가 또는 변경허가를 받은 자
9. 제6조의2를 위반하여 원료물질을 수출입하거나 제조한 자
10. 제11조의6제1호를 위반하여 마약류 통합정보에 포함된 개인정보를 업무상 목적 외의 용도로 이용하거나 제3자에게 제공한 자
10의2. 제18조제2항제1호를 위반하여 마약 또는 향정신성의약품을 수출입한 자
10의3. 제21조제2항을 위반하여 마약 또는 향정신성의약품을 제조한 자
10의4. 제24조제2항을 위반하여 마약을 원료로 사용한 한외마약을 제조한 자
11. 제28조제1항 또는 제30조제1항 · 제2항을 위반하여 향정신성의약품을 취급하거나 그 처방전을 발급한 자 [시행 2025.2.7.]
12. 제28조제3항을 위반하여 마약 또는 향정신성의약품을 전자거래를 통하여 판매한 자

② 상습적으로 제1항의 죄를 범한 자는 그 죄에 대하여 정하는 형의 2분의 1까지 가중한다.
③ 제1항(제2호 · 제3호 및 제9호는 제외한다) 및 제2항(제1항제2호 · 제3호 및 제9호를 위반한 경우는 제외한다)에 규정된 죄의 미수범은 처벌한다.

제62조(벌칙) ① 다음 각 호의 어느 하나에 해당하는 자는 3년 이하의 징역 또는 3천만원 이하의 벌금에 처한다.
1. 제8조제1항을 위반하여 마약의 취급에 관한 허가증 또는 지정서를 타인에게 빌려주거나 양도한 자 또는 제9조제2항 · 제3항, 제18조제2항제2호, 제20조, 제22조제1항, 제26조제1항을 위반하여 마약을 취급한 자
2. 제9조제2항, 제20조, 제22조제1항, 제26조제1항의 위반행위의 상대방이 되어 마약을 취급한 자
3. 제11조의6제2호를 위반하여 마약류 통합정보 중 개인정보 이외의 정보를 업무상 목적 외의 용도로 이용하거나 제3자에게 제공한 자
4. 제3조제12호를 위반하여 금지되는 행위에 관한 정보를 타인에게 널리 알리거나 제시한 자(예고임시마약류에 대해서는 제외한다)

② 상습적으로 제1항의 죄를 범한 자는 그 죄에 대하여 정하는 형의 2분의 1까지 가중한다.
③ 제1항과 제2항에 규정된 죄의 미수범은 처벌한다.

제63조(벌칙) ① 다음 각 호의 어느 하나에 해당하는 자는 2년 이하의 징역 또는 2천만원 이하의 벌금에 처한다.
1. 제51조제1항부터 제4항까지의 규정을 위반한 자
2. 제8조제1항을 위반하여 향정신성의약품의 취급에 관한 허가증 또는 지정서를 타인에게 빌려주거나 양도한 자 또는 제9조제2항 · 제3항, 제20조 · 제22조제2항 또는 제28조제2항을 위반하여 향정신성의약품을 취급한 자
3. 제8조제1항을 위반하여 대마의 취급에 관한 허가증을 타인에게 빌려주거나 양도한 자 또는 제9조제2항 · 제3항을 위반하여 대마를 취급한 자
4. 제9조제2항, 제20조 및 제22조제2항의 위반행위의 상대방이 되어 향정신성의약품을 취급한 자
5. 제9조제2항의 위반행위의 상대방이 되어 대마를 취급한 자
6. 제11조제1항부터 제3항까지 및 제5항, 제16조, 제28조제2항, 제32조제1항 및 제2항, 제33조제1항, 제34조를 위반하여 마약을 취급한 자
7. 제11조제1항부터 제3항까지 및 제5항의 규정에 따른 보고 또는 변경보고를 거짓으로 하거나 제32조제2항에 따른 처방

전에 거짓으로 기재하여 마약을 취급한 자
8. 제17조를 위반하여 기재하지 아니하거나 거짓으로 기재하여 마약을 취급한 자
8의2. 제43조에 따른 명령을 위반하여 보고하지 아니하거나 거짓된 보고를 하여 마약을 취급한 자
9. 제12조제1항을 위반하여 거짓으로 보고하여 마약을 취급하거나 제12조제2항을 위반하여 마약을 폐기한 자
10. 제13조제1항, 제33조제2항을 위반하여 마약을 취급한 자(제69조제1항제8호에 해당하는 자는 제외한다)
11. 제18조제2항제2호를 위반하여 향정신성의약품을 취급한 자
12. 제40조제1항에 따른 치료보호기관을 정당한 이유 없이 이탈한 자 또는 이탈한 자를 은닉한 자
13. 제40조제7항에 따른 중독 판별검사 또는 치료보호를 정당한 이유 없이 거부 · 방해 또는 기피한 자 [시행 2025.2.7.]
14. 마약을 취급하는 자로서 정당한 이유 없이 제41조제1항에 따른 출입, 검사, 수거 등을 거부 · 방해 또는 기피한 자 또는 제47조에 따른 처분을 거부 · 방해 또는 기피한 자
15. 제44조에 따른 업무정지기간에 그 업무를 하여 마약을 취급한 자
16. 제51조제2항에 따른 기록작성의 의무를 회피할 목적으로 소량으로 나누어 원료물질을 거래한 자

② 상습적으로 제1항제2호부터 제5호까지, 제11호 · 제12호의 죄를 범한 자는 그 죄에 대하여 정하는 형의 2분의 1까지 가중한다.

③ 제1항제2호부터 제5호까지, 제11호 · 제12호와 제2항에 규정된 죄의 미수범은 처벌한다.

제64조(벌칙) 다음 각 호의 어느 하나에 해당하는 자는 1년 이하의 징역 또는 1천만원 이하의 벌금에 처한다.
1. 제8조제2항 · 제3항에 따른 신고를 거짓으로 한 자
2. 제11조제1항부터 제3항까지 및 제5항을 위반하여 보고 또는 변경보고를 하지 아니하거나 거짓으로 보고하여 향정신성의약품을 취급한 자
3. 제12조제1항을 위반하여 거짓으로 보고하여 향정신성의약품을 취급하거나 또는 제17조에 따른 기재를 하지 아니하거나 거짓으로 기재하여 향정신성의약품을 취급한 자
4. 제36조 또는 제43조에 따른 명령을 위반하거나 보고 또는 신고를 하지 아니한 자 또는 명령을 위반하거나 거짓된 보고 또는 신고를 하여 대마를 취급한 자
5. 제12조제2항을 위반하여 향정신성의약품을 폐기한 자
6. 제12조제2항을 위반하여 대마를 폐기한 자
7. 제13조제1항을 위반하여 대마를 취급한 자
8. 제13조제1항, 제16조, 제26조제2항, 제32조제1항 및 제2항, 제33조제2항 또는 제34조를 위반하여 향정신성의약품을 취급한 자
9. 제13조제1항, 제33조제2항을 위반하여 마약류취급자에게 향정신성의약품을 양도 또는 인계하지 아니한 자
10. 제14조를 위반한 자
11. 제15조를 위반하여 마약류(향정신성의약품은 제외한다)를 저장한 자
12. 제26조제2항의 위반행위의 상대방이 되어 향정신성의약품을 취급한 자
12의2. 제32조제2항에 따른 처방전에 거짓으로 기재하여 향정신성의약품을 취급한 자
13. 제35조제2항 및 제3항을 위반하여 장부를 작성하지 아니하거나 거짓으로 작성하거나 보고한 자
14. 제36조제2항 또는 제42조제2항을 위반하여 대마를 폐기하지 아니하거나 처분을 거부 · 방해 또는 기피한 자
15. 제38조제2항을 위반하여 마약류를 판매하거나 사용한 자
16. 향정신성의약품, 예고임시마약류, 임시마약류를 취급하는 자 또는 원료물질취급자로서 정당한 이유 없이 제41조제1항, 제42조, 제43조 또는 제47조에 따른 명령을 위반하거나 거짓된 보고를 하거나 검사 · 수거 · 압류 또는 처분을 거부 · 방해 또는 기피한 자
17. 대마를 취급하는 자로서 정당한 이유 없이 제41조제1항에 따른 출입 · 검사 또는 수거를 거부 · 방해 또는 기피한 자
18. 제44조에 따른 업무정지기간에 그 업무를 하여 향정신성의약품을 취급한 자

19. 제44조에 따른 업무정지기간에 그 업무를 하여 대마를 취급한 자
20. 제51조제7항에 따른 보고를 거짓으로 한 자

제65조 삭제

제65조의2(벌칙) 제40조의2제2항에 따라 이수명령을 부과받은 사람이 보호관찰소의 장 또는 교정시설의 장의 이수명령 이행에 관한 지시에 불응하여 「보호관찰 등에 관한 법률」 또는 「형의 집행 및 수용자의 처우에 관한 법률」에 따른 경고를 받은 후 재차 정당한 사유 없이 이수명령 이행에 관한 지시에 불응한 경우에는 다음 각 호에 따른다.
1. 징역형 이상의 실형과 병과된 경우에는 1년 이하의 징역 또는 1천만원 이하의 벌금에 처한다.
2. 벌금형과 병과된 경우에는 1천만원 이하의 벌금에 처한다.

제66조(자격정지 또는 벌금의 병과) ① 제58조 및 제59조에서 정한 죄에 대하여는 10년 이하의 자격정지 또는 1억원 이하의 벌금을 병과(倂科)할 수 있다.
② 제60조부터 제64조까지의 규정에서 정한 죄를 범한 자에 대하여는 5년 이하의 자격정지 또는 각 해당 조문의 벌금(징역에 처하는 경우만 해당한다)을 병과할 수 있다.

제67조(몰수) 이 법에 규정된 죄에 제공한 마약류 · 임시마약류 및 시설 · 장비 · 자금 또는 운반 수단과 그로 인한 수익금은 몰수한다. 다만, 이를 몰수할 수 없는 경우에는 그 가액(價額)을 추징한다.

제68조(양벌규정) 법인의 대표자나 법인 또는 개인의 대리인, 사용인, 그 밖의 종업원이 그 법인 또는 개인의 마약류 업무에 관하여 이 법에 규정된 죄를 범하면 그 행위자를 벌하는 외에 그 법인 또는 개인에게도 1억원(대마의 경우에는 5천만원) 이하의 벌금형을 과(科)하되, 제61조부터 제64조까지의 어느 하나에 해당하는 위반행위를 하면 해당 조문의 벌금형을 과한다. 다만, 법인 또는 개인이 그 위반행위를 방지하기 위하여 해당 업무에 관하여 상당한 주의와 감독을 게을리하지 아니한 경우에는 그러하지 아니하다.

제69조(과태료) ① 다음 각 호의 어느 하나에 해당하는 자에게는 500만원 이하의 과태료를 부과한다.
1. 제8조제2항 및 제3항에 따른 신고를 하지 아니한 자
2. 삭제
3. 제11조제1항부터 제3항까지 및 제5항을 위반하여 마약류취급의료업자, 마약류관리자, 마약류소매업자가 의료행위 또는 동물 진료나 조제를 목적으로 가지고 있는 향정신성의약품이 보고된 재고량과 차이가 있는 경우
4. 삭제
5. 제12조제1항, 제35조제2항 또는 제51조제7항에 따른 보고를 하지 아니한 자
6. 제15조를 위반하여 향정신성의약품을 저장한 자
6의2. 제30조제3항을 위반하여 투약내역을 확인하지 아니한 마약류취급의료업자 [시행 2025.2.7.]
7. 제32조제3항을 위반하여 기록을 보존하지 아니한 자
8. 제33조제2항을 위반하여 마약류 인계 후 그 이유를 해당 관청에 신고하지 아니한 자
9. 제35조제4항을 위반하여 장부를 보존하지 아니한 자
10. 예고임시마약류에 대하여 제5조의2제5항을 위반한 자

② 제1항에 따른 과태료는 위반행위의 종류 및 그 정도 등을 고려하여 대통령령으로 정하는 바에 따라 식품의약품안전처장, 시 · 도지사, 시장 · 군수 · 구청장이 부과 · 징수한다.

전북대학교 서봉직 교수

13 혈액관리법

학습 길잡이

혈액관리법은 1970년에 제정되었고 1999년에 전부개정이 있었으며 그 외 지속적으로 일부개정이 이루어지고 있습니다. 특히 1999년의 전부개정에서는 혈액의 매매를 금지하는 한편, 혈액의 안전성을 위하여 혈액원이 채혈한 혈액의 부적격혈액 여부를 검사하도록 하는 등 제도의 운영상 미비점을 개선 · 보완하였습니다.

헌혈은 건강한 사람이 자발적으로 자신의 혈액을 무상으로 제공하는 행위이며 혈액이 필요한 환자의 생명을 구하는 일을 합니다. 혈액은 아직까지 인공적으로 제조할 수 없고 대체할 물질도 없기 때문에 환자의 생명을 구하는 데는 헌혈로 확보한 혈액을 수혈하는 것이 유일한 방법입니다. 이 경우 혈액은 혈액제제로서 의약품의 일종으로 사용됩니다. 수혈은 타인의 혈액을 사람의 몸 안에 넣는 것이므로 면역학적으로 장기이식과 같고 그에 따른 반응을 일으킬 수 있습니다. 혈액은 사람에게서 유래하기 때문에 병원성 미생물에 의해 감염되어 있을 수 있습니다. 따라서 철저한 검사를 통해 부적격 혈액을 걸러내고 안전성을 확보할 필요가 있습니다. 채혈한 혈액은 장기간 보관이 불가능하여, 제제 종류별로 보존온도 및 보존기간이 규정되어 있습니다. 혈액은 그 자체가 살아있는 세포들로서 적혈구, 혈소판, 혈장으로 분리된 혈액제제는 특별한 관리과정을 거쳐야 합니다. 건강한 혈액을 얻었더라도 이를 보존하고 유통하며 수혈하는 과정에서 최적의 조건을 따라야 합니다.

근래 우리나라는 저출산 고령화로 인해 헌혈할 수 있는 젊은 인구는 감소하고 수혈을 받아야 하는 노령환자 인구는 증가하는 등 혈액 공급이 어려워지는 추세입니다. 혈액원에서 적정 혈액 보유량을 유지하기 위해 헌혈자들의 지속적이고 꾸준한 헌혈이 필요합니다. 우리나라에서 국가는 종래에 혈액을 공급받고 보관하고 의료기관에 전달하는 역할까지만 하였습니다. 이제는 적극적으로 환자 중심의 혈액관리 체계를 도입함으로써 수혈로 인한 위험성을 예방하여 환자 안전을 추구하고 의료의 질을 향상시켜야 한다는 관련 학계와 전문가들의 제언에 따라, 이러한 내용이 혈액관리법에 점차 반영되고 있습니다.

혈액관리법에서 시험에 중요한 사항으로는 용어 정의, 헌혈자의 건강진단, 채혈금지 대상, 부적격혈액의 기준 등을 들 수 있습니다.

학습 목표

1. 혈액, 혈액제제 등 용어의 뜻을 설명할 수 있다.
2. 혈액관리위원회의 심의 사항을 설명할 수 있다.
3. 헌혈환급예치금과 헌혈환급적립금을 정의할 수 있다.
4. 혈액매매의 적법 여부에 대하여 설명할 수 있다.
5. 혈액관리업무 및 채혈을 할 수 있는 기관을 나열할 수 있다.
6. 혈액원이 채혈 전에 헌혈자를 위하여 취해야 할 조치들을 나열할 수 있다.
7. 채혈금지대상자의 기준을 나열할 수 있다.
8. 혈액의 안전성 확보를 위한 적격 여부 검사항목을 나열할 수 있다.
9. 부적격 혈액의 처리방법을 설명할 수 있다.
10. 헌혈증서의 유통경로와 용도를 설명할 수 있다.

13 혈액관리법

[시행 2023. 6. 22.] [법률 제18626호, 2021. 12. 21., 일부개정]

제1조(목적) 이 법은 혈액관리업무에 관하여 필요한 사항을 규정함으로써 수혈자와 헌혈자(獻血者)를 보호하고 혈액관리를 적절하게 하여 국민보건의 향상에 이바지함을 목적으로 한다.

제2조(정의) 이 법에서 사용하는 용어의 뜻은 다음과 같다.

1. "혈액"이란 인체에서 채혈(採血)한 혈구(血球) 및 혈장(血漿)을 말한다.
2. "혈액관리업무"란 수혈(輸血)이나 혈액제제(血液製劑)의 제조에 필요한 혈액을 채혈 · 검사 · 제조 · 보존 · 공급 또는 품질관리하는 업무를 말한다.
3. "혈액원"이란 혈액관리업무를 수행하기 위하여 제6조제3항에 따라 허가를 받은 자를 말한다.
4. "헌혈자"란 자기의 혈액을 혈액원에 무상(無償)으로 제공하는 사람을 말한다.
5. "부적격혈액"이란 채혈 시 또는 채혈 후에 이상이 발견된 혈액 또는 혈액제제로서 보건복지부령으로 정하는 혈액 또는 혈액제제를 말한다.
   → [제8조(혈액 등의 안전성 확보) 별표 1참조]
6. "채혈금지대상자"란 감염병 환자, 약물복용 환자 등 건강기준에 미달하는 사람으로서 헌혈을 하기에 부적합하다고 보건복지부령으로 정하는 사람을 말한다.
   → [제7조(헌혈자의 신원 확인 및 건강진단 등), 시행규칙 제7조(채혈금지대상자의 범위) 참조]
7. "특정수혈부작용"이란 수혈한 혈액제제로 인하여 발생한 부작용으로서 보건복지부령으로 정하는 것을 말한다.

   시행규칙 **제3조(특정수혈부작용)** 법 제2조제7호에 따른 특정수혈부작용은 다음 각호의 1과 같다.
   1. 사망
   2. 장애(「장애인복지법」 제2조의 규정에 의한 장애를 말한다)
   3. 입원치료를 요하는 부작용
   4. 바이러스등에 의하여 감염되는 질병
   5. 의료기관의 장이 제1호 내지 제4호의 규정에 의한 부작용과 유사하다고 판단하는 부작용

8. "혈액제제"란 혈액을 원료로 하여 제조한 「약사법」 제2조에 따른 의약품으로서 다음 각 목의 어느 하나에 해당하는 것을 말한다.
   가. 전혈(全血)
   나. 농축적혈구(濃縮赤血球)
   다. 신선동결혈장(新鮮凍結血漿)
   라. 농축혈소판(濃縮血小板)
   마. 그 밖에 보건복지부령으로 정하는 혈액 관련 의약품

   시행규칙 **제4조(혈액 관련 의약품)** 법 제2조제8호마목에 따른 혈액 관련 의약품은 별표 2와 같다.

시행규칙 [별표 2의2]

혈액관련의약품

(제4조 관련)

1. 백혈구제거적혈구
2. 백혈구여과제거적혈구
3. 세척적혈구
4. 동결해동적혈구
5. 농축백혈구
6. 혈소판풍부혈장
7. 백혈구여과제거혈소판
8. 세척혈소판
9. 신선액상혈장
10. 동결혈장
11. 동결침전제제
12. 동결침전물제거혈장
13. 성분채혈적혈구
14. 성분채혈백혈구
15. 성분채혈백혈구혈소판
16. 성분채혈혈소판
17. 백혈구여과제거 성분채혈혈소판
18. 성분채혈혈장
19. 다종백혈구여과제거성분채혈혈소판
20. 다종성분채혈혈장
21. 방사선조사(照射) 농축적혈구
22. 방사선조사 백혈구여과제거적혈구
23. 방사선조사 세척적혈구
24. 방사선조사 농축혈소판
25. 방사선조사 백혈구여과제거성분채혈혈소판
26. 방사선조사 다종백혈구여과제거성분채혈혈소판
27. 방사선조사 세척혈소판

8의2. "원료혈장"이란 혈액제제 중 혈장분획제제(혈장을 원료로 일련의 제조과정을 거쳐 얻어진 의약품)의 제조를 위하여 혈액원이 혈장분획제제 제조업자에게 공급하는 혈장을 말한다.

9. "헌혈환급예치금"이란 제14조제5항에 따라 수혈비용을 보상하거나 헌혈사업에 사용할 목적으로 혈액원이 보건복지부장관에게 예치하는 금액을 말한다.

10. "채혈"이란 수혈 등에 사용되는 혈액제제를 제조하기 위하여 헌혈자로부터 혈액을 채취하는 행위를 말한다.

11. "채혈부작용"이란 채혈한 후에 헌혈자에게 나타날 수 있는 혈관미주신경반응 또는 피하출혈 등 미리 예상하지 못한 부작용을 말한다.

>> 참고 - [채혈부작용]

채혈부작용(donor reaction)은 헌혈자의 2~4%에서 나타나며 대부분 가벼운 증상들이지만 신경손상 또는 동맥천자 등과 같이 심한 경우도 드물게 발생할 수 있다. 채혈부작용의 종류는 혈관미주신경반응, 피하출혈 및 혈종, 구연산 중독, 용혈, 감염, 과환기 증후군, 접촉성 피부염, 알러지 반응, 동맥천자, 신경손상, 공기색전, 혈전 정맥염 등 다양하지만, 가장 흔한 것은 창백, 무기력감, 발한, 현기증 등의 증상으로 나타나는 혈관미주신경반응(vasovagal reaction)이다. 피하출혈 및 혈종도 비교적 흔한 부작용으로서 대개는 자연히 치유된다. 실제 대부분의 채혈부작용은 신체적인 것보다는 심리적인 이유에서 비롯된다. 따라서 헌혈자에게 미리 헌혈 과정에 대한 설명을 해주고 헌혈기록카드를 작성하는 과정에서 헌혈자들을 안심시킬 필요가 있다.

출처: 대한수혈학회 인터넷 홈페이지 http://www.transfusion.or.kr/KOR/medical/medical2.php

제3조(혈액 매매행위 등의 금지) ① 누구든지 금전, 재산상의 이익 또는 그 밖의 대가적 급부(給付)를 받거나 받기로 하고 자신의 혈액(제14조에 따른 헌혈증서를 포함한다)을 제공하거나 제공할 것을 약속하여서는 아니 된다.

② 누구든지 금전, 재산상의 이익 또는 그 밖의 대가적 급부를 주거나 주기로 하고 다른 사람의 혈액(제14조에 따른 헌혈증서를 포함한다)을 제공받거나 제공받을 것을 약속하여서는 아니 된다.

③ 누구든지 제1항 및 제2항에 위반되는 행위를 교사(教唆) · 방조 또는 알선하여서는 아니 된다.

④ 누구든지 제1항 및 제2항에 위반되는 행위가 있음을 알았을 때에는 그 행위와 관련되는 혈액을 채혈하거나 수혈하여서는 아니 된다.

▶ 벌 칙: 5년 이하의 징역 또는 5천만원 이하의 벌금(제3조를 위반하여 혈액 매매행위 등을 한 자)

제4조(국가와 지방자치단체의 책무) 국가와 지방자치단체는 적극적인 헌혈기부문화를 조성하고 건강한 국민의 헌혈을 장려할 수 있도록 대국민 교육 및 홍보 등 필요한 지원책을 수립 · 시행하여야 한다.

제4조의2(국가헌혈추진협의회 구성 및 운영) ① 제4조에 따른 책무를 수행하기 위하여 보건복지부장관 소속으로 국가헌혈추진협의회(이하 "국가헌혈협의회"라 한다)를 둔다.
② 국가헌혈협의회는 다음 각 호의 사항을 심의한다.
1. 헌혈기부문화 조성과 헌혈 장려를 위한 정책 방향의 설정 및 협력 · 조정
2. 헌혈기부문화 조성과 헌혈 장려를 위한 제도 개선 및 예산 지원에 관한 사항
3. 그 밖에 헌혈기부문화 조성과 헌혈 장려를 위하여 보건복지부장관이 필요하다고 인정하는 사항

③ 국가헌혈협의회의 구성 · 운영 등에 필요한 사항은 대통령령으로 정한다.

제4조의3(헌혈 권장 등) ① 매년 6월 14일을 헌혈자의 날로 하고, 보건복지부장관은 헌혈자의 날의 취지에 적합한 기념행사를 실시하는 등 건강한 국민에게 헌혈을 권장할 수 있다.
② 보건복지부장관은 혈액원에 혈액관리업무에 필요한 경비의 전부 또는 일부를 보조할 수 있다.
③ 헌혈 권장에 필요한 사항은 대통령령으로 정한다.

시행령 **제2조의3(헌혈의 권장)** ① 보건복지부장관은 「혈액관리법」(이하 "법"이라 한다) 제4조의3제3항에 따라 혈액의 수급조절의 적정을 기하기 위하여 매년 헌혈권장에 관한 계획을 수립 · 시행해야 한다.
② 국가 및 지방자치단체의 기관은 제1항의 제1항에 따른 헌혈권장에 적극 협조해야 하며, 대한적십자사 회장은 혈액의 수급조절을 위하여 공공단체 · 민간단체 또는 혈액원에 대하여 헌혈권장 등 필요한 협력을 요청할 수 있다.
③ 보건복지부장관은 국민의 헌혈정신을 고취하고 헌혈권장을 위하여 헌혈사상 고취기간을 설정할 수 있다.
④ 삭제

제4조의4(헌혈자 보호와 의무 등) ① 헌혈자는 숭고한 박애정신의 실천자로서 헌혈을 하는 현장에서 존중받아야 한다.
② 헌혈자는 안전한 혈액의 채혈 및 공급을 위하여 신상(身上) 및 병력(病歷)에 대한 정보를 사실대로 성실하게 제공하여야 한다.
③ 혈액원이 헌혈자로부터 채혈할 때에는 쾌적하고 안전한 환경에서 하여야 한다.
④ 혈액원은 헌혈자가 자유의사로 헌혈할 수 있도록 헌혈에 관한 유의 사항을 설명하여야 하며, 헌혈자로부터 채혈에 대한 동의를 받아야 한다.
⑤ 헌혈 적격 여부를 판정하기 위한 문진(問診) 사항의 기록과 면담은 헌혈자의 개인비밀이 보호될 수 있는 환경에서 하여야 한다.
⑥ 혈액원은 채혈부작용의 발생 여부를 세심히 관찰하여야 하며, 채혈부작용을 예방하기 위하여 필요한 조치를 하여야 한다.
⑦ 헌혈자에게 채혈부작용이 나타나는 경우 혈액원은 지체 없이 적절한 조치를 하여야 한다.
⑧ 제1항부터 제7항까지에서 규정한 사항 외에 헌혈자를 보호하기 위하여 필요한 사항은 대통령령으로 정한다.

시행령 **제3조(헌혈자의 보호)** 혈액원은 법 제4조의4제8항에 따라 헌혈자에게 채혈직후 필요한 음료를 제공하는 등 헌혈자의 보호를 위한 조치를 해야 한다.

제4조의5(혈액관리기본계획의 수립) ① 보건복지부장관은 혈액의 안정적 수급 및 관리에 관한 정책을 효율적으로 추진하기 위하여 제5조에 따른 혈액관리위원회의 심의를 거쳐 혈액관리에 관한 기본계획(이하 "기본계획"이라 한다)을 5년마다 수립하여야 한다.
② 기본계획에는 다음 각 호의 사항이 포함되어야 한다.
1. 헌혈 증진과 혈액관리의 발전 방향 및 목표
2. 혈액관리에 관한 각 부처 및 기관 · 단체의 협조에 관한 사항
3. 헌혈 및 수혈의 안전성 향상 방안

4. 혈액제제의 안전성 향상, 안정적 수급 및 적정한 사용 방안
5. 그 밖에 보건복지부장관이 혈액관리를 위하여 필요하다고 인정하는 사항

③ 보건복지부장관은 기본계획을 수립할 때에는 미리 관계 중앙행정기관의 장과 협의하여야 한다.

④ 보건복지부장관은 기본계획의 수립 · 시행을 위하여 필요한 경우에는 관계 중앙행정기관의 장, 지방자치단체의 장, 관련 기관 · 단체 등에 필요한 자료 및 정보의 제공을 요청할 수 있다. 이 경우 자료 및 정보의 제공을 요청받은 자는 정당한 사유가 없으면 요청에 따라야 한다.

제4조의6(헌혈추진협의회의 구성) ① 특별시장 · 광역시장 · 특별자치시장 · 도지사 · 특별자치도지사(이하 "시 · 도지사"라 한다) 또는 시장 · 군수 · 구청장은 헌혈 증진을 위한 홍보 및 적극적인 헌혈기부문화 조성을 위하여 지역사회의 주민 · 단체 또는 공공기관이 참여하는 헌혈추진협의회를 구성할 수 있다.

② 제1항에 따른 헌혈추진협의회의 구성 및 운영 등에 필요한 사항은 해당 특별시 · 광역시 · 특별자치시 · 도 · 특별자치도 또는 시 · 군 · 구의 조례로 정한다.

제4조의7(원료혈장 수급 관리 등) ① 보건복지부장관은 원료혈장의 공급 가격 관리 및 배분 등 안정적 수급을 도모하기 위하여 필요한 조치를 취할 수 있다.

② 원료혈장의 안정적 수급을 위하여 필요한 사항은 대통령령으로 정한다.

시행령 **제3조의2(원료혈장 수급계획의 수립·시행)** ① 보건복지부장관은 법 제4조의7에 따라 원료혈장의 안정적 수급을 위하여 매년 원료혈장의 안정적 수급에 관한 계획(이하 이 조에서 "수급계획"이라 한다)을 수립해야 한다.

② 보건복지부장관은 수급계획의 수립 · 시행을 위하여 필요한 경우에는 원료혈장을 공급하는 혈액원이나 원료혈장을 공급받는 혈장분획제제 제조업자에게 관련 자료 및 정보의 제공을 요청할 수 있다.

③ 제1항 및 제2항에서 규정한 사항 외에 수급계획의 수립 절차 및 보건복지부장관이 요청하는 자료 · 정보의 범위 등 수급계획의 수립 · 시행에 필요한 사항은 보건복지부장관이 정하여 고시한다.

제4조의8(헌혈자에 대한 예우 및 지원) ① 국가 및 지방자치단체는 헌혈기부문화 조성을 위하여 헌혈자를 위한 예우 증진 사업을 할 수 있다.

② 보건복지부장관은 헌혈에 관하여 특히 공로가 있는 자에게 훈장 또는 포장을 추천하거나 표창을 행할 수 있다.

③ 헌혈자 예우에 필요한 사항은 대통령령으로 정한다.

시행령 **제3조의3(헌혈자를 위한 예우 증진 사업)** 법 제4조의8에 따라 국가가 실시하는 헌혈자를 위한 예우 증진 사업은 다음 각 호와 같다.

1. 헌혈에 관하여 공로가 있는 자에 대한 유공 행사
2. 헌혈 장려를 위한 헌혈 교육 및 홍보 활동 지원
3. 그 밖에 헌혈자 예우를 위하여 보건복지부장관이 정하는 사업

제5조(혈액관리위원회의 설치 및 운영) ① 혈액관리에 관한 다음 각 호의 사항을 심의하기 위하여 보건복지부장관 소속으로 혈액관리위원회(이하 "위원회"라 한다)를 둔다.

1. 혈액관리제도의 개선 및 헌혈 추진 방안
2. 제15조제2항에 따른 헌혈환급적립금의 활용 방안
3. 혈액 수가(酬價)의 조정
4. 혈액제제의 수급(需給)및 안전성에 관한 사항
5. 혈액원의 개설 및 혈액관리업무의 심사평가에 관한 사항
6. 특정수혈부작용에 관한 사항
7. 기본계획의 수립에 관한 사항
8. 그 밖에 혈액관리에 관하여 보건복지부장관이 위원회의 회의에 부치는 사항

② 위원회는 위원장 1명과 부위원장 1명을 포함하여 15명 이내의 위원으로 구성하고, 그 임기는 2년으로 한다. 다만, 공무원인 위원의 임기는 그 재임기간으로 한다.

③ 위원회의 위원장은 혈액관리에 관한 학식과 행정 경험을 두루 갖추고 생명윤리에 대한 인식이 확고한 사람 중에서 보건복지부장관이 위촉한다.

④ 제1항부터 제3항까지에서 규정한 사항 외에 위원회의 구성 및 운영에 필요한 사항은 대통령령으로 정한다.

시행령 **제4조(혈액관리위원회의 구성)** ① 삭제

② 법 제5조의 규정에 의한 혈액관리위원회(이하 "위원회"라 한다)의 부위원장은 보건복지부의 3급 공무원, 고위공무원단에 속하는 일반직공무원 또는 이에 상당하는 공무원중에서 보건복지부장관이 임명한다.

③ 위원회의 위원은 다음 각호의 자중에서 보건복지부장관이 임명 또는 위촉한다.

1. 관계행정기관 소속 2급이나 3급 공무원 또는 이에 상당하는 공무원(고위공무원단에 속하는 공무원을 포함한다)
2. 혈액원에 종사하는 자를 대표하는 자
3. 비영리민간단체지원법 제2조의 규정에 의한 비영리민간단체의 장의 추천을 받은 자
4. 언론계를 대표하는 자
5. 변호사의 자격을 가진 자
6. 혈액관리업무에 관한 학식과 경험이 풍부한 자

제6조(혈액관리업무) ① 혈액관리업무는 다음 각 호의 어느 하나에 해당하는 자만이 할 수 있다. 다만, 제3호에 해당하는 자는 혈액관리업무 중 채혈을 할 수 없다.

▶ 벌 칙: 5년 이하의 징역 또는 5천만원 이하의 벌금(혈액관리업무를 할 수 있는 자가 아니면서 혈액관리업무를 한 자)

1. 「의료법」에 따른 의료기관(이하 "의료기관"이라 한다)
2. 「대한적십자사 조직법」에 따른 대한적십자사(이하 "대한적십자사"라 한다)
3. 보건복지부령으로 정하는 혈액제제 제조업자

② 제1항제1호 및 제2호에 따라 혈액관리업무를 하는 자는 보건복지부령으로 정하는 기준에 적합한 시설 · 장비를 갖추어야 한다.

▶ 벌 칙: 2년 이하의 징역 또는 2천만원 이하의 벌금(보건복지부령으로 정하는 기준에 적합한 시설 · 장비를 갖추지 아니한 자)

③ 제1항제1호 또는 제2호에 해당하는 자로서 혈액원을 개설하려는 자는 보건복지부령으로 정하는 바에 따라 보건복지부장관의 허가를 받아야 한다. 허가받은 사항 중 보건복지부령으로 정하는 중요한 사항을 변경하려는 경우에도 또한 같다.

▶ 벌 칙: 5년 이하의 징역 또는 5천만원 이하의 벌금(허가받지 아니하고 혈액원을 개설한 자 또는 변경허가를 받지 아니하고 중요 사항을 변경한 자)

④ 혈액관리업무를 하려는 자는 「약사법」 제31조에 따라 의약품 제조업의 허가를 받아야 하며, 품목별로 품목허가를 받거나 품목신고를 하여야 한다.

▶ 벌 칙: 5년 이하의 징역 또는 5천만원 이하의 벌금(의약품 제조업의 허가를 받지 아니하고 혈액관리업무를 한 자 또는 품목별로 품목허가를 받거나 품목신고를 하지 아니하고 혈액관리업무를 한 자)

제6조의2(혈액관리업무의 금지 등) ① 제6조제3항에 따라 보건복지부장관의 허가를 받지 아니한 자는 혈액관리업무를 하지 못한다. 다만, 제6조제1항제3호에 해당하는 자는 그러하지 아니하다.

▶ 벌 칙: 5년 이하의 징역 또는 5천만원 이하의 벌금(허가받지 아니하고 혈액관리업무를 한 자)

② 이 법에 따라 혈액원으로 허가받지 아니한 자는 혈액원 또는 이와 유사한 명칭을 사용하지 못한다.

▶ 과태료: 200만원 이하의 과태료(혈액원 또는 이와 유사한 명칭을 사용한 자)

제6조의3(혈액제제 제조관리자 등) ① 혈액원에는 1명 이상의 의사를 두고 혈액의 검사 · 제조 · 보존 등 혈액제제 제조업무를 관리하게 하여야 한다.

② 제1항에 따라 혈액제제의 제조업무를 관리하는 사람(이하 "제조관리자"라 한다)은 혈액제제의 제조업무에 종사하는 사람에 대한 지도 · 감독에 관한 사항과 품질관리, 제조시설의 관리 및 그 밖에 그 제조관리에 관하여 보건복지부령으로 정하는 사

항을 준수하여야 한다.

▶ 벌 칙: 100만원 이하의 벌금

시행규칙 **제5조의4(제조관리자의 준수사항)** 법 제6조의3제2항의 규정에 의하여 혈액원의 제조관리자가 준수하여야 하는 사항은 다음 각 호와 같다.

1. 보건위생상 위해가 없도록 혈액의 검사 · 혈액제제의 제조 · 보존 등 혈액제제의 제조업무에 필요한 시설 및 장비를 위생적으로 관리할 것
2. 혈액제제 제조업무에 종사하는 자에 대한 교육계획을 수립하고 연 2회 이상 교육을 실시할 것
3. 혈액제제 제조업무가 업무지침서에 맞게 수행되는지 여부를 연 1회 이상 점검하고 그 내용을 기록할 것
4. 혈액제제 제조과정에 대한 시험검사를 실시할 것

③ 혈액원의 장 등은 제조관리자의 관리업무를 방해하여서는 아니 되며, 제조관리자가 그 의무 이행을 위하여 필요한 사항을 요청하면 정당한 사유 없이 그 요청을 거부하여서는 아니 된다.

제6조의4(혈액원의 휴업 등의 신고) ① 혈액원의 개설자가 그 업무를 휴업 · 폐업 또는 재개업하려는 경우에는 보건복지부령으로 정하는 바에 따라 보건복지부장관에게 신고하여야 한다. 이 경우 보건복지부장관은 그 내용을 검토하여 이 법에 적합하면 신고를 수리하여야 한다.

② 혈액원의 개설자는 제1항에 따라 폐업 또는 휴업의 신고를 할 때에는 제12조 또는 제12조의2에 따라 기록 · 보존하고 있는 혈액관리업무기록 등을 대한적십자사 회장에게 이관(移管)하여야 한다. 다만, 혈액원의 개설자가 보건복지부령으로 정하는 바에 따라 혈액관리업무기록 등의 보관계획서를 제출하여 보건복지부장관의 허가를 받은 경우에는 이를 직접 보관할 수 있다.

제7조(헌혈자의 신원 확인 및 건강진단 등) ① 혈액원은 보건복지부령으로 정하는 바에 따라 채혈 전에 헌혈자에 대하여 신원 확인 및 건강진단을 하여야 한다.

▶ 벌 칙: 2년 이하의 징역 또는 2천만원 이하의 벌금(채혈 전에 헌혈자에 대하여 신원 확인 및 건강진단을 하지 아니한 자)

시행규칙 **제6조(헌혈자의 건강진단 등)** ① 법 제7조제1항에 따라 혈액원은 헌혈자로부터 채혈하기 전에 사진이 붙어 있어 본인임을 확인할 수 있는 주민등록증, 여권, 학생증, 그 밖의 신분증명서에 따라 그 신원을 확인하여야 한다. 다만, 학생, 군인 등의 단체헌혈의 경우 그 관리 · 감독자의 확인으로 갈음할 수 있다.

② 제1항에 따른 신원확인 후에 혈액원은 헌혈자에 대하여 채혈을 실시하기 전에 다음 각 호에 해당하는 건강진단을 실시하여야 한다.

1. 과거의 헌혈경력 및 혈액검사결과와 채혈금지대상자 여부의 조회
2. 문진 · 시진 및 촉진
3. 체온 및 맥박 측정
4. 체중 측정
5. 혈압 측정
6. 다음 각 목의 어느 하나에 따른 빈혈검사
   가. 황산구리법에 따른 혈액비중검사
   나. 혈색소검사
   다. 적혈구용적률검사
7. 혈소판계수검사(혈소판성분채혈의 경우에만 해당한다)

③ 혈액원은 제2항제1호에 따른 조회를 하려는 때에는 별지 제1호의7서식의 신청서(전자문서를 포함한다)를 대한적십자사 회장에게 제출해야 한다.

④ 대한적십자사 회장은 제3항에 따른 신청을 받은 때에는 제2항제1호에 따른 사항을 확인한 후 그 내용을 지체 없이 혈액원에 통지(전자문서를 포함한다)하여야 한다.

⑤ 법 제7조제5항 단서에 따라 제2항제1호에 따른 조회를 하지 않을 수 있는 경우는 다음 각 호와 같다.

1. 헌혈자 본인에게 수혈하기 위하여 채혈하는 경우
2. 천재지변, 재해, 그 밖에 이에 준하는 사유로 인하여 전산 또는 유선 등의 방법으로 정보조회가 불가능한 경우
3. 긴급하게 수혈하지 아니하면 수혈자의 생명이 위태로운 경우로서 신속한 정보조회가 불가능한 경우

⑥ 법 제7조제6항에 따른 혈액원 등이 제공받을 수 있는 정보의 범위는 다음 각 호와 같다.

1. 감염병환자 및 약물복용환자 등의 주민등록번호 등 인적 사항
2. 진단명 또는 처방약물명
3. 진단일 또는 처방일

② 혈액원은 보건복지부령으로 정하는 감염병 환자 및 건강기준에 미달하는 사람으로부터 채혈을 하여서는 아니 된다.

▶ 벌　칙: 2년 이하의 징역 또는 2천만원 이하의 벌금(보건복지부령으로 정하는 감염병 환자 또는 건강기준에 미달하는 사람으로부터 채혈을 한 자)

시행규칙 **제7조(채혈금지대상자의 범위)** 법 제7조제2항에 따른 감염병환자 및 건강기준에 미달하는 자는 별표 1의2와 같다. 다만, 헌혈자 본인에게 수혈하기 위하여 채혈을 하려는 때에는 별표 1의2에 따른 기준을 적용하지 아니한다.

시행규칙 [별표 1의2]

채혈금지대상자

(제2조의2 및 제7조 관련)

Ⅰ. 공통기준

1. 건강진단관련 요인

가. 체중이 남자는 50킬로그램 미만, 여자는 45킬로그램 미만인 자
나. 체온이 섭씨 37.5도를 초과하는 자
다. 수축기혈압이 90밀리미터(수은주압) 미만 또는 180밀리미터(수은주압) 이상인 자
라. 이완기혈압이 100밀리미터(수은주압) 이상인 자
마. 맥박이 1분에 50회 미만 또는 100회를 초과하는 자

2. 질병관련 요인

가. 감염병
1) 만성 B형간염, C형간염, 후천성면역결핍증, 바베스열원충증, 샤가스병 또는 크로이츠펠트-야콥병 등 「감염병의 예방 및 관리에 관한 법률」 제2조에 따른 감염병 중 보건복지부장관이 지정하는 혈액 매개 감염병의 환자, 의사환자, 병원체보유자
2) 일정기간 채혈금지 대상자
가) 말라리아 병력자로 치료종료 후 3년이 경과하지 아니한 자
나) 브루셀라증 병력자로 치료종료 후 2년이 경과하지 아니한 자
다) 매독 병력자로 치료종료 후 1년이 경과하지 아니한 자
라) 만성 B형간염 병력자로 완치 후 6개월이 경과하지 아니한 자
마) 그 밖에 보건복지부장관이 정하는 혈액매개 감염병환자 또는 병력자

나. 그 밖의 질병
1) 발열, 인후통, 설사 등 급성 감염성 질환이 의심되는 증상이 없어진지 3일이 경과하지 아니한 자
2) 암환자, 만성폐쇄성폐질환 등 호흡기질환자, 간경변 등 간질환자, 심장병환자, 당뇨병환자, 류마티즘 등 자가면역질환자, 신부전 등 신장질환자, 혈우병, 적혈구증다증 등 혈액질환자, 한센병환자, 성병환자(매독환자는 제외한다), 알콜중독자, 마약중독자 또는 경련환자. 다만, 의사가 헌혈가능하다고 판정한 경우에는 그러하지 아니하다.

3. 약물 또는 예방접종 관련 요인

가. 약물

1) 혈소판 기능에 영향을 주는 약물인 아스피린을 투여 받은 후 3일, 티클로피딘 등을 투여 받은 후 2주가 경과하지 아니한 자(혈소판 헌혈의 경우에 한한다)

2) 이소트레티노인, 피나스테라이드 성분의 약물을 투여 받고 4주가 경과하지 아니한 자

3) 두타스테라이드 성분의 약물을 투여 받고 6개월이 경과하지 아니한 자

4) B형간염 면역글로불린, 태반주사제를 투여 받고 1년이 경과하지 아니한 자

5) 아시트레틴 성분의 약물을 투여 받고 3년이 경과하지 아니한 자

6) 제9조제2호마목에 따라 보건복지부장관이 인정하여 고시하는 약물의 투여자로서 해당 약물의 성격, 효과 및 유해성 등을 고려하여 보건복지부장관이 정하는 기간을 경과하지 아니한 자

7) 과거에 에트레티네이트 성분의 약물을 투여 받은 적이 있는 자, 소에서 유래한 인슐린을 투여 받은 적이 있는 자, 뇌하수체 유래 성장호르몬을 투여 받은 적이 있는 자, 변종크로이츠펠트-야콥병의 위험지역에서 채혈된 혈액의 혈청으로 제조된 진단시약 등 투여자, 제9조제1호마목에 따라 보건복지부장관이 인정하여 고시하는 약물의 투여자는 영구 금지

나. 예방접종

1) 콜레라, 디프테리아, 인플루엔자, A형간염, B형간염, 주사용 장티푸스, 주사용 소아마비, 파상풍, 백일해, 일본뇌염, 신증후군출혈열(유행성출혈열), 탄저, 공수병 예방접종을 받은 후 24시간이 경과하지 않은 사람

2) 홍역, 유행성이하선염, 황열, 경구용 소아마비, 경구용 장티푸스 예방접종을 받은 날부터 2주가 경과하지 않은 사람

3) 풍진, 수두 예방접종 또는 BCG 접종을 받은 날부터 4주가 경과하지 않은 사람

4. 진료 및 처치 관련 요인

가. 임신 중인 자, 분만 또는 유산 후 6개월 이내인 자. 다만, 본인이 출산한 신생아에게 수혈하고자 하는 경우에는 그러하지 아니하다.

나. 수혈 후 1년이 경과하지 아니한 자

다. 전혈채혈일로부터 8주, 혈장성분채혈, 혈소판혈장성분채혈 및 두단위혈소판성분채혈일로부터 14일, 백혈구성분채혈 및 한단위혈소판성분채혈일로부터 72시간, 두단위적혈구성분채혈일로부터 16주가 경과하지 아니한 자

라. 과거 경막 또는 각막을 이식 받은 경험이 있는 자

5. 선별검사결과 부적격 요인

과거 헌혈검사에서 B형간염검사, C형간염검사, 후천성면역결핍증검사, 인체티(T)림프영양성바이러스검사(혈장성분헌혈의 경우는 제외한다) 및 그 밖에 보건복지부장관이 별도로 정하는 혈액검사 결과 부적격 기준에 해당되는 자

6. 그 밖의 요인

가. 제6조제2항제2호의 문진 결과 헌혈불가로 판정된 자

나. 그 밖에 의사의 진단에 의하여 건강상태가 불량하거나 채혈이 부적당하다고 인정되는 자

Ⅱ. 개별기준

채혈의 종류	기 준
320밀리리터 전혈채혈	1. 16세 미만인 자 또는 70세 이상인 자 2. 혈액의 비중이 1.053 미만인 자, 혈액 100밀리리터당 혈색소량이 12.5그램 미만인 자 또는 적혈구용적률이 38퍼센트 미만인 자 3. 과거 1년 이내에 전혈채혈횟수가 5회 이상인 자
400밀리리터 전혈채혈	1. 17세 미만인 자 또는 70세 이상인 자 2. 체중이 50킬로그램 미만인 자 3. 혈액의 비중이 1.053 미만인 자, 혈액 100밀리리터당 혈색소량이 12.5그램 미만인 자 또는 적혈구용적률이 38퍼센트 미만인 자 4. 과거 1년 이내에 전혈채혈횟수가 5회 이상인 자

채혈의 종류	기 준
혈장 성분채혈	1. 17세 미만인 자 또는 70세 이상인 자 2. 혈액의 비중이 1.052 미만 또는 혈액 100밀리리터당 혈색소량이 12.0그램 미만인 자 3. 직전 헌혈혈액검사 결과 혈액 100밀리리터당 혈청단백량이 6.0그램 미만인 자
한단위 혈소판 성분채혈	1. 17세 미만인 자 또는 60세 이상인 자 2. 혈액의 비중이 1.052 미만 또는 혈액 100밀리리터당 혈색소량이 12.0그램 미만인 자 3. 혈액 1마이크로리터당 혈소판수가 15만개 미만인 자 4. 한단위 혈소판성분채혈 72시간이 경과하지 아니한 자 5. 과거 1년 이내에 성분채혈횟수가 24회 이상인 자
두단위 혈소판 성분채혈	1. 17세 미만인 자 또는 60세 이상인 자 2. 혈액의 비중이 1.052 미만 또는 혈액 100밀리리터당 혈색소량이 12.0그램 미만인 자 3. 혈액 1마이크로리터당 혈소판수가 25만개 미만인 자 4. 과거 1년 이내에 성분채혈횟수가 24회 이상인 자
혈소판 혈장 성분채혈	1. 17세 미만인 자 또는 60세 이상인 자 2. 혈액의 비중이 1.052 미만 또는 혈액 100밀리리터당 혈색소량이 12.0그램 미만인 자 3. 직전 헌혈혈액검사 결과 혈액 100밀리리터당 혈청단백량이 6.0그램 미만인 자 4. 혈액 1마이크로리터당 혈소판수가 15만개 미만인 자 5. 과거 1년 이내에 성분채혈횟수가 24회 이상인 자
두단위 적혈구 성분채혈	1. 17세 미만인 자 또는 60세 이상인 자 2. 체중이 70킬로그램 미만인 자 3. 혈액 100밀리리터당 혈색소량이 14.0그램 미만인 자 4. 과거 1년 이내에 전혈채혈횟수가 4회이상 또는 성분채혈횟수가 24회 이상 또는 두단위적혈구성분채혈 횟수가 2회 이상인 자

비고: 65세 이상인 자의 헌혈은 60세부터 64세까지 헌혈경험이 있는 자에만 가능함.

③ 혈액원은 신원이 확실하지 아니하거나 신원 확인에 필요한 요구에 따르지 아니하는 사람으로부터 채혈을 하여서는 아니 된다.

▶ 벌 칙: 2년 이하의 징역 또는 2천만원 이하의 벌금(신원이 확실하지 아니하거나 신원 확인에 필요한 요구에 따르지 아니하는 사람으로부터 채혈을 한 자)

④ 보건복지부장관은 혈액제제의 안전성을 확보하기 위하여 필요하다고 인정할 때에는 관계 중앙행정기관의 장 또는 공공기관의 장으로 하여금 감염병 환자 또는 약물복용 환자 등의 관련 정보를 혈액원 등에 제공하도록 요청할 수 있다. 이 경우 관계 중앙행정기관의 장 또는 공공기관의 장은 정당한 사유가 없으면 그 요청에 따라야 한다.

⑤ 혈액원은 보건복지부령으로 정하는 바에 따라 헌혈자로부터 채혈하기 전에 채혈금지대상 여부 및 과거 헌혈경력과 그 검사 결과를 조회하여야 한다. 다만, 천재지변, 긴급 수혈 등 보건복지부령으로 정하는 경우에는 그러하지 아니하다.

▶ 벌 칙: 2년 이하의 징역 또는 2천만원 이하의 벌금(채혈하기 전에 채혈금지대상 여부 및 과거 헌혈경력과 그 검사 결과를 조회하지 아니한 자)

⑥ 제4항과 제5항에 따른 정보제공의 범위 및 조회 등에 관한 구체적인 사항은 보건복지부령으로 정한다.

제7조의2(채혈금지대상자의 관리) ① 보건복지부장관은 보건복지부령으로 정하는 바에 따라 채혈금지대상자의 명부를 작성·관리할 수 있다.

시행규칙 **제7조의2(채혈금지대상자의 관리 등)** ① 법 제7조의2제1항에 따라 대한적십자사 회장은 별표 1의2의 채혈금지대상자를 별지 제1호의8서식의 채혈금지대상자 관리대장(전자문서를 포함한다)에 기록하고 관리해야 한다.

② 법 제7조의2제3항에 따라 혈액원은 별표 1의2 제5호에 따른 선별검사결과 부적격 요인에 해당하는 사람 중 같은 표 제2호 가목2)에 따른 채혈금지기간이 지난 후 별표 4의2의 안전성 검사를 통과한 사람으로부터 채혈할 수 있다.

시행규칙 [별표 4의2]

선별검사결과 부적격자에 대한 안전성 검사 및 판정기준

(제7조의2 관련)

부적격 요인	안전성 검사 방법	채혈금지대상 해제기준
B형간염	B형간염표면항원(HBsAg) 검사 B형간염핵심항체(Anti-HBc) 검사 B형간염바이러스(HBV) 핵산증폭검사[중합효소연쇄반응(PCR) 포함]	다음 각 호의 어느 하나에 해당할 것 1. 모두 음성일 것 2. B형간염핵심항체(Anti-HBc) 검사 결과가 양성인 경우에는 다음 각 목에 모두 해당할 것 가. 완치 후 6개월이 지났을 것 나. B형간염표면항원(HBsAg) 검사 결과 및 B형간염바이러스(HBV) 핵산증폭 검사(PCR 포함) 결과가 음성일 것 다. B형간염표면항체(Anti-HBs)의 추가 검사결과가 100mIU/mL 이상일 것
C형간염	C형간염바이러스(HCV) 항체 검사 C형간염바이러스(HCV) 핵산증폭검사 [중합효소연쇄반응(PCR) 포함] 사람T세포림프친화바이러스(HTLV)감염증 (혈장성분헌혈의 경우는 제외한다)	모두 음성일 것
사람T세포림프친화바이러스(HTLV)감염증(혈장성분헌혈의 경우는 제외한다)	사람T세포림프친화바이러스(HLTV) I형/II형 항체 검사	모두 음성일 것
후천성면역결핍증(AIDS)	사람면역결핍바이러스(HIV) 항체 검사 사람면역결핍바이러스(HIV) 핵산증폭검사[중합효소연쇄반응(PCR) 포함]	

비고: 1. B형간염표면항원(HBsAg), B형간염핵심항체(Anti-HBc), C형간염바이러스(HCV) 항체, 사람면역결핍바이러스(HIV) 항체 및 사람T세포림프친화바이러스(HTLV) I형/II형 항체의 검사는 효소면역측정법(EIA) 또는 이와 같은 수준 이상의 감도를 가진 시험방법에 따라야 한다.

2. 위 검사 방법 외에 국민보건을 위하여 긴급하게 필요하다고 판단되는 안전성 검사 방법 및 채혈금지대상 해제기준은 보건복지부장관이 별도로 정한다.

③ 혈액원은 제2항에 따른 안전성 검사를 실시하는 경우 검사 대상자의 명단 및 검사결과 등을 별지 제1호의9서식(전자문서를 포함한다)에 따라 대한적십자사 회장을 거쳐 보건복지부장관에게 보고해야 한다.

④ 대한적십자사 회장은 혈액원으로부터 제3항에 따른 보고를 받은 경우 채혈금지대상자 관리대장에서 안전성 검사를 통과한 사람을 제외해야 한다.

⑤ 「혈액관리법 시행령」(이하 "영"이라 한다) 제5조의5제1항에 따른 채혈금지대상자에 대한 통지는 별지 제1호의10서식에 따른다.

② 혈액원은 채혈금지대상자로부터 채혈을 하여서는 아니 된다.

▶ 벌 칙: 2년 이하의 징역 또는 2천만원 이하의 벌금(보건복지부령으로 정하는 안전성검사를 통과하지 못한 채혈금지대상자로부터 채혈을 한 자)

③ 제2항에도 불구하고 혈액원은 보건복지부령으로 정하는 안전성검사를 통과한 채혈금지대상자에 대하여는 채혈을 할 수 있다. 이 경우 그 결과를 보건복지부령으로 정하는 바에 따라 보건복지부장관에게 보고하여야 한다.

▶ 벌 칙: 2년 이하의 징역 또는 2천만원 이하의 벌금(보건복지부령으로 정하는 안전성검사를 통과한 채혈금지대상자로부터 채혈을 한 후 그 결과를 보건복지부장관에게 보고하지 아니한 자)

④ 보건복지부장관은 채혈금지대상자 명부에 있는 사람에게 명부의 기재 사항 등을 대통령령으로 정하는 바에 따라 개별적으로 알릴 수 있다.

⑤ 제1항에 따른 채혈금지대상자의 명부를 작성 · 관리하는 업무에 종사하는 사람 또는 종사하였던 사람은 업무상 알게 된 비밀을 정당한 사유 없이 누설하여서는 아니 된다.

▶ 벌 칙: 2년 이하의 징역 또는 2천만원 이하의 벌금(채혈금지대상자 명부의 작성 · 관리 업무상 알게 된 비밀을 정당한 사유 없이 누설한 자)

제8조(혈액 등의 안전성 확보) ① 혈액원은 다음 각 호의 방법으로 혈액 및 혈액제제의 적격 여부를 검사하고 그 결과를 확인하여야 한다.

▶ 벌 칙: 2년 이하의 징역 또는 2천만원 이하의 벌금(보건복지부령으로 정하는 바에 따라 혈액과 혈액제제의 적격 여부를 검사하지 아니하거나 검사 결과를 확인하지 아니한 자)

1. 헌혈자로부터 채혈
2. 보건복지부령으로 정하는 헌혈금지약물의 복용 여부 확인

시행규칙 **제8조(혈액의 적격여부 검사 등)** ① 혈액원은 법 제8조제1항에 따라 헌혈자로부터 혈액을 채혈한 때에는 지체 없이 그 혈액에 대한 간기능검사(ALT검사, 수혈용으로 사용되는 혈액만 해당한다), 비(B)형간염검사, 시(C)형간염검사, 매독검사, 후천성면역결핍증검사, 사람T세포림프친화바이러스(HTLV) 검사(혈장성분은 제외한다), 그 밖에 보건복지부장관이 정하는 검사를 실시하고, 혈액 및 혈액제제의 적격 여부를 확인하여야 한다. 다만, 다음 각 호의 어느 하나에 해당하는 경우로서 별표 1 제2호에 따른 혈액선별검사 중 B형간염바이러스(HBV) · C형간염바이러스(HCV) · 사람면역결핍바이러스(HIV) 핵산증폭검사 및 사람T세포림프친화바이러스(HTLV) 검사를 하는 경우에는 그 결과를 수혈 후에 확인할 수 있다.

1. 섬 지역에서 긴급하게 수혈하지 아니하면 생명이 위태로운 상황 또는 기상악화 등으로 적격 여부가 확인된 혈액 · 혈액제제를 공급받을 수 없는 경우
2. 성분채혈백혈구 또는 성분채혈백혈구혈소판을 수혈하는 경우

시행규칙 [별표 1 발췌]

부적격혈액의 범위 및 혈액·혈액제제의 적격여부 판정기준

(제2조 관련)

2. 다음의 혈액선별검사에서 부적격기준에 해당되는 혈액 및 혈액제제

검사항목 및 검사방법		부적격기준
비(B)형간염검사	B형간염표면항원(HBsAg) 검사	양성
	B형간염바이러스(HBV) 핵산증폭검사	양성
시(C)형간염검사	C형간염바이러스(HCV) 항체 검사	양성
	C형간염바이러스(HCV) 핵산증폭검사	양성
후천성면역결핍증검사	사람면역결핍바이러스(HIV) 항체 검사	양성
	사람면역결핍바이러스(HIV) 핵산증폭검사	양성
사람T세포림프친화 바이러스(HTLV) 검사(혈장성분은 제외한다)	사람T세포림프친화바이러스(HTLV) Ⅰ형/Ⅱ형 항체 검사(혈장성분은 제외한다)	양성
매독검사		양성
간기능검사(ALT검사, 수혈용으로 사용되는 혈액만 해당한다)		101 IU/L 이상

※B형간염표면항원(HBsAg) 검사, C형간염바이러스(HCV) 항체 검사, 사람면역결핍바이러스(HIV) 항체 검사, 사람T세포림프친화바이러스(HTLV) Ⅰ형/Ⅱ형 항체 검사의 검사방법은 효소면역측정법(EIA) 또는 이와 동등이상의 감도를 가진 시험방법에 따라야 함

비고: 위 검사항목 외에 국민보건을 위하여 긴급하게 필요하다고 판단되는 혈액검사의 부적격 기준은 보건복지부장관이 별도로 정한다.

② 제1항에도 불구하고 혈액원은 헌혈자 본인에게 수혈하기 위하여 헌혈자로부터 혈액을 채혈한 때에는 제1항에 따른 검사를 실시하지 아니할 수 있다.

③ 제1항에 따른 검사는 의사의 지도하에 「의료기사 등에 관한 법률」 제2조에 따른 임상병리사에 의하여 실시되어야 한다.

④ 혈액원은 제1항에 따른 검사 결과(후천성면역결핍증 검사결과를 제외한다)를 헌혈자에게 통보하여야 한다. 다만, 헌혈자가 적격으로 판정된 검사결과의 통보를 명시적으로 거부하는 경우에는 그러하지 아니하다.

시행규칙 **제9조(헌혈금지약물의 범위)** 법 제8조제1항제2호에서 "보건복지부령으로 정하는 헌혈금지약물"이란 다음 각 호의 구분에 따른 약물을 말한다.

1. 영구적 헌혈금지약물: 복용한 경우에는 영구적으로 헌혈이 금지되는 다음 각 목의 약물
   가. 에트레티네이트(Etretinate, 중증건선치료제) 성분의 약물
   나. 뇌하수체 유래 성장호르몬
   다. 소에서 유래한 인슐린
   라. 변종크로이츠펠트-야콥병(vCJD) 위험지역에서 채혈된 혈액의 혈청으로 제조된 진단시약
   마. 그 밖에 약물의 성분이나 특성 등을 고려하여 영구적 헌혈 제한이 필요하다고 보건복지부장관이 인정하여 고시하는 약물
2. 상대적 헌혈금지약물: 복용한 경우에는 일정기간 동안 헌혈이 금지되는 다음 각 목의 약물
   가. 아시트레틴 성분의 약물
   나. B형간염 면역글로불린 또는 태반주사제
   다. 두타스테라이드 성분의 약물
   라. 이소트레티노인 또는 피나스테라이드 성분의 약물
   마. 그 밖에 약물의 성분이나 특성 등을 고려하여 일정기간 헌혈 제한이 필요하다고 보건복지부장관이 인정하여 고시하는 약물

② 혈액원 등 혈액관리업무를 하는 자(이하 "혈액원등"이라 한다)는 제1항에 따른 검사 결과 부적격혈액을 발견하였을 때에는 보건복지부령으로 정하는 바에 따라 이를 폐기처분하고 그 결과를 보건복지부장관에게 보고하여야 한다. 다만, 부적격혈액을 예방접종약의 원료로 사용하는 등 대통령령으로 정하는 경우에는 그러하지 아니하다.

▶ 벌 칙: 2년 이하의 징역 또는 2천만원 이하의 벌금(보건복지부령으로 정하는 바에 따라 부적격혈액을 폐기처분하지 아니하거나 폐기처분 결과를 보건복지부장관에게 보고하지 아니한 자)

시행령 **제6조(부적격혈액 폐기처분의 예외)** 법 제8조제2항 단서에 따라 부적격혈액을 폐기처분하지 아니할 수 있는 경우는 다음 각 호와 같다.

1. 예방접종약의 원료로 사용되는 경우
2. 의학연구 또는 의약품 · 의료기기 개발에 사용되는 경우
3. 혈액제제 등의 의약품이나 의료기기의 품질관리를 위한 시험에 사용되는 경우

시행규칙 **제10조(부적격혈액의 폐기처분전 처리)** ① 법 제8조제2항의 규정에 의하여 혈액원 등 혈액관리업무를 하는 자(이하 "혈액원등"이라 한다)가 부적격혈액을 발견한 때에는 폐기처분 전까지 다음 각호의 방법에 의하여 처리하여야 한다.

1. 부적격혈액이 발견된 즉시 식별이 용이하도록 혈액용기의 겉면에 그 사실 및 사유를 기재할 것
2. 부적격혈액은 적격혈액과 분리하여 잠금장치가 설치된 별도의 격리공간에 보관할 것

② 삭제

시행규칙 **제11조(부적격혈액의 폐기처분등)** ① 혈액원등은 제10조제1항에 따른 부적격혈액을 「폐기물관리법 시행규칙」 제14조를 준용하여 폐기처분하여야 한다.

② 혈액원등은 매 연도말 기준으로 별지 제4호서식의 부적격혈액처리현황을 작성하여 다음달 10일까지 보건복지부장관에게 제출하여야 한다.

③ 제1항에 따른 혈액 및 혈액제제의 적격 여부에 관한 판정기준은 보건복지부령으로 정한다.

④ 혈액원은 제1항제2호에 따른 확인 결과 부적격혈액을 발견하였으나 그 혈액이 이미 의료기관으로 출고된 경우에는 해당 의료기관에 부적격혈액에 대한 사항을 즉시 알리고, 부적격혈액을 폐기처분하도록 조치를 하여야 한다.

▶ 벌 칙: 2년 이하의 징역 또는 2천만원 이하의 벌금(부적격혈액의 정보를 해당 의료기관에 알리지 아니하거나 폐기처분하지 아니한 자)

시행규칙 **제11조의2(부적격혈액의 의료기관 통보 등)** ① 법 제8조제4항에 따라 혈액원이 부적격혈액의 출고정보를 의료기관에 알리는 경우에는 다음 각 호의 사항이 포함된 별지 제4호의2서식의 부적격혈액 출고정보서(전자문서를 포함한다)에 따른다.

1. 공급혈액원에 관한 사항
2. 부적격혈액 정보에 관한 사항
3. 부적격혈액의 채혈일자 및 공급일자
4. 그 밖에 부적격혈액 출고정보에 대하여 의료기관에 알려야 할 필요가 있다고 보건복지부장관이 정하는 사항

② 제1항에 따라 부적격혈액 출고정보를 통보받은 의료기관은 다음 각 호의 구분에 따라 해당 부적격혈액(사용하지 아니한 부적격혈액만 해당한다)을 처리하여야 한다.

1. 폐기처분 전: 제10조제1항 각 호의 방법에 따라 부적격혈액을 관리할 것
2. 폐기처분 시: 제11조제1항의 방법에 따라 부적격혈액을 폐기처분할 것

③ 제1항에 따라 부적격혈액 출고정보를 통보받은 의료기관은 해당 부적격혈액을 이미 사용하였거나 제2항에 따라 처리한 경우에는 보건복지부장관이 정하는 바에 따라 그 사용내역 또는 처리결과를 혈액원에 지체없이 알려야 한다.

⑤ 혈액원은 부적격혈액의 수혈 등으로 사고가 발생할 위험이 있거나 사고가 발생하였을 때에는 이를 그 혈액을 수혈받은 사람에게 알려야 한다.

▶ 벌 칙: 2년 이하의 징역 또는 2천만원 이하의 벌금(부적격혈액을 수혈받은 사람에게 이를 알리지 아니한 자)

시행규칙 **제11조의3(부적격혈액의 수혈자 통보 등)** ① 혈액원은 다음 각 호의 어느 하나에 해당하는 경우 법 제8조제5항에 따라 부적격혈액의 수혈정보를 수혈자에게 알려야 한다. [신설 2024.10.14.]

1. 제8조제1항에 따른 비(B)형간염검사 등 혈액매개감염병 관련 혈액선별검사 결과 부적격 혈액으로 판정된 혈액이 출고되어 수혈된 경우
2. 혈액원의 제12조 각 호에 따른 혈액관리업무 수행 기준 위반으로 인해 부적격혈액이 출고되어 수혈된 경우
3. 그 밖에 수혈자의 생명과 안전을 확보하기 위하여 부적격혈액의 수혈정보를 통보할 필요가 있다고 보건복지부장관이 인정하는 경우

② 혈액원은 제1항에 따라 부적격혈액의 수혈정보를 수혈자에게 알리는 경우에는 다음 각 호의 사항이 포함된 별지 제4호의3서식의 부적격혈액 수혈정보서(전자문서를 포함한다)에 따른다. [개정 2024.10.14.]

1. 공급혈액원에 관한 사항
2. 수혈 의료기관에 관한 사항
3. 수혈자 정보에 관한 사항
4. 부적격혈액 정보에 관한 사항
5. 부적격혈액의 채혈일자, 공급일자 및 수혈일자
6. 그 밖에 부적격혈액 수혈정보에 대하여 수혈자에게 알려야 할 필요가 있다고 보건복지부 장관이 정하는 사항

③ 혈액원은 법 제8조제5항에 따른 부적격혈액 수혈정보 통보를 위하여 필요하다고 인정하는 경우에는 관계 행정기관 또는 의료기관에 필요한 자료를 요청할 수 있다.

④ 혈액원이 제2항에 따른 부적격혈액의 수혈정보를 수혈자에게 알릴 수 없는 부득이한 사유가 있는 경우에는 지체없이 그 사실을 보건복지부장관에게 알려야 한다. [개정 2024.10.14.]

⑥ 혈액원은 헌혈자 및 그의 혈액검사에 관한 정보를 보건복지부령으로 정하는 바에 따라 보건복지부장관에게 보고하여야 한다.

▶ 과태료: 200만원 이하의 과태료(보고를 하지 아니하거나 거짓으로 보고한 자)

시행규칙 제11조의4(헌혈자의 혈액정보 통보) ① 혈액원은 법 제8조제6항에 따라 헌혈자에 대한 다음 각 호의 혈액정보를 채혈일부터 3일 이내에 별지 제4호의4서식의 통보서(전자문서를 포함한다)에 기재하여 대한적십자사 회장에게 통보해야 한다.

1. 헌혈자의 인적사항
2. 혈액 및 혈액제제 종류
3. 헌혈일자 및 헌혈증서번호
4. 혈액검사 결과

② 혈액원은 제1항에 따라 혈액정보를 통보한 혈액을 공급하거나 폐기한 때에는 별지 제4호의4서식의 통보서(전자문서를 포함한다)에 다음 각 호의 어느 하나에 해당하는 사항을 기재하여 공급일 또는 폐기일부터 7일 이내에 대한적십자사 회장에게 통보해야 한다.

1. 혈액을 혈액제제로 제조하여 공급한 경우 : 혈액제제의 공급일자 및 공급처(자체에서 소비할 목적으로 제조하는 경우를 포함한다)
2. 혈액이 부적격혈액으로 분류되어 폐기처분한 경우 : 혈액제제의 폐기일자 및 폐기사유

⑦ 보건복지부장관은 제6항에 따라 보고받은 헌혈자 및 그의 혈액검사에 관한 정보를 적절히 유지 · 관리하여야 한다.

⑧ 제1항에 따른 혈액 및 혈액제제의 적격 여부 검사와 그 밖에 제4항 및 제5항의 부적격혈액 발생 시의 조치에 필요한 사항은 보건복지부령으로 정한다.

제8조의2(혈액사고 발생 시의 조치 등) ① 보건복지부장관은 부적격혈액의 수혈 등으로 사고가 발생할 위험이 있거나 사고가 발생하였을 때에는 보건복지부령으로 정하는 바에 따라 혈액원등에 대하여 관련 혈액 및 혈액제제의 폐기 등 필요한 조치를 하거나 이를 하도록 명할 수 있다.

② 보건복지부장관은 제1항에 따른 조치를 하거나 이를 하도록 명할 때 필요하다고 인정하면 식품의약품안전처장 등 유관기관에 협조를 요청할 수 있다.

③ 보건복지부장관은 제1항과 제2항의 조치 및 협조에 필요한 유관기관 임무 수행지침을 제정하여 시행할 수 있으며, 해당 기관은 정당한 사유가 없으면 이를 성실히 이행하여야 한다.

제9조(혈액의 관리 등) ① 혈액원등은 채혈 시의 혈액량, 혈액관리의 적정 온도 등 보건복지부령으로 정하는 기준에 따라 혈액관리업무를 하여야 한다.

▶ 벌 칙: 2년 이하의 징역 또는 2천만원 이하의 벌금(채혈 시의 혈액량, 혈액관리의 적정 온도 등 보건복지부령으로 정하는 기준에 따라 혈액관리업무를 하지 아니한 자)

시행규칙 제12조(혈액관리업무) 혈액원등이 법 제9조에 따른 혈액관리업무를 수행하는 때에는 다음 각 호의 구분에 따라 행하여야 한다.

1. 채혈업무

가. 의사 또는 간호사는 채혈전에 제6조에 따른 건강진단을 실시하고 보건복지부장관이 고시하는 헌혈기록카드를 작성하여야 한다.

나. 채혈은 채혈에 필요한 시설을 갖춘 곳에서 의사의 지도하에 행하여야 한다.

다. 1인 1회 채혈량(항응고제 및 검사용 혈액을 제외한다)은 다음 한도의 110퍼센트를 초과하여서는 아니 된다. 다만, 희귀혈액을 채혈하는 경우에는 그러하지 아니하다.

(1) 전혈채혈: 400밀리리터

(2) 성분채혈: 500밀리리터

(3) 2종류 이상의 혈액성분을 동시에 채혈하는 다종성분채혈: 600밀리리터

라. 채혈은 항응고제가 포함된 혈액백 또는 성분채혈키트를 사용하여 무균적으로 하여야 한다.

마. 혈액제제제조를 위하여 채혈된 혈액은 제조하기까지 다음의 방법에 따라 관리하여야 한다.

(1) 전혈채혈: 섭씨 1도이상 10도이하에서 관리할 것. 다만, 혈소판제조용의 경우에는 섭씨 20도이상 24도이하에서

관리할 것

(2) 혈소판성분채혈: 섭씨 20도이상 24도이하에서 관리할 것

(3) 혈장성분채혈: 섭씨 6도 이하에서 관리할 것

바. 삭제

2. 혈액제제의 보존업무

가. 혈액제제의 보존온도 · 보존방법 및 보존기간등은 별표 2의2의 기준에 따라야 한다.

시행규칙 [별표 2의2] 5. 7.〉

혈액제제의 보존기준

(제12조 관련)

	보존온도	보존기간	비고
1. 전혈	1~6℃	CPD 보존액: 채혈 후 21일 CPDA-1 보존액: 채혈 후 35일 ADD/M(SAG/M) 보존액: 채혈 후 35일	
2. 농축적혈구	1~6℃	전혈과 동일	
3. 신선동결혈장	-18℃ 이하	채혈 후 1년	해동 후 3시간 이내 사용. 다만, 1~6℃ 보관하는 경우 24시간까지 사용 가능
4. 농축혈소판	20~24℃	제조 후 120시간	보관시 교반필요
5. 백혈구제거적혈구	1~6℃	제조 후 24시간 폐쇄형은 전혈과 동일	
6. 백혈구여과제거적혈구	1~6℃	폐쇄형 여과는 전혈과 동일, 개방형 여과는 제조 후 24시간	
7. 세척적혈구	1~6℃	제조 후 24시간	
8. 동결해동적혈구	-65℃ 이하 동결, 해동 후 1~6℃	제조 후 10년, 세척 후 24시간	
9. 농축백혈구	20~24℃	제조 후 24시간	
10. 혈소판풍부혈장	20~24℃	채혈 후 5일	보관시 교반필요
11. 백혈구여과제거혈소판	20~24℃	폐쇄형 여과는 농축혈소판과 동일 개방형 여과는 제조 후 4시간	보관시 교반필요
12. 세척혈소판	20~24℃	제조 후 4시간	
13. 신선액상혈장	1~6℃	제조 후 12시간	
14. 동결혈장	-18℃ 이하	채혈 후 1년	해동 후 3시간 이내 사용. 다만, 1~6℃ 보관하는 경우 24시간까지 사용 가능
15. 동결침전제제	-18℃ 이하	채혈 후 1년	해동 후 1시간 이내 사용. 다만, 20~24℃ 보관하는 경우 6시간까지 사용 가능
16. 동결침전물제거혈장	-18℃ 이하	채혈 후 1년	해동 후 3시간 이내 사용. 다만, 1~6℃ 보관하는 경우 24시간까지 사용 가능
17. 성분채혈적혈구	1~6℃	채혈 후 35일	혈액첨가제 사용시
18. 성분채혈백혈구	20~24℃	채혈 후 24시간	
19. 성분채혈혈소판백혈구	20~24℃	채혈 후 24시간	보관시 교반필요

	보존온도	보존기간	비고
20. 성분채혈혈소판	20~24℃	제조 후 120시간	
21. 백혈구여과제거 성분채혈혈소판	20~24℃	제조 후 120시간	보관시 교반 필요
22. 성분채혈혈장	−18℃ 이하	채혈 후 1년	
23. 다종백혈구여과제거 성분 채혈혈소판	20~24℃	제조 후 120시간	보관 시 교반 필요
24. 다종성분채혈혈장	−18℃ 이하	채혈 후 1년	
25. 방사선조사 농축적혈구	1~6℃	방사선조사(照射) 후 28일. 다만, 방사선조사 대상이 되는 농축적혈구의 남은 보존기간이 더 짧은 경우에는 그 보존기간을 말한다.	
26. 방사선조사 백혈구여과제거적혈구	1~6℃	방사선조사 후 28일. 다만, 방사선조사 대상이 되는 백혈구여과제거적혈구의 남은 보존기간이 더 짧은 경우에는 그 보존기간을 말한다.	
27. 방사선조사 세척적혈구	1~6℃	방사선조사 대상 세척적혈구의 남은 보존기간	
28. 방사선조사 농축혈소판	20~24℃	방사선조사 대상 농축혈소판의 남은 보존기간	보관 시 교반 필요
29. 방사선조사 백혈구여과제거성분채혈혈소판	20~24℃	방사선조사 대상 백혈구여과제거성분채혈혈소판의 남은 보존기간	보관 시 교반 필요
30. 방사선조사 다종백혈구여과제거성분채혈혈소판	20~24℃	방사선조사 대상 다종백혈구여과제거성분채혈혈소판의 남은 보존기간	보관 시 교반 필요
31. 방사선조사 세척혈소판	20~24℃	방사선조사 대상 세척혈소판의 남은 보존기간	

비고: 성분채혈혈장 등을 혈장분획제제의 원료로 사용하기 위하여 보관하는 경우 그 보존기준은 식품의약품안전처장이 따로 고시하는 바에 따른다.

나. 보존온도를 유지하는 장치와 그 유지온도를 기록하는 장치를 갖추어야 한다.

다. 혈액제제의 부적격여부를 주기적으로 점검하여야 한다.

라. 이상이 없는 혈액제제를 보존중에 폐기하거나 변질시키지 말아야 한다.

3. 혈액제제의 공급업무

가. 혈액제제의 운송거리 및 시간을 고려하여 제2호 가목의 규정에 의한 보존온도를 유지할 수 있는 적절한 용기에 넣어 운송·공급하여야 한다.

나. 혈액원은 혈액제제를 공급한 때에는 별지 제7호서식에 따른 혈액제제 운송 및 수령확인서를 2부 작성하여 1부는 3년간 보관하고 1부는 혈액제제를 수령한 자에게 내주며, 혈액제제를 수령한 자는 해당 확인서를 3년간 보관하여야 한다.

4. 품질관리 업무: 혈액원등은 제1호부터 제3호까지의 혈액관리업무를 시행함에 있어 보건복지부장관이 고시하는 업무절차 및 정도관리 등에 관한 표준업무규정을 준수하여야 한다.

② 혈액원은 채혈한 혈액을 안전하고 신속하게 공급하기 위하여 혈액 공급 차량을 운영할 수 있다.

③ 제2항에 따른 혈액 공급 차량의 형태, 표시 및 내부 장치 등에 관한 구체적인 사항은 보건복지부령으로 정한다.

시행규칙 **제12조의2(혈액공급차량의 형태 등)** 법 제9조제3항의 규정에 의한 혈액공급차량의 형태 · 표시 및 내부장치 등에 관한 기준은 별표 5와 같다.

시행규칙 [별표 5]

혈액공급차량의 형태·표시 및 내부장치 등에 관한 기준
(제12조의2 관련)

1. 형태 및 표시
   가. 「자동차관리법」 제3조의 규정에 의한 승용자동차 · 승합자동차 또는 화물자동차로서 지붕구조의 덮개가 있을 것
   나. 바탕색은 백색으로 하며, 전 · 후 · 좌 · 우면중 2면 이상에 녹색으로 '혈액공급차량'이라는 표시를 할 것
   다. 좌 · 우면중 1면 이상에 혈액공급차량을 운영하는 혈액원의 명칭 및 전화번호를 표시할 것

2. 내부장치
   가. 삭제
   나. 제12조제3호가목에 따른 보존온도를 유지할 수 있는 적절한 용기와 냉매제를 갖출 것
   다. 혈액제제 보존용기 내의 유지온도를 기록하는 장치

3. 그 밖의 기준
   혈액공급차량 운행일지를 구비할 것

>> 참고 - [채혈의 종류]

채혈은 전혈채혈과 성분채혈로 구분한다. 전혈채혈은 혈액의 모든 성분(혈액세포와 혈장)을 한 번에 채혈하는 방법으로 헌혈자의 연령 및 체중에 따라 320mL, 400mL 전혈채혈로 구분되며, 혈액제제의 원료가 된다. 성분채혈은 혈액성분채혈기를 이용하여 혈소판, 혈장, 적혈구, 백혈구 등의 혈액 중 필요한 특정 성분만을 분리하여 채혈하고, 나머지 혈액 성분은 헌혈자에게 되돌려주는 채혈 방법으로 혈소판성분채혈과 혈장성분채혈 등이 있다.
출처: 대한수혈학회 인터넷 홈페이지 http://www.transfusion.or.kr/KOR/medical/medical2.php

>> 참고 - [헬액제제의 제조 및 보관]

(1) 혈액제제의 제조

채혈로 얻어진 전혈 한 개의 혈액으로부터 2~3개의 혈액 성분으로 제조한 것을 혈액제제라고 하며, 대부분 원심분리에 의해 농축적혈구, 농축혈소판, 및 신선동결혈장 등의 혈액제제로 제조된다. 채혈한 혈액을 혈액제제로 제조하기 위해서는 혈액은행용 원심분리기와 분리대 및 관봉합기가 필요하다. 적혈구, 혈소판, 그리고 혈장은 각기 다른 비중(각각 1.08~1.09, 1.03~1.04, 1.023)을 갖고 있으므로 원심분리를 이용하여 각 성분을 분리할 수 있다. 혈액제제의 장점은 특정 혈액 성분이 다량으로 필요한 환자에게 적절한 혈액 성분을 제공할 수 있으므로 채혈한 혈액 한 단위로 여러 명의 환자에게 도움을 줄 수 있다는 점이다.
제조되는 혈액제제의 종류 및 수는 채혈을 할 때 사용하는 혈액백의 종류에 따라 결정된다. 이중백으로 채혈한 경우 고속원심분리(heavy spin: 5000g × 5분)하면 농축적혈구와 신선동결혈장을 제조할 수 있고, 저속원심분리(light spin: 2000g × 3~5분)하면 농축적혈구와 혈소판풍부혈장(platelet-rich plasma, PRP)을 제조할 수 있다. 대개의 경우는 삼중백으로 전혈을 채혈하여 먼저 저속원심분리로 농축적혈구를 얻고 혈소판풍부혈장을 고속원심분리하여 신선동결혈장과 농축혈소판을 제조한다. 전혈 채혈 시에는 CPDA-1 항응고제가 사용되어 8시간 이내에 신선동결혈장을 분리하여 급속 냉동하여야 하며 농축혈소판은 실온에서 채혈 후 8시간 이내에 제조하여야 한다. 동결침전제제는 신선동결혈장을 4℃에서 녹여 원심침전 후 후 상층혈장을 제거하고 남은 한랭침전단백을 -18℃ 이하에서 동결시켜 만든다.

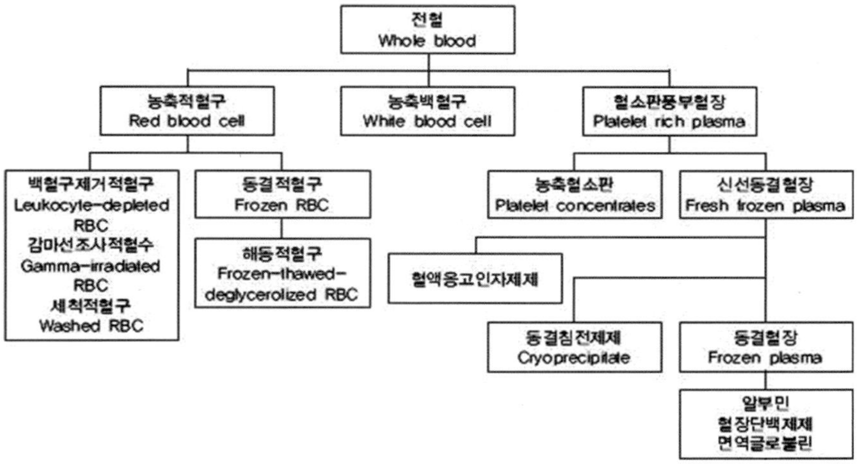

(2) 혈액제제의 보관

혈액검사를 거쳐 안전하다고 판정된 혈액은 혈액제제별로 적정 온도를 유지하여 실온, 냉장, 또는 냉동으로 보관된다. 혈액은 생물학적 제제로서 온도 등의 보관 상태가 잘 유지되어야 한다. 또한 운송할 경우에도 적정한 온도를 유지하기 위하여 필요한 혈액제제의 운송 거리 및 시간을 고려하여 보존온도를 유지할 수 있는 적절한 용기에 넣어 운송하여야 한다.

출처: 대한수혈학회 인터넷 홈페이지 http://www.transfusion.or.kr/KOR/medical/medical2.php

>> 참고 - [햘액공급]

혈액을 매개로 한 감염성질환이 없는 혈액이라고 판정된 혈액을 수혈하기 위하여는 일정 수준의 품질을 만족해야 한다. 적혈구용적률 검사, 잔여백혈구수 검사, 혈소판수 검사, 제Ⅷ응고인자 검사 및 혈액배양검사 등을 하여 만족한 수준일 경우 의료기관으로 공급할 수 있다. 감염성질환 검사에서 양성반응을 보인 혈액, 헌혈유보군 혈액(과거 혈액검사 양성) 및 품질관리 부적격 혈액은 폐기된다. 또한 의료기관으로 공급하기 전에 혈액을 육안으로 관찰하여 용혈 등이 없는 경우에만 의료기관으로 공급한다.

검사를 거쳐 안전하다고 판정된 혈액은 혈액제제별로 적정 온도를 유지하여 냉장, 또는 냉동 보관된다. 의료기관이 혈액을 요청하면 혈액원이 직접 의료기관에 혈액을 공급하거나 의료기관이 혈액원을 방문하여 혈액을 공급받는다. 의료기관은 환자에게 혈액을 수혈하기 전, 수혈 시 발생할 수 있는 부작용을 방지하기 위해 수혈자와 헌혈자 혈액의 교차시험을 시행한다. 한편, 수혈용 이외의 혈장제제는 혈장분획센터로 옮겨져 의약품 제조용으로 사용된다.

출처: 대한수혈학회 인터넷 홈페이지 http://www.transfusion.or.kr/KOR/medical/medical2.php
대한적십자사 혈액관리본부 인터넷 홈페이지 https://www.bloodinfo.net/bloodsupply_process.do

>> 참고 - [질병 종류에 따른 혈액제제 사용량 상위 10개 질환]

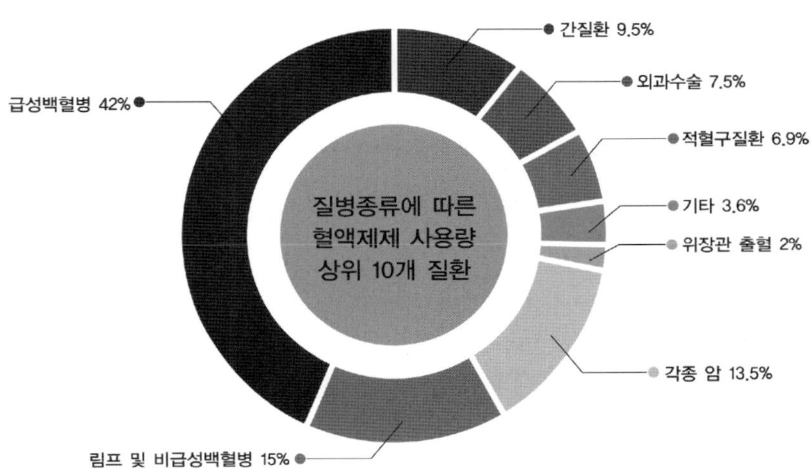

출처: 대한적십자사 혈액관리본부 인터넷 홈페이지 https://www.bloodinfo.net/bloodsupply_process.do

제9조의2(의료기관의 준수사항) ① 병상 수와 혈액 사용량을 고려하여 보건복지부령으로 정하는 의료기관의 장은 안전하고 적정한 혈액 사용을 위하여 수혈관리위원회와 수혈관리실을 설치 · 운영하고 혈액 관련 업무를 전담하는 인력을 두는 등 필요한 조치를 하여야 한다.

시행규칙 **제12조의3(수혈관리위원회 및 수혈관리실의 설치 등)** ① 법 제9조의2제1항에서 "보건복지부령으로 정하는 의료기관"이란 다음 각 호의 구분에 따른 의료기관을 말한다.

1. 법 제9조의2제1항에 따른 수혈관리위원회(이하 "수혈관리위원회"라 한다)를 설치 · 운영해야 하는 의료기관: 다음 각 목의 구분에 따른 의료기관
   가. 2021년 6월 30일 이전: 1천개 이상의 병상을 갖춘 의료기관으로서 전년도 혈액제제 사용량이 2만단위 이상인 의료기관
   나. 2021년 7월 1일 이후: 100개 이상의 병상을 갖춘 의료기관으로서 전년도 혈액제제 사용량이 1천단위 이상인 의료기관
2. 법 제9조의2제1항에 따른 수혈관리실(이하 "수혈관리실"이라 한다)을 설치 · 운영해야 하는 의료기관: 다음 각 목의 구분에 따른 의료기관
   가. 2021년 6월 30일 이전: 1천개 이상의 병상을 갖춘 의료기관으로서 전년도 혈액제제 사용량이 2만단위 이상인 의료기관
   나. 2021년 7월 1일부터 2022년 6월 30일까지의 기간: 500개 이상의 병상을 갖춘 의료기관으로서 전년도 혈액제제 사용량이 1만단위 이상인 의료기관
   다. 2022년 7월 1일 이후: 100개 이상의 병상을 갖춘 의료기관으로서 전년도 혈액제제 사용량이 5천단위 이상인 의료기관

② 수혈관리위원회는 다음 각 호의 사항을 심의한다.

1. 수혈관리계획의 수립 및 시행
2. 안전하고 적정한 수혈관리를 위한 자체 규정
3. 수혈용 혈액의 보관량 · 사용량 · 폐기량의 적정성
4. 수혈용 혈액의 안정적인 수급 방안
5. 수혈 관련 부작용의 예방 · 대응방법
6. 수혈 관련 교육 및 홍보 방법
7. 그 밖에 안전하고 적정한 혈액 사용을 위하여 보건복지부장관이 정하는 사항

③ 수혈관리실은 다음 각 호의 업무를 수행한다.

1. 수혈용 혈액의 보관 · 사용 · 폐기 현황의 관리
2. 수혈 관련 자료의 수집 · 분석 및 평가
3. 수혈의 적정성에 대한 평가
4. 수혈 관련 부작용의 발생 감시 및 대응
5. 수혈 관련 교육 및 홍보
6. 그 밖에 수혈관리에 필요한 업무

④ 제1항부터 제3항까지에서 규정한 사항 외에 수혈관리위원회 및 수혈관리실의 설치 등에 필요한 사항은 보건복지부장관이 정한다.

시행규칙 **제12조의4(수혈관리위원회의 구성 및 운영)** ① 수혈관리위원회는 위원장 1명과 부위원장 1명을 포함한 7명 이상 15명 이하의 위원으로 구성한다.

② 수혈관리위원회의 위원장은 해당 의료기관의 장으로 하고, 부위원장은 위원 중에서 위원장이 지명한다.

③ 수혈관리위원회의 위원은 다음 각 호의 사람이 된다.

1. 진료부서의 장
2. 간호부서의 장

3. 수혈관리실의 장(수혈관리실을 설치한 경우만 해당한다)
4. 수혈관리 분야에 관한 학식과 경험이 풍부한 사람 중에서 위원장이 위촉하는 사람

④ 수혈관리위원회의 회의는 반기별로 1회 이상 개최한다. 다만, 재적위원 과반수가 요구하거나 위원장이 필요하다고 인정하는 경우에는 임시회의를 소집할 수 있다.

⑤ 수혈관리위원회의 회의는 재적위원 과반수의 출석으로 개의(開議)하고, 출석위원 과반수의 찬성으로 의결한다.

⑥ 제1항부터 제5항까지에서 규정한 사항 외에 수혈관리위원회의 구성 및 운영에 필요한 사항은 보건복지부장관이 정한다.

시행규칙 **제12조의5(수혈관리실의 근무인력)** ① 법 제9조의2제1항에 따라 의료기관의 장은 수혈관리실에 다음 각 호의 인력을 두어야 한다. 이 경우 다음 각 호의 인력 중 1명 이상은 수혈관리실에서 전담 근무해야 한다.

1. 수혈관리에 관한 경험과 지식이 있는 의사 1명 이상
2. 수혈관리에 관한 경험과 지식이 있는 간호사 1명 이상
3. 수혈관리에 관한 경험과 지식이 있는 임상병리사 1명 이상 또는 의료기관의 장이 수혈관리를 위하여 필요하다고 인정하는 사람 1명 이상

② 수혈관리실에서 근무하는 사람은 별표 5의2에서 정한 교육기준에 따라 교육을 받아야 한다.

② 제1항에 따른 수혈관리위원회의 구성과 운영, 수혈관리실의 설치와 운영 및 혈액 관련 업무를 전담하는 인력의 자격요건, 인원 수, 업무내용 등에 관하여 필요한 사항은 보건복지부령으로 정한다.

제10조(특정수혈부작용에 대한 조치) ① 의료기관의 장은 특정수혈부작용이 발생한 경우에는 보건복지부령으로 정하는 바에 따라 그 사실을 시 · 도지사에게 신고하여야 한다.

▶ 과태료: 200만원 이하의 과태료(신고를 하지 아니한 자)

② 시 · 도지사는 제1항에 따른 특정수혈부작용의 발생 신고를 받은 때에는 이를 보건복지부장관에게 통보하여야 한다.

▶ 과태료: 200만원 이하의 과태료(통보를 하지 아니한 자)

③ 보건복지부장관은 제2항에 따라 특정수혈부작용의 발생 신고를 통보받으면 그 발생 원인의 파악 등을 위한 실태조사를 하여야 한다. 이 경우 특정수혈부작용과 관련된 의료기관의 장과 혈액원등은 실태조사에 협조하여야 한다.

▶ 과태료: 200만원 이하의 과태료(실태조사에 협조하지 아니한 자)

제10조의2(특정수혈부작용 및 채혈부작용의 보상) ① 혈액원은 다음 각 호의 어느 하나에 해당하는 사람에 대하여 특정수혈부작용 및 채혈부작용에 대한 보상금(이하 "보상금"이라 한다)을 지급할 수 있다.

1. 헌혈이 직접적인 원인이 되어 질병이 발생하거나 사망한 채혈부작용자
2. 혈액원이 공급한 혈액이 직접적인 원인이 되어 질병이 발생하거나 사망한 특정수혈부작용자

시행규칙 **제13조의2(보상금의 산정 및 지급)** ① 법 제5조제1항에 따른 혈액관리위원회는 법 제10조의2제1항에 따라 보상금을 산정하는 경우에는 다음 각 호의 사항을 고려하여야 한다.

1. 혈액원 및 헌혈자의 과실 수준
2. 채혈 또는 수혈과 사망 · 질병 등의 부작용 간 직접적 인과관계의 수준
3. 사망 · 질병 등 부작용의 유형 · 성격 및 피해정도
4. 그 밖에 보상금을 산정하는 데 특히 고려할 필요가 있다고 보건복지부장관이 정하는 사항

② 혈액원이 법 제10조의2제1항에 따른 보상금을 지급하는 경우에는 보상금을 받는 사람이 지정하는 예금계좌에 입금하여야 한다. 다만, 예금계좌가 없는 경우 등 부득이한 사유가 있는 경우에는 보상금을 받는 사람과 협의하여 그 지급방법을 별도로 정할 수 있다.

③ 제1항 및 제2항에서 규정한 사항 외에 보상금의 산정 및 지급에 필요한 사항은 보건복지부장관이 정하여 고시한다.

② 제1항에 따른 보상금은 위원회의 심의에 따라 결정되며, 보상금이 결정된 때에는 위원장은 그 심의 결과를 지체 없이 혈액원에 통보하여야 한다.

③ 제1항에도 불구하고 다음 각 호의 어느 하나에 해당하는 경우에는 보상금을 지급하지 아니할 수 있다.

1. 채혈부작용이 헌혈자 본인의 고의 또는 중대한 과실로 인하여 발생한 경우
2. 채혈부작용이라고 결정된 사람 또는 그 가족이 손해배상청구소송 등을 제기한 경우 또는 소송제기 의사를 표시한 경우

④ 제1항에 따라 지급할 수 있는 보상금의 범위는 다음 각 호와 같다. 다만, 혈액의 공급과정에서 혈액원의 과실이 없는 경우에는 제6호의 위자료만 지급할 수 있다.
1. 진료비
2. 장애인이 된 자에 대한 일시보상금
3. 사망한 자에 대한 일시보상금
4. 장제비
5. 일실(逸失)소득
6. 위자료

⑤ 그 밖에 보상금의 산정 및 지급 등에 필요한 사항은 보건복지부령으로 정한다.

제11조(혈액제제의 수가) 혈액원이 헌혈자로부터 채혈하여 제조한 혈액제제를 의료기관에 공급하는 가격과 혈액원으로부터 혈액제제를 공급받은 의료기관이 수혈자에게 공급하는 가격은 보건복지부장관이 정하여 고시한다.

▶ 벌 칙: 100만원 이하의 벌금(고시된 혈액제제의 수가를 위반하여 혈액제제를 공급한 자)

제12조(기록의 작성 등) ① 혈액원등은 보건복지부령으로 정하는 바에 따라 혈액관리업무에 관한 기록을 작성하여 갖추어 두어야 한다.

시행규칙 **제14조(서류의 작성등)** ① 혈액원등은 법 제12조제1항에 따라 다음 각 호의 서류를 작성 · 비치하여야 한다.
1. 별지 제1호의7서식에 의한 헌혈경력 및 검사결과 조회서
2. 별지 제4호서식에 의한 부적격혈액처리현황
2의2. 별지 제4호의2서식의 헌혈자 혈액정보 통보기록
3. 보건복지부장관이 고시하는 헌혈기록카드
4. 삭제
5. 별지 제8호서식에 의한 특정수혈부작용발생신고기록

② 제1항에 따른 기록(제12조의2제1항에 따른 전자혈액관리업무기록을 포함한다)은 기록한 날부터 보건복지부령으로 정하는 기간 동안 보존하여야 한다.

시행규칙 **제14조(서류의 작성등)** ② 법 제12조제2항에서 "보건복지부령이 정하는 기간"이라 함은 10년을 말한다.

③ 혈액관리업무에 종사하는 자는 이 법 또는 다른 법령에 특별히 규정된 경우를 제외하고는 건강진단 · 채혈 · 검사 등 업무상 알게 된 다른 사람의 비밀을 누설하거나 발표하여서는 아니 된다.

▶ 벌 칙: 2년 이하의 징역 또는 2천만원 이하의 벌금(건강진단 · 채혈 · 검사 등 업무상 알게 된 다른 사람의 비밀을 누설하거나 발표한 자)

제12조의2(전자혈액관리업무기록 등) ① 혈액원등은 헌혈자 대장(臺帳) 등을 「전자서명법」에 따른 전자서명이 기재된 전자문서 등(이하 "전자혈액관리업무기록"이라 한다)으로 작성 · 보관할 수 있다.

② 혈액원등은 전자혈액관리업무기록을 안전하게 관리 · 보존하는 데에 필요한 시설 및 장비 등을 갖추어야 한다.

③ 누구든지 정당한 사유 없이 전자혈액관리업무기록에 저장된 개인정보를 탐지(探知)하거나 누출 · 변조 또는 훼손하여서는 아니 된다.

▶ 벌 칙: 2년 이하의 징역 또는 2천만원 이하의 벌금(정당한 사유 없이 전자혈액관리업무기록에 저장된 개인정보를 탐지하거나 누출 · 변조 또는 훼손한 자)

④ 제14조제3항에 따라 수혈을 요구받은 의료기관은 헌혈증의 유효성 여부를 확인하기 위하여 전자혈액관리업무기록을 조회할 수 있다.

제13조(검사 등) ① 보건복지부장관은 혈액의 품질관리를 위하여 필요하다고 인정하면 혈액원등에 대통령령으로 정하는 바에 따라 필요한 보고를 하도록 명하거나, 관계 공무원에게 혈액원등의 사무실, 사업장, 그 밖에 필요한 장소에 출입하여 장부 · 서류 또는 그 밖의 물건을 검사하게 할 수 있다.

▶ 과태료: 200만원 이하의 과태료(보고를 하지 아니하거나 거짓으로 보고한 자 또는 검사를 거부 · 기피 또는 방해한 자)

시행령 **제7조(기록제출)** 보건복지부장관은 법 제13조제1항의 규정에 의하여 혈액원에 대하여 법 제12조제1항의 규정에 의한 혈액관리업무에 관한 기록을 제출하게 할 수 있다.

② 제1항에 따라 출입 · 검사를 하는 공무원은 그 권한을 표시하는 증표를 관계인에게 내보여야 한다.

③ 보건복지부장관은 혈액제제의 안전성을 보장하고 효과를 높이기 위하여 대통령령으로 정하는 바에 따라 혈액원의 혈액관리업무에 대한 심사평가를 할 수 있다.

제13조의2(혈액원 및 의료기관의 혈액수급정보 제출) ① 혈액원은 혈액 공급량 · 재고량 · 폐기량 등 혈액관리에 관한 정보를 보건복지부장관에게 제출하여야 한다.

▶ 과태료: 200만원 이하의 과태료(제출을 하지 아니하거나 거짓으로 제출한 자)

② 혈액원(의료기관이 개설한 혈액원 중 혈액제제를 자체에서 소비할 목적으로 공급하는 경우는 제외한다)으로부터 혈액을 공급받은 의료기관의 장은 해당 의료기관의 혈액 사용량 · 재고량 · 폐기량 등 혈액 사용에 관한 정보를 보건복지부장관에게 제출하여야 한다.

▶ 과태료: 200만원 이하의 과태료(제출을 하지 아니하거나 거짓으로 제출한 자)

③ 제1항 및 제2항에 따른 제출정보의 내용, 제출 시기 및 제출 방법은 보건복지부령으로 정한다.

시행규칙 **제14조의2(혈액원 및 의료기관의 혈액수급정보 제출 내용 등)** ① 법 제13조의2제1항에 따라 혈액원은 매일(토요일 및 공휴일은 제외한다) 정오까지 전날의 혈액관리에 관한 다음 각 호의 정보를 보건복지부장관에게 제출해야 한다.

1. 혈액제제의 공급량, 공급일자 및 공급처
2. 혈액제제의 폐기량, 폐기일자 및 폐기사유 3. 혈액제제의 재고량

② 법 제13조의2제2항에 따라 혈액을 공급받은 의료기관의 장은 매일(토요일 및 공휴일은 제외한다) 정오까지 보건복지부장관이 정하는 바에 따라 전날의 혈액 사용에 관한 다음 각 호의 정보를 보건복지부장관에게 제출해야 한다. 다만, 제4호의 정보는 월별로 일괄하여 그 다음 달 1일까지 제출할 수 있다.

1. 혈액을 공급받은 일시
2. 혈액제제의 명칭, 혈액번호 및 혈액형
3. 혈액제제의 사용량, 사용일시, 폐기량, 폐기일시 및 재고량
4. 수혈자의 성별, 연령, 혈액형 및 진료과목
5. 그 밖에 혈액의 사용현황을 파악하기 위하여 필요한 정보로서 보건복지부장관이 정하여 고시하는 정보

③ 보건복지부장관은 혈액부족 등으로 인해 필요한 경우 의료기관의 장에게 당일의 혈액 사용에 관한 제2항 각 호의 정보를 요청할 수 있으며, 요청을 받은 의료기관의 장은 특별한 사유가 없으면 이에 따라야 한다.

④ 법 제13조의2제2항에 따라 혈액을 공급받은 의료기관의 장은 병상 수, 혈액형 · 혈액제제별 전년도의 일평균 혈액 사용량 등 보건복지부장관이 정하여 고시하는 정보를 매년 1월 31일까지 보건복지부장관에게 제출해야 한다.

⑤ 제1항부터 제4항까지에서 규정한 사항 외에 혈액원 및 의료기관의 혈액수급정보 제출 시기 · 방법 등에 관한 사항은 보건복지부장관이 정한다.

제14조(헌혈증서의 발급 및 수혈비용의 보상 등) ① 혈액원이 헌혈자로부터 헌혈을 받았을 때에는 보건복지부령으로 정하는 바에 따라 헌혈증서를 그 헌혈자에게 발급하여야 한다. 이 경우 헌혈증서를 잃어버리거나 훼손되어 못쓰게 된 것이 확인된 경우에는 보건복지부령으로 정하는 바에 따라 재발급 받을 수 있다.

▶ 벌 칙: 1년 이하의 징역 또는 1천만원 이하의 벌금(헌혈자에게 헌혈증서를 발급하지 아니한 자)

시행규칙 **제15조(헌혈증서의 발급)** ① 혈액원은 법 제14조제1항 전단에 따라 헌혈자로부터 헌혈을 받은 경우에는 별지 제10호 서식의 헌혈증서를 지체없이 헌혈자에게 교부해야 한다.

② 대한적십자사 회장은 혈액원이 제1항에 따른 헌혈증서를 헌혈자에게 발급함에 지장이 없도록 그 용지를 미리 혈액원에 송부해야 한다.

시행규칙 제15조의2(헌혈증서의 재발급) ① 법 제14조제1항 후단에 따라 헌혈증서를 재발급 받으려는 사람은 별지 제10호의2 서식의 헌혈증서 재발급 신청서(전자문서를 포함한다)를 혈액원에 제출해야 한다.

② 제1항에 따른 신청서를 받은 혈액원은 신청인의 사진이 붙어 있어 본인임을 확인할 수 있는 주민등록증, 여권, 학생증, 그 밖의 신분증명서에 따라 그 신원을 확인한 후 신청인에게 헌혈증서를 재발급해야 한다. 다만, 법 제14조제1항 후단에 따라 한 번 재발급되었거나 같은 조 제3항에 따라 의료기관에 그 헌혈증서를 제출하여 무상으로 혈액제제를 수혈받은 것이 확인된 경우는 제외한다.

② 제1항에 따른 헌혈증서는 휴대전화에 의한 문자메시지, 전자우편 등의 수단으로 제공할 수 있다.

시행규칙 제16조(헌혈증서에 의한 무상수혈) ① 법 제14조제2항의 규정에 의하여 무상으로 수혈받을 수 있는 혈액제제량은 헌혈 1회당 혈액제제 1단위로 한다.

② 헌혈증서를 제출받은 의료기관은 전자혈액관리업무기록 등을 통해 재발급되어 유효하지 않게 된 헌혈증서인지 여부를 확인해야 한다.

③ 제1항에 따른 헌혈자 또는 그 헌혈자의 헌혈증서를 양도받은 사람은 의료기관에 그 헌혈증서를 제출하면 무상으로 혈액제제를 수혈받을 수 있다. 다만, 재발급되어 유효하지 아니하게 된 헌혈증서를 사용한 경우 혈액제제의 수혈비용은 수혈자가 부담하여야 한다.

④ 제3항에 따라 수혈을 요구받은 의료기관은 정당한 이유 없이 그 요구를 거부하지 못한다.

▶ 벌 칙: 1년 이하의 징역 또는 1천만원 이하의 벌금(의료기관에 헌혈증서를 제출하면서 무상으로 혈액제제 수혈을 요구한 사람에 대하여 정당한 이유 없이 그 요구를 거절한 자)

⑤ 보건복지부장관은 의료기관이 제3항에 따라 헌혈증서 제출자에게 수혈을 하였을 때에는 보건복지부령으로 정하는 바에 따라 제15조제2항에 따른 헌혈환급적립금에서 그 비용을 해당 의료기관에 보상하여야 한다.

시행규칙 제17조(수혈비용의 보상) ① 법 제14조제5항에 따른 수혈비용의 보상은 혈액원의 의료기관에 대한 혈액공급가액과 의료기관의 혈액관리료 및 수혈수수료를 합한 금액으로 한다. 다만, 수혈을 받은 사람이 다른 법령의 규정에 따라 수혈비용의 일부를 지급받은 경우에는 그 금액을 제외한 금액으로 보상할 수 있다.

② 의료기관은 제1항에 따른 수혈비용의 보상을 받고자 할 때에는 별지 제11호서식의 수혈비용청구서에 별지 제12호서식의 수혈자내역서를 첨부하여 대한적십자사 회장에게 청구해야 한다.

③ 의료기관은 수혈을 받은 사람의 진료비 중 본인이 부담해야 할 비용에서 제2항에 따라 대한적십자사 회장에게 청구하는 금액을 공제해야 한다.

④ 대한적십자사 회장은 제2항에 따른 수혈비용의 보상청구를 받은 때에는 그 청구를 받은 날부터 1개월 이내에 이를 보상해야 한다.

제15조(헌혈환급예치금 및 헌혈환급적립금) ① 혈액원이 헌혈자로부터 헌혈을 받았을 때에는 보건복지부령으로 정하는 바에 따라 헌혈환급예치금을 보건복지부장관에게 내야 한다. 다만, 헌혈 혈액이 제8조제1항에 따른 검사 결과 부적격혈액으로 판정된 경우에는 헌혈환급예치금의 전부 또는 일부를 돌려주거나 면제할 수 있다.

▶ 벌 칙: 1년 이하의 징역 또는 1천만원 이하의 벌금(거짓이나 그 밖의 부정한 방법으로 헌혈환급예치금을 내지 아니한 자)

시행규칙 제18조(예치금의 수납) ① 대한적십자사 회장은 법 제15조제1항에 따른 헌혈환급예치금(이하 "예치금"이라 한다)을 수납하고자 할 때에는 매월 해당 혈액원이 납부해야 할 예치금을 조사 · 결정하고 별지 제13호서식에 따라 이를 혈액원에 통지해야 한다.

② 제1항에 따라 통지를 받은 혈액원은 그 금액을 영 제9조제2항에 따른 금융기관에 납입해야 한다.

③ 예치금을 수납한 금융기관은 예치금의 납입자에게 영수증을 발급하고, 대한적십자사 회장에게 영수필통지서를 지체없이 송부해야 한다.

② 보건복지부장관은 제1항에 따른 헌혈환급예치금으로 헌혈환급적립금(이하 "적립금"이라 한다)을 조성 · 관리한다.

시행령 **제9조(헌혈환급적립금의 관리 및 운영)** ① 제10조제5호에 따라 헌혈환급적립금(이하 "적립금"이라 한다)의 조성 · 관리 업무를 위탁받은 대한적십자사 회장은 적립금을 대한적십자사의 다른 회계와 구분하여 독립된 계정으로 운영해야 한다.

② 대한적십자사 회장은 적립금의 수입과 지출을 명확히 하기 위하여 「은행법」에 따른 은행에 적립금 계좌를 설정해야 한다.

③ 적립금은 다음 각 호의 어느 하나에 해당하는 용도에만 사용하여야 한다.

1. 제14조제5항에 따른 수혈비용의 보상
2. 헌혈의 장려
3. 혈액관리와 관련된 연구
4. 그 밖에 대통령령으로 정하는 용도

시행령 **제8조(헌혈환급적립금의 용도)** 법 제15조제3항제4호에서 "대통령령으로 정하는 용도"란 다음 각 호의 어느 하나에 해당하는 용도를 말한다.

1. 특정수혈부작용에 대한 실태조사 및 연구
2. 혈액원 혈액관리업무의 전산화에 대한 지원
3. 삭제

④ 적립금의 관리 및 운영 등에 필요한 사항은 대통령령으로 정한다.

제16조(군의료기관에 대한 특례) 군의료기관(軍醫療機關)에 설치하는 혈액원의 혈액관리업무에 관하여는 제4조의3, 제6조, 제8조, 제8조의2, 제9조, 제10조, 제12조, 제12조의2 및 제13조부터 제15조까지의 규정에도 불구하고 국방부장관이 보건복지부장관과 협의한 후 국방부령으로 정한다.

제17조(권한의 위임·위탁 등) ① 보건복지부장관은 이 법에 따른 권한의 일부를 대통령령으로 정하는 바에 따라 시 · 도지사에게 위임할 수 있다.

시행령 **제10조(업무의 위탁)** 보건복지부장관은 법 제17조제2항에 따라 다음 각 호의 업무를 대한적십자사 회장에게 위탁한다.

1. 법 제7조의2제1항 및 제4항에 따른 채혈금지대상자 명부의 작성 · 관리 및 통지에 관한 업무
2. 법 제8조제6항 및 제7항에 따른 헌혈자 및 그의 혈액검사에 관한 정보의 보고 접수 및 유지 · 관리에 관한 업무
3. 법 제14조제4항에 따른 보상업무
4. 법 제15조제1항에 따른 헌혈환급예치금의 수납업무
5. 법 제15조제2항에 따른 적립금의 조성 · 관리업무

② 보건복지부장관은 이 법에 따른 다음 각 호의 업무를 대통령령으로 정하는 바에 따라 대한적십자사 회장에게 위탁할 수 있다.

1. 제7조의2제1항 및 제4항에 따른 채혈금지대상자 명부의 작성 · 관리 및 통지에 관한 업무
2. 제8조제6항 및 제7항에 따른 헌혈자의 혈액정보 관리에 관한 업무
3. 제14조제5항에 따른 보상업무
4. 제15조제1항에 따른 헌혈환급예치금의 수납업무
5. 제15조제2항에 따른 적립금의 조성 · 관리 업무

③ 보건복지부장관은 제2항에 따라 대한적십자사 회장에게 위탁한 업무 및 대한적십자사 회장이 수행하는 다음 각 호의 어느 하나에 해당하는 업무에 대하여 매년 예산의 범위에서 그 수행에 필요한 경비를 보조할 수 있다.

1. 제6조의4제2항에 따라 혈액원의 개설자로부터 이관받은 혈액관리업무기록(전자혈액관리업무기록을 포함한다)의 보존업무
2. 헌혈자의 헌혈경력 조회업무

3. 헌혈자의 혈액정보 관리에 관한 업무
4. 제14조에 따른 헌혈증서의 발급 및 수혈비용의 보상 업무

제17조의2(사업계획의 제출 등) ① 제6조제3항에 따라 혈액원을 개설한 자는 혈액원의 회계를 다른 회계와 구분하여 회계처리하여야 한다.
② 혈액원의 회계연도는 정부의 회계연도에 따른다.
③ 혈액원은 매년 사업계획 및 예산안을 작성하여 해당 회계연도가 시작되기 1개월 전에 보건복지부장관에게 제출하여야 한다.
④ 혈액원은 매 회계연도 경과 후 3개월 이내에 수입 · 지출결산서에 「공인회계사법」 제7조에 따라 등록한 공인회계사 또는 같은 법 제24조에 따라 등록한 회계법인의 회계감사 보고서를 첨부하여 보건복지부장관에게 제출하여야 한다.
⑤ 대한적십자사가 「대한적십자사 조직법」 제21조제1항 및 같은 조 제3항에 따라 사업계획 · 예산안 및 결산서를 제출한 경우 이를 제3항 및 제4항에 따라 제출한 것으로 본다. 다만, 혈액원별로 혈액원의 사업계획 · 예산안 및 결산서를 제출한 경우에 한정한다.
⑥ 제3항 및 제4항에 따른 사업계획, 예산안 및 수입 · 지출결산서의 세부내용 및 제출 방법은 보건복지부령으로 정한다.

제17조의3(개설허가의 취소 등) ① 보건복지부장관은 혈액원이 다음 각 호의 어느 하나에 해당하면 혈액원의 개설허가를 취소하거나 6개월의 범위에서 업무의 정지 또는 위반 사항에 대한 시정을 명할 수 있다.
1. 혈액원 개설허가를 받은 날부터 3개월이 지나도록 정당한 사유 없이 그 업무를 시작하지 아니한 경우
2. 개설허가를 받은 혈액원의 시설이 제6조제2항에 따른 시설 · 장비 기준에 적합하지 아니한 경우
3. 혈액원이 제조관리자를 두지 아니한 경우
4. 혈액원에 대한 제13조제1항에 따른 검사 또는 같은 조 제3항에 따른 심사평가 결과 혈액관리업무가 부적절하였음이 발견된 경우
5. 혈액원이 제17조의2제3항 및 제4항을 위반하여 사업계획, 예산안, 수입 · 지출결산서 또는 회계감사 보고서를 제출하지 아니한 경우
6. 그 밖에 이 법 또는 이 법에 따른 명령을 위반한 경우
② 보건복지부장관은 의료기관이 제9조의2제1항을 위반한 경우 위반 사항에 대한 시정을 명할 수 있다.
▶ 벌 칙: 500만원 이하의 벌금(시정명령을 이행하지 아니한 자)
③ 제1항 및 제2항에 따른 행정처분의 세부적인 기준은 보건복지부령으로 정한다.

제17조의4(적용의 배제) 제6조제1항제1호에 해당하는 자가 개설한 혈액원 중 혈액제제를 자체에서 소비할 목적으로 공급하는 경우에는 같은 조 제4항, 제6조의3, 제13조의2제1항 및 제17조의2를 적용하지 아니한다.

제18조(벌칙) 다음 각 호의 어느 하나에 해당하는 자는 5년 이하의 징역 또는 5천만원 이하의 벌금에 처한다.
1. 제3조를 위반하여 혈액 매매행위 등을 한 자
2. 제6조제1항을 위반하여 혈액관리업무를 할 수 있는 자가 아니면서 혈액관리업무를 한 자
3. 제6조제3항을 위반하여 허가받지 아니하고 혈액원을 개설한 자 또는 변경허가를 받지 아니하고 중요 사항을 변경한 자
4. 제6조제4항을 위반하여 의약품 제조업의 허가를 받지 아니하고 혈액관리업무를 한 자 또는 품목별로 품목허가를 받거나 품목신고를 하지 아니하고 혈액관리업무를 한 자
5. 제6조의2제1항을 위반하여 허가받지 아니하고 혈액관리업무를 한 자

제19조(벌칙) 다음 각 호의 어느 하나에 해당하는 자는 2년 이하의 징역 또는 2천만원 이하의 벌금에 처한다.
1. 제6조제2항을 위반하여 보건복지부령으로 정하는 기준에 적합한 시설 · 장비를 갖추지 아니한 자
2. 제7조제1항을 위반하여 채혈 전에 헌혈자에 대하여 신원 확인 및 건강진단을 하지 아니한 자
3. 제7조제2항을 위반하여 보건복지부령으로 정하는 감염병 환자 또는 건강기준에 미달하는 사람으로부터 채혈을 한 자
4. 제7조제3항을 위반하여 신원이 확실하지 아니하거나 신원 확인에 필요한 요구에 따르지 아니하는 사람으로부터 채혈을

한 자
5. 제7조제5항을 위반하여 채혈하기 전에 채혈금지대상 여부 및 과거 헌혈경력과 그 검사 결과를 조회하지 아니한 자
6. 제7조의2제2항 및 제3항을 위반하여 보건복지부령으로 정하는 안전성검사를 통과하지 못한 채혈금지대상자로부터 채혈을 하거나 안전성검사를 통과한 채혈금지대상자로부터 채혈을 한 후 그 결과를 보건복지부장관에게 보고하지 아니한 자
7. 제7조의2제5항을 위반하여 채혈금지대상자 명부의 작성 · 관리 업무상 알게 된 비밀을 정당한 사유 없이 누설한 자
8. 제8조제1항을 위반하여 보건복지부령으로 정하는 바에 따라 혈액과 혈액제제의 적격 여부를 검사하지 아니하거나 검사결과를 확인하지 아니한 자
9. 제8조제2항을 위반하여 보건복지부령으로 정하는 바에 따라 부적격혈액을 폐기처분하지 아니하거나 폐기처분 결과를 보건복지부장관에게 보고하지 아니한 자
9의2. 제8조제4항을 위반하여 부적격혈액의 정보를 해당 의료기관에 알리지 아니하거나 폐기처분하지 아니한 자
9의3. 제8조제5항을 위반하여 부적격혈액을 수혈받은 사람에게 이를 알리지 아니한 자
10. 제9조제1항을 위반하여 채혈 시의 혈액량, 혈액관리의 적정 온도 등 보건복지부령으로 정하는 기준에 따라 혈액관리업무를 하지 아니한 자
11. 제12조제3항을 위반하여 건강진단 · 채혈 · 검사 등 업무상 알게 된 다른 사람의 비밀을 누설하거나 발표한 자
12. 제12조의2제3항을 위반하여 정당한 사유 없이 전자혈액관리업무기록에 저장된 개인정보를 탐지하거나 누출 · 변조 또는 훼손한 자

제20조(벌칙) 다음 각 호의 어느 하나에 해당하는 자는 1년 이하의 징역 또는 1천만원 이하의 벌금에 처한다.
1. 제14조제1항 또는 제4항을 위반하여 헌혈자에게 헌혈증서를 발급하지 아니하거나, 의료기관에 헌혈증서를 제출하면서 무상으로 혈액제제 수혈을 요구한 사람에 대하여 정당한 이유 없이 그 요구를 거절한 자
2. 제15조제1항을 위반하여 거짓이나 그 밖의 부정한 방법으로 헌혈환급예치금을 내지 아니한 자

제21조(벌칙) ① 제17조의3제2항에 따른 시정명령을 이행하지 아니한 자는 500만원 이하의 벌금에 처한다.
② 다음 각 호의 어느 하나에 해당하는 자는 100만원 이하의 벌금에 처한다.
1. 제6조의3제2항을 위반한 자
2. 제11조에 따라 고시된 혈액제제의 수가를 위반하여 혈액제제를 공급한 자

제22조(양벌규정) 법인의 대표자나 법인 또는 개인의 대리인, 사용인, 그 밖의 종업원이 그 법인 또는 개인의 업무에 관하여 제18조부터 제21조까지의 어느 하나에 해당하는 위반행위를 하면 그 행위자를 벌하는 외에 그 법인 또는 개인에게도 해당 조문의 벌금형을 과(科)한다. 다만, 법인 또는 개인이 그 위반행위를 방지하기 위하여 해당 업무에 관하여 상당한 주의와 감독을 게을리하지 아니한 경우에는 그러하지 아니하다.

제23조(과태료) ① 다음 각 호의 어느 하나에 해당하는 자에게는 200만원 이하의 과태료를 부과한다.
1. 제6조의2제2항을 위반하여 혈액원 또는 이와 유사한 명칭을 사용한 자
2. 제8조제6항을 위반하여 보고를 하지 아니하거나 거짓으로 보고한 자
3. 제10조제1항을 위반하여 신고를 하지 아니한 자
4. 제10조제3항 후단을 위반하여 실태조사에 협조하지 아니한 자
5. 제13조제1항에 따른 보고를 하지 아니하거나 거짓으로 보고한 자 또는 검사를 거부 · 기피 또는 방해한 자
6. 제13조의2제1항 · 제2항에 따른 제출을 하지 아니하거나 거짓으로 제출한 자
② 제1항에 따른 과태료는 대통령령으로 정하는 바에 따라 보건복지부장관 또는 시 · 도지사가 부과 · 징수한다.

편저자소개

류재인 경희대학교
마득상 강릉원주대학교
박희경 서울대학교
서봉직 전북대학교
안형준 연세대학교
오효원 원광대학교
유지원 조선대학교
유현준 단국대학교
임영관 전남대학교
최연희 경북대학교
한동헌 서울대학교
– 가나다순

저자와의 협의로 인지생략

보건의료인을 위한
보건의약 관계법규

발 행 일 2025년 8월 10일 1쇄 인쇄
2025년 8월 22일 1쇄 발행
편 저 자 류재인 · 마득상 · 박희경 · 서봉직 · 안형준 · 오효원
유지원 · 유현준 · 임영관 · 최연희 · 한동헌
발 행 인 김시동
발 행 처 정문각
서울특별시 마포구 백범로 104, 봉화빌딩 4층
출판등록 1990년 10월 25일 제9–246호
전 화 02)713–0421~3
팩 스 02) 704–6265
전자우편 jmk@jmkp.co.kr
홈페이지 www.jungmunkag.co.kr

정 가 **37,000원**

ISBN 978-89-7742-727-3 93510